J. Keckstein, J. Hucke

Die endoskopischen Operationen in der Gynäkologie

Keckstein · Hucke

Die endoskopischen Operationen in der Gynäkologie

Herausgegeben von Jörg Keckstein und Jürgen Hucke
Mit einem Geleitwort von Hans Frangenheim und Hans-Joachim Lindemann

Mit Beiträgen von

S. Bassil
G. Bastert
P. Brandner
I. Brosens
R. L. Campo
P. G. Cusumano
D. Dargent
F. De Bruyne
M. Degueldre
J. A. Deprest
J. Donnez
M.-H. Emanuel
C. Emering
U. Endisch
R. Garry
S. Gordts
O. Kandolf
C. Köhler
M. Korell
E. Leblanc
A. L. Magos
W. Masetti
L. Mettler
K. J. Neis
M. Nisolle
H. O'Connor
R. Polet
D. Pollmann
M. Possover
D. Querleu
H. Reich
W. Resch
L. Rombauts
A. Schneider
U. Schwarzer
M. Smets
A. R. B. Smith
F. Suzanne
F. Tuttlies
Y. Van Belle
D. Wallwiener
K. Wamsteker
H. Wiesinger
T. K. Yoon

Mit 722 Abbildungen

ELSEVIER
URBAN & FISCHER

URBAN & FISCHER München

Zuschriften und Kritik an:
Urban & Fischer Verlag, Lektorat Medizin, Hackerbrücke 6, 80335 München

Anschriften der Herausgeber:

Prim. Prof. Dr. med. Jörg Keckstein
Vorstand der gynäkologischen und
geburtshilflichen Abteilung
A. Ö. Landeskrankenhaus Villach
Nikolaigasse 43
9500 Villach
Österreich

gyn-abteilung@lkh-vil.or.at

Prof. Dr. med. Jürgen Hucke
Chefarzt der Klinik für Frauenheilkunde
und Geburtshilfe
Bethesda Krankenhaus
Hainstr. 35
42109 Wuppertal

Hucke@bethesda-wuppertal.de

Wichtiger Hinweis für den Benutzer
Die Erkenntnisse in der Medizin unterliegen laufendem Wandel durch Forschung und klinische Erfahrungen. Herausgeber und Autoren dieses Werkes haben große Sorgfalt darauf verwendet, daß die in diesem Werk gemachten therapeutischen Angaben (insbesondere hinsichtlich Indikation, Dosierung und unerwünschter Wirkungen) dem derzeitigen Wissensstand entsprechen. Das entbindet den Nutzer dieses Werkes aber nicht von der Verpflichtung, anhand der Beipackzettel zu verschreibender Präparate zu überprüfen, ob die dort gemachten Angaben von denen in diesem Buch abweichen, und seine Verordnung in eigener Verantwortung zu treffen.

Bibliografische Information der Deutschen Nationalbibliothek
Die Deutsche Nationalbibliothek verzeichnet diese Publikation in der Deutschen Nationalbibliothek; detaillierte bibliografische Daten sind im Internet über http://dnb.d-nb.de abrufbar.

Planung: Dr. med. Burkard Scheele, Dr. med. Martina Steinröder, Dr. med. Thomas Hopfe
Lektorat: Pola Nawrocki, Inge Pfeifer
Redaktion: Dr. med. Gisela Heim, Ulrike Kriegel, Walburga Rempe-Baldin
Register: Dr. med. vet. Ursula Osterkamp-Baust
Herstellung: Peter Sutterlitte, Petra Laurer, Heinz Högerle (Horb-Rexingen)
Zeichnungen: Michael Budowick
Umschlaggestaltung: prepress|ulm GmbH, Ulm
Satz: Kösel, Krugzell
Druck: Printforce, Alphen/NL

ISBN 978-3-437-31341-7

Aktuelle Informationen finden Sie im Internet unter der Adresse: http://www.urbanfischer.de

Geleitwort

Schon im Altertum bemühten sich die Ärzte, Licht in dunkle Körperhöhlen einzustrahlen, um Krankheiten zu erkennen. Aber erst am Beginn des letzten Jahrhunderts erfüllte sich der Wunsch der Ärzte, auch die Körperhöhlen zu betrachten, die nicht durch natürliche Öffnungen erreicht werden können. Philip Bozzini, ein Arzt in Frankfurt am Main, empfahl 1805, das Cavum uteri mit dem von ihm entwickelten Lichtleiter zu untersuchen.
Die Laparoskopie feiert im nächsten Jahr ihr 100jähriges Bestehen. 1901 wurde sie von Georg Kelling auf dem Naturforscherkongreß in Hamburg an einem Hund demonstriert.
Die Anerkennung beider Methoden war zunächst gering. Die Abhängigkeit vom Fortschritt der technischen Möglichkeiten, insbesondere der notwendigen speziellen Instrumente, Apparate und Optiken sowie die Übertragung von Licht zur Ausleuchtung der Körperhöhlen war evident. Erst in den letzten 25 Jahren konnten große Fortschritte erreicht werden.
Anfang der 80er Jahre eroberte der Videofilm als Darstellungsmethode der Endoskopie das Interesse der gynäkologischen Operateure. Er zeigt in Wort und Bild die Handhabung der verschiedenen Operationstechniken.

Das von Keckstein und Hucke herausgegebene Lehrbuch „Die endoskopischen Operationen in der Gynäkologie" unter Mitwirkung international bekannter Autoren ist ein wohlgelungener Beitrag für die gynäkologische Literatur. Schon beim Lesen der ersten Seiten stellt man fest, daß es von Spezialisten ihres Faches geschrieben ist. Alle Autoren sind seit vielen Jahren aktive Endoskopiker mit großem Erfahrungsschatz. Als Pioniere verschiedener Operationstechniken sind sie in der gynäkologischen Welt geschätzt und von vielen Kongressen und Workshops her als Vortragende bekannt, die mit Überzeugung ihr Wissen und Können verständlich darstellen.

Dieser Lehratlas zeichnet sich besonders durch den leichtverständlichen Text und seine begleitenden Fotos und Zeichnungen aus. Viele heute etablierte Techniken der operativen Endoskopie haben die der konventionellen Chirurgie abgelöst. Die Indikationen für die diagnostischen wie operativen Techniken werden kritisch diskutiert und entsprechend empfohlen. Dem Leser werden die Abläufe der laparoskopischen Operation, vom Durchstechen der Bauchwand bis zum Verschluß der verbleibenden kleinen Wunden aufgezeigt; ebenso das endoskopische Vorgehen bei der Tubargravidität, benignen Ovarialzyste, der Exstirpation von Myomen, der Endometriose mit laparoskopisch assistierter Hysterektomie sowie die radikale laparoskopische Uterusexstirpation unter Mitnahme der Adnexe beim Uteruskarzinom. Weiterhin wird die Behandlung der Blaseninkontinenz und die Anlage einer Neovagina anschaulich dargestellt.
Die Hysteroskopie ist eine besondere Domäne für die Diagnostik der intrauterinen Pathologie. Das Endometriumkarzinom und seine Vorstufen sowie die intrauterine Sterilität und die Ursache der Metrorrhagien können schnell, ohne Interpretationsschwierigkeiten und ohne einer diagnostischen Spekulation wie bei der Hystero- und Sonographie ausgesetzt zu sein, diagnostiziert werden. Submuköse Myome, Synechien und das Septum uteri gehören heute der transvaginalen intrauterinen Operation. Therapieresistente Metrorrhagien werden erfolgreich mit der Ablatio endometrii unter Einsatz der Hochfrequenzstrom- oder Lasertechnik behandelt. Den betroffenen Frauen bleibt im Vergleich zu früher ein großer chirurgischer Eingriff mit dem Eröffnen der Bauchhöhle und der Uterotomie erspart. Viele der Eingriffe werden zudem ambulant durchgeführt.
Die Auflistung von laparoskopischen und hysteroskopischen Komplikationen, ihre Ursachen, ihre Behandlung und Ratschläge zu ihrer Vermeidung sind verständlich erklärt, was dem Lernenden mehr Sicherheit für seine Handlung vermittelt.
Zusammenfassend möchten wir aussprechen, daß die konventionelle Chirurgie nicht insgesamt abgelöst ist. Beide Methoden sollen sich zum Wohle der Patientin ergänzen.
Der Anfänger wie der schon endoskopisch operativ tätige Gynäkologe wird sich bald mit diesem „Operationsmanual" zum Nachschlagen und Nachlesen vertraut fühlen und es als wertvolle Hilfe schätzen. Dem Buch selbst wünschen wir einen guten Erfolg auf seinem Weg für die angewandte endoskopisch operative Gynäkologie.

Hamburg, im Sommer 2000

Prof. Dr. med. Hans Frangenheim
Prof. Dr. med. Dr. h. c. mult. Hans-Joachim Lindemann

Unseren Ehefrauen, Sigrid und Hyo Sook,
und unseren Kindern, Simon, Philip und Otto,
in Liebe und Dankbarkeit gewidmet.

Vorwort

Endoskopische Operationstechniken haben in den letzten beiden Jahrzehnten einen revolutionären Wandel in der operativen Gynäkologie bewirkt.

Lange Zeit wurde die **Laparoskopie** lediglich als eine diagnostische Methode verstanden, bevor man erkannte, daß sie auch therapeutisch eingesetzt werden kann. Zuerst wurden kleine operative Eingriffe wie die Gewebeentnahme, die Koagulation peritonealer Endometrioseherde und die Tubensterilisation laparoskopisch durchgeführt. Dann folgte die Entwicklung operativer Behandlungskonzepte für pathologische Veränderungen im Bereich der Eileiter und des Ovars.
So kam Ende der siebziger Jahre die Laparoskopie zum ersten Mal bei Patientinnen mit extrauterinen Schwangerschaften zum Einsatz. Im folgenden Jahrzehnt wurde die endoskopische Therapie der Tubargravidität im Vergleich zur traditionellen Behandlung per Laparotomie wissenschaftlich evaluiert. Dabei zeigte sie sich in bezug auf die langfristigen Ergebnisse als mindestens gleichwertig. Inzwischen ist sie weltweit etabliert und die therapeutische Standardmethode bei diesem Erkrankungsbild.
Auch die Therapie pathologischer Veränderungen des Ovars ist mit gewissen Einschränkungen heute eine Domäne der Endoskopie.
Parallel dazu hat sich die endoskopische Myomentfernung, insbesondere bei jungen Patientinnen, etabliert.
Ein Meilenstein war die erste Publikation mit einer laparoskopischen Hysterektomie durch Harry Reich und Mitarbeiter im Jahre 1989. Es folgten Modifikationen in Form der laparoskopisch ausgeführten suprazervikalen Hysterektomie und die Einführung der CISH-Technik durch Kurt Semm. Auf Kongressen und in Fachzeitschriften wurde zum Teil heftig über die neue Methode diskutiert. Inzwischen gilt es als sicher, daß ein nicht-abdominaler Zugang bei der Hysterektomie günstiger für die Patientin ist, wobei jedoch der rein vaginale Zugang als am wenigsten invasiv anzusehen ist.
Endoskopische Verfahren bzw. Variationen klassischer Operationstechniken haben ebenso Eingang in die Inkontinenz- und Descensus-Chirurgie gefunden.
Einigen Operateuren gelang es, endoskopische Methoden erfolgreich in der Onkochirurgie einzusetzen. Erfahrungen mit den Standardtherapien der gynäkologischen Onkologie und adäquates Training in der Endoskopie vorausgesetzt, läßt sich auf endoskopischem Weg die retroperitoneale Lymphadenektomie oder die Therapie des Zervixkarzinoms durchführen, ohne Kompromisse eingehen zu müssen, die negative Auswirkungen für die Patientin bedeuten könnten.
Gleiches gilt für die Therapie fortgeschrittener Stadien der Endometriose, die als organübergreifende Erkrankung zum Teil in Kooperation mit den Fachdisziplinen Urologie und Abdominalchirurgie – ebenfalls endoskopisch operiert werden kann.

Die **Hysteroskopie** ist zwar die ältere Methode, fand aber lange Zeit kaum Beachtung. Zudem war sie wegen der oft schlechten Bildqualität schwierig zu erlernen und mühsam auszuführen. Ihr therapeutischer Nutzen wurde als gering erachtet. Erst mit Einführung des Lasers bzw. des ursprünglich urologischen Resektoskops in der operativen Hysteroskopie eröffneten sich in den achtziger Jahren neue Möglichkeiten der erweiterten endoskopischen intrauterinen Chirurgie, wie wir sie inzwischen heute als Standardverfahren kennen.

Neue Verfahren, wie die endoskopische axilläre Lymphadenektomie oder die transvaginale Hydrolaparoskopie, befinden sich zur Zeit in der klinischen Erprobung und der wissenschaftlichen Evaluierung. Die Zukunft wird zeigen, ob sie in das allgemeine Repertoire der operativ tätigen Gynäkologen übernommen werden können.
Die endoskopischen Operationen sind inzwischen auf vielen Gebieten etablierter Standard. Ermöglicht wurde das insbesondere auch durch die enorme technische Entwicklung auf dem Gebiet von Instrumenten und Geräten. Man sollte die endoskopischen Verfahren nicht als Konkurrenz zu den klassischen abdominalen bzw. vaginalen Operationsverfahren sehen, sondern vielmehr als eine Bereicherung des gynäkologischen Operationsrepertoires.
Das vorliegende Buch stellt die derzeit gängigen Techniken möglichst umfassend dar und geht dabei auch auf eventuelle Probleme und deren Lösung ein. Es soll den Anfänger und den Arzt in der Fachausbildung beim praktischen Erlernen der Methoden unterstützen und dem Fortgeschrittenen Anregungen und Hinweise bieten, wie er seine operativen Fähigkeiten erweitern und perfektionieren kann.

Wir haben aus diesem Grund mehrere international anerkannte Kolleginnen und Kollegen gebeten, ihr Spezialwissen in Wort und Bild beizutragen. Nach ihren Anre-

gungen entstanden Darstellungen, in denen die einzelnen Operationsschritte durch Zeichnungen und/oder Fotos veranschaulicht werden.
Wir danken ihnen für die Mitarbeit und die geopferte Zeit und hoffen, daß sie sich in dem Werk zu ihrer Zufriedenheit wiederfinden können.
Unser Dank gilt im besonderen unserem Zeichner, Herrn Michael Budowick, der mit steter Geduld und Ausdauer hervorragende Arbeit geleistet hat.

Die Pioniere der gynäkologischen Endoskopie sind unbestritten Hans Frangenheim, Hans-Joachim Lindemann und Kurt Semm. Ohne ihre verdienstvolle Vorarbeit hätte die stürmische Entwicklung der letzten Jahre nicht stattgefunden und dieses Buch wäre nie geschrieben worden. Wir möchten ihnen darüber hinaus für manche persönliche Anregung und Unterstützung danken.

Im Frühsommer 2000

Jörg Keckstein
Jürgen Hucke

Inhalt

Laparoskopie

Grundlagen

Tubenchirurgie

Ovarialchirurgie

Organübergreifende Beckenerkrankungen

Eingriffe am Uterus

Behandlung von Inkontinenz und Senkungszuständen

Onkochirurgie

Vaginalaplasie

HYSTEROSKOPIE

Grundlagen

Diagnostische und operative Hysteroskopie

Neue Wege in der Gynäkologischen Endoskopie

Autorenverzeichnis

Dr. med. S. Bassil
Centre Hospitalier Luxembourg
4, rue Barblé
1210 Luxembourg
Luxembourg

Prof. Dr. med. Dr. h.c. G. Bastert
Geschäftsführender Direktor der Frauenklinik
Ruprecht-Karls-Universität
Voßstr. 9
69115 Heidelberg

Dr. med. P. Brandner
Frauenklinik mit Hebammenschule
Caritas-Klinik St. Theresia
Rheinstr. 2
66113 Saarbrücken

Prof. Dr. med. I. Brosens
Leuven Institute for Fertility and Embryology
Tiensevest 168
3000 Leuven
Belgien

Dr. med. R. L. Campo
Leuven Institute for Fertility and Embryology
Tiensevest 168
3000 Leuven
Belgien

Dr. med. P. G. Cusumano
Service de Gynécologie
Centre Hospitalier Joseph-Espérance
Rue de Hesbaye 75
4000 Liège
Belgien

Prof. Dr. med. D. Dargent
Hôpital Edouard Herriot
Pavillon 5
5, Place d'Arsonval
69437 Lyon Cedex 03
France

Dr. med. F. De Bruyne
Frauenklinik der Heinrich-Heine-Universität
Moorenstr. 5
40225 Düsseldorf

Dr. med. M. Degueldre
Chairman of the Department of Obstetrics/Gynecology
University Hospital St. Pieter
Hoogstraat 322
1000 Bruxelles
Belgien

Dr. med. J. A. Deprest
Unit Urogynaecology
University Hospital Gasthuisberg
Herestraat 49
3000 Leuven
Belgien

Prof. Dr. med. J. Donnez
Head of Department of Gynécology
Université catholique de Louvain
Cliniques universitaires Saint-Luc
Avenue Hippocrate 10
1200 Bruxelles
Belgien

Dr. med. M.-H. Emanuel
Department of Obstetrics and Gynaecology
Spaarne Ziekenhuis
Van Heythuijzenweg 1
2003 BR Haarlem
Niederlande

Dr. med. C. Emering
Gynécologie/Obstetrique
Hotel Dieu
Centre Hospitalier Universitaire
Avenue Vercingétorix
63003 Clermont-FD Cedex
France

U. Endisch
Abteilung Frauenheilkunde
Klinikum der Friedrich-Schiller-Universität
Bachstr. 18
07743 Jena

Prof. R. Garry, MD, FRCOG
The WEL Foundation
South Cleveland Hospital
Marton Road
Middlesbrough
Cleveland TS4 3BW
Great Britain

Prof. Dr. med. S. Gordts
Leuven Institute for Fertility and Embryology
Tiensevest 168
3000 Leuven
Belgien

Prof. Dr. med. J. Hucke
Chefarzt der Klinik für Frauenheilkunde und Geburtshilfe
Bethesda Krankenhaus
Hainstr. 35
42109 Wuppertal

Dr. med. O. Kandolf
Gynäkologische und geburtshilfliche Abteilung
A. Ö. Landeskrankenhaus Villach
Nikolaigasse 43
9500 Villach
Österreich

Prim. Prof. Dr. med. J. Keckstein
Vorstand der gynäkologischen und
geburtshilflichen Abteilung
A. Ö. Landeskrankenhaus Villach
Nikolaigasse 43
9500 Villach
Österreich

Dr. med. Ch. Köhler
Abteilung Frauenheilkunde
Klinikum der Friedrich-Schiller-Universität
Bachstr. 18
07743 Jena

Dr. med. M. Korell
Chefarzt der gynäkologischen und
geburtshilflichen Abteilung
Städt. Klinikum Duisburg
Zu den Rehwiesen 9–13
47055 Duisburg

Dr. med. E. Leblanc
Département Sénologie et de Cancérologie
Gynécologique
Centre Oscar Lambret
3, Rue Frédéric Combemale
59020 Lille Cedex
France

A. L. Magos, BSc, MD, MRCOG
University Department of Obstetrics and Gynecology
Minimally Invasive Therapy Unit and
Endoscopy Training Centre
The Royal Free Hospital
Pond Street
Hampstead
London NW3 2QG
Great Britain

Dr. med. W. Masetti
Gynäkologische und geburtshilfliche Abteilung
A. Ö. Landeskrankenhaus Villach
Nikolaigasse 43
9500 Villach
Österreich

Prof. Dr. med. L. Mettler
Klinik für Gynäkologie und Geburtshilfe
Universitätsklinikum Kiel
Michaelisstr. 16
24105 Kiel

Prof. Dr. med. K. J. Neis
Chefarzt der Frauenklinik mit Hebammenschule
Caritasklinik St. Theresia
Rheinstr. 2
66113 Saarbrücken

Prof. Dr. med. M. Nisolle
Department of Gynécology
Université catholique de Louvain
Avenue Hippocrate 10
1200 Bruxelles
Belgien

H. O'Connor, BAO, DCH, MRCPI, MRCOG
The Coombe Women's Hospital and St. James's Hospital
Dublin 8
Irland

Dr. med. R. Polet
Department of Gynecology
Université catholique de Louvain
Avenue Hippocrate 10
1200 Bruxelles
Belgien

Dr. med. D. Pollmann
Frauenklinik
Ruprecht-Karls-Universität
Voßstr. 9
69115 Heidelberg

PD Dr. med. M. Possover
Abteilung Frauenheilkunde
Klinikum der Friedrich-Schiller-Universität
Bachstr. 18
07743 Jena

Prof. Dr. med. D. Querleu
Hôpital Jeanne de Flandres
Avenue Oscar Lambret
59037 Lille-Cedex
France

H. Reich, MD, FACOG
Columbia Presbyterian Medical Center
16 E, 60th Street
New York
NY 10020
USA

Dr. med. W. Resch
Gynäkologische und geburtshilfliche Abteilung
A. Ö. Landeskrankenhaus Villach
Nikolaigasse 43
9500 Villach
Österreich

Dr. med. L. Rombauts
14, Howard Street
Glen Iris
Vie 3146
Australia

Prof. Dr. med. A. Schneider, M.P.H.
Direktor der Abteilung Frauenheilkunde
Klinikum der Friedrich-Schiller-Universität
Bachstr. 18
07743 Jena

PD Dr. med. U. Schwarzer
Facharzt für Urologie
Biberstr. 2b
85354 Freilassing

Dr. med. M. Smets
Department of Gynecology
Université catholique de Louvain
Avenue Hippocrate 10
1200 Bruxelles
Belgien

A. R. B. Smith, MD, FRCOG
Department of Urological Gynaecology
St. Mary's Hospital for Women and Children
Whitworth Park
Manchester M13 0JH
Great Britain

Dr. med. F. Suzanne
Gynécologie/Obstetrique
Centre Hospitalier Universitaire
Hotel Dieu
Avenue Vercingétorix
63003 Clermont FD Cedex
France

Dr. med. F. Tuttlies
Gynäkologische und geburtshilfliche Abteilung
A. Ö. Landeskrankenhaus Villach
Nikolaigasse 43
9500 Villach
Österreich

Dr. med. Y. Van Belle
St. Jans Ziekenhuis
Broekstraat 104
1000 Bruxelles
Belgien

Prof. Dr. med. D. Wallwiener
Direktor der Universitäts-Frauenklinik
Schleichstr. 4
72076 Tübingen

Dr. med. K. Wamsteker, Ph. D.
Department of Obstetrics and Gynaecology
Spaarne Ziekenhuis
Van Heythuijzenweg 1
2003 BR Haarlem
Niederlande

Prim. Dr. med. H. Wiesinger
Vorstand der Allgemeinchirurgischen
Abteilung
A. Ö. Landeskrankenhaus Villach
Nikolaigasse 43
9500 Villach
Österreich

Prof. T. K. Yoon, MD
Director of Infertility Medical Center
CHA General Hospital
606-5 Yeoksam-1-Dong
Kangnam-Gu
Seoul
Korea

Laparoskopie

1

Grundprinzipien der endoskopischen Chirurgie

J. Keckstein und J. Hucke

1 Vorbemerkungen

Ziel jeder Operation ist es, ein optimales anatomisches und funktionelles Ergebnis in der Behandlung einer Erkrankung zu erreichen. Nach einer sorgfältigen, kritischen Indikationsstellung stellt sich immer die Frage, ob die endoskopischen Operationstechniken diesem Ziel gerecht werden können.
Neben einer ausreichenden präoperativen Diagnostik und der korrekten Indikation für eine endoskopische Operation sind folgende Faktoren für ein gutes Operationsergebnis verantwortlich:

- gute Ausbildung des Operateurs in der Endoskopie
- realistische Selbsteinschätzung des Operateurs
- adäquate Lagerung der Patientin
- bequeme und ergonomische Stellung bzw. Körperhaltung der Operateure
- ausreichend gutes und der jeweiligen Operation angepaßtes Instrumentarium
- gute optische Systeme zur Erzielung bestmöglicher Sichtverhältnisse
- korrekter Zugangsweg (zur Bauchhöhle, zu den Organen und dem krankhaften Befund)
- sinnvolle Operationsstrategie und gute Operationstechnik (Präparationstechnik, Knoten- und Nahttechnik, Bergung von Organen und Gewebe)

2 Allgemeines zur endoskopischen Chirurgie

Die Durchführung der endoskopischen Chirurgie ist wie die der konventionellen Chirurgie sehr von der Erfahrung und Einstellung des einzelnen Operateurs abhängig.

2.1 Anforderungen an den Operateur

Endoskopisches Operieren bedeutet Nähe zum Operationsfeld, gelegentlich geringere Übersichtlichkeit, eingeschränkte Bewegungsfreiheit für den Operateur bzw. die eingesetzten Instrumente, weitgehenden Verzicht auf den taktilen Sinn sowie erschwerte Hämostase und erfordert daher viel Geduld und Ausdauer von seiten des Operateurs. Durch all diese speziellen Bedingungen verändert sich für den Operateur sein bisher gewohntes Verständnis vom „Operieren". Konventionelle Operationen können aus diesen Gründen nicht direkt auf endoskopischem Weg umgesetzt werden.

Laparoskopische Operationstechniken können sowohl mit vaginalen als auch mit abdominalen Verfahren kombiniert werden (z. B. LAVH, LARVH, Lymphadenektomie plus radikale vaginale Hysterektomie, Inkonti-

nenzoperationen, Myomenukleation, Tubenchirurgie, Darmchirurgie etc.). Deshalb ist eine spezifische Ausbildung in der Anwendung der endoskopischen Chirurgie von großer Bedeutung. Das Erlernen und Üben spezieller Operations- bzw. Präparationstechniken (Nähen, Knüpfen, Beherrschen von Blutungen etc.) ist notwendig.
Daneben sollte der Operateur genaue Kenntnisse physikalischer (z. B. Hochfrequenz[HF]-Chirurgie, Laserchirurgie, Ultraschalldissektion etc.) sowie pathophysiologischer Vorgänge (z. B. Kreislaufveränderungen bei Anlage eines Pneumoperitoneums, Anwendung von hypotonen Lösungen etc.) und exakte technische Kenntnisse in bezug auf die benutzten Geräte (z. B. CO_2-Insufflator, Spül-Saug-Geräte, Lasersysteme, HF-Generatoren etc.) besitzen.

Die von uns beschriebenen Techniken und Empfehlungen basieren auf den Erfahrungen geübter Operateure und sind als Richtlinien sowie Hilfe zur Problemlösung anzusehen.
Eine individuelle Modifikation der Techniken ist jedoch sinnvoll und erstrebenswert.

2.2 Lagerung der Patientin

Eine korrekte Lagerung der Patientin ist für die endoskopische Operation unabdingbar, da feste intraabdominale Retraktoren sowie die Hände nicht in das kleine Becken eingebracht werden können, um die Einsicht zu verbessern. Die Möglichkeit einer extremen Kopftieflagerung und des gleichzeitigen vaginal-abdominalen Zugangs sollte gegeben sein. Der Operationstisch muß so ausgestattet werden, daß eine länger dauernde extreme Lage für die Patientin risikolos ist.

Ein unter die Schultern gelegtes Keilkissen (Abb. 1-1 und 1-2) verhindert ein Tieferrutschen der Patientin bei Extremlagerung und ersetzt die typischen Schulterstützen, die einen zu hohen Druck auf Schultern und Nervenplexus erzeugen könnten.
Die Arme werden am günstigsten mit einem Tuch parallel zum Körper fixiert. Wird von dem Anästhesisten ein direkter Zugang zu einem Arm (Abb. 1-3) gefordert, darf dieser bei Auslagerung im Schultergelenk nicht weiter als 90 Grad abduziert werden. Eine Beugung des Arms im Ellbogengelenk in kranialer Richtung erhöht die Bewegungsfreiheit und Bequemlichkeit für den auf dieser Seite stehenden Operateur.

2.3 Positionierung der Operateure

Die Operateure sollten den endoskopischen Eingriff in bequemer Körperhaltung durchführen können, und die Patientin muß so gelagert werden, daß die Operateure

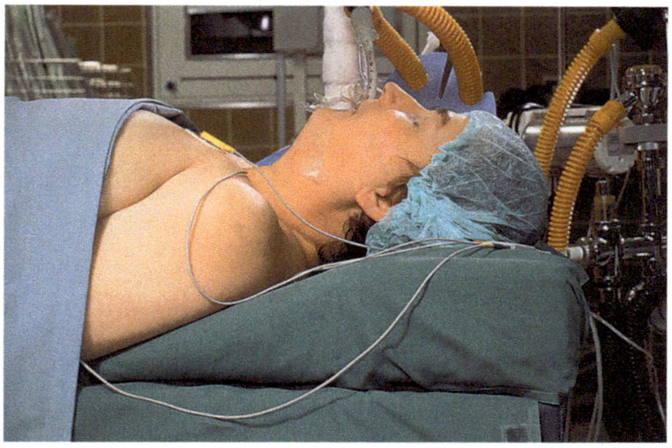

Abb. 1-1 Lagerung der Patientin auf einem Keilkissen zur extremen Kopftieflagerung (Schulterstütze nicht notwendig)

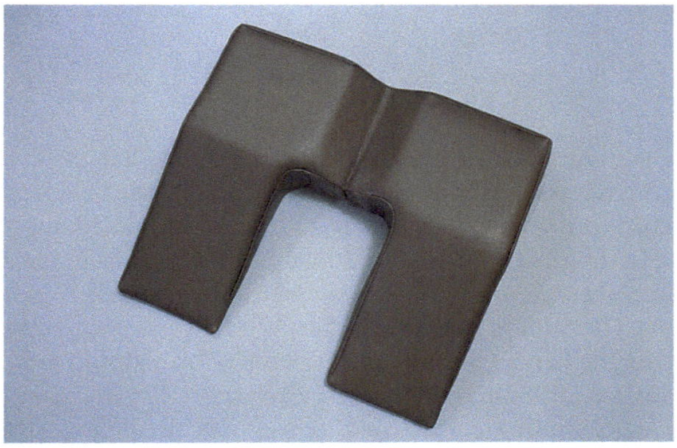

Abb. 1-2 Keilkissen

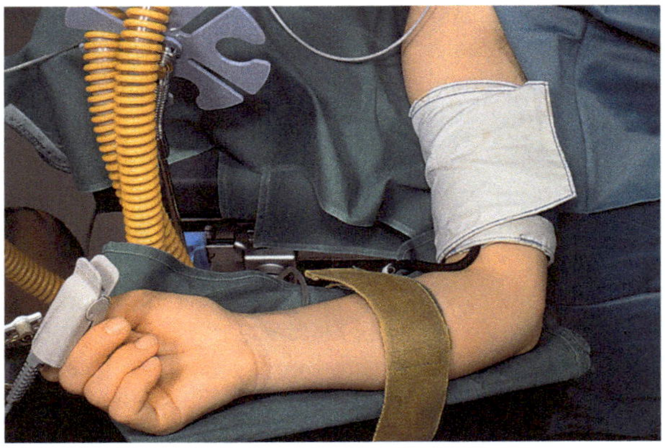

Abb. 1-3 Korrekte Auslagerung des rechten Armes. Vorteil: Der Anästhesist hat einen guten Zugang zum Arm, der Assistent wird bei der Operation durch den Arm wenig gestört.

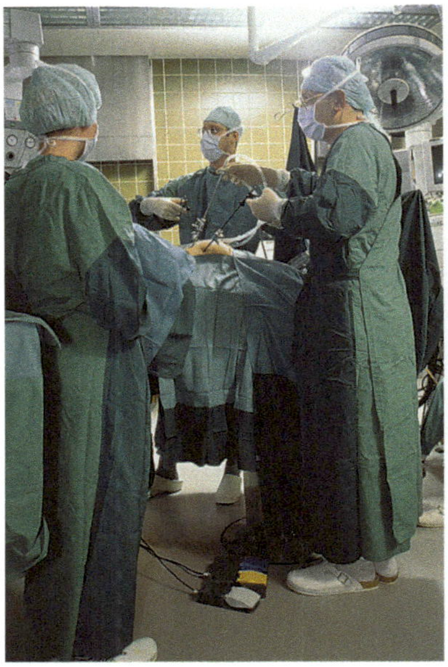

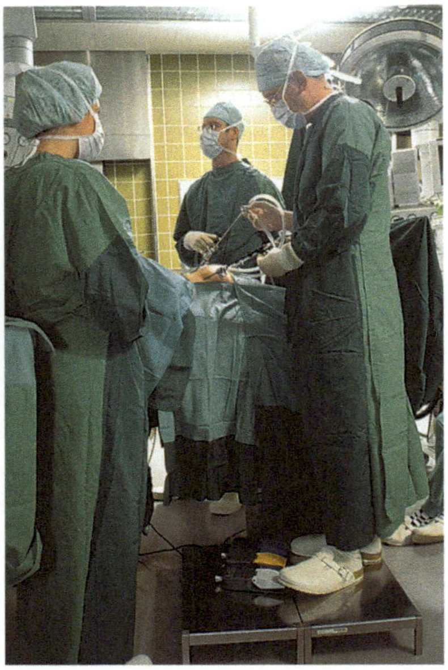

◁◁
Abb. 1-4 Anstrengende Armhaltung (Unterarme der Operateure zu hoch)

◁
Abb. 1-5 Kräfteschonendes und entspanntes Operieren durch entsprechende Stufe [durch Einsatz einer Stufe und eine dadurch erreichte Erhöhung kommt es zu einer entspannten Position der Arme, und ein kräfteschonendes Operieren wird möglich (Feinmotorik verbessert)].

einen guten Zugang zum Instrumentarium haben. Die Unterarme der Operateure sollten ähnlich wie bei einer konventionellen Operation in Hüfthöhe positioniert sein. Dazu wird der Operationstisch so weit wie möglich abgesenkt. Sollte dies nicht ausreichen, stellen sich die Operateure (ggf. auch die OP-Schwester) auf eine entsprechend hohe Operationsstufe (Abb. 1-4 und 1-5), auf der alle zu bedienenden Fußpedale liegen sollen. Das Einführen, Wechseln sowie das Bedienen der Instrumente werden damit wesentlich vereinfacht. Eine frühe Ermüdung der Schultermuskulatur wird so verhindert. Das spielt insbesondere bei lang andauernden Eingriffen oder feinen Operationstechniken (mikrochirurgisches Vorgehen) eine Rolle.
Körperhaltung, Blickrichtung auf den Monitor und die Bewegungen der Arme und Hände von Operateuren und Assistenten müssen ergonomischen Erfordernissen entsprechen (Abb. 1-6 bis 1-8).

2.4 Zugang zum Abdomen

2.4.1 Trokare

Die Positionierung der Trokare für die Optik bzw. die Instrumente bestimmt ebenfalls die Stellung bzw. Körperhaltung der Operateure mit. Die Trokarposition muß dem zu erwartenden pathologischen Befund angepaßt werden.

Optiktrokar

Im Normalfall wird der Optiktrokar subumbilikal in das Abdomen eingeführt und dort belassen (Abb. 1-9). Bei ausgedehnten Adhäsionen im periumbilikalen Bereich ist gegebenenfalls primär der Zugang über den Palmer-Point (am linken Rippenbogen in medianer Mamillarlinie) zu wählen (Abb. 1-10).
Auch bei großen, raumfordernden Tumoren (Uterus myomatosus, Ovarialzysten etc.) muß unter Umständen der gleiche Zugangsort gewählt werden.
Befindet sich der zu operierende Befund in der Nähe des Nabels (z. B. großer Uterus myomatosus), kann der Optiktrokar entsprechend höher neu positioniert werden.

Optische Systeme

Im Normalfall verwenden wir Optiken mit 0- oder 30-Grad-Blickrichtung. Bei ungünstigen Sichtverhältnissen müssen eventuell Optiken mit größeren Blickwinkeln eingesetzt werden (Abb. 1-11).
Gelegentlich empfiehlt es sich, das optische System über Ober- bzw. Unterbauch einzuführen, um einen besseren Blick auf das Operationsfeld (z. B. bei periumbilikaler Adhäsiolyse, Appendektomie, paraaortaler Lymphadenektomie etc.) zu haben.

Arbeitstrokare

Die Positionierung der Arbeitstrokare ist einerseits von dem zu therapierenden Befund und andererseits von der Präferenz des Operateurs (Geschicklichkeit, Berücksichtigung von kosmetischen Aspekten etc.) abhängig.

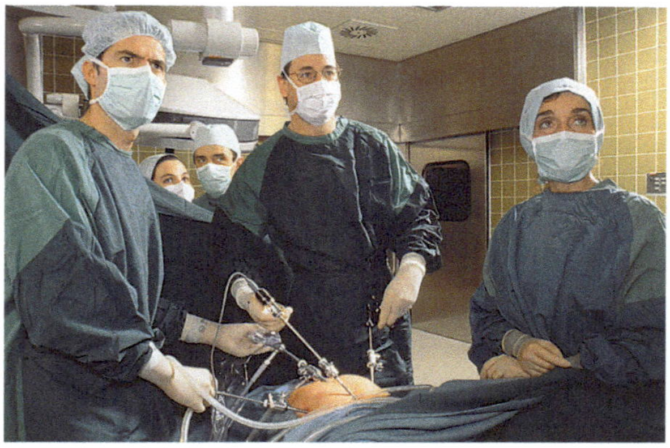

Abb. 1-6 Stellung von Operateur, Assistenz und OP-Schwester mit Blick auf einen Monitor

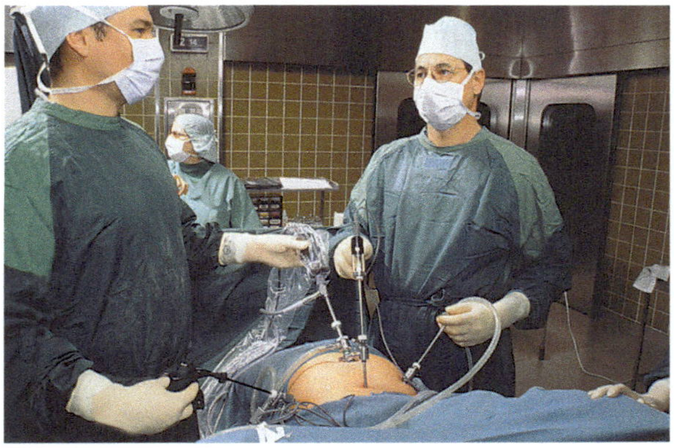

Abb. 1-7 Blickrichtung von Operateur und Assistenz auf 2 entgegengesetzt aufgestellte Monitore

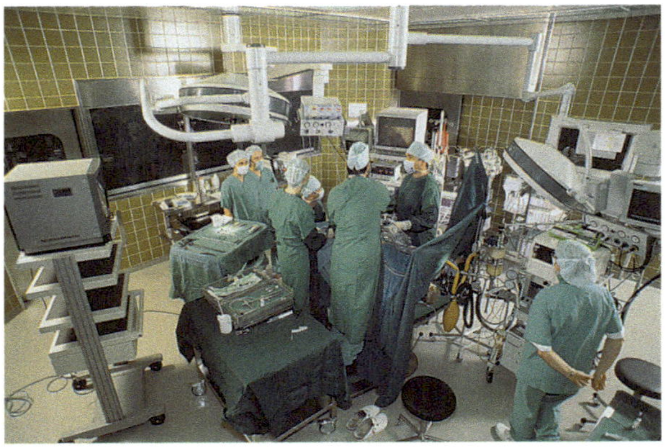

Abb. 1-8 Übersichtsbild: Stellung von Operateur, Assistenz und OP-Schwester bei Blick auf 2 entgegengesetzte Monitore

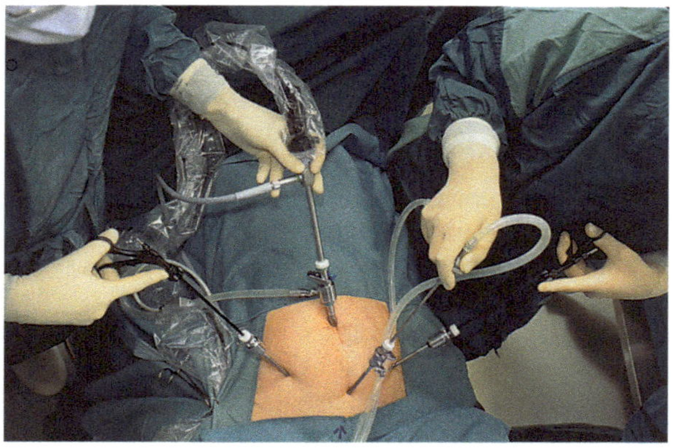

Abb. 1-9 Optiktrokar subumbilikal; 3 Arbeitstrokare im Unterbauch: einer suprasymphysär, 2 weitere rechts und links lateral davon. Der Operateur (links) operiert beidhändig, der Assistent (rechts) führt mit der linken Hand die Optik und assistiert mit der rechten Hand.

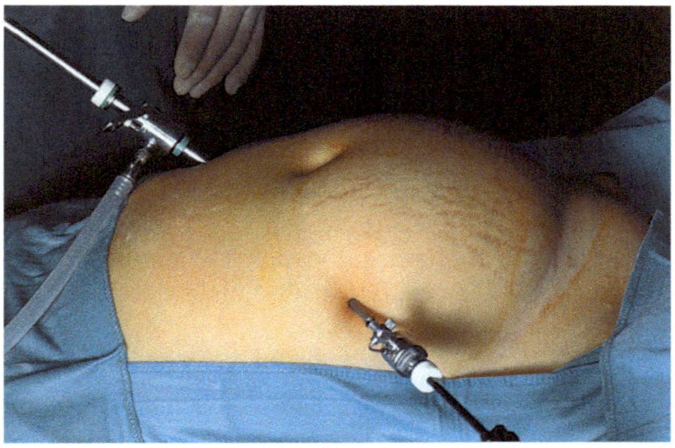

Abb. 1-10 Optiktrokar am Palmer-Point. Größere Distanz und damit bessere Übersicht bei großen Tumoren im kleinen Becken; außerdem geeignet bei periumbilikalen Adhäsionen.

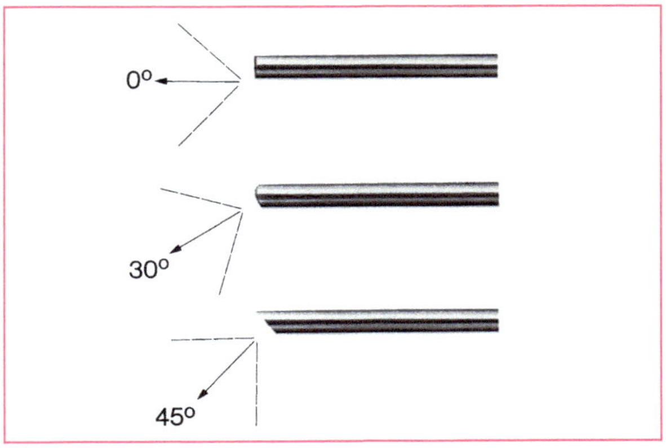

Abb. 1-11 Schemazeichnung: Optik mit 0, 30 und 45 Grad Blickwinkel (mit freundlicher Genehmigung der Fa. Storz)

- Bei kleinen Eingriffen wird der einzige Arbeitstrokar suprasymphysär an der Schamhaargrenze eingeführt. Sind weitere Trokare notwendig, werden diese weiter lateral positioniert.
- Je größer der Abstand der einzelnen Arbeitstrokare wird, um so größer sind die „Freiheitsgrade" für den Operateur. Ein lateral gewählter Einstich birgt die Gefahr einer Verletzung epigastrischer Gefäße.
- Die Wahl der Einstichstellen muß den notwendigen intraabdominalen Arbeitsbedingungen angepaßt werden. Bei ausgedehnten Eingriffen (schwere Endometriose, onkologische Befunde) sind die Trokare ggf. wesentlich höher und in größerer Anzahl einzusetzen.

2.4.2 Besondere Gesichtspunkte bei der Auswahl der Trokare

Folgende Faktoren beeinflussen die Wahl der Trokarart:

- Der Trokar soll sich während der Operation nicht störend für den Operateur auswirken: Das Pneumoperitoneum muß deshalb gut abgedichtet und der Trokar an der Bauchdecke gut fixiert sein. Das eingeführte Instrument sollte nahezu reibungsfrei in den Schaft gleiten können und nicht durch scharfe Kanten beschädigt werden.
- Die Möglichkeit, Nahtmaterial problemlos in den Bauchraum einzuführen oder zu entfernen, ist unabdingbar. Bei größerem Trokardurchmesser sollte ein schnelles, unkompliziertes Wechseln der Instrumente, auch unterschiedlicher Dicke, gewährleistet sein (Abb. 1-12a und b).
- Ein unnötiger Einsatz von Zusatzinstrumenten (Hülse, Reduktionsstücke etc.) sowie starker Gasverlust stören den Operationsverlauf sehr.

- Bei Standardoperationen werden von uns drei Arbeitstrokare eingesetzt, damit alle vier Hände von Operateur und Assistent (eine Hand für die Optik, drei Hände für die Operationsinstrumente) genutzt werden können.

2.5 Operationsinstrumente

Bei den Operationsinstrumenten gibt es ebenfalls eine große Bandbreite:
Solche in Größe, Art und Ausführung differenzierten Instrumente dienen einem individuellen Vorgehen. Folgende Standardinstrumente sollten immer zur Verfügung stehen (s. Kap. 2 „Instrumente und Geräte"):

- feine, atraumatische Faßzangen zum Fixieren von zarten Gewebestrukturen bzw. Organen (Peritoneum, Tuben etc.)
- feste, z. T. scharfe Faßzangen (Krallengreifer, Biopsiezangen) für derbe Gewebestrukturen (Myome etc.)
- Spezialinstrumente (ggf. Myombohrer, Ureterfaßzangen, Clips, Klammerapparate etc.)

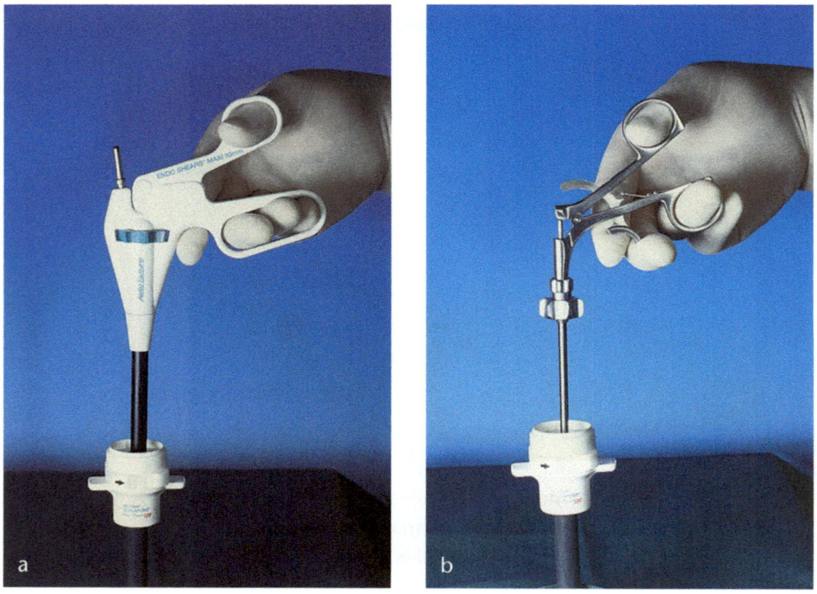

Abb. 1-12a und b Versaport (Fa. Autosuture, 5–11 mm)
Vorteil: problemloses Wechseln von Instrumenten mit 5 und 10 mm Durchmesser, das Einführen von größeren Rundnadeln wird erleichtert

- atraumatischer Dissektor zur schonenden Präparation
- gut schneidende Scheren, die sich auch zur Präparation eignen (ggf. mit einem Anschluß für HF-Chirurgie)
- Koagulationszangen mit unterschiedlichen Branchen zur differenzierten Hämostase
- passende Nadelhalter für unterschiedliches Nahtmaterial bzw. Nadeln verschiedener Stärke und Größe
- Spül-Saug-System zur Aquadissektion und Säuberung des Abdomens
- Notfallinstrumente
- Laparotomieset

2.6 Operationstechniken

2.6.1 Darstellung von Organen und krankhaften Befunden

Organe müssen dargestellt, hochgehoben und verschoben werden, damit das Operationsfeld besser eingesehen werden kann. Die optischen Systeme sollten die entsprechenden Anforderungen (Zugangsweg, optischer Winkel etc.) erfüllen. Sind die Organe oder der krankhafte Befund nicht ausreichend darstellbar bzw. das Ausmaß nicht abklärbar, ist die Kombination der Laparoskopie mit anderen Techniken sinnvoll.

Beispiele:

- Die Lokalisierung eines nicht gut einsehbaren Myoms kann durch gleichzeitige Vaginalsonographie erleichtert werden.
- Während der transmuralen Dissektion eines obliterierten Uteruskavums wird die korrekte Präparationsrichtung durch eine transrektale Sonographie überwacht.
- Die laparoskopische Kontrolle einer hysteroskopischen Septumresektion hilft, eine Perforation der Uteruswand zu vermeiden.
- Das Vorschieben eines transzervikal eingeführten Tubenkatheters kann laparoskopisch gut unterstützt werden.
- Zystoskopie und Rektoskopie sind bei der Therapie einer schweren, organüberschreitenden Endometriose gelegentlich unabdingbar.

Um das kleine Becken bzw. die Organe gut einsehen zu können, müssen letztere gelegentlich aus ihrer natürlichen Lage disloziert werden.

- Stumpfe Instrumente dienen intraabdominal dazu, Uterus, Tuben und Ovarien sowie den Darm etc. anzuheben oder zu dislozieren.

Beim Einsatz von Halteinstrumenten sollte durch ein gutes Ventilsystem am Trokar die Leichtgängigkeit der Instrumente gewährleistet sein.
Retraktoren ermöglichen das Distanzieren von Darmschlingen oder Netz. Das Einführen von stumpfen Manipulatoren in Scheide bzw. Darm dient der besseren Präsentation von pathologischen Befunden.
Das **Fassen und Manipulieren** von Organen bzw. Gewebestrukturen ist bei der endoskopischen Chirurgie nur indirekt mit Instrumenten möglich. Der Operateur sollte die Instrumente sorgfältig nach der zu erwartenden Gewebeeigenschaft auswählen, um unnötige Läsionen bzw. eine Komplizierung des Operationsvorgangs zu verhindern.

- Die Tuben sollten so atraumatisch wie möglich gefaßt und mobilisiert werden.
- Die Ovarien werden entweder stumpf oder mit klein gezackten Faßzangen auf der antemesentérialen Seite gefaßt, um größere Läsionen bzw. Blutungen aus dem Mesovarium zu verhindern.
- Der Uterus ist bei ausgedehnten Operationen mit einem intrakavitär liegenden Manipulator (z. B. Valtchev) oder durch sanftes Verdrängen mit stumpfen Instrumenten zu bewegen.
- Der Ureter läßt sich mit einer stumpfen Faßzange leicht von der Beckenwand abheben.
- Myome werden mit kräftigen scharfzackigen Faßzangen (ggf. 10 mm) oder mit Myombohrern gehalten oder extrahiert.
- Für die Manipulation des Darmes werden weiche, atraumatische Darmfaßzangen eingesetzt oder stumpfe Manipulatoren in das Darmlumen eingeführt.

2.6.2 Präparationstechniken

Endoskopisches Operieren beinhaltet – wie am offenen Bauch auch – die Dissektion von Gewebe, die Präparation von Schichten, das Aufsuchen von Räumen bzw. das Freilegen von Organen, das Stillen von Blutungen und die Adaptation von Gewebe.
Folgende Faktoren beeinflussen die Präparationstechnik beim endoskopischen Operieren wesentlich:
Die **Präparationsrichtung** (scharf, stumpf oder ggf. Laserpräparation) ist während des Operationsvorgangs aufgrund der fixierten Zugänge nur schwer zu ändern. Meist muß die Position des Organs oder des Präparationsfeldes statt der Richtung der Instrumentenführung verändert werden (wie es bei der Laparotomie üblich ist).
Ein **häufiger Instrumentenwechsel** wirkt sich hinderlich und erschwerend auf den Operationsablauf aus.

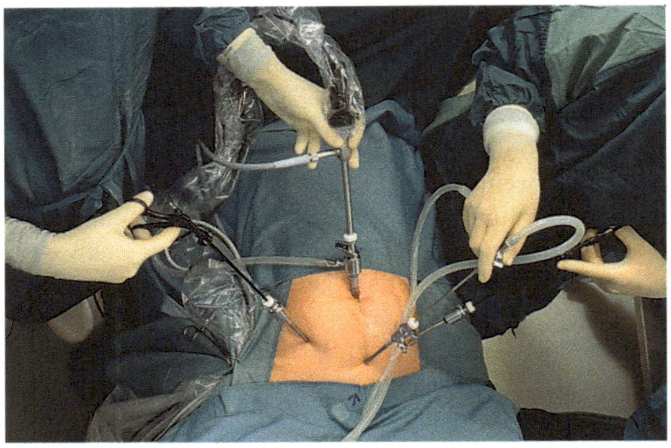

Abb. 1-13 Einsatz aller 4 Hände bei endoskopischen Operationen

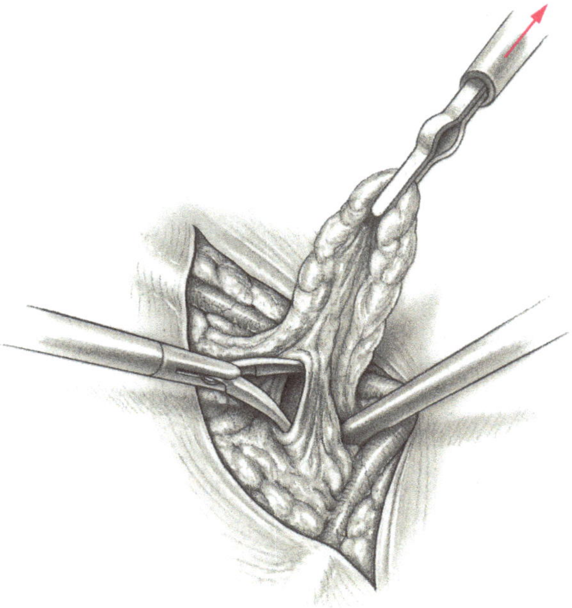

Abb. 1-14 Funktionswechsel von Instrumenten, ohne die Instrumente selbst auszutauschen. Die bipolare Zange in der Mitte dient zum Anheben bzw. Ziehen des Gewebes. Die Faßzange links wird als stumpfes Präparationsinstrument zum Distanzieren des Bindegewebes und Schaffen von Bindegewebebrücken eingesetzt. Das Spül-Saug-Rohr wird zum Distanzieren des Ureters benützt.

Durch den intraabdominalen Druck sind **Blutungen** aus dem Kapillarnetz deutlich verringert. Starke Blutungen können allerdings das Ende der endoskopischen Operation bedeuten.

2.6.3 Grundprinzipien des endoskopischen Operierens

Unserer Meinung nach sollten beim endoskopischen Operieren alle am OP-Tisch (Operateur und Assistent) zur Verfügung stehenden Hände zum Einsatz kommen (Abb. 1-13). Drei Arbeitstrokare und einen Optiktrokar **(vier Hände)** zu verwenden, ist deshalb insbesondere bei größeren Operationen empfehlenswert. Dabei sollte der Operateur beide Hände für die Instrumente frei haben und die Führung des optischen Systems dem Assistenten überlassen.

Operateur und Assistent sollten wegen der limitierten Bewegungsfreiheit und der eingeschränkten Einsatzmöglichkeit von Instrumenten **synergistisch arbeiten.** Ein ergonomischer Wechsel der einzelnen Funktionen der jeweiligen Instrumente von Operateur und Assistent führt zu einer Teamarbeit, die wesentlich zu einer Harmonisierung des Operationsablaufs beiträgt (Abb. 1-14).

Die Assistenz muß gute Kenntnisse der Operationsstrategie des Operateurs und der anatomischen Gegebenheiten besitzen.

Die **Instrumente** sollten **vielseitig,** auch über ihre eigentlichen spezifischen Eigenschaften hinaus, eingesetzt werden. So kann eine Schere bzw. ein Dissektor auch als stumpfes Präparations- bzw. Halteinstrument benutzt werden. Faßzangen, Scheren, Spül-Saug-Rohre können außerdem als Retraktionsinstrumente verwendet werden etc. (Abb. 1-15). Die Instrumente sollten in den drei Trokaren so angeordnet werden, daß ein häufiger Wechsel vermieden wird.

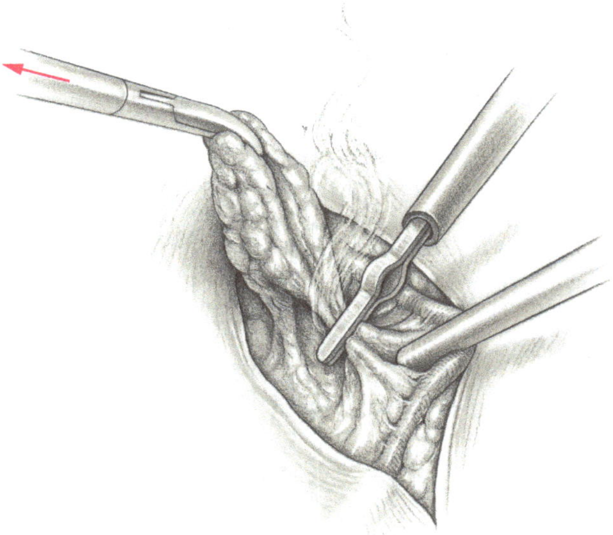

Abb. 1-15 Bipolarkoagulation mittels in der Mitte eingeführter bipolarer Koagulationszange. Die Faßzange dient zum Fassen des zu resezierenden Gewebes. Das Saugrohr hält das Gewebe unter Spannung.

Um diesen Operationsprinzipien folgen zu können, müssen die Instrumente sehr differenziert ausgewählt werden:

- Die Halteinstrumente sollten an die zu fassenden Gewebestrukturen angepaßt sein.
- Ähnlich verhält es sich mit den Branchen der Koagulationsinstrumente. Von großem Vorteil ist es, wenn ein Bipolarinstrument auch als Halteinstrument dienen kann.
- Spül-Saug-Systeme sollten die Möglichkeit besitzen, Flüssigkeitsflow bzw. -druck stufenlos zu regulieren.

3 Physikalische Phänomene der Hochfrequenzchirurgie

In der endoskopischen Chirurgie wird gerne und häufig elektrischer Strom zur Gewebepräparation und Hämostase eingesetzt. Der Operateur muß unbedingt die der Elektrochirurgie zugrundeliegenden physikalischen Phänomene kennen, um eine sinnvolle Anwendung gewährleisten und potentielle Risiken und Gefahren erkennen zu können.
Die Elektrochirurgie nützt die Tatsache, daß der menschliche Körper hochfrequenten Wechselstrom leitet. Beim Stromfluß durch Gewebe kommt es zu drei unterschiedlichen endogenen Effekten.

- Der faradische Effekt: Elektrisch erregbare Zellen wie Nerven- und Muskelzellen werden bei elektrischem Stromfluß gereizt; das führt zu Muskelkontraktionen. Dieser bei der chirurgischen Anwendung unerwünschte Effekt läßt sich durch den Einsatz von Wechelstrom mit ausreichend hoher Frequenz (>300 kHz) vermeiden.
- Der elektrolytische Effekt: Gleichstrom bewirkt die Wanderung von positiven Ionen zur Kathode und negativen Ionen zur Anode, im Gewebe führt dies zu einer elektrolytischen Zellschädigung. Bei der Anwendung von Wechselstrom ausreichend hoher Frequenz kommt es dagegen nicht zu einer Ionenwanderung, sondern lediglich zu einer Schwingung in der Stromfrequenz.
- Der thermische Effekt: Das Gewebe wird durch den Stromfluß in Abhängigkeit vom Gewebewiderstand, der Stromdichte und der Einwirkdauer erwärmt. Dieser thermische Effekt ist die erwünschte therapeutische Basis der elektrischen Hochfrequenzchirurgie.

Die Gewebeerwärmung bis etwa 40 °C bewirkt keine signifikante Zellschädigung. In einem Temperaturbereich zwischen 40 und 49 °C kommt es in Abhängigkeit von der Expositionsdauer zu einer reversiblen Zellschädigung. Bei einer Temperaturerhöhung über 49 °C kommt es zu irreversiblen Zellschäden durch Koagulation der Zellproteine. Das Gerüst des Zellverbands bleibt zunächst noch intakt, einzelne Zellen jedoch werden bereits zerstört. Gewebe mit hoher regenerativer Kapazität können leichte thermische Verletzungen durch Zellregeneration relativ rasch wieder ausgleichen. Bei einer Temperaturerhöhung von über 60 °C beginnt der Prozeß der Desikkation. Hierbei wird intra- und extrazelluläres Wasser verdampft. Solange noch Wasser vorhanden ist, bleibt die Gewebetemperatur unter 100 °C. Danach steigt sie weiter an, und es kommt unter anderem zur Karbonisation, was sich optisch als schwärzliche Gewebeveränderung erkennen läßt.
In Tabelle 1-1 sind die Temperaturauswirkungen noch einmal zusammengefaßt.

Tab. 1-1 Temperaturauswirkungen auf biologisches Gewebe

Temperatur	Auswirkung
< 40 °C	keine Auswirkung
40–49 °C	reversible Zellschädigung in Abhängigkeit von der Expositionszeit
> 49 °C	irreversible Zellschäden
> 60 °C	Desikkation
> 100 °C	Karbonisation

- Die HF-Chirurgie arbeitet mit Wechselstrom von ca. 300 000 – 1 Mio Hz. Der therapeutische Effekt beruht auf der Gewebeerwärmung.
- Ab ca. 49 °C tritt eine irreversible Zellschädigung ein, ab 60 °C beginnt der Prozeß der Gewebedesikkation.

3.1 Monopolare Technik

Bei der sog. monopolaren Technik befindet sich der Körper der Patientin innerhalb des elektrischen Stromkreises (Abb. 1-16). Der Hochfrequenzstrom wird über die sog. aktive Elektrode in Kontakt mit dem Gewebe gebracht, fließt durch den Körper und verläßt ihn über die bei gynäkologischen Eingriffen meist am Bein angebrachte „Neutralelektrode". Die aktive Elektrode, das Arbeitsinstrument, hat eine um ein Vieltausendfaches kleinere Fläche als die Neutralelektrode. Hierdurch ist die Stromdichte an der aktiven Elektrode sehr hoch, und es wird Wärme erzeugt, ein Effekt, der zum Schneiden und Koagulieren ausgenutzt werden kann.
Für die **Geweberesektion** oder -dissektion, also zum Schneiden, eignet sich am ehesten Wechselstrom von

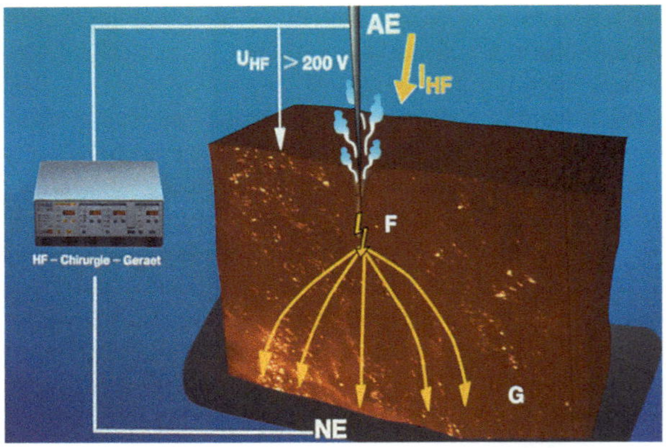

Abb. 1-16 Prinzip der monopolaren Stromtechnik (mit freundlicher Genehmigung der Fa. Erbe Elektromedizin, Tübingen)

relativ niedriger Amplitude in kontinuierlicher Sinusschwingung (Abb. 1-17). Dabei kommt es am Gewebe zu einer sehr schnellen Temperaturerhöhung mit Zellvaporisation, und die aktive Elektrode kann durch das Gewebe hindurchgleiten. Das Resultat ist ein elektrochirurgischer Schnitt.
Bei der **Gewebekoagulation** wird Wechselstrom höherer Spannungsamplitude in einer Art „An-aus-an"-Modus zugeführt, wobei der Generator weitaus häufiger „aus" als „an" ist, etwa im Verhältnis 95 zu 5. „An"- und „Aus-Phasen" wechseln sich in extremer Geschwindigkeit ab. Hierdurch wird das Gewebe im „An-Zustand" wie bei der Zufuhr von Resektionsstrom

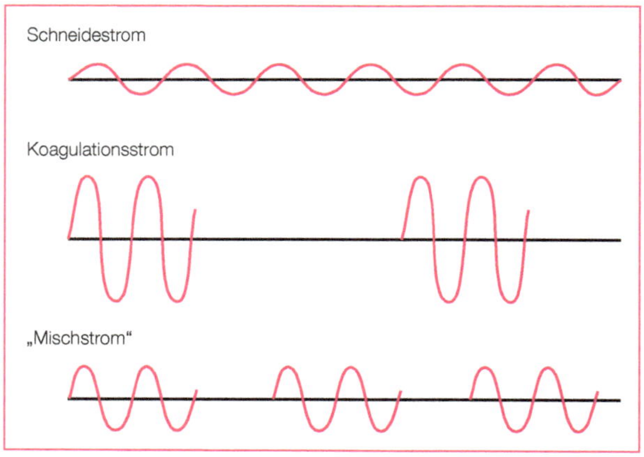

Abb. 1-17 Schneidestrom: kontinuierliche Sinusschwingung von kleiner Amplitude
Koagulationsstrom: unterbrochene Schwingung von größerer Amplitude, die Phasen der Schwingungsunterbrechung sind bedeutend länger als die der Aktivierung
„Mischstrom": unterbrochene Schwingung mit mittlerer Amplitude, je nach gewählter Intensität sind die Pausen kürzer

erhitzt, kann aber in der „Aus-Phase" kurzfristig wieder abkühlen, so daß in der Summation eine langsamere Gewebeerhitzung resultiert, die sich als Koagulation manifestiert. Es kommt zum Verkochen von Zellwasser mit Aufplatzen und Schrumpfen der Zellen und Denaturierung von Proteinen. Blutgefäße werden dadurch versiegelt. Wird der Koagulationsstrom sehr hoch eingestellt, kann dieser Effekt verlorengehen und eine Gewebevaporisation wie bei der Resektion resultieren.
Ein dritter Modus wird fälschlicherweise häufig als „Mischstrom" bezeichnet. Er ist durch höhere Spannung als beim Schneidestrom und längere „An-Phasen" als beim Koagulationsstrom charakterisiert (s. Abb. 1-17). Ziel ist eine größere Gewebedestruktion als beim Schneidestrom, also ein größerer lateraler Energietransfer. Hierdurch werden kleine Blutgefäße versiegelt. Der Schnitt kann daher blutungsärmer, aber nicht so schnell wie mit reinem Schneidestrom im kontinuierlichen Modus durchgeführt werden. Hochfrequenzgeneratoren weisen meist 3–4 unterschiedliche Stufen von „Mischstrom" auf. Hierbei wird von Stufe zu Stufe das Intervall des abgeschalteten Zustands verlängert und die Spannungsamplitude erhöht.

- Bei der „monopolaren" Elektrochirurgie liegt der Körper der Patientin innerhalb des Stromkreises. Durch Verkleinerung des Durchmessers der aktiven Elektrode verdichtet sich die Stromintensität. So entsteht bei der Geräteaktivierung Wärme, die zum Schneiden oder Koagulieren genutzt werden kann.
- Resektionsstrom hat eine Sinusschwingung von relativ niedriger Spannungsamplitude.
- Koagulationsstrom hat eine höhere Spannung. Er wird in schnellem Wechsel eines „An-aus-Modus" appliziert, wobei die „An-Phasen" deutlich kürzer sind als die „Aus-Phasen".

3.1.1 Physikalische Grundregeln

Nach dem Ohmschen Gesetz gilt $V = I \times R$ bzw. $I = \frac{V}{R}$ und $P = I \times V$.
(V = Spannung in Volt, I = Strom in Ampere, R = Widerstand in Ohm und P = Leistung in Watt)
Ein einfaches, plastisches Beispiel zur Erklärung dieser Gesetzmäßigkeit ist der Gebrauch eines Gartenschlauchs ohne spezielles Ventil an seinem Ende. Hält man den Schlauch am Ende teilweise mit dem Finger zu (der Widerstand R wird erhöht), steigt bei gleichbleibendem Fluß (I) der ausgeübte Wasserdruck (V), und der Strahl spritzt weiter bzw. intensiver. Soll hingegen der Druck bzw. die Spannung V konstant blei-

ben, also der Wasserstrahl die gleiche Stärke behalten, so muß bei Zuhalten der Öffnung, d.h. steigendem Widerstand R, die Flußmenge I reduziert werden.

Übertragen auf die Elektrochirurgie bedeutet dies: Gewebe hat normalerweise einen geringen Widerstand, der allerdings durch Koagulation zunimmt. Hierdurch fällt der Stromfluß I dann ab. Wird die Spannung V konstant gehalten, so resultiert aus dem abfallenden Stromfluß I eine Minderung der Leistung P bzw. der Gewebeerhitzung, d.h., koaguliertes Gewebe mit hohem Widerstand kann nicht weiter erhitzt werden.

Moderne Hochfrequenzgeneratoren besitzen zum Teil eine automatische Spannungsregelung. Steigt der Gewebewiderstand an, so kann durch eine Erhöhung der Spannung ein gleichbleibender Stromfluß erzielt werden. Hiermit verbunden ist dann eine größere Leistungsabgabe des Geräts. Umgekehrt wird bei niedrigerem Gewebewiderstand über eine Verringerung der Spannung die abgegebene Leistung reduziert.

3.1.2 Kontakt versus Non-Kontakt

Elektrochirurgie kann im Kontakt und im Nicht-Kontakt durchgeführt werden. Bei Gewebekontakt der aktiven Elektrode fließt der Strom nach Aktivierung des Geräts durch den Körper der Patientin zur Neutralelektrode und bewirkt je nach Konfiguration der Elektrode, Gewebewiderstand und Strommodulation unterschiedliche Gewebeeffekte.

Wird die Elektrode vom Gewebe entfernt, so fließt zunächst trotz Geräteaktivierung kein Strom, da der Stromkreis unterbrochen ist. Die volle Spannungsdifferenz des Generators wird allerdings auf die Arbeitselektrode übertragen. Falls die Elektrode unter diesen Bedingungen nah genug an das Gewebe herangeführt wird, kommt es ab einem gewissen Abstand, dessen Größe vom Medium zwischen aktiver Elektrode und Gewebe abhängt, zu einer Funkenentladung mit Überspringen dieses freien Raums. Bei der elektrochirurgischen Argongaskoagulation z.B. wird dieses Phänomen ausgenutzt: Argongas, das in den Spalt zwischen Elektrode und Gewebe gebracht wird, ionisiert durch die Spannung und dient als Energieträger zum Gewebe hin, so daß eine Flächenkoagulation im Nicht-Kontakt-Verfahren ausgeführt werden kann.

Wird ein elektrisches laparoskopisches Arbeitsinstrument im Zustand der Geräteaktivierung bei geöffnetem Stromkreis, also ohne Gewebekontakt, gehalten, so birgt dies große potentielle Gefahren: Es induziert ein Maximum an kapazitiver Koppelung (s. Abschnitt 3.1.4) und kann dazu führen, daß bei kleinen, nicht unbedingt optisch erkennbaren Defekten der Isolierung Entladungen auftreten, die bei Gewebekontakt eine thermische Gewebeschädigung hervorrufen können (direkte Koppelung).

Der Operateur sollte daher unbedingt vermeiden, vor Gewebekontakt des Arbeitselements zuerst den Hochfrequenzgenerator zu aktivieren. Besonders beim Modus des spannungsintensiven Koagulationsstroms können bei Annäherung an das Gewebe, z.B. an Darmschlingen, unkontrollierte und intensive Entladungen auftreten, aus denen unerwünschte Verbrennungen resultieren können. Vielmehr sollte zuerst das elektrochirurgische Arbeitselement in Kontakt mit dem zu koagulierenden Gewebe gebracht und dann gezielt der Hochfrequenzgenerator aktiviert werden.

■ Wird der Hochfrequenzgenerator ohne Gewebekontakt aktiviert, so liegt die gesamte Spannungsdifferenz auf der Arbeitselektrode. Dies birgt die Gefahr einer plötzlichen, unkontrollierten Funkenentladung bei Annäherung an das Gewebe. Besonders bei der Gewebekoagulation sollte daher die Arbeitselektrode vor Aktivierung des Hochfrequenzgenerators in Kontakt mit dem zu koagulierenden Gewebe gebracht werden.

3.1.3 Form der Arbeitselektrode

Die Form der Arbeitselektrode beeinflußt die elektrochirurgischen Optionen. Je kleiner der Durchmesser ist, um so besser kann bei hoher Stromdichte elektrochirurgisch geschnitten werden. Gleichzeitig ist bei kleinerem Durchmesser eine geringere Geräteausgangsleistung erforderlich. So kann in der Mikrochirurgie mit einer feinen monopolaren Nadel bei einer Leistung von 10–15 W eine exakte Gewebepräparation am Eileiter durchgeführt werden, während beim monopolaren Schnitt mit der Kante einer Metzenbaum-Schere etwa 60–70 W Leistung zur Peritonealinzision benötigt werden. Dabei wird aber auch eine größere laterale Gewebeschädigung in Kauf genommen. Bei der operativen Hysteroskopie wird wegen des hohen Widerstands und des Kühleffekts der Spülflüssigkeit eine höhere Leistung benötigt.

Ein größerer Instrumentendurchmesser ist eher für die Koagulation geeignet. So kann bei gleichem Strom mit einer monopolaren Schere durch Heranbringen der Spitze geschnitten und durch Heranführen der breiten Branchenfläche koaguliert werden. Die „Messroghli-Nadel“ demonstriert, wie beide Effekte durch Änderung der Gerätekonfiguration erzielt werden: Mit der ausgefahrenen feinen Nadelspitze kann Gewebe exakt geschnitten werden, mit dem breiteren Metallkopf kann bei eingefahrener Nadel koaguliert werden (s. Abschnitt 4.2.1).

Fettgewebe hat einen hohen elektrischen Widerstand. Ein Schneidestrom mit niedriger Spannung ist dann oft nicht ideal zur Gewebedurchtrennung, Koagulationsstrom oder „Mischstrom“ höherer Spannung liefert bessere Ergebnisse. Das gleiche gilt für koaguliertes Gewebe, das besser mechanisch oder mit Strom hoher Spannung durchtrennt wird. Andererseits sollte der endoskopische Operateur aufgrund dieser Erfahrung nicht durchgehend nur noch mit Koagulationsstrom oder „Mischstrom“ schneiden, da bei Gewebe mit niedrigem Widerstand durch unnötig überschießende Leistungen die Gefahr unbeabsichtigter Gewebeläsionen droht.

3.1.4 Risiken der monopolaren Elektrochirurgie

Bei Einsatz der monopolaren Elektrochirurgie müssen vier Gefahrenmomente besonders beachtet werden:

Unbemerkte Bruchstellen an der Isolation der Arbeitselektrode können auch bei visuell nicht kontrollierbarem Gewebekontakt zu unkontrollierter Stromfortleitung mit Gewebeschädigung führen. Diese **direkte Koppelung** kann vom Arbeitsinstrument über einen umgebenden Metalltrokar weitergegeben werden. **Warnsymptome** sind das Auftreten von Muskelkontraktionen der Bauchdecke in der Nähe des Trokars, ein zischendes Geräusch aus dem Trokar durch das Verkochen von Flüssigkeit innerhalb des Trokars oder Störimpulse auf dem Videomonitor oder eines sonstigen elektronischen Gerätes bei Aktivierung des monopolaren Stroms. Sollte eines dieser Phänomene auftreten, sind ein Instrumentenwechsel und eine Überprüfung des monopolaren endoskopischen Instrumentariums ratsam.

Kontakt der aktivierten monopolaren Arbeitselektrode **mit anderen Metallgegenständen** (Laparoskop, Faßzange, Trokar etc.) bewirkt Stromfortleitung über diese Instrumente und möglicherweise Gewebeverbrennung der ihnen anliegenden Strukturen.

Bei Koagulation in der Nähe dünner **Gewebebrücken** können, wenn Strom über die Gewebebrücke fließt, thermisch destruktive Reaktionen nicht nur an der Spitze der Elektrode auftreten, sondern auch an engen Stellen der Gewebebrücke als Folge von Verdichtungen der Stromintensität.

Das Phänomen der **kapazitiven Koppelung:** Bei engem Kontakt und relativ großer Kontaktfläche zweier stromleitender Teile kann es auch durch eine dünne, intakte Isolationsschicht hindurch zu einer elektrischen Aufladung des nicht-aktiven Elements kommen. Bei endoskopischen Operationen trifft dies z. B. für eine monopolare Arbeitselektrode und den sie umhüllenden Metalltrokar zu, d. h., der Trokar kann auch bei intakter Isolation des Arbeitselements elektrisch aufgeladen werden.

Normalerweise fließen die Aufladungsströme ohne negative Auswirkung direkt über die Kontaktfläche des Trokars in der Bauchdecke zur Neutralelektrode ab. Ist der Trokar allerdings über ein nichtleitendes Plastikgewinde in der Bauchdecke fixiert, so kann es zu einer zunehmenden Aufladung kommen, die bei Annäherung an elektrisch leitendes Gewebe wie z. B. eine Darmschlinge eine plötzliche Funkenentladung hervorrufen kann. Das Risiko ist um so größer, je kleiner der Trokardurchmesser und je höher die eingesetzte elektrische Spannung ist. Koagulationsstrom bewirkt also mehr kapazitive Koppelung als Resektionsstrom.

Auch bei Führung eines monopolaren Instruments durch den Arbeitskanal eines Winkellaparoskops kann kapazitive Koppelung auftreten, wenn das Laparoskop in einem nichtleitenden Plastiktrokar geführt wird. Hier dient das Laparoskop selbst als sekundär aufgeladenes Instrument wie im Beispiel zuvor der mit einem Plastikgewinde versehene Arbeitstrokar.

Vancaillie formulierte die sog. **Dreierregel:** Die Summe der Instrumentenschichten darf höchstens **drei** betragen, damit eine sichere Anwendung monopolaren Stroms unter Vermeidung der kapazitiven Koppelung gegeben ist.

Übertragen auf die obigen Beispiele bedeutet dies: Der aktive Kern eines monopolaren Instruments ist die erste Schicht, seine Isolierung die zweite und der umgebende Metalltrokar die dritte Schicht. Kommt eine vierte Schicht in Form eines Plastikgewindes hinzu, entsteht eine Gefahrensituation.

Beim Winkellaparoskop ist das Laparoskop Schicht Nummer drei neben den zwei Schichten der Arbeitselektrode. Ein Metalltrokar beim Winkellaparoskop entspricht ebenfalls Schicht drei, da Laparoskop und Metalltrokar direkten, leitenden Kontakt haben. Die Situation ist also ungefährlich. Gefährlich wird sie erst durch Hinzufügung einer vierten Schicht in Form eines nichtleitenden Plastiktrokars (Abb. 1-18 a bis d). Wenn nur zwei Schichten vorliegen, so tritt keinerlei kapazitive Koppelung auf, da keine aufzuladende äußere

Die „monopolare“ Technik der Elektrochirurgie birgt vier Gefahren:

- direkte Koppelung bei Bruchstellen der Isolationsschicht des Arbeitselements;
- Kontakt mit leitenden Teilen wie Trokaren oder anderen Arbeitselementen;
- Stromverdichtungen an dünnen Gewebebrücken mit der Folge einer Hitzeerzeugung in Entfernung vom eigentlichen Arbeitsfeld;
- kapazitive Koppelung bei Nichtbeachtung der „Dreierregel“.

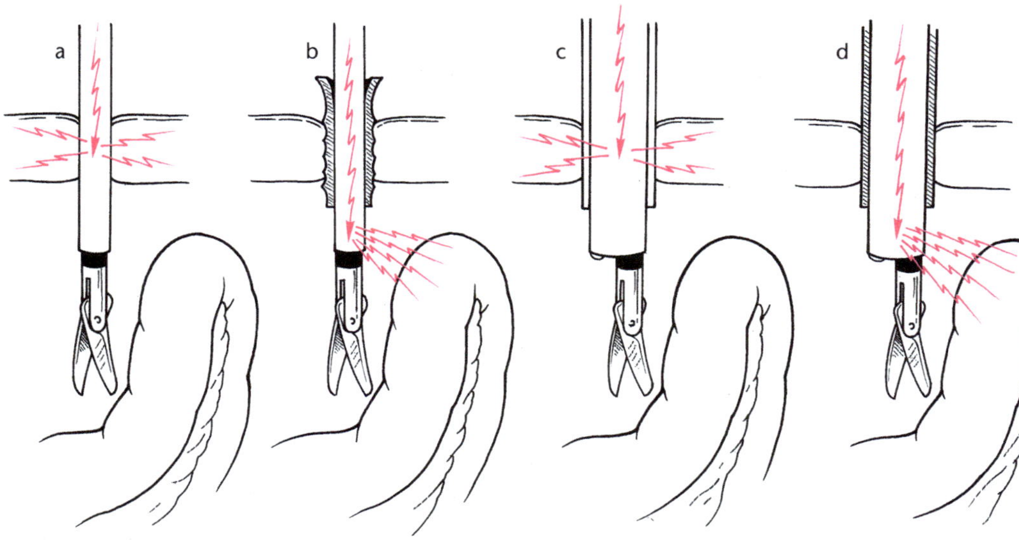

Abb. 1-18 a bis d Prinzip der kapazitiven Koppelung – die „Dreierregel":

a) monopolares Instrument im Metalltrokar: keine Gefahr
b) monopolares Instrument im Metalltrokar + Plastikgewinde: Gefahr!
c) monopolares Instrument im Arbeitslaparoskop + Metalltrokar: keine Gefahr
d) monopolares Instrument im Arbeitslaparoskop + Plastiktrokar: Gefahr!

Schicht gegeben ist. Generell vermieden werden kann die kapazitive Koppelung beim Einsatz der sog. bipolaren Elektrochirurgie.

3.2 Bipolare Technik

Im Prinzip unterscheidet sich die „bipolare" Elektrochirurgie nicht von der „monopolaren", denn auch hier wird in einem Stromkreis Wärme erzeugt. Bei der bipolaren Technik werden allerdings aktive und Neutralelektrode einander sehr angenähert, und sie haben die gleiche Masse. Hierdurch liegt nicht mehr ein großer Teil des Körpers der Patientin innerhalb des Stromkreises, sondern nur noch das Gewebe, das sich zwischen den beiden Armen des bipolaren Arbeitselements befindet. Da die beiden Elektroden sehr dicht beieinander liegen, muß die Spannung relativ niedrig gehalten werden, um Kurzschlüsse zu vermeiden. Bei der Stromaktivierung kommt es durch Erwärmung des Gewebes zur Koagulation. Ein zusätzlicher Stromfluß durch den Körper der Patientin ist nicht gegeben, so daß auch auf den Gebrauch einer Neutralelektrode verzichtet werden kann (Abb. 1-19).
Die bipolare Technik wird von vielen Endoskopikern bevorzugt eingesetzt, da sie zu Recht als sicherer angesehen wird. Dennoch sind natürlich auch bei ihrer Anwendung Komplikationen in Form zu hoher thermischer Energie in der Nähe sensibler Organstrukturen wie Darm, Blase und Ureter möglich. Theoretisch kann auch bei der bipolaren Technik eine unkontrollierte

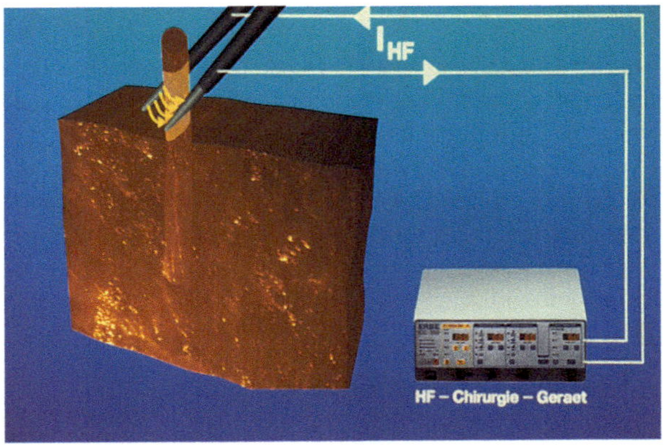

Abb. 1-19 Prinzip der bipolaren Stromtechnik (mit freundlicher Genehmigung der Fa. Erbe Elektromedizin, Tübingen)

Funkenentladung auftreten, wenn eine Bipolarzange weit geöffnet und bei aktiviertem Generator unter Spannung nahe an das Gewebe herangebracht wird.

- Bei der „bipolaren" Elektrochirurgie sind aktive und Neutralelektrode einander sehr angenähert worden und von gleicher Masse, d. h., sie repräsentieren die Enden der beiden Arme einer bipolaren Pinzette. Hierdurch liegt nur das mit der Bipolarzange gefaßte Gewebe im elektrischen Stromkreis.

3.3 Risikovermeidung

Nicht aktiv genutzte elektrochirurgische Instrumente müssen aus der Bauchhöhle entfernt werden, um nicht durch unbeabsichtigte Aktivierung des Hochfrequenzgenerators eine intraabdominelle Läsion erzeugen zu können. Auch sollte das Fußpedal unter ständiger Kontrolle des Operateurs sein, damit nicht vom Assistenzpersonal versehentlich das HF-Gerät aktiviert wird.

Die Aktivierung des elektrochirurgischen Instrumentariums sollte nach Gewebekontakt erfolgen und nicht umgekehrt, um unkontrollierte Entladungen zu vermeiden. Dies gilt besonders bei Einsatz spannungsintensiver koagulierender Techniken. Ausnahme sind „Non-Kontakt-Techniken" wie z. B. die Argongaskoagulation, die gerade auf diesem Grundprinzip aufbauen.

Moderne Hochfrequenzgeneratoren mit Sicherheitsfunktionen wie z. B. automatischer Spannungsregelung, Überprüfung von korrektem Sitz der Neutralelektrode und Registrierung von Leckströmen mit Abgabe von Warnsignalen oder automatischer Abschaltung bei Fehlfunktionen sollten bevorzugt Verwendung finden.

4 Möglichkeiten der Dissektion

Bei der Darstellung bzw. Durchtrennung von Gewebeschichten sollten diese vorsichtig gefaßt bzw. behandelt werden. Blutungen verschlechtern die Sicht auf das Operationsfeld aus zweierlei Gründen: Einerseits wird die zu präparierende Schicht durch das Blut verdeckt, und andererseits absorbiert das Blut einen Großteil des Lichts, was zu einer wesentlichen Reduktion der Helligkeit im Abdomen führt.

4.1 Stumpfe Dissektion

Durch das Abschieben von Gewebestrukturen mit stumpfen Instrumenten lassen sich die Schichten meist voneinander trennen und anatomische Räume eröffnen bzw. darstellen. Der intraabdominale Gasdruck verhindert großflächige diffuse Blutungen. Trotzdem sollte ein Zerreißen von gefäßführenden Strukturen unbedingt vermieden werden, es sei denn, die stumpfe Präparation erfolgt mit einem Koagulationsinstrument (s. u.).

Das stumpfe Abschieben eignet sich insbesondere in Gewebeschichten mit lockeren Bindegewebsbrücken, beispielsweise um:

- die Harnblase bei der LAVH zu distanzieren
- das Peritoneum an der Beckenwand zu mobilisieren
- das Latumblatt bei der Adnexektomie abzuschieben
- den gelösten Zäkumpol zu distanzieren
- die kraniale Sigmaschlinge zu mobilisieren

Bei der stumpfen Präparation stellen sich immer wieder feste, z. T. gefäßführende Strukturen dar. Durch vorsichtiges Umfahren dieser Strukturen lassen sich Gewebefenster und -brücken formen (Abb. 1-20). Der Einsatz von stumpfen Dissektoren (Abb. 1-21 und 1-22) kann diese Technik unterstützen und verfeinern. Auch normale Faßzangen sowie die Branchen der Bipolarkoagulationszange eignen sich für diese Präparationstechnik. Die Gewebebrücken werden (ggf. mit demselben Instrument) danach gezielt koaguliert, ligiert oder geclipt, um sie durchtrennen zu können.

Mit dieser für die Endoskopie spezifischen Präparationstechnik werden Blutungen so gering wie möglich gehalten, und der Operationsfortschritt wird kaum behindert.

4.1.1 Bipolarkoagulation und anschließende stumpfe Präparation

In diesem Fall werden entsprechend der bereits beschriebenen Technik Gewebebrücken bzw. -fenster gebildet. Die Gewebebrücken werden dann bipolar koaguliert und durch blande Dissektion (Schieben und Reißen) mit demselben Koagulationsinstrument durchtrennt (z. B. bei der Adnexektomie; Abb. 1-23). Diese Vorgehensweise erfordert allerdings viel Erfahrung, da beim „Reißen" die Struktur auch im nicht koagulierten Bereich durchtrennt werden könnte und dadurch eine Blutung provoziert würde.

4.2 Scharfe Dissektion

Bei Dissektionen können Scheren unterschiedlicher Art zur Anwendung kommen. Eine Schere mit gebogenen, beidseits beweglichen Blättern dient zur Durchtrennung von Peritoneum, Bindegewebsbrücken (Abb. 1-24), aber auch zur stumpfen Präparation. Es ist darauf zu achten, daß die Scheren insbesondere mit der Spitze gut schneiden, um eine unnötige Traumatisierung des Gewebes zu vermeiden und eine sehr präzise Präparationstechnik anwenden zu können.

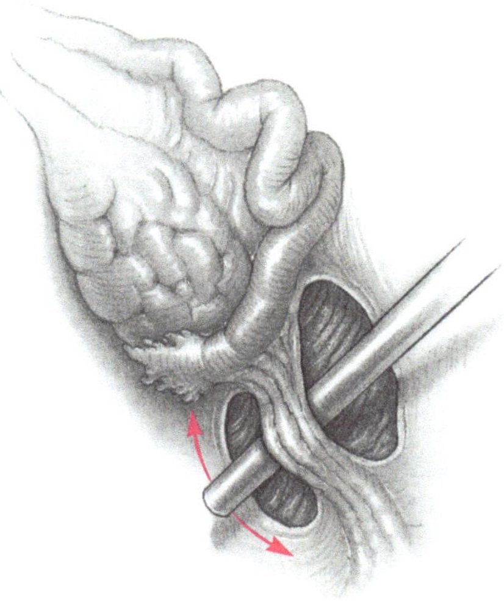

Abb. 1-20 Stumpfe Dissektion (Unterfahren und isoliertes Darstellen des Ligamentum infundibulopelvicum)

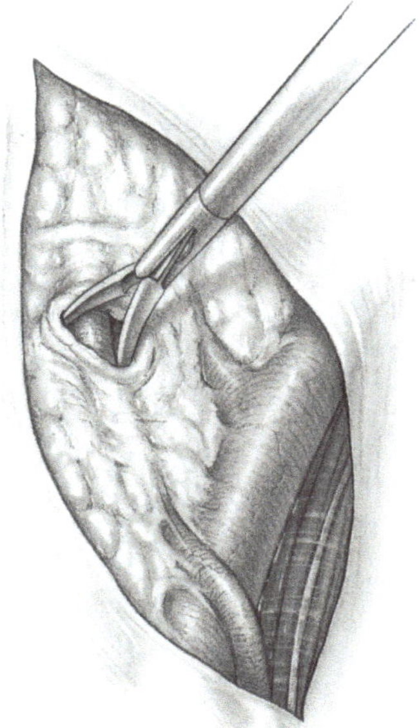

Abb. 1-21 Stumpfe Präparation mit der Kelly-Faßzange

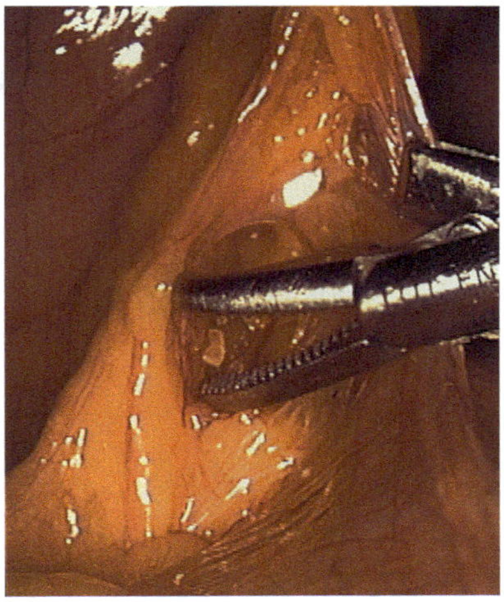

Abb. 1-22 Stumpfe Dissektion, z. B. mit einer Kelly-Faßzange

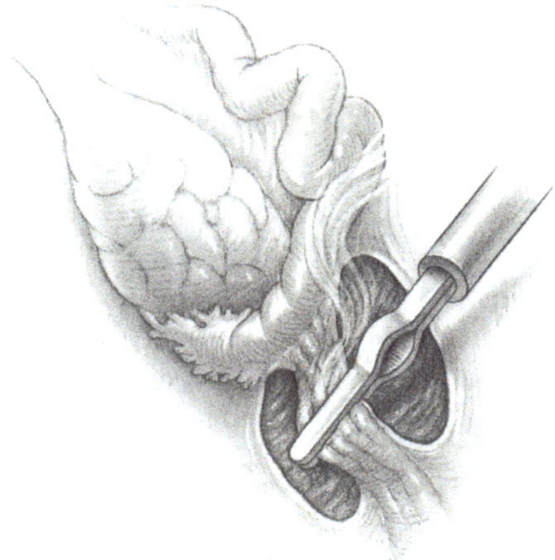

Abb. 1-23 Bipolare Koagulation

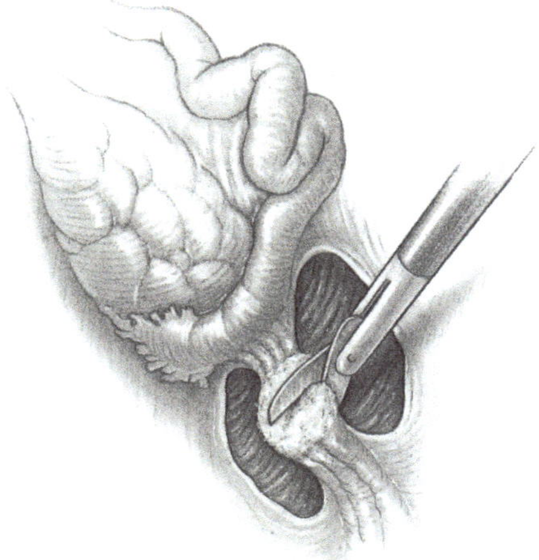

Abb. 1-24 Scharfe Dissektion: Durchtrennung von Gewebebrücken

Die Möglichkeit, mit der Schere monopolar zu koagulieren, ist sehr hilfreich, erfordert jedoch die beschriebenen Kenntnisse und Vorsichtsmaßnahmen (s. Abschnitt 3, „Physikalische Phänomene der Hochfrequenzchirurgie“). Die geschlossenen Spitzen der Scherenblätter können als Punktkoagulator im Rahmen einer Elektrodissektion eingesetzt werden.
Hakenscheren sind insbesondere für die Durchtrennung von festem, fibrotischem Gewebe oder von Nahtmaterial geeignet.

4.2.1 Dissektion mit Hochfrequenzinstrumenten

Die Technik der Gewebedurchtrennung mittels HF-Chirurgie kommt in der endoskopischen Chirurgie sehr häufig zum Einsatz. Der dazu vornehmlich benutzte monopolare Strom birgt die beschriebenen Risiken.
Um die HF-Chirurgie sicher und effizient einsetzen zu können, muß der Operateur in hohem Maße über Kenntnisse in der Gerätetechnik, der physikalischen Phänomene und der notwendigen Sicherheitsvorkehrungen verfügen.

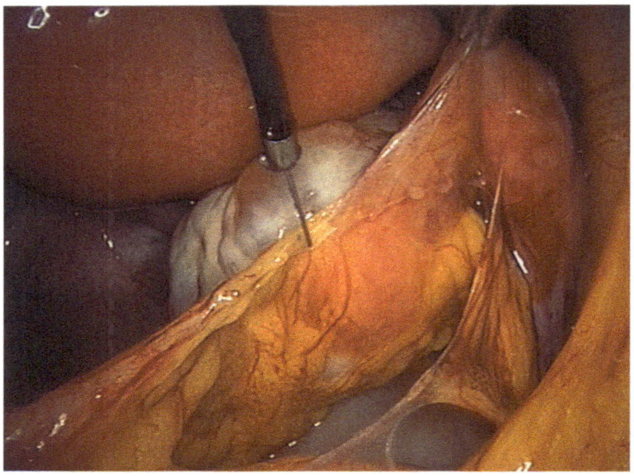

Abb. 1-25 Messroghli-Nadel (Fa. Berchtold) zur feinen, monopolaren Präparation (Adhäsiolyse)

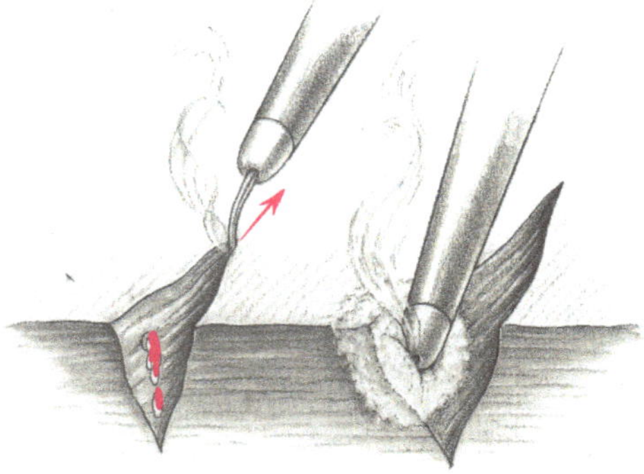

Abb. 1-26 a und b Monopolares Präparieren mit der Messroghli-Nadel
a) ausgefahrene Nadel – minimaler Nekrosesaum
b) zurückgezogene Nadel – Koagulation mit dem Metallkopf

Zur Durchtrennung von Geweben setzen wir vornehmlich sehr dünne Nadelelektroden ein, die bereits bei relativ niedriger Leistung (zwischen 15 und 25 Watt Schneidestrom) einen ausgezeichneten Schneideeffekt haben (kleiner Kontaktpunkt mit relativ hoher Energiedichte und Gewebeeffekt).
Eine Messroghli-Mikrodiathermienadel (Abb. 1-25) ist leicht gebogen und somit auch bei schwer zugänglichem Operationssitus einsetzbar. Die Nadel läßt sich in den Instrumentenschaft zurückziehen. Ihr abgerundetes distales Ende ist als Metallkopf gearbeitet und kann daher als Punktkoagulator eingesetzt werden (Abb. 1-26 a und b).
Dieses Instrument eignet sich insbesondere für:

- Adhäsiolyse, Salpingolyse, Ovariolyse
- Salpingotomie (EUG)
- Salpingostomie
- Präparationen in der Nähe von Gefäßen, Blase, Ureter, Darm etc.

Feste Organstrukturen oder Gewebebrücken werden besser mit einer dickeren Nadel (Abb. 1-27) durchtrennt, da hier größere Stromleistungen (30–150 Watt) erforderlich sind. Dadurch kann gleichzeitig eine bessere Hämostase erzielt werden, was sich insbesondere bei der Präparation von parenchymatösem Gewebe als vorteilhaft erweist, z. B. bei der:

- Myomenukleation
- CISH
- suprazervikalen Hysterektomie
- Adnexektomie
- Keilresektion aus Uterus/Ovar

Die Spitze einer Schere kann ähnlich wie die dicke monopolare Nadel eingesetzt werden, wobei eine exakte Applikation erschwert sein kann, da der Gewebekontaktpunkt so klein wie möglich zu halten ist.
Monopolare Häkchen haben – im Gegensatz zu chirurgisch-endoskopischen Eingriffen – in der gynäkologischen Chirurgie keine große Verbreitung gefunden.

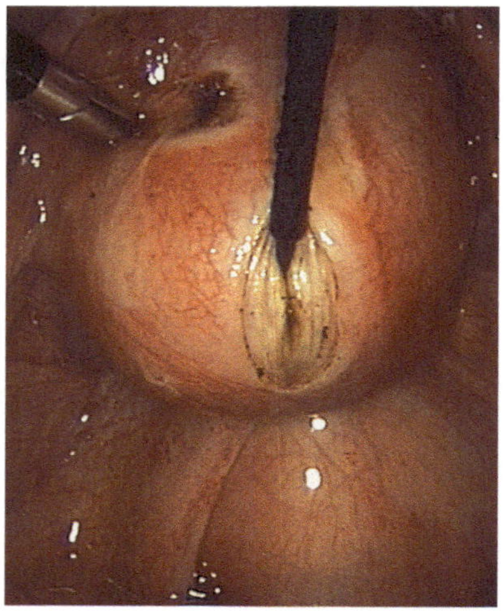

Abb. 1-27 Monopolare Nadel (Fa. Storz) zum Durchtrennen von festen Organstrukturen, z. B. zur Myomausschälung

4.2.2 Laserdissektion

Der Einsatz von verschiedenen Lasersystemen bei endoskopischen Operationen wurde von vielen Autoren beschrieben. Aufgrund der teuren, aufwendigen Technologie und ihrer z. T. fragwürdigen Vorzüge haben sich diese Systeme nicht breit durchsetzen kön-

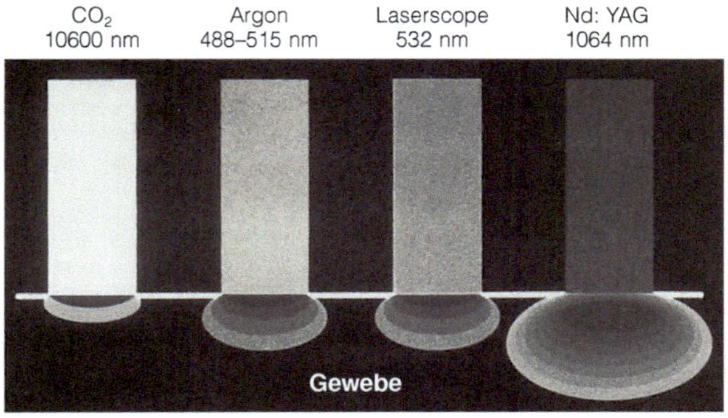

Abb. 1-28 Gegenüberstellung des Koagulationseffekts (d. h. des thermischen Effekts) der verschiedenen Lasersysteme. Laserscope = KTP-Laser. Der CO_2-Laser besitzt den geringsten Koagulationseffekt gegenüber dem Nd:YAG-Laser. Bemerkenswert ist, daß die Zone der Nd:YAG-Laserkoagulation breiter ausfällt als das entsprechende Bestrahlungsfeld.

nen. Laserlicht besteht aus kohärentem, gebündeltem und monochromatischem Licht. Diese Lasersysteme erzeugen, ihren unterschiedlichen Wellenlängen entsprechend, unterschiedliche Gewebeeffekte, woraus spezifische Einsatzmöglichkeiten resultieren. In Abbildung 1-28 sind die unterschiedlichen Effekte der Lasersysteme einander gegenübergestellt.

CO_2-Laser

Der CO_2-Laser ist ein ideales Instrument zur Durchtrennung bzw. Abtragung von Gewebe. Die Wellenlänge beträgt beim CO_2-Laser 1060 nm und befindet sich im infraroten, für das Auge nicht sichtbaren Bereich. Die Energiedichte des nicht fokussierten Laserstrahls ist relativ gering. Deshalb kann er erst durch die Bündelung über spezielle Linsensysteme als chirurgisches Instrument benutzt werden. Der Lasereffekt beruht auf der Erhitzung des intra- und extrazellulären Wassers auf Siedetemperatur, wobei es zu einer Dampfentwicklung kommt. Die explosionsartige Ausdehnung des Dampfes zerstört das Gewebe oder trägt es ab. Gewebestrukturen, die direkt in den Laserstrahl gelangen, werden verbrannt oder verkohlt. Der Laserstrahl vaporisiert so lange, wie er aktiviert ist und auf Gewebe trifft. Die Gewebeschädigung jenseits oder lateral der sichtbaren Gewebezerstörung ist sehr gering und beträgt 0,1–0,5 mm. Die Gefahren, die bei der Hochfrequenzchirurgie oder Thermokoagulation auftreten, sind hier zu vernachlässigen. Somit ist die Anwendung des CO_2-Lasers sehr sicher.

Laparoskopische CO_2-Laser-Anwendung: Das Licht des CO_2-Lasers (Abb. 1-29) kann aufgrund seiner Wellenlänge nicht über übliche Quarzleitfasern weitergeleitet werden. Die am häufigsten eingesetzten Instrumente bestehen aus Spiegelarmsystemen, die entweder an den Arbeitskanal einer Operationsoptik oder an ein spezielles Zusatzinstrument angekoppelt werden. Die Verbindung zwischen Laser, Spiegelarm und Operationsinstrument wird über einen sog. Coupler hergestellt, ein spezielles Spiegel-Linsen-System (Abb. 1-30), das den Laserstrahl fokussiert und gezielt in die Körperhöhle einspiegelt.

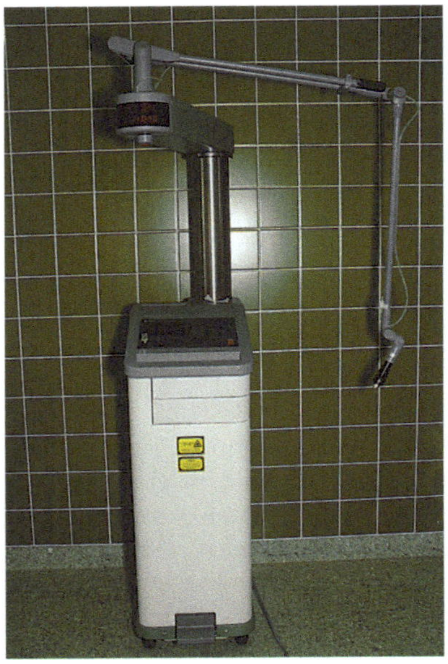

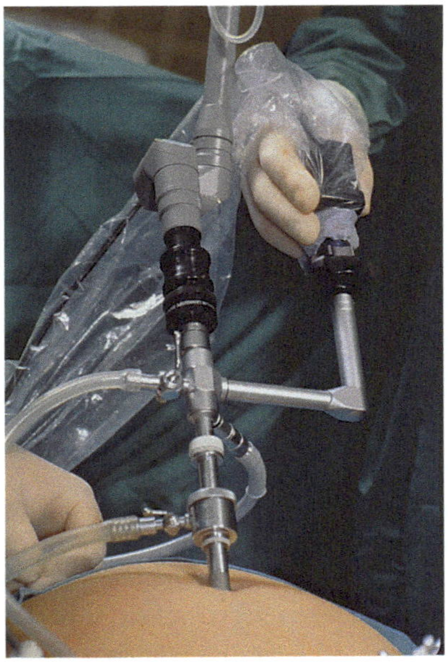

◁◁
Abb. 1-29 CO_2-Laser mit starrem Laserspiegelarm

◁
Abb. 1-30 Das Laserlicht wird über den Laserarm durch einen Coupler (Linsensystem) zur Operationsoptik und durch den Operationskanal der Optik ins Abdomen gespiegelt.

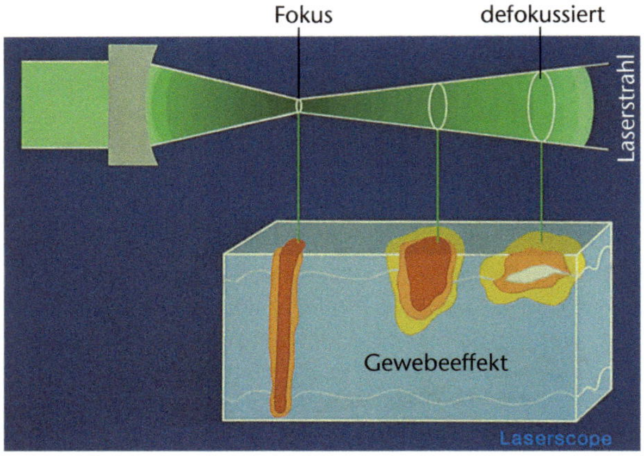

Abb. 1-31 Darstellung des Gewebeeffekts bei Einsatz des CO_2-Lasers im fokussierten und nichtfokussierten Strahlengang. Im Fokus wird durch die hohe Energiedichte eine tiefe Inzision mit geringer Koagulationsbreite erzielt. Im defokussierten Strahlengang wird das Gewebe breitflächig koaguliert.

Laservaporisation: In Abbildung 1-31 und 1-32 ist der Gewebeeffekt des CO_2-Lasers dargestellt. Im Fokus wird durch die hohe Energiedichte eine tiefe Inzision mit geringer Koagulationsbreite erzielt. Dieser Effekt dient beim laparoskopischen Operieren insbesondere zur Durchtrennung von Strukturen.
Bei defokussiertem Laserstrahl ist durch die verringerte Energiedichte ein geringer thermischer Effekt zu erwarten.
Das kontaktlose Operieren bietet eine optimale Übersicht über das Operationsfeld und den erzielten Gewebeeffekt. Durch Hin- und Herbewegen der Laseroptik wird der Laserstrahl im Abdomen über das Gewebe geführt und ermöglicht so, das Ausmaß der Inzision bzw. Gewebeablation zu bestimmen. Der thermische Effekt reicht aus, um kapillare Blutungen zu verhindern, und somit ist ein relativ blutungsfreies Operationsfeld gewährleistet. Werden größere Blutgefäße sichtbar, müssen diese vor Laserapplikation eventuell bipolar koaguliert werden.

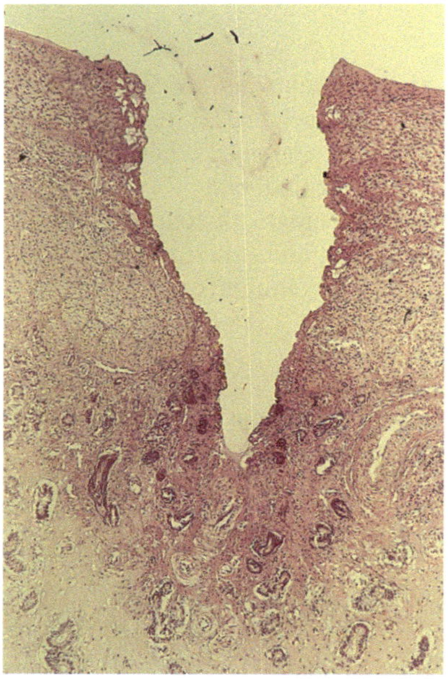

Abb. 1-32 Darstellung des Lasereffekts bei Anwendung des CO_2-Lasers anhand eines histologischen Präparats. Die Wundränder des tiefen und scharfrandigen Einschnitts zeigen eine geringgradige thermische Schädigung.

■ Entscheidend bei der störungsfreien Laserapplikation ist die exakte Darstellung des zu präparierenden Gewebeareals. Das Gewebe sollte durch Fassen, Ziehen oder Drücken angespannt werden (Abb. 1-33 a und b), damit die während der Dissektion durchtrennten Strukturen auseinanderweichen und das Vordringen des Laserlichts in tiefere Gewebeschichten erleichtern.

Durch Unterlegen des Gewebes dient ein Instrument als „Back-stop“ (Abb. 1-34). Dadurch kann z. B. bei Adhäsionen der Laserstrahl nach Durchtrennung der Strukturen von diesem Instrument abgelenkt und defokussiert werden, um dahinter liegende Strukturen vor ungewollten Läsionen zu schützen.

Die Anwendung des CO_2-Lasers führt zu einer starken Rauch- bzw. Dampfentwicklung und zu einer raschen Verschlechterung der Sichtverhältnisse, wobei auch die Wirksamkeit des Laserstrahls reduziert wird. Spezielle Spül-Saug-Geräte bzw. Filtersysteme dienen der raschen Entfernung und Filtration des intraabdominalen Gases.

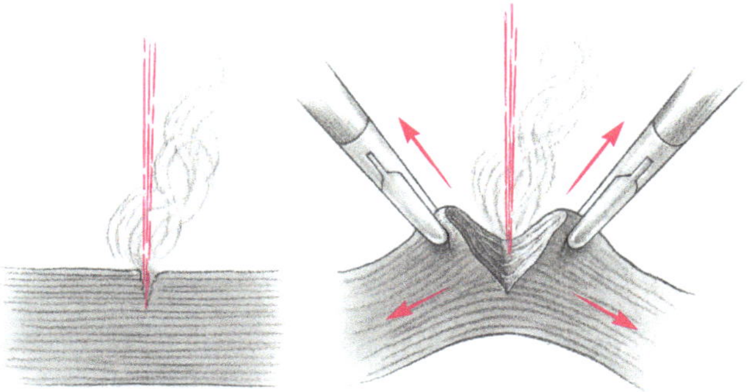

Abb. 1-33 a und b Gegenüberstellung des Lasereffekts im nicht gespannten und angespannten Gewebe
a) diffuse Vaporisation bzw. Koagulation
b) scharfer Schnittrand – geringgradige Gewebedestruktion

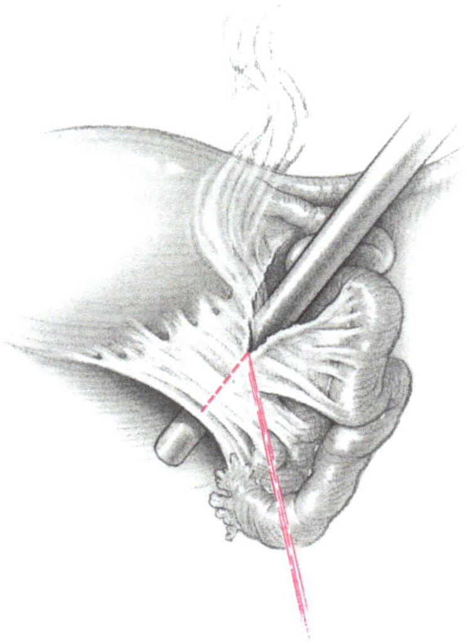

Abb. 1-34 Das Metallinstrument wird als „Back-stop" zum Schutz des dahinterliegenden Gewebes genutzt.

> Zur Aufrechterhaltung des Pneumoperitoneums sind CO_2-Insufflatoren mit hoher Flußleistung (bis 30 l/min) notwendig.

Vorteile der CO_2-Laseranwendung:
- kontaktloses Operieren
- nahezu blutungsfreies Operationsfeld
- präzise Präparation möglich
- Präparation insbesondere in fibrotischen Strukturen vereinfacht
- flächenhafte Gewebeablation möglich
- als zusätzliches Instrument einsetzbar

Nachteile der CO_2-Laseranwendung:
- starke Rauchentwicklung
- spezielles Training notwendig
- hohe Kosten

Neodym-YAG-, Argon- und KTP-Laser

Neodym-YAG-, Argon- sowie KTP-Laser werden unter Einsatz von flexiblen Quarzfasern für die laparoskopische Chirurgie genutzt. Diese Systeme haben sich aufgrund der hohen Kosten und der anfälligen Technologie (Quarzfaser etc.) im Rahmen der endoskopischen Chirurgie jedoch nicht durchsetzen können.

4.2.3 Schneiden und Koagulieren mit Ultraschall

In jüngster Zeit werden insbesondere in der Allgemeinchirurgie, aber auch in der Gynäkologie Ultraschallsysteme zum Schneiden und Koagulieren eingesetzt. Die angebotenen Systeme dienen zur Durchschneidung und Koagulation verschiedenartiger Weichteile mit Ultraschall. Zum Unterschied zu herkömmlichen Schneide- und Elektrochirurgiesystemen ermöglicht der Ultraschall durch eine begrenzte Ausdehnung der Schallwellen eine präzise Kontrolle der Gewebeabtragung.
Das aus einer Generatoreinheit übertragene elektrische Signal an die piezoelektrischen Kristalle bewirkt eine Vibration der aktiven Elemente der im Bauchraum angewandten Handstücke. Die an den Instrumentenspitzen erzeugten mechanischen Phänomene führen zu Scherkräften im Gewebe und somit zu entsprechenden Schneide- und Koagulationseffekten. Diese Scherkräfte trennen das Gewebe und heizen das umgebende Gewebe so weit auf, daß es zur Koagulation und zum Verschluß von Blutgefäßen kommt, und zwar ohne die bei der Elektrokauterisierung auftretenden Verbrennungen. Von der Industrie werden unterschiedliche Handgriffe bzw. endoskopische Instrumente angeboten. Neben einer Schere kommen ebenfalls Operationsinstrumente mit einer Haken- oder Kugelspitze zur Anwendung. Als Vorteil dieser Methode wird die Reduktion einer lateralen thermischen Schädigung angesehen. Auch Verbrennungen bzw. Karbonisierung von Gewebe sind nicht zu beobachten.
Das Fehlen der Rauchentwicklung, wie sie bei der HF-Chirurgie beobachtet wird, verkürzt die OP-Zeit und verbessert die Sichtkontrolle. Zusätzlich wird das Risiko einer unerwünschten Koagulation, wie es in der monopolaren HF-Chirurgie bei unkorrekter Erdung etc. beobachtet wird, ausgeschlossen.
Da diese Ultraschallschneide- und -koagulationsinstrumente ein HF-Gerät nicht vollkommen ersetzen können, haben sie sich (insbesondere auch aus Kostengründen) noch nicht weitgehend durchsetzen können.

5 Endoskopisches Knoten und Nähen

Nähen ist ein wichtiger Bestandteil jeglicher Operationstechnik. Die offensichtlichen Einschränkungen in bezug auf die Naht- und Knotentechnik waren und sind ein entscheidender limitierender Faktor beim endoskopischen Operieren. Das endoskopische Nähen und Knoten erfordert viel Geduld und Erfahrung, so daß manche Operateure es ganz unterlassen oder durch einfache, aber nicht unbedingt bessere Verfahren wie z. B. das Setzen von Klammern oder Clips, die Applikation von Fibrinkleber usw. zu ersetzen versuchen.
Durch Modifikation der konventionellen Nahttechnik und seit der Einführung neuer Nahtmaterialien speziell für endoskopische Operationen ist dieses Problem inzwischen gut lösbar.
Um chirurgische Prinzipien nicht völlig aufzugeben, sollte diese modifizierte Naht- und Knüpftechnik regelmäßig geübt bzw. angewandt werden.

5.1 Knoten

Beim endoskopischen Operieren besteht die Möglichkeit des extrakorporalen und des intrakorporalen Knotens. Für beide Techniken gibt es bevorzugte Indikationen.

5.1.1 Extrakorporaler chirurgischer Knoten

Der von Röder beschriebene Knoten ist als wichtigster extrakorporaler Knoten anzusehen und wird in der Gynäkologie schon seit vielen Jahren eingesetzt. Dieser Knoten kann entweder extrakorporal durch den Operateur geknüpft werden oder als bereits fertig vorgelegter Knoten an speziellem Nahtmaterial zum Einsatz kommen.

Schlingentechnik

Diese Technik dient dazu, schmalbasige Strukturen zu unterbinden und blutende Gefäße zu ligieren, außerdem dient sie als Sicherheitsligatur nach Durchtrennung von Gewebebrücken und zur Kompression von Gewebe (z. B. der Zervix bei suprazervikaler Hysterektomie oder CISH).

Nahttechnik

Die Nahttechnik wird angewendet, um Wunden, bei denen eine hohe Kompressionskraft erforderlich ist (z. B. Myom), zu umstechen oder zu nähen (Abb. 1-35), zur Ligatur großer Gefäße (z. B. Arteria uterina, Arteria ovarica), Raffung von Gewebe (z. B. Verschluß des Douglas-Raums) sowie zur Fixierung von Strukturen (z. B. Bruch, Uteropexie, Ovaropexie).

Vorteile:
- kräftiges, auch konventionelles Nahtmaterial einsetzbar
- definierte Knotensicherheit
- hohe Kompressionskraft

Nachteile:
- z. T. Spezialnähte erforderlich (hohe Kosten)
- für feines Nahtmaterial nicht geeignet
- sehr stark vereinfachte, z. T. grobe Nahttechnik

Prinzip: Ein langer Faden (mit oder ohne Nadel) wird über die Applikationshülse in den Bauchraum eingeführt, wobei ein Ende (mit einer Plastikhülse als Schiebeinstrument) extrakorporal liegenbleibt. Nach Durchstechung oder Umfahrung von Gewebestrukturen wird der Faden mit dem Nadelhalter wieder durch die gleiche Hülse aus dem Abdomen herausgeleitet. Dieses Fadenende wird dann um die noch extrakorporal liegenden Fadenschenkel geknotet, z. B. als Röder-Knoten (Abb. 1-36). Dieser Knoten besitzt die Eigenschaft, an einem Schenkel verschiebbar zu sein und sich auf Zug zu arretieren. Durch Zug an einem Faden und gleichzeitigen Einsatz eines Knotenschiebers gelangt der Knoten nach intraabdominal.
Beim Weston-Knoten gleitet der Faden allein durch Zug in das Abdomen. Dabei schließt sich die geformte Ligatur bzw. Schlinge fest um das Gewebe. Der lange Schenkel wird abgeschnitten.
Der einfache Röder-Knoten wurde mittlerweile durch weitere Knotenarten (z. B. Melzer-Buess-, Weston-Knoten; Abb. 1-37 und 1-38) modifiziert, um die Haltbarkeit des geschlossenen Knotens zu erhöhen. Dabei ist

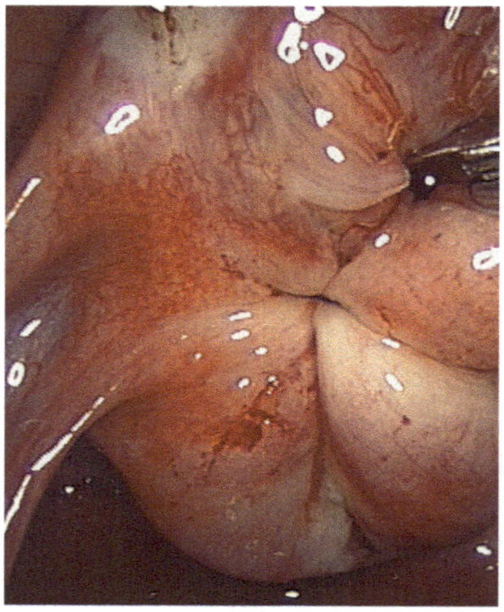

Abb. 1-35 Extrakorporale PDS-Naht – hohe Kompressionskraft zum Verschluß z. B. des Myombetts

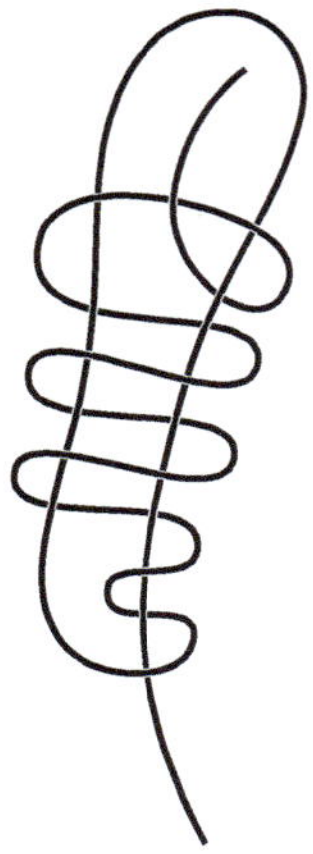

Abb. 1-36 Röder-Knoten

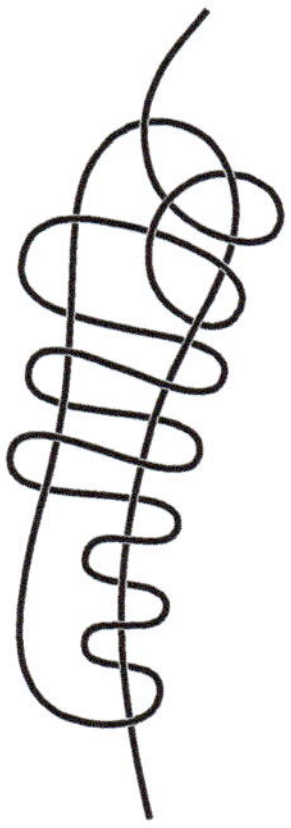

Abb. 1-37 Melzer-Buess-Knoten

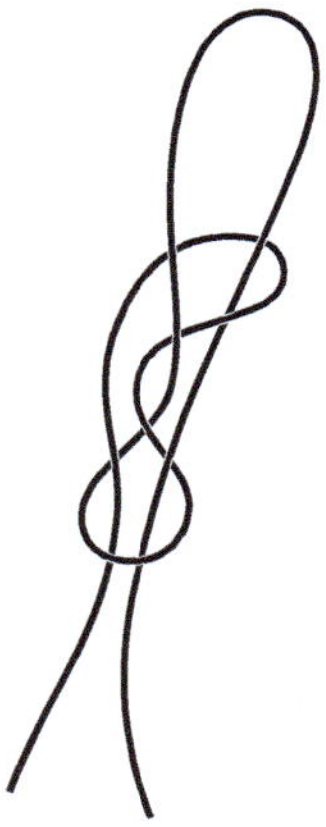

Abb. 1-38 Weston-Knoten

zu beachten, daß diese Knoten bei glatter Oberfläche des Nahtmaterials (z. B. PDS) instabiler sind als bei Anwendung von Catgut bzw. Vicryl®. Um ein Verrutschen zu vermeiden, können die Knoten zusätzlich mit einem intrakorporal geknüpften Knoten gesichert werden. Daher sollte der Faden primär am Knoten nicht zu kurz abgeschnitten werden.

Die Applikation der Knoten wird durch Fäden mit vorgefertigten Knoten oder Endoschlingen (Abb. 1-39) erleichtert. Die vorgefertigte Endoschlinge wird dazu über die zu ligierende Struktur gelegt bzw. das Gewebe mit der Faßzange durch sie hindurchgezogen. Eine Endoligatur eignet sich besonders für Gewebestrukturen, die eine relativ schmale Basis haben oder gut komprimierbar sind.

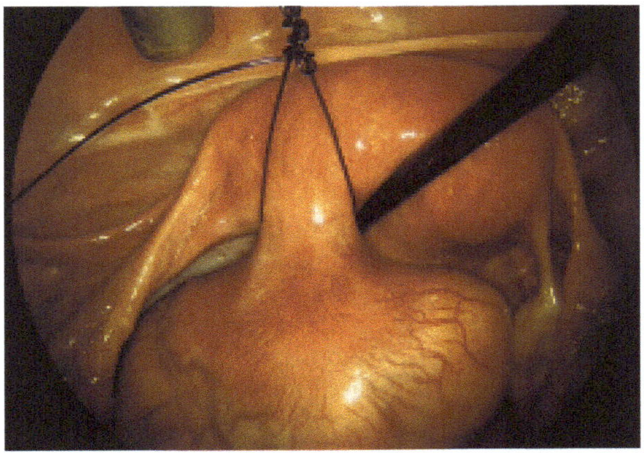

Abb. 1-39 Vorgefertigte Schlinge (Röder-Schlinge)

- Der Knoten muß gut und sicher geknüpft sein.
- Sicherheitsknoten ggf. hinzufügen.
- Beim Zuziehen des Fadens bzw. des Knotens rutscht der Faden durch das Gewebe und erzeugt bei zu starkem Zug möglicherweise einen Schneideeffekt („Sägeeffekt"). Durch Fixierung der Schlinge mit einem stumpfen Instrument als Hypomochlion kann die starke Zugkraft vom Gewebe genommen werden (Abb. 1-40).
- Zur Vermeidung von Fadenbeschädigungen ist darauf zu achten, daß die gleitenden Fadenschenkel an den gelegentlich scharfen Trokarkanten nicht zu stark abgelenkt werden (Abb. 1-41a und b).

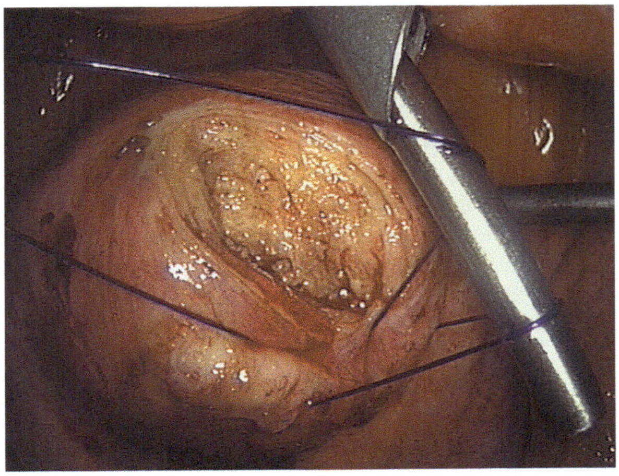

Abb. 1-40 Instrument als Hypomochlion zur Gewebeentlastung bei extrakorporaler Knotung. Durch das Gewebe muß eine große Fadenlänge gezogen werden.

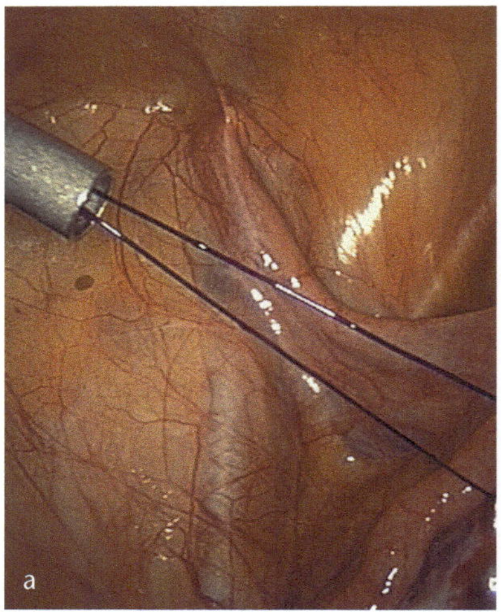

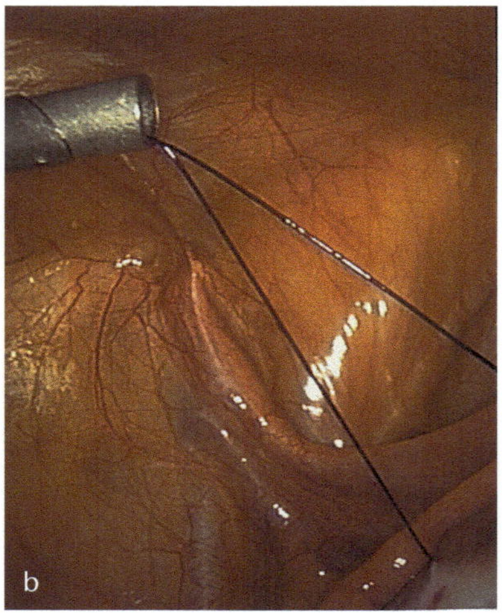

Abb. 1-41 a und b Der Trokar sollte immer in Fadenrichtung eingestellt sein, da ansonsten der Faden an der scharfen Kante beschädigt wird.
a) Trokar in Fadenrichtung
b) Trokar aus der Fadenrichtung

Vorgehen

Der extrakorporale chirurgische Knoten kann mit konventionellem Nahtmaterial geknüpft werden und verhindert den beschriebenen unerwünschten „Sägeeffekt" (s. o.), wie er bei der normalen extrakorporalen Knotung zu beobachten ist.
Der Faden wird über eine Trokarhülse (gerade Nadel) oder über einen 10–12-mm-Trokar (gebogene Nadel) in das Abdomen eingeführt. Nach Durchstich bzw. Naht wird der Faden 1–2 cm hinter der Nadel gefaßt und durch den gleichen Zugangsweg wieder vor die Bauchdecke gebracht. Der Trokar sollte entweder nur eine Plastikkappe oder ein Klappenventil besitzen, um ein Verhaken der Nadel und eine Beschädigung des Fadens zu verhindern.
Nach Spannen der beiden Fadenenden wird eine Doppelschleife als erster Teil des chirurgischen Knotens gelegt und mit einem Knotenschieber in das Abdomen vorgeschoben. Eine zweite und dritte, jeweils gegenläufige Schlinge wird in gleicher Weise auf den bereits festgezogenen ersten Teil des Knotens gesetzt. Die Fadenschenkel sollten dabei nicht bewegt bzw. durch das Gewebe gezogen werden.
Dieser Fadenknoten erfordert eine gewisse Fertigkeit, die durch Anwendung zweier Tricks leichter erlernt werden kann:

- Der Knotenschieber sollte auf einem der Fadenschenkel ca. 1–2 cm vom Knoten entfernt plaziert werden. Die beiden Fadenenden werden mit der linken Hand fixiert, und mit dem in der rechten Hand befindlichen Knotenschieber wird ein Dreieck gebildet (Abb. 1-42 a und b).

- Beim Schieben des Knotens muß eine gleichmäßige und zügige Bewegung ausgeübt werden, die nicht unterbrochen werden darf (Abb. 1-43), besonders dann nicht, wenn der Knoten sich in der Trokarhülse befindet.
- Gleitet der Knotenschieber vom Fadenschenkel, ist das weitere Vorschieben des Knotens wesentlich erschwert.

5.1.2 Intrakorporaler chirurgischer Knoten

Beim Nähen mit feinem Fadenmaterial wird die intrakorporale Knotentechnik bevorzugt. Bei dieser Knotentechnik sind folgende Aspekte von Bedeutung:
Die Arbeitstrokare der beiden Nadelhalter müssen ausreichend weit voneinander entfernt sein, um größtmögliche Freiheitsgrade zu gewährleisten. Sind die Branchen der Nadelhalter ähnlich ausgerichtet, wird das Legen der Schlingen und das Fixieren des Knotens erschwert. Die Länge des Fadens ist den zu adaptierenden Gewebestrukturen, der Stichanzahl (Einzelknopf- oder fortlaufende Naht) und der Art der Nadelhalter anzupassen. Ein zu langer Faden behindert das Auffinden bzw. das Durchziehen des Fadenendes.
Bei zu kurzen Fäden wird es komplizierter, die Schlingen um die Nadelhalterbranchen zu legen. Durch Fassen der Nadel knapp hinter der Spitze kann der Faden leichter um den Gegennadelhalter geführt werden (Abb. 1-44 a bis c und 1-45 a bis c), was das Legen der Schlingen erleichtert und deren Herabgleiten verhindert. Zur Unterstützung können die Branchen des Gegennadelhalters geöffnet werden.

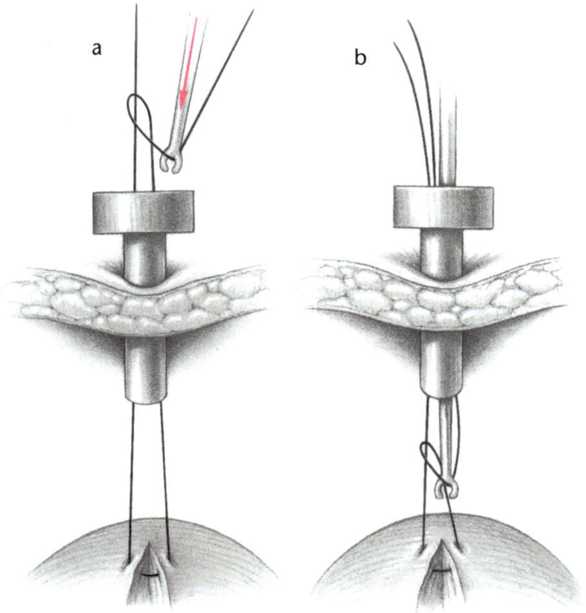

Abb. 1-42 a und b Schematische Darstellung des extrakorporalen Knotens mit Knotenschieber

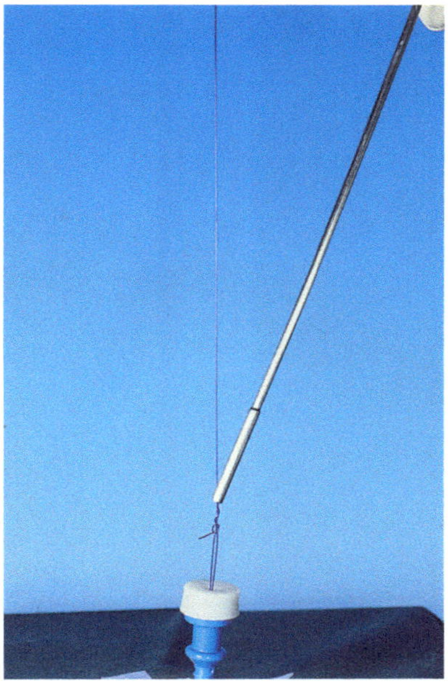

Abb. 1-43 Knotenschieber bei extrakorporaler Knotung zum Vorschieben des Knotens durch den Trokar

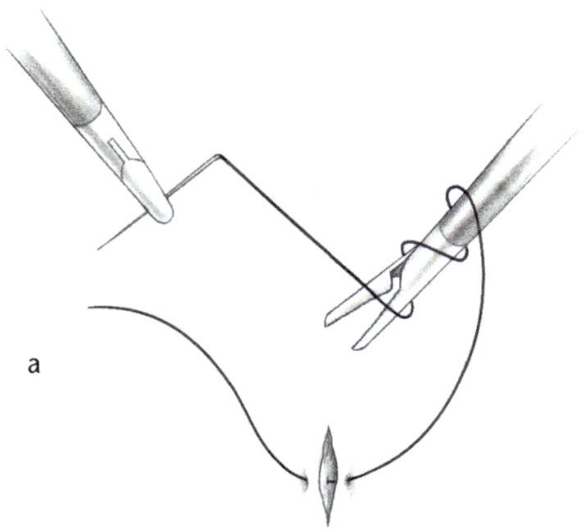

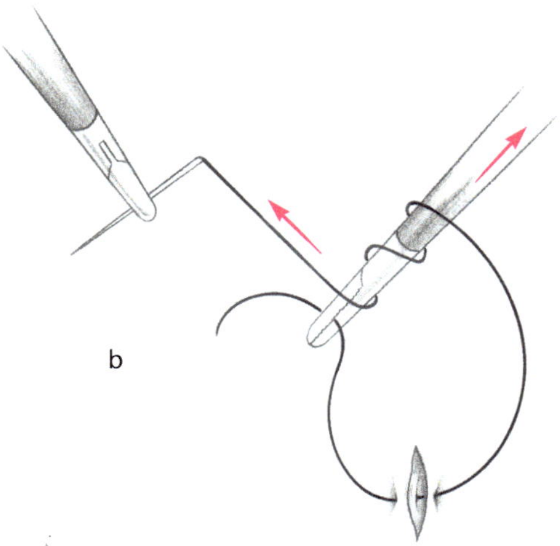

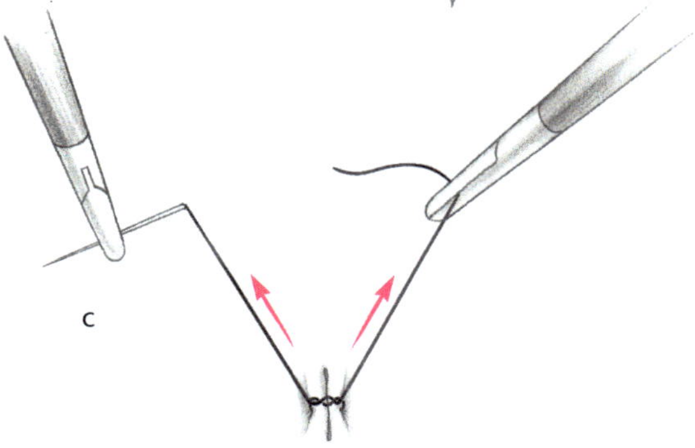

Abb. 1-44 a bis c Intrakorporale Knotentechnik mit Nadelhilfe

Das kurze Fadenende wird auf der Gegenseite des abholenden Nadelhalters bereitgelegt und nach dem Knüpfen wieder dort abgelegt. Ein zu fester Zug am kurzen Fadenende während des Knüpfens verkürzt den Gegenfadenschenkel und erschwert so das Legen von Fadenschlingen um den Nadelhalter.

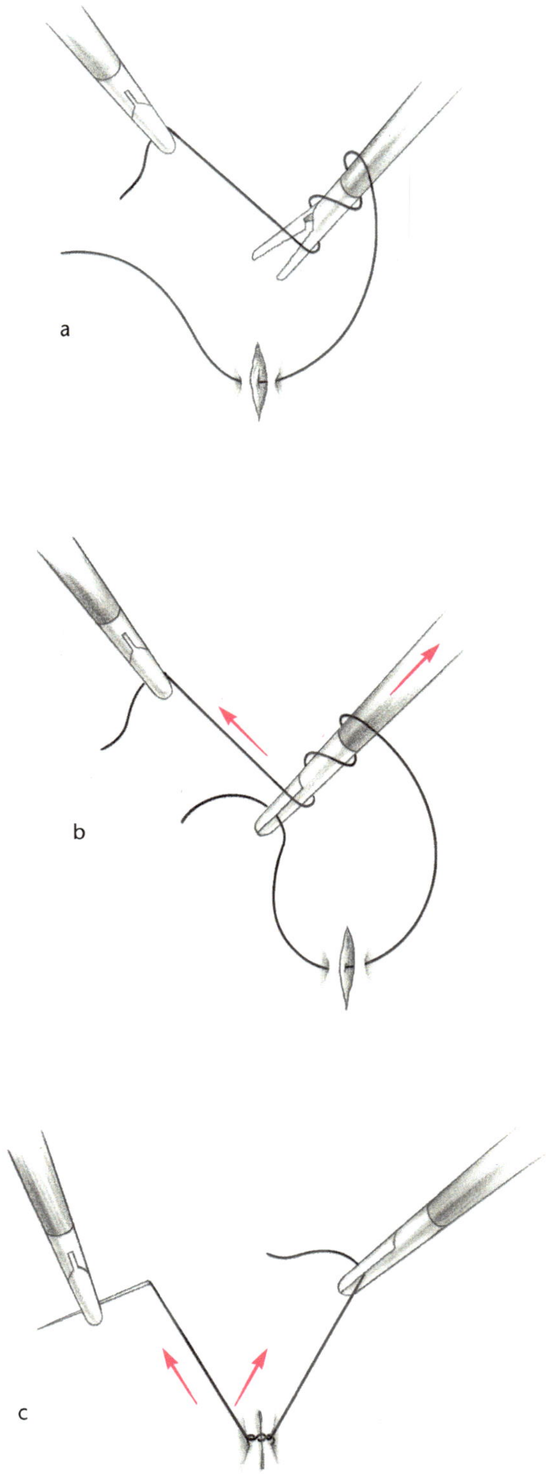

Abb. 1-45a bis c Intrakorporale Knotentechnik ohne Nadelhilfe

- Bei hoher Gewebespannung sollte der erste Knoten mit einem dritten Nadelhalter (in der Mitte eingeführt) gesichert werden. Der erste Knoten sollte deshalb auch aus einer doppelten Umschlingung bestehen. Der zweite und der dritte Knoten müssen gegenläufig angelegt werden.

5.2 Nähen

Die Nahttechnik hängt natürlich sehr von der zu nähenden Struktur bzw. Gewebeart sowie dem verwendeten Nahtmaterial (Fadenart, Nadelform) und der Lokalisation des zu nähenden Gewebes ab.

5.2.1 Nadelart

Gerade Nadel: Der Vorteil der geraden Nadel liegt darin, daß sie das Aufnehmen und Umgreifen erleichtert, insbesondere wenn der Nadelhalter mit einer quergeriffelten Branchenoberfläche ausgestattet ist. Die Nadel rastet bei Aufnahme leicht in die Riffelungen ein, steht quer zur Nadelhalterachse und ist gut arretiert.
Skinadel: Im Nadelhalter verhält sich die Skinadel wie eine gerade Nadel, die Ausrichtung der gebogenen Nadelspitze muß jedoch bei Bedarf entsprechend der gewünschten Stichrichtung korrigiert werden.
Gebogene Nadel: Kleine gebogene Nadeln können über einen 5-mm-Trokar in das Abdomen eingebracht werden. Nadeln mit größeren Radien erfordern einen 10- bis 12-mm-Trokar. Diese Nadeln werden mit dafür speziell angefertigten Nadelhaltern gefaßt, um ein Kippen während des Stichvorgangs zu verhindern (z. B. Nadelblocker). Mit einer gebogenen Nadel läßt sich relativ viel Gewebe aufladen. Die Gefahr des Durchreißens oder Durchschneidens von Gewebe wird dabei reduziert.

5.2.2 Nahtmaterial

Bei endoskopischen Operationen sind – ähnlich wie bei der konventionellen Chirurgie – resorbierbare Nahtmaterialien zu wählen, die eine geringe Gewebereaktion erwarten lassen.
Geflochtenes Nahtmaterial hat den Vorteil, daß es nach Befeuchtung gut am Gewebe haftet und auf Wunsch so positioniert werden kann, daß der Näh- bzw. Knüpfvorgang vereinfacht wird. Zusätzlich bewirkt das leichte Aufquellen dieses Fadenmaterials eine höhere Festigkeit des ersten Knotens.
Monofiles Nahtmaterial gleitet besser durch das Gewebe und verhindert insbesondere bei extrakorporaler Knotung den beschriebenen Säge- oder Reißeffekt.

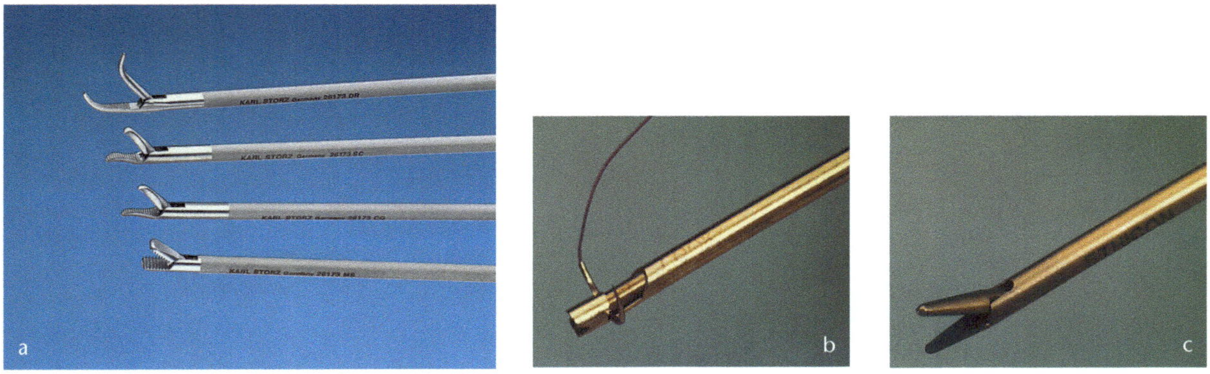

Abb. 1-46 a bis c Unterschiedliche Nadelhalter
a) Verschiedene Nadelhalterbranchen (Fa. Storz) für gerade oder kleine gebogene Nadeln
b) Nadelblocker (Fa. Cook), eignet sich auch für gebogene Nadeln. Vorteil: Die Fixierung der Nadel ist gut, Nachteil: Kann nicht gleichzeitig als Faßinstrument genutzt werden.
c) Nadelhalter (Fa. Ethicon), eignet sich für gerade und gebogene Nadeln mit relativ hoher Verschlußkraft.

Aufgrund der speziellen Eigenschaften (Starrheit etc.) ist das intrakorporale Knoten damit allerdings wesentlich erschwert.

5.2.3 Nadelhalter

Die Auswahl der Nadelhalter wird von der Nadel- bzw. Fadenart bestimmt. Hier sind insbesondere die individuellen Bedürfnisse des einzelnen Operateurs wichtig (Abb. 1-46 a bis c). Haltegriffe bzw. Ergonomie der einzelnen Nadelhalter sind sehr unterschiedlich und nicht für jede Handgröße geeignet. Nadelhalter mit Rastersystemen zum Arretieren der Nadel erleichtern das Nähen insbesondere bei komplizierten Knoten. Durch eine Querriffelung der Nadelhalterbranchen wird eine gerade Nadel im rechten Winkel zur Instrumentenachse fixiert.
Andere Nadelhalter erlauben durch die konische Form der Branchen das Einspannen einer gebogenen Nadel.

6 Bergung von Material und Organen

Zur Entnahme und Bergung von Gewebeproben, Organteilen oder Organen stehen verschiedene Methoden zur Verfügung:
- Nutzung der vorhandenen Zugangswege (Trokare)
- Einsatz von größeren Trokaren
- Erweiterung der Einstiche zu einer Minilaparotomie
- Kolpozöliotomie
- Zerkleinern von Organteilen
- Einsatz des Endo-Sacks

6.1 Bergung über vorhandene Zugangswege

Kleinere Gewebeproben oder Organe bzw. Organteile können über die 5- oder 10-mm-Arbeitstrokare geborgen werden. Hierbei muß darauf geachtet werden, daß die Trokarventile beim Zurückziehen der Faßinstrumente geöffnet werden, um ein Hängenbleiben des Materials zu verhindern. Gelegentlich ist hier auch der Einsatz einer Reduzierhülse über den 10-mm-Trokar hilfreich, wie bei der Entnahme multipler Proben (z. B. Lymphadenektomie).
Falls nur 5-mm-Trokarhülsen suprasymphysär eingebracht sind, kann auch der 10-mm-Trokar am Nabel (Optiktrokar) zur Bergung genutzt werden. Hierbei bieten sich zwei Methoden an:

- Eine zusätzliche 5-mm-Optik wird über einen Arbeitstrokar im Unterbauch eingeführt, um dann mit einer Faßzange über den 10-mm-Optiktrokar am Nabel das Material unter Sicht fassen und aus dem Bauchraum entfernen zu können.
- Die einfachere (schnellere) Methode ist die gleichzeitige Nutzung des 10-mm-Trokars für Optik und Bergung (Abb. 1-47 a und b). Dabei wird mit einer 5-mm-Faßzange (über den mittleren suprasymphysären Einstich eingeführt) das Material gefaßt und angehoben. Die Faßzange sollte so gekippt sein, daß sich das Maul, d. h. das gefaßte Material, direkt vor der Optik befindet. Die Optik wird nun in die Mitte des Optiktrokars zurückgezogen und die 5-mm-Faßzange

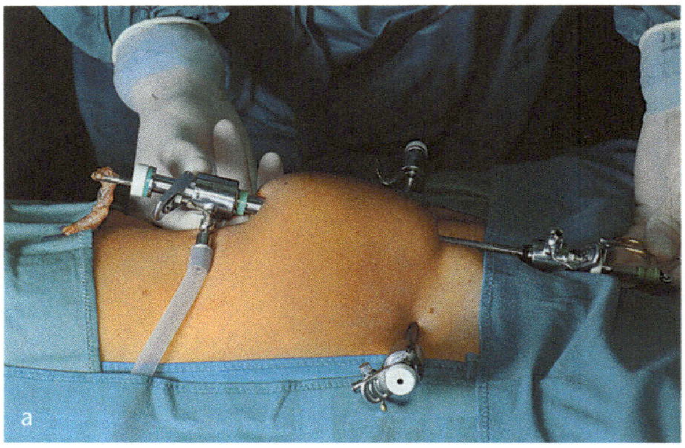

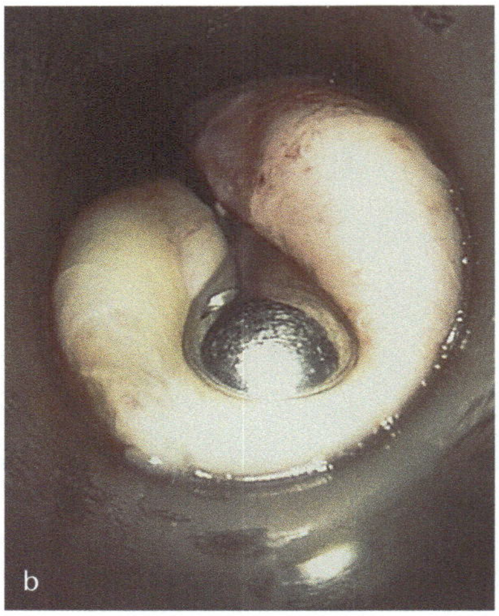

Abb. 1-47a und b a) Kleinere Gewebsteile (z. B. Zystenbalg) können über den Optiktrokar geborgen werden; identische Achsenrichtung von 5-mm- und 10-mm-Trokar. b) Gewebe mit Faßzange im Optiktrokar

mit dem Material von kaudal nach kranial langsam in den Optiktrokar eingeführt.

- Beachte: Optiktrokar und 5-mm-Trokar müssen die absolut identische Achsenrichtung haben.

Durch gleichmäßiges Zurückziehen der Optik und Hochschieben der Faßzange wird dann das Material problemlos aus dem Abdomen geborgen.
Bei Klappenventilen empfiehlt es sich, diese eventuell manuell bei Durchtritt des Materials zu öffnen oder sogar abzuschrauben. Ist der 5-mm-Trokar für die Bergung nicht geeignet, kann er gegen einen größeren Trokar (10–15–20 mm) ausgewechselt werden.

6.2 Erweiterung der Trokareinstichstellen

Eine Erweiterung der Trokareinstichstellen wird erforderlich, wenn das zu bergende Organteil zu groß ist und sich nur schlecht verkleinern läßt bzw. eine Bergung mit dem Endo-Sack erforderlich wird (z. B. Entfernung eines Ovarialfibroms oder Hervorluxieren des mobilisierten Sigmastumpfs etc.). Die Minilaparotomie wird dabei meist im Bereich der mittleren suprasymphysären Einstichstelle vorgenommen.

▶ Es empfiehlt sich, den Trokar mit einem entsprechenden Faßinstrument zu belassen und mittels (HF-) Messer entlang der Trokarhülse rechts und links die Bauchdecke schichtgerecht zu inzidieren. Das zu bergende Organ oder Gewebe wird mit der im Trokar befindlichen Faßzange fixiert und nach Eröffnen des Peritoneums hervorgezogen. Die bei der Minilaparotomie nicht seltene komplizierte Suche nach Organteilen oder Organen erübrigt sich dadurch.

Alternativ dazu kann die Einstichstelle mit einem Bauchdeckenspreizer stumpf erweitert werden. Dieser Spreizer (3 Branchen sind besser als 2!) wird über die noch liegende Trokarhülse (10 mm) gesteckt und entlang derselben in den Bauchraum vorgeschoben, bis die Branchen laparoskopisch sichtbar sind. Durch gezieltes Spreizen der Zange wird die Inzisionsstelle erweitert, und anschließend können die gefaßten Organe bzw. der Endo-Sack geborgen werden. Bei jeder Erweiterung der Bauchdecke über 10 mm (durch Trokar, Minilaparotomie, Spreizen etc.) ist ein schichtgerechter Verschluß erforderlich, um das Ausbilden von Hernien bzw. Inkarzerationen zu vermeiden.

6.3 Kolpozöliotomie

Will man eine komplizierte Bergung durch die Bauchdecke bzw. eine große Hautinzision vermeiden, kann das Entfernen von Material über eine Kolpozöliotomie vorgenommen werden.
Dabei erfolgt die Inzision im Gegensatz zur klassischen Kolpozöliotomie von abdominal her (laparoskopisch). Eine Kugel- oder Kornzange wird von vaginal in kranialer Richtung gegen den hinteren Fornix gedrückt. Die nun im Douglas-Raum sich darstellende Vorwölbung dient als Leitstruktur für die Inzision mit einer monopolaren Nadel oder monopolaren Schere. Das zu bergende Objekt (Myom, Endo-Sack etc.) wird im Douglas-Raum bzw. in dessen Nähe bereitgelegt. Ist die Scheide eröffnet, wird das Präsentationsinstrument (Kugel-, Kornzange) in die Bauchhöhle vorgeschoben und das zu entfernende Organ bzw. der Endo-Sack sofort gefaßt und nach kaudal gezogen. Zur Vermeidung eines raschen Gasverlusts wird die Scheide mit feuchten Kompressen gefüllt. Sollte die Inzision für die

sofortige Bergung nicht weit genug sein, wird von vaginal her eine Erweiterung vorgenommen. Der Verschluß nach der Kolpozöliotomie erfolgt entweder von vaginal oder laparoskopisch einschichtig.

6.4 Endo-Sack

Ein Endo-Sack wird insbesondere bei der Bergung von suspektem oder kontaminiertem Material eingesetzt. Einerseits soll damit eine unerwünschte Verteilung von malignem oder infektiösem Material in der Bauchhöhle verhindert oder auf ein Minimum reduziert werden. Andererseits soll mit dieser Art der Bergung eine Kontamination der Bauchdecke (bzw. der entsprechenden Bauchdeckenschichten) mit dem Material ausgeschlossen werden. Endo-Säcke werden in verschiedenen Größen, Arten und Ausführungen angeboten.
Bei einem Endo-Sack ist insbesondere auf die Festigkeit des Materials zu achten, um die Gefahr seines plötzlichen Zerreißens während der Bergung durch die Bauchdecke zu verhindern (s. Kap. 2 „Instrumente und Geräte"). Der Endo-Sack wird über einen 10-mm-Trokar in das Abdomen eingeführt. Nach Einbringen des zu entfernenden Materials wird der Endo-Sack durch die Bauchdecke gezogen.
Bei einem großen Volumen des Materials muß dieses entweder durch Punktion oder Morcellement verkleinert werden.
Durch Erweiterung der Einstichstellen (Minilaparotomie oder Spreizen) kann der Sack einfach aus der Bauchhöhle gezogen werden.

6.5 Morcellement

Bei großen Gewebeteilen (Myomen, Uterusfibromen etc.) ist das intraabdominelle Zerkleinern (Morcellieren) sinnvoll.
Bei kleineren Gewebeteilen kann dies mit einer festen geraden Schere, meist 10 mm, erfolgen. Ansonsten werden gerade bei Myomen und beim Uterus drehbare runde Messerrohre eingesetzt. Diese können entweder mit der Hand oder mit einem Elektromotor gedreht werden.
Ein durch das Rohr eingeführtes Faßinstrument (Zangen, Spiralbohrer etc.) zieht das Material gegen das rotierende Messer, was zu einem Ausstanzen von Gewebezylindern führt. Diese Zylinder werden dann in das Rohr zurückgezogen und aus dem Abdomen geborgen. Die Messer sind sehr scharf und müssen z. T. mit erhöhter Kraft gegen das Gewebe gepreßt werden. Zur Vermeidung unbeabsichtigter ruckartiger Bewegungen sollte der Morcellator gut fixiert und möglichst nur am Faßinstrument gezogen werden. Das tangentiale Einführen des Stanzzylinders (von lateral rechts oder links) verringert die Gefahr einer Verletzung von Organen in der Tiefe bzw. im dorsalen Bereich des Abdomens (z. B. Darm, größere Gefäße).

2 INSTRUMENTE UND GERÄTE

D. Pollmann, D. Wallwiener, G. Bastert, W. Resch und J. Keckstein

1 Ausstattung eines Endoturms

Die Ausstattung des Endoturms unterliegt einer starken Variationsbreite. Generell sollte der Endoturm folgende Elemente enthalten (Abb. 2-1):

- Monitor
- Lichtquelle
- Kameraeinheit
- Dokumentationshilfen (Videorecorder, -printer, angeschlossener PC)
- Gasinsufflator
- Saug-Spüleinrichtung

1.1 Monitor

Die Anforderungen, die heutzutage an einen Monitor gestellt werden, sind groß: Er muß flimmerfrei (100 Hz) und strahlungsarm sein. Er sollte von ausreichender Größe und immer auf Augenhöhe des Operateurs plaziert sein. Nur so wird einer vorzeitigen Ermüdung und Verspannung des Operateurs vorgebeugt.

1.2 Lichtquelle

Ein limitierender Faktor in den Anfängen der Endoskopie war die Schwierigkeit, Licht in ausreichender Intensität bereitzustellen und zu übertragen. Doch diese Probleme sind mittlerweile gelöst. Als Lichtquellen dienen heutzutage leistungsstarke Kaltlichtquellen (z. B. Xenon-Lichtquelle). Die meisten modernen Lichtquellen verfügen über die Möglichkeit der automatischen Lichtintensitätssteuerung. Hierzu wird über die an das Endoskop angeschlossene Kamera die Lichtintensität gemessen und ggf. nachgeregelt.

Die Lichtübertragung erfolgt über gebündelte Glasfaserkabel. Diese Kabel sind sehr flexibel und besitzen einen kleinen Krümmungsradius, wodurch ihre Ver-

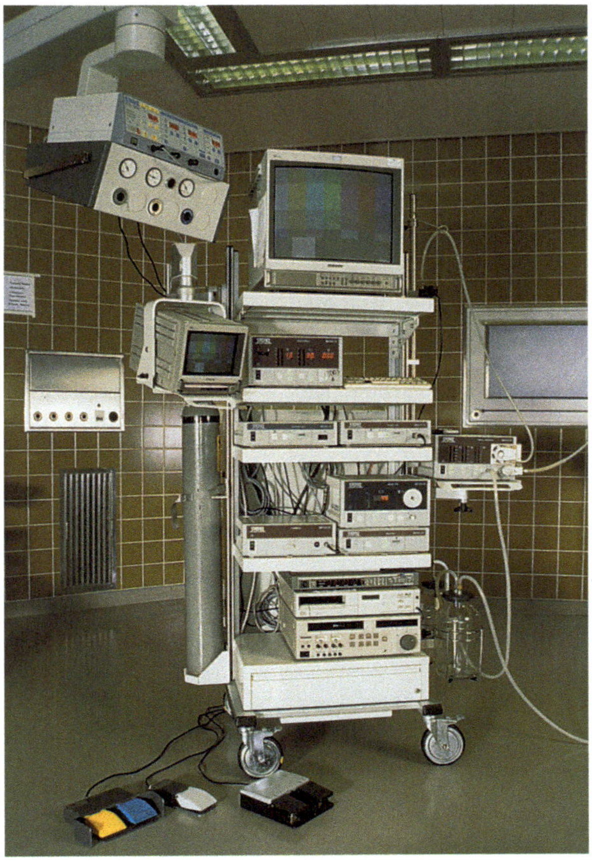

Abb. 2-1 Moderner Endoturm (Fa. Storz)

wendung auch bei flexiblen Endoskopen möglich ist (z. B. im Rahmen von Gastroskopien). Das Licht wird über ein Linsensystem, das zum Teil in das Kabel integriert ist, gebündelt und weitergeleitet. Lichtleitkabel sollten nie fallen gelassen werden, denn die Linse könnte dabei zerbrechen. Dies führt ebenso wie eine starke Verschmutzung zu einem deutlichen Lichtintensitätsverlust. Dieser kann so stark sein, daß eine Bildübertragung nicht mehr in ausreichender Qualität möglich ist. Dadurch wird zum einen die Operation erschwert, zum anderen leidet die Qualität einer eventuellen Bilddokumentation.

- Bei voller Intensität der Lichtquelle sollte das Ende des Lichtkabels nie unbeobachtet sein. Es könnte zu einer Entzündung von entflammbarem Material wie z. B. der Patientenabdeckung kommen. Aus diesem Grund sollte die Intensität der Lichtquelle erst zum Durchführen des Weißabgleichs nach Anschluß des Lichtleitkabels an das Endoskop hochgefahren werden.

1.3 Kamera

Im Rahmen der operativen Endoskopie ist die Qualität der Kamera eine ganz wesentliche Voraussetzung für den reibungslosen Ablauf des operativen Eingriffs. Die Kamera-Video-Einheiten (Abb. 2-2) der neuen Generation bieten eine Vielzahl an Möglichkeiten. Bei der Wahl der Kamera (Kamera und Kamerakontrolleinheit) muß auf folgende Dinge geachtet bzw. Wert gelegt werden:

- **Automatischer Weißabgleich** zur farbgetreuen Wiedergabe des endoskopischen Bildes: Durch den Weißabgleich wird die Farbwiedergabe des Kamerasystems der Farbtemperatur der verwendeten Lichtquelle angepaßt. Hierzu wird mit angeschlossenem Endoskop eine weiße Fläche (z. B. Tupfer) mit mindestens 70%iger Bildschirmausfüllung eingestellt und der Weißabgleich vorgenommen. Die Lichtquelle sollte hierzu schon im Automodus betrieben werden, da eine geringe Lichtintensität zu einem verfälschten Weißabgleich führt.
- **Automatische und manuelle Lichtwertregelung** bietet die Möglichkeit des Anschlusses an eine videosteuerbare Kaltlichtquelle.
- **Videoausgangsbuchsen** für alle gängigen Video- und Dokumentationssysteme (RGB-Sync, BNC [Comp. video], Y/C)
- **Brennweiteneinstellung** (Zoom)
- **Bildschärfeneinstellung**
- **Möglichkeit einer Remote-Schaltung** (z. B. Anschluß für die Fernbedienung an Peripheriegeräten wie Videorecorder oder Videoprinter)

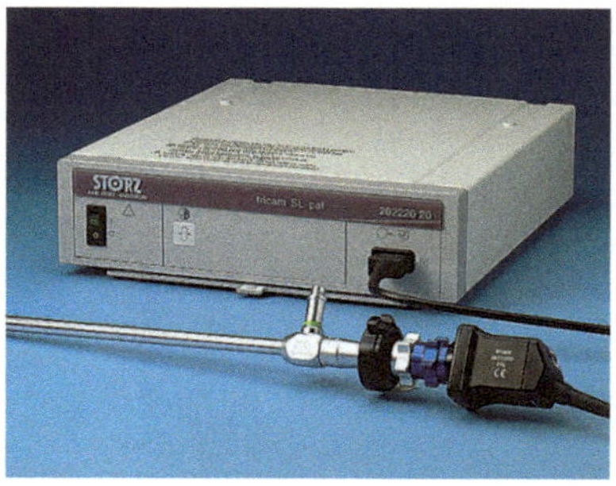

Abb. 2-2 3-Chip-Kamera mit Steuereinheit und Optik (Fa. Storz)

Je nach verwendeter Kamera, Optik und angeschlossenem Monitor sowie in Abhängigkeit vom Abstand zwischen Optikspitze und Objekt resultiert eine 2- bis 10fache Vergrößerung. Vorteil und Nachteil dieser Vergrößerung liegen nahe beieinander: gute Detaildarstellung bei fehlender Übersicht.

1.3.1 Digivideo

Durch ein digitales Bildverarbeitungssystem können bei endoskopischen Videobildern sowohl Kontrast als auch Schärfe verbessert werden. Dies ermöglicht eine optimale Darstellung von Detailstrukturen und stellt eine ideale Ausgangsbedingung für eine Bilddokumentation dar. Des weiteren beugt die bessere optische Qualität einer vorzeitigen Ermüdung des Operateurs vor.

1.3.2 Twinvideo

Mit einem Twinvideo gelingt die Kombination von zwei Bildquellen auf einem Monitor. Daher eignet es sich besonders für Operateure, die simultan laparoskopieren und hysteroskopieren. Gleichzeitig kann neben dem endoskopischen Bild noch ein Ultraschallbild eingeblendet werden. Auch bei der Übertragung von Bildern aus einem Operationssaal in einen Vortragssaal hat sich dieses System bewährt (z. B. um das Handling der Instrumente extrakorporal zu zeigen).

1.4 Bilddokumentationshilfen (s. a. Kap. 4)

Für die Bilddokumentation stehen viele Zusatzinstrumente zur Verfügung. Um eine eventuell anstehende Wahl zwischen ihnen zu erleichtern, seien im Anschluß die wichtigsten und auch gängigsten in ihrer Funktionsweise kurz erläutert.

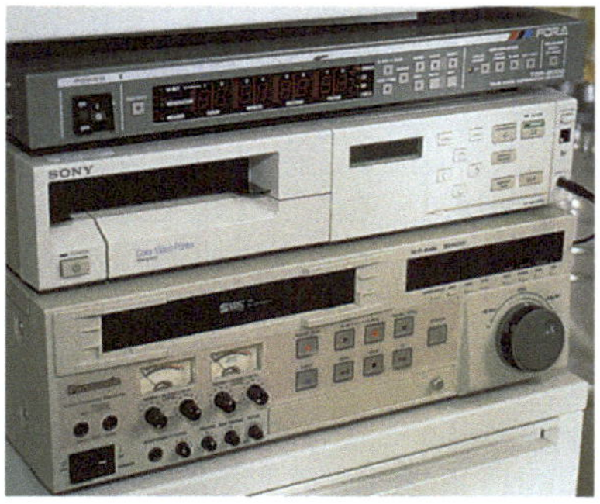

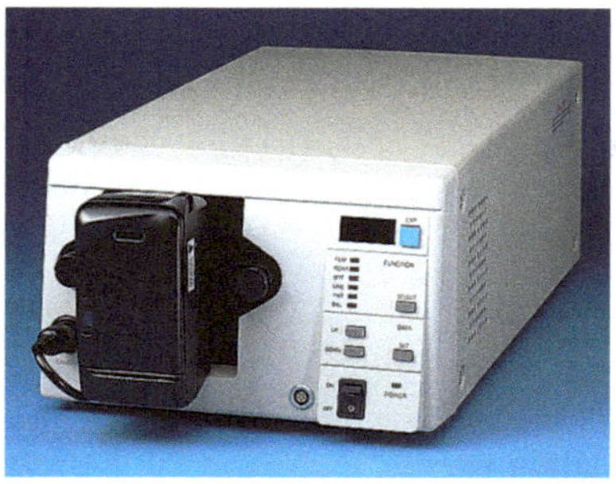

⊲⊲
Abb. 2-3 Videorecorder, Videoprinter und Time-Code-Generator

⊲
Abb. 2-4 Video-Dia-Belichter (Surgislide, Fa. Storz)

Videorecorder und Videosysteme (Abb. 2-3): Es gibt zwei unterschiedliche Videosysteme: Pal/Secam (Europa) und NTSC (USA, Kanada, Japan). Zusätzlich werden verschiedene Bandsysteme unterschieden: VHS, S-VHS, Beta-Cam, U-Matic, Video-8. Der wesentliche Unterschied zwischen den verschiedenen Bandsystemen besteht in der Art der Bildspeicherung und der Qualität der Wiedergabe und Kopierfähigkeit. Für den „Hausgebrauch" ausreichend ist das VHS-System. Mit diesem System lassen sich jedoch keine hochwertigen Kopien ziehen (wie sie z. B. zum Erstellen von Lehrfilmen oder Fernsehproduktionen notwendig sind). Sein Vorteil besteht primär in der kostengünstigen Anschaffung und geringen laufenden Kosten. Wesentlich aufwendiger, aber in den Anschaffungskosten mittlerweile erschwinglich geworden sind die folgenden Videosysteme: U-Matic, S-VHS und Beta-Cam – alles Systeme aus dem Semi-Profibereich. Die Aufnahmequalität dieser Systeme ermöglicht auch das Arbeiten mit Kopien der dritten und vierten Generation, da der Qualitätsverlust nur gering ist. Sofern man also beabsichtigt, die Dokumentation der Operationen weiterzuverarbeiten, sollte man die entstehenden Mehraufwendungen nicht scheuen.

Video-Dia-Belichter (Abb. 2-4): Zur direkten Belichtung von Diafilmen während des endoskopischen Eingriffs (viele Systeme lassen sich auch auf Polaroid-Sofortbild umrüsten) dienen die Dia-Belichter der neueren Generation. Mit ihnen lassen sich von den erstellten Videos post operationem auch Dias produzieren. Hierzu sollte jedoch eine qualitativ hochwertige Aufnahme (s. o.) als „Vorlage" dienen. Sinnvoll erscheint in solchen Fällen die Koppelung an computergestützte Bildverarbeitungen (s. u.).

Videoprinter: Eine einfache – aber je nach verwendetem System nicht billige – Möglichkeit der Operationsdokumentation bietet die Erstellung sogenannter Videoprints. Diese Prints können in die Patientenakte einsortiert und als Information an den zuweisenden Kollegen verschickt werden. Eine zusätzliche Archivierung entfällt.

Fotodigitalizer (Abb. 2-5): Die moderne Computertechnik ermöglicht die direkte Online-Bildspeicherung durch Digitalisierung der mit der Kamera aufgenommenen Bilder. Durch eine spätere Nachbearbeitung können sie archiviert und in Form von Diapositiven reproduziert werden. Auch das Einblenden von erläu-

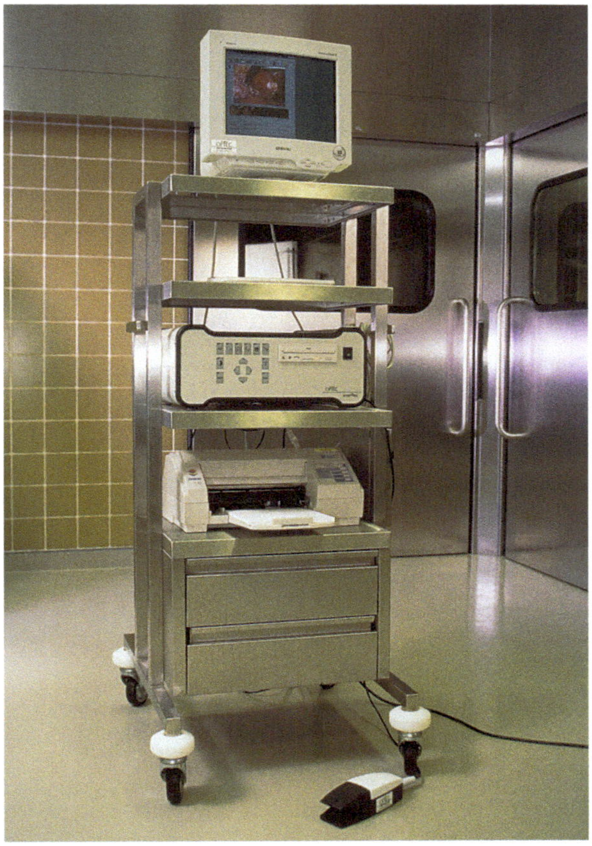

Abb. 2-5 Fotodigitalisierer (digitaler Bildspeicher mit Datenbank zur Patientenverwaltung) (Fa. Optec)

ternden Texten, z. B. für Vorträge, wird so möglich. Hierfür ist jedoch – obwohl die Systeme schon sehr vereinfacht wurden – ein gewisser Zeitaufwand notwendig, der von manchen Operateuren nicht aufgebracht werden kann.

1.5 CO_2-Gasinsufflator

Es muß ein Pneumoperitoneum angelegt werden, damit sich Organe und Gewebe bei geschlossener Bauchdecke voneinander abheben und zugänglich werden. Gasinsufflatoren dienen zum Anlegen und zur Aufrechterhaltung dieses Pneumoperitoneums bei laparoskopischen Operationen. Im Rahmen einer rein diagnostischen Laparoskopie sind einfache Gasinsufflatoren ausreichend. In der heutigen operativen Laparoskopie müssen jedoch häufig in relativ kurzer Zeit große Volumendefizite ausgeglichen werden, z. B. bei häufigem Absaugen von Spüllösungen durch leistungsstarke Saug-Spülinstrumente. Hierbei wird in den meisten Fällen auch ein großer Anteil des intraabdominellen Gasvolumens mit abgesaugt. Aufgrund dieser hohen Ansprüche sind sehr leistungsstarke CO_2-Insufflatoren (Abb. 2-6) eine Grundvoraussetzung für die operative Laparoskopie, denn nur durch deren Einsatz gelingt es, die Operationszeit so gering wie möglich zu halten. Die elektronisch kontrollierten Insufflationsgeräte haben sich hierfür durchgesetzt.
Die Anzeige des Insufflationsgerätes, die immer im Blickfeld des Operateurs liegen sollte, gibt kontinuierlich Aufschluß über folgende Daten:

- intraabdomineller Druck des Patienten (Ist-Wert)
- Flow
- Gasvorrat
- CO_2-Volumen (das insuffliert wurde)

Nach Einschalten des Gerätes muß der gewünschte Soll-Wert für den intraabdominellen Druck des Patienten am Gerät eingestellt werden. Des weiteren muß der maximal gewünschte Flow (Soll-Wert) eingestellt werden. Die Geräteanzeige liefert dem Operateur während der Operation ständig die Daten über die Ist-Werte, also den aktuellen intraabdominellen Druck, das bis dahin insufflierte Gasvolumen und den aktuellen Gasflow.

- Der vorgewählte maximale intraabdominelle Druck sollte nie einen Wert von 15 mmHg überschreiten!

Um ein Auskühlen der Patientin zu verhindern, ist bei einigen Geräten der neueren Generation auch ein Gaserwärmer integriert. Durch ihn wird das Insufflationsgas auf Körpertemperatur erwärmt.

Um die Nachteile der CO_2-Insufflation wie z. B. das Hochdrängen des Zwerchfells und die Gasresorption zu vermeiden, wird derzeit als Alternative die **gaslose Laparoskopie** erforscht. Entsprechende Eingriffe befinden sich noch in der Phase der Erprobung. Die ersten Ergebnisse sind jedoch sehr vielversprechend (Abb. 2-7).

1.6 Saug-Spüleinrichtung (Rollenpumpe, druckgesteuerte Pumpen, Endomat, Hydromat, Abb. 2-8)

Im Rahmen der diagnostischen und operativen Laparoskopie ist es häufig notwendig, Flüssigkeit abzusaugen und Wundflächen zur besseren Betrachtung sauber zu spülen. Die modernen Saug-Spülvorrichtungen verfügen über eine ausgezeichnete Kombination beider Eigenschaften. Zum Teil kann eine effektive Spülung auch zum Lösen von Verwachsungen (Hydrodissektion) verwendet werden. Das Absaugen erfolgt entweder mit einer separaten Saugpumpe oder mittels einer zentralen Vakuumversorgung. Wichtig ist die Verwendung körperwarmer Lösungen: Zum einen wird hierdurch das Beschlagen der Optik, zum anderen auch die Gefahr der Auskühlung der Patientin verhindert. Das Gerät Varioflow bietet die Möglichkeit, Spülflüssigkeit mit hydrostatischem Druck anzuwenden (Abb. 2-9).

2 Weitere endoskopische Instrumente und Geräte

2.1 Optiken

Die im Rahmen der Laparoskopie zum Einsatz kommenden Optiken unterscheiden sich durch verschiedene Blickrichtungen sowie durch das Vorhandensein oder Fehlen eines Arbeitskanals. Im folgenden werden kurz die verschiedenen Optiken und ihre Einsatzgebiete dargestellt (Abb. 2-10 und 2-11):

- 0-Grad-Geradeausblick-Optik: Sie ist die Optik mit dem größten Anwendungsgebiet, denn sie erleichtert die Orientierung und vermittelt einen Eindruck davon, in welchem Gebiet man sich befindet. Die Blickrichtung entspricht dem natürlichen Zugangsweg und der gewohnten Perspektive. Die 0-Grad-Optik wird im Rahmen von gynäkologischen Eingriffen im allgemeinen bevorzugt.
- 30-Grad-Vorausblick-Optik: Mit ihr kann durch Rotation ein größeres Sichtfeld erreicht werden. Vorteilhaft kann die 30-Grad-Optik bei Präparationen im Douglas-Raum sein.

Abb. 2-7 Endoliftsystem nach Keckstein (Fa. Storz) für die gaslose Laparoskopie ▷

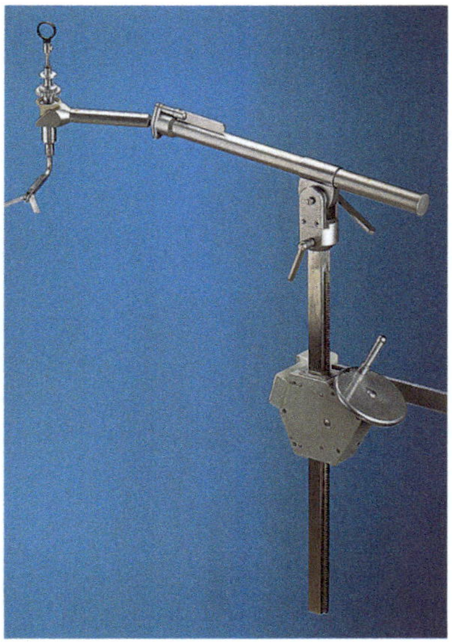

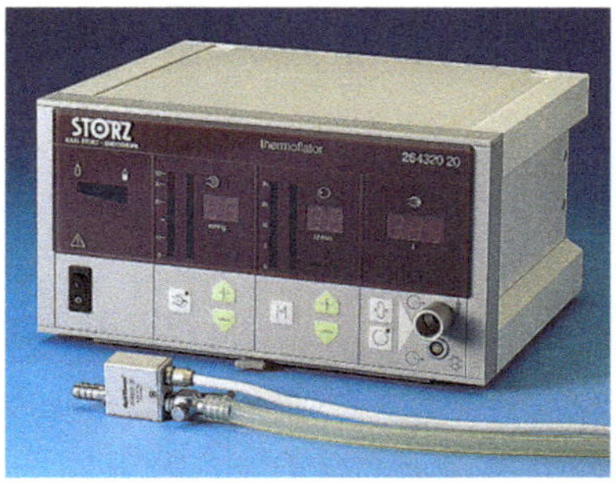

Abb. 2-6 Thermoflator mit Heizgerät (Fa. Storz)

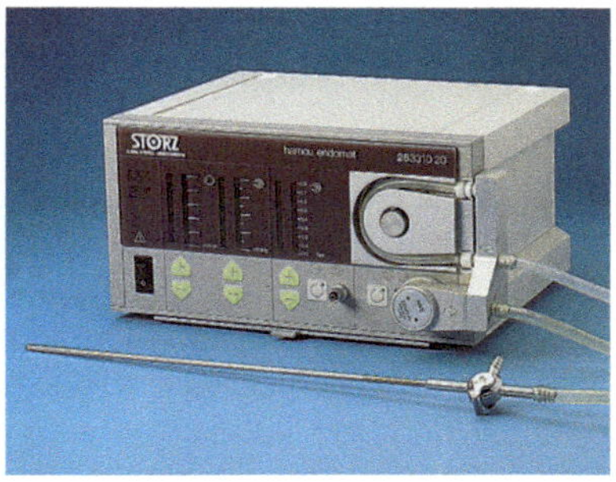

Abb. 2-8 Saug-Spüleinrichtung HAMOU Endomat (Fa. Storz)

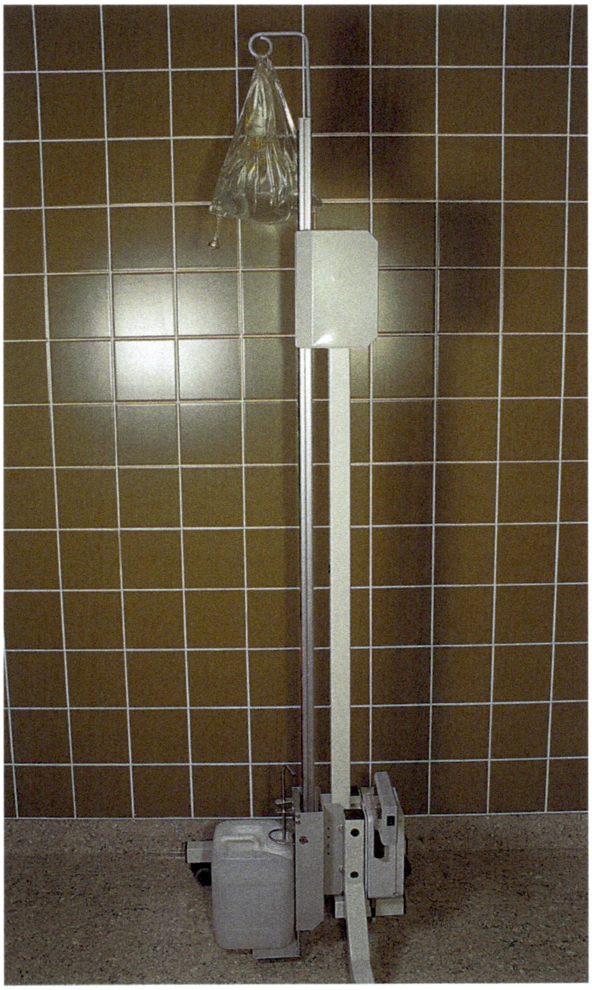

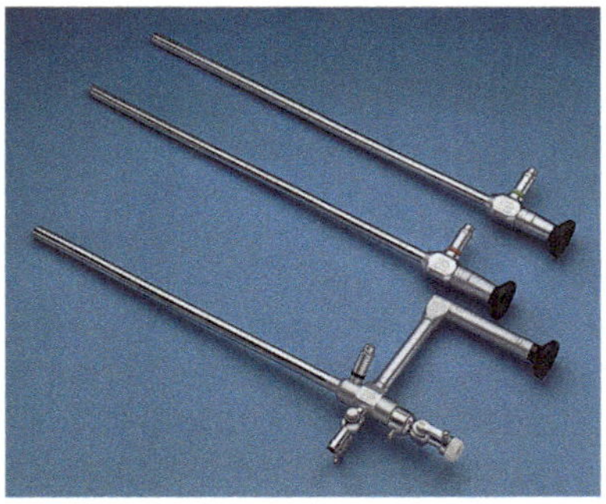

Abb. 2-10 0-Grad-Optik, 30-Grad-Optik und Winkeloptik (Fa. Storz)

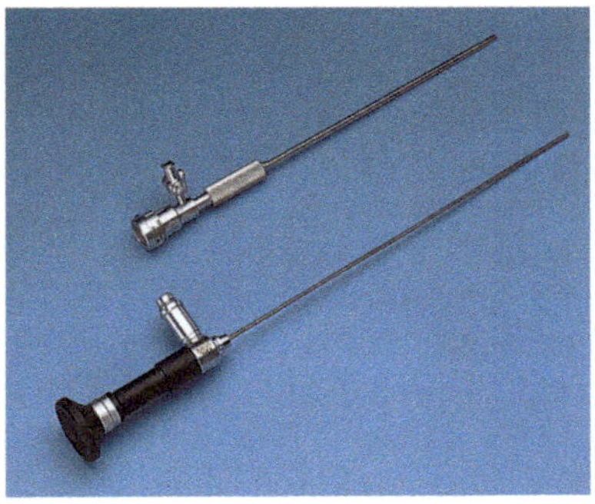

Abb. 2-11 Verres-Nadel-Optik: Die Optik kann über eine spezielle Verres-Nadel nach Insufflation eingeführt werden (Fa. Storz)

Abb. 2-9 Varioflow (Fa. BELTA): durch Veränderung des hydrostatischen Drucks (Höhe) kann der Spüldruck variiert werden. Das Gerät kann auch für die operative Hysteroskopie benutzt werden. Mit einem Waagensystem wird das Flüssigkeitsdefizit kontinuierlich gemessen und angezeigt.

- 45-Grad-Optik
- 70-Grad-Steilblick-Optik: Sie kommt im Rahmen der gynäkologischen Endoskopie in der Regel nicht zum Einsatz.

In der Mehrzahl der Fälle werden in der Gynäkologie Optiken ohne Arbeitskanal eingesetzt, weil sie einen besseren Überblick und eine bessere Bildauflösung bieten.

In manchen Fällen kann es jedoch sinnvoller sein, Optiken mit integriertem Arbeitskanal (Winkeloptik, s. Abb. 2-10) zu verwenden. Diese Optiken sind generell 0-Grad-Geradeausblick-Optiken. Der Durchmesser des Arbeitskanals beträgt – je nach Hersteller – 5 bzw. 6 mm. Durch ihn lassen sich zum einen entsprechend lange Instrumente vorschieben. Zum anderen können an dieses Laparoskop auch Zusatzgeräte wie ein CO_2-Laser adaptiert werden. Durch die Verwendung von Optiken mit einem Arbeitskanal kann bei kleinen gynäkologischen Eingriffen in manchen Fällen auf einen Hilfseinstich verzichtet werden. Das beste Beispiel hierfür ist die laparoskopische Sterilisation, die sich häufig allein durch den Ersteinstich durchführen läßt. Zum anderen können kleinere Gewebeteile oder Gewebeproben mit Hilfe der Faßzangen, die durch den Arbeitskanal der Optik eingebracht werden, durch den Optiktrokar entfernt werden, ohne daß ein Zweiteinstich mit Umdilatation durchgeführt werden muß. Hierbei ist allerdings darauf zu achten, daß das Trompetenventil beim Entfernen der Optik (mit dem durch das Instrument fixierten Gewebe) gedrückt wird, um ein Abreißen des Gewebes zu verhindern. Des weiteren hat es sich bewährt, die Dichtung am Optiktrokar zu entfernen, da auch durch sie das Gewebe abreißen kann.
Ein Nachteil bei der Verwendung von Optiken mit Arbeitskanal ist die Verschlechterung der Bildqualität. Sie beruht auf der geringeren Lichtintensität, die von der Kamera aufgenommen werden kann. Bedingt ist dies durch den geringeren Durchmesser des optischen Kanals (zugunsten des Arbeitskanals) im Vergleich zu Optiken ohne Arbeitskanal. Da die zurückgeleitete Lichtintensität oft nicht ausreicht, wird das Bild künstlich (elektronisch) heller gemacht. Hierunter leiden jedoch in den meisten Fällen die Bildqualität und das Auflösungsvermögen.

2.2 Trokare

Das Öffnen und Freihalten kleiner Zugangswege durch die Bauchdecke erfolgt mit Hilfe von Trokaren. Hierbei kann die Anlage des ersten Trokars komplikationsträchtig sein (s. u.).

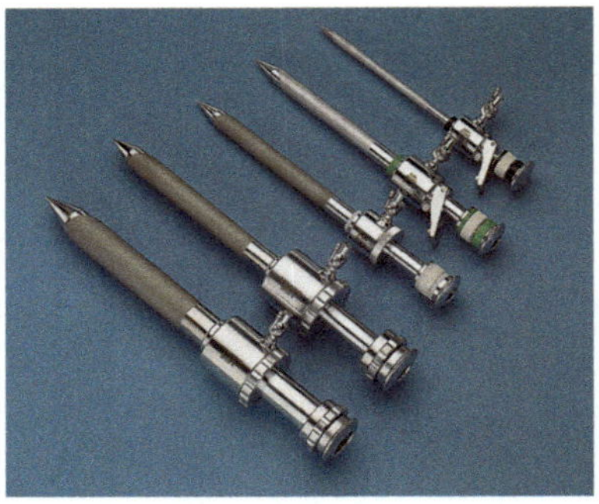

Abb. 2-12 Verschiedene Trokarstärken mit unterschiedlichen Ventilmechanismen (Fa. Storz)

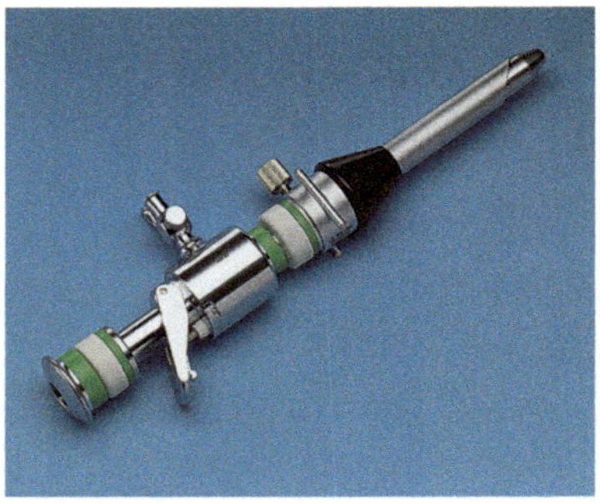

Abb. 2-13 Stumpfer Trokar für die „offene Laparoskopie" (Fa. Storz)

Generell kommen in der operativen Endoskopie Trokare mit verschiedenen Durchmessern zum Einsatz. Übliche Standardgrößen (Abb. 2-12 und 2-13) sind: 5,5 / 11 / 12 / 15 / 22 mm.
In seltenen Fällen sind zur Bergung von größeren Präparaten auch 30- und 35-mm-Trokare zur Anwendung gekommen. Seit der Einführung von Instrumenten zur Morcellierung von Gewebe (s. u.) kommen sie in der operativen gynäkologischen Endoskopie jedoch kaum noch zum Einsatz. Mit Reduzierhülsen (Abb. 2-14) können großlumigere Trokare auch für die Applikation schmalerer Instrumente verwendet werden.
Generell sind Optiktrokare von Arbeitstrokaren zu unterscheiden. Die Abdichtung der Trokare wird durch verschiedene **Verschlußmechanismen** gewährleistet:

- Trompetenventil
- Kugelventil und
- Klappenventil

Trompetenventile finden sich meist bei den Optiktrokaren. Durch Drücken des Trompetenventils wird die Optik beim Einführen vor einer Verschmutzung durch aufliegende Gewebe und Blutpartikel geschützt. Durch ein Trompetenventil ist meist eine sehr gute Abdichtung zu erreichen. Zum Entfernen von Instrumenten oder der Optik muß jedoch unbedingt der Ventilmechanismus ausgelöst werden, da es sonst zu einem Herausziehen des Trokars aus der Bauchhöhle kommen kann. Auch erschwert der stramme Sitz des Trompetenventils eines Arbeits-(Hilfs-)Trokars durch die hohen Reibungskräfte das freie Arbeiten mit den Instrumenten im kleinen Becken, so daß häufig von einem Assistenten oder dem Operateur selbst das Trompetenventil betätigt bzw. der Trokar gehalten werden muß.

Kugel- und Klappenventile ermöglichen ein schnelles Wechseln von Arbeitsinstrumenten, da das Wechseln ohne Betätigung des Ventilmechanismus erfolgen kann. Diese Ventilmechanismen sind jedoch nicht für Optiktrokare geeignet, da das Optiksystem beschädigt oder verschmutzt werden kann.

Auch bei den **Mandrinspitzen** (Abb. 2-15) gibt es große Unterschiede:

Durch die Verwendung von kegeligen, ungeschliffenen Mandrinspitzen werden die Blutgefäße zur Seite geschoben und weitgehend geschont. Sie erfordern jedoch manchmal einen erhöhten Druck bei der Plazierung.

Scharfe, dreikantige Mandrinspitzen lassen sich demgegenüber relativ leicht plazieren. Durch die scharfen Kanten können jedoch wesentlich leichter Blutgefäße und andere Organe (z. B. Darm) verletzt werden.

Bei der Wahl des entsprechenden Systems muß der Operateur selbst entscheiden, welches ihm am meisten zusagt. Da der Hautschnitt für die Hilfseinstiche unter Diaphanoskopie und der Einstich selbst unter Sicht erfolgt, ist bei diesen Trokaren die Wahl des Mandrins jedoch eher als sekundär zu betrachten.

Einen besseren Schutz vor dem Herausgleiten der Trokare aus dem Intraperitonealraum bieten **Schäfte mit Schraubgewinde** (Abb. 2-16). Diese verursachen jedoch ein erhöhtes Trauma sowohl der Bauchdecke als auch des Peritoneums. Alternativ können gelochte Distanzhalter verwendet werden, die dann durch Annähen fixiert werden.

Der Einsatz von **Einmaltrokaren** ist im Zeitalter der Kostenreduktion deutlich rückläufig. Zu empfehlen sind sie nur in ganz ausgewählten Fällen (Optic-View etc., s. u.).

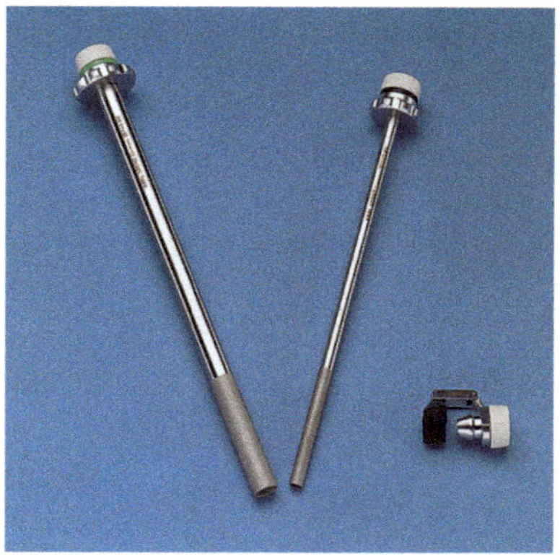

Abb. 2-14 Verschiedene Trokarreduktionen (Fa. Storz)

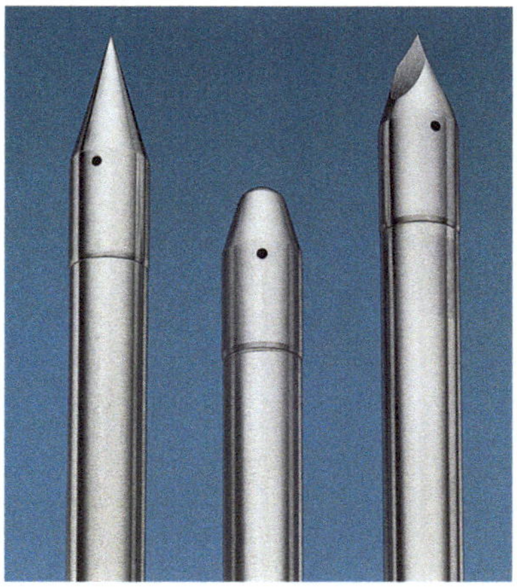

Abb. 2-15 Verschiedene Trokarspitzen (Fa. Storz)

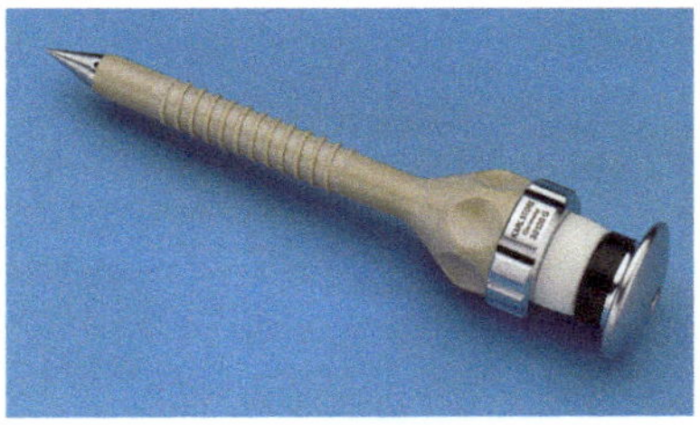

Abb. 2-16 Schraubtrokar: besserer Halt in der Bauchdecke (Fa. Storz)

3 Instrumentarium für die vaginale Vorbereitung

Für die vaginale Vorbereitung (z. B. zur Chromo-Laparoskopie mit Anlage eines Gauss-Schehl-Adapters) wird folgendes Instrumentarium benötigt (Abb. 2-17 bis 2-20):

- Spekulum
- Haken- bzw. Kugelzangen
- Uterussonde
- Hegarstifte
- Stieltupfer
- Uterusmanipulator
- Küretten
- Pertubationsbesteck
- Valtchev-Manipulator

4 Endoskopische Grund- und Zusatzsiebausstattung

Allgemeines Instrumentarium zu Beginn der Laparoskopie (sog. Grundsieb; Abb. 2-21 a bis k):

- Skalpell mit 11er Klinge, Pinzetten, Tupfer oder Kompressen
- Verres-Nadel

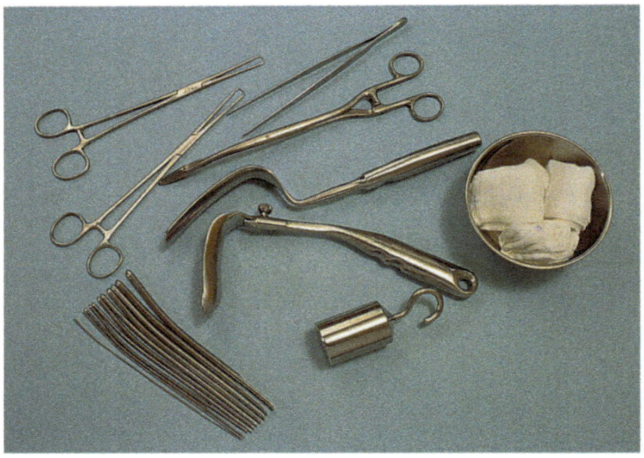

Abb. 2-17 Instrumentarium zur vaginalen Vorbereitung der Laparoskopie

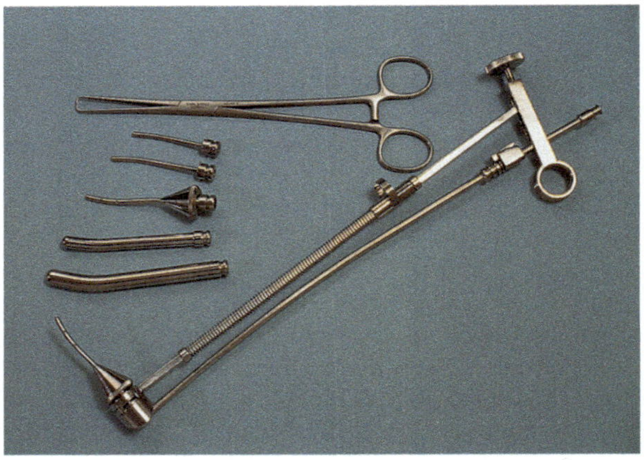

Abb. 2-18 Uterusmanipulator nach Valtchev mit verschiedenen Ansätzen (zur Chromopertubation, LAVH etc.)

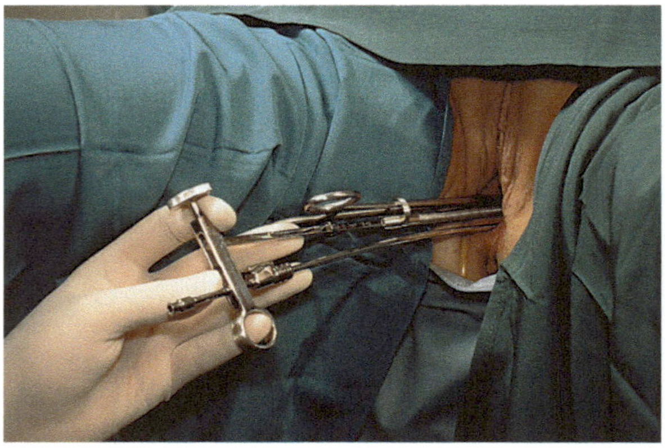

Abb. 2-19 Angelegter Uterusmanipulator nach Valtchev: durch Verschieben des Haltegriffs kann der Uterus problemlos in alle Richtungen bewegt werden (z. B. in die starke Anteflexion, dies führt zu einer guten Darstellung des hinteren Fornix)

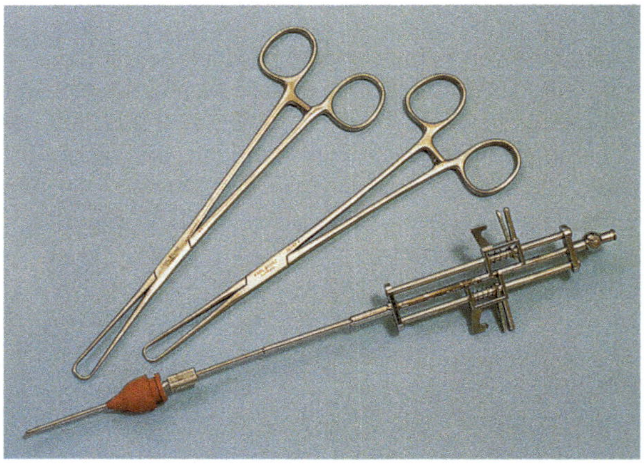

Abb. 2-20 Pertubationsbesteck nach Gauss-Schehl

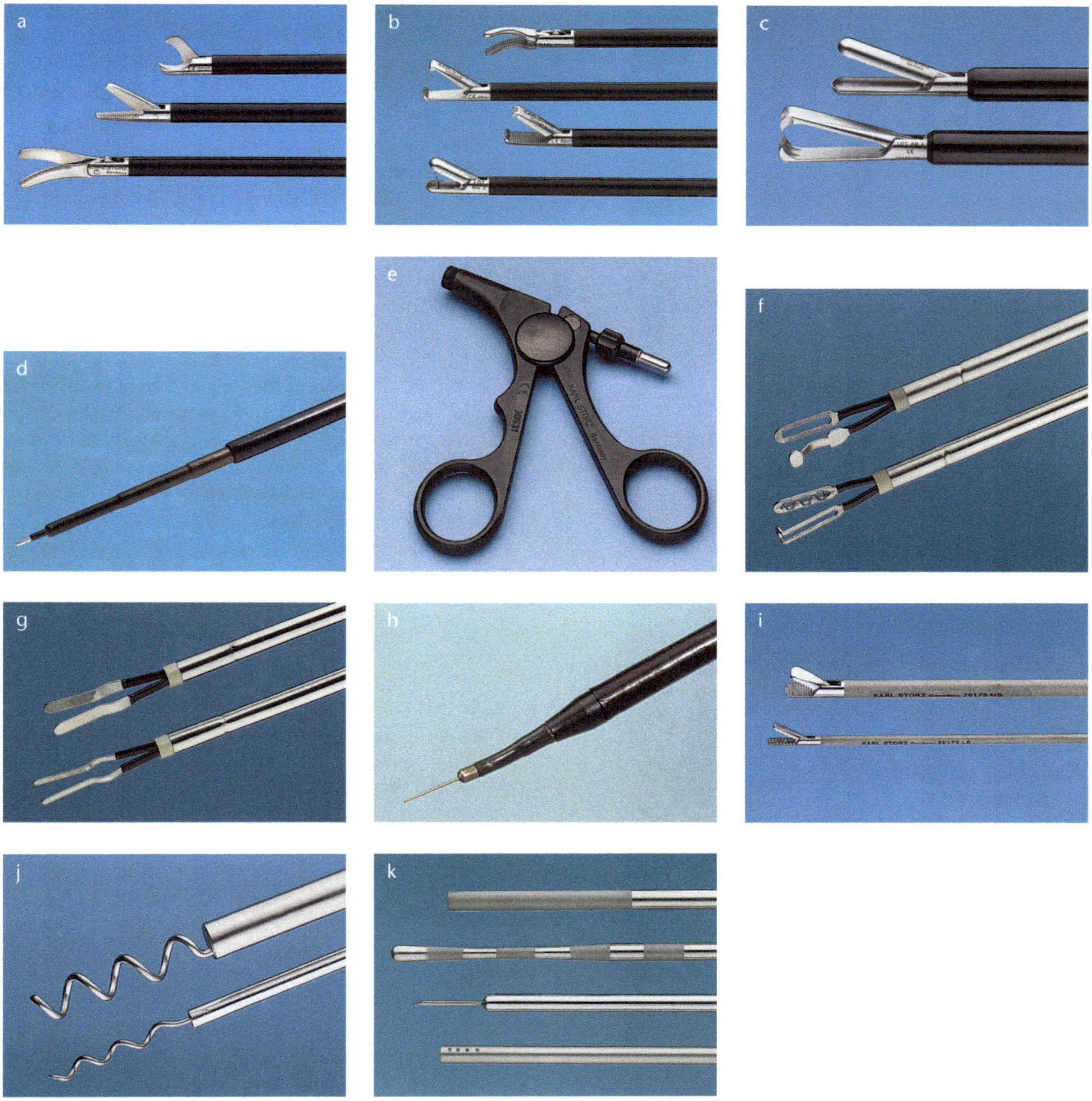

Abb. 2-21 a bis k Endoskopische Grund- und Zusatzsiebausstattung

a) Scheren (von oben nach unten): Hakenschere, gerade Schere, gebogene Schere (Fa. Storz)
b) Faßzangen (von oben nach unten) (Fa. Storz): Kelly-Faßzange (atraumatisch), Manhes-Faßzange (atraumatisch), Manhes-Faßzange (traumatisch), Biopsiezange (traumatisch)
c) 10-mm-Instrumente (von oben nach unten): Löffelfaßzange, Krallenfaßzange (Fa. Storz)
d) Monopolare Hochfrequenznadel (Fa. Storz): Die Nadelspitze kann in den Schaft zurückgezogen werden
e) Handgriff für monopolare HF-Instrumente (Fa. Storz)
f) Verschiedene bipolare Koagulationszangen (Fa. Storz)
g) Verschiedene bipolare Koagulationspinzetten (Fa. Storz)
h) Monopolare Mikrodiathermienadel nach Messroghli (Fa. Berchtold): die Nadel ist zurückziehbar, der Metallkopf eignet sich für die Punktkoagulation
i) Nadelhalter: 5-mm-Nadelhalter, 3-mm-Nadelhalter (Fa. Storz)
j) 5-mm- und 10-mm-Myombohrer zur besseren Fixierung des Myoms (Fa. Storz)
k) Zusatzinstrumente (von oben nach unten): stumpfe Punktionskanüle, Taststab, spitze Punktionskanüle, Sauger (Fa. Storz)

- 10er Spritze, Kochsalz
- 11-mm-Trokar (Optiktrokar),
- 5-mm-Trokare (2–3 Stück)
- 10-mm-Optik
- CO_2-Zufuhrschlauch
- Fiberoptik-Kaltlichtkabel
- steriler Kameraüberzug
- Nahtbesteck und Nahtmaterial
- steriles Verbandmaterial
- laparoskopische Injektionsnadel und stumpfe Aspirationskanüle
- Hakenschere, gerade und gebogene Schere
- bipolare Koagulationszange
- monopolare Nadel
- Saug-Spülinstrumentarium
- Taststab
- atraumatische chirurgische Faßzange (Kelly-Faßzange)
- scharfe Faßzangen (Manhes-Faßzange)
- Biopsiezange
- 10-mm-Faßzangen
- Myombohrer (5 + 10 mm)

Zusatzinstrumentarium:

- HF-Instrumentarium: Bipolartechnik, Monopolartechnik
- Laser: CO_2-Laser, Neodym-YAG-Laser, Argonlaser, ITT, LITT
- Schlingenapplikator
- Umdilatator
- (Myom-)Morcellator (Semm-Wisap; Elektromorcellator) mit Klauenzange
- Nahtinstrumentarium (Nahtapplikator, Nadelhalter)
- Multifunktionsinstrument
- optische Verres-Nadel, Optic-View

Die Industrie bietet heute eine Vielzahl verschiedener Instrumente an. Es hat sich jedoch gezeigt, daß man sich in der Regel auf eine gewisse Auswahl beschränken kann. Dies hängt davon ab, welche Operationen endoskopisch durchgeführt werden sollen. Für eine erste Orientierung seien hier kurz die Haupteigenschaften der verschiedenen Instrumente aufgezählt.

5 Haupteigenschaften/Anwendungsgebiete einzelner Instrumente

5.1 Scheren

- Hakenschere: Sie ist besonders zum Durchtrennen von Ligaturfäden und für „grobe“ Gewebedurchtrennungen (z. B. Myomgewebe) geeignet. Durch die spezielle Formgebung der Hakenschere kann der Ligaturfaden bzw. das erfaßte Gewebe nicht herausrutschen. Feinpräparative Schnitte sind mit dieser Schere jedoch nicht möglich (s. Abb. 2-21 a).
- gerade Schere: Sie erlaubt feinere Präparationen. Auch eine Wundspreizung, wie von der offenen Chirurgie gewohnt, kann mit dieser Schere durchgeführt werden (s. Abb. 2-21 a).
- gebogene Schere: Generell weist sie die gleichen Eigenschaften auf wie die gerade Schere. In manchen Fällen läßt sich mit ihr leichter präparieren, da sich durch die Krümmung der Sichtwinkel verändert. Dadurch kann der Schneidevorgang visuell besser kontrolliert und das Gewebe in seiner anatomischen Lage belassen werden (s. Abb. 2-21 a).
- Mikropräparierschere: Bei Eingriffen an der Tube sollte im Hinblick auf den eventuell bestehenden Kinderwunsch der Patientin die Traumatisierung so gering wie möglich sein. Unter diesem Aspekt hat sich die Mikropräparierschere besonders bewährt. Sie ist für eine großflächige Präparation (z. B. bei breitflächigen Verwachsungen) jedoch nicht geeignet.

5.2 Faßzangen

- atraumatische Präparier- und Faßzange: Sie eignet sich besonders zum Fassen und Lösen von Hohlorganen. Die Klauen sind so gearbeitet, daß das gefaßte Gewebe eigentlich nicht verletzt werden sollte. **Cave:** Verletzungen durch zu starken Druck lassen sich jedoch nicht vermeiden.
- atraumatische Faßzange (mehrfach gezahnt): Sie ist konzipiert zum atraumatischen und präzisen Fassen von Geweben wie z. B. Ligamenta im Rahmen der Diagnostik (s. Abb. 2-21 b).
- Faßzange (2 × 4 Zähne): Mit ihr werden solide Organe gefaßt und gelöst. Gerade im Rahmen der operativen Endoskopie ist eine stabile Faßzange oft unentbehrlich. Bei der endoskopischen Zystenexstirpation z. B. kann mit ihrer Hilfe die Kapsel des Ovars gut fixiert und der Zystenbalg entfernt werden.
- Präparier- und Faßzange (Klauenzange): Sie ist besonders geeignet zum Fassen von soliden Strukturen (z. B. Myomen). Diese Zangen finden Anwendung dort, wo auf eine Traumatisierung des Gewebes keine besondere Rücksicht genommen werden muß. Das zu exstirpierende Gewebe kann so fixiert und mit einer Schere oder einem Morcellator verkleinert werden (s. Abb. 2-21 b).
- atraumatische Faßzange: für Tube und Ureter geeignet (Abb. 2-22)
- 10-mm-Darmfaßzange nach Babcock (Abb. 2-23)
- 5-mm-Darmfaßzange (Abb. 2-24)

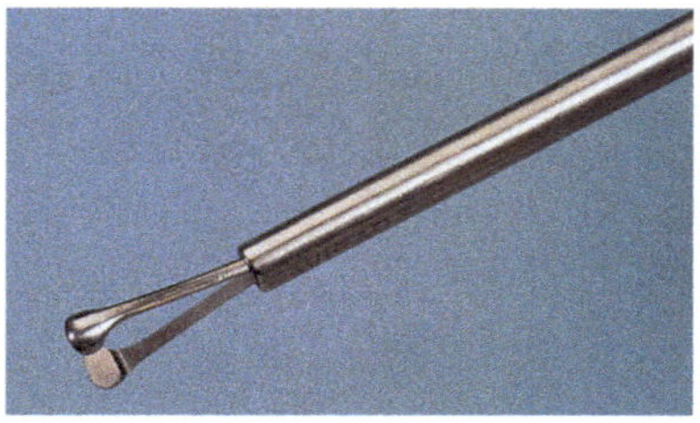

Abb. 2-22 Atraumatische Faßzange, besonders geeignet für Ureter und Tube (Fa. Storz)

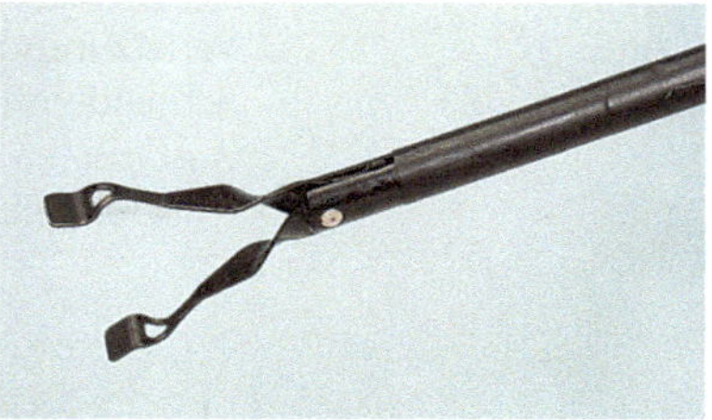

Abb. 2-23 Darmfaßzange nach Babcock, 10 mm Durchmesser (Fa. Autosuture)

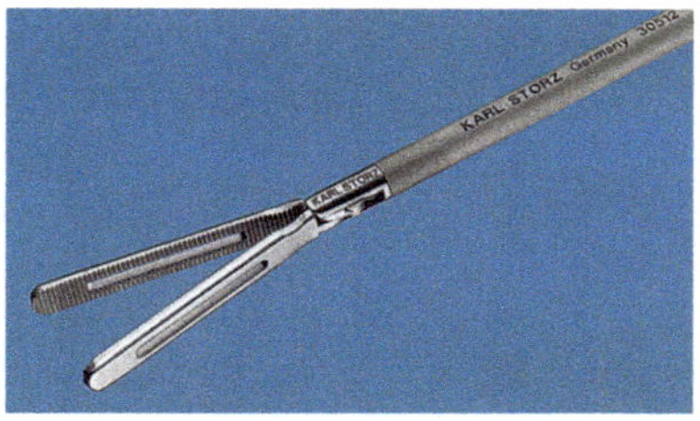

Abb. 2-24 Darmfaßzange 5 mm Durchmesser (Fa. Storz)

5.3 Zangen zur Probeexzision

Häufig kommen im Rahmen der diagnostischen Laparoskopie – vor allem bei Second-look-Laparoskopien nach Malignomerkrankungen – Zangen zur Probeexzision zum Einsatz. Mit ihrer Hilfe können Proben von Organen oder dem Peritoneum problemlos entnommen werden, und der Patientin kann so eine Interventionslaparotomie erspart werden. In einigen Fällen ist es jedoch notwendig, die Stelle der Probeexzision wegen leichter Blutungen zu koagulieren. Je nach Art der Probeexzision kommen verschiedene Zangen zur Anwendung:

- nach Frangenheim: durchschneidend
- nach Semm: mit zwei Zähnen
- nach Manhes: schneidend
- nach Blakesley: schneidend

6 Zusatzinstrumentarium

6.1 Morcellatoren

Ein Problem in der operativen Laparoskopie bestand bis vor wenigen Jahren in der Schwierigkeit, abgetragene Gewebeteile zu zerkleinern und zu extrahieren. Zeitweise war hierfür eine suprasymphysäre Minilaparotomie oder auch eine transvaginale Extraktion erforderlich, so daß einige primär mögliche, minimal-invasive laparoskopische Operationstechniken sich nicht durchsetzen konnten (z. B. die Enukleation großer subseröser Myome). Eine erste wesentliche Erleichterung war die Entwicklung des manuellen Morcellators (Semm-Wisap; Abb. 2-25), mit dem es gelang, größere Gewebe zu zerkleinern und durch den Trokar zu extrahieren. Je nach Konsistenz des Gewebes war jedoch ein relativ hoher Kraft- und Zeitaufwand erforderlich. Auch war hierbei die Verletzungsgefahr nicht zu vernachlässigen. Um unbeabsichtigte Verletzungen der Bauchwand und der Bauchorgane zu vermeiden, sollte prinzipiell das zu zerkleinernde Gewebe völlig frei präpariert sein und während des Morcellierens ggf. mit einer weiteren Faßzange fixiert werden.
Der Durchbruch kam mit der Entwicklung des elektromechanischen Morcellators (Abb. 2-26, 2-27a und b). Dieser besteht aus einem motorgetriebenen Schneide-

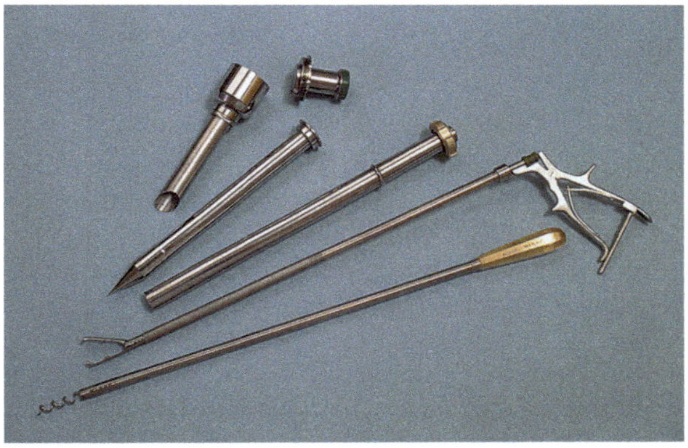

Abb. 2-25 20-mm-Handmorcellator nach Semm (Fa. Wisap)

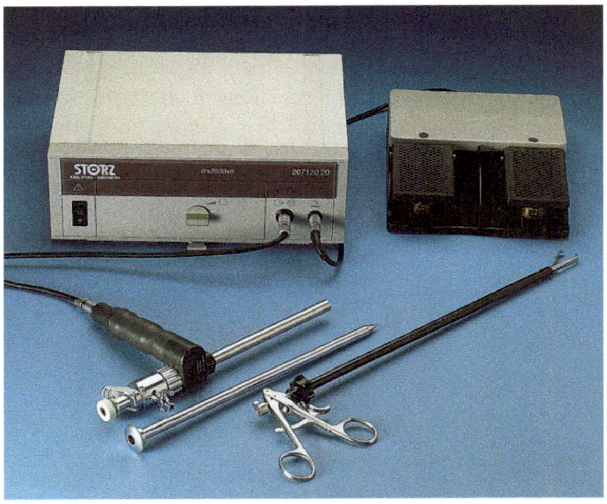

Abb. 2-26 10-mm-Elektromorcellator nach Steiner (Fa. Storz)

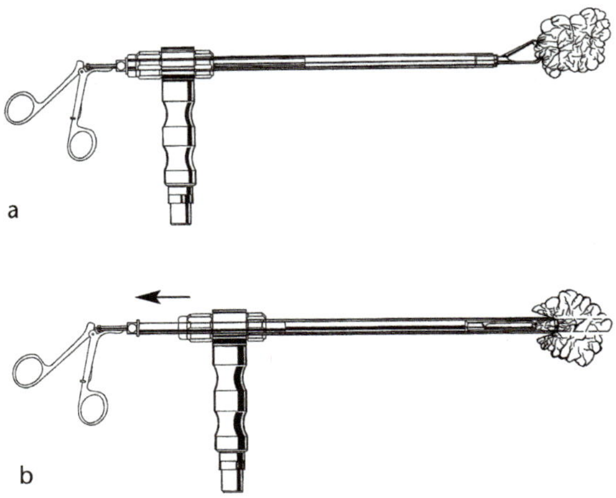

Abb. 2-27 a und b Schemazeichnung des 10-mm-Elektromorcellators nach Steiner
a) Fassen des Gewebestücks
b) Durch Zug des Gewebestücks gegen das rotierende Schneiderohr werden Zylinder aus dem Gewebestück herausgeschnitten.

rohr. Die Drehzahl ist in drei Stufen wählbar. Wahlweise stehen Rechts- und Linkslauf sowie oszillierende Drehbewegung des Schneiderohrs zur Verfügung. Mit Hilfe dieses Morcellators gelingt es, bei nur geringem Zeitaufwand und – bei Beachtung der Gebrauchsanweisung – mit relativ hoher Sicherheit auch größere Gewebemengen in kurzer Zeit aus dem Abdomen durch den 11er-Trokar zu extrahieren. Hierzu wird das Gewebe mit einer durch das Schneiderohr eingeführten Zange gefaßt und durch Zurückziehen der Zange gegen das rotierende Schneiderohr gepreßt. Der so ausgeschnittene zylinderförmige Kegel kann dann problemlos extrahiert werden. Selbst große Gewebemengen lassen sich auf diese Weise innerhalb von nur wenigen Minuten extrahieren. Durch die gute Schneidewirkung des rotierenden Morcellators wird die Gewebearchitektur nur geringfügig zerstört. Das ermöglicht auch eine zuverlässige histologische Untersuchung.

- Verletzungsgefahr durch das scharfkantige Schneiderohr besteht auch in nicht-aktiviertem Zustand, so daß dieses nur unter optischer Kontrolle eingeführt bzw. entfernt werden sollte!

6.2 Endo-Sack

Zur gefahrlosen Bergung eventuell infektiöser Gewebestrukturen durch die Bauchdecke empfiehlt sich in manchen Fällen die Verwendung eines sog. Endo-Sacks (Abb. 2-28 und 2-29). Dieser wird durch einen Hilfseinstich intraperitoneal plaziert und dann entfaltet. Das zu entfernende Gewebe wird in den Sack gegeben und läßt sich punktieren oder zerkleinern (Schnellschnittentnahme), ohne daß es zu einer Verschleppung von Zellen, Keimen und Gewebe in den Bauchraum kommt. Schließlich wird der Beutel zugezogen und der Faden durch den Zweiteinstich wieder nach extraperitoneal geholt. Die Bergesäcke werden in verschiedenen Größen angeboten.
Bei der klinischen Anwendung zeigte sich, daß eine optimale Bergung mit dem Endo-Sack ein intensives Training erfordert. Darüber hinaus kann es bei unsach-

Tab. 2-1 Problemanalyse bei Anwendung des Bergesacks

Problem/Komplikation	Häufigkeit absolut (n = 50)	Häufigkeit relativ (%)
■ Bergesack zu kleinlumig	7	14
■ Bauchdeckeninzision zu klein	9	18
■ Gewebe zu großlumig		
– keine Zystenpunktion vor Bergung bzw. partieller Beutelextraktion	3	6
– keine Gewebebergung vor kompletter Beutelextraktion	4	8
■ intraperitoneale Ruptur	3	6
■ keine Komplikationen	24	47

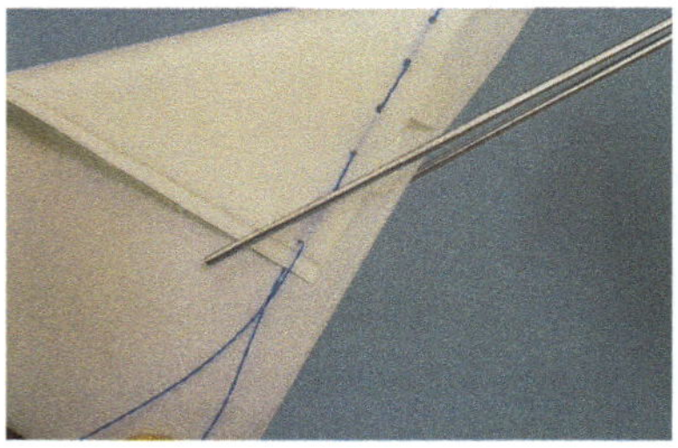

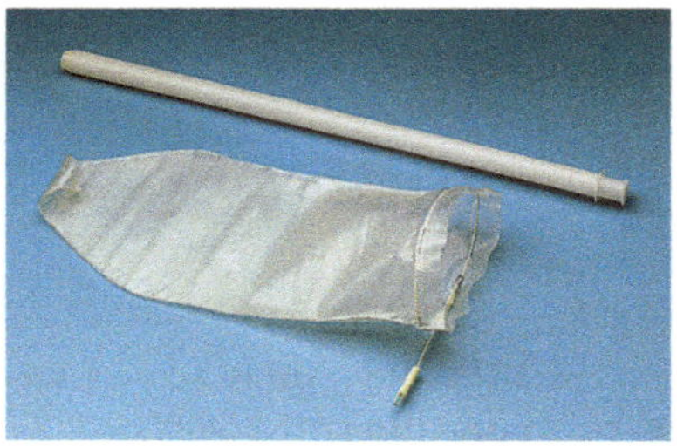

◁◁
Abb. 2-28 Lap-Sack mit Lap-Sack-Introducer (Fa. Cook)

◁
Abb. 2-29 Bergebeutel (Fa. Storz)

gemäßer Handhabung (z. B. bei der Verwendung von scharfen Instrumenten) zu einer Ruptur des Bergesacks kommen. Ein typisches Problem ist die Volumendiskrepanz zwischen Bergesack bzw. Bauchdeckeninzision und zu entfernendem Gewebe (in 28% der Fälle; Tab. 2-1).

■ Zur vollständigen Entfernung des Endo-Sacks aus dem Bauchraum muß die Inzision des Zweiteinstichs meist erweitert werden, sonst könnte es durch den enormen Druck, der auf den Endo-Sack einwirkt, zu einer Ruptur kommen. Des weiteren muß auf eine gute Qualität des Endo-Sacks geachtet werden.

6.3 Darmretraktoren

Mit ihnen wird der Darm zurückgedrängt, um z. B. bei der paraaortalen Lymphonodektomie eine gute Sicht zu haben (Abb. 2-30 und 2-31).

6.4 Clips und Klammergeräte

Clips aus Titan oder resorbierbarem Material, wie z. B. Polydioxanon (PDS), können zur Stillung von Blutungen aus mittelgroßen Gefäßen verwendet werden. Dazu sind Spezialapplikatoren erforderlich, die in der Regel einen 10er-Trokar benötigen (Abb. 2-32). Die Handhabung erfordert kein spezielles Training. In der heutigen Endoskopie werden Clips meist nur noch zum Markieren von Befunden (falls z. B. eine Radiatio geplant ist) verwendet. In der täglichen Routine spielen sie eine untergeordnete Rolle.

Mit dem **Schraubtucker** der Fa. Braun (Abb. 2-33) kann Fremdmaterial (z. B. Goretex®-Bänder, Prolene-Mesh etc.) fixiert werden. Korkenzieherartige Titanspiralen lassen sich problemlos in Weichteile oder Knochen einbringen (z. B. Kolpo- oder Hysteropexie).

Der **Endo-GIA®** (Abb. 2-34) ist ein automatisches Laparoskopie-Klammer-Schneide-Instrument. Das in seinen Branchen abgeklemmte und so fixierte Gewebe wird geschnitten und gleichzeitig auf beiden Schnittseiten durch Titanklammern reperitonealisiert. Sein Einsatz beschränkt sich im wesentlichen – allein schon aus Kostengründen – auf die laparoskopisch assistierte Hysterektomie und Adnexektomie, wo der Zeitgewinn ein wesentlicher Vorteil ist.

Bei der endoskopischen Darmresektion ist dieses Gerät unabdingbar. Zusätzlich wird dann zur Ausführung einer Darmanastomose der Klammerapparat Premium Plus CEEA 31 notwendig (Abb. 2-35).

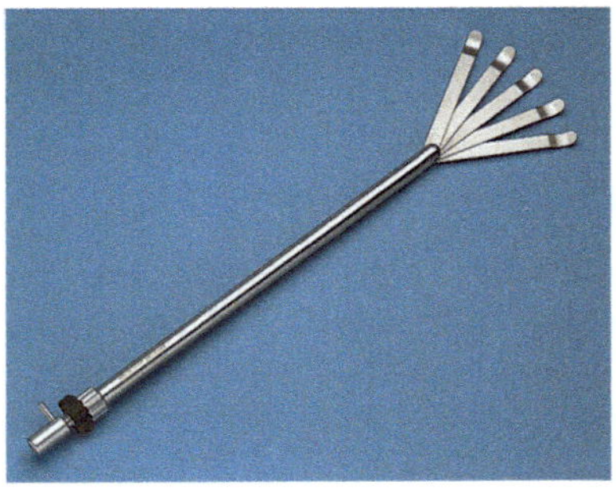

Abb. 2-30 Darmretraktor (Fa. Storz)

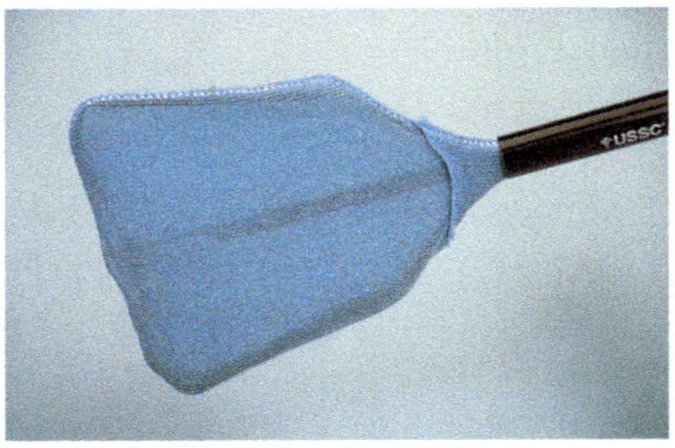

Abb. 2-31 Darmretraktor (Fa. Autosuture)

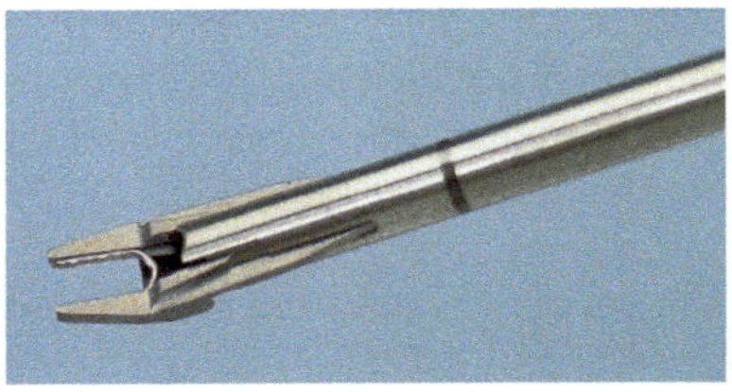

Abb. 2-32 Endoclip II, 10 mm ML (Fa. Autosuture)

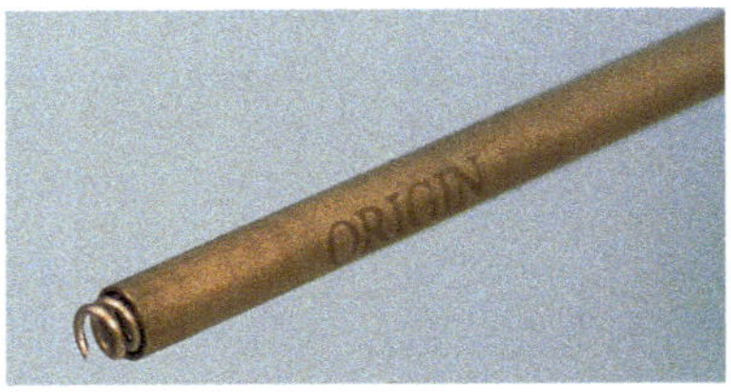

Abb. 2-33 Origin Tucker, 5-mm-Spiralschrauben (Fa. Braun)

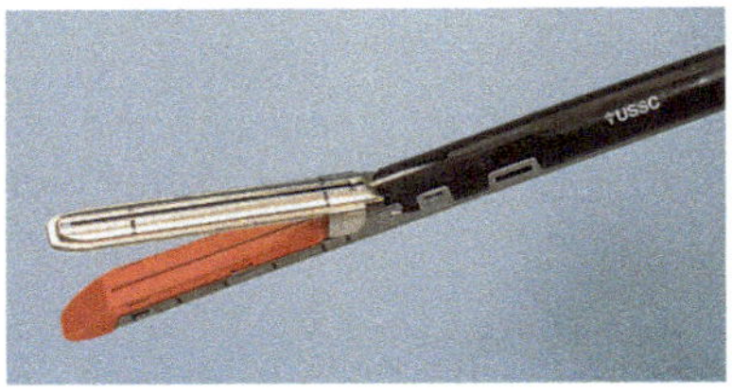

Abb. 2-34 Endo-GIA® II, 12 mm (Fa. Autosuture)

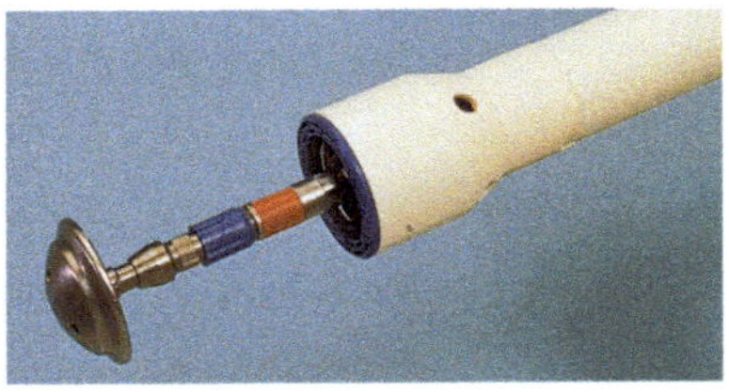

Abb. 2-35 Premium Plus CEEA 31 für Darmanastomosen (Fa. Autosuture)

6.5 Darm- und Scheidenwandmanipulatoren

Sie werden zum Darstellen der Scheide (Kolpopexie) oder des Rektums (Douglas-Endometriose) eingesetzt (Abb. 2-36).

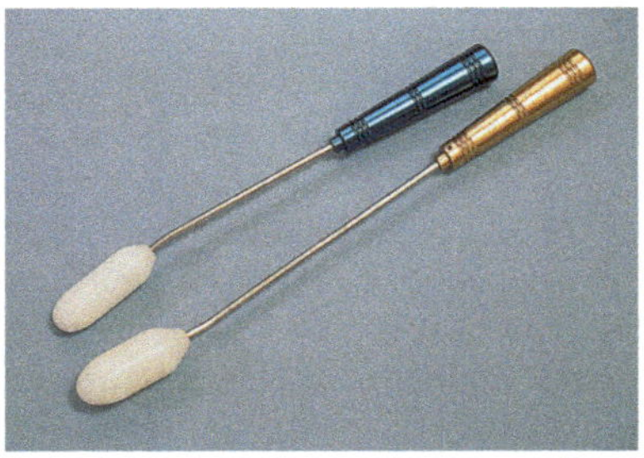

Abb. 2-36 Darm- und Scheidenmanipulatoren

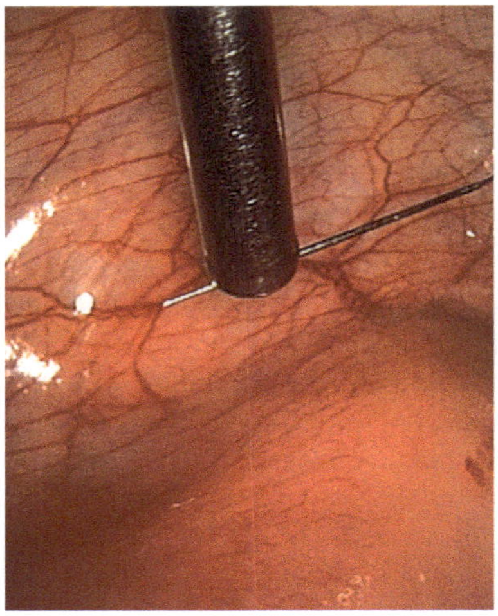

Abb. 2-37 Magnetstab mit Nadel

6.6 Magnetstab

Sollte es im Rahmen des endoskopischen Nähens zu einem Abreißen oder Verlust der Nadel kommen, so steht der Operateur häufig vor einem großen Problem: Die Bergung einer Nadel erweist sich als schwierig, da sie durch den dünnen Kanal des Zweiteinstichs (5–10 mm) erfolgen muß. In den meisten Fällen gelingt die Bergung durch Nachfassen mit dem Nadelhalter. Gelegentlich – besonders wenn die Nadel direkt am Darm oder großen Gefäßen liegt – ist die Verwendung eines sog. Magnetstabs (Abb. 2-37) äußerst hilfreich. Sobald sich die Nadel wieder in ungefährdeteren Regionen befindet, kann sie entweder mit dem Magnetstab geborgen oder erneut gefaßt und dann geborgen werden.

■ Bei der Bergung sollte besonders darauf geachtet werden, daß die Nadel nicht unter Spannung gesetzt wird und erneut verlorengeht. Sollte die Nadel nicht mehr auffindbar sein, empfiehlt sich die Durchführung einer intraoperativen Röntgenaufnahme zu ihrer Lokalisierung. Es sind Fälle beschrieben, bei denen die Nadel in der Milzloge geortet wurde.

6.7 Spezielles Zusatzinstrumentarium

6.7.1 Fibrinkleber (Tissucol® Immuno)

Große Peritonealdefekte können zur Adhäsionsprophylaxe mit Fibrinkleber abgedeckt werden. Die Prophylaxe beruht auf dem Prinzip, glatte Wundoberflächen zu schaffen und Gewebeanlagerungen zu verhindern, da sonst Verwachsungen entstehen können. Mit Hilfe von Fibrinkleber können Wundhöhlen, wie sie bei der Entfernung von großen intraligamentären Myomen oder bei der Entfernung von großen Ovarialzysten entstehen, verschlossen werden. In den meisten Fällen ist dies jedoch nicht notwendig. Aus Kostengründen ist die Verwendung von Fibrinkleber in den letzten Jahren deutlich reduziert und auf wenige Indikationen beschränkt worden.

6.7.2 Interceed® TC7, Johnson & Johnson

Dieses Produkt dient als Adhäsionsprophylaxe zur Abdeckung größerer Wundflächen (Peritoneum, Serosa des Uterus, Ovar). Die Anwendung beschränkt sich – z. T. wegen der hohen Kosten – auf wenige Eingriffe wie z. B. die Defektabdeckung am Uterus nach Enukleation eines großen intramuralen Myoms mit anschließender Anlage einer Adaptationsnaht oder die Abdeckung eines großen Peritonealdefekts nach ausgiebiger Endometriosevaporisation/-koagulation. Hierdurch wird die Wundfläche separiert und vor Verklebung mit benachbartem Gewebe oder dem Darm geschützt. Nach sechs Wochen löst sich das Gewebe auf und wird enzymatisch abgebaut. Diese Zeit ist für eine Reparation und Erholung des Defekts ausreichend.

6.8 Bauchdeckenspreizer

Zum Bergen größerer Teile bzw. ganzer Organe müssen die 5- oder 10-mm-Hautinzisionen erweitert werden. Sehr hilfreich dabei ist ein Bauchdeckenspreizer, der über die eingeführte Trokarhülse durch die Bauchdecke geschoben werden kann. Durch Spreizen der drei Branchen wird die Inzision entsprechend erweitert (Abb. 2-38).

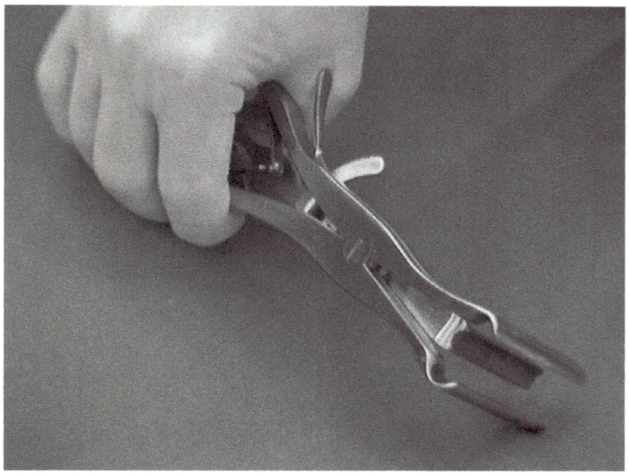

Abb. 2-38 Bauchdeckenspreizer

7 Neuentwicklungen

7.1 Multifunktionsinstrumentarium

Eine zunehmende Integration und wechselseitige Abhängigkeit von Medizin und Medizintechnik zeichnet sich besonders in den operativen Fachgebieten ab. Je komplexer die endoskopischen Operationsverfahren werden, um so umfassender muß das Spektrum der verfügbaren Techniken sein. Multifunktionalität, Miniaturisierung, Erhöhung der Freiheitsgrade des Instrumentenhandlings, taktiles Feedback und Schnittstellenkompatibilität von endoskopischen Energie-, Stoff- und Informationsflüssen sind grundsätzliche Ziele der notwendigen Weiterentwicklung. Der endoskopisch arbeitende Chirurg muß ohne Zeit- oder Blickkontaktverlust zum Operationsareal auf die Palette der benötigten Instrumente zurückgreifen können. Das Spektrum reicht dabei von athermischen bis hin zu allen notwendigen thermischen Präparationstechniken. Diese sollten elektronisch aktivierbar und steuerbar sein. Unter diesen Gesichtspunkten wurde ein Multifunktionsinstrument entwickelt, das im wesentlichen diesen Ansprüchen gerecht wird. Damit kann bei ausgewählten laparoskopischen Einsätzen eine Zeitersparnis erreicht werden.

Durch Weiterentwicklungen auf dem Gebiet der Mikromechanik sind in absehbarer Zukunft noch einige Neuerungen zu erwarten, die zu einer wesentlichen Erleichterung und Vereinfachung der operativen Endoskopie führen. Der Einsatz von Mikroprozessoren wird es dem Operateur ermöglichen, ein taktiles Gefühl für das Gewebe wie bei der Laparotomie zu entwickeln. Erste Instrumente sind schon in der Erprobung und versprechen eine Innovation in der Endoskopie.

3

Durchführung und Komplikationen der Laparoskopie

J. Hucke und R. L. Campo

1 Lagerung und Desinfektion der Patientin

Die Patientin wird für die Laparoskopie in Steinschnittlagerung (Lithotomieposition) gebracht, so daß während der Operation von kaudal freier Zugang zu Scheide und Rektum gegeben ist. Zur Erhaltung des sakro-iliakalen Winkels muß dafür gesorgt werden, daß sich die Hüften in neutraler Position befinden. Die Flexion der Kniegelenke, ein unter die Schultern gelegtes Keilkissen oder eventuell die Anlage von Schulterstützen sichern die Position der Patientin auf dem Operationstisch bei der Kopftieflagerung. Es ist ratsam, beide Arme parallel zur Körperachse anzulagern, damit Operateur und Assistent, die während des Eingriffs im Bereich des Oberkörpers neben der Patientin stehen, nicht durch einen ausgelagerten Arm bei der Arbeit beeinträchtigt werden. Der Anästhesist muß dann Verlängerungssysteme im Bereich der venösen Zugänge anbringen und die Blutdruckmanschette positionsgerecht fixieren. Bei adipösen Patientinnen kann letzteres zuweilen Schwierigkeiten bereiten. Abdeckung und Hautdesinfektion erfolgen in gleichem Umfang wie bei einem abdominal-chirurgischen Eingriff per Laparotomie.

1.1 Komplikationen

1.1.1 Drucknekrosen

Die zunehmende Erweiterung laparoskopischer Eingriffe hat zum Teil mehrstündige Operationszeiten zur Folge. Bei der gekippten Steinschnittlagerung sind besonders der Kreuzbeinbereich, die Waden und der Schulterblattbereich erhöhtem Druck ausgesetzt. Aufgrund gestörter Blutzirkulation mit mangelnder Sauerstoffversorgung der betroffenen Geweberegionen kann eine sekundäre Gewebenekrose wie beim Dekubitus resultieren. Die Läsionen werden meist schon am ersten postoperativen Tag erkannt und ähneln in Aussehen und Verlauf der Nekrosebildung und Geweberegeneration nach Verbrennungen (Abb. 3-1 a und b). Sie werden daher zuweilen fälschlicherweise mit strombedingten Läsionen verwechselt.

Vorbeugung

Bei lang andauernden laparoskopischen Eingriffen muß für eine adäquate Unterpolsterung der Hauptauflageregionen, z. B. mittels Restonkissen (Firma 3M), gesorgt werden.

1.1.2 Nervenläsionen

Oft ist es üblich, den dem Operateur abgewandten Arm für die Infusion zu nutzen und vom Körper abgewinkelt zu lagern. Bei Hyperextension eines Armes kann es zu Läsionen des Plexus brachialis mit sensorischen und motorischen Störungen kommen. Bei nicht sachgerechter Fixation des Armes kann er im Rahmen der Kopftiefkippung der Patientin verrutschen oder sogar herabfallen mit der möglichen Folge einer neurologischen Schädigung. Meist wird der dem Operateur gegenüberstehende Assistent durch die seitliche Ablagerung des Armes behindert und kann möglicherweise durch Aufstützen auf den Arm während des Eingriffs ebenfalls eine Nervenschädigung bewirken.

Häufig werden Schulterstützen verwendet, um bei der Kopftieflagerung ein Herabgleiten der Patientin vom Operationstisch zu vermeiden. Auch hierbei kann es bei nicht adäquater Polsterung der Schulterstützen durch Druck zu Nervenläsionen im Schulter-Armbereich kommen.

Schädigungen des N. ischiadicus können besonders dann auftreten, wenn beide Beine nicht auf die gleiche, korrekte Weise in den Beinstützen gelagert werden. Der N. femoralis kann bei extremer Flexion, Abduktion und lateraler Rotation der Hüftgelenke überlastet

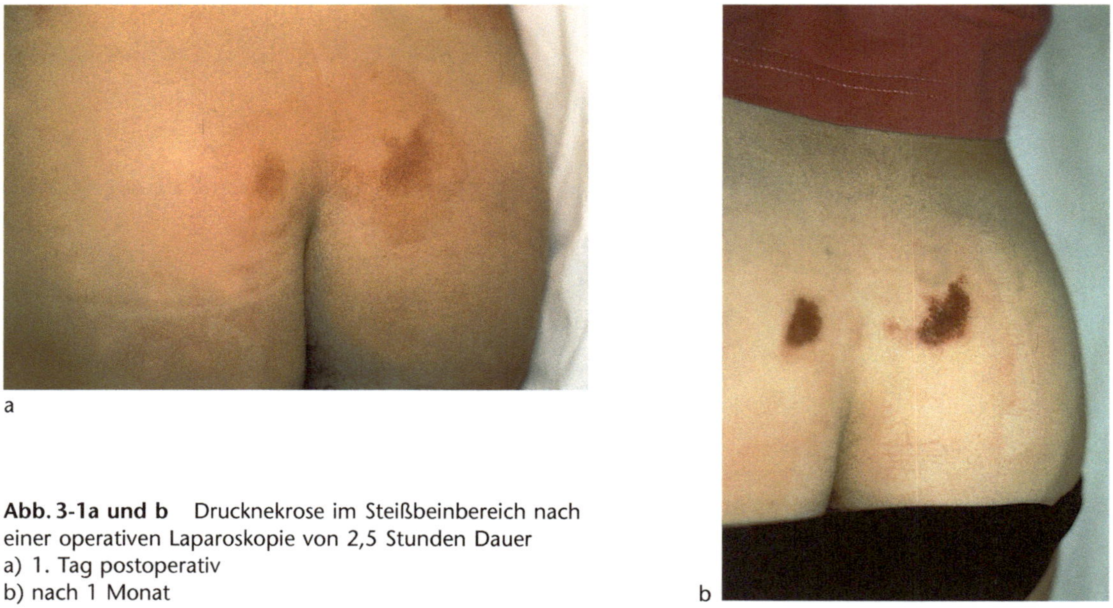

a

b

Abb. 3-1a und b Drucknekrose im Steißbeinbereich nach einer operativen Laparoskopie von 2,5 Stunden Dauer
a) 1. Tag postoperativ
b) nach 1 Monat

werden. Weiterhin kann bei Überstreckung der Hüftgelenke eine Dehnungsschädigung des N. genitofemoralis mit der Folge sensibler Ausfälle im Bereich der Oberschenkelinnenseite und der Genitalregion resultieren. Durch Druck auf den Fibulakopf in den Beinhaltern kann eine Beeinträchtigung des N. peroneus hervorgerufen werden.

Vorbeugung

Es ist anzuraten, beide Arme parallel zum Körper der Patientin zu lagern. Hierbei ist darauf zu achten, daß die Hände der Patientin, die bei vielen Modellen von OP-Tischen direkt neben dem Ansatz der Beinhalterungen zu liegen kommen und die nach Abdeckung mit Tüchern nicht mehr sichtbar sind, bei Kippbewegungen der Beinhalterungen nicht gequetscht werden können.

Schulterstützen sollten nicht einseitig angebracht werden. Prinzipiell müssen die Schulterstützen unterpolstert werden. Nach eigener Erfahrung können Schulterstützen generell vermieden werden, da die Patientin durch die angewinkelte Unterschenkelpositionierung ohnehin auf dem Operationstisch gehalten wird. Eine zusätzliche Sicherung kann die Unterpolsterung der Schulter-Nackenregion mit einem speziellen Keilkissen bieten.

Insgesamt ist für eine adäquate Unterpolsterung sensibler Regionen, wie z. B. der des Peroneusköpfchens, für eine fachgerechte Lagerung der Patientin in der Lithotomieposition bei Beginn des Eingriffs und für die Vermeidung von extremen Lagerungssituationen zu sorgen. Falls der Lagerungswinkel während der Operation verändert wird, muß dies vorsichtig erfolgen.

Prognose

Die Prognose der lagerungsbedingten Nervenläsionen ist in der Regel gut. Mit einer Restitutio ad integrum ist – je nach Ausprägung der Beeinträchtigung – innerhalb von wenigen Tagen bis, vor allem bei sensiblen Ausfällen, einigen Monaten zu rechnen.

1.1.3 Verbrennungen

Beim Einsatz monopolarer Stromtechnik ist auf die korrekte Applikation der Neutralelektrode meist am Oberschenkel der Patientin zu achten. Sie muß mit ihrer langen Kante im rechten Winkel zum Bein angelegt werden, damit eine möglichst breitflächige Verteilung der Stromintensität beim Auftreffen gewährleistet ist. Weiterhin ist bei der Hautdesinfektion darauf zu achten, daß die Neutralelektrode trocken bleibt und keine Desinfektionsflüssigkeit unter den Rücken der Patientin läuft, damit nicht durch feuchte Zellen Stromflußkonzentrationen zwischen Oberschenkelhaut und Neutralelektrode oder Rücken und leitenden Teilen des Operationstisches mit der möglichen Folge zu großer Erhitzung und damit Verbrennung hervorgerufen werden können. Die Patientin darf keinen Kontakt mit leitenden Teilen außerhalb des OP-Tisches haben.

- Schulterregion, Kreuzbeinbereich und Waden sind bei der gekippten Steinschnittlagerung besonders hohem Auflagedruck ausgesetzt. Zur Vorbeugung von Drucknekrosen muß auf eine adäquate Unterpolsterung dieser Körperregionen geachtet werden.
- Nervenläsionen resultieren meist aus zu starker Auslagerung des Armes, zu starker Flexion und Außenrotation der Hüften, Druck auf die Schultern oder auf das Fibulaköpfchen. Eine Anlagerung beider Arme parallel zur Körperachse ist zu bevorzugen. Die Beine müssen symmetrisch und entspannt in den Beinhaltern gelagert und das Fibulaköpfchen unterpolstert werden. Schulterstützen sind entbehrlich bzw. müssen, falls auf ihre Verwendung Wert gelegt wird, ausreichend gepolstert werden. Ein Keilkissen im Schulter-Rückenbereich kann eine zusätzliche Hilfe zur Sicherung der Position der Patientin auf dem OP-Tisch sein.

2 Anlegen des Zugangs zur Bauchhöhle

2.1 Anlage des Pneumoperitoneums

Die Patientin liegt noch in horizontaler Lagerung. Nach spezieller Desinfektion der Nabelgrube erfolgt je nach Konfiguration und Tiefe des Nabels eine sagittal oder quer verlaufende Inzision in der Nabelgrube, die der Größe des gewählten Optiktrokars entsprechen sollte. Meist ist der sagittale Hautschnitt zu bevorzugen, da er kosmetisch besser verheilt. Der quere Hautschnitt kann bei flachem Nabel bzw. bereits vorhandener horizontaler Falte des unteren Nabelgrubenanteils günstiger sein. **Es ist darauf zu achten, die Stichinzision nicht zu tief vorzunehmen,** da bei sehr schlanken Patientinnen die gesamte Bauchdecke mit dem Skalpell durchstoßen werden kann, so daß Darm und große Gefäße gefährdet sind! Bei der Längsinzision der Nabelgrube sollte daher die Klinge des Skalpells immer deckenwärts gerichtet sein und das Skalpell selbst in einem Winkel von etwa 30 Grad zur Bauchdecke gehalten werden (Abb. 3-2a und b).

Die Verres-Kanüle wird auf die Funktionsfähigkeit ihres Schnappmechanismus und ihre freie Durchgängigkeit überprüft. Der auf der linken Seite der Patientin stehende rechtshändige Operateur hebt mit seiner linken Hand die Bauchdecke median unterhalb des Nabels maximal an und sticht mit der Verres-Nadel im Winkel von 45 Grad in Richtung des kleinen Beckens ein. Alternativ kann der Operateur die Bauchdecke links-lateral unterhalb des Nabels anheben bei gleichzeitiger Unterstützung durch den Assistenten, der die Bauchdecke rechts unterhalb des Nabels anhebt.

Die Verres-Nadel wird wie ein Kugelschreiber mit den drei ersten Fingern der rechten Hand derart gefaßt, daß der Schnappmechanismus nicht behindert wird und die führende Hand links-lateral oberhalb der Nabelgrube auf der Bauchdecke der Patientin aufliegt, damit einerseits der Druck auf die Verres-Nadel gezielt ausgeübt werden kann und andererseits die Verres-Nadel nach Einführen in die Bauchhöhle nicht plötzlich unnötig tief in den Bauchraum vordringt (Abb. 3-3a und b). Einige Operateure bevorzugen hierbei, die Verres-Nadel etwa in der Mitte des Schaftes (Abb. 3-3c), andere, sie an ihrem Ende zu halten. Bei Patientinnen, bei denen schon einmal eine Laparoskopie durchgeführt wurde, kann das Gewebe unterhalb der Nabelgrube verhärtet und hierdurch schwieriger passierbar sein. In diesen Fällen kann es hilfreich sein, die Verres-Kanüle und später den Optiktrokar zunächst subkutan 1–2 cm parallel zur Haut nach kaudal vorzuschieben und erst danach eine Kippung in Richtung des kleinen Beckens durchzuführen, so daß

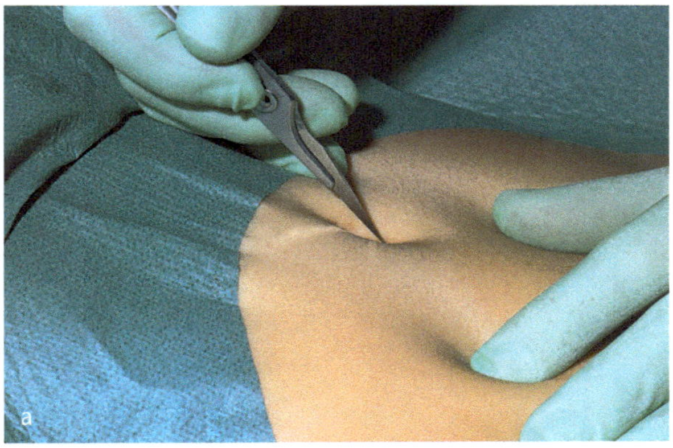

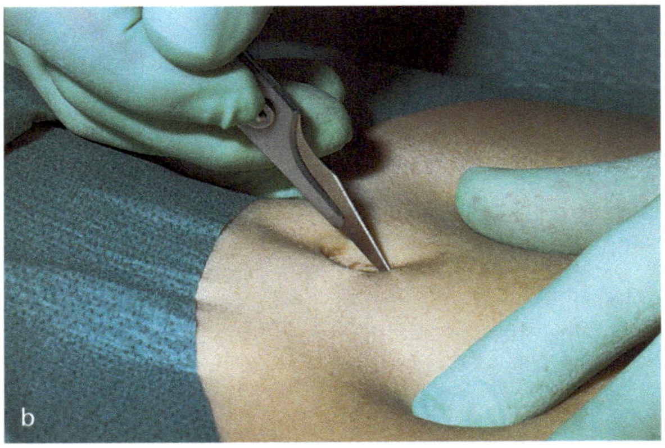

Abb. 3-2a und b Haltung des Skalpells
a) bei der umbilikalen Hautinzision
b) Die Stichinzision wird nur im Hautniveau durchgeführt, um bei schlanken Patientinnen nicht die gesamte Bauchdecke zu durchstoßen.

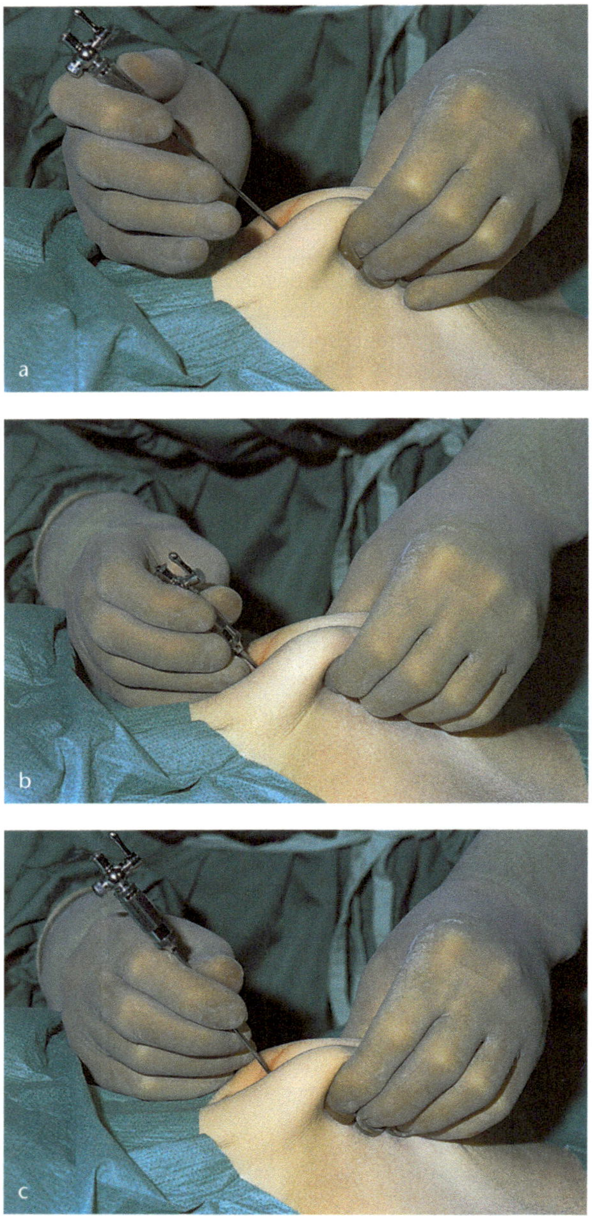

Abb. 3-3a bis c Transumbilikaler Einstich mit der Verres-Nadel

a und b) Die Verres-Nadel wird an ihrem Ende gefaßt. Dabei liegt die Führungshand des Operateurs der Bauchdecke an. Dann wird die Nadel unter maximalem Anheben der Bauchdecke mit der anderen Hand im Winkel von 45 Grad ruckartig in die Bauchhöhle vorgeschoben.

c) alternative Variante bei sehr schlanken Patientinnen: Fassen der Verres-Nadel in der Mitte des Schaftes.

man unterhalb des narbig veränderten Gewebes leichter einsticht.

Während des Durchdringens der Bauchdecke ist ein zweimaliges Schnappen der Verres-Nadel bei Passage der Muskelfaszie und des Peritoneums zu registrieren. Je häufiger eine Verres-Nadel verwendet wird, um so eher ist zu erwarten, daß sie stumpf wird und das Durchdringen der Bauchdecke mehr Kraftaufwand erfordert.

- Im Handel sind Verres-Einmalnadeln erhältlich, die sich durch eine extreme Schärfe auszeichnen. Der hiermit nicht vertraute Operateur kann beim erstmaligen Einsatz dieser Instrumente von dem extrem leichten Passieren der Bauchdecke überrascht werden und möglicherweise zu tief einstechen!
- Die Bewegung beim Einstechen der Verres-Nadel erfolgt rein aus dem Handgelenk. Die Verres-Nadel sollte primär nicht mit dem Insufflationsschlauch verbunden sein und das Ventil geöffnet sein, damit im seltenen Fall einer Gefäß- oder Darmverletzung der Austritt von Blut aus der geöffneten Verres-Kanüle oder ein kotiger Geruch wahrgenommen werden kann.

Nach Einführen der Verres-Nadel kann der Injektions-Aspirationstest durchgeführt werden. Eine zur Hälfte mit Kochsalz gefüllte 20-ml-Spritze wird auf die Verres-Kanüle aufgesetzt, und zunächst wird aspiriert. Hierbei soll ausgeschlossen werden, daß Blut oder Darminhalt gewonnen werden kann. Danach wird die Kochsalzlösung injiziert, wobei bei korrekter Lage der Nadel ein leichtes Einspritzen ohne Widerstand möglich sein soll. Danach wird erneut aspiriert. Liegt die Nadel frei in der Peritonealhöhle, so kann die zuvor injizierte Flüssigkeit nicht mehr reaspiriert werden, bzw. es treten eventuell einige Gasblasen in die Spritze über. Liegt die Nadel innerhalb von Adhäsionen oder innerhalb der Bauchdecke, so hat sich beim Einspritzen der Flüssigkeit ein Reservoir gebildet, das nun reaspiriert wird.
Anschließend wird der Schlauch des Insufflationsgerätes angeschlossen. Durch erneuten Zug an der Bauchdecke des Unterbauchs zeigt das noch nicht aktivierte Insufflationsgerät bei freier Lage der Verres-Nadel in der Bauchhöhle kurzfristig einen negativen Druck von minus 2–3 mmHg als Ausdruck des entstehenden Sogs an.
Nach Anschalten des Insufflators erfolgt bei den meisten Geräten eine stoßweise Insufflation des Kohlendioxids mit Messen des intraabdominellen Drucks während der Insufflationspausen. Der hierbei festgestellte Druck sollte primär unter 5 mmHg liegen. Bei höheren Druckwerten ist davon auszugehen, daß die Verres-Nadel möglicherweise dem Netz oder Darmschlingen anliegt oder sich noch innerhalb der Bauch-

decke befindet. Unter Fortführung der Insufflation wird mit der rechten Hand die Nadel vorsichtig Stück für Stück einige Millimeter bis Zentimeter zurückgezogen, während mit der linken Hand die Bauchdecke angehoben wird und eventuell eine vorsichtig rüttelnde Bewegung ausgeführt wird. Falls die Verres-Nadel vorher am Netz angelegen hat oder im Netz saß, so wird durch plötzlichen Abfall des Drucks am Insufflationsgerät die korrekte Lage in der freien Bauchhöhle erkennbar. Wenn der Druck weiterhin nicht absinkt, muß die Verres-Nadel komplett extrahiert und anschließend neu eingestochen werden.
„Rührende“ Bewegungen mit Achsenkippungen der Verres-Nadel sollten auf keinen Fall durchgeführt werden, da auf diese Weise bei falscher Lage innerhalb eines Hohlorgans ausgedehnte Wandzerreißungen dieses Organs resultieren können. Bevor die Verres-Nadel ein zweites Mal eingestochen wird, sollte der Operateur sich überzeugen, daß die Öffnung der Spitze frei durchgängig ist und sich hier nicht z. B. Fettgewebe verfangen hat, welches durch Verstopfung der Nadel einen falsch hohen Insufflationsdruck bedingt. Hierzu wird die Verres-Nadel außerhalb der Bauchhöhle mit dem Insufflationsschlauch konnektiert und sichergestellt, daß der in den Insufflationspausen gemessene Druck 0 mmHg beträgt. Bei höheren Druckwerten sollten Gewebe in der Nadelspitze, Verlegung der Nadelöffnung durch die äußere Hülle bei nicht richtig zusammengeschraubter Nadel, Abknickungen des Schlauchsystems und Abdrücken des Schlauches (Cave: jemand steht versehentlich auf dem Insufflationsschlauch!) ausgeschlossen werden.

- Bei der Hautinzision in der Nabelgrube ist darauf zu achten, nur oberflächlich zu schneiden, da mit tiefer Schnittführung bei schlanken Patientinnen die komplette Bauchdecke durchstochen werden kann, wodurch Darm und retroperitoneale Gefäße verletzungsgefährdet sind.
- Die Verres-Nadel wird im Winkel von 45 Grad unter maximaler Elevation der Bauchdecke in Richtung des kleinen Beckens eingestochen. Hierbei zeigt im Idealfall ein zweimaliges Klicken des Schnappmechanismus das Durchdringen von Muskelfaszie und Peritoneum an.
- Die Hand des Operateurs liegt beim Einstechen der Verres-Nadel der Bauchdecke der Patientin an. Die Kraft des Einstichs kommt lediglich aus dem Handgelenk.
- Die korrekte intraperitoneale Lage der Nadel wird durch den Injektions-Aspirationstest und die Beobachtung eines primär niedrigen Drucks am Insufflationsgerät bzw. Negativierung des Drucks bei Anheben der Bauchdecke verifiziert.
- Bei fehlender Insufflation aufgrund zu hohen Drucks dürfen Lagekorrekturen der Verres-Nadel nur in retrograder Richtung, nicht durch „rührende“ Bewegungen oder weiteres Vorschieben erfolgen.
- Vor einem wiederholten Einstechen der Verres-Nadel sollte noch einmal in Ruhestellung außerhalb der Bauchhöhle die freie Durchgängigkeit von Insufflationsschlauch und Nadel verifiziert werden. Bei Druckwerten > 0 mmHg sind Schlauch und Nadel auf mögliche Verstopfungen bzw. Abknickungen zu überprüfen.

2.2 Einführen des primären Trokars

Bei korrekter intraabdomineller Lage der Verres-Nadel werden je nach Konstitution der Patientin 2–3 l CO_2 insuffliert. Die gleichmäßige Verteilung innerhalb der Bauchhöhle wird durch Perkussion aller vier Quadranten des Abdomens überprüft. Es ist nicht sinnvoll, übermäßig viel CO_2 in die Bauchhöhle zu insufflieren, da das Fassen und Anheben der Bauchdecke bei sehr praller Vorwölbung unnötig erschwert ist.

Nach Registrieren eines ausreichend tympanischen Klopfschalls und Erkennen einer Vorwölbung der Bauchdecken wird die Verres-Nadel extrahiert. Die Bauchdecke des Unterbauchs wird mit der linken Hand bzw. von Operateur und Assistent gemeinsam wie bei der Insertion der Verres-Nadel zwischen Symphyse und Nabelgrube erneut maximal eleviert, und der Trokar wird in gleicher Richtung wie zuvor die Verres-Nadel in die Bauchhöhle eingeführt. Hierbei umgreift der Operateur den Trokar mit der ganzen Hand, das distale Ende des Trokardorns ruht auf dem Daumenballen als Widerlager, und der Zeigefinger wird gestreckt auf die Bauchdecke oberhalb der Nabelgrube aufgesetzt, um ein zu rasches Durchstoßen der Bauchdecken zu verhindern. Mit raschen schraubenförmigen Bewegungen wird der Trokar unter dosierter Kraftaufwendung gezielt in die Bauchhöhle eingedreht (Abb. 3-4 a bis d). Das Erreichen der Bauchhöhle wird durch zischenden Gasaustritt aus dem Trokarende erkennbar, wobei bei Trokaren, deren Innendorn hohl ist, der Daumenballen etwas vom Trokarende abgehoben werden muß. Der Dorn des Trokars wird entfernt und der Gasinsufflationsschlauch an den Trokar angeschlossen. Die Optik wird sofort in die Bauchhöhle eingeführt, und es erfolgt zunächst eine kurze, aber gründliche Inspektion des unterhalb des Nabels lokalisierten Gewebes. Hierbei ist auf mögliche Verletzungen des Omentum majus, des Darmkonvoluts und auf eine retroperitoneale Vorwölbung bzw. Blut-

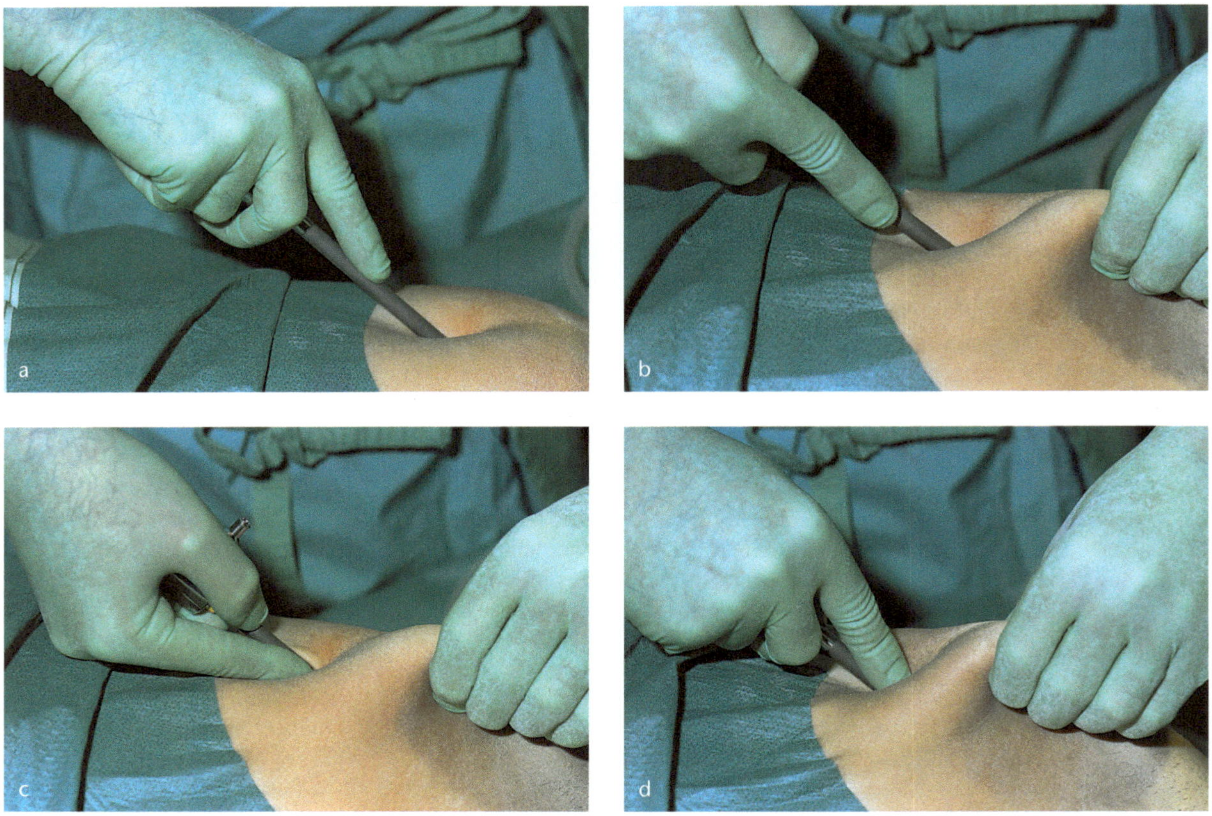

Abb. 3-4a bis d Transumbilikales Einführen des Trokars
Der Trokar wird mit der ganzen Hand umfaßt. Das Ende des Trokardorns ruht auf dem Daumenballen, und der Zeigefinger stützt sich als Widerlager auf der Bauchdecke ab. Unter raschen, schraubenförmigen Bewegungen wird der Trokar in die Bauchhöhle eingebracht.

ansammlung als Zeichen einer möglichen Verletzung großer Gefäße zu achten. Erst nachdem sich der Operateur vergewissert hat, daß keine intraabdominelle oder retroperitoneale Läsion gesetzt wurde, erfolgt die Kopftieflagerung der Patientin.

Einige angloamerikanische Operateure bevorzugen eine andere Technik: Die Bauchhöhle wird bis zu einem Druck von 25–30 mmHg maximal mit CO_2 gefüllt, so daß die Bauchdecke sich prall vorwölbt. Anschließend wird einhändig ein kurzer, scharfkantiger Einmaltrokar mit integriertem Schraubgewinde, aber ohne „Sicherheitsschild" (Fa. Apple), unter schraubenförmigen Bewegungen senkrecht durch die Bauchdecke in die Bauchhöhle eingeführt, ohne daß die Bauchdecke zusätzlich mit der anderen Hand oder durch einen Assistenten eleviert wird. Das Trokarende wird mit dem Daumenballen des Operateurs geführt, und der Zeigefinger liegt dem Trokarschaft 1 cm oberhalb der Spitze an. Auf diese Weise soll ein ruckartiges, unkontrolliertes Hineingleiten des Trokars in die Bauchhöhle verhindert werden. Nach Erreichen der Bauchhöhle wird dann der intraabdominelle Druck wieder auf Werte von 10–12 mmHg reduziert.

Ein Vorteil dieser Technik soll sein, daß die Bauchdecke gerade im Bereich der Nabelgrube am dünnsten ist, daß das Peritoneum hier fixiert ist und sich somit nicht zeltartig vorwölben kann. Ein weiterer Vorteil besteht laut den Befürwortern dieser Technik darin, daß bei Einsatz dieser kurzen Trokare, die auch bei adipösen Patientinnen in dieser Lokalisation einsetzbar sein sollen, gerade weibliche Operateure mit kleinen Händen das schützende Umfassen des gesamten Trokars ausführen können und auf das kraftaufwendige Anheben der Bauchdecke im Unterbauch verzichten können.
Es muß aber auch auf die Risiken dieser Technik hingewiesen werden: Der hohe intraabdominelle Druck kann negative Auswirkungen auf Ventilation und

venösen Rückstrom haben und erscheint bei älteren Patientinnen bzw. solchen, deren Herz-Kreislaufsystem zusätzlich beeinträchtigt ist, nicht ungefährlich. Außerdem zielt die senkrechte Stichrichtung genau auf Aorta und V. cava. Die Befürworter der Methode argumentieren, daß die Distanz zwischen Bauchwand und großen Gefäßen durch den hohen intraabdominellen Druck so groß sei, daß keine Gefäßverletzung eintrete. Bisher liegen nur begrenzte Erfahrungen von laparoskopisch sehr versierten Operateuren mit dieser Technik vor. Es ist nicht bekannt, wie häufig Komplikationen hiermit eintreten bzw. wie häufig sie bei Anwendung durch ungeübte Operateure sein werden. Eine allgemeine Anwendungsempfehlung kann daher zur Zeit nicht gegeben werden.

- Die gleichmäßige Verteilung des CO_2 innerhalb der freien Bauchhöhle wird durch Perkussion aller vier Quadranten des Abdomens verifiziert. Die Entscheidung zur Beendigung der Insufflation und zum Einführen des Trokars richtet sich individuell nach der Konstitution der Patientin und nicht nach einer fest vorgegebenen Insufflationsmenge.
- Übermäßige Insufflation erschwert das Fassen und Anheben der Bauchdecken.
- Das Einführen des ersten Trokars erfolgt in 45-Grad-Richtung auf das kleine Becken unter maximaler Elevation der Bauchdecke mit kontrolliert schraubenden Bewegungen. Der Zeigefinger der den Trokar führenden Hand liegt hierbei der Bauchdecke in ausgestreckter Haltung auf, um als Widerlager zu dienen und ein zu plötzliches, ruckartiges Vordringen des Trokars auszuschließen.
- Nach Einführen der Optik erfolgt grundsätzlich zunächst eine kurze, aber umfassende Inspektion des Bauchraums unterhalb der Einstichstelle, um Verletzungen innerer Organe auszuschließen.

2.3 Komplikationen bei Anlage des Pneumoperitoneums und beim Einführen des ersten Trokars

Die berichteten Komplikationen der Laparoskopie resultieren hauptsächlich aus der im Unterschied zur Laparotomie speziellen Technik des zunächst blinden Zugangs zur Bauchhöhle. Fehlplazierungen der Verres-Nadel und des ersten Trokars sind möglich in Form einer präperitonealen Plazierung, einer Punktion des Darms, des Magens oder der Aorta, der V. cava oder iliakaler Gefäße.

2.3.1 Präperitoneale Insufflation

Die häufigste und geringfügigste Komplikation ist die präperitoneale Insufflation. Je nach Sitz der Verres-Nadel kann es zur Ausbildung eines subkutan oder subfaszial präperitonealen Emphysems kommen, wobei sich das Peritoneum vom hinteren Rektusblatt abhebt und zur Bauchhöhle hin vorwölbt. Ein weiterer Versuch der korrekten Anlage eines Pneumoperitoneums kann hierdurch erschwert sein.

Diagnose

Die präperitoneale Lage der Verres-Nadel ist erkennbar am fehlenden zweimaligen Schnappen, eventuell an der Reaspiration von Flüssigkeit beim Injektions-Aspirationstest, am erhöhten Insufflationswiderstand und am primär scheinbar erhöhten intraabdominellen Druck (>5 mmHg). Wird die Insufflation präperitoneal fortgesetzt, so ist in der Folgezeit der fehlende tympanische Perkussionsschall über den vier Quadranten des Abdomens ein Hinweis auf die nicht korrekt intraabdominelle Insufflation. Wenn nur die Unterbauchregion perkutiert wird, kann eventuell ein pseudotympanischer Klopfschall ausgelöst werden.
Bei subkutaner Insufflation kann ein Emphysem auftreten, das sich über die Thoraxvorderwand bis zum Hals und Gesicht ausbreiten kann. Durch Palpation kann eventuell eine Gaskrepitation der Haut festgestellt werden. Ein subfaszial-präperitoneales Emphysem wird letztlich erst dann ersichtlich, wenn das Laparoskop korrekt eingeführt wird und die Abhebung des Peritoneums mit Vordrängen in den Bauchraum optisch erkannt werden kann.

Behandlung

Bei vermuteter falscher Lage der Verres-Nadel sollte diese unter Fortführen der Insufflation langsam zurückgezogen werden. Kommt es hierbei zum plötzlichen Absinken des Insufflationsdrucks, so lag die Verres-Nadel wahrscheinlich dem Netz an. Differentialdiagnostisch muß allerdings auch eine intraluminale Insufflation in Magen oder Darm in Betracht gezogen und nach Einführen des Laparoskops ausgeschlossen werden. Kommt es auch beim Rückzug der Nadel nicht zu einem Abfall des gemessenen Drucks, so muß die Verres-Nadel komplett entfernt werden. Vor einem erneuten Wiedereinführen sollte die freie Durchgängigkeit getestet werden, da gelegentlich kleine Fettgewebsreste, die sich in der Nadelspitze verfangen, einen falsch hohen Insufflationsdruck vortäuschen können. Im Anschluß erfolgt das erneute Einstechen der Verres-Nadel wie oben beschrieben. Ist bereits ein Bauchdeckenemphysem erzeugt worden, so sollte die Verres-Nadel zunächst belassen, der Schlauch des Insufflators diskonnektiert und versucht werden, eine so große

Gasmenge wie möglich aus der Bauchdecke auszudrücken.

Vorbeugung

Die extraperitoneale Gasinsufflation ist keine schwerwiegende Komplikation. Sie kann aber das postoperative Befinden der Patientin beeinträchtigen und intraoperativ die Sichtverhältnisse einschränken oder die Durchführung einer Laparoskopie mit der geschlossenen Technik unmöglich machen.
Zur Vorbeugung der Komplikation sollten die beschriebenen Regeln der Verres-Nadelapplikation beachtet werden. Gelingt es nach präperitonealer Insufflation nicht, sekundär korrekt die Bauchhöhle zu erreichen, so ist eine „offene" Laparoskopietechnik mit Präparation des Weges für den Optiktrokar unter Sicht zu wählen oder alternativ der Zugang im linken Oberbauch interkostal in Erwägung zu ziehen (s. u.).

2.3.2 Gefäßverletzungen

Beim Einstich von Verres-Nadel und Optiktrokar können die retroperitoneal gelegenen großen Gefäße wie Aorta, V. cava oder die Vasa iliaca verletzt werden. Selbst die Verletzung der A. renalis wurde im Einzelfall beschrieben. Tomographische Messungen haben ergeben, daß Nabel und Aortenbifurkation meist übereinander in der Projektion auf den Lendenwirbelkörper L4 liegen. Der Abstand zwischen Haut und retroperitonealen Gefäßen beträgt etwa ein Drittel des anterior-posterioren abdominalen Durchmessers. Gefährdet für Aorten- bzw. V.-cava-Verletzungen sind besonders sehr schlanke Patientinnen, bei denen der Abstand zwischen innerer Bauchdeckenwand und retroperitonealen großen Gefäßen weniger als 3 cm betragen kann.

Diagnose

Eine Gefäßverletzung muß vermutet werden, wenn eines der folgenden Symptome auftritt:

- Blutaustritt über die geöffnete Verres-Nadel
- akuter Blutdruckabfall mit Tachykardie bei vorher kreislaufstabiler Patientin nach Applikation von Verres-Nadel oder Trokar
- Blut in der freien Bauchhöhle ohne nachweisbare Ursache, besonders wenn dies nach Aspiration erneut auftritt
- dunkle Vorwölbung des Retroperitoneums
- Zeichen einer CO_2-Embolie nach Anschalten des Insufflationsgerätes (s. u.)

Häufig tritt gerade bei Verletzungen mit der Verres-Nadel keine Blutung in die freie Bauchhöhle ein, sondern es bildet sich ein retroperitoneales Hämatom, das durch Vorwölbung und Dunkelverfärbung des dorsalen Peritoneums erkannt werden kann. Falls dieses Warnsymptom vom Operateur nicht beachtet wird, wird eventuell erst verspätet der Verdacht auf eine Gefäßverletzung durch den Anästhesisten geäußert, der den Blutdruckabfall und die Tachykardie der Patientin bemerkt.

Behandlung

Bei dringendem Verdacht auf eine Verletzung großer Gefäße muß eine **sofortige eilige Laparotomie** über eine mediane Längsinzision vorgenommen werden. Die verletzende Verres-Nadel oder der Trokar sollten in situ belassen werden, so daß die Perforationsstelle zunächst teilweise abgedichtet wird und einfacher zu finden ist. Es muß bei diesem Vorgehen allerdings darauf geachtet werden, das Instrument zu immobilisieren und nicht durch Bewegung eine weitere Lazeration des bereits verletzten Gefäßes zu verursachen.
Nach Öffnung der Bauchhöhle besteht der erste Schritt in digitaler Kompression des verletzten Gefäßes. Zur weiteren operativen Versorgung sollte ein erfahrener Gefäßchirurg hinzugezogen werden. Ist dieser nicht in absehbarer Zeit verfügbar, so sollte unter permanenter digitaler Kompression der Verletzungsstelle eine Freipräparation der direkten Gefäßumgebung nach kranial und kaudal erfolgen, bis je eine Gefäßklemme oberhalb und unterhalb der Verletzung oder eine singuläre, gebogene, die Verletzung umgreifende Gefäßklemme angesetzt werden kann. Dann erfolgt die Gefäßnaht mittels durchgreifender, fortlaufender Nahttechnik mit Prolenefaden der Stärke 5–0. Es ist darauf zu achten, daß nicht eine deutliche Lumeneinengung des Gefäßes resultiert. Bei großen Trokarverletzungen mit Zerfetzung der Gefäßwand kann der Einsatz eines Patches (z. B. Gore-Tex®) notwendig werden.

Vorbeugung

Die Wahrscheinlichkeit einer Gefäßläsion beim Primäreinstich ist in der Regel kausal verbunden mit dem Erfahrungsgrad des Arztes in der Operationstechnik und seinen Kenntnissen der Anatomie. Es muß darauf geachtet werden, die Instrumente **in korrektem Winkel und unter dosierter Kraftanwendung** in die Bauchhöhle einzuführen. Hierbei müssen sie in der Medianlinie gehalten werden, und es darf nicht zu den Seiten abgewichen werden, woraus eine Verletzung der iliakalen Gefäße resultieren kann. Das Anheben der Bauchdecken sollte manuell unterhalb des Nabels erfolgen, um den maximalen Hohlraum in der Stichrichtung zu schaffen. Eine Elevation des Bauchnabels durch Tuchklemmen ist wenig sinnvoll, da hierbei der Operateur meist zu sehr dazu verleitet wird, senkrecht in Richtung Aortenbifurkation einzustechen. In Einzelfällen, bei ausgeprägt adipösen Patientinnen, kann dieses Vorgehen allerdings notwendig sein, damit die Bauchhöhle erreicht werden kann. Dieses Vorgehen sollte dem laparoskopieerfahrenen Arzt vorbehalten bleiben. Einzelne Operateure bevorzugen grundsätzlich die Durchführung einer Laparoskopie in „offener" Technik (s.u.), wodurch eine Verletzung retroperitonealer Gefäßstrukturen praktisch ausgeschlossen werden kann.

Von der medizintechnischen Industrie wurden sogenannte „Sicherheitseinmaltrokare" entwickelt, die die Gefahr der Gefäßverletzung ausschließen sollen. Hierbei gibt es verschiedene Systeme, die auf dem gleichen Wirkprinzip aufgebaut sind.

Bei einem System wird der zentrale, scharfe Dorn des Trokars zirkulär von einem runden Plastikschutzschild umhüllt. Durch einen Hebeldruck am Kopfende des Trokars wird das sogenannte Sicherheitssystem eingeschaltet. Beim primären Andrücken des Trokars an die Bauchhöhle führt dies dazu, daß der Plastiksicherheitsring zurückweicht und die scharfe Dornspitze entblößt wird. Der Trokar muß dann mit einem durchgehenden Ruck durch die Bauchdecke hindurchgeschoben werden. Sobald die Bauchdecke durchdrungen ist und die freie Bauchhöhle erreicht wird, springt der zirkuläre Schutzschild nach vorne und umhüllt den scharfen Dorn völlig. Auf diese Weise soll eine Verletzung von inneren Bauchorganen vermieden werden. Der Schutzschild läßt sich nur dann ein zweites Mal zurückschieben, wenn das Sicherheitssystem am Kopfgriff durch Hebeldruck gezielt wieder aktiviert wird.

Bei einem anderen System stehen im aktivierten Zustand zirkulär scharfe Metallanteile des Trokars vor, die das Durchdringen der Bauchdecke ermöglichen und die danach ruckartig nach innen springen, so daß nur noch eine atraumatische, stumpfe Außenfläche der Trokarspitze vorhanden ist. Langsame und drehende Bewegungen, wie sie bei Mehrfachtrokaren üblich sind, sind beim Einmaltrokar meist nicht möglich, da hierdurch häufig das Sicherheitssystem durch Vorschieben des Schutzschildes schon innerhalb der Bauchdecke deaktiviert wird.

Einmaltrokarsysteme fanden eine weite Verbreitung und werden auch heute häufig angewandt, ohne daß bisher eine durch prospektiv randomisierte Studien nachgewiesene Sicherheitssteigerung bewiesen ist. Vor dem Hintergrund der Seltenheit der Verletzung innerer Organstrukturen bei der Laparoskopie bedürfte es extrem umfangreicher Studien, bevor signifikante Ergebnisse in der einen oder der anderen Richtung zu erhalten wären. Solche Studien sind wahrscheinlich kaum durchführbar und würden viele beteiligte Zentren und einen Zeitraum von mehreren Jahren erforderlich machen. Die Benennung des Trokarsystems als „Sicherheitstrokar" stellt eine rein theoretische Namensgebung dar, die für den Anwender möglicherweise eine gefährliche Suggestivwirkung haben kann.

In den Vereinigten Staaten wurden 1996 die Hersteller dieser Trokare von der Food and Drug Administration angewiesen, die Bezeichnung „Safety Trocar" nicht mehr zu verwenden, da eine gesteigerte Sicherheit nicht nachgewiesen werden konnte.

Durch die Eigenschaft des Artikels als Einmalprodukt ist sein Dorn in der Regel extrem scharf im Vergleich zu einem Mehrfachtrokar. Beim Hindurchführen durch die Bauchdecke entsteht weitaus weniger Gewebewiderstand. Messungen haben ergeben, daß die zum Hindurchführen eines Einmaltrokars notwendige Kraftanstrengung um ein Mehrfaches geringer ist als die bei Verwendung eines wiederverwendbaren Trokars. Für den mit dem Einmalartikel nicht vertrauten Anwender kann dies eine ausgesprochene Gefahr bedeuten.

Es sind mehrere Fälle bekannt, bei denen „Sicherheitstrokare" direkt in die großen retroperitonealen Gefäße eingestochen wurden. Dies geschah wahrscheinlich dadurch, daß die vordere Bauchwand bis an das Retroperitoneum angedrückt wurde, so daß das Sicherheitssystem aufgrund des fehlenden Zwischenraums keine Zeit bzw. keinen Anlaß hatte, aktiv zu werden. Einmaltrokarsysteme mit Schutzschild stellen somit keinen bewiesen effektiven Schutz zum Ausschluß einer Gefäßverletzung dar.

Die US-amerikanische Firma InnerDyne entwickelte zur Verringerung des Risikos von Trokarverletzungen das System der „radial expandierenden Bauchdeckendilatation": Hierbei wird über die Verres-Nadel ein konisch zulaufendes Kunststoffgitternetz aufgesetzt und mit beiden zunächst die Bauchhöhle anpunktiert. Nach Anlegen des Pneumoperitoneums wird die Verres-Nadel aus dem Gitternetz zurückgezogen. Das Netz verbleibt in der Bauchdecke und dient als Führungshülse für den dann zu applizierenden stumpfen Trokar. Der Trokar drängt beim Vorschieben die Netzfasern und das anliegende Gewebe der Bauchdecke radial auseinander, schneidet aber nicht ins Gewebe selber ein und soll durch seine stumpfe Spitze keine Verletzungen von Organen innerhalb der Bauchhöhle hervorrufen können. Es wird also nur einmal beim Einstich mit der Verres-Nadel ein scharfes Instrument in die Bauchhöhle vorgeschoben. Das System ermöglicht die Verwendung aller Trokargrößen von 3–12 mm.

- Eine präperitoneale Insufflation wird meist am scheinbar erhöhten intraabdominellen Druck (>5 mmHg) zu Beginn der Insufflation und am fehlenden tympanischen Klopfschall nach Fortführen der Insufflation erkannt. Die Verres-Nadel sollte komplett neu eingeführt werden, wobei bei wiederholtem Mißlingen eine offene Präparation oder die Anlage des Pneumoperitoneums ausgehend vom Einstich im linken Oberbauch (s. u.) in Erwägung zu ziehen ist.

- Verletzungen retroperitonealer Gefäßstrukturen müssen in Erwägung gezogen werden bei Blutaustritt aus der Verres-Nadel, Blutdruckabfall und Tachykardie, dunkler Vorwölbung des Retroperitoneums oder Blut in der freien Bauchhöhle ohne andere Ursachen (z. B. Extrauteringravidität) oder bei Zeichen einer Gasembolie nach Einschalten des Insufflators. Bei dringendem Verdacht auf eine Verletzung eines großen Gefäßes darf nicht gezögert werden, die Bauchhöhle zügig über Längsschnittlaparotomie zu eröffnen. Die Blutungsstelle muß dargestellt und chirurgisch versorgt werden.
- Zur Vorbeugung retroperitonealer Gefäßverletzungen muß darauf geachtet werden, daß Verres-Nadel und primärer Trokar unter kontrollierter Kraftanwendung in 45-Grad-Einstichrichtung ohne laterale Abweichung in die Bauchhöhle eingebracht werden.
- Einmaltrokare mit Sicherheitsschild bieten keinen nachgewiesenen effektiven Schutz vor der Verletzung retroperitonealer Gefäße.

2.3.3 CO_2-bedingte Komplikationen

Kohlendioxid ist ein physiologisches, schnell resorbierbares und in Blut hochlösliches Gas, das in der Regel wenig Komplikationen verursacht. Beim Anlegen des Pneumoperitoneums kann es durch Vagusreiz zu **Bradykardien bis hin zur reflektorischen Asystolie** kommen, wobei dies meist allerdings mehr durch den Zug am Peritoneum bei Anheben der Bauchdecke als durch die Insufflation selbst bedingt ist. Je nach Ausprägung der Situation sollte die Insufflation sofort abgebrochen und das bereits vorhandene Gas aus der Bauchhöhle abgelassen werden. Manipulationen mit Irritation des Peritoneums sollten unterlassen werden. Der Anästhesist wird zunächst eine Kreislaufstabilisierung eventuell unter Einsatz des Vagolytikums Atropin herbeiführen, bevor die Laparoskopie je nach Situation wiederaufgenommen oder abgebrochen wird.

Der intraabdominelle Druck sollte bei komplettem Pneumoperitoneum auf 10–15 mm Hg begrenzt werden, da erhöhte Druckwerte in Verbindung mit der Kopftieflagerung zu einem vermehrten Zwerchfellhochstand führen und durch Kompression der großen venösen Gefäße den Blutrückfluß zum Herzen behindern können. Im Rahmen einer Laparoskopie tritt ein Anstieg der CO_2-Sättigung des Blutes auf, der bedingt ist durch die Kombination von CO_2-Resorption über das Peritoneum, verminderte Ventilation durch Kopftieflage und Zwerchfellhochstand sowie vermindertes kardiales Auswurfvolumen. Diesem Anstieg der CO_2-Sättigung wird durch die Anästhesie mit kontrollierter maschineller Hyperventilation entgegengewirkt.

Eine akzidentelle, direkte Insufflation von CO_2 über die Verres-Nadel in ein großes Gefäß kann zur **CO_2-Embolie** führen mit der Folge der Ansammlung einer Gasblase im Herzen mit frustranen kardialen Kontraktionen und Kreislaufzusammenbruch. Der Anästhesist bemerkt eine CO_2-Embolie primär am **Abfall des endexspiratorischen CO_2** (nach einem initialen kurzfristigen Anstieg) **und folgendem Abfall der Sauerstoffsättigung** als Zeichen der herabgesetzten pulmonalen Durchblutung. Aus diesem Grund ist eine obligate Durchführung von Kapnographie und Pulsoxymetrie für jede Laparoskopie zu fordern.

Behandlung

Die **Maßnahmen im Falle einer CO_2-Embolie** umfassen den sofortigen Abbruch weiterer CO_2-Applikation, 100%-Sauerstoffbeatmung und Seitenlagerung oder steile Kopftieflagerung als Versuch, die Luft aus dem Ausflußbereich des rechten Ventrikels zu entfernen. Falls diese Maßnahmen nicht primär erfolgreich sind, kann versucht werden, durch Legen eines zentralvenösen Katheters oder eines Pulmonalarterienkatheters das Gas zu aspirieren; in extremen Fällen muß eventuell direkt perkutan-intrakardial punktiert werden. Aus forensischen Gründen sollte das hierbei gewonnene Gas für eine spätere Analyse in der Spritze asserviert werden. Hämodynamische Veränderungen werden symptomatisch therapiert, z. B. durch den Einsatz von Katecholaminen. Falls erforderlich, müssen ohne Verzögerung weitere Reanimationsmaßnahmen eingeleitet werden (s. a. Kap. 29 „Komplikationen der Hysteroskopie“).

Weitaus häufiger als die CO_2-Embolie ist das **extraperitoneale Emphysem,** das bei Fehlplazierung der Verres-Nadel innerhalb der Bauchdecke oder bei operativ laparoskopischen Eingriffen im Retroperitonealraum auftreten kann. Eine weitere Steigerung der Ventilation kann zur Kompensation des konsekutiven CO_2-Anstiegs im Blut notwendig sein. Extraperitoneale Emphyseme können sich bis in den Oberkörper und den Hals-Kopfbereich ausbreiten. In Einzelfällen sind bei kongenitalen Zwerchfelldefekten Pneumothorax, Pneumomediastinum oder Pneumoperikard beschrieben worden, wobei diese Komplikationen eher bei laparoskopischen allgemeinchirurgischen Eingriffen im Oberbauch mit erhöhter Kopflagerung auftraten als bei gynäkologischen Eingriffen mit Kopftieflagerung.

- Bei Auftreten von Bradykardien bei Beginn der Laparoskopie muß die Gaszufuhr unterbrochen werden und ein eventuell schon angelegtes Pneumoperitoneum wieder abgelassen werden. Manipulationen an der Bauchdecke müssen unterlassen werden. Der Anästhesist führt eine Stabilisierung der Kreislaufsituation, eventuell unter Einsatz des Vagolytikums Atropin, durch.
- Der intraabdominelle Druck sollte im Verlauf einer Laparoskopie auf 10–15 mmHg begrenzt gehalten werden.
- Direkte Insufflation von CO_2 in ein großes Gefäß kann eine CO_2-Embolie auslösen. Maßnahmen bestehen im Abbruch der CO_2-Zufuhr, extremer Kopftief- oder Linksseitenlagerung, 100%-Sauerstoffbeatmung und dem Versuch, das CO_2 aus der Herzkammer abzusaugen. Es darf nicht gezögert werden, eventuell weitere Reanimationsmaßnahmen zu ergreifen.

2.3.4 Darmverletzungen

Verletzungen des Darms beim umbilikalen Einstich treten meist im Zusammenhang mit an der Bauchdecke fixierten Darmschlingen bei Zustand nach Voroperationen oder intraabdominell entzündlichen oder ausgedehnt karzinomatösen Prozessen auf.

Diagnose

Die Perforation des Darms mit der Verres-Nadel kann erkannt werden, wenn kotiger Geruch wahrgenommen wird oder beim Aspirationstest grünlich-bräunliche Flüssigkeit gewonnen wird. Beim kompletten Durchstich kann eine Darmverletzung zunächst unbemerkt bleiben. Wenn Stuhl oder grünliches Sekret auf der Verres-Nadel, dem Trokar oder in der freien Bauchhöhle zu erkennen ist, muß eine Darmverletzung vermutet werden. Bei Vorliegen eines Hämatoms der Darmserosa oder bei festen Verwachsungen des Darms mit der vorderen Bauchwand, die bei der Kontrolle der Einstichumgebung am Anfang der Operation eventuell dargestellt werden können, ist äußerste Vorsicht und Abklärung geboten. Im Fall des Verdachts auf eine penetrierende Darmverletzung sollte über einen im Unterbauch eingeführten Zweittrokar eine optische **Kontrolle der Lage des umbilikalen Trokars** vorgenommen werden. Primär nicht erkannte Darmverletzungen werden sich in der Regel durch eine Peritonitissymptomatik innerhalb der ersten 12–48 postoperativen Stunden bemerkbar machen.

Behandlung

Bei alleiniger Darmverletzung mit der Verres-Nadel ohne größere Lazeration der Darmwand sind zunächst keine chirurgischen Maßnahmen notwendig. Unter stationärer Betreuung und prophylaktischer Behandlung mit einem Antibiotikum sollte das Befinden der Patientin postoperativ aufmerksam klinisch kontrolliert werden. Einfache Verletzungen der Darmwand mit dem Trokar müssen übernäht werden. Da es sich in den meisten Fällen um Fixationen von Darmschlingen an der Bauchwand handelt, ist in der Regel eine Laparotomie zur adäquaten Lösung der Darmschlingen von der Bauchwand und chirurgischen Versorgung notwendig. Bei frei zugänglichem Darmsegment mit einfacher Verletzung kann der laparoskopisch Erfahrene auch eine endoskopische Übernähung in zweischichtiger Nahttechnik mit PDS-Faden der Stärke 3–0 oder 4–0 vornehmen. Es ist darauf zu achten, daß mit der Übernähung keine stenosierende Einengung des Darmlumens verbunden ist. Schon allein aus forensischen Gründen ist das Hinzuziehen eines in der Abdominalchirurgie erfahrenen Kollegen anzuraten. Bei Perforation von Vorder- und Hinterwand durch den Trokar ist eine Segmentresektion mit Reanastomosierung des Darms anzuraten.

Vorbeugung

Patientinnen mit einem erhöhten Risiko für retroumbilikale Darmverwachsungen sind Frauen mit Zustand nach mehrfachen Voroperationen, Zustand nach abdominalem Längsschnitt oder Zustand nach extensiver Voroperation bei Karzinom, Peritonitis oder Abdominaltrauma. Bei diesen Patientinnen ist eine offene Laparoskopie oder eine alternative Zugangsstelle zum Abdomen in Erwägung zu ziehen.

Bevorzugt wird der Einstich im linken Oberbauch 2–3 cm unterhalb des Rippenbogens in der Medioklavikularlinie, am sogenannten Palmer-Punkt oder alternativ in der linken vorderen Axillarlinie im untersten Interkostalraum (meist der 9., gelegentlich der 8. Interkostalraum). Letztere Einstichstelle hat besonders den Vorteil, daß das Peritoneum hier fest mit der Thoraxwand verwachsen ist und sich beim Einstich nicht zeltartig vorwölbt, wie es bei einer nicht optimal scharfen Verres-Nadel besonders im Unterbauch häufig vorkommt. Eine Splenomegalie sollte zuvor ausgeschlossen werden. Es gibt spezielle, etwas großlumigere Verres-Nadelsysteme, durch die eine 2-mm-Faseroptik direkt in die Bauchhöhle vorgeschoben werden kann und die für diese Zwecke sehr nützlich sind (Optische Verres-Nadel, Fa. Storz, Tuttlingen). Alternativ können Minioptiken (2–3 mm) mit 3-mm-Trokaren eingesetzt werden. Trokare ab einer Größe von 5 mm lassen sich kaum im engen untersten Interkostalspalt plazieren und müssen daher am Palmer-Punkt eingebracht werden. Die retroumbilikale Region wird auf Verwachsungen überprüft, und bei gesichertem freiem Zugang wird das Arbeitslaparoskop sekundär wie üblich dort eingeführt. Sollten Adhäsionen vorgefunden werden, so können diese unter Belassen der Optik im Oberbauch und nach Einführen von Zweittrokaren zunächst gelöst werden.

Weitere Zugangsmöglichkeiten sind das Anlegen des Pneumoperitoneums über eine retrozervikal in den Douglas-Raum eingeführte Verres-Nadel oder der transuterine Zugang mit einer den Fundus uteri perforierenden Verres-Kanüle. Letzterer erscheint jedoch bei Patientinnen mit Kinderwunsch nicht unbedingt ratsam. Nach Anlegen des Pneumoperitoneums auf diese Weise stellt sich dann allerdings die Frage, an welcher Stelle der Optiktrokar eingeführt werden soll. Diese Anlage des Pneumoperitoneums erscheint daher nicht unbedingt als eine sinnvolle Alternative.
Eine andere Möglichkeit besteht darin, einen 3–5-mm-Trokar transumbilikal vorsichtig lediglich durch die Faszie zu führen und anschließend unter Sicht mit einer 2–5-mm-Optik eine stumpfe Perforation des Peritoneums durchzuführen. Hierbei können vom erfahrenen Untersucher mit der Bauchwand verwachsene Darmschlingen erkannt und umfahren werden. Zahlenangaben zur Sicherheit dieser Methode existieren allerdings nicht.

Von der medizintechnischen Industrie werden sogenannte „optische Trokare" zum Ersteinstich angeboten. Beim Visiportsystem® (Fa. Autosuture, Tönisvorst) handelt es sich um einen 11-mm-Trokar mit einer halbkugeligen, durchsichtigen Plexiglasspitze, in die zentral median ein kleines Skalpell integriert ist, welches durch manuelle Auslösung vorschnellt. In den Trokar wird eine 0-Grad-Optik mit 10 mm Durchmesser eingesetzt. Nach umbilikalem Hautschnitt wird die Bauchdecke von einem Assistenten mittels zweier Tuchklemmen im Nabelbereich maximal eleviert. Der Operateur setzt den Optiktrokar ein und schiebt ihn mit konstantem Druck unter wiederholtem Aktivieren des Skalpells langsam durch die Bauchdecke vor. Es erscheint allerdings fraglich, ob bei diesem System eine am Peritoneum fixierte Darmschlinge wirklich als solche erkannt und eine Verletzung vermieden werden kann. Aus eigener gutachterlicher Tätigkeit sind zwei perforierende Darmverletzungen bei Einsatz dieses Systems bekannt, wobei in einem der beiden Fälle eine dreifach penetrierende Dünndarmperforation resultierte, die intraoperativ nicht als solche erkannt wurde!
Der „Optiview" (Fa. Ethicon, Hamburg) wird unter einliegendem Laparoskop stumpf durch die Bauchdecke in die Bauchhöhle hineingeschraubt.

Es liegen keine Ergebnisse von kontrollierten Studien vor, die die Effektivität dieser Systeme bei an der Bauchdecke fixierten Darmschlingen beweisen. Eine akzidentelle Gefäßverletzung dürfte allerdings bei ihrer Anwendung sehr unwahrscheinlich sein. Zu bedenken sind die hohen Kosten dieser Einmalinstrumente. Da genügend alternative Möglichkeiten zur Verfügung stehen, erscheinen die Systeme entbehrlich.

Die klassische Methode bei Verdacht auf retroumbilikale Verwachsungen ist die **offene Laparoskopie**. Hierbei wird eine 1,5 bis 2 cm lange Inzision in der Nabelgrube oder etwas darunter vorgenommen, das Fettgewebe stumpf abgeschoben und die Muskelfaszie identifiziert und gezielt durchtrennt. Anschließend wird die Faszie beidseits lateral mit je einem Faden angeschlungen, zur Seite gedrängt und eine weitere Präparation mit optisch kontrollierter scharfer oder digital stumpfer Eröffnung des Peritoneums ausgeführt. In die Bauchdeckenwunde wird ein konisch zulaufender Optiktrokar eingebracht, an dem laterale Vorrichtungen zur Fixation der Fasziennähte angebracht sind. Hiernach wird das Pneumoperitoneum direkt über dem Trokar angelegt.

Gelegentlich entstehen bei zu großer Peritonealöffnung Probleme mit der Aufrechterhaltung des Pneumoperitoneums. Von einigen Operateuren wird die Methode routinemäßig bei jeder Laparoskopie eingesetzt, um so die oben beschriebenen Risiken der Verletzung von Bauchhöhlenorganen generell zu umgehen. Bei guter Erfahrung mit der Technik gelingt es, die Inzision nicht größer zu gestalten als ohnehin für einen 10-mm-Trokar notwendig und die Präparation der Bauchdecke in der gleichen Zeit durchzuführen, die sonst für die Anlage des Pneumoperitoneums notwendig ist. Auch für den nicht routinierten Anwender ist die Methode gerade bei Patientinnen mit abdominalem Längsschnitt überlegenswert, da diese Patientinnen ohnehin eine longitudinale Narbe unterhalb des Nabels aufweisen, die auf einer kleinen Strecke eröffnet werden kann, ohne daß kosmetische Beeinträchtigungen zu befürchten sind. Bei retroumbilikal fixierten Darmschlingen ist allerdings auch mit dieser Technik eine akzidentelle Eröffnung des Darmlumens nicht sicher auszuschließen.

2.3.5 Magenverletzungen

Die Perforation des Magens durch die Verres-Nadel oder den Trokar ist eine seltene, aber bekannte Komplikation. Das Risiko ist erhöht bei Frauen mit Zustand nach intraabdominellen Voroperationen, bei längerer Maskenventilation vor der Intubation und bei nervösen Patientinnen mit Aerophagie.

Diagnose

Eine Perforation durch die Verres-Nadel wird vermutet, wenn während des Flüssigkeitstests grünliches Sekret aspiriert wird oder bei der CO_2-Insufflation intermittierendes Luftaufstoßen oder bei liegender Magensonde ein Aufblähen des an die Sonde angeschlossenen Beutels beobachtet wird. Die Perforation mit dem Optiktrokar bestätigt sich durch Visualisierung von Magenmukosa nach Einführen des Laparoskops.

Behandlung

Bei einer Verletzung des Magens wird zunächst – falls noch nicht geschehen – eine Magensonde gelegt. Der Magen wird durch manuellen Druck auf das Abdomen dekomprimiert. Die Laparoskopie wird mit neuem Instrumentarium weitergeführt. Laparoskopisch wird das Ausmaß der Magenverletzung begutachtet und kontrolliert, ob Blutungen vorhanden sind. Eine Punktion des Magens mit der Verres-Nadel bedarf in der Regel keiner Behandlung. Es ist ratsam, die Magensonde für 24 Stunden zu belassen.
Bei Verletzungen durch einen Trokar sollte dieser zunächst in situ belassen werden, damit die Läsion einfacher identifiziert werden kann, und es sollte eine Minilaparotomie oberhalb des Nabels vorgenommen werden. Der erfahrene laparoskopische Operateur kann die Versorgung endoskopisch vornehmen. Die Läsion wird mit fortlaufender oder Z-Naht zweischichtig mit Faden der Stärke 2–0 oder 3–0 verschlossen. Postoperativ sollte die Magensonde für mindestens zwei Tage belassen und der weitere Verlauf gemeinsam mit einem hinzugezogenen Chirurgen kontrolliert werden.

Vorbeugung

Die prophylaktische Einlage einer Magensonde nach Intubation der Patientin zur Dekompression des Magens ist bei jeder Laparoskopie grundsätzlich anzuraten.

- Wahrnehmung von kotigem Geruch, Aspiration grünlich-bräunlicher Flüssigkeit, dunkles Sekret auf der Spitze der Verres-Nadel oder des ersten Trokars, Luftaufstoßen oder Anfüllen des Magensondenbeutels bei der Insufflation sind Hinweise auf eine Magen- oder Darmverletzung durch Verres-Nadel oder Trokar.
- Eine singuläre Stichverletzung des Magen-Darmtrakts mit der Verres-Nadel muß meist nicht chirurgisch versorgt werden. Die Patientin sollte unter Belassen einer Magensonde und Unterlassen oraler Nahrungsgabe und Flüssigkeitszufuhr zunächst über 24 Stunden beobachtet werden, dann bei unauffälligem Verlauf nach Entfernen der Magensonde und Kostaufbau zunächst weiter sorgfältig überwacht werden (Ausschluß einer Peritonitis).
- Trokarverletzungen des Darms oder des Magens müssen in der Regel chirurgisch versorgt werden.
- Bei Verdacht auf retroumbilikale Verwachsungen ist der primäre Zugang vom linken Oberbauch aus (Palmer-Punkt subkostal oder tiefster Interkostalspalt) unter Einsatz kleinster Endoskopieoptiken zu bevorzugen. Die Technik der „offenen" Laparoskopie ist eine weitere Alternative, sie bietet allerdings keinen 100%igen Schutz vor Eröffnung des Darms bei an der Bauchdecke fixierten Darmschlingen. Optische Trokarsysteme erscheinen aufgrund ihrer nicht bewiesenen Effizienz und ihrer Kosten entbehrlich.
- Zur Vorbeugung von Magenverletzungen sollte nach Einleitung der Narkose bei der Laparoskopie vom Anästhesisten grundsätzlich eine Magensonde gelegt werden.

2.4 Einführen der Arbeitstrokare

Auch bei der diagnostischen Laparoskopie ist es ratsam, zumindest einen Zweiteinstich vorzunehmen, um durch ein von der Optik unabhängig zu handhabendes Instrument eine adäquate Inspektion der Bauchhöhle einschließlich des retroovariellen Peritoneums vornehmen zu können. Der Einstich wird in der Regel in der Medianlinie im oberen Bereich der Schambehaarung gewählt.
Für operativ-laparoskopische Zwecke werden meist zwei oder drei Arbeitstrokare im Unterbauch benötigt. Die Lokalisation dieser Einstiche liegt in der Regel median und beidseits lateral. Beim Einbringen der lateralen Trokare sind in der Bauchdecke verlaufende Gefäße gefährdet.
Das Einführen der kaudalen Trokare sollte nur unter laparoskopischer Sichtkontrolle erfolgen. Zunächst erfolgt eine Transillumination der Bauchdecke, mit der zumindest die oberflächlichen Gefäße in ihrem Verlauf dargestellt werden können. Bei adipösen Patientinnen kann dies allerdings schwierig sein. Die tiefen epigastrischen Gefäße verlaufen etwas lateral der laparoskopisch meist gut erkennbaren obliterierten Aa. umbilicales. Der Trokareinstich kann somit entweder medial der obliterierten Umbilikalarterie oder deutlich lateral dieser Strukturen erfolgen. Je größer der zu behandelnde intraabdominelle Befund ist (z. B. Uterus myomatosus bei der LAVH), desto weiter kranial und lateral sollten die Arbeitstrokare plaziert werden, um ein adäquates Arbeiten zu ermöglichen.

Das Einführen der Arbeitstrokare muß genauso wie das des ersten Trokars **kontrolliert unter dosierter Kraftanwendung** erfolgen. Hierbei stützt sich der Zeige- oder Mittelfinger der den Trokar vorschiebenden Hand auf der Bauchdecke ab, damit es nicht bei plötzlichem Durchdringen der Bauchdecke und nachlassendem Widerstand zu einer Verletzung innerhalb der Bauchhöhle kommt. Zusätzlich kann bei Führung der Optik durch den Assistenten die freie Hand des Operateurs den unteren Anteil des Trokarschafts umgreifen, um ein zu plötzliches Vorschieben zu verhindern. Besonders Trokare mit einer angerauhten, mattierten Oberfläche für die Laseranwendung haben einen erhöhten Reibungswiderstand. Dies kann dazu führen, daß sie wegen der größeren Kraftanwendung des Operateurs nach Durchstoßen der Bauchdecke relativ plötzlich eindringen. Es ist unter optischer Kontrolle sehr gut möglich, die Spitze des Trokars präperitoneal zu identifizieren und den Trokar vorsichtig unter schraubenden Bewegungen durch das Peritoneum hindurchgleiten zu lassen.

Anatomie

Die A. epigastrica inferior entspringt aus der A. iliaca externa kurz vor dem Übergang in die A. femoralis. Sie verläuft am lateralen Rand des M. rectus abdominis innerhalb der Rektusscheide hinter dem Muskel von kaudal lateral ansteigend nach kranial medial. Etwa zwei Querfinger lateral des Nabels zieht sie schräg aufwärts und anastomosiert mit dem Endast der A. thoracica interna, der A. epigastrica superior. Die A. circumflexa ilium profunda entspringt aus der A. iliaca externa, verläuft mit dem Leistenband schräg aufwärts und lateralwärts und liegt zwischen M. transversus abdominis und M. obliquus internus abdominis. Oberflächlich vor den Muskelschichten verlaufen die A. und V. epigastrica superficialis und die A. und V. circumflexa ilium superficialis etwa in gleicher Projektion auf die Bauchdecken wie die tiefen Gefäße. Besonders die epigastrischen Gefäße können bei Einführen der lateralen Arbeitstrokare verletzt werden (Abb. 3-5).

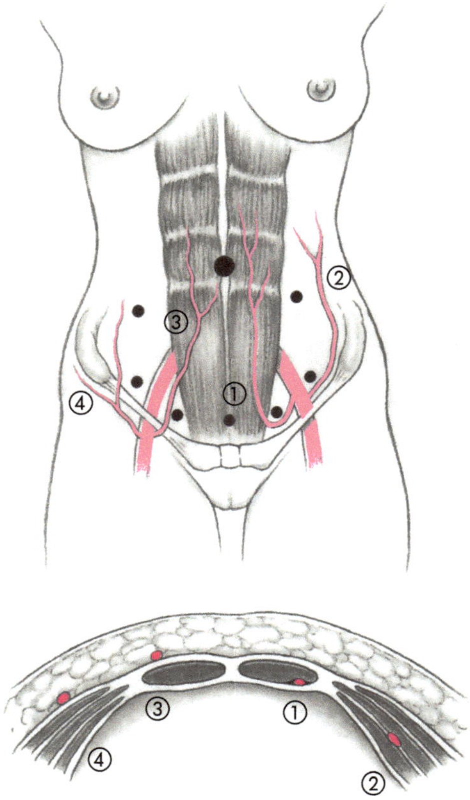

Abb. 3-5 Verlauf der Bauchwandgefäße und mögliche Trokareinstichstellen (schwarz markiert)
1 A. epigastrica inferior
2 A. circumflexa ilium profunda
3 A. epigastrica superficialis
4 A. circumflexa ilium superficialis

2.5 Komplikationen bei Einführen der Arbeitstrokare

2.5.1 Verletzung von Bauchdeckengefäßen

Diagnose

Als erstes Zeichen einer Gefäßverletzung macht sich ein Blutabgang entlang der Trokarhülse nach dem Einstich bemerkbar. In Einzelfällen kann die Blutung wegen des intraabdominellen Drucks und der durch den Trokar ausgeübten Kompression zunächst nur minimal sein und spontan sistieren, dann aber nach Entfernung des Trokars bei Operationsende erneut wieder auftreten. Beim Nichterkennen einer Verletzung kann eine postoperativ persistierende Blutung über den Trokarkanal in die Bauchhöhle hinein resultieren; dies kann zu einem Volumenmangelschock mit vitaler Gefährdung der Patientin führen. Daher sollten am Ende einer operativen Laparoskopie die Arbeitstrokare grundsätzlich nur unter Sicht entfernt werden und die Einstichstellen auf sich dann eventuell einstellende Nachblutungen kontrolliert werden. Verletzungen der oberflächlichen Gefäße breiten sich subkutan aus und werden am ehesten durch Blutaustritt vor die Bauchdecke erkannt, Verletzungen der tiefen Gefäße breiten sich präperitoneal aus und werden am ehesten durch laparoskopische Inspektion erkannt.

Behandlung

Sobald eine Blutung von Bauchdeckengefäßen auftritt, sollte der Trokar in situ belassen werden. Im Falle leichter Blutungen mit kleinem Hämatom ist keine operative Behandlung notwendig. Durch einfache Kompression mit Kippen der Trokarhülse kann die Blutung eventuell unter Beobachtung zum Stillstand gebracht werden (Abb. 3-6a). Ein anderes, hilfreiches Kompressionsverfahren ist das Einführen eines Blasenkatheters über die Trokarhülse in die Bauchhöhle. Der Ballon wird mit 10–20 ml Flüssigkeit geblockt, der Trokar zurückgezogen und der geblockte Foley-Katheter unter Zug an der Bauchdecke fixiert. Die Fixation kann mit einer Kocher-Klemme oder einer pädiatrischen Nabelklemme erfolgen. In der Regel sistiert die Blutung, und der operative Eingriff kann nach erneuter Einführung des Arbeitstrokars an einer anderen Stelle fortgesetzt werden. Der geblockte Foley-Katheter wird 24 Stunden belassen und danach entfernt. Anschließend ist eine klinische Kontrolle der Patientin auf eine möglicherweise doch noch verspätet eintretende Blutung notwendig.

Ist eine laparoskopische Identifikation eines tief gelegenen, präperitonealen Gefäßes möglich, so kann die bipolare Koagulation, ausgehend von der kontralateralen Seite, versucht werden. Häufig wird dies allerdings nicht zu dem erwünschten Erfolg führen, da sich die Gefäße nach Durchtrennung retrahieren und der Ursprung der Blutung nur schwer zu erkennen ist. Es sollte daher besser eine Umstechung durchgeführt werden. Die Umstechung kann mit einer gebogenen Nadel mit großem Radius die gesamte Bauchdecke durchgreifend kranial und kaudal der Trokarinsertionsstelle vorgenommen werden. Die Knotung erfolgt außerhalb der Bauchdecke unter Unterpolsterung des Knotens mit einem Tupfer. Die Naht kann nach 24 Stunden entfernt werden. Häufig resultieren allerdings hieraus kosmetisch störende Demarkierungen im Bereich der Haut.
Besser ist eine kleine Erweiterung des Hautschnitts und das jeweils kraniale und kaudale Umstechen des vermuteten Gefäßverlaufs mit einer geraden Nadel. Hierzu existieren verschiedene Varianten: Eine Methode besteht darin, eine normale, mit einem Faden belegte laparoskopische gerade Nadel von außen lateral des vermuteten Gefäßes unter Sicht in die Bauchhöhle einzustechen (Abb. 3-6b). Kontralateral wird die äußere Hülse einer Verres-Nadel gleichfalls durch die gesamte Bauchdecke in die Bauchhöhle eingeführt. Die zuvor durchgestochene Nadel wird laparoskopisch in die Verres-Nadelhülse eingefädelt (Abb. 3-6c) und auf diese Weise relativ einfach innerhalb dieser Führungshülse aus der Bauchhöhle zurückgezogen. Anschließend wird extrakorporal geknotet (Abb. 3-6d).
Bei einer anderen Technik wird ein freier Faden mit einer speziellen Greifnadel gefaßt und mit dieser die Bauchdecke zunächst auf einer Seite des vermuteten Gefäßes durchstochen. Der Faden wird frei in der Bauchhöhle belassen, die Nadel dann kontralateral eingestochen, der Faden gefaßt und wieder zurückgezogen und außerhalb der Bauchhöhle geknotet. Auf einem ähnlichen Prinzip basiert die Notfallnadel nach Semm.
Alternativ kann eine sog. J-Nadel, die ansonsten zum Faszienverschluß bei der Laparoskopie dient, innerhalb des Trokareinstichs in die Bauchhöhle eingebracht und dann durch Rückzug das Nadelöhr vor die Bauchhöhle gebracht werden. Ein freier Faden wird eingefädelt und zunächst nach innen gezogen. Anschließend wird er durch Drehen der J-Nadel um 180 Grad kontralateral durch Ausstechen wieder vor die Bauchdecke geholt und anschließend geknotet.
Die beschriebenen Techniken sind gleichfalls einsetzbar zum Faszienverschluß (s. u.).
Bei den Stichtechniken mit gerader Nadel ist es ratsam, die Haut nicht mitzufassen, sondern den Knoten präfaszial subkutan zu legen, so daß auf diese Weise kosmetisch störende Hauteinziehungen eher vermieden werden können (s. Abb. 3-6d). Nur in seltenen Fällen wird es nicht möglich sein, auf eine der beschriebenen Weisen eine Blutstillung zu erzielen. Dann ist eine Erweiterung der Inzision notwendig, um das blutende Gefäß offen aufsuchen und ligieren zu können.

- Bauchdeckengefäße sind besonders beim Einstechen der lateralen Arbeitstrokare verletzungsgefährdet.
- Zur Vorbeugung einer Bauchdeckengefäßverletzung sollte vor Einbringen der Arbeitstrokare grundsätzlich eine Transillumination der Bauchdecke und laparoskopische Identifikation des Verlaufs der A. epigastrica inferior bzw. des begleitenden Lig. umbilicale laterale durchgeführt werden. Meist wird der Einstich lateral des Gefäßes ausgeführt, um eine ausreichende Bewegungsfreiheit der Instrumente zu erhalten.
- Die Verletzung eines Bauchdeckengefäßes macht sich meist nach Einstechen des Trokars durch Blutaustritt entlang der Trokarhülse bemerkbar. In Einzelfällen kann die Blutung aufgrund der Trokarkompression nur gering sein oder sistieren, dann aber nach Entfernung des Trokars wieder auftreten. Bei Operationsende müssen daher grundsätzlich nach Trokarentfernung die Einstichstellen auf eventuelle Nachblutungen kontrolliert werden.
- Verletzungen der Bauchdeckengefäße können durch Kompression (Trokar, Foley-Katheter), Koagulation oder durch laparoskopisch kontrollierte Umstechung zum Stillstand gebracht werden. In Einzelfällen kann eine Erweiterung der Hautinzision zur offenen Revision notwendig werden.

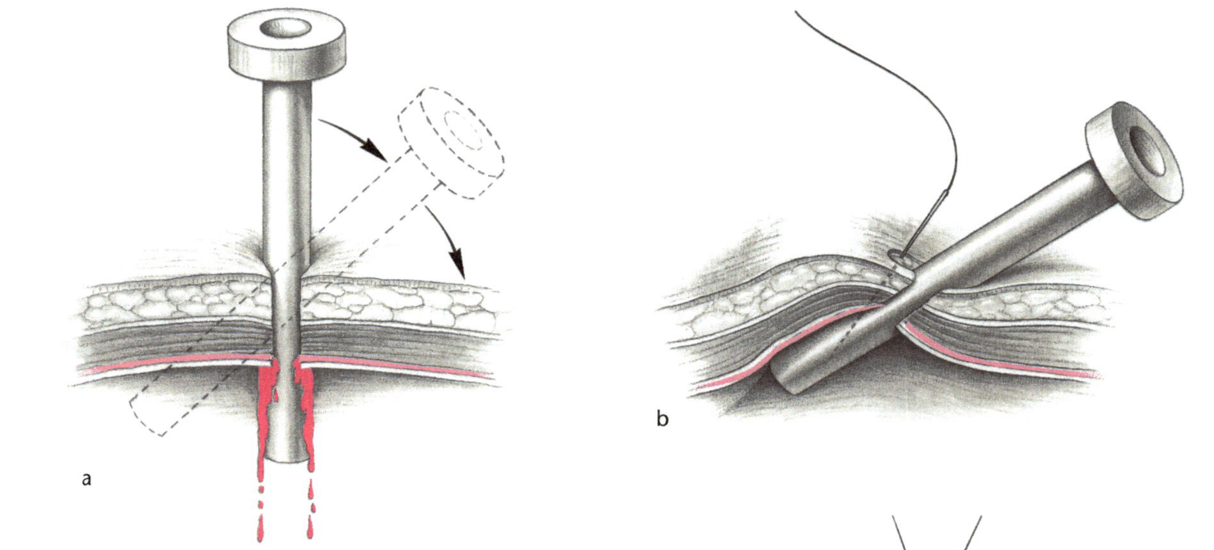

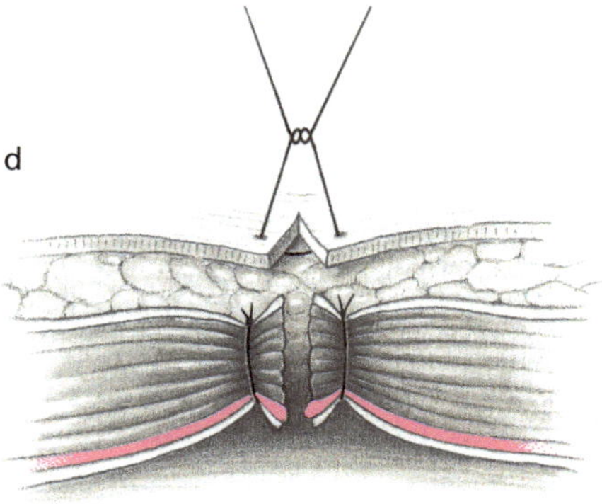

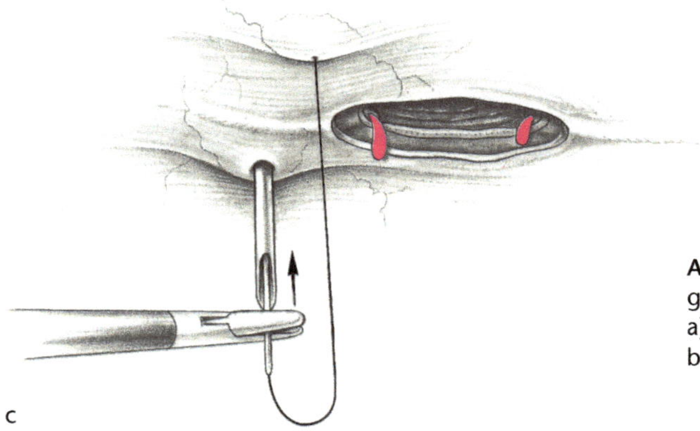

Abb. 3-6a bis d Behandlung von verletzten Bauchdeckengefäßen
a) Kompression durch Kippen der Trokarhülse
b bis d) Einfache Umstechungstechnik unter Verwendung der Verres-Nadel zur Unterbindung von Bauchdeckengefäßen oder zum Faszienverschluß

2.5.2 Verletzung von Beckenwandgefäßen, Harnleiter, Zökum oder Colon sigmoideum

Häufig macht der Anfänger gerade bei der Videolaparoskopie den Fehler, die Stichführung in Richtung des kleinen Beckens nicht zu beachten und zu steil oder sogar nach lateral oder kranial einzustechen. Hierbei sind dann die Beckenwandgefäße, Ureter, Zökum oder Sigma verletzungsgefährdet. Zur Vorbeugung sollte sich der den Einstich ausführende Operateur immer über die Stichkanalrichtung im klaren sein, die bei den meisten gynäkologischen Operationen in Richtung des Fundus uteri zu wählen ist.

Beim medianen Unterbaucheinstich kommt es mit zunehmender Trokargröße häufig dazu, daß sich das Peritoneum zeltartig von seiner Unterlage an der Bauchdecke abhebt und nur schwer zu perforieren ist. Ruckartiges Einführen des Trokars kann Abhilfe schaffen, bedingt aber auch ein erhöhtes Risiko von Uterus-, Darm- oder Beckengefäßläsionen. Eine hilfreiche Maßnahme kann es sein, den Trokar in Stichrichtung auf das Promontorium bis maximal an das Peritoneum heranzuführen und dann, ohne weiteren Druck nach innen auszuüben, in seiner Achse um 90 Grad derart zu kippen, daß die Trokarspitze von zunächst kranial Richtung Laparoskop weisend nach kaudal Richtung Harnblasenumschlagsfalte wandert. Bei dieser Kippung wird meist das Peritoneum auf sichere Art durchdrungen.

Der Einsatz von Einmaltrokaren mit vorspringendem Schutzschild kann gerade im Unterbauch problematisch sein. Bei langsamem, vorsichtigem Einführen mit der Technik, wie sie bei den Mehrfachtrokaren ohne Schutzschild beschrieben wurde, kommt es häufig schon vor der Perforation des Peritoneums zur Aktivierung des Schutzes, so daß ein Durchdringen des Peritoneums nicht mehr möglich ist, bevor das System nicht erneut aktiviert wird. Rasches, ruckartiges Vorschieben hat in einigen Fällen zu Verletzungen von Bauchdeckengefäßen bzw. bei zu steiler Stichrichtung von Beckenwandgefäßen geführt. Trokare mit vorspringendem Schutzmechanismus sind für den Zweit- oder Dritteinstich entbehrlich, da die Bauchdeckenperforation ohnehin unter laparoskopisch-optischer Kontrolle erfolgt; sie sind aus dem oben beschriebenen Grund sogar eher störend.

2.5.3 Verletzung der Blase

Das Risiko einer Harnblasenverletzung beim Einstich der Arbeitstrokare besteht besonders bei sehr weit kaudal vorgenommenem Einstich, bei gefüllter Harnblase oder bei voroperierten Patientinnen mit Unterbauchschnitt.

Diagnose

Die Verletzung der Harnblase wird intraoperativ erkennbar durch Abgang von klarer Flüssigkeit entlang der Trokarhülse, durch das Auftreten von blutig verfärbtem Urin oder durch Aufblähen des Katheterbeutels. Eventuell kann die Diagnose verschleppt werden und erst später durch Ausbildung einer vesikokutanen oder vesikoperitonealen Fistel erkennbar werden. Bei postoperativ vermehrter Absonderung von klarem Sekret unklaren Ursprungs aus der Bauchhöhle sollte eine Bestimmung des Kreatinin- und des Harnstoffwerts dieses Sekrets durchgeführt werden. Übertritt von Urin in die freie Bauchhöhle kann ein Urinom mit dem klinischen Bild des akuten, brettharten Abdomens hervorrufen. Durch peritoneale Resorption des Urins tritt sekundär eine Azotämie ein. Wird eine Harnblasenläsion intraoperativ nicht erkannt, aber postoperativ vermutet, muß diagnostisch eine Zystoskopie und/oder eine retrograde Zystographie durchgeführt werden.

Behandlung

Bei kleinen Läsionen bis etwa 5–10 mm Trokardurchmesser genügt in der Regel das Einlegen eines Blasenverweilkatheters für 8–10 Tage postoperativ mit Abwarten des spontanen Verschlusses. Bei größeren Trokarverletzungen ist eine Nahtversorgung zu empfehlen, die von einem erfahrenen Operateur auch zweischichtig laparoskopisch vorgenommen werden kann. Im Fall einer verspäteten Diagnose wird bei Vorliegen einer intraperitonealen Leckage eine chirurgische Behandlung vorgezogen. Handelt es sich um eine extraperitoneale Leckage, ist eine alleinige Kathetereinlage mit Abwarten des Spontanverschlusses meist ausreichend. Vor Entfernung des Katheters sollte die Heilung der Läsion durch Zystographie dokumentiert werden.

Vorbeugung

Jede Patientin sollte vor einer Laparoskopie katheterisiert werden, wobei für die diagnostische Laparoskopie die Einmalkatheterisierung ausreichend ist. Für eine operative Laparoskopie ist das Legen eines Blasenverweilkatheters zumindest für die Dauer des Eingriffs anzuraten. Besonders bei Patientinnen mit Voroperationen im Unterbauch muß das Blasendach identifiziert werden, bevor die Arbeitstrokare unter Sicht appliziert werden.

- Auch beim sichtkontrollierten Einstechen der Arbeitstrokare sind Verletzungen der retroperitonealen Gefäße, des Darms, der Harnblase und des Ureters möglich. Zur Vermeidung dieser Komplikationen sollten die Arbeitstrokare mit kontrollierter Kraftanwendung unter laparoskopischer Sicht mit Stichrichtung auf den Fundus uteri in die Bauchhöhle eingebracht werden.
- Patientinnen mit Voroperationen per Unterbauchlaparotomie sind aufgrund des eventuell nach kranial verzogenen Peritoneums am ehesten gefährdet hinsichtlich einer Harnblasenverletzung durch die Arbeitstrokare.
- Der Verdacht auf eine Harnblasenverletzung ist gegeben bei Austritt von klarer Flüssigkeit entlang der Trokarhülse, bei blutiger Urinverfärbung oder bei auftretender Gasfüllung des Katheterbeutels.
- Trokarstichverletzungen der Harnblase können in der Regel konservativ behandelt werden mittels 8–10tägiger Einlage eines Blasenverweilkatheters. Vor Entfernen des Katheters sollte u. a. aus forensischen Gründen mittels Zystographie dokumentiert werden, daß die Harnblase dicht ist.
- Zur Vorbeugung von Harnblasenverletzungen sollte jede Patientin bei einer Laparoskopie nach Einleitung der Narkose katheterisiert werden.

3 Komplikationen durch das weitere operative Vorgehen

Verletzungen innerer Organe bei der operativen Laparoskopie betreffen überwiegend den Darm, gefolgt von Blasen- und Ureterläsionen. Nerven- und Gefäßläsionen sind eher selten, können aber möglicherweise in Zukunft mit der zunehmenden Durchführung retroperitoneal chirurgischer Eingriffe in der Gynäkologie an Häufigkeit zunehmen.

3.1 Darmverletzungen

Läsionen des Darms treten meist im Zusammenhang mit der Lösung von Verwachsungen auf. Es kann sich hierbei um Dünndarmschlingen handeln, die sich innerhalb eines unübersichtlichen Verwachsungskonglomerates befinden oder die in sehr enger Beziehung zur vorderen Bauchwand fixiert sind und dort gelöst werden sollen. Beeinträchtigend ist die bei der Laparoskopie vorgegebene Blickrichtung, bei der Organstrukturen zwar umfahren und teilweise von der Seite betrachtet werden können, nicht aber wie bei der Laparotomie von allen Seiten eingesehen werden können. Dies kann dazu führen, daß während der Präparation eines Verwachsungskonglomerates das Darmlumen unbeabsichtigt eröffnet wird.
Bei Dickdarmverletzungen ist überwiegend das Rektosigmoid betroffen, das häufig mit der linken Adnexe oder dem Uterus verwachsen ist. Große Vorsicht ist auch bei der Präparation von Verwachsungen am Zökumpol geboten, da auch hier bei unübersichtlicher Situation das Darmlumen unbeabsichtigt eröffnet werden kann. Die Indikation zur Lösung von perizökal nach Appendektomie vorgefundenen Adhäsionen im Rahmen des Symptomenkomplexes chronischer Unterbauchschmerzen ist ohnehin fragwürdig und der Nutzen der Lösung dieser Adhäsionen nicht bewiesen.

Die **mechanisch** hervorgerufenen Darmverletzungen sind von den **thermisch** bedingten Läsionen zu unterscheiden. Mechanische Darmverletzungen werden eher direkt intraoperativ bzw. innerhalb der ersten 24 Stunden postoperativ bemerkt, da die Patientin frühzeitig eine Peritonitissymptomatik entwickelt. Thermische Darmläsionen können im Rahmen von Laserdissektionen oder elektrochirurgischen Präparationen auftreten. Beim Einsatz des CO_2-Lasers kann eine Darmschlinge kurzfristig in die Achse des Laserstrahls geraten und hierbei eine Verletzung der Darmwand hervorgerufen werden. Es kann sich dabei sowohl um kleine oberflächliche Serosaläsionen als auch um perforierende Verletzungen handeln. Oberflächliche Serosadefekte können durch invaginierende laparoskopische Z-Naht überdeckt werden. Die Patientin sollte in den ersten postoperativen Tagen vermehrt klinisch kontrolliert werden, damit frühzeitig Zeichen einer Peritonitis infolge einer sekundären Perforation erkannt werden können.

Thermische Darmverletzungen infolge elektrochirurgischer Präparationen werden in der Mehrzahl der Fälle intraoperativ nicht erkannt. Darmläsionen können auftreten durch direkte Berührung mit stromführenden Instrumenten oder auch durch Hitzefortleitung bei Präparationen in Darmnähe.
Bei In-vivo-Untersuchungen am Menschen zum thermischen Gewebeverhalten im Rahmen der bipolaren Gewebekoagulation bei Hysterektomie wurde bei Anwendung von 50 W über 8 Sekunden im Abstand von 2 cm zur laparoskopischen Koagulationselektrode noch eine Temperaturerhöhung des Gewebes auf durchschnittlich maximal 54 °C gemessen. In einer anderen, tierexperimentellen In-vivo-Studie mit bipolarer Koagulation von 18 W über etwa 5 Sekunden wurde allerdings nur eine durchschnittliche histologisch nachweisbare laterale Gewebeschädigung von 2,6 mm (Spannbreite 1–5 mm) festgestellt. Bei Koagulation des Mesokolons im Abstand von 0,5 cm zur Darmoberfläche wurden in 50 % der Fälle anschließend histologisch entzündliche Reaktionen innerhalb der Submukosa nachgewiesen, was als Beginn einer potentiell sekundär eintretenden Darmperforation interpretiert wurde. Bei 1 cm Abstand vom Darm wurde dies in keinem Fall beobachtet, so daß hieraus die Einhaltung einer Sicherheitszone von mindestens 1 cm Abstand zum Darm als ausreichend für die mit thermischer Energie ausgeführte Präparation erachtet wurde.

Beschwerden infolge einer sekundären Wandnekrose des Darms treten postoperativ durchschnittlich nach etwa zwei bis vier Tagen auf. Sie können aber auch verspätet bis zu 14 Tage nach der chirurgischen Behandlung auftreten.

Bei der endoskopischen Behandlung der tief infiltrierenden Endometriose im Septum retrovaginale muß eine Eröffnung des Darmlumens bei der Präparation zum Teil in Kauf genommen werden. Je nach Erfahrung des Operationsteams unter Hinzuziehen eines Abdominalchirurgen ist zu entscheiden, ob die weitere Behandlung endoskopisch vorgenommen werden kann oder ob zur Laparotomie übergegangen werden sollte. Vermieden werden sollte auf jeden Fall eine Untertherapie mit Belassen von Endometrioseherden in der Darmwand, da auf diese Weise ein Schmerzrezidiv mit Sicherheit vorprogrammiert ist (s. a. Kap. 15 „Therapie der Endometriose“).

Diagnose

Eröffnende Verletzungen des Darms können durch Visualisierung von Darmmukosa oder durch plötzlich auftretenden fäkalen Geruch erkannt werden. Das Auftreten von Luftblasen in der Spülflüssigkeit kann ebenfalls ein Anzeichen für eine Darmläsion sein.

Bei enger Präparation am Rektosigmoid sollte vor Beendigung des Eingriffs die Unversehrtheit der Darmkontinuität überprüft werden. Hierzu wird laparoskopisch das Sigma mit einer stumpfen Klemme oberhalb der Präparationsstelle abgeklemmt, und es werden transanal 100–200 ml verdünnter Polyvidon-Jodlösung instilliert, um das eventuelle Auftreten dieser Flüssigkeit in der freien Bauchhöhle erkennen zu können. Eine Alternative ist das Auffüllen des Douglas-Raums mit Flüssigkeit, so daß das betroffene Darmsegment unter Wasser liegt; anschließend wird transanal Luft oder Kohlendioxid eingeleitet, bis sich das Rektum deutlich aufbläht und eventuell Luftblasen in der intraabdominell instillierten Flüssigkeit erkennbar werden.

Werden elektrochirurgische Präparationen in Darmnähe ausgeführt, so sollte anschließend der Darm nach Freilegung sorgfältig auf oberflächliche Verfärbungen inspiziert werden. Liegt eine erkennbare Serosahitzemarkierung vor, so kann je nach Größe und Intensität der Läsion entschieden werden, ob diese so belassen werden kann, ob sie durch eine laparoskopisch ausgeführte z-förmige Naht mit gesunder Darmwand überdeckt wird oder ob eine offene chirurgische Exploration durchgeführt werden muß.

Postoperativ umfaßt die übliche Diagnostik bei Verdacht auf eine perforierende Darmläsion die Abdomenübersichtsaufnahme mit der Suche nach Zeichen freier Luft innerhalb der Bauchhöhle. Nach laparoskopischen Eingriffen ist dies erschwert, da aufgrund des Pneumoperitoneums eine radiologische Befundung schwierig ist. Nach einer klinischen Studie ist der Nachweis von freiem Gas unterhalb des Zwerchfells bei einer unkomplizierten Laparoskopie bis zu 4 Tage postoperativ möglich. Dickdarmverletzungen können mittels Kolonkontrasteinlauf unter Verwendung von Gastrografin®, eventuell mit zusätzlicher CT-Aufnahme, verifiziert oder ausgeschlossen werden.

Bei Beschwerden nach einer operativen Laparoskopie in Form von peritonealer Reizung, eventuell begleitet von Fieber und Leukozytose, kann der Versuch einer konservativen Behandlung unter dem Verdacht auf ein allgemein postentzündliches Geschehen nur dann vorgenommen werden, wenn aufgrund der bei der Operation gegebenen Situation eine Darm- oder Harntraktverletzung weitestgehend ausgeschlossen werden kann. Ist dies nicht der Fall oder bessert sich die Klinik der Patientin nicht innerhalb weniger Tage, so darf nicht gezögert werden, eine invasive Diagnostik in Form einer erneuten Laparoskopie oder einer explorativen Laparotomie durchzuführen.

Behandlung

Mechanisch erzeugte, intraoperativ erkannte Darmdefekte können durch eine zweischichtige laparoskopische Naht verschlossen werden. Bei thermisch bedingten Darmläsionen ist eher die Laparotomie mit Exzision des betroffenen Darmsegments unter Mitnahme eines ausreichenden Sicherheitsabstands zu gesundem Gewebe und mit primärer Anastomosierung anzuraten, da die Ausdehnung des thermisch geschädigten Gewebes zum Teil über den optisch erkennbaren Bezirk hinausgeht.

Verzögert postoperativ erkannte Darmläsionen müssen aufgrund der dann immer vorliegenden Peritonitissymptomatik meist durch Darmteilresektion, eventuell begleitet von einem temporär angelegten protektiven Anus praeter, durch Spülung und Drainierung der Bauchhöhle sowie antibiotische Behandlung therapiert werden. Häufig ist eine anschließende intensivtherapeutische Behandlung notwendig. Die Therapie erfolgt selbstverständlich in interdisziplinärer Zusammenarbeit zwischen Gynäkologen, Allgemeinchirurgen und intensivtherapeutisch erfahrenen Anästhesisten oder Internisten. Zu spät erkannte, verzögert behandelte Fälle von Darmläsionen sind neben den Verletzungen großer Gefäße bei Anlegen des Pneumoperitoneums die häufigste Ursache für Todesfälle im Zusammenhang mit der Laparoskopie.

Vorbeugung

Patientinnen, bei denen operativ laparoskopische Eingriffe geplant sind, sollten am Vortag durch ausreichend abführende Maßnahmen, z. B. mit Prepacol®, vorbereitet werden. Dies hat den Vorteil, daß der Operateur durch weniger geblähte Darmschlingen bessere Sichtverhältnisse antrifft und daß im Falle einer Eröffnung des Darmlumens mit der Notwendigkeit einer chirurgischen Intervention eine präoperative Reinigung des Darmlumens stattgefunden hat, so daß das Risiko einer postoperativen kotigen Peritonitis vermindert wird.

Intraoperativ sollte besondere Vorsicht bei der Präparation unübersichtlicher Befunde mit Verwachsungskonglomeraten gelten. Der Einsatz rein mechanischer Scheren ist zu bevorzugen, da bei thermischer Präparation möglicherweise eine direkt hinter dem einsehbaren Operationsgebiet liegende Darmschlinge indirekt durch Hitze verletzt werden könnte. Während der Präparation muß eine adäquate optische Darstellung durch Zug und Gegenzug gewährleistet sein, so daß mindestens drei Unterbauchtrokare für die Präparation anzuraten sind. Es kann hilfreich sein, durch zeitweiliges Einbringen einer Optik über einen der Unterbaucheinstiche einen Verwachsungsbefund einmal aus anderer Perspektive zu inspizieren. Der Zug am Gewebe darf nicht übermäßig stark ausgeführt werden, da es auch zum Einreißen von Darmsegmenten kommen kann. Besondere Vorsicht gilt bei der Behandlung akut entzündlicher Situationen wie beim Tuboovarialabszeß mit Integration von Darmschlingen, die möglicherweise durch entzündliche Infiltration eine geringere Wandstärke aufweisen. Für das Fassen von Gewebekonglomeraten bei der Verwachsungspräparation sollten überwiegend stumpfe Greifzangen Verwendung finden. Bei der elektrochirurgischen Präparation ist auf ausreichenden Sicherheitsabstand zum Darmgewebe zu achten.

- Darmverletzungen bei der operativen Laparoskopie treten in den meisten Fällen bei der Adhäsiolyse auf.
- Mechanisch erzeugte Darmverletzungen werden oft direkt intraoperativ erkannt bzw. machen sich frühzeitig postoperativ bemerkbar. Thermisch bedingte Darmläsionen können intraoperativ unbemerkt bleiben und aufgrund des Mechanismus einer sekundären Perforation nach Gewebsnekrose möglicherweise erst mit einer Latenz von mehreren Tagen klinisch erkennbar werden.
- Der intraoperative Verdacht auf eine Darmverletzung ergibt sich bei Wahrnehmung von kotigem Geruch oder beim Auftreten von Gasblasen innerhalb der Spülflüssigkeit bzw. Erkennen von Darminhalt oder Darmmukosa. Postoperativ ist jeder klinisch auffällig schmerzhafte Verlauf nach einer Laparoskopie verdächtig auf eine Darmläsion. Es darf nicht gezögert werden, diese Ursache zu verifizieren bzw. auszuschließen, um die Patientin nicht durch eine sich ausbreitende Peritonitis zusätzlich vital zu gefährden.
- Mechanisch erzeugte Darmläsionen können bei adäquater Visualisierung vom erfahrenen Operateur laparoskopisch übernäht werden. Bei elektrochirurgisch erzeugten Läsionen kann eher eine Segmentresektion mit Anastomosierung notwendig werden, da eine laterale thermische Schädigung der Darmwand über den optisch erkennbaren Bereich hinaus wahrscheinlich ist. Grundsätzlich ist im Sinne einer interdisziplinären Betreuung die Zusammenarbeit mit einem Abdominalchirurgen anzuraten.
- Zur Vermeidung von Darmverletzungen sollte bei unübersichtlichem Verwachsungssitus und in Darmnähe besonders vorsichtig unter Bevorzugung rein mechanischer Instrumente präpariert werden. Bei akut entzündlichem Situs darf das Gewebe nicht durch zu starken Zug überlastet werden.

3.2 Harnblasenläsionen

Verletzungen der Harnblase treten gehäuft auf bei der laparoskopischen Hysterektomie, besonders bei Zustand nach Sectio caesarea, da dann oft die Harnblasenhinterwand im Bereich der Uterotomie narbig verwachsen und ausgedünnt ist. Harnblasenläsionen kommen auch gehäuft vor beim Lösen von Verwachsungen, in die die Blase involviert ist, oder bei der Präparation des Cavum Retzii im Rahmen der endoskopischen Kolposuspension. Bei der Präparation einer die Blasenwand infiltrierenden Endometriose kann die Eröffnung der Harnblase je nach Tiefe des Prozesses therapeutisch notwendig sein.

Diagnose

Verletzungen der Harnblase werden in den meisten Fällen intraoperativ erkannt, können allerdings gerade bei sehr kleinen Läsionen zunächst unbemerkt bleiben. Die plötzliche Eröffnung eines Hohlraums bei Präparationen im Unterbauch ventral und lateral des Uterus, das Auftreten von klarer Flüssigkeit unklarer Genese in der Bauchhöhle, eine blutige Verfärbung des Urins oder die Gasaufblähung des Katheterbeutels müssen Anlaß sein, die Unversehrtheit der Harnblase zu überprüfen. Falls ein Defekt nicht direkt erkennbar ist, sollte die Harnblase transurethral mit mindestens 400 ml blaugefärbter Kochsalzlösung angefüllt werden, um einen Defekt verifizieren oder ausschließen zu können.

Bei nicht erkannten Harnblasenläsionen können postoperative Fisteln auftreten mit der zuvor beschriebenen klinischen Symptomatik (s. Abschnitt 2.5.3). Bei vermehrtem serösem Flüssigkeitsabgang über intraabdominell belassene Drainagen sollte eine Untersuchung des Kreatinin- und Harnstoffgehalts dieser Flüssigkeit durchgeführt werden.

Bei tief infiltrierender Endometriose der Harnblasenwand sollte, falls dieser Befund präoperativ zunächst nicht erwartet wurde, intraoperativ vor einer weiteren Präparation eine Zystoskopie durchgeführt werden. Mit der Zystoskopie ist es möglich, eine intraluminale Vorwölbung endometriotischer Herde zu erkennen; dieser Befund erhöht die Wahrscheinlichkeit, daß eine Harnblaseneröffnung notwendig wird.

Behandlung

Eine intraoperativ erkannte Harnblasenläsion kann laparoskopisch oder per Minilaparotomie durch zweischichtige, meist z-förmige Naht verschlossen werden. Anschließend wird die Dichtigkeit der Naht durch Auffüllen der Harnblase mit 400 ml blaugefärbter Flüssigkeit überprüft. Ein transurethraler Harnblasenverweilkatheter wird danach über 10–14 Tage belassen und vor Entfernen des Dauerkatheters die Dichtigkeit der

abgeheilten Nahtversorgung durch Zystographie bestätigt.
Eine postoperativ vermutete Blasenläsion wird durch Zystoskopie oder Zystographie dokumentiert. Bei kleinen Läsionen kann die konservative Behandlung mit Einlegen eines Harnblasendauerkatheters für 10–14 Tage mit anschließender Überprüfung auf Dichtigkeit durch Zystographie versucht werden. Größere Defekte müssen sekundär chirurgisch verschlossen werden.
Bei Defekten in der Nähe der Ureterostien muß eine Schienung der Ureteren durch Splinte in Erwägung gezogen werden, um ein sekundäres Zuschwellen der Uretermündung mit der Folge einer Hydronephrose zu verhindern. Zur Indikationsstellung und Ausführung der Ureterschienung sollte eventuell ein Urologe hinzugezogen werden.

Vorbeugung

Beim Lösen von Verwachsungen in Blasennähe sollte die Präparation behutsam in kleinen Schritten durchgeführt werden. Bei Zustand nach Sectio caesarea ist für das Lösen der Harnblase von der Zervixvorderwand die scharfe Präparation mit der endoskopischen Schere zu bevorzugen, da bei stumpfer Präparation eher das Risiko eines Einreißens der Harnblasenwand besteht.

- Symptome einer Harnblasenverletzung bei der endoskopischen Präparation können sein: Eröffnung eines mit Epithel ausgekleideten Hohlraums, Austritt klarer Flüssigkeit unklarer Genese in die Bauchhöhle, blutige Urinverfärbung oder Aufblähen des Katheterbeutels.
- Eine intraoperativ erkannte Harnblasenverletzung kann durch zweischichtige endoskopische Naht oder per Minilaparotomie verschlossen werden. Anschließend sollte für 10–14 Tage ein Harnblasenverweilkatheter belassen werden.
- Bei erst postoperativ erkannten Harnblasenläsionen kann bei kleineren Defekten zunächst versucht werden, durch Einlage eines Blasenkatheters für 10–14 Tage einen spontanen Verschluß zu erreichen. Persistierende oder große Defekte müssen chirurgisch versorgt werden.

3.3 Ureterverletzungen

Verletzungen des Harnleiters sind selten, treten aber in jüngster Zeit mit der zunehmenden Verbreitung bestimmter Operationstechniken doch häufiger auf. Oft handelt es sich bei der Ureterverletzung nicht um eine primäre komplette Durchtrennung, sondern um eine thermische Läsion durch Präparationen in Nähe des Ureters mit der Folge einer sekundären Wandnekrose mit Fistelbildung oder Stenosierung.

Zu Verletzungen des Ureters im oberen Anteil des kleinen Beckens kommt es vor allem bei laparoskopischer Entfernung von an der Beckenwand fixierten Ovarien (endometriotisch bedingt, postentzündlich, postchirurgisch). Im unteren Anteil des kleinen Beckens ist der Ureter vermehrt gefährdet bei der Adnexektomie nach vaginaler Hysterektomie, da der kaudale Ovarpol oft zum Scheidenstumpf hinabgezogen ist (s.a. Kap. 10–13 im Teil „Ovarialchirurgie“), bei der laparoskopisch assistierten vaginalen Hysterektomie, bei der Endometriosebehandlung oder bei der Durchtrennung der Ligamenta sacrouterina mit dem Ziel der Schmerztherapie (LUNA = laparoscopic uterine nerve ablation).
Verletzungen des Harnleiters bei ausgedehnter retroperitonealer Präparation im Rahmen laparoskopisch-onkologischer Eingriffe sind eher selten, da hierbei immer eine Freilegung des Ureters zur visuellen Darstellung erfolgt. Ureterverletzungen treten meist dann auf, wenn keine visuelle Darstellung erfolgt und der Operateur sich der Nähe des Ureters nicht bewußt ist bzw. in der Annahme handelt, der Ureter sei nicht gefährdet.

Diagnose

Intraoperativ wird eine Ureterläsion häufig nicht erkannt. Postoperativ treten Beschwerden meist innerhalb von 3–5 Tagen auf, wurden allerdings in Einzelfällen auch erst 2–3 Wochen nach dem auslösenden Ereignis berichtet. Die typischen Symptome sind Flankenschmerzen, Rückenschmerzen, Unterbauchschmerzen oder generelle abdominelle Schmerzen wie bei einer Peritonitis, Übelkeit und Erbrechen, möglicherweise begleitet von Temperaturerhöhung, Leukozytose, Hämaturie oder Anurie bei beidseits betroffenen Ureteren oder Fehlen der kontralateralen Niere. Durch peritoneale Urinresorption kann es zum Ansteigen des Serumharnstoffwertes kommen. Zur Diagnostik sollte eine Nierensonographie, ein intravenöses Urogramm und eventuell ein Computertomogramm mit Kontrastdarstellung der harnableitenden Wege und/oder eine Zystoskopie mit retrograder Ureterographie durchgeführt werden (Abb. 3-7a bis c).

Behandlung

Die Behandlung der Ureterverletzung findet in Zusammenarbeit mit dem Urologen statt. In Abhängigkeit von Ausmaß, Lokalisation und Ursache der Verletzung muß entschieden werden, ob eine End-zu-End-Anastomose, eine Ureteroneozystostomie oder eine transverse Ureterostomie notwendig ist. In vielen Fällen tangentialer Läsionen kann auch ein konservativer Behandlungsversuch durch Einlage einer transvesikalen Ureterschiene, eventuell begleitet von einer perkutanen Nephrostomie, versucht werden.

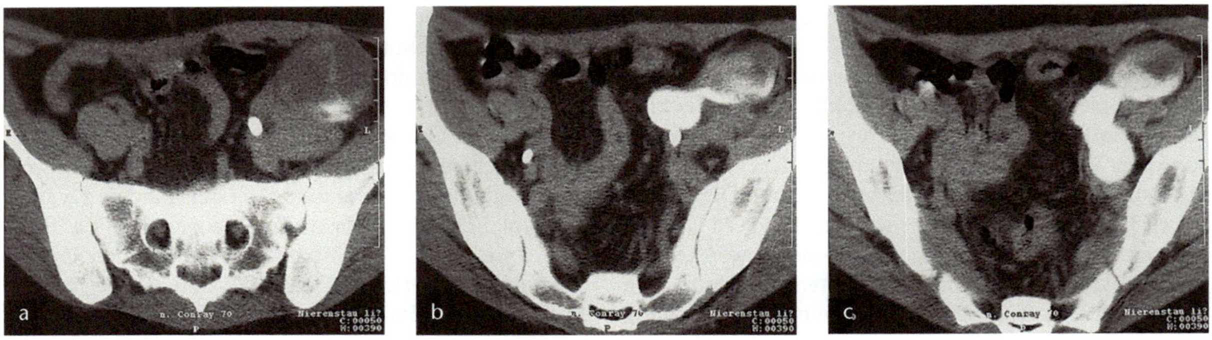

Abb. 3-7a bis c CT-Aufnahmen einer Harnleiterläsion 3 Wochen postoperativ nach laparoskopischer Adnexektomie links bei an der Beckenwand verwachsener Adnexe. Ausbildung eines großen, dem M. psoas aufliegenden retroperitonealen Urinoms

Intraoperativ erkannte Ureterläsionen können je nach Ausmaß des Schadens eventuell vom erfahrenen laparoskopischen Operateur unter transvesikaler Schienung durch laparoskopische Übernähung oder Anastomose behandelt werden (4–0-Nahtmaterial, Einzelknopfnähte). Ein thermisch lädiertes Segment sollte aus präventiven Gründen reseziert und reanastomosiert werden, da bei konservativem Vorgehen oder reiner Übernähung eher eine sekundäre Stenosierung durch Narbenschrumpfung resultieren kann.

Vorbeugung

Bei Präparationen in Ureternähe muß der Verlauf des Ureters optisch dargestellt werden. Man kann ihn zum Teil durch das Peritoneum hindurch erkennen, teilweise muß das Peritoneum eröffnet und wie bei der offenen Chirurgie der Ureterverlauf dargestellt werden (s. a. Kap. 19 „Laparoskopische Hysterektomie").

Die transperitoneale Identifizierung des Ureterverlaufs sollte bei Beginn der Operation erfolgen, da das Peritoneum mit fortlaufender Operationsdauer oft trübe und damit weniger transparent wird und die Ureterperistaltik möglicherweise abnimmt. In Zweifelsfällen kann eine intraoperative transvesikale Schienung des Ureters zu seiner Darstellung erfolgen. Bei unklarer Situation und Verdacht auf eine Ureterläsion kann durch den Anästhesisten 5 ml einer Methylenblaulösung intravenös gespritzt werden, die nach etwa 10 Minuten im Harnblasenkatheter auftauchen sollte. Eine Ureterläsion kann durch den Austritt blauer Flüssigkeit an der Defektstelle erkannt werden.

- Ureterverletzungen werden häufig erst postoperativ erkannt. Symptome können sein: Flankenschmerzen, Rückenschmerzen, Übelkeit, Erbrechen und/oder abdominale Schmerzen. Es können Fieber, Leukozytose, Hämaturie und Anstieg des Serumharnstoffwertes auftreten.

- Zur Diagnostik bei vermuteten Harnleiterverletzungen gehören Nierensonographie, i. v. Urogramm, evtl. Computertomogramm und/oder Zystoskopie mit retrograder Ureterographie.
- Die Versorgung einer Ureterläsion erfolgt in Zusammenarbeit mit dem Urologen. Je nach Ausdehnung und Lokalisation ist ein individuelles therapeutisches Vorgehen (Splintung, Übernähung, Anastomose, Neueinpflanzung in die Harnblase) angezeigt.

3.4 Gefäßverletzungen

Während des operativen Vorgehens können unbeabsichtigt Blutungen hervorgerufen werden. Der Operateur muß profunde Kenntnisse der Anatomie des kleinen Beckens und des typischen Verlaufs der großen retroperitonealen Gefäß- und Nervenstrukturen haben. Primär muß das Ziel sein, daß bei organentfernenden laparoskopischen Eingriffen keine Blutung auftritt.

Beim Einsatz bipolarer Koagulationstechnik wird der jeweilige Gefäßstiel vorsichtig Schritt für Schritt koaguliert, bevor eine Durchtrennung mit der laparoskopischen Schere erfolgt. Diese Durchtrennung sollte in der Nähe des Hauptastes eines Gefäßes nicht ruckartig mit einem Scherenschlag erfolgen, sondern mit der Spitze der Schere in kleinen, vorsichtig präparierenden Schritten. Auf diese Weise ist es möglich, das Gefäßlumen zunächst nur partiell zu eröffnen und abzuwarten, ob danach noch eine Blutung eintritt. Falls eine Blutung vorhanden ist, so kann diese bei noch nicht gänzlich durchtrenntem Gefäß optimal gezielt und in Ruhe durch erneute Koagulation gestillt werden. Bei rascher Durchtrennung des gesamten Gefäßlumens kann sich das Gefäß weit nach lateral retrahieren und bei Blutung im umgebenden lockeren Bindegewebe nur schwer auffindbar sein. Die Präparation in kleinen Schritten dauert zwar länger als das rasche Vorgehen mit großen Scherenschlägen; wenn aber andererseits bei der traumatischen Technik eine Blutung auftritt, deren Beherrschung Probleme verursacht, benötigt dies weit mehr Zeit.

Bei der LAVH mit der Technik der Koagulation der A. uterina ist es ratsam, die Arterie durch vorsichtige, stumpfe Eröffnung des Ligamentum latum isoliert an ihrer Eintrittsstelle in den Uterus darzustellen und gezielt zu koagulieren oder mit einem Clip zu versehen. Anschließend wird das Gefäß schrittweise partiell eröffnet und eventuell nachkoaguliert. Eine ungünstige Operationstechnik ist die komplette, breite Koagulation des Ligamentum latum, da hierbei häufig die zentral liegende A. uterina nicht ausreichend verschlossen wird.
Bei Einsatz der CO_2-Lasers ist darauf zu achten, keine reflektierenden Instrumente als „backstop" hinter der zu durchtrennenden Struktur einzusetzen, damit nicht unbeabsichtigt nach der Durchtrennung Läsionen von Blutgefäßen oder anderen Organen auftreten. Das Auffüllen des kleinen Beckens mit Flüssigkeit ist ebenfalls hilfreich, da der CO_2-Laser im Wasser seine Aktivität verliert.
Bei der retroperitonealen Präparation in der Nähe der großen Gefäße wird überwiegend durch Zug und Gegenzug gearbeitet. Vorsicht ist geboten bei Zug an venösen Gefäßen, da diese einreißen können. Gerade bei älteren Patientinnen kann die Venenwand ausgedünnt und relativ brüchig sein. Die Präparation wird überwiegend durch stumpfes Spreizen eines atraumatischen Instruments ausgeführt (s.a. Kap. 25 „Laparoskopische Lymphadenektomie").

Diagnose

Größere Blutungen werden in der Regel intraoperativ vom Operateur sofort bemerkt. Kleine, kapilläre Blutungen können möglicherweise durch den intraabdominellen CO_2-Druck unterdrückt werden. Es ist ratsam, am Ende der Operation einen inspizierenden „Abdomenrundblick" auf eventuell vorhandene Blutungsquellen durchzuführen und den Druck zu reduzieren, um jetzt erst auftretende kleine Blutungen erkennen und durch Koagulation zum Stillstand bringen zu können. Außerdem sollte eine Spülung der Bauchhöhle durchgeführt werden und vor Entfernen der Trokare eine sorgfältige Kontrolle auf Bluttrockenheit, besonders in den Bezirken, in denen Organstrukturen abgesetzt wurden.

Behandlung

Blutungen des Peritoneums, die nicht die Bauchdeckengefäße betreffen, sistieren in der Regel spontan. Blutungen aus dem Omentum majus sollten, falls möglich, sofort gezielt gestillt werden, da bei anhaltender Blutung durch ein Hämatom im Netz die eigentliche Blutungsquelle oft nicht mehr erkennbar ist. Gelingt eine Blutstillung nicht sofort, so kann aber auch zunächst abgewartet werden, ob die Blutung nach einiger Zeit von selbst sistiert. Sollen Blutungen des Omentums gestillt werden, so ist auf ausreichenden Sicherheitsabstand zum darunter liegenden Darm zu achten. Es kann günstiger sein, die Hämostase durch Schlingenligatur statt durch Hitzekoagulation zu erzielen.
Bei Blutungen aus den die Adnexe oder den Uterus versorgenden Gefäßen besteht oft das Problem, daß sich das durchtrennte Gefäß nach lateral retrahiert und nur noch schwer identifiziert werden kann. Zahlreiche ungezielte Koagulationsversuche können hierbei dazu führen, daß unbeabsichtigt immer weiter zur Beckenwand abgewichen und der Ureter thermisch gefährdet wird oder die großen Beckenwandgefäße zusätzlich beeinträchtigt werden. Bei Eintritt einer Blutung aus diesen Gefäßen sollte zunächst versucht werden, das Gebiet des blutenden Gefäßes mit einer stumpfen laparoskopischen Klemme zu fassen und damit die Blutung zu unterbinden. Danach wird die Umgebung stumpf freigelegt. Ureterverlauf und Verlauf der großen Beckenwandgefäße werden identifiziert, bevor das gefaßte Gefäß gezielt bipolar koaguliert oder mit einem Clip versehen oder durch Ligatur verschlossen wird. Sollten diese Maßnahmen nicht zum Erfolg führen, so muß unter Umständen eine Laparotomie durchgeführt werden.

- Bei der Technik der Gewebepräparation mittels thermischer Energie sollten organversorgende Gefäße, die durchtrennt werden sollen, gezielt koaguliert werden, ohne daß unnötig viel umgebendes Gewebe mitgefaßt wird. Die anschließende Durchtrennung des Gefäßes sollte zunächst nur partiell vorgenommen werden, um im Falle einer nicht kompletten Koagulation nochmals nachkoagulieren zu können, bevor sich das Gefäß retrahiert und im umgebenden Bindegewebe nur noch schwer auffindbar ist.
- Im Falle der Retraktion eines blutenden Gefäßes sollte zunächst versucht werden, das Gefäß mit einer stumpfen Klemme zu fassen und hierdurch eine weitere Blutung zu unterbinden. Danach wird die Umgebung stumpf freipräpariert, um das Gefäß zu isolieren und wichtige Strukturen (Ureter, Nerven, Gefäße) zu schonen. Anschließend wird das Gefäß koaguliert oder mit einem Clip versehen. Falls es nicht gelingt, die Blutung zu stillen, oder wenn eine Gefährdung umliegender Organstrukturen bei der laparoskopischen Versorgung nicht ausgeschlossen werden kann, muß laparotomiert werden.

3.5 Intraabdominelle Fremdkörper

Der Verlust von Instrumenten(teilen) in der freien Bauchhöhle ist eine vermeidbare Komplikation, die mit der Kompetenz des Operationsteams, des Sterilisationspersonals und der Pflege des Instrumentariums zusammenhängt. Es ist Aufgabe der Operationsschwestern, das Instrumentarium vor jedem Eingriff auf seine Tauglichkeit zu überprüfen. Das wiederverwendbare Endoskopieinstrumentarium ist sehr fragil und wegen der häufigen Führung durch Trokarhülsen vermehrter mechanischer Belastung ausgesetzt.

Beim laparoskopischen Nähen muß darauf geachtet werden, die Nadel im Blickfeld und intakt zu halten bzw. bei Bruch der Nadel sofort Einzelteile zu bergen, da eine verlorene Nadel möglicherweise äußerst schwer wiederaufzufinden ist. Bei Verlust von Instrumententeilen im Bauchraum sollte man versuchen, diese endoskopisch zu entfernen. Nur in extrem seltenen Fällen kann eine Minilaparotomie zur Bergung notwendig werden.

3.6 Bauchdeckenhernien

Bei Trokargrößen ab 10 mm kann es in Einzelfällen zu postoperativer Hernienbildung mit dem Risiko der Einklemmung von Netz oder Dünndarm kommen. Das Risiko steigt mit zunehmender Größe der gewählten Trokare. Laterale Einstiche sind mehr bruchpfortengefährdet als mediane Einstiche.
In einer retrospektiven Umfrage bei den Mitgliedern der AAGL wurden 399 Trokarhernien nach 4385000 Laparoskopien (0,02%) berichtet. Kadar und Mitarbeiter publizierten eine Inzidenz von 0,23% beim Einsatz von 10-mm-Trokaren und von 3,1% beim Einsatz von 12-mm-Trokaren. Meist treten die Hernien später als 7 Tage postoperativ auf, können allerdings in Einzelfällen auch schon in der Frühphase bemerkt werden. Netzeinklemmungen entstehen in der Mehrzahl durch Pressen der Patientin während des Herausziehens der Trokare bei zu früher Aufhebung der Narkosetiefe.

Vorbeugung

Zur Vorbeugung von Inzisionshernien empfiehlt sich der Gebrauch so geringlumiger Trokare wie möglich bzw. eventuell der Einsatz der von Semm propagierten z-förmigen Einstichtechnik bei Trokargrößen ≥10 mm.
Ein postoperativer Faszienverschluß durch Einzelknopf- oder Z-Naht ist bei lateralen Einstichen und Trokargrößen ab 10 mm anzuraten. Dies ist möglich durch isolierte Fasziennaht unter Spreizen der Bauchdecke mit zwei kleinen Lidhaken oder durch speziell für die Endoskopie entwickelte Instrumente. Letztere sind als wiederverwendbare Instrumente erhältlich wie die Notfallnadeln nach Semm, das Nahtinstrument zum subkutanen Faszienverschluß nach Berci, die Reverdin-Nadel oder die J-Nadel oder als Einmalinstrumente wie der Endoclose oder das Exit-puncture-closer-device. Die Anwendung erfolgt analog der bei der Versorgung von verletzten Bauchdeckengefäßen beschriebenen. Es wird mit diesen Geräten ein laparoskopischer Ein- und Ausstich beidseits lateral der Trokarinzision vorgenommen, um so eine Faszienligatur durchführen zu können. Bei der Stichtechnik wird die Haut jeweils nicht mitgefaßt.

- Bauchdeckenhernien sind ab 10 mm Trokargröße beschrieben worden.
- Die Wahrscheinlichkeit einer Hernienbildung steigt mit zunehmendem Trokardurchmesser.
- Hernien treten häufiger lateral als median auf.
- Zur Hernienprävention sollten Einstiche ab einer Größe von 10 mm zweischichtig mittels Fasziennaht und Hautnaht verschlossen werden.

4 Erkrankungsspezifische Früh- und Spätkomplikationen

Manche Krankheitsbilder zeigen nach der operativen Behandlung, sei sie abdominal oder laparoskopisch durchgeführt, spezifische Formen von möglichen frühen oder späten Komplikationen. Diese Komplikationen können nicht prinzipiell der Laparoskopie „angelastet" werden, sondern sind generell bei der operativen Behandlung möglich. Zum Teil besteht allerdings beim laparoskopischen Operieren eine höhere Rate dieser frühen und späten Komplikationen als bei der Therapie per Laparotomie. Dies betrifft besonders die Persistenz von Trophoblastgewebe bei der organerhaltenden Operation der Tubargravidität (s. Kap. 7), die Frage der Zellstreuung bei der intraoperativen Ruptur eines malignen Ovarialtumors (s. Kap. 10) und die Uterusruptur bei Schwangerschaft nach Myomenukleation (s. Kap. 16). Nähere Einzelheiten zu diesen Komplikationen werden in den genannten Kapiteln besprochen.

5 Häufigkeit von Komplikationen

Von verschiedenen Arbeitsgruppen wurden retrospektive oder prospektive Erfassungen von Komplikationen laparoskopischer Eingriffe publiziert. In den Vereinigten Staaten werden in regelmäßigen Abständen von der American Association of Gynecological Laparoscopists (AAGL) Daten über die von ihren Mitgliedern durchgeführten Laparoskopien und die damit verbundenen Komplikationen veröffentlicht. In Deutschland wurden von Semm und Mitarbeitern mehrfach Umfragen über den Stand der Endoskopie durchgeführt und publiziert.

Bei der Interpretation retrospektiv erhobener Daten ist immer in Betracht zu ziehen, daß bei der Datenerfassung jeweils nur ein geringer Teil der endoskopisch tätigen Ärzte seine Zahlen zur Verfügung stellt, daß möglicherweise eher die endoskopisch Interessierten bzw. Versierten antworten und daß keine Kontrolle über die Exaktheit der weitergegebenen Daten möglich ist. Die Rücklaufrate der Fragebögen liegt in den amerikanischen und deutschen Studien nur zwischen 17 und 50%. Häufig fehlt auch eine Zuordnung der Komplikation zur Art des Eingriffs, eine Differenzierung, wodurch die Komplikation auftrat, oder eine genaue Aufschlüsselung der Art der Komplikationen (z. B. Gefäßverletzungen – Bauchdeckengefäße oder Bauchhöhlengefäße?). Bei retrospektiven Untersuchungen ist davon auszugehen, daß die tatsächliche Zahl der Komplikationen eher höher liegt.

Prospektive Erfassungen werden häufig von endoskopisch spezialisierten Zentren veröffentlicht, deren Komplikationsrate wahrscheinlich aufgrund der großen Erfahrung niedriger als die durchschnittliche Komplikationsrate aller endoskopischen Operateure liegen dürfte. Dennoch bilden die Zahlen eine wichtige Grundlage für eine Einschätzung des Stellenwerts der operativen Laparoskopie gegenüber der traditionellen „offenen" Chirurgie und für forensische Fragestellungen. In Deutschland existiert ein Projekt der Arbeitsgemeinschaft für gynäkologische und geburtshilfliche Endoskopie, das von Schmidt (Bremen) ins Leben gerufen wurde, bei dem eine prospektive Erfassung aller bei endoskopischen Operationen eingetretenen Komplikationen erfolgen soll (Tab. 3-1). Hierfür wurde ein spezielles Computerprogramm entwickelt.

Tab. 3-1 Deutsches Komplikationsregister gynäkologische Endoskopie (Jahresauswertung 1996; Schmidt und Frank, Bremen)

prospektiv erfaßte Patientinnen:	**7265 aus 15 Kliniken**
intraoperative Komplikationen:	**48 (0,7%)**
Spätkomplikationen:	**42 (0,6%)**
intraoperative Komplikationen	
■ Dünndarmverletzung	5 (0,07%)
■ Dickdarmverletzung	3 (0,04%)
■ Emphysem	
Haut	2 (0,03%)
Peritoneum	6 (0,08%)
Mediastinum	0
Pneumothorax	0
■ Gefäßverletzung	
Aorta	0
A. iliaca	0
A. epigastrica	7 (0,1%)
V. cava	0
V. iliaca	0
■ Organverletzung	
Harnblase	5 (0,07%)
Magen	0
Leber	0
Milz	0
Genitale	4 (0,06%)
■ Eröffnung eines Ovarialkarzinoms	1 (0,01%)
■ OP-Abbruch wg. Komplikationen	1 (0,01%)
■ OP-Abbruch wg. frustranem Versuch	0
■ Blutung im OP-Gebiet	3 (0,04%)
■ andere	11 (0,15%)
Spätkomplikationen	
■ Nahtdehiszenz	1 (0,01%)
■ Bauchdeckenhämatom	9 (0,12%)
■ Bauchdeckeninfektion	4 (0,06%)
■ Bauchdeckenhernie	0
■ intraabdominelle Nachblutung	13 (0,18%)
■ verschlepptes Ovarialkarzinom	1 (0,01%)
■ Fieber > 38 °C, > 3 Tage	5 (0,07%)
■ Peritonitis	0
■ andere	9 (0,12%)

In den Niederlanden erfolgte die Publikation prospektiv erhobener Daten von 25764 laparoskopischen Eingriffen, die im Jahr 1994 an 72 teilnehmenden Kliniken durchgeführt wurden. In Finnland existiert ein nationales Versicherungsregister, an das alle größeren operationsbegleitenden Komplikationen gemeldet werden, unabhängig von der Schuldfrage. Die Zahl der landesweit durchgeführten Laparoskopien (70697 zwischen 1990 und 1994) ist über ein anderes Melderegister ebenfalls erhältlich, so daß eine retrospektive Verknüpfung und Analyse dieser beiden unabhängig voneinander erhobenen Datensammlungen durchgeführt werden konnte. Sowohl aus der niederländischen als auch aus der finnischen Publikation ist ersichtlich, daß die Inzidenz von Komplikationen bei einer operativen Laparoskopie deutlich höher liegt als bei einer diagnostischen Laparoskopie oder bei einem kleinen therapeutischen Eingriff wie der Tubensterilisation (Tab. 3-2 bis 3-5). Die höhere Inzidenz in den Niederlanden ist sowohl durch den prospektiven Studiencharakter als auch durch die genauere Erfassung bedingt; so wurden z. B. in der finnischen Studie Verletzungen von Bauchdeckengefäßen nicht registriert. In beiden Studien war die laparoskopische Hysterektomie der am meisten komplikationsbehaftete Eingriff. In den Tabellen 3-6 bis 3-8 sind weitere Daten über Komplikationen bei

Laparoskopie aus o.g. Publikationen in der Übersicht dargestellt.

Aus den niederländischen Daten ist erkennbar, daß 57% der Komplikationen im Zusammenhang mit dem Anlegen des Zugangs zur Bauchhöhle und 43% mit dem operativen Vorgehen verbunden waren. Blutungen aus Bauchdeckengefäßen und Darmverletzungen waren die beiden häufigsten Komplikationen. Erfahrung des Operateurs und Zustand nach einer früheren Laparotomie korrelierten mit der Wahrscheinlichkeit des Eintritts einer Komplikation. Im Beobachtungszeitraum kam es zu 2 Todesfällen (0,8/10000): Einer der beiden Todesfälle resultierte bei einer 25jährigen Patientin aus einer Verletzung der V. epigastrica mit

Tab. 3-2 Inzidenz von Komplikationen bei der Laparoskopie (niederländische und finnische Studie)

	Niederlande	Finnland
■ diagnostische Laparoskopie	2/1000	0,6/1000
■ Sterilisation	4,5/1000	0,8/1000
■ operative Laparoskopie	17,9/1000	10,3/10000

Tab. 3-4 Verletzungen des Magen-Darm-Trakts bei der Laparoskopie (44 Fälle bei 70607 Eingriffen; finnische Studie)

	n	Ursache	Zeit bis Diagnose
■ Magen	2	2 V	0
■ Dünndarm	26	12 T, V	1,7 (0–5)
		14 El	4,8 (1–10)
■ Dickdarm	16	6 V, T	1,4 (0–4)
		9 El	10,4 (0–38)

V = Verletzung durch Verres-Nadel
T = Verletzung durch Trokar
El = elektrochirurgische Verletzung
Zahlen in Klammern entsprechen der Spannbreite der Tage bis zum Erkennen der Verletzung; alle Patientinnen bis auf eine Patientin mit Magenverletzung wurden per Laparotomie versorgt.

Tab. 3-3 Analyse von 145 Komplikationen bei 25764 Laparoskopien (niederländische Studie, Zahlen in Klammern entsprechen Prozentangaben)

Komplikationen	n	n/10000	durch Zugang zur Bauchhöhle	durch weiteres operatives Vorgehen	Laparotomie zur Behebung der Komplikation
intraoperativ					
■ Verletzung der A./V. epigastrica	38	1,47	38	0	12 (32)
■ Magen-Darmverletzung	29	1,13	24	5	26 (90)
■ intraabdominelle Blutung	27	1,05	9	18	21 (78)
■ Mesosalpinx-Blutung	24	0,93	0	24	15 (63)
■ Harnblasenverletzung	5	0,19	3	2	3 (60)
■ Ureterverletzung	2	0,08	0	2	2 (100)
■ Komplikation durch Laser	3	0,12	0	3	1 (33)
■ Varia	17	0,7	9	8	1 (6)
■ präperitoneale Insufflation mit Notwendigkeit einer sekundären Laparotomie	3	0,12			3 (100)
■ Anästhesiezwischenfall	1	0,04			
postoperativ					
■ Abszeß/Entzündung	9	0,35	9	9	9
■ Hernie	2	0,08	2	2	2
■ Lungenembolie	1	0,04	1	1	1
■ Emphysem	1	0,04	1	1	1
gesamt	**145**	**5,6**	**83**	**62**	**84**
Laparotomie	**84**	**3,3**	**43**	**41**	
Mortalität	**2**	**0,08**			**1**

Tab. 3-5 Verletzungen der harnableitenden Wege bei der Laparoskopie (38 Fälle bei 70607 Eingriffen; finnische Studie)

	n	Zeit bis Diagnose
Harnblase	20	1,1 (0–8)
Ureter	18	29,4 (0–154)

Zahlen in Klammern entsprechen der Spannbreite der Tage bis zur Diagnosestellung

der Folge eines hämorrhagischen Schocks und eines Organversagens nach Verbrauchskoagulopathie. Der andere betraf eine 72jährige Patientin mit Zustand nach zwei Laparotomien, bei der es im Rahmen einer diagnostischen Laparoskopie zu einer nicht bemerkten Verletzung des Gastrointestinaltrakts kam und die innerhalb der ersten postoperativen 24 Stunden im septischen Schock verstarb.

Tab. 3-6 Deutsche Statistik der Komplikationen mit Notwendigkeit einer Laparotomie oder zweiten Laparoskopie und Todesfälle bei Laparoskopie (1949–1993; Kieler Arbeitsgruppe)

	Laparoskopien	n schwere Komplikationen	Komplikationen/1000	Todesfälle/100000
1949–1977	265900	949	3,6	9
1978–1982	292462	563	1,9	5,1
1983–1985	253109	496	2,0	2,4
1986–1988	260206	615	2,4	0,8
1989–1993	514429	2292	4,45	2,1
gesamt	**1582444**	**4911**	**3,1**	**3,6**

Tab. 3-7 AAGL: Komplikationen mit der Notwendigkeit einer Laparotomie und Todesfälle bei der diagnostischen Laparoskopie und der laparoskopischen Tubensterilisation (1975–1991)

	diagnostische Laparoskopie	Komplikationen (n/1000)	Todesfälle (n/100000)	Laparoskopie zur Sterilisation	Komplikationen (n/1000)	Todesfälle (n/100000)
1975	40058	3,1	8	77647	2,8	0
1976	31656	5,4	0	77103	2,7	4
1979	55204	2,6	0	88986	1,8	2
1988	41160	3,1	4,8	30480	2,1	0
1991	66887	4,9	1	40337	1,4	1

Tab. 3-8 AAGL: Komplikationen bei der operativen Laparoskopie (1988 und 1991)

	Hospitalisation > 72 h	Wiederaufnahme	Blutung	Verletzung von Darm, Blase, Harnleiter	neurologische Läsion durch Lagerung	Spilling bei Ovarialkarzinom	postoperativer Anstieg des β-HCG bei EU	Todesfälle pro 100000	Anzahl der operativen Laparoskopien
1988	4,2	3,1	2,6	1,6	0,5	0,5	63,2	5,4	39928
1991	30,3	4,2	6,8	1,8	0,5	3,2	80	1,8	56536

alle Angaben mit Ausnahme der Todesfälle bezogen auf 1000
Anstieg des β-HCG bezogen auf 1919 Extrauterinschwangerschaften (1988) und 4620 Extrauterinschwangerschaften (1991)
Spilling bei Ovarialkarzinom bezogen auf 5075 Ovarialzysteneingriffe (1988) und 7393 Ovarialzysteneingriffe (1991)

Literatur

Aharoni A, Condea A, Leibovitz Z, Paz B, Levitan Z: A comparative study of Foley catheter and suturing to control trocar-induced abdominal wall haemorrhage. Gynaecol Endosc 6 (1997) 31.

Bourke JB: Small intestinal obstruction from a Richter's hernia at the site of insertion of the laparoscope. Br Med J (1977) 1394.

Chapron C, Querleu D, Mage G, Madelenat P, Dubuisson JB, Audebert A, Erny R, Bruhat MA: Complications de la coeliochirurgie gynecologique. Etude multicentrique a partir de 7.604 coelioscopies. J Gynecol Obstet Biol Reprod (Paris) 21 (1992) 207.

El Dosoky M: A simple method for fascial and peritoneal repairs in operative laparoscopy. Gynaecol Endosc 5 (1996) 37.

Ferriman EL, Brightmore TG, McCormack J: Small bowel obstruction following laparoscopic assisted vaginal hysterectomy. Gynaecol Endosc 5 (1996) 43.

Garry R: Complications of laparoscopic entry. Gynaecol Endosc 6 (1997) 319.

Grainger DA, Soderstrom RM, Schiff SF, Glickman MG, De Cherney AD, Diamond MP: Ureteral injuries at laparoscopy: insights into diagnosis, management and prevention. Obstet Gynecol 75 (1990) 839.

Härkki-Sirén P, Kurki T: A nationwide analysis of laparoscopic complications. Obstet Gynecol 89 (1997) 108.

Hulka JF, Peterson HB, Phillips JM: American association of gynecologic laparoscopists' 1988 membership survey on laparoscopic sterilization. J Reprod Med 35 (1990) 584.

Hulka JF, Peterson HB, Phillips JM, Surrey MW: Operative laparoscopy. American association of gynecologic laparoscopists' 1991 membership survey. J Reprod Med 38 (1993) 569.

Irvin TT, Goligher JC, Scott JS: Injury to the ureter during laparoscopic tubal sterilization. Arch Surg 110 (1975) 1501.

Jansen FW, Kapiteyn K, Trimbos-Kemper T, Hermans J, Trimbos JB: Complications of laparoscopy: a prospective multicentre observational trial. Br J Obstet Gynaecol 104 (1997) 595.

Joris JL: Anesthetic management of laparoscopy. In: Miller RD: Anesthesia. 2. ed. Churchill Livingstone, New York–London–Madrid–Melbourne–Milan–Tokyo 1994.

Kadar N, Reich H, Liu CY, Manko GF, Gimpelson R: Incisional hernias after major laparoscopic gynecologic procedures. Am J Obstet Gynecol 168 (1993) 1493.

Lehmann-Willenbrock E, Riedel HH, Mecke H, Semm K: Pelviscopy/laparoscopy and its complications in Germany, 1949–1988. J Reprod Med 37 (1992) 671.

Levy BS, Soderstrom RM, Daily DH: Bowel injury during laparoscopy: gross anatomy and histology. J Reprod Med 34 (1985) 282.

Moller LA, Thomsen JK, Kjaer JJ, Christensen E: Duration of postoperative pneumoperitoneum in women with uncomplicated laparoscopy. Gynaecol Endosc 5 (1996) 173.

Neven P, Vandeursen H, Baert L, Koninckx PR: Ureteric injury at laparoscopic surgery: the endoscopic management. Gynaecol Endosc 2 (1993) 45.

Nezhat C, Nezhat F, Green B: Laparoscopic treatment of obstructed ureter due to endometriosis by resection and ureterostomy: a case report. J Urol 148 (1992) 865.

Patterson M, Walters D, Browder W: Postoperative bowel obstruction following laparoscopic surgery. Am Surg 59 (1993) 656.

Peterson HB, Ory HW, Greenspan JR, Tyler DW: Deaths associated with laparoscopic sterilization by unipolar electrocoagulating devices, 1978 and 1979. Am J Obstet Gynecol 139 (1981) 141.

Peterson HB, Hulka JF, Phillips JM: American association of gynecologic laparoscopists' 1988 membership survey on operative laparoscopy. J Reprod Med 35 (1990) 587.

Peterson HB, Hulka JF, Phillips JM, Surrey MW: Laparoscopic sterilization. American association of gynecologic laparoscopists' 1991 membership survey. J Reprod Med 38 (1993) 574.

Phillips JM, Hulka JF, Hulka B, Keith DM, Keith L: American association of gynecologic laparoscopists' 1976 membership survey. J Reprod Med 21 (1978) 3.

Phillips JM, Hulka JF, Hulka B, Keith DM, Keith L: American association of gynecologic laparoscopists' 1977 membership survey. J Reprod Med 23 (1978) 61.

Phillips JM, Hulka JF, Hulka B, Corson SL: AAGL membership survey. J Reprod Med 26 (1981) 529.

Phillips JM, Hulka JF, Peterson HB: American association of gynecologic laparoscopists' 1982 membership survey. J Reprod Med 29 (1984) 592.

Phipps JH: Thermometry studies with bipolar diathermy during hysterectomy, Gynaecol Endosc 3 (1994) 5.

Phipps JH, Taranissi M: Laparoscopic peritoneal closure needle for prevention of port hernias and management of abdominal wall vessel injury. Gynaecol Endosc 3 (1994) 189.

Phipps JH: Diathermy: a working model for gynaecologists and endoscopic surgeons. Gynaecol Endosc 4 (1995) 159.

Reich H, McGlynn F: Laparoscopic repair of bladder injury. Obstet Gynecol 76 (1990) 909.

Reich H, Levie M, McGlynn F, Sekel L: Establishment of pneumoperitoneum through the left ninth intercostal space. Gynaecol Endosc 4 (1995) 141.

Richer JP, Bainier L, Margerti D, Morin M, Carretier M, Kamina P, Barbier J: Risques arteriels en coeliochirurgie. J Chir (Paris) 131 (1994) 113.

Riedel HH, Lehmann-Willenbrock E, Conrad P, Semm K: German pelviscopic statistics for the years 1978–1982. Endosc 18 (1986) 219.

Riedel HH, Lehmann-Willenbrock E, Mecke H, Semm K: Die Häufigkeitsverteilung verschiedener pelviskopischer (laparoskopischer) Operationsverfahren und deren Komplikationen. Geburtshilfe Frauenheilkd 48 (1988) 791.

Riedel HH, Brosche P, Fielitz J, Lehmann-Willenbrock E, Semm K: Die Entwicklung der gynäkologischen Endoskopie in Deutschland – Eine statistische Erhebung der Jahre 1989–1993. Zentralbl Gynaekol 117 (1995) 402.

Ryder RM, Hulka JF: Bladder and bowel injury after electrodesiccation with Kleppinger bipolar forceps. A clinicopathologic study. J Reprod Med 38 (1993) 595.

Saravelos H, Lee C, Li TC: Delayed presentation of inadvertent perforation of the bladder during laparoscopic surgery. Gynaecol Endosc 5 (1996) 45.

Sauer M, Jarette JC: Small bowel obstruction following diagnostic laparoscopy. Fertil Steril 42 (1984) 653.

Schapira M, Dizerens H, Essinger A, Wauters JP, von Loup

P, Niederhausen W: Urinary ascites after gynecological laparoscopy. Lancet I (1978) 871.
Schiff I, Naftolin F: Small bowel incarceration after uncomplicated laparoscopy. Obstet Gynecol 43 (1974) 674.
Semm K: Statistischer Überblick über die Bauchspiegelung in der Frauenheilkunde bis 1977 in der Bundesrepublik Deutschland. Geburtshilfe Frauenheilkd 39 (1979) 537.
Singh KB: Laparoscopic tubal sterilization: radio frequency burns. NY State J Med 77 (1977) 190.
Soderstrom RM: Injuries to major vessels during endoscopy. J Am Ass Gynecol Laparosc 4 (1997) 395.
Stengel JN, Felderman ES, Zamora D: Ureteral injury: complication of laparoscopic sterilization. Urology 4 (1974) 341.
Stewart KS, Pearson JF, Docker MF, Harvey LP, Rushton DI: A possible hazard of laparoscopic sterilization. Am J Obstet Gynecol 115 (1973) 1154.
Tsaltas J, Lolatgis N, Lawrence AS, Healy DL, Moohan J: A novel approach for the repair of an incisional hernia following laparoscopic hysterectomy. Gynaecol Endosc 5 (1996) 39.
Trehan AK: Richter's hernia following operative laparoscopy. Gynaecol Endosc 5 (1996) 353.
Vancaille T: Electrosurgery at laparoscopy: guidelines to avoid complications. Gynaecol Endosc 3 (1994) 143.
Voyes CR, Tucker RD: Education and engineering solutions for potential problems with laparoscopic monopolar electrosurgery. Am J Surg 164 (1992) 57.
Wolfe W, Pasic R: Transuterine insertion of Verres needle in laparoscopy. Obstet Gynecol 75 (1990) 456.
Woodland MB: Ureter injury during laparoscopic-assisted vaginal hysterectomy with the endoscopic linear stapler. Am J Obstet Gynecol 167 (1992) 756.
Zweigel D, Thiele H, Schworm HD: Die Verletzung großer Gefäße durch die Laparoskopie. Zentralbl Gynaekol 109 (1987) 673.

4 Dokumentation

F. Tuttlies und J. Keckstein

1 Einleitung

Im Zeitalter der organerhaltenden Chirurgie kommt der OP-Dokumentation eine zunehmende Bedeutung zu.
Hinsichtlich des postoperativen Situs ist bei Organerhaltung von speziellem Interesse: Was bleibt wo und wie zurück? Die OP-Dokumentation muß diese Fragen beantworten. Im Vergleich zu der Beschreibung des Situs nach Entfernung sämtlicher Organe des kleinen Beckens sollte die Organ- und Situsbeschreibung nach organerhaltenden Eingriffen entsprechend ausführlicher sein. So interessiert z. B. in der Myomchirurgie, wo genau die Myomknoten lagen oder wie weit eine Myombettnaht vom Tubenabgang entfernt ist. Gerade bei wiederholten operativen Eingriffen z. B. bei einer Endometriose im kleinen Becken ist eine genaue Befunderhebung und natürlich eine exakte postoperative Situsbeschreibung für weiterführende Entscheidungen von großer Bedeutung.
Auch in der Tubenchirurgie werden für eine therapeutische Entscheidung exakte, nachvollziehbare und umfassende Informationen benötigt.
Prinzipiell können beschreibende, gezeichnete und bildhafte Dokumentationsformen unterschieden werden. Jede einzelne Dokumentationsform hat ihre spezifischen Möglichkeiten und Grenzen der Informationsübermittlung. Erst die Kombination der einzelnen Dokumentationsformen ergibt ein sinnvolles Gesamtkonzept für die Dokumentation in der modernen operativen Gynäkologie (Tab. 4-1).

2 Dokumentationsziele und Datenerhebung

Die beschreibende Erhebung eines Befundes ist so alt wie die westlich orientierte Medizin. Die einfache Beobachtung und die nachfolgende Fixierung schriftlich oder mündlich sind die Grundlage für die Analyse eines Krankheitsgeschehens. Die Genauigkeit und der Umfang einer Beobachtung stellen den ersten Filter für die Qualität einer Dokumentation dar (Tab. 4-2). Mit den Mitteln der modernen computergestützten Dokumentation kann eine Befunddokumentation im Vergleich zur mündlichen oder schriftlichen Befunddokumentation prinzipiell verbessert werden. Es kann je-

Tab. 4-2 Abgestufte Dokumentation

Einteilung der Dokumentation bezüglich Umfang und Genauigkeit	Dokumentationsform
■ unzureichende Dokumentation	unsystematischer kurzer OP-Bericht
■ herkömmliche Dokumentation	systematischer OP-Bericht
■ einfache Dokumentation	systematischer OP-Bericht mit Score-Angaben (z. B. AFS) Videoprintdokumentation
■ umfassende Dokumentation	systematischer OP-Bericht mit Score-Angaben (z. B. AFS) Videoprintdokumentation OP-Zeichnung
■ wissenschaftliche Dokumentation	systematischer OP-Bericht mit Score-Angaben (z. B. AFS) Videoprintdokumentation OP-Zeichnung Videoaufzeichnung statistische Angaben spezielle Erhebungen

Tab. 4-1 Verschiedene Dokumentationsformen im Vergleich

Dokumentationsqualitäten	OP-Bericht*	Zeichnung	Einzelbild	Sequenz/Video
umfassend	++	+	+	++
Funktionszusammenhänge	++	++	+	++
nachvollziehbar	+	+	+	++
objektiv	–	–	++	++
einfache Anwendung	+	–	++	++
aufwendige Technik	–	–	–	+
juristisch gefordert	+	–	–	–
wissenschaftlich geeignet	++	++	++	++
leicht archivierbar	++	+	+	–
vielfältig verfügbar	++	+	+	–

* standardisierter OP-Bericht mit Inhaltsforderungen oder Vorgaben

doch nur das ausgewertet werden, was zuvor mit mehr oder weniger großem Aufwand in den Datenpool eingegeben wurde.
Wenn es um die Rechtfertigung ärztlichen Handelns oder den Nachweis therapeutischer Erfolge geht, berufen sich Ärzte oder Krankenhausverwaltungen immer auf mehr oder weniger glaubwürdige Dokumentationen des behandelnden medizinischen Personals.
Daher werden der Operationserfolg, das Behandlungsziel oder einzelne Etappen einer Behandlung festgehalten, um eine retrospektive Auswertung nicht nur in rein medizinischer Hinsicht, sondern auch hinsichtlich wissenschaftlicher, rechtlicher oder verwaltungstechnischer Aspekte zu ermöglichen. Die Ziele bei der Auswertung sind höchst unterschiedlich und vielschichtig, woraus sich von vornherein die Notwendigkeit ergibt, im Sinne einer qualitativ wertvollen Auswertung möglichst spezifische Daten zu erheben. Während uns die Wissenschaft vor die Aufgabe stellt, alles, was hinsichtlich der Erkrankung des Patienten irgend erfaßbar oder erreichbar ist, zu dokumentieren, legen das Rechnungswesen und die Verwaltung auf abrechnungstechnisch relevante Teilaspekte größten Wert.

Mit der Einführung der Videotechnik wurden ideale Bedingungen für die Bilddokumentation endoskopischer Befunde und Operationsvorgänge geschaffen. Das während der Operation vorliegende Videosignal kann an verschiedene Peripheriegeräte weitergeleitet werden und so z. B. als Papierausdruck, Dia, digitales Bild oder Videotape in die Patientendokumentation eingebracht werden (Abb. 4-1).

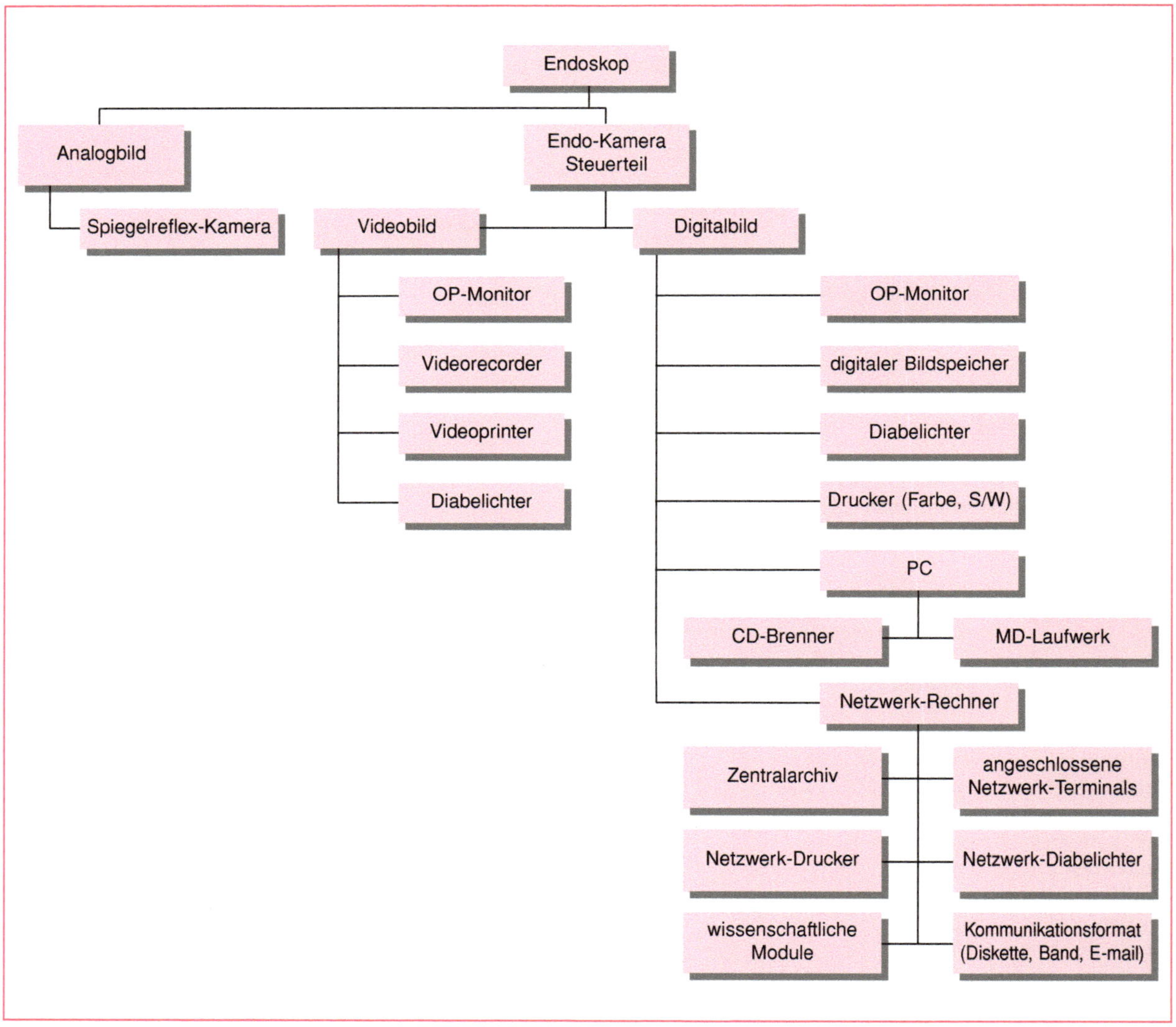

Abb. 4-1 Signalweg für endoskopische Bilddokumentation

3 Dokumentationsformen

3.1 Text (OP-Bericht)

Die beschreibende Dokumentation ist wohl die älteste und am weitesten verbreitete Form. Hinsichtlich Objektivität, Reproduzierbarkeit und Vollständigkeit der beschriebenen Inhalte gibt es je nach Stil und schematischen Vorgaben (Inhaltsangabe, Inhaltsforderungen; s.a. Tab. 4-3) große Schwankungen. Der idealerweise direkt am Ende einer Operation vom Operateur selbst verfaßte OP-Bericht ist zwar sehr subjektiv, andererseits aber als erklärende Zusammenfassung der operativen Handlungsweise unentbehrlich.

Als Mittel zur Objektivierung eines OP-Berichts stehen Textschemata zur Verfügung, die mit inhaltlichen Vorgaben vollständige Angaben zur Befunderhebung oder Therapie einfordern. So werden z.B. Angaben zu Tubenwand, Fimbrientrichter und Zustand der Tubenmukosa gefordert (Tab. 4-3).

Eine andere Form der Objektivierung kann mit der Angabe von Scores/Einteilungen (Adhäsionen, Tubenzustand, Endometriose) erreicht werden. Für die Endometriose als Beispiel wird in Abbildung 4-2 ein Score vorgestellt, der von der American Fertility Society vorgeschlagen und 1985 revidiert wurde. Zur Dokumentation der peritonealen Endometrioseherde und zur Erfassung der Adhäsionen ist zusätzlich zum Score eine ergänzende Zeichnung unbedingt erforderlich. Für die praktische Anwendung hat sich eine Unterscheidung der minimalen Endometriose von der schweren Endometriose bewährt, die eine Nachbehandlung oder Second-look-Laparoskopie erforderlich macht.

Die ICDE-Klassifikation hat lediglich für die Abrechnung der OP-Leistungen eine Bedeutung. Für eine differenzierte Darstellung eines medizinischen Sachverhalts ist die Klassifikation aufgrund ihrer Ungenauigkeit und groben Einteilung nicht geeignet. Abbildung 4-3 zeigt ein Formular für einen OP-Bericht.

3.2 Zeichnung (Befundskizze)

Abhängig vom Talent des Zeichners, kann mit einer Zeichnung das Wesentliche hervorgehoben werden. Wichtige räumliche Eindrücke und topographische Beziehungen können auf einer optischen Informationsebene komplex transportiert werden. Eine Strichzeichnungsvorlage mit einer Darstellung der anatomischen Verhältnisse kann dabei gute Dienste leisten, um dem weniger geübten Zeichner Größenverhältnisse und Organbeziehungen in entsprechenden Relationen vorzugeben. Die Übung, einen Befund – wenn auch nur schematisch – in einer Zeichnung festzuhalten, kann die räumliche Vorstellungskraft schulen; diese ist

Tab. 4-3 Textschema mit inhaltlichen Vorgaben für einen OP-Bericht

Patienten-Stammdaten Beteiligtes Personal Datum, Uhrzeit, Schnitt-Naht-Zeit OP-Indikation	
Befundbeschreibung (standardisiert)	
Uterus	■ Form, Größe, Lage ■ Myome: Lagebeziehung zu Vorder-, Hinterwand ■ Fundus, Zervix, Endometrium, Tubenabgang ■ Adhäsionen zwischen den betroffenen Regionen (schleierartig, mittelgradig, dicht, vaskularisiert)
Douglas	■ normales Peritoneum ■ Endometriose (Lokalisation) ■ Adhäsionen, Obliteration ■ Spatium rectovaginale
Adnexe	■ seitengetrennt beurteilen
Tube	■ Tubenabgang: normal oder Salpingitis isthmica nodosa ■ freier Tubenanteil: motilitätseinschränkende Adhäsionen, Wandkontinuität, Wandkonsistenz ■ Fimbrientrichter: Symmetrie der Öffnung, Lumeneinengung, Adhäsionen, Mukosavitalität, Fimbriendichte
Blasenumschlag	■ viszerales Peritoneum, Endometriose
Rektum, Sigma	■ Adhäsionen, viszerales Peritoneum, Endometriose
Appendix	■ Entzündungszeichen, Adhäsionen
Leber, Galle, Magen	■ Beurteilung (oberflächliche Suspizien)
operatives Vorgehen	■ detaillierte Beschreibung der Strategie und des operativen Handelns
Diagnose	■ zusammenfassend
Therapie	■ zusammenfassend
Procedere	■ aus Sicht des Operateurs ■ wichtig besonders bei Sterilität, Endometriose, onkologischen Befunden
Histologie, Zytologie	■ welches Material an welches pathologische Institut
Dokumentation	■ Videoband-Nr., Timecode von/bis, Printdokumentation
Komplikationsregister	■ optional
Statistik	■ wissenschaftliche und spezielle Erhebungen
Abrechnung	■ hausspezifische Angaben

THE AMERICAN FERTILITY SOCIETY – FOUNDED 1944

Patient's Name ______________________ Date ______________________

Stage I (Minimal) - 1-5
Stage II (Mild) - 6-15
Stage III (Moderate) - 16-40
Stage IV (Severe) - >40
Total ______________

Laparoscopy ________ Laparotomy ________ Photography ______________
Recommended Treatment ______________________
Prognosis ______________________

PERITONEUM	ENDOMETRIOSIS	<1cm	1-3cm	>3cm
	Superficial	1	2	4
	Deep	2	4	6
OVARY	R Superficial	1	2	4
	Deep	4	16	20
	L Superficial	1	2	4
	Deep	4	16	20
	POSTERIOR CULDESAC OBLITERATION	Partial		Complete
		4		40
OVARY	ADHESIONS	<1/3 Enclosure	1/3-2/3 Enclosure	>2/3 Enclosure
	R Filmy	1	2	4
	Dense	4	8	16
	L Filmy	1	2	4
	Dense	4	8	16
TUBE	R Filmy	1	2	4
	Dense	4*	8*	16
	L Filmy	1	2	4
	Dense	4*	8*	16

* If the fimbriated end of the fallopian tube is completely enclosed, change the point assignment to 16.

Additional Endometriosis: ______________________ Associated Pathology: ______________________

To Be Used with Normal Tubes and Ovaries — To Be Used with Abnormal Tubes and/or Ovaries

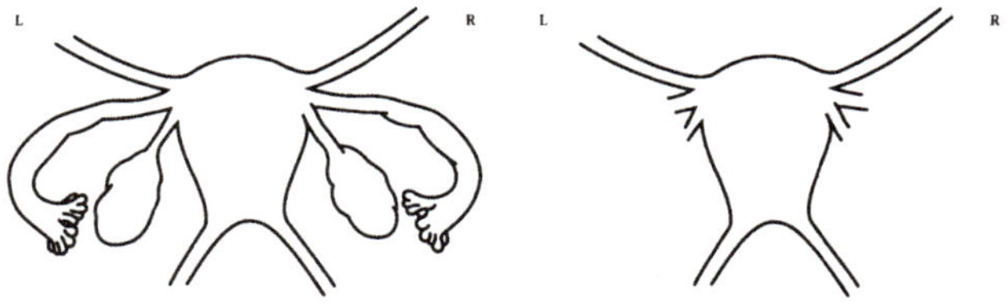

For additional supply write to: The American Fertility Society, 2131 Magnolia Avenue, Suite 201, Birmingham, Alabama 35256.

STAGE I (MINIMAL)

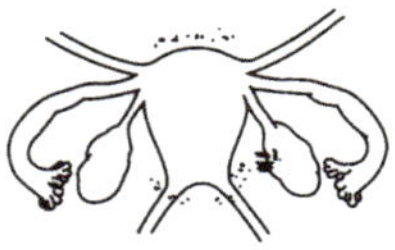

PERITONEUM			
Superficial Endo	-	1-3cm	· 2
R. OVARY			
Superficial Endo	-	<1cm	· 1
Filmy Adhesions	-	<1/3	· 1
TOTAL POINTS			4

STAGE II (MILD)

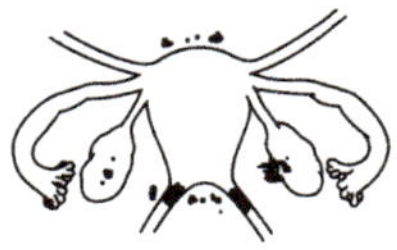

PERITONEUM			
Deep Endo	-	>3cm	· 6
R. OVARY			
Superficial Endo	-	<1cm	· 1
Filmy Adhesions	-	<1/3	· 1
L. OVARY			
Superficial Endo	-	<1cm	· 1
TOTAL POINTS			9

STAGE III (MODERATE)

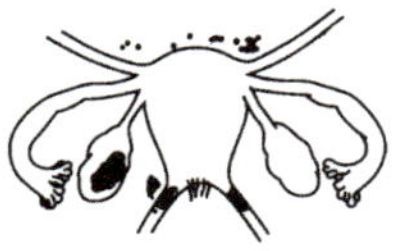

PERITONEUM			
Deep Endo	-	>3cm	· 6
CULDESAC			
Partial Obliteration			· 4
L. OVARY			
Deep Endo	-	1-3cm	· 16
TOTAL POINTS			26

STAGE III (MODERATE)

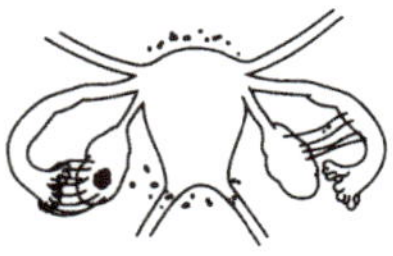

PERITONEUM			
Superficial Endo	-	>3cm	· 4
R. TUBE			
Filmy Adhesions	-	<1/3	· 1
R. OVARY			
Filmy Adhesions	-	<1/3	· 1
L. TUBE			
Dense Adhesions	-	<1/3	· 16*
L. OVARY			
Deep Endo	-	<1cm	· 4
Dense Adhesions	-	<1/3	· 4
TOTAL POINTS			30

STAGE IV (SEVERE)

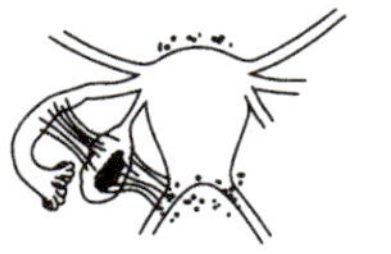

PERITONEUM			
Superficial Endo	-	>3cm	· 4
L. OVARY			
Deep Endo	-	1-3cm	· 32**
Dense Adhesions	-	<1/3	· 8**
L. TUBE			
Dense Adhesions	-	<1/3	· 8**
TOTAL POINTS			52

* Point assignment changed to 16
** Point assignment doubled

STAGE IV (SEVERE)

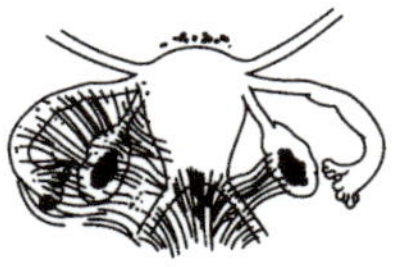

PERITONEUM			
Deep Endo	-	>3cm	· 6
CULDESAC			
Complete Obliteration			· 40
R. OVARY			
Deep Endo	-	1-3cm	· 16
Dense Adhesions	-	<1/3	· 4
L. TUBE			
Dense Adhesions	-	>2/3	· 16
L. OVARY			
Deep Endo	-	1-3cm	· 16
Dense Adhesions	-	>2/3	· 16
TOTAL POINTS			114

Abb. 4-2 AFS-Score: Endometriose (American Fertility Society, 1985)

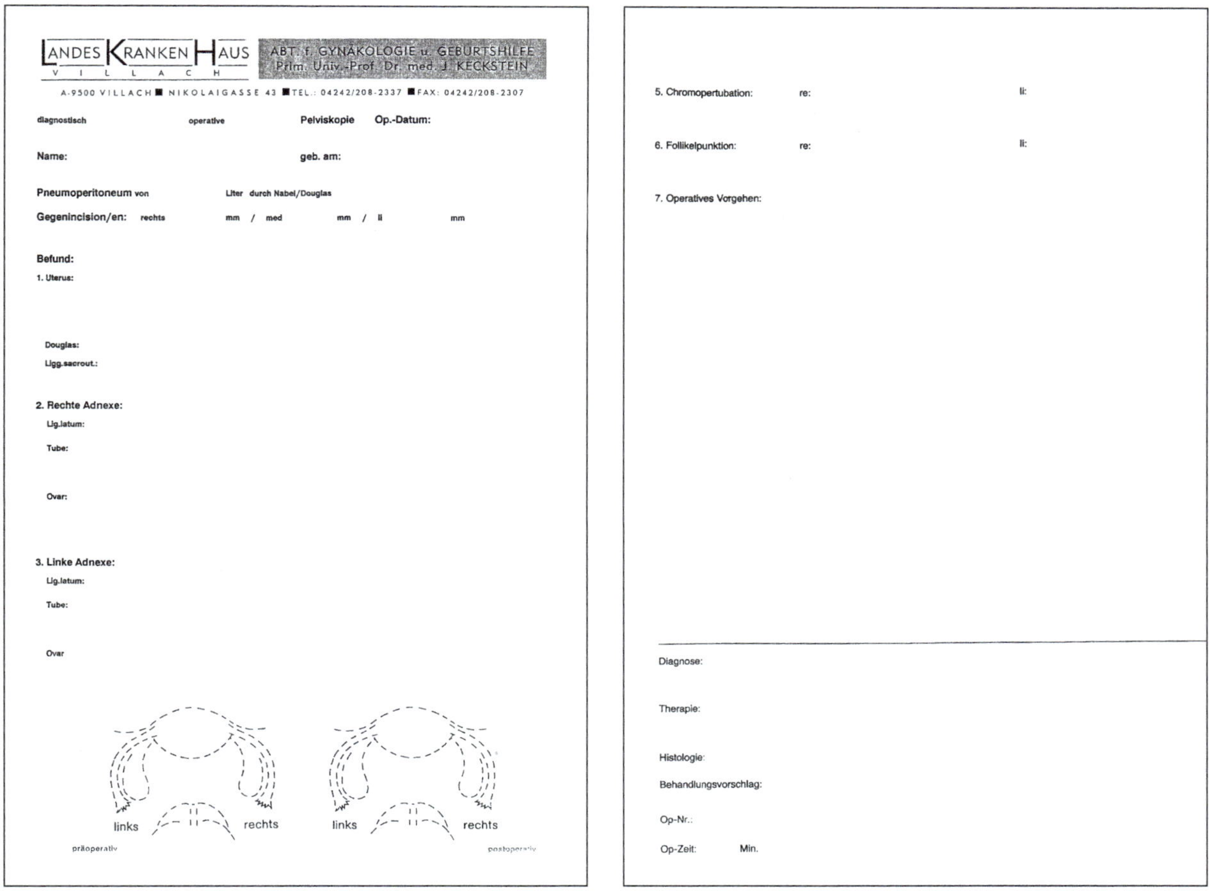

LANDES KRANKEN HAUS
V I L L A C H
ABT. f. GYNÄKOLOGIE u. GEBURTSHILFE
Prim. Univ.-Prof. Dr. med. J. KECKSTEIN
A-9500 VILLACH ■ NIKOLAIGASSE 43 ■ TEL.: 04242/208-2337 ■ FAX: 04242/208-2307

diagnostisch operative Pelviskopie Op.-Datum:

Name: geb. am:

Pneumoperitoneum von Liter durch Nabel/Douglas

Gegenincision/en: rechts mm / med mm / li mm

Befund:

1. Uterus:

Douglas:

Ligg.sacrout.:

2. Rechte Adnexe:

Lig.latum:

Tube:

Ovar:

3. Linke Adnexe:

Lig.latum:

Tube:

Ovar

5. Chromopertubation: re: li:

6. Follikelpunktion: re: li:

7. Operatives Vorgehen:

Diagnose:

Therapie:

Histologie:

Behandlungsvorschlag:

Op-Nr.:

Op-Zeit: Min.

Abb. 4-3 Formular für OP-Bericht

gerade in der operativen Endoskopie von großer Bedeutung. Anders als bei einem Text ist die zeichnerisch festgehaltene Information viel schneller erfaßbar und für neue Entscheidungen verfügbar (s. a. Abb. 4-3 unten, Zeichnungsvorlagen für den präoperativen und postoperativen Situs).

3.3 Bild (35-mm-Dia, Farbfoto, SW-/Farb-Printbilder)

Im Vergleich zur Erstellung einer Zeichnung ist die Anfertigung eines Bilddokuments relativ einfach oder zumindest unabhängig vom zeichnerischen Talent eines Operateurs. Die fehlende Raumebene ist in den meisten Fällen zwar störend, aber nicht unbedingt erforderlich.

Mit der entsprechenden Ausstattung können objektive Momentaufnahmen eines Befundes erstellt und der Dokumentation hinzugefügt werden. Über das Videosignal können während der Operation (live) Bilder auf einen Bildspeicher eines Videoprinters übermittelt werden, der ein Vollbild oder eine Kombination aus 4 oder 8 Bildern pro Seite ausdruckt. Bei Vorliegen einer Videoaufzeichnung können auch postoperativ noch Bilder angefertigt werden, die allerdings meistens eine schlechtere Qualität haben, da aus dem bewegten Bild heraus aufgenommen werden muß. **Printbilder** können in verschiedenen Formaten angefertigt werden (von DIN A7 bis A4). Das Format DIN A7 mit einer formatfüllenden Bildgröße oder die Kombination aus 4 Bildern pro Print DIN A4 hat sich in der Abwägung der Kosten zum Nutzen bewährt.

Mit einem speziellen Gerät können ebenfalls live oder postoperativ vom Videoband **Diapositive** angefertigt werden. Dieses Verfahren eignet sich sehr gut für Präsentationen und ist im Vergleich zu dem analogen Signalweg leichter zu handhaben. Um ein Bild in eine digitale Umgebung einzubinden, muß das analoge Signal über einen Digital-Wandler in einzelne Bits zerlegt werden, die dann in verschiedenen Formaten für den PC und angeschlossene Peripheriegeräte verfügbar sind. Liegt eine entsprechende Software-Umgebung zur

Verwaltung der Daten vor, kann dieses digitale Bild ohne Verluste kopiert, reproduziert und z. B. in eine elektronische Patientenakte eingebunden werden (s. a. Abb. 4-1).

3.4 Bildsequenzen (OP-Video, digitale Filme)

Im Vergleich mit zweidimensionalen Bildern stellt die Aufzeichnung einer Bewegung eine relative Kompensation der dritten Raumebene dar. Durch Kamerabewegungen oder Bewegungen eines Objekts werden räumliche Eindrücke erweckt, die die Beurteilung eines Situs erleichtern. Des weiteren können Handlungsabläufe festgehalten werden.
Für den OP-Alltag ist die kontinuierliche Videodokumentation nicht erforderlich. Die abschnittsweise Dokumentation von besonderen Befunden stellt jedoch aus wissenschaftlicher Sicht eine sehr wertvolle Ergänzung der Dokumentation dar. Die Videoaufzeichnung kann auch zur rechtlichen Absicherung des Chirurgen verwendet werden.
Als Standard hat sich nach dem VHS- nun das qualitativ deutlich bessere SVHS-System durchgesetzt. Die Profi-Systeme Beta 2000® oder M2® erfordern sehr teure Recorder und teures Bandmaterial, so daß eine Archivierung mit einem solchen System sehr teuer ist. Zur Nachbearbeitung kann das Originalvideoband dann auf ein professionelles Videosystem ohne große Verluste kopiert werden.
Mit der Verbesserung der Mikroprozessortechnik ist neben der Videoaufzeichnung auch die digitale Aufzeichnung von Bildsequenzen möglich geworden. Digitale Videosequenzen können ähnlich wie digitale Bilder innerhalb eines Netzwerks zur Verfügung gestellt werden oder auf magnetischen oder optischen Medien gespeichert oder transportiert werden. Das Management von bewegten Bildern ist jedoch unverhältnismäßig aufwendiger als die Verwaltung von Einzelbildern und damit sehr stark von der technischen und finanziellen Ausstattung abhängig. Mit den digitalen Systemen kann heute SVHS-Qualität erreicht werden. Die Archivierung stellt jedoch bei entsprechend größeren Datenmengen noch ein ungelöstes Problem dar. Im Kostenvergleich ist der finanzielle Aufwand für Anschaffung und Unterhalt bei der Videoaufzeichnung um einiges niedriger. Daher ist die Videotechnik für eine Archivierung besser geeignet.
Um die dritte Raumebene zu kompensieren, wurden verschiedene Systeme der Videotechnik vorgestellt (Hologramme, 3D-Video), die für die alltägliche Dokumentation noch keine Bedeutung haben, aber eine interessante Zukunftsperspektive darstellen.

4 Computergestützte Dokumentation – Netzwerkverbund oder Insellösung

Eine entscheidende Voraussetzung für Programme, die bei der modernen computergestützten Archivierung Verwendung finden, ist die Netzwerkfähigkeit der einzelnen Komponenten. Um Daten, die z. B. in der Ambulanz erhoben werden, im OP oder an einem anderen Ort innerhalb oder außerhalb der Klinik zur Verfügung zu stellen, müssen die einzelnen Terminals mit einer zentralen Recheneinheit über ein sogenanntes Netzwerk verbunden sein, das einen entsprechenden Datendurchsatz pro Zeiteinheit erlaubt. Sollen neben Text und Stammdaten Bilder oder gar Videosequenzen transportiert werden, sind hohe technische Anforderungen an das Netzwerk zu stellen. Eine unkomprimierte Bilddatei hat bei einer Auflösung von 736 × 568 Pixel (Bildpunkte) einen Dateiumfang von 1,2 MB, eine Bildsequenz von 2 s (!) hat einen Dateiumfang von 48 × 1,2 = 57,6 MB. Erst die Einführung von Glasfaserkabeln und anderer Hardware zur Datenübertragung innerhalb eines Netzwerks hat den Transport von Bildern und den verzögerungsfreien Aufbau am Bildschirm ermöglicht.

Will man den technischen Aufwand und die damit verbundenen Kosten reduzieren, gibt es die Möglichkeit, innerhalb der Funktionsbereiche, die den größten quantitativen Datendurchsatz aufweisen, Insellösungen zu schaffen. So ist es denkbar, daß im OP eine Bildspeicherung stattfindet und nur komprimierte Bilder mit einer schlechteren Auflösung (1:2 oder 1:4) oder lediglich ein Hinweis auf eine Bilddatenbank im OP (z. B. eine ID-Nr. der Patientin mit OP-Datum) ins Netzwerk eingespeist werden. In einem solchen Fall wäre das Netzwerk deutlich entlastet, aber die Bilder wären nur an einem Ort verfügbar. Aktuell auf dem Markt gibt es zwei Systeme, die auf der Basis von Compact-Disc- und Mini-Disc-Recordern Bilddaten digitalisieren und archivieren.

5 Zusammenfassung

Im Zeitalter der minimal-invasiven Chirurgie ist eine ausführliche Dokumentation auf der Basis von Textdokumenten, OP-Zeichnungen und Bilddokumenten an vielen Kliniken zum Standard geworden: Die Abbildungen 4-4 und 4-5 zeigen zwei Dokumentationsbeispiele.

OP-Text:
Die linke Tube ist distal posthornförmig aufgetrieben, in den Douglas geschlagen und dort mit z. T. vaskularisierten Verwachsungen fixiert.
Nach Mobilisierung der Tube stellt sich ein kompletter distaler Verschluß des Tubenostiums dar. Nach Durchführung einer Fimbrioplastik zeigt sich eine vitale Mukosa. Der Fimbrientrichter ist symmetrisch geformt, die Fimbrien gut evertiert.

präoperative Zeichnung

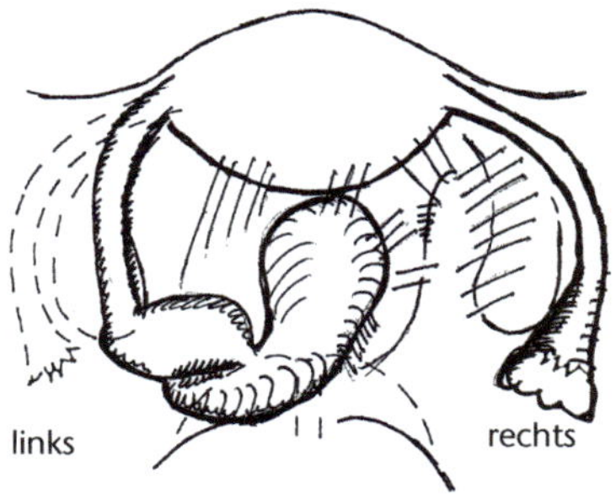

postoperative Zeichnung

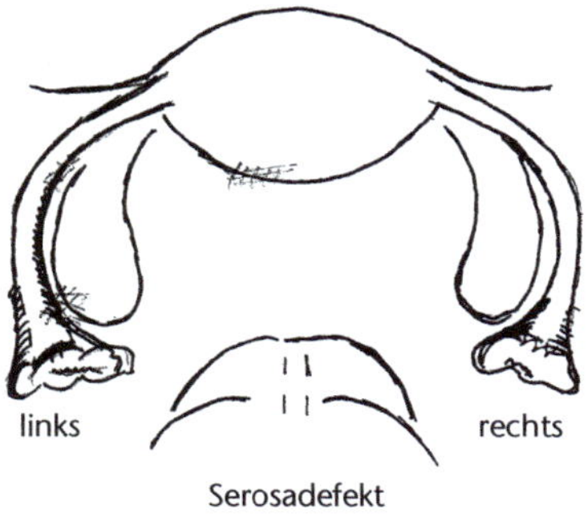

Bilddokumentation:

Anfangssitus

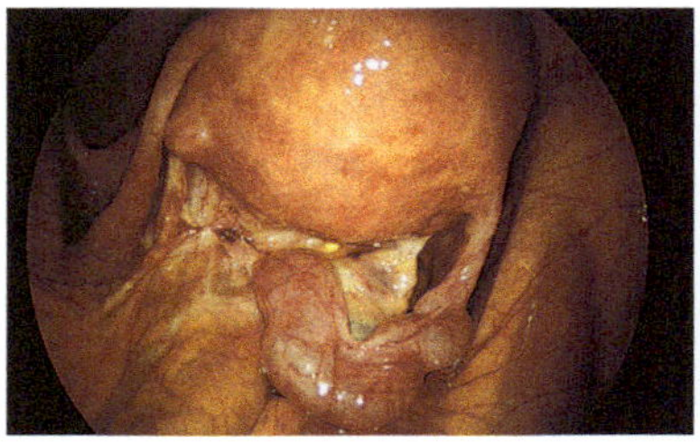

distale Tube

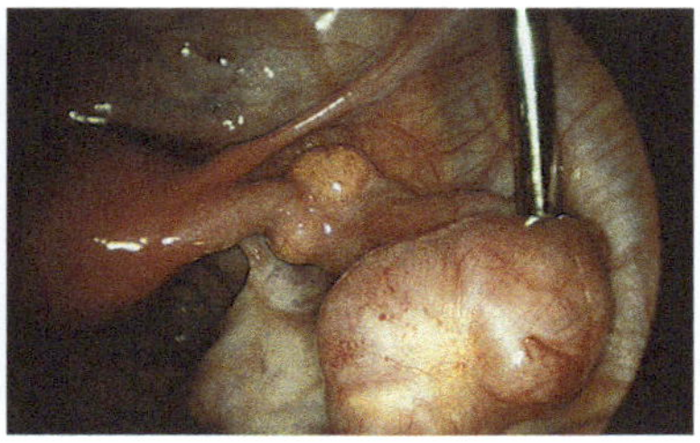

postoperativer Fimbrientrichter

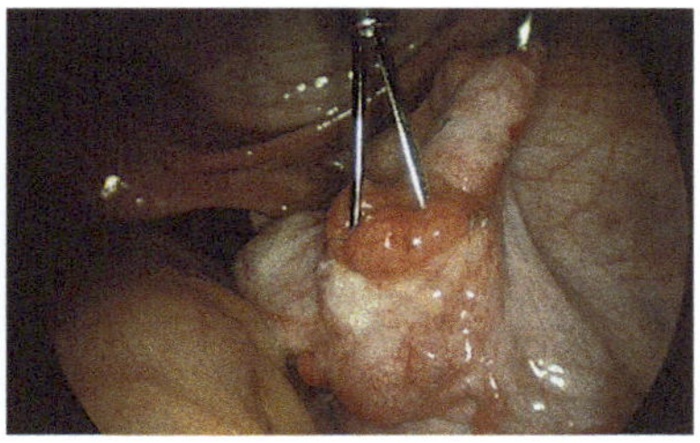

Abb. 4-4 Dokumentationsbeispiel: Sactosalpinx mit distalem Tubenverschluß und peritubare Adhäsionen zwischen linker Tube, Sigma und Uterus

OP-Text:
Der gesamte Douglas-Raum ist von einem gut 8 cm messenden, teils subserösen, teils intramuralen Myom der Uterushinterwand ausgefüllt. Zur Umgebung bestehen keine Verwachsungen. Das Myom läßt sich nur schwer aus dem Douglas mobilisieren. Nach schrittweiser Mobilisierung und Ausschälung des Myoms erfolgt eine invertierende Naht des Myombetts mit einer guten Adaptation der Wundränder. Der Tubenabgang ist beidseits nicht tangiert.

präoperative Zeichnung

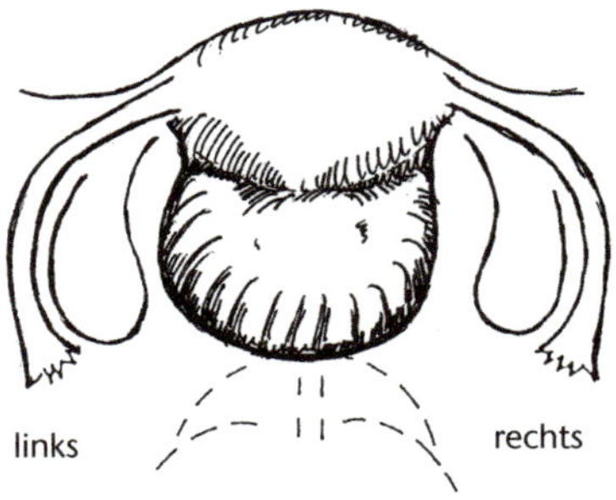

postoperative Zeichnung

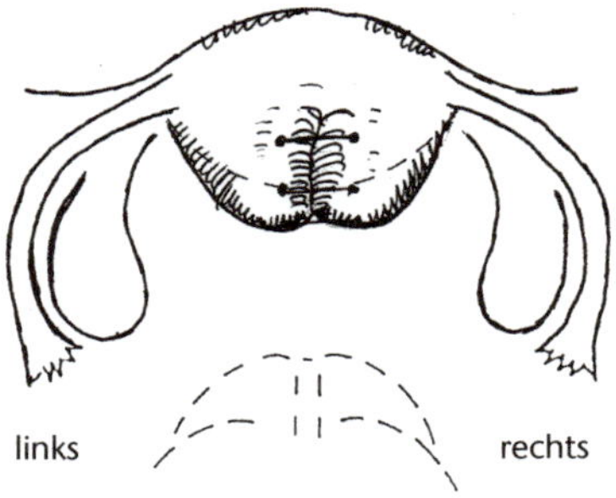

Bilddokumentation:

Anfangssitus

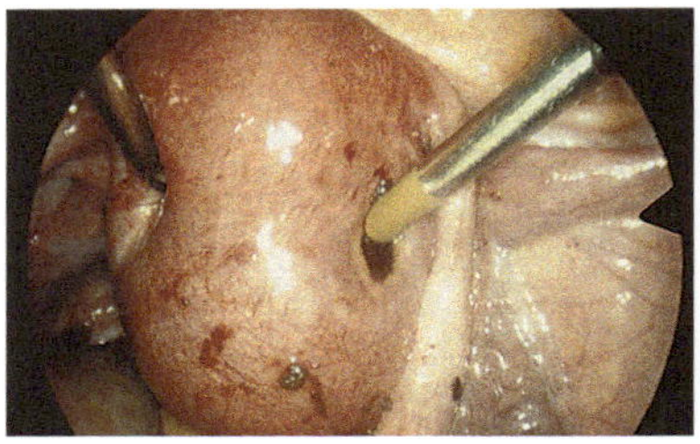

Myomenukleation

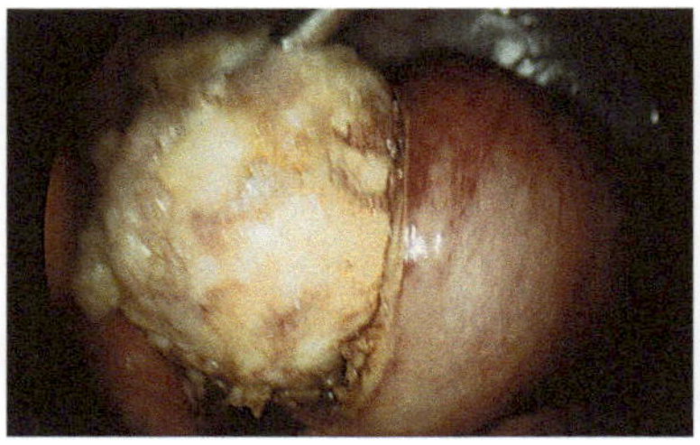

Myombettnaht

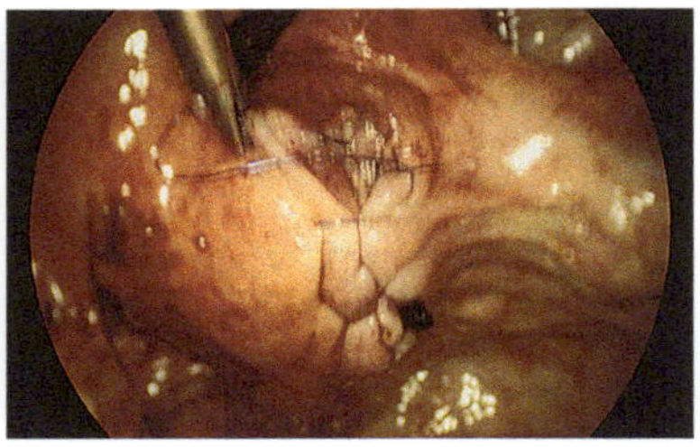

Abb. 4-5 Dokumentationsbeispiel: Rucksackmyom an der Uterushinterwand

Literatur

American Fertility Society: The American Fertility Society Revised Classification of Endometriosis. Fertil Steril 43 (1985) 351–352.

5

DIAGNOSTIK DES INNEREN GENITALES

F. De Bruyne und J. Hucke

1 Evaluation des Abdomens per Laparoskopie

Der Zugang zum Abdomen mittels Laparoskopie ist mittlerweile ein Standardeingriff in der modernen Gynäkologie. Die Laparoskopie wird primär bei der Behandlung gutartiger Erkrankungen eingesetzt. Im Rahmen der Diagnostik und Therapie der weiblichen Sterilität besitzt sie einen hohen Stellenwert bezüglich der Abklärung der anatomischen Verhältnisse.
Wegen des invasiven Charakters der Methode ist es wichtig, im Rahmen der ersten durchgeführten diagnostischen Laparoskopie so viele Befunde wie möglich zu erheben, um der Patientin unnötige Zweitprozeduren zu ersparen. Bei der diagnostischen Abklärung der weiblichen Sterilität ist allerdings die Laparoskopie alleine nicht unbedingt ausreichend. Es ist anzuraten, die diagnostische Laparoskopie bei der Sterilitätsdiagnostik durch weitere Verfahren wie Hysteroskopie, selektive Salpingographie, Tubenkatheterisierung, Ovarioskopie, Falloposkopie und/oder Salpingoskopie zu ergänzen.

1.1 Optiken

In der Endoskopie werden starre, semirigide und flexible optische Systeme eingesetzt. Starre Endoskope haben ein festes Linsensystem, während semirigide Endoskope aus Fiberoptiken bestehen, die in einen Metallschaft integriert sind. Sie können etwas gebogen werden, ohne daß dadurch die Integrität des Systems zerstört wird, und sind daher in der täglichen Handhabung weniger empfindlich als dünnlumige, starre Optiken. Flexible optische Systeme bestehen aus den gleichen Faseroptiken, die allerdings in eine flexible Hülle inkorporiert sind. Semirigide und flexible Endoskope weisen eine bessere Lichtintensität auf als starre Systeme, dafür sind allerdings Bildschärfe und Auflösung bei starren Optiksystemen wiederum besser als bei Fiberoptiken.
Zur Zeit besteht in der Endoskopie ein Trend zur Entwicklung immer kleinerer optischer Systeme, die im Rahmen von ambulanten, anästhesiefreien Untersuchungen eingesetzt werden können. Für die laparoskopische Mini-Endoskopie existieren zur Zeit Optiken mit einem Außendurchmesser von 2–5 mm. Die dünneren optischen Systeme (2–3 mm) bestehen meist aus semirigiden Faseroptiken und sind nur in begrenztem Umfang einsetzbar. Sie verfügen nur über ein kleines Gesichtsfeld und ermöglichen keine exakte, feine und abgestufte Visualisierung intraabdomineller Strukturen. Zur Zeit scheint die Grenze für optische Systeme, mit denen umfangreichere laparoskopische Operationen ausgeführt werden können, ohne daß Sichtprobleme auftreten, bei 4 mm Durchmesser zu liegen. Die technische Entwicklung schreitet allerdings rasch fort, und möglicherweise sind in Zukunft durch die Entwicklung von Optiken, bei denen der endoskopische Kamerachip an der Spitze der Optik angebracht wird, weitere Verbesserungen denkbar.

Außer dem Durchmesser und der Art des Linsensystems gibt es verschiedene weitere Charakteristika von Laparoskopieoptiken.
Die meisten Optiken liefern ein Weitwinkelbild bzw. eine Panoramaübersicht. Das Laparoskop kann ein rein optisches System sein oder einen integrierten Arbeitskanal haben, was besonders bei der Ausführung von doppeloptischer Endochirurgie (Salpingoskopie, Ovarioskopie) oder bei der Laserchirurgie notwendig ist.
Es kann sich um eine 0-Grad-Vorausblickoptik handeln oder um eine 10-bis-30-Grad-Blickwinkeloptik. Nach unserer Auffassung sind in der operativen Gynäkologie 30-Grad-Optiken sinnvoller, da häufig im Bereich der seitlichen Beckenwände und im retrouterinen Raum gearbeitet werden muß. 30-Grad-Optiken sind allerdings beim Einsatz von Kamerasystemen in ihrer Handhabung aufwendiger als 0-Grad-Optiken, und letztendlich entwickelt jeder endoskopische Chirurg im Laufe seiner Ausbildung seine eigenen Präferenzen.
Sowohl die diagnostische als auch gerade die operative Laparoskopie werden heutzutage in der Regel über Videomonitorsysteme durchgeführt.

1.2 Systematik der diagnostischen Laparoskopie

Voraussetzung für eine exakte Beschreibung veränderter anatomischer Strukturen sind fundierte Anatomiekenntnisse und das Wissen um die Ausprägungsformen verschiedener Krankheitsbilder. Es ist gut zu dokumentieren, welche pathologischen Veränderungen vorhanden sind. Zusätzlich sollte auch immer erwähnt werden, wo Normalbefunde erhoben werden. Der Gebrauch anerkannter internationaler Klassifikationssysteme, Terminologien und Maßsysteme kann Unklarheiten in der Beurteilung eines Krankheitsbildes für andere die Patientin behandelnde Ärzte vermeiden.
Zur Dokumentation gibt es verschiedene Möglichkeiten. Die einfachste Form sind schematische vorgezeichnete Aufnahmen der Beckenanatomie, in die der Untersucher seinen erhobenen Befund skizzenartig eintragen kann. Visuelle Dokumentationsformen wie Videoprints, Diapositive oder komplette Videoaufzeichnungen können für andere Untersucher bzw. zur Dokumentation des Befundes eine große Hilfe sein. Die digitalisierte Speicherung visueller Informationen und die Möglichkeit des einfachen Datentransfers können wahrscheinlich in naher Zukunft die Qualität der

Kommunikation zwischen den behandelnden Ärzten sehr verbessern (s. a. Kap. 4 „Dokumentation").

■ Auch bei der diagnostischen Laparoskopie ist zumindest eine Doppel-Punktionstechnik des Abdomens anzuraten, um über einen Zweiteinstich Manipulationen der inneren Organe unabhängig von der optischen Achse des Endoskops vornehmen zu können.

Vorgehen

Nach Einführen des Laparoskops wird eine systematische Inspektion von Becken, Mittel- und Oberbauch vorgenommen. Während der Inspektion des Mittelbauchs wird auch auf die retroperitoneal sichtbaren Strukturen geachtet, und das Peritoneum und der Darm werden inspiziert. Eine komplette Inspektion des gesamten Dünndarms ist nicht möglich.

In der Gegend der sakro-iliakalen Gelenke verlaufen mehrere wichtige Strukturen. Diese sollten identifiziert werden: Zunächst ist der Ureter optisch darzustellen. Auf der linken Seite verläuft er oberhalb des Sigmas und kreuzt die A. iliaca communis. Rechtsseitig ist er im Bereich des sakro-iliakalen Gelenks nach Überkreuzung der A. iliaca in diesem Bereich darstellbar. Weiter kaudal verlaufen beide Ureteren entlang der Beckenwand, um dann im parametranen Gewebe zu verschwinden. Die zweite zu inspizierende Struktur im Mittelbauch ist die Appendix vermiformis. Zuweilen muß der Zökumpol bei retrozökaler Lage nach medial-kranial beiseite geschoben werden. Nach Appendektomie findet man häufig am Zökumpol dünne oder auch straffe Adhäsionen, die zur vorderen rechten Bauchwand verlaufen.

Im Oberbauch ist die Leber das größte sofort zu identifizierende Organ. Es sollte sowohl ihre Oberfläche inspiziert als auch auf die Anwesenheit von eventuellen perihepatischen Adhäsionen, wie sie als Fitz-Hugh-Curtis-Syndrom beschrieben sind, geachtet werden. Perihepatische Adhäsionen sind häufig Folge einer Chlamydien- oder Gonokokkeninfektion und können chronische rechtsseitige Oberbauchschmerzen verursachen (Abb. 5-1a bis c). Nach Inspektion der Leber wird das Zwerchfell beurteilt und darauf geachtet, ob hier z. B. atypische Ablagerungen wie bei peritonealer Endometriose vorhanden sind. Nach Cholezystektomien kann eventuell die Inspektion der Leber wegen Oberbauchverwachsungen nicht möglich sein. Weiterhin können im Oberbauch Colon transversum, Magen und eventuell die Milz optisch dargestellt werden.

Bei der Inspektion des kleinen Beckens sollte der Operateur einer systematischen Vorgehensweise folgen. Dies verhindert am ehesten das Übersehen von wichtigen Befunden. Er muß sich bewußt sein, daß seine im Operationsbericht festgehaltenen Informationen später die Grundlage für aufwendige therapeutische Maßnahmen im Rahmen einer Sterilitätstherapie darstellen können. Es ist daher notwendig, daß der **Operationsbericht** die entscheidenden anatomischen Strukturen des kleinen Beckens im Detail beschreibt.

Beginnend im **Bereich der Harnblase** sollte die Anatomie im Uhrzeigersinn oder gegen den Uhrzeigersinn schrittweise beschrieben werden. Nach der Harnblasenanatomie werden zunächst die Ligg. rotunda und die inneren Öffnungen des Leistenkanals beurteilt. Danach wird die äußere Form und Lage des Uterus mit eventuell vorhandenen Veränderungen unter spezieller Beachtung von kongenitalen Fehlbildungen, Myomen oder Adhäsionen beschrieben. Veränderungen im Bereich des Peritoneums als Folge früherer entzündlicher Erkrankungen oder Endometriose werden erfaßt und dokumentiert.

Der **Eileiter** wird am besten in Anlehnung an seine verschiedenen anatomischen Strukturen wie kornuale

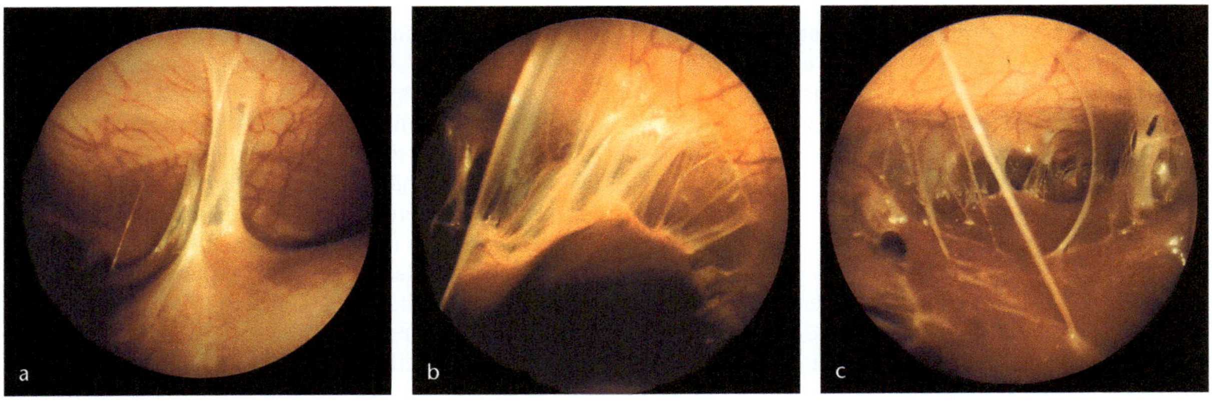

Abb. 5-1 a bis c Ausgeprägte perihepatische Adhäsionen (Fitz-Hugh-Curtis-Syndrom)

Region, Isthmus, isthmisch-ampullärer Übergang, Ampulle, Infundibulum tubae mit Fimbrien und Fimbria ovarica beschreiben. Die Verhältnisse im Bereich der Mesosalpinx und die Beziehung zum Ovar (verwachsen/nicht verwachsen) sollten erwähnt werden. Kongenitale Veränderungen des Eileiters wie Hydatiden, Nebentrichter oder gestielte Nebenostien sollten erkannt und dokumentiert werden.

Bei der **Beschreibung des Ovars** sollten die vordere und hintere Oberfläche sowie die Fossa ovarica und das Mesovar erfaßt werden. Spezielle Aufmerksamkeit gilt der oberflächlichen und tiefen ovariellen Endometriose, der Art und Ausdehnung von Verwachsungen mit einer eindeutigen Beschreibung, welche Organe in welchem Umfang in die Verwachsungen einbezogen sind. Das Vorhandensein oder Fehlen von Ovulationsnarben sollte ebenso beschrieben werden wie das eventuell typische Erscheinungsbild eines PCO-veränderten Ovars. Strukturen auf der Oberfläche und Zysten im Inneren des Ovars müssen in Form, Größenausdehnung und Lokalisation dokumentiert werden. Die präoperative Ultraschalluntersuchung dient hierbei zur möglichen Eingrenzung von Malignitätskriterien. Eine Ovarioskopie kann zusätzliche optische Informationen zur Unterscheidung zwischen zystischer ovarieller Endometriose und funktionellen Zysten liefern. Inwieweit die laparoskopisch ausgeführte Ultrasonographie weitere Hilfe bei der Differenzierung zystischer Strukturen im Bereich des Ovars bringen wird, ist zur Zeit noch unklar.

Nach dem Ovar werden die **Fossa ovarica** und die **Beckenwand** inspiziert. In diesem Bereich finden sich häufig endometriotische Läsionen oder postentzündliche Ablagerungen. Eine eventuell vorhandene peritoneale Fibrose sollte erkannt und dokumentiert werden. Veränderungen des Peritoneums infolge entzündlicher Erkrankungen oder anderer Ursachen sollten ebenfalls im Operationsprotokoll dokumentiert werden.

Im Anschluß werden die **Ligg. sacrouterina** unter spezieller Beachtung von knotenartigen Veränderungen oder umgebender peritonealer Fibrose, wie sie typischerweise bei Endometriose anzutreffen sind, beurteilt. Zum Schluß wird das **Peritoneum** des Douglas-Raums gründlich inspiziert, wobei es notwendig ist, daß der Douglas-Raum in Gänze einsehbar ist, so daß eventuell vorhandene Flüssigkeit vorher abgesaugt werden muß.

2 Eileiterdiagnostik

Bei der Sterilitätsdiagnostik versuchen die meisten bekannten Tests, eine Durchgängigkeit der Eileiter mittels Gas oder Flüssigkeiten nachzuweisen. Eine nachgewiesene Durchgängigkeit der Eileiter bedeutet nicht unbedingt auch den Nachweis ihrer Funktionsfähigkeit.

- Durchgängigkeitsprüfungen der Tuben sollten am besten in der Proliferationsphase des Menstruationszyklus ausgeführt werden, um nicht versehentlich eine Untersuchung während einer gerade eingetretenen Schwangerschaft durchzuführen.

2.1 Pertubationssysteme

Bei der Eileiterpertubation bestehen verschiedene Einflüsse, beruhend auf der Wahl der Technik und des Instrumentariums. Zunächst gibt es die verschiedensten Systeme, mittels derer die Chromopertubationsflüssigkeit in die Gebärmutterhöhle eingebracht wird. Hierbei können Kathetersysteme mit einem oder zwei aufblasbaren Ballons zur Abdichtung der Zervix oder ein wiederverwendbarer starrer Metallkatheter gewählt werden. Einige der Instrumente dienen auch als Uterusmanipulatoren für operativ-laparoskopische Maßnahmen. Der intrauterin gelegene Anteil der Chromopertubationssonde kann gebogen oder gestreckt sein, wobei letzteres wegen der geknickten Form des Uterus möglicherweise Probleme bereitet. Die Länge des intrauterinen Katheteranteils ist ebenfalls je nach Invasionstiefe bzw. Fixierung des abdichtenden Systems variabel. Nach Einlage des Pertubationsbestecks kann die Lage der Sonde nicht mehr überprüft werden.

Pertubationsbestecke dichten den Zervikalkanal unterschiedlich gut ab. Spezielle Pertubationskatheter haben ein Zweiballonsystem, wobei der erste Ballon oberhalb des Ostium cervicis internum innerhalb des Cavum uteri geblockt wird. Danach wird das Ballonsystem vorsichtig so weit zurückgezogen, bis dieser Ballon im Bereich des inneren Muttermundes anliegt. Anschließend wird ein zweiter Ballon weiter kaudal insuffliert, der nun außerhalb des äußeren Muttermundes oder im Bereich des Zervikalkanals liegt und somit das gesamte System im Uterus fixiert.

Starre Metallsysteme werden durch den Zervikalkanal in den Muttermund hineingeschoben. Die Sonden tragen einen Konus, der das System im Bereich des äußeren Muttermundes abdichtet und der durch ein oder zwei Kugelzangen an der äußeren Zervix fixiert wird. Der maximal erreichbare intrauterine Druck ist im wesentlichen abhängig von der Intensität der Fixation des Konus im Bereich der Cervix uteri.

Weiterhin gibt es mit Vakuum arbeitende Saugkappen, die die Cervix uteri abdichten. Häufig entstehen allerdings Probleme bei der adäquaten Fixierung und Aufrechterhaltung des Vakuums, so daß sie keine besonders effektive Methode darstellen.

Nicht ausreichend für die Chromopertubation ist das Einbringen und intrakavitäre Blocken eines Harnblasen-Foley-Katheters, da hiermit keine sichere Abdichtung des Zervikalkanals garantiert werden kann und aufgrund einer Zervixleakage isthmische Eileiterverschlüsse relativ häufig vorgetäuscht werden können.

Andere Variablen, die die Chromopertubation beeinflussen können, sind die Geschwindigkeit, mit der die Flüssigkeit in die Gebärmutterhöhle injiziert wird, die Menge der injizierten Flüssigkeit und die physikalischen Eigenschaften der Flüssigkeit wie Temperatur und Viskosität. In Übereinstimmung mit der Stellungnahme von Gleicher (1992) meinen wir, daß „allgemein ein Mangel in der Standardisierung bei der Durchführung der Durchgängigkeitstests der Eileiter besteht". Durch eine verbesserte Standardisierung könnten die verschiedenen beeinflussenden Variablen eher ausgeschaltet werden. Die dann nachgewiesenen Veränderungen würden wahrscheinlich zuverlässiger tatsächliche Veränderungen des tubaren Status widerspiegeln, als es im Moment aufgrund der großen Variabilität der Systeme und der unterschiedlichen Schulung der Untersucher der Fall ist.

2.2 Hypoplastische Eileiter

Der Eileiter der Frau ist etwa 10–12 cm lang. Eine spezielle Entität stellen möglicherweise die hypoplastischen Eileiter dar. Sie werden auch als „kongenital infantile Eileiter" oder „gewundene Eileiter" beschrieben. Die Ätiologie dieser Tubenform ist nicht geklärt. Von einigen wird sie als mögliche kongenitale Abnormalität betrachtet, von anderen als Endpunkt einer peritubaren Infektion gesehen. Nach unserer Ansicht handelt es sich um eine kongenitale Variation der normalen Tubenanatomie, die bei Patientinnen mit ungeklärter Sterilität relativ häufig anzutreffen ist.

Hypoplastische Eileiter sind meist sehr lang und verlaufen vermehrt geschlängelt innerhalb der Mesosalpinx. Der isthmische Anteil und das Infundibulum sind oft sehr dünn ausgeprägt. Hypoplastische Eileiter weisen ein partielles oder komplettes Fehlen der Lamina muscularis im ampullären Anteil auf. Dies bedeutet, daß die in der Tubenwand verlaufenden Blutgefäße oft sehr deutlich durch die Serosa hindurch erkennbar sind und für einige Untersucher das Bild einer akuten Infektion vortäuschen.

Aufgrund der Wandschwäche ist der Widerstand im ampullären Bereich bei der Füllung mit Kontrastmittel oder Farbstoff bei der Chromopertubation vermindert. Hierdurch dehnt sich der Eileiter zunächst divertikelartig aus, bevor die Flüssigkeit durch das Tubenostium in die freie Bauchhülle übertritt (Abb. 5-2a und b). In Verbindung mit einem oft relativ kleinen Eileiterostium kann hierdurch der falsche Eindruck einer Hydrosalpinx oder einer Tubenphimose entstehen. Es reicht aus, mit einem Taststab eine Kompression der aufgedehnten Tubenampulle durchzuführen, um dann den Farbstoffaustritt aus dem ampullären Tubenostium darstellen zu können. Natürlich muß dieser Befund abgegrenzt werden zu echten fimbrialen Phimosen. Auch ist zu bedenken, daß ein äußerlich normal erscheinender Fimbrientrichter nicht unbedingt bedeutet, daß die gesamte Tubenmukosa normal ist (s. u.).

■ Häufig haben wir beobachtet, daß bei hypoplastischen Eileitern wegen des sehr dünnlumigen isthmischen Anteils Probleme bei der Chromopertubation entstehen und diese Eileiter fälschlicherweise als proximal verschlossen bezeichnet wurden.

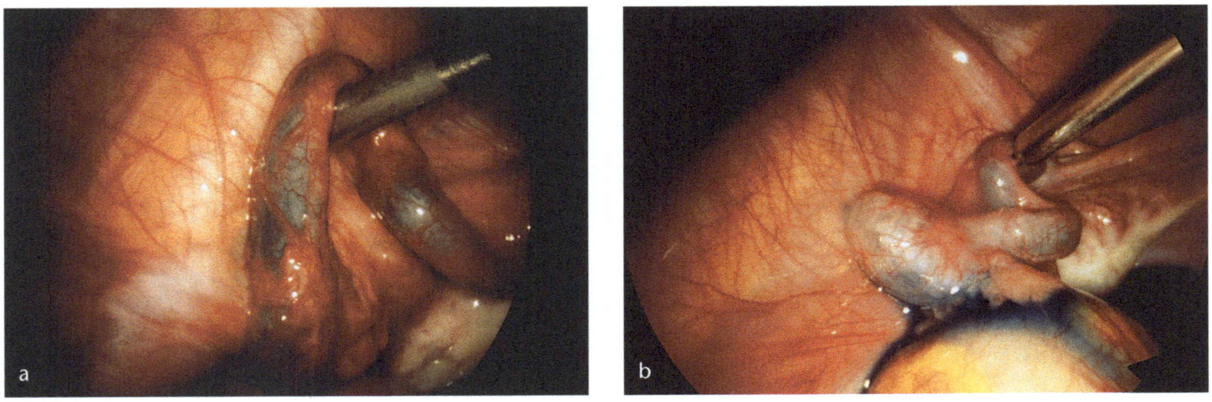

Abb. 5-2a und b Hypoplastischer Eileiter bei der Chromopertubation
a) Durch das partielle Fehlen der tubaren Muskelschicht dehnt sich der Eileiter auf, die intramuralen Blutgefäße sind deutlich zu erkennen. Das Bild kann als Saktosalpinx oder akut entzündliches Geschehen mißinterpretiert werden.
b) Bei Druck auf den Eileiter ist eindeutig Farbstoffaustritt aus einem normalen Fimbrientrichter zu erkennen.

Hypoplastische Eileiter gehen häufig mit peritonealer Endometriose oder dem PCO-Syndrom einher. Sie spielen bei Sterilitätspatientinnen eine ungeklärte Rolle, da sie einerseits hier vermehrt angetroffen werden, andererseits aber auch bei Frauen mit nachgewiesener Fertilität vorgefunden werden.

2.3 Durchgängigkeitstests der Eileiter

2.3.1 Gaspertubation

Die Demonstration der Tubendurchgängigkeit mit CO_2-Gas und mit Aufzeichnung in Form von Pertubationsdruckkurven wurde 1947 durch Rubin eingeführt und wird seitdem als sogenannter Rubin-Test bezeichnet. Nach Abdichtung der Cervix uteri wird CO_2 in den Uterus insuffliert.

Eine **Eileiterdurchgängigkeit** wird angenommen, wenn die Druckaufzeichnung einen initialen Anstieg anzeigt und danach Fluktuationen zwischen 80 und 120 mmHg auftreten. Zusätzliche Informationen liefern Schulterschmerzen als Folge peritonealer CO_2-Reizung und die Auskultation von Gasblasengeräuschen über dem unteren Abdomen.

Ein **Eileiterverschluß** wird bei Ansteigen des Drucks auf über 200 mmHg ohne Nachweis von Fluktuationen in der Kurve und zusammen mit dem Fehlen von Gasgeräuschen bei der abdominalen Auskultation diagnostiziert. Im Fall der Diagnose eines Eileiterverschlusses kann der Test zur Verifizierung wiederholt werden.

Eine retrospektive, vergleichende Multicenterstudie unter der Leitung der Weltgesundheitsorganisation (WHO, 1986) kam zu dem Schluß, daß die Gaspertubation in ihren Ergebnissen große Schwankungen aufweist und heute im Rahmen der modernen Sterilitätsabklärung selbst als Screening-Maßnahme keine Rolle mehr spielt.

Beurteilung: Keine sinnvolle Alternative.

2.3.2 Hysterosalpingographie

Die Hysterosalpingographie (HSG) wird zur Beurteilung des Cavum uteri, der Durchgängigkeit und Mukosastruktur des Eileiters und zum Nachweis periadnexieller Adhäsionen durchgeführt. Die technische Ausführung ist einfach und wird von den gleichen Prinzipien und Grenzen wie bei der Chromopertubation beeinflußt.

Bei der injizierten Flüssigkeit handelt es sich entweder um wasser- oder öllösliche Medien. Tierversuche haben gezeigt, daß öllösliche Medien mehr granulomatöse peritoneale Reaktionen verursachen. Dennoch ergab eine Metaanalyse überraschend eine signifikant höhere Schwangerschaftsrate nach Hysterosalpingographien mit öllöslichen Medien als nach Hysterosalpingographien mit wasserlöslichen Kontrastmedien. Bei der Beurteilung des Cavum uteri ist die Hysteroskopie eine bessere Untersuchungsmethode als die HSG.

Eine 1995 publizierte Metaanalyse evaluierte den Wert der HSG bei der Diagnostik tubarer Pathologie (Swart). Für den Eileiterverschluß fand man eine Sensitivität von 65% bei einer Spezifität von 83%. Dies bedeutet, daß die per HSG erhobene Diagnose einer Eileiterdurchgängigkeit krankhafte Veränderungen nicht ausschließt und daß die Diagnose eines Eileiterverschlusses das Vorliegen pathologischer Veränderungen wahrscheinlich macht, allerdings nicht beweisend ist. Bei dem Nachweis periadnexieller Adhäsionen erwies sich die HSG als nicht verläßlich.

Andere Untersuchungen betreffen die **Qualität der intraluminalen Mukosa.** Die ampulläre Faltenstruktur kann im Rahmen einer HSG beurteilt werden. Puttemans (1987) wies die Überlegenheit der Salpingoskopie (SSK) gegenüber der HSG bei der Beurteilung der ampullären Tubenmukosa nach. Bei 51 Saktosalpingen wurden die Ergebnisse von HSG und SSK miteinander verglichen. 21 der Saktosalpingen zeigten in der HSG eine normale Mukosastruktur, von denen allerdings bei der Salpingoskopie 10 Fälle mukosale Schäden erkennen ließen (48%). Bei 17 Hydrosalpingen erschien in der HSG die Faltenstruktur auffällig, wohingegen in 6 dieser Fälle (35%) die Salpingoskopie keine optisch erkennbaren Auffälligkeiten nachweisen konnte. Bei 7 Hydrosalpingen war die Mukosa der Tubenampulle in der Hysterosalpingographie nicht beurteilbar, die Salpingoskopie zeigte hier zweimal ein normales Faltenrelief und fünfmal Auffälligkeiten.

Die Morbidität der HSG ist gering. Das bedeutendste Problem ist die möglicherweise induzierte febrile Salpingitis mit einer Inzidenz von 0,3–2,9%. Andere berichtete Komplikationen sind Schmerzen bei der Untersuchung, allergische Reaktionen, intravasale Aufnahme des Kontrastmediums, Blutungen, Lungenembolien, peritoneale Reaktionen, Schädigung der Eileiterzilien und in Einzelfällen sogar das Auftreten von Todesfällen.

Beurteilung: Screening-Methode mit der Möglichkeit der ambulanten Durchführung, die zunehmend von direkt optischen Verfahren verdrängt wird. Eine sinnvolle Methode in der Hand des erfahrenen Untersuchers. Eine gute Kooperation zwischen Gynäkologe und Radiologe ist notwendig. Eine Standardisierung der Untersuchungstechnik ist wünschenswert. Rein abbildende Filmtechniken sollten durch eine komplette gynäko-radiologische Durchleuchtungsuntersuchung abgelöst werden. Endoskopische Techniken liefern allerdings für jeden Teilaspekt der HSG gleichwertige oder sogar bessere Informationen.

2.3.3 Ultraschall

Bei der Untersuchung der Tubendurchgängigkeit mittels Ultraschall wird die direkte intrauterine Injektion flüssiger Medien benutzt. Die zu injizierende Flüssigkeit muß steril sein und sollte auf Körpertemperatur vorgewärmt werden. Die Untersuchung wird in der Proliferationsphase des Menstruationszyklus vorgenommen und in der Regel ohne Anästhesie durchgeführt. Die folgenden Lösungen können benutzt werden:

- isotonische Kochsalzlösung
- Ringerlösung
- isotonische Kochsalzlösung mit Luftbeimengungen
- Plasmaexpander
- echoreiche Ultraschallkontrastmedien wie SHU 454 (Echovist®, Fa. Schering, Berlin)

Als Schallkopf wird eine 5–6-MHz-Vaginalsonde eingesetzt. Der Farbdoppler kann bei der visuellen Darstellung von Flußmustern eine Hilfe sein.
Während der Untersuchung wird zunächst die Gebärmutterhöhle auf abnormale Strukturen untersucht. Danach wird die kornuale Eileiterregion identifiziert. Das Kriterium für den Nachweis einer Durchgängigkeit oder eines Verschlusses der Eileiter hängt primär ab vom Erkennen eines Flüssigkeitsflusses oder Abgang von Luftblasen über die kornuale Region des Eileiters. Ein weiteres Kriterium zum Nachweis der Tubendurchgängigkeit ist die Darstellung einer zunehmenden Flüssigkeitsmenge im Douglas-Raum, die den Hinweis auf zumindest einen durchgängigen Eileiter gibt. Zusätzliche Informationen liefern möglicherweise Angaben der Patientin über Auftreten von Schulterschmerzen während oder nach der Untersuchung. Auch dies kann allerdings lediglich der Hinweis auf eine einseitige Eileiterdurchgängigkeit sein. Während der Untersuchung können Probleme bestehen mit der kompletten visuellen Darstellung des Eileiterverlaufs oder der Diagnose einer nur einseitigen Eileiterdurchgängigkeit.

In einer Untersuchung an 238 Patientinnen wurde die Ultraschalluntersuchung der Eileiterdurchgängigkeit mit der HSG und der Laparoskopie mit Chromopertubation verglichen (Stern, 1992). Innerhalb der Studie erhielten 49 Patientinnen alle drei Untersuchungsmethoden. Es gab keinen statistisch signifikanten Unterschied in der Häufigkeit der verschiedenen Eileiterbefundungen. Die Ultraschalluntersuchung stimmte in 82% der Fälle mit den Ergebnissen der Chromopertubation bei der Laparoskopie überein. Die HSG korrelierte in nur 57% mit der Chromo-Laparoskopie. Der Unterschied ist statistisch signifikant.
In einer anderen vergleichbaren Studie wurden bei 42 Patientinnen die Ergebnisse einer transvaginalen Sonosalpingographie mit denen einer Laparoskopie verglichen. Eine komplette Übereinstimmung fand sich in 76% der Fälle, partielle Übereinstimmungen in 21% der Fälle und eine komplett unterschiedliche Beurteilung in 2,6% der Fälle (Tüfekci, 1992).
Deichert verglich die Hysterokontrastsonographie (HY-CO-SY) mit oder ohne Farbdoppler mit der HSG und der Laparoskopie. Er konnte eine völlige Übereinstimmung der Ergebnisse des B-Mode-Ultraschalls zum Erkennen einer Eileiterdurchgängigkeit mit der HSG/Laparoskopie in 72% nachweisen. Mit einer Übereinstimmungsrate von 60% bei Einsatz des Farbdopplers konnte er keine Verbesserung der Resultate durch Hinzuziehung dieser Methode erreichen.

Die Morbidität der Methode ist mit Ausnahme des Auftretens gelegentlicher Unterbauchschmerzen oder allergischer Reaktionen gering. Bei den vorliegenden Untersuchungen wurde weder über Infektionen noch die Notwendigkeit einer Behandlung mit Antibiotika berichtet. Bei einer Patientin trat nach einer Laparoskopie mit Nachweis von periadnexiellen Verwachsungen postoperativ eine Entzündung auf (Deichert, 1990). Unterbauchschmerzen wurden bei 16 von 273 Patientinnen (Volpi, 1994) bzw. 18 von 29 Patientinnen berichtet (Tüfekci, 1992). Beim Einsatz von Plasmaexpandern als Pertubationsmedien wurden in Einzelfällen allergische Reaktionen beobachtet.

Beurteilung: Der Vorteil der Technik liegt darin, daß sie als ambulante Untersuchung ohne die Notwendigkeit einer Anästhesie und ohne Strahlenbelastung durchgeführt werden kann. Die Methode ergibt allerdings nur eine Aussage zur Eileiterdurchgängigkeit. Die Übereinstimmung mit der Chromopertubation bei der Laparoskopie in Höhe von 82% erscheint zu gering.

- Die Entscheidung für eine bestimmte Sterilitätsbehandlung (Mikrochirurgie, IVF) erscheint zu weitgehend, als daß sie allein auf die ultrasonographische Diagnostik der Eileiter gestützt werden könnte.

2.3.4 Selektive Salpingographie/Tubenkatheterisierung/Ballondilatation

Jeder gynäkologische Untersucher kennt die Situation, daß im Rahmen einer diagnostischen Laparoskopie ohne Auffälligkeiten eine Durchgängigkeit der Eileiter nicht nachgewiesen werden kann. Die Folge kann sein, daß der Eingriff damit beendet wird und die Patientin mit der Information aufwacht, daß ihre Eileiter verschlossen seien und daß eine mikrochirurgische Behandlung oder eine In-vitro-Fertilisation notwendig sei.

Bei Untersuchungen an Eileitersegmenten, die im Rahmen von mikrochirurgischen Eingriffen mit Tubenanastomose entnommen wurden, gibt es Fälle, in denen die Histologie keinerlei Anhalt für eine tubare Pathologie aufzeigt. Sulak (1987) wies in einer kleinen Untersuchung an 18 Patientinnen sogar einen Anteil von 60% dieser Fälle nach. Marana (1992) beobachtete 17 Patientinnen mit durch Laparoskopie und Hysterosalpingographie nachgewiesenem proximalem Eileiterverschluß über einen anschließenden Zeitraum von 25 Monaten, ohne daß in dieser Zeit eine chirurgische Intervention erfolgte. Drei Patientinnen wurden spontan intrauterin schwanger, und eine weitere Patientin zeigte eine einwandfreie Eileiterdurchgängigkeit bei einer Kontroll-HSG. Retrospektiv hätte sich für diese Patientinnen eine mikrochirurgische Behandlung oder In-vitro-Fertilisation als eine Übertherapie herausgestellt. Eigene Zweitlaparoskopien bei Patientinnen, die wegen isthmischem Tubenverschluß bei ansonsten unauffälligem Situs zur mikrochirurgischen Operation überwiesen wurden, zeigten in 80% farbstoffdurchgängige Eileiter.

■ Zur Vermeidung unnötiger Behandlungen ist es wichtig, daß zur einfachen Chromopertubation verschiedene ergänzende Techniken wie die selektive Salpingographie, die Eileiterkatheterisierung und die Eileiterballonaufdehnung durchgeführt werden, um zusätzliche Informationen zu erlangen und/oder eine proximale Tubenokklusion zu behandeln.

Jede Form der Eileiterdiagnostik bietet die Möglichkeit falsch-positiver oder falsch-negativer Diagnosen des proximalen Eileiterverschlusses. Von einigen wird allerdings die Interpretation „falsch-positiv" im Zusammenhang mit einem nur zeitweilig nachzuweisenden isthmischen Eileiterverschluß mit Durchgängigkeit in anderen Untersuchungen nicht akzeptiert, sondern auch als Hinweis auf eine signifikante Pathologie im isthmischen Tubenbereich interpretiert. Voraussetzung für diese Einschätzung ist allerdings eine technisch einwandfrei ausgeführte Chromopertubation.

Der **proximale Eileiterverschluß** kann unter verschiedenen Gesichtspunkten klassifiziert werden. Die histologische Untersuchung bleibt zwar ein wesentlicher Faktor, aufgrund des zunehmenden Interesses an den o.g. gering-invasiven diagnostischen und therapeutischen Maßnahmen wurden allerdings verschiedene Klassifizierungssysteme neu entworfen. Dies spiegelt unseres Erachtens die allgemeine Uneinigkeit über den Goldstandard bei der Beurteilung des proximalen Tubenverschlusses wider.

Eine Differenzierung anhand der äußeren anatomischen Struktur des Eileiteristhmus unterscheidet knotenartige Läsionen (Salpingitis isthmica nodosa, Endometriose) von nicht-knotenartigen Läsionen (komplette postentzündliche Fibrose) und Pseudookklusionen (Polypen, hypoplastische Tuben, amorphe Ablagerungen im Tubenlumen).

Eine andere Einteilung basiert auf der anatomischen Lokalisaton der Obstruktion: Sie kann entweder **intraluminal** (Polypen, Ablagerung amorpher Masse, postentzündliches Sekret), **extraluminal** (Salpingitis isthmica nodosa, Endometriose, kongenitale Atresie, Neoplasie, infektiöse Fibrose, Tubenspasmus) oder **extramural** bedingt sein (Leiomyome, Adenomyome, intrauterine Synechien, Zysten des Lig. latum oder Tumoren).

Eine weitere Alternative der Klassifikation ist die Reaktion des proximalen Eileiterverschlusses auf eine Tubenkatheterisierung. Es gibt sog. **Responder** (Muskelspasmus, Stromaödem, Mukosaagglutinationen, Ablagerungen), **Semiresponder** (kornuale Tubenpolypen, Endometriose, intrauterine Synechien, chronische Salpingitis, Salpingitis isthmica nodosa) und **Nonresponder** (intraluminale Fibrose, Leiomyome, Tuberkulose, kongenitale Atresie, fehlgeschlagene Tubenanastomose).

Die neuen Techniken können als „Maßnahmen der zweiten Stufe" bezeichnet werden. Initial wurden sie unter hysteroskopischer Führung, später aber auch unter radiologischer Führung bzw. taktil-blindem Vorgehen durchgeführt.

Vorgehen

Der erste Schritt ist die Abdichtung der Cervix uteri wie bei den üblichen Pertubationstests. Im Anschluß daran kann eine normale HSG vorgenommen werden. Für die **selektive Salpingographie** wird ein Katheter in das Eileiterostium vorgeschoben, ohne komplett in den intramuralen Tubenanteil eingeführt zu werden. Das Kontrastmedium wird dann nacheinander bilateral gespritzt, um eine eventuell doch vorhandene Tubendurchgängigkeit nachzuweisen. Dies kann unter Aufzeichnung des hierfür notwendigen Drucks vorgenommen werden.

Falls bei der radiologischen oder laparoskopischen Untersuchung weiterhin keine Tubendurchgängigkeit nachgewiesen werden kann, besteht die Möglichkeit, eine **Katheterisierung des Eileiters** zu versuchen. Bei

dieser Maßnahme ist der Einsatz eines Führungsdrahts obligat. Der Führungsdraht wird zunächst in den Eileiter eingeführt und dann der Pertubationskatheter über diesen in den Eileiter vorgeschoben. Danach wird der Führungsdraht zurückgezogen und die Pertubation über den Katheter vorgenommen.
In Fällen, in denen der Führungsdraht oder Tubenkatheter nicht ohne Probleme vorgeschoben werden kann, läßt sich eine **Ballontubenplastik** versuchen. Hierbei wird in den Eileiter ein spezieller Katheter eingeführt, der einen aufblasbaren Ballon an seiner Spitze trägt. Der Katheter wird bis zur tubaren Obstruktion vorgeschoben, dann wird der Ballon mit einem Druck bis zu 5 atü aufgeblasen. Der Ballon bewirkt eine laterale Dehnung der Tubenwand und bietet einen absolut wasserdichten Verschluß innerhalb der Tube. Unter hohem Druck kann nun versucht werden, eine Eileiterdurchgängigkeit im Bereich der zuvor angetroffenen Obstruktion zu erzielen.

Die **selektive Salpingographie** ist zwar primär eine diagnostische Maßnahme, kann aber auch therapeutisch wirken, da mit ihrer Hilfe intraluminale Ablagerungen aus dem Eileiter herausgespült werden können. Bei primär angenommenem isthmischem Eileiterverschluß kann die selektive Salpingographie eine Tubendurchgängigkeit von 44–72% nachweisen (im Mittel 62%). Die anschließende intrauterine Schwangerschaftsrate variiert zwischen 9 und 37% (Mittel 24%). Die extrauterine Schwangerschaftsrate liegt zwischen 0 und 12% (Mittel 2%; Thurmond, 1994).
In einer vergleichenden Studie zwischen selektiver Salpingographie, Tubenkatheterisierung und führungsdrahtgestützter Rekanalisierung zeigte Woolcott (1995) Durchgängigkeitsraten nach der Behandlung von 66 Patientinnen in 34,2%, 54,6% und 10% der jeweiligen Methode. Die Schwangerschaftsraten bei 59 Patientinnen mit einer Nachbeobachtungszeit von 3 bis 30 Monaten lagen bei 27,2%, 56,6% und 12,5%.

In einer Multicenterstudie wurden 106 Patientinnen mit einseitigem oder beidseitigem isthmischem Eileiterverschluß mit der **Ballontubenplastik** behandelt (Gleicher, 1993). Von den in diesem Kollektiv behandelten 205 Eileitern wurden 167 (82%) erfolgreich rekanalisiert. Nach Ausschluß von 9 Patientinnen, die im Rahmen der Nachbefragung nicht mehr kontaktiert werden konnten, betrug die anschließende Schwangerschaftsrate 38%. Bei Ausschluß der Patientinnen mit zusätzlich distalem Eileiterverschluß lag die Schwangerschaftsrate bei 51%, wohingegen die Schwangerschaftsrate bei distalem Eileiterverschluß, der operativ korrigiert worden war, auf 12% abfiel. Der Unterschied ist statistisch signifikant.

Die Ballontubenplastik wurde ebenfalls mit der selektiven Salpingographie und der HSG verglichen. Hierbei konnte gezeigt werden, daß bei Ballontubenplastik die Schwangerschaftsraten mit 51% gegenüber 38% bei der selektiven Salpingographie und 18% bei der Hysterosalpingographie höher waren. Der Zeitraum des Follow-up lag bei 791 ± 215 Tagen. Die Rate extrauteriner Schwangerschaften lag bei 7%. Im Rahmen der Dilatationsmaßnahmen wurden 3 tubare und 4 uterine Perforationen beobachtet. Bei 80 Patientinnen wurde nach 6 Monaten eine Kontrollhysterosalpingographie durchgeführt. Hierbei konnte im Bereich der zuvor behandelten Okklusion in 61% der Fälle eine Durchgängigkeit festgestellt werden.

Beurteilung: Die selektive Salpingographie und die Eileiterkatheterisierung stellen nützliche, gering-invasive Zusatzmaßnahmen bei der Diagnostik bzw. Behandlung der proximalen tubaren Okklusionen dar. Die Ballonkatheterisierung des Eileiters erscheint uns einerseits relativ traumatisch und andererseits liegen zur Zeit zu wenig Daten vor, die diese Methode als einen akzeptablen Standard zur Behandlung des proximalen Eileiterverschlusses erscheinen lassen.

2.4 Funktionsdiagnostik des Eileiters

Es gibt verschiedene diagnostische Maßnahmen, mit denen versucht wird, eine funktionelle Beurteilung des Eileiters zu liefern. Funktionstests weisen nicht notwendigerweise die Durchgängigkeit des Eileiters nach. Es besteht das Bestreben, ihre Ergebnisse mit der Abschätzung einer Schwangerschaftswahrscheinlichkeit in prognostischer Weise zu verbinden.

2.4.1 Radionuklid-Hysterosalpingographie

Die Radionuklid-Hysterosalpingographie (Hysterosalpingo-Szintigraphie) ist eine Methode mit umfangreicherem informativem Charakter als die normale Kontrasthysterosalpingographie. Es handelt sich um eine nicht-invasive Methode, bei der selbst eine Katheterisierung des Uteruskavums nicht notwendig ist. Es werden in 0,9%igem Kochsalz gelöste, mit 70 mbq Technetium-99m markierte, humane Serumalbumin-Makroaggregate in einer Menge von 1–2 ml im hinteren Scheidengewölbe deponiert. Von dort aus findet eine spontane Wanderung dieser Partikel durch die Gebärmutter und den Eileiter in die Bauchhöhle statt mit einer anschließenden Ablagerung im Douglas-Raum. Mit einer Gammakamera werden serielle Aufnahmen der Verteilung der Strahlungsaktivität angefertigt. Die Untersuchung wird im allgemeinen in der periovulatorischen Phase des Menstruationszyklus ausgeführt.

Zwischen der Hysterosalpingographie und der Radionuklid-Hysterosalpingographie wurden übereinstimmende Ergebnisse bezüglich der Eileiterdurchgängigkeit in 61% der Fälle berichtet. Die Tubenwanderung der Technetiumpartikel stimmte in 58% der Fälle mit der nachgewiesenen Tubendurchgängigkeit bei der Laparoskopie überein (Steck, 1991). In einer Gruppe von 29 Patientinnen traten 7 spontane Schwangerschaften ein (24%). Bei 6 dieser Patientinnen war vorher ein normales bilaterales Migrationsmuster der Technetiumpartikel nachgewiesen worden. Bei der siebten Patientin zeigte sich lediglich eine unilaterale Partikelmigration. Bei 3 Patientinnen mit abnormalen Aufnahmen ohne Nachweis einer Partikelwanderung trat keine Schwangerschaft ein.
Eine Variante der Methode wurde publiziert, bei der Spermatozoen des Ehemannes mit Technetium-99m markiert und inseminiert wurden. Im Vergleich zur Laparoskopie mit Chromopertubation wurde eine Sensitivität der Methode von 72% und eine Spezifität von 75% gefunden (Özgür, 1997). Als umstritten bei dieser Methode muß man sicherlich bewerten, daß eine postkoitale Kontrazeption eingesetzt wurde, um nicht versehentlich eine Schwangerschaft mit radioaktiv markierten Spermien zu erzielen und hierdurch Fragen der Schädigung des Embryos aufzuwerfen.
Eine retrospektive Untersuchung bei 175 Patientinnen, die eine Radionuklid-HSG erhalten hatten, konnte allerdings bei den späteren Schwangerschaftsergebnissen keinen Unterschied zwischen Patientinnen mit positiver oder mit negativer Radionuklid-HSG feststellen. So wurden 66 von 129 Frauen (51%) mit durch Radionuklid-HSG dokumentiertem einseitigem oder beidseitigem transtubaren Transport der radioaktiv markierten Albuminpartikel schwanger. Von 46 Frauen ohne Nachweis des Transports wurden 25 (54%) schwanger (Lundberg, 1998).

Beurteilung: Eine breite Anwendung der Methode wird negativ beeinflußt durch die hohe Rate von schlecht interpretierbaren Ergebnissen der radiologischen Aufnahmen. Die Technik erlaubt keine eindeutige Abgrenzung anatomischer Strukturen auf den Bildern. Die zugrundeliegende Idee eines funktionellen Eileitertests stellt sicherlich eine interessante Testmöglichkeit dar. Eine prädiktive Wertigkeit der Methode in bezug auf den Eintritt einer Schwangerschaft konnte bisher nicht gezeigt werden.

2.4.2 Laserspektroskopie

Die zilientragenden Zellen der Eileitermukosa spielen eine wesentliche Rolle beim Transport der Zygote. Durch lichtoptische und rasterelektronenmikroskopische Untersuchungen konnte gezeigt werden, daß der Prozentsatz von ziliierten Zellen auf der Oberfläche des Epithels nach entzündlichen Erkrankungen des Eileiters abnimmt. Tierexperimentelle Studien zeigten, daß der Transport der Zygote über die Oberfläche der Fimbrien durch den Zilienschlag beeinflußt wird und daß er abhängig ist von der Verteilung ziliierter Zellen. Aufgrund dieser Erkenntnis erscheint es sinnvoll, daß eine Sammlung von Informationen über die Verteilung der ziliierten Zellen eine bessere Beurteilung der Funktionalität des Eileiters ermöglichen könnte.

Die Schlagfrequenz der ziliierten Zellen kann in vivo durch laserspektroskopische Untersuchungen gemessen werden. Eine in den Eileiter eingeführte Sonde trägt drei Fasertypen. Eine der Fasern strahlt den Laserstrahl mit einer Wellenlänge von 670 nm ein. Strahlenquelle ist ein niedrig energetischer Helium-Neonlaser. Zwei multimodale Fasern führen das reflektierte Licht zurück zu zwei Fotodioden. Das analoge Signal wird hier digital umgewandelt, gefiltert und nach Verstärkung in einen Computer zur Bearbeitung weitergeleitet. Auf diese Weise kann die Frequenz des Zilienschlags graphisch dargestellt werden (Palteli, 1995). In einer Studie wurde die Schlagfrequenz der ziliierten Zellen zum Zilienindex im Bereich der Fimbrien und der Ampulle in Beziehung gesetzt. Der Zilienindex wurde durch rasterelektronenmikroskopische Untersuchungen bestimmt. Es fand sich eine positive Korrelation zwischen beiden Untersuchungstechniken an beiden Lokalisationen. Die durchschnittliche Schlagfrequenz im Bereich der Fimbrien und der Ampulle lag bei 5,4 ± 0,3 Hz bzw. 5,0 ± 0,1 Hz. Die Autoren der Studie definierten einen Zilienindex von mehr als 50% und eine ziliare Schlagfrequenz von mehr als 5,2 Hz im Bereich der Fimbrien und mehr als 5,0 innerhalb der Ampulle als normale Werte.

Beurteilung: Experimentelle Technik, die für eine allgemeine Routineanwendung nicht verfügbar ist.

2.4.3 Druckregistrierung der Tubenpertubation

Die Druckregistrierung der Tubenpertubation wird während einer gynäkologischen Eileiteruntersuchung durchgeführt. Die Methode beruht darauf, daß nach Standardisierung der Untersuchungsvariablen Unterschiede in den Druckkurven unterschiedliche Wahrscheinlichkeiten der Konzeption widerspiegeln sollen. Entzündliche Erkrankungen des Eileiters können die Flexibilität der Tubenwand beeinträchtigen. Diese „Verhärtung“ des Eileiters wird als prognostischer Faktor verwendet.

In einer Untersuchung an 30 Patientinnen wurde eine Druckmessung während der selektiven Salpingographie durchgeführt. Die Obergrenze eines normalen Perfusionsdrucks wurde bei 350 mmHg gefunden (Gleicher, 1992). Karande untersuchte 47 Patientinnen, von denen 23 ein normales Druckprofil und 24 abnormale Werte zeigten. Die Schwangerschaftsrate in der Gruppe der Patientinnen mit Normaldruckprofil lag bei 43%, wohingegen die Schwangerschaftsrate bei den Patientinnen mit abnormalem Druckprofil bei 13% sowie zusätzlich 4% extrauterinen Schwangerschaften lag. Die Unterschiede der Schwangerschaftsraten waren statistisch signifikant.

Beurteilung: Einfach auszuführende ambulante Technik. Vor einer akzeptierten prognostischen Anwendung ist eine weitere Evaluation der Methode notwendig.

2.4.4 Intraluminaler Ultraschall

Bei der intraluminalen Ultraschallkatheteruntersuchung der Blutgefäße werden kleine Ultraschallsonden verwendet, die über Kathetersysteme auch in den Eileiter eingeführt werden können. Der Außendurchmesser der Systeme beträgt 3–5 French. Sie werden unter hysteroskopischer Führung in das Eileiterostium eingebracht. Im Schallkopf sind 64 Kristalle installiert, die mit einer Frequenz von 20 MHz schwingen. Sie erzeugen ein 360-Grad-zirkuläres Bild und haben eine optische Eindringtiefe von 5–8 mm. Die Bildqualität muß zur Zeit allerdings als noch nicht optimal bezeichnet werden, so daß diese Ultraschallsysteme für die Routinebeurteilung des Eileiters keine Rolle spielen.

Beurteilung: Experimentelle Methode ohne bisher nachgewiesene Wertigkeit der erhobenen Befunde.

2.5 Intraluminal-optische Untersuchungen des Eileiters

2.5.1 Falloposkopie

Die Falloposkopie ist eine mikroendoskopische Methode mit der Möglichkeit, den gesamten inneren Eileiterverlauf zu beurteilen. Anfangs wurde das Falloposkop über ein Hysteroskop mit Arbeitskanal in den Eileiter eingeführt. Später konnte durch spezielle Applikationssysteme die hysteroskopische Einbringung verlassen werden. Heute existieren zwei grundsätzlich unterschiedliche Möglichkeiten der falloposkopischen Applikation: Entweder wird ein Führungsdraht oder ein koaxiales System zur Kanülierung des Eileiters mit Vorschieben der Fiberoptik (Conceptus-Falloposkop) verwendet, oder es findet der sogenannte linear evertierende Ballonkatheter zur Kanülierung des Eileiters Anwendung (Imagyn-Falloposkop).

Das mit dem Führungsdraht arbeitende System wird auf folgende Weise bedient: Zunächst wird ein mit einem Obturator versehener, an der Spitze gebogener Katheter in die Gebärmutterhöhle eingeführt. Nach Rückzug des Obturators biegt sich der Katheter automatisch in Richtung eines der beiden Tubenwinkel. Durch vorsichtige taktile Führung wird nun die Spitze des Katheters im Bereich des inneren Eileiterostiums plaziert. Ein flexibler Führungsdraht mit einem äußeren Durchmesser von 0,3 bis 0,8 mm wird dann durch den Führungskatheter soweit wie möglich in den Eileiter vorgeschoben. Über diese Führungsschiene wird im Anschluß ein sehr dünner flexibler Katheter mit einem äußeren Durchmesser von 1,2 bis 1,3 mm ebenfalls soweit wie möglich vorgeschoben und im Anschluß daran der Führungsdraht zurückgezogen. Durch diesen nun im Eileiter liegenden flexiblen Katheter wird die Miniendoskopieoptik – das Falloposkop – unter Spülung seiner Umhüllung bis zur Spitze vorgeschoben. Danach wird das gesamte System langsam zurückgezogen und währenddessen eine retrograde Inspektion des Eileiterlumens durchgeführt.

Das System des linear evertierenden Ballonkatheters arbeitet ohne einen starren Führungsdraht. Nach taktiler Lokalisierung des inneren Eileiterostiums wird ein sich fortlaufend evertierendes Miniballonsystem unter Druck in den Eileiter vorgeschoben (Abb. 5-3 und 5-4a bis d). Dies bietet den Vorteil, daß innerhalb des Eileiters keine grob traumatisierenden Kräfte wie bei der Drahtkatheterisierung eingesetzt werden. Wie bei der Katheterisierungsmethode wird anschließend das Falloposkop unter steter Irrigation bis zur Spitze des Ballonkathetersystems vorgeschoben und während des Zurückziehens eine retrograde Inspektion des Tubenlumens vorgenommen. Hierbei ist es für die optische Darstellung wichtig, daß sich die Optik während des gesamten Rückzugs genau an der Spitze des Ballonkatheters befindet. Dies ist allerdings zum Teil schwierig und bedarf einiger Erfahrung. Der Einsatz einer Spülung ist notwendig. Sie wird durch ein Pumpensystem, welches verschiedene Flußraten liefern kann (7–15 ml/min), garantiert. Die Spülung dient dazu, die Linse der Optik sauber und in einem gewissen Abstand von der Eileiterwand zu halten, da bei Anliegen der Optik an der Eileiterwand lediglich weiße Lichtreflexe erkennbar sind.
Die für falloposkopische Untersuchungen eingesetzten Optiken sind sehr klein. Sie tragen 1800 bis 3000 optische Fasern bei einem Außendurchmesser von ungefähr 0,5 mm und einer Länge von 1 bis 1,5 m. Die Tiefenschärfe reicht von 2–5 mm.

Falloposkopische Untersuchungen können ambulant durchgeführt werden, es wird allerdings eine gewisse

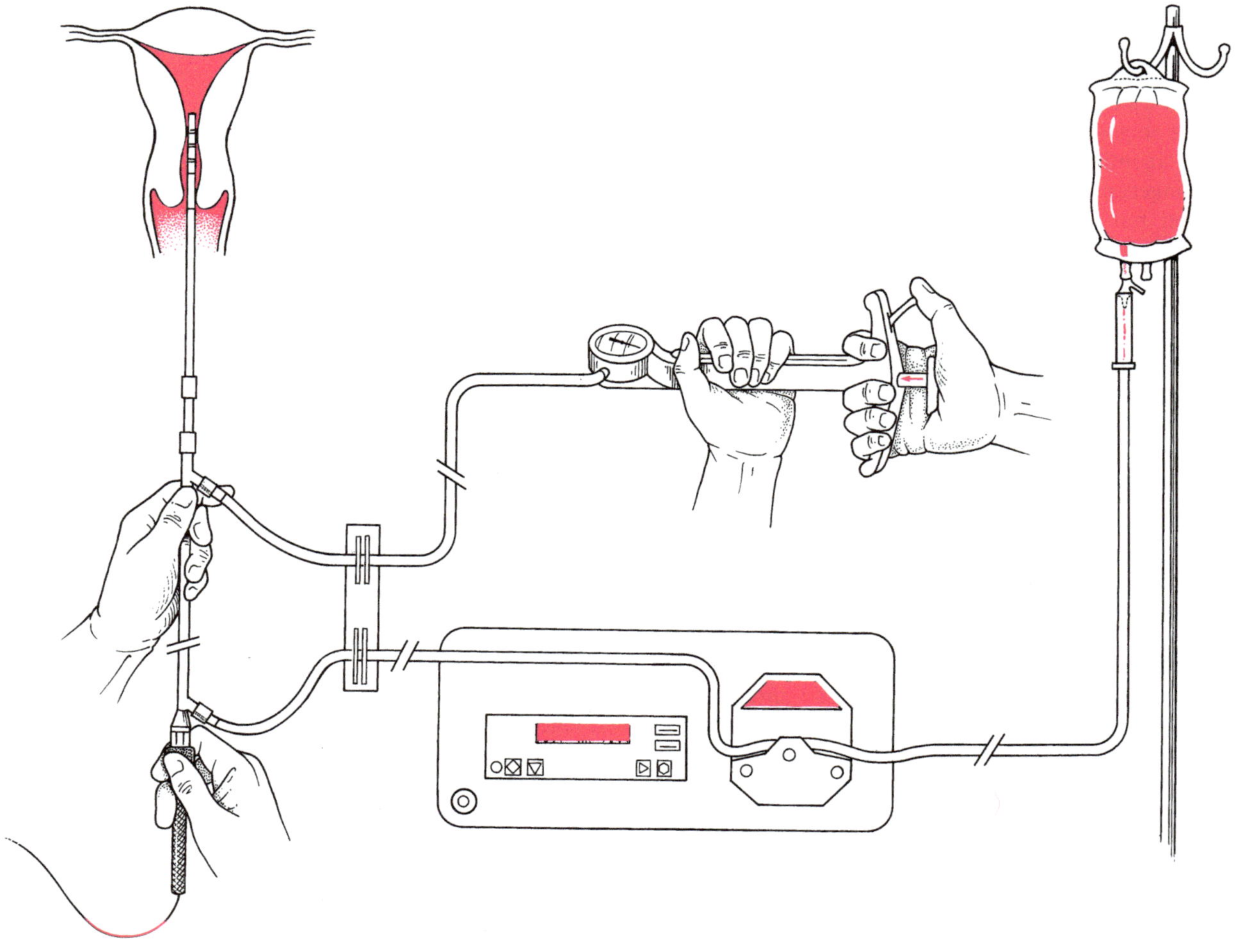

Abb. 5-3 Instrumentenaufbau beim falloposkopischen System des linear evertierenden Ballonkatheters (Fa. Imagyn)

Analgesie empfohlen. Die klinische Bedeutung der Falloposkopie wurde in einer Multicenterstudie untersucht. Bei 453 Eileitern war eine Untersuchung 398 mal (87,9%) technisch möglich, in 55 Fällen (12,1%) gelang die Ausführung der Falloposkopie nicht. Bei 19 (4,2%) Fällen traten Komplikationen wie z.B. Eileiterperforationen auf. Zum Vergleich wurden bei 174 Eileitern Hysterosalpingogramme angefertigt. Die Hysterosalpingographie war in 33% unauffällig, in 67% wurden pathologische Veränderungen dargestellt, wohingegen die Falloposkopie 44% normale Eileiter und 56% auffällige Eileiter feststellte.

Bei 374 Eileitern erfolgte ein Vergleich mit der Laparoskopie. Die Laparoskopie zeigte 154 pathologisch veränderte Eileiter, von denen 14 falloposkopisch als normal eingestuft worden waren. Die Falloposkopie konnte Auffälligkeiten im Eileiterlumen bei 90 Eileitern darstellen, welche während der Laparoskopie von außen unauffällig aussahen (Rimbach, 1996a).

In einer vergleichenden In-vitro-Studie zwischen Falloposkopie und histologischen Befunden konnte eine Sensitivität von 0,85 und eine Spezifität der Falloposkopie von 0,71 dargestellt werden (Rimbach, 1996b). Die positiven und negativen prädikativen Werte waren 0,69 und 0,86.

In einer weiteren Untersuchung wurde die Falloposkopie mit der salpingoskopischen Untersuchung der Tubenampulle verglichen (Scudamore, 1994). Die falloposkopisch und salpingoskopisch erhobenen Befunde korrelierten signifikant miteinander. Bei 31 untersuchten Eileitern ergab die Falloposkopie die gleichen Befunde wie die Salpingoskopie. Kerin (1992) dokumentierte den prognostischen Wert der Falloposkopie bei 71 Frauen. Bei Patientinnen mit falloposkopisch normalen Eileitern lag die Schwangerschaftsrate nach 1 Jahr Follow-up bei 21%. Patientinnen mit mittelgradigen und schweren Veränderungen des Eileiterlumens wiesen Schwangerschaftsraten von 9% und 0% auf.

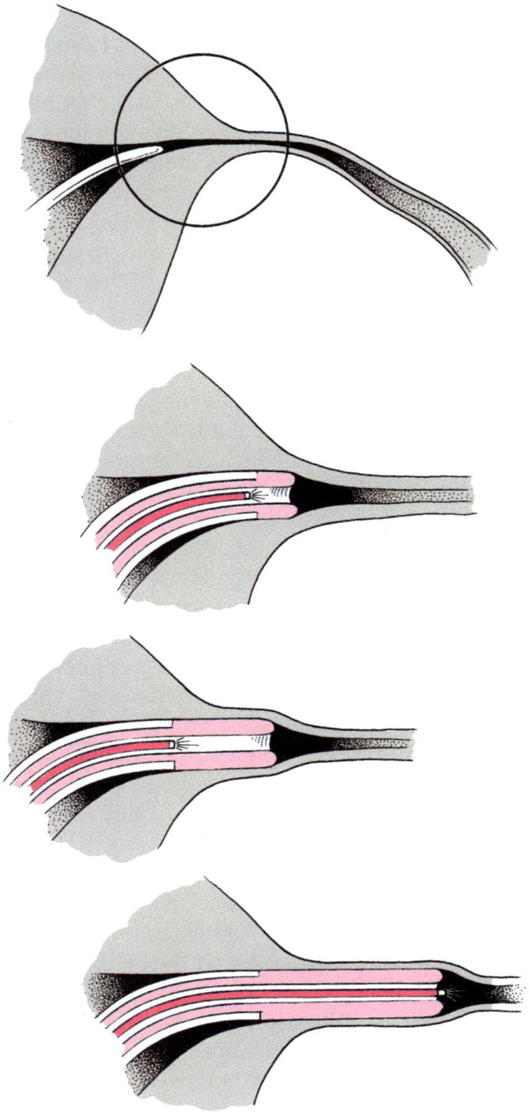

a

b

c

d

Abb. 5-4a bis d Wirkprinzip des linear evertierenden Ballonkatheters, der sich ohne Reibungskräfte im Tubenlumen ausrollt und anschließend das Falloposkop umfaßt

Besonders interessant an der Falloposkopie ist die Möglichkeit der visuellen Betrachtung des gesamten inneren Tubenverlaufs und die Tatsache, daß sie als ambulante Untersuchung durchgeführt werden kann. Dennoch gibt es Kritikpunkte: Zunächst ist dies die Notwendigkeit einer retrograden visuellen Darstellung. Ein bestimmter Anteil intrauteriner Pathologie wird durch das primäre Einführen eines Führungsdrahts oder des evertierenden Ballons möglicherweise verändert. Es könnten kleine Adhäsionen gesprengt werden und der anschließenden Darstellung entgehen. Die retrograde Inspektion kann somit eventuell nicht mehr alle Veränderungen erfassen, da gewissermaßen schon eine intratubare Behandlung durchgeführt wurde. Das Durchtrennen intraluminaler Adhäsionen ist nicht unbedingt als wertvolle therapeutische Maßnahme einzustufen, da die Adhäsionen lediglich eine visuell erkennbare pathologische Ausprägung der Eileitermukosa darstellen, die wahrscheinlich im Bereich des mikroskopisch zellulären Levels noch viel deutlicher vorhanden ist und weiter fortbesteht.

Eine **prograde Visualisierung** des Eileiters ist nicht gänzlich unmöglich, aber sehr schwierig durchzuführen und erfordert große falloposkopische Erfahrung. Die Spitze der Optik muß während der Vorwärtsbewegung innerhalb bzw. an der Spitze des schützenden Katheters gehalten werden. Jedesmal, wenn dies nicht mehr gelingt, wird der Untersucher lediglich weiße Lichtreflexe darstellen, und die Untersuchung verliert ihren informativen Charakter. Bei wiederholtem Auftreten dieser Situation kann die Untersuchung nicht als erfolgreich bezeichnet werden.

Ein weiteres Problem ist die Beurteilung des sehr weiten ampullären Tubenanteils. Es ist schwierig, den Katheter mit der Optik zentral innerhalb des Tubenlumens zu halten. Meist zeigt die Optik die Tendenz, beim retrograden Zurückziehen an einer Wand entlangzustreifen. Dadurch wird nur ein geringer Ausschnitt des gesamten Tubenlumens optisch erfaßt. Ein Wiedereinführen der Optik bessert nicht unbedingt die Situation und liefert meist keine wesentlichen weiteren Informationen. Es bleibt offen, wie groß der Anteil der einsehbaren Mukosa sein muß, um die Untersuchung als repräsentativ für die gesamte Tubenampulle erklären zu können.

Die entscheidende Diskussion über den Wert der Falloposkopie dreht sich um die Qualität der erzielten Darstellung. Verschiedene Untersucher haben wiederholt eine adäquate optische Verifizierung intratubarer Pathologie publiziert. Die Optiken haben eine Tiefenschärfe zwischen 2 und 5 mm. Dies bedeutet, daß der Untersucher nicht in der Lage ist, Strukturen, die weiter als 5 mm entfernt sind, scharf darzustellen. Generell besteht aber auch bei maximaler Fokussierung aufgrund des zwangsläufig minimalen Durchmessers der Falloposkope ein nicht gelöstes Problem der Schärfe und Auflösung und damit Interpretation der dargestellten Befunde. Dies spiegelt sich in der meist sehr schlechten Qualität publizierter Fotodokumentationen wider, auf denen Pfeile den Leser darauf hinweisen sollen, wo der Autor meint, eine Pathologie erkennen zu können. Zur Zeit ist es noch nicht möglich, bessere optische Systeme herzustellen, aber möglicherweise wird die weitere Entwicklung eine Verbesserung der Situation bringen.

Beurteilung: Vom Ansatz her sehr interessante Untersuchungsmethode mit allerdings mäßiger bis schlechter Bildqualität. Aus diesem Grund sind wir der Meinung, daß zur Zeit die klinische Wertigkeit der bei der Falloposkopie erhobenen Befunde noch sehr umstritten und die Reproduzierbarkeit sehr begrenzt ist.

2.5.2 Salpingoskopie

Die Salpingoskopie ist eine Technik, bei der die Ampulle des Eileiters endoskopisch inspiziert wird. Sie ist abzugrenzen von einer rein äußeren Betrachtung und Interpretation der Fimbrienstruktur. In der Nomenklatur werden diese beiden sehr unterschiedlichen Methoden oft miteinander vermischt. Die Inspektion des Fimbrientrichters bedeutet lediglich eine Inspektion des äußeren Tubenanteils, wohingegen bei der Salpingoskopie eine echte optische Evaluation der ampullären Eileitermukosa bis zum isthmisch-ampullären Übergang vorgenommen wird. Verschiedene Autoren haben die Ergebnisse dieser beiden Untersuchungsmethoden verglichen und fanden ausgesprochen divergierende Ergebnisse zwischen der Fimbrioskopie und der Salpingoskopie von 23,5 bis zu 49%. Hershlag (1991) und Vasquez (1995) führten vergleichende Untersuchungen zwischen Salpingoskopie und Morphologie der Tubenmukosa durch.

Die Salpingoskopie kann sowohl während einer diagnostischen Laparoskopie als auch während einer Laparotomie durchgeführt werden. Die Tube kann entweder mit einem starren oder einem flexiblen Salpingoskop kanüliert werden. Wir bevorzugen die starre Salpingoskopie, da wir der Meinung sind, daß es laparoskopisch schwieriger ist, ein flexibles Organ wie den Eileiter mit einem flexiblen Instrument zu kanülieren. Darüber hinaus bieten starre optische Systeme eine weitaus bessere Bildqualität als Fasersysteme.

Vorgehen

Es gibt zwei Möglichkeiten, die Salpingoskopie laparoskopisch auszuführen. Bei der einen Technik wird das Salpingoskop, meist ein 5-mm-Hysteroskop, über einen Arbeitstrokar in den Eileiter vorgeschoben. Das Fimbrienende des Eileiters wird mit einer atraumatischen Faßzange über dem Salpingoskop gefaßt, und die Optik wird in die Ampulle vorgeschoben. Da die Fimbrien sehr empfindlich und verletzlich sind, sollte die Tube etwas proximal des Fimbrienendes nur über der Serosa gefaßt werden. Die Faßzange sollte nicht mit einem Fixiermechanismus, sondern nur mit einem leicht reagierenden Federmechanismus versehen sein, da bei Abrutschen eines Instruments mit starrem Verschlußmechanismus Verletzungen des Eileiters auftreten können. Nach Einführen der Optik erfolgt eine Aufdehnung des Tubenlumens mittels über den Spülkanal des Instruments applizierter, auf Körpertemperatur vorgewärmter Kochsalzlösung. Die Faßzange dichtet währenddessen den Eileiter zur Bauchhöhle hin ab. Ein Problem stellen allerdings die Vor- und Zurückbewegungen des Instruments innerhalb des Eileiters dar, da an der Stelle der Faßzangenabdichtung Reibungskräfte zwischen Optik und Faßzange auftreten.

Bei der zweiten Methode wird ein doppeloptisches System über eine transumbilikal eingeführte Winkeloptik benutzt. Der Arbeitskanaldurchmesser des 11,5-mm-Laparoskops beträgt 7,5 mm. Die Salpingoskopieoptik ist etwa 40 cm lang und hat einen Außendurchmesser von 2,8 mm. Wegen des relativ langen, dünnen Linsensystems stellt die Verbindung des Endoskops mit dem Okular eine sehr empfindliche Sollbruchstelle dar, weshalb ein zusätzlicher Schutzschaft von etwa 20 cm im oberen Bereich über der Salpingoskopieoptik angebracht wird. Das auf diese Weise verstärkte optische System wird in einen weiteren Schaft mit einem Durchmesser von 7,0 mm eingesetzt. Dieser Schaft wird durch den Operationskanal des Laparoskops in die Bauchhöhle eingeführt. An der Spitze läuft der Schaft bis auf einen Außendurchmesser von 3 mm konisch zu. Der Schaft ist 4 cm kürzer als die Salpingoskopieoptik. Durch den geringeren Durchmesser des Salpingoskops ist die Applikation von Distensionsmedien entlang der Salpingoskopieoptik möglich (Abb. 5-5a und b).

Zunächst wird ein an der Spitze ebenfalls konisch zulaufender Obturator in den 7-mm-Schaft eingesetzt. Der Eileiter wird mit dem Fimbrienende in longitudinaler Ausrichtung auf das vom Nabel her kommende System gebracht und das Fimbrienostium mit dem Palpator kanüliert (Abb. 5-6). Während des Kanülierungsversuchs läuft die Distensionsflüssigkeit nur tropfenweise, um einerseits ein atraumatisches Eingleiten des Palpators zu ermöglichen und andererseits nicht den Eileiter durch vermehrten Flüssigkeitsstrom zur Seite zu spülen. Die Tube wird dann vorsichtig mit einer atraumatischen, runden Faßzange weiter auf das System aufgeschoben und die mit einem Federmechanismus versehene Zange über der Tubenmukosa proximal des Fimbrientrichters geschlossen. Die Federzange sitzt so selbsthaltend auf dem äußeren Salpingoskopschaft und dient als Verschlußsystem für die Flüssigkeitsfüllung des Eileiters. Eine weitere Bewegung zwischen Faßzange und äußerem Salpingoskopschaft findet jetzt während der Untersuchung nicht mehr statt.

Der innere Palpatorstab wird aus dem Schaft entfernt, und es wird auf die 2,8-mm-Salpingoskopieoptik gewechselt, die unter Spülung und Aufdehnung des ampullären Tubenanteils atraumatisch innerhalb des Tubenlumens vor- und zurückbewegt werden kann (Abb. 5-7). Je nach Ausprägung der Tubenschlängelung

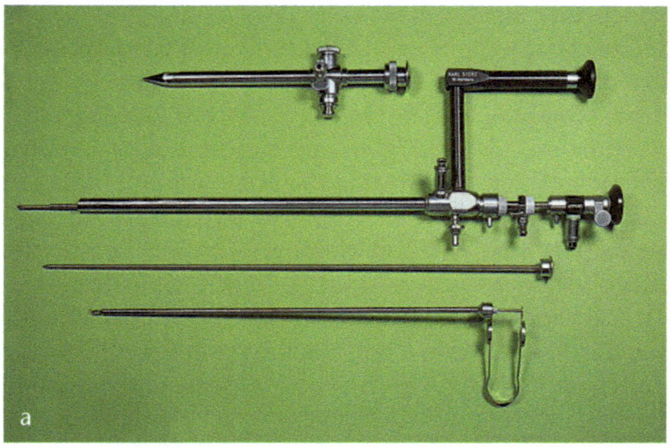

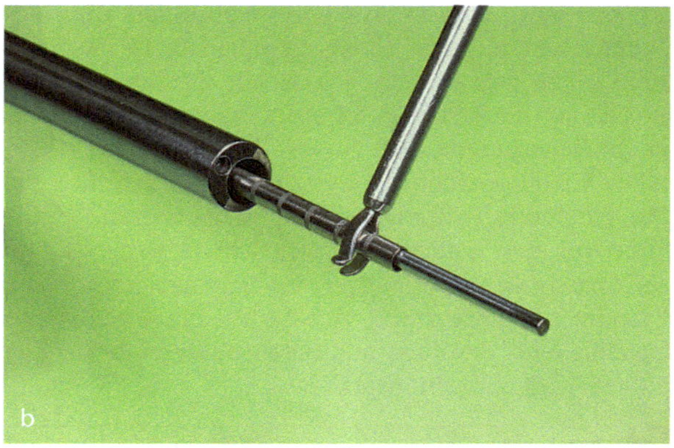

Abb. 5-5 a und b Instrumentarium für die laparoskopische Salpingoskopie der Fa. Storz

a) 12-mm-Trokar, Winkeloptik mit Salpingoskop im Arbeitskanal, Palpatorstab für die Kanülierung des Eileiters, atraumatische Eileiterfaßzange

b) Demonstration: Die atraumatische Faßzange umgreift und fixiert den äußeren Palpatorschaft, der nun nicht mehr bewegt wird. Das Salpingoskop ist nach Entfernen des inneren Palpators eingeführt worden und kann innerhalb von Flüssigkeit atraumatisch in der Tubenampulle vor- und zurückbewegt werden.

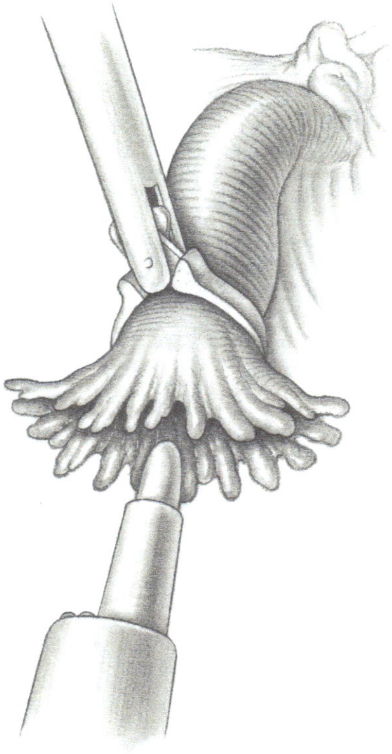

Abb. 5-6 Kanülierung des Eileiters bei der laparoskopischen Salpingoskopie

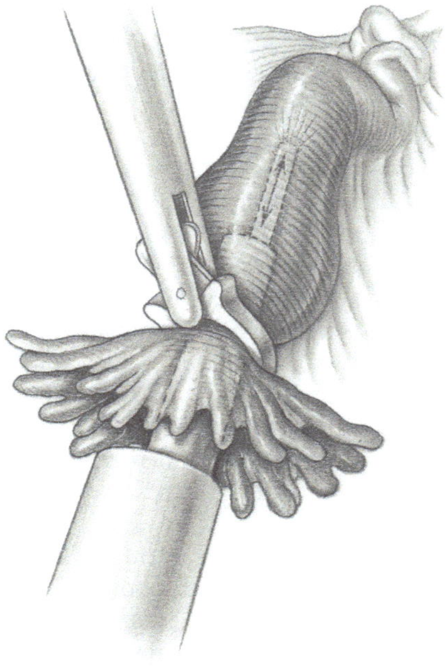

Abb. 5-7 Salpingoskop in situ.
Der äußere Palpator wird von der atraumatischen Faßzange fixiert und nicht mehr bewegt, das Salpingoskop kann unter Flüssigkeitsfüllung des Eileiters atraumatisch zwischen den Falten vor- und zurückgeschoben werden.

ist nun eine endoskopische Inspektion bis hin zum isthmisch-ampullären Übergang möglich. In den meisten Fällen gelingt jedoch lediglich die intraluminale Inspektion der ersten 2–3 cm des Tubenlumens. Ruckartige Bewegungen sind zu vermeiden, um das relativ labile Gleichgewicht des Systems nicht zu gefährden. Die fixierende Faßzange wird nach Aufsetzen auf die Tube vor der Bauchdecke nicht mehr angefaßt und folgt passiv den Bewegungen des Salpingoskops. Nach beendeter Untersuchung wird die Faßzange gelöst und anschließend die Tube auf selten auftretende, leichte äußere Verletzungen inspiziert.

- Das Hauptproblem bei der Tubenkanülierung ist, den Eileiter in die gleiche axiale Ausrichtung zu bringen wie das Salpingoskop.

Wird der Uterus durch transzervikale Manipulation in eine antevertierte Position gebracht, so ist zwar die optische Darstellung des Eileiters gut, die Tubenampulle hängt aber über das Lig. infundibulopelvicum in den Douglas-Raum hinab. In dieser Positionierung ist eine Kanülierung des Eileiters extrem schwierig, da er immer wieder nach unten fällt. Besser ist es, den Uterus zunächst in den Douglas-Raum nach kaudal zu drücken und dann an der ipsilateralen Beckenwand in die Fossa ovarica hineinzuschieben. Auf diese Weise wird die gesamte Adnexe der entsprechenden Seite nach ventral gebracht und liegt auf der Vorderseite des Uterus. Durch dieses Manöver werden Ovar und Eileiter in der Form stabilisiert, damit der Eileiter besser kanüliert werden kann.

Im Falle von peritubaren Adhäsionen oder einer Saktosalpinx müssen zunächst die Adhäsionen so weit gelöst werden, daß eine axiale Ausrichtung der Tubenampulle möglich ist, bzw. die Hydrosalpinx muß eröffnet werden. Wir denken nicht, daß eine kleine Öffnung des Eileiters einen wesentlich traumatischen Schaden darstellt. Der Eingriff alleine darf aber nicht als therapeutisch mißverstanden werden. Es ist wahrscheinlich, daß eine lediglich diagnostische Öffnung des Eileiters ohne fixierende Evertierung schnell zu einer spontanen Re-Okklusion führen wird.

In der durch Flüssigkeit aufgedehnten Tubenampulle kann das Endoskop unter Videokontrolle kontinuierlich vor- und zurückbewegt werden. Die Mukosa der Tubenampulle ist in longitudinalen Falten aufgebaut. Es gibt vier bis fünf große primäre Falten, zwischen und auf denen kleinere Falten parallel verlaufen. Durch die Flüssigkeitsdistension des Eileiters trennen sich die großen Falten etwas voneinander und können gut inspiziert werden (Abb. 5-8). Falls der Salpingoskopie eine Hysteroskopie oder Chromopertubation vorausging, kann die optische Darstellung durch transuterin vorgeschobene Ablagerungen oder Farbstoffe beeinträchtigt sein. Es ist ratsam, diese Beimengungen durch Spülung mit isotonischer Kochsalzlösung nach Beendigung der Chromopertubation auszuwaschen. Kleinere Ablagerungen innerhalb der Ampulle können durch vorsichtige Erhöhung des Spüldrucks bei der Salpingoskopie beseitigt werden. Die Druckerhöhung sollte langsam und vorsichtig erfolgen, da eine rasche Druckerhöhung zur Verletzung der Tubenmuskelkontinuität führen kann. Bei Sichtung von Blut in der Tubenampulle sollte immer die Möglichkeit einer iatrogenen Perforation in Betracht gezogen werden.
Die Kontrolle des äußeren Eileiters geschieht über das Laparoskop oder über eine zusätzliche kleine Optik, die über einen Hilfskanal in die Bauchhöhle eingebracht werden kann. Im Falle einer Perforation der Tubenmuskelwand kommt es rasch zu einer deutlichen Schwellung der Mesosalpinx durch die austretende Distensionsflüssigkeit. Die salpingoskopische Untersuchung sollte in diesem Fall abgebrochen werden. Für eine laparoskopische Salpingoskopie beider Tuben muß eine Dauer von 15–30 min veranschlagt werden.

Die **Salpingoskopie während einer Laparotomie** wird in ähnlicher Weise durchgeführt, wobei allerdings hier auf eine instrumentelle Fixierung der Tube verzichtet werden kann und das Salpingoskop – meist ein pädiatrisches Rhinoskop – unter digitalem Halten des Infundibulum tubae in die Tubenampulle eingeführt wird.

Es gibt verschiedene Veränderungen der Eileitermukosa, deren individuellen prognostischen Einfluß auf die

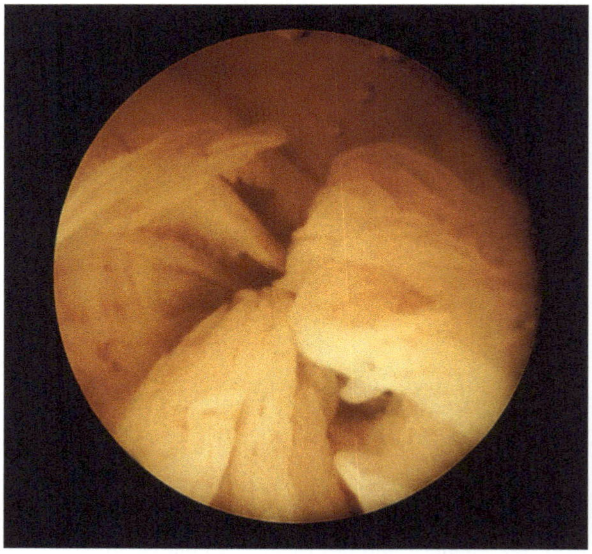

Abb. 5-8 Normales Faltenrelief des Eileiters

Fertilität wir zur Zeit nicht kennen. Über Strikturen der Eileiterwand wird oft berichtet, aber die Beschreibung unterliegt sehr subjektiven Interpretationen, und die wahre Bedeutung dieser Veränderungen ist nicht klar. Dasselbe gilt für Veränderungen der vaskulären Struktur der Tubenwand, die oft als Ausdruck eines entzündlichen Prozesses interpretiert werden, häufig aber lediglich aufgrund einer Wandhypoplasie deutlicher erkennbar sind (s. Abb. 5-2a). Vereinzelte polypöse Strukturen der Mukosa sind oft schwer auszumachen, man findet gelegentlich auch eine generalisierte polypöse Veränderung der Mukosa (Abb. 5-9). Weiterhin lassen sich Verwachsungen der Mukosafalten untereinander feststellen (Abb. 5-10). Verwachsungen können sich darstellen als spinnenartige Strukturen mit sehr ausgeprägten irregulären Veränderungen oder als singuläre Verwachsungssegel zwischen einzelnen Falten. Sehr stark ausgeprägte Verwachsungen können die Tubenampulle obliterieren und ein weiteres Vorschieben des Salpingoskops unmöglich machen. Bei intraluminalen Verwachsungen findet man oft zusätzlich unspezifische Einschlüsse in der Mukosa. Sie stellen sich als kleine kornartige, gelbliche Strukturen dar.

In einer prospektiven Untersuchung bezüglich verschiedener Formen der Mukosaläsionen und ihres prognostischen Einflusses auf die Fertilität bei Patientinnen mit Saktosalpingen wurde festgestellt, daß die Adhäsionen zwischen den Falten der wichtigste prognostische Faktor sind (Vasquez, 1995).

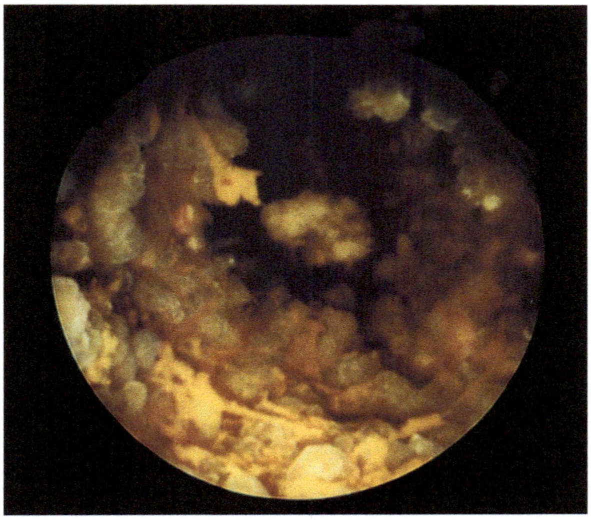

Abb. 5-9 Postentzündlich polypöse Mukosaveränderung des Eileiters

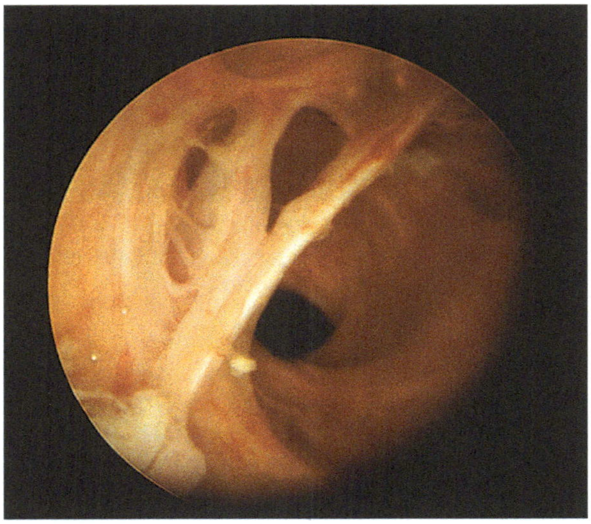

Abb. 5-10 Verklebungen zwischen einzelnen Mukosafalten

Salpingoskopische Befunde können nach verschiedenen Systemen klassifiziert werden. Wir bevorzugen die in Tabelle 5-1 dargestellte Klassifikation, wie sie von Puttemans vorgeschlagen wurde, wobei wir in der Klasse IV eine eigene Unterteilung in die Untergruppen a und b vorgenommen haben.

Klasse I und II (Abb. 5-11 und 5-12) werden als Normalbefunde eingestuft, wobei Klasse II häufig bei hypoplastischen Eileitern gefunden wird. Klasse III bis V (Abb. 5-13 bis 5-15) repräsentieren postentzündliche, pathologische Veränderungen.

Eine funktionelle Untersuchung der Eileiter muß einen prognostischen Wert haben. Der einzige, für die Patientin entscheidende Aspekt bei der Fertilitätschirurgie ist die intrauterine Schwangerschaftsrate nach der Behandlung. Der prognostische Wert der Salpingoskopie

Tab. 5-1 Salpingoskopieklassifikation

Klasse I	normales Faltenrelief (Abb. 5-11)
Klasse II	abgeflachte, auseinandergewichene Falten (Abb. 5-12)
Klasse III	fokale Läsionen; z.B. Adhäsionen, Polypen, Strikturen, unspezifische Ablagerungen in der Mukosa (Abb. 5-13)
Klasse IVa	ausgedehnte Läsionen in der gesamten Tubenampulle mit allerdings noch erhaltenen Falten (Abb. 5-14)
Klasse IVb	ausgedehnte Läsionen in der gesamten Tubenampulle mit partiellem Verlust der Mukosa
Klasse V	kompletter Verlust des Mukosafaltenreliefs (Abb. 5-15)

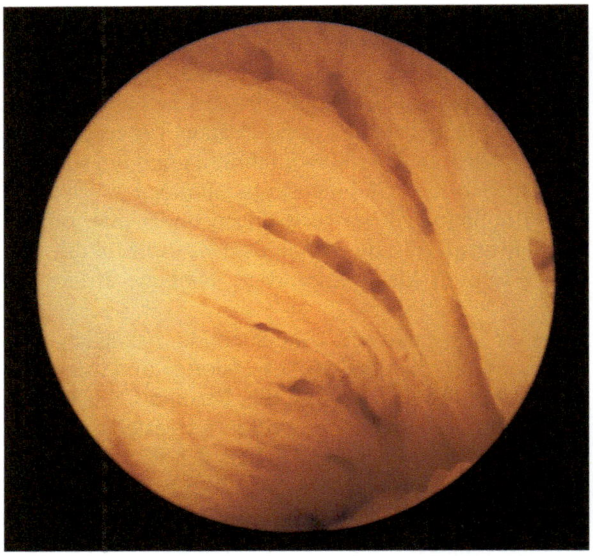

Abb. 5-11 Salpingoskopie Klasse I: normales Faltenrelief

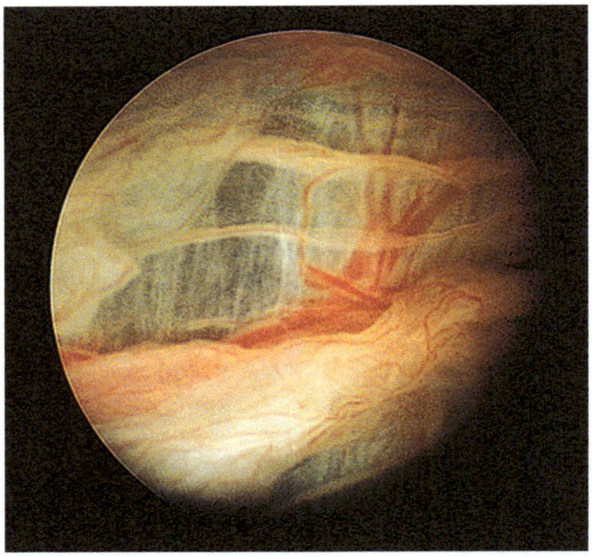

Abb. 5-12 Salpingoskopie Klasse II: hypoplastischer Eileiter von innen. Aufgrund der partiell fehlenden Muskulatur des Eileiters tritt die Serosa pergamentfarben hervor, Blutgefäße erscheinen prominent.

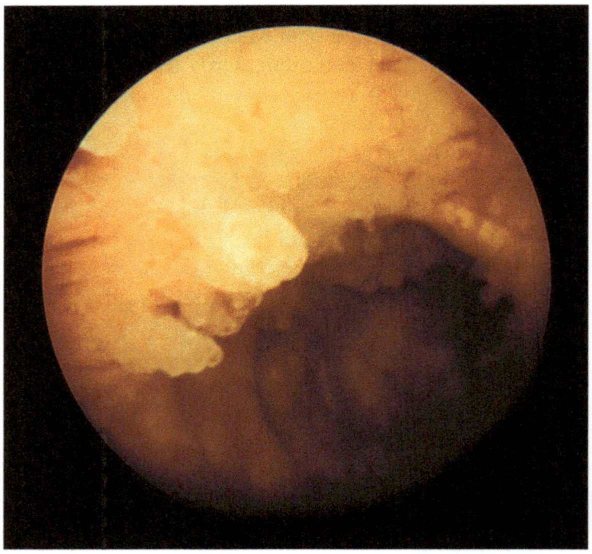

Abb. 5-13 Salpingoskopie Klasse III: fokale polypöse Läsionen in der Tubenampulle

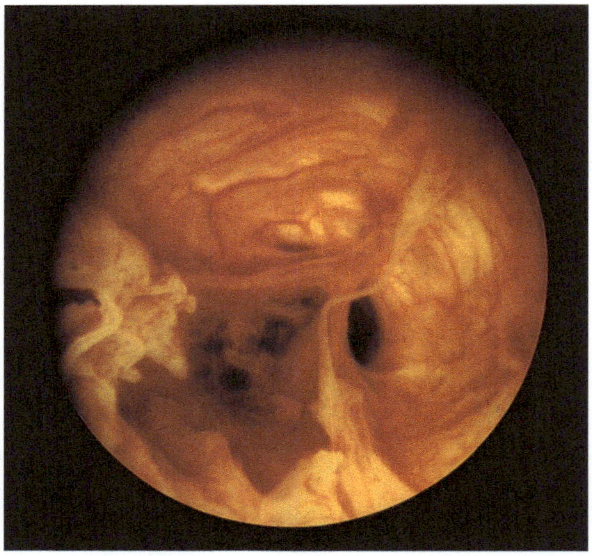

Abb. 5-14 Salpingoskopie Klasse IV: ausgedehnte postentzündliche Läsionen der Tubenmukosa mit Faltenverklebungen und partiellem Faltenverlust

ist durch mehrere Studien dokumentiert und gesichert. Bei Eileitern mit normaler Mukosastruktur wurden nach Tubenchirurgie wegen distalem Tubenverschluß Schwangerschaftsraten von 64 bis 68,6% festgestellt.

Eine eigene prospektive Untersuchung erfaßte 226 Patientinnen, die wegen tubarer Sterilität mikrochirurgisch per Laparotomie operiert und intraoperativ salpingoskopiert wurden. Das Follow-up zur Evaluierung der Schwangerschaftsergebnisse war für 163 Patientinnen durchführbar und lag zwischen 24 und 42 Monaten. Für jede Patientin wurde jeweils nur die erste eintretende Schwangerschaft gewertet, wobei die Patientinnen mit differenten Salpingoskopieklassen der beiden Eileiter bei Korrelation mit den Schwanger-

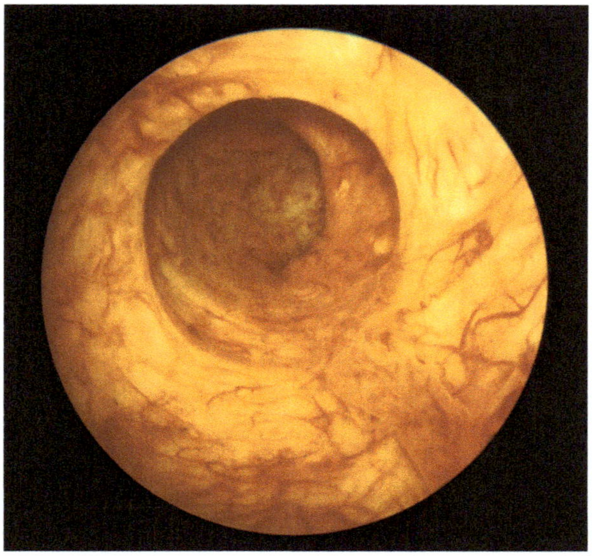

Abb. 5-15 Salpingoskopie Klasse V: kompletter Faltenverlust der Eileitermukosa

schaftsergebnissen der jeweils besseren Klasse zugeordnet wurden. Eine Ausnahme waren die Fälle von Eileiterschwangerschaft, bei denen bekannt war, in welchem der beiden Eileiter die extrauterine Schwangerschaft eingetreten war. Es wurden zwei Gruppen gebildet:

- A: Patientinnen mit intraoperativ durchgängigen Eileitern, aber peritubaren Adhäsionen, bei denen überwiegend eine Adhäsiolyse erfolgte.
- B: Patientinnen mit distal verschlossenen Eileitern, die durch Salpingostomie behandelt wurden.

Die in den beiden Gruppen erhobenen Salpingoskopiebefunde und die Schwangerschaftsergebnisse sind in Tabelle 5-2 und den Abbildungen 5-16 und 5-17 zusammengefaßt.
Die Ergebnisse zeigen statistisch signifikante Korrelationen zwischen der Zuordnung zur Salpingoskopieklasse und den Schwangerschaftsergebnissen.

Beurteilung: Die Salpingoskopie ist eine endoskopische Untersuchung, die sich auf die Tubenampulle beschränkt. Laparoskopisch teilweise nicht einfach durchführbar und bedingt zeitaufwendig bietet sie eine weitaus bessere optische Qualität als die Falloposkopie. Die prognostische Qualität ist nachgewiesen und das Verfahren somit einsetzbar zur Entscheidungsfindung, ob Patientinnen eher der IVF oder einer operativen Behandlung zugeführt werden sollten.

3 Stufenschema zur Abklärung und Therapie der weiblichen Sterilität

Auf der Basis unserer subjektiven Bewertung der oben beschriebenen verschiedenen Methoden in der Sterilitätsdiagnostik schlagen wir das folgende Stufenschema zur invasiven Abklärung und Therapie der weiblichen Sterilität vor (Abb. 5-18).

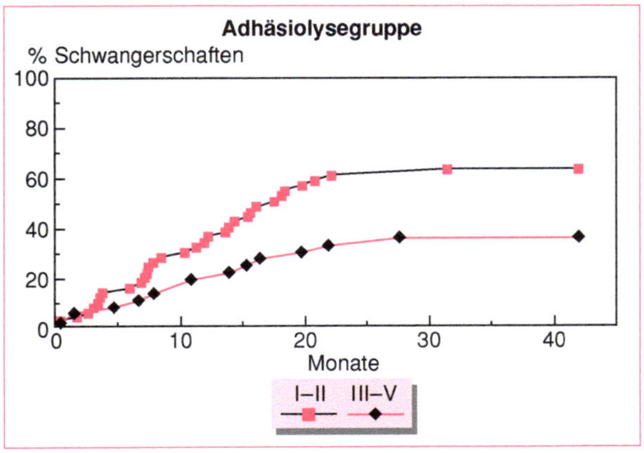

Abb. 5-16 Kumulative Schwangerschaftsrate bei Patientinnen nach mikrochirurgischer Adhäsiolyse. Klasse I und II sind als Normalbefunde Klasse III bis V (Pathologie) gegenübergestellt.

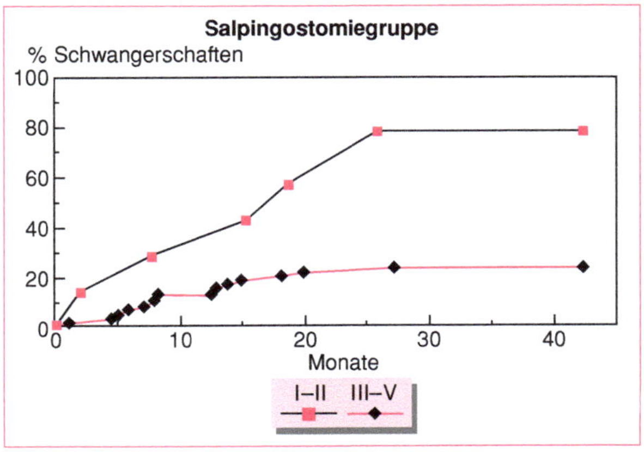

Abb. 5-17 Kumulative Schwangerschaftsrate bei Patientinnen nach mikrochirurgischer Salpingostomie. Klasse I und II sind als Normalbefunde Klasse III bis V (Pathologie) gegenübergestellt.

Tab. 5-2 Salpingoskopiebefunde und Schwangerschaftsergebnisse bei 163 Patientinnen mit mikrochirurgischer Fertilitätsoperation (Zahlenangaben in Klammern entsprechen %-Angaben)

	SSK	ges.	I	II	III	IVa	IVb	V
Adhäsiolyse-gruppe	**n Pat.**	**90**	**34**	**18**	**25**	**12**	**1**	**0**
	schwanger	49 (54,4)	18 (52,9)	16 (88,9)	10 (40,0)	5 (41,7)	0	0
	IUG	44 (48,9)	17 (50)	14 (77,8)	9 (36)	4 (33,3)	0	0
	EUG	5 (5,6)	1 (2,9)	2 (11,1)	1 (4,0)	1 (8,3)	0	0
	EUG/IUG	0,11	0,06	0,14	0,11	0,25	–	–
	k. SS-R.		51,5	90,0	38,9	36,4	–	–
Salpingo-stomie	**n Pat.**	**73**	**2**	**5**	**16**	**33**	**12**	**5**
	schwanger	25 (34,2)	2 (100)	3 (60)	10 (62,5)	8 (24,2)	2 (16,7)	0
	IUG	19 (26)	2 (100)	3 (60)	8 (50)	5 (15,2)	1 (8,3)	0
	EUG	6 (8,2)	0	0	1 (12,5)	3 (9,1)	1 (8,3)	0
	EUG/IUG	0,32	–	–	0,25	0,60	1,0	–
	k. SS-R.		100	60	57,1	16,7	10,0	–
gesamt	**n Pat.**	**163**	**36**	**23**	**41**	**45**	**23**	**5**
	schwanger	74 (45,4)	20 (55,6)	19 (82,4)	20 (48,8)	13 (28,9)	2 (15,4)	0
	IUG	63 (38,7)	19 (52,8)	17 (73,9)	17 (41,5)	9 (20,0)	1 (7,7)	0
	EUG	11 (6,7)	1 (2,8)	2 (8,7)	3 (7,3)	4 (8,9)	1 (7,7)	0

IUG = intrauterine Schwangerschaft
EUG = extrauterine Schwangerschaft
EUG/IUG = Index der extrauterinen pro intrauterinen Schwangerschaften
k. SS-R. = kumulative Schwangerschaftsrate

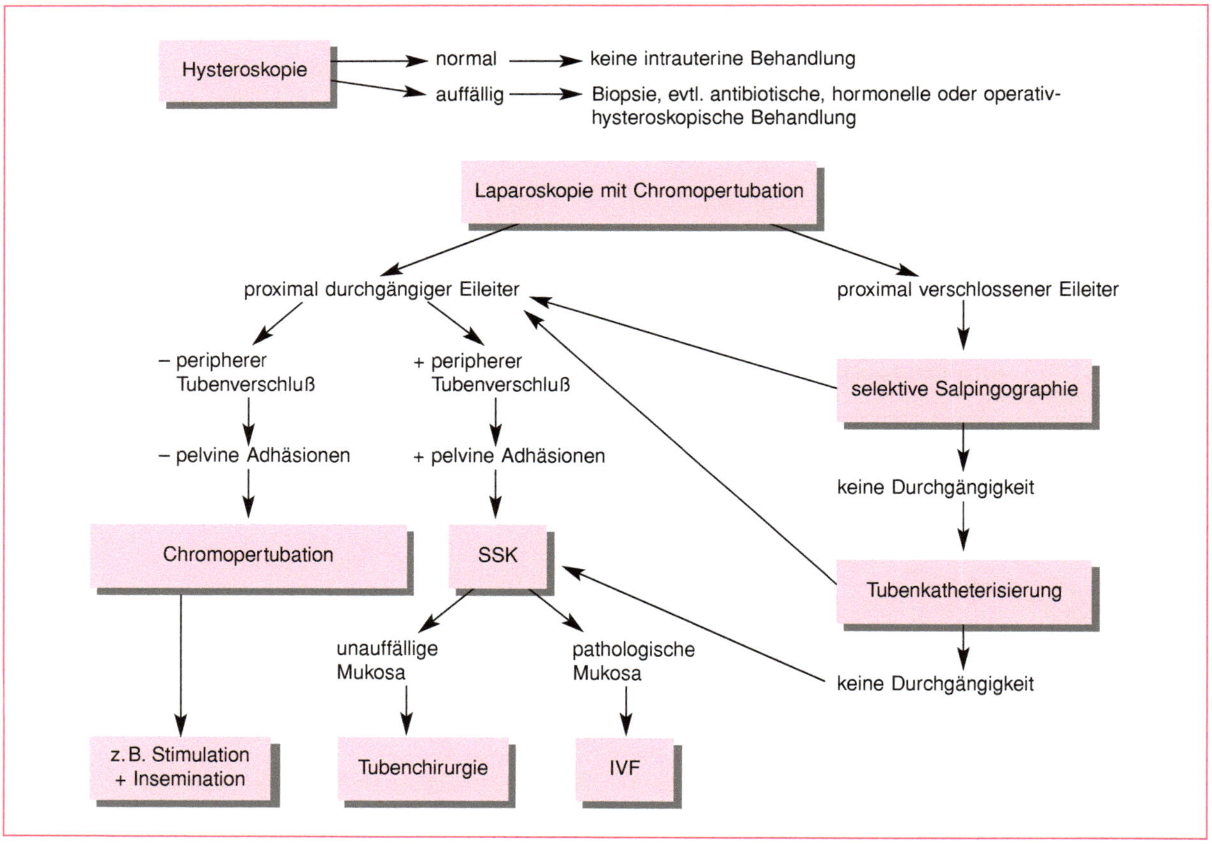

Abb. 5-18 Stufenschema zum Vorgehen bei Diagnostik und Therapie der weiblichen Sterilität

Literatur

Bauer O, Diedrich K, Bacich S, Knight C, Lowery G, van der Ven H, Werner A, Krebs D: Transcervical access and intra-luminal imaging of the Fallopian tube in the non-anaesthetized patient. Preliminary results using a new technique for Fallopian access. Hum Reprod 7 (1992) 7–11.

Brosens IA, Puttemans PJ: Double-optic laparoscopy. Salpingoscopy, ovarian cystoscopy and endo-ovarian surgery with the argon laser. Ballière's Clin Obstet Gynaecol 3 (1989) 595–608.

Cornier F, Feintuch MJ, Bouccara L: La fibrotuboscopie ampullaire. J Gynecol Obstet Biol Reprod 1 (1984) 49–53.

Cohen BM, Katz M: The significance of the convoluted oviduct in the infertile woman. J Reprod Med 21 (1978) 31–35.

De Bruyne F, Hucke J, Willers R: The prognostic value of salpingoscopy. Hum Reprod 12 (1997) 266–271.

De Bruyne F, Puttemans P, Boeckx W, Brosens I: The clinical value of salpingoscopy in tubal infertility. Fertil Steril 51 (1989) 339–340.

Decaud H, Daures JP, Hedon B: Prospective evaluation of falloposcopy. Hum Reprod 13 (1998) 1815–1818.

Deichert U, Schlief R, van de Sandt M, Göbel R, Daume E: Transvaginale Hysterosalpingo-Kontrastsonographie (HKSG) im B-Bild-Verfahren und in der farbcodierten Duplexsonographie zur Abklärung der Tubenpassage. Geburtshilfe Frauenheilkd 50 (1990) 717–721.

Fayez JA, Mutie G, Schneider PJ: The diagnostic value of hysterosalpingography and hysteroscopy in infertility diagnosis. Am J Obstet Gynecol 156 (1987) 558–560.

Gleicher N, Confino E, Corfman R, Coulam C, DeCherney A, Haas G, Katz E, Robinson E, Tur-Kaspa I, Vermesh M: The multicenter transcervical balloon tuboplasty study: conclusions and comparison to alternative technologies. Hum Reprod 8 (1993) 1264–1271.

Gleicher N, Parrilli M, Redding L, Pratt D, Karande V: Standardisation of hysterosalpingography and selective salpingography: a valuable adjunct to simple opacification studies. Fertil Steril 58 (1992) 1136–1141.

Henry-Suchet J, Loffredo V, Tesquier L, Pez JP: Endoscopy of the tube (= Tuboscopy): Its prognostic value for tuboplasty. Acta Europea Fertilitatis 16 (1985) 139–145.

Hershlag A, Seifer DB, Carcangiu ML, Patton DL, Diamond MP, DeCherney AH: Salpingoscopy: Light Microscopic and Electron Microscopic Correlations. Obstet Gynecol 77 (1991) 399–405.

Heylen SM, Brosens IA, Puttemans PJ: Clinical value and cumulative pregnancy rates following rigid salpingoscopy during laparoscopy for infertility. Hum Reprod 10 (1995) 2913–2916.

Karande VC, Pratt DE, Rabin DS, Gleicher N: The limited value of hysterosalpingography in assessing tubal status and fertility potential. Fertil Steril 63 (1995) 1167–1171.

Kerin JF, Williams DB, San Roman GA, Pearlstone AC, Grundfest AC, Surrey ES: Falloposcopic classification and treatment of fallopian tube lumen disease. Fertil Steril 57 (1992) 731–741.

Kerin J, Daykhovsky L, Segalowitz J, Surrey E, Anderson R, Stein A, Wade M, Grundfest W: Falloposcopy: a microendoscopic technique for visual exploration of the human fallopian tube from the uterotubal ostium to the fimbria using a transvaginal approach. Fertil Steril 54 (1990) 390–400.

Lundberg S, Wramsby H, Bremmer S, Lundberg H-J, Asard PE: Radionuclide hysterosalpingography is not predictive in the diagnosis of infertility. Fertil Steril 69 (1998) 216–220.

Marana R, Muzi L, Paielli FV, Lucci FM, DellAqua S, Mancuso S: Proximal tubal obstruction: are we overtreating? Gynaecol Endoscopy 1 (1992) 99–101.

Marana R, Rizzi M, Muzi L, Catalano GF, Caruana P, Mancuso S: Correlation between the American Fertility Society classifications of adnexal adhesions and distal tubal occlusion, salpingoscopy, and reproductive outcome in tubal surgery. Fertil Steril 64 (1995) 924–929.

Moore-White M: Evaluation of tubal plastic operations. Int J Fertil 5 (1960) 237.

Özgür K, Yildiz A, Ülner M, Erkilic M, Trak B, Erman O: Radionuclide hysterosalpingography with radiolabeled spermatozoa. Fertil Steril 67 (1997) 751–755.

Paltieli Y, Weichselbaum A, Hoffman N, Eibschitz E, Kam Z: Laser scattering instrument for real time in-vivo measurement of ciliary activity in human Fallopian tubes. Hum Reprod 10 (1995) 1638–1641.

Puttemans P, Brosens I, Dellatin Ph, Vasquez G, Boeckx W: Salpingoscopy versus hysterosalpingography in hydrosalpinges. Hum Reprod 2 (1987) 535–540.

Rimbach S, Wallwiener D, Bastert G: Preliminary results of the International Multicenter Study on Falloposcopy. Report of the International Falloposcopy Study Group. ASRM Annual Meeting, Abstract P-300 (1996a).

Rimbach S, Wallwiener D, Barth C, Heberling D, Bastert G: Comparison of in-vitro falloposcopy with tubal histology in the diagnosis of Fallopian tube pathology. Hum Reprod 11 (1996b) 2130–2133.

Rubin IC: Diagnostic and therapeutic effect of kymographic uterotubal insufflation with comparative observations with hysterosalpingography. J Obstet Gynaecol Br Emp 54 (1947) 733.

Scudamore IA, Dunphy BC, Bowman M, Jenkins J, Cooke ID: Comparison of ampullary assessment by falloposcopy and salpingoscopy. Hum Reprod 9 (1994) 1516–1518.

Scudamore IA, Dunphy BC, Cooke ID: Outpatient falloposcopy: intra-luminal imaging of the fallopian tube by transuterine fibre-optic endoscopy as an outpatient procedure. Br J Obstet Gynaecol 99 (1992) 829–835.

Steck T, Würfel W, Becker W, Albert PJ: Serial scintigraphic imaging for visualisation of passive transport processes in the human Fallopian tube. Hum Reprod 6 (1991) 1186–1191.

Stern J, Peters AJ, Coulam CB: Color Doppler ultrasonography assessment of tubal patency. A comparison study with traditional techniques. Fertil Steril 58 (1992) 897–900.

Stumpf PG, March CM: Febrile morbidity following hysterosalpingography. Fertil Steril 33 (1980) 487.

Sulak PJ, Letterie GS, Coddington CC, Hayslip CC, Woodward JE, Klein TA: Histology of proximal tubal occlusion. Fertil Steril 48 (1987) 437–440.

Surrey ES, Surrey MW: Correlation between salpingoscopic and laparoscopic staging in the assessment of the distal fallopian tube. Fertil Steril 65 (1996) 267–271.

Swart P, Mol BWJ, van der Veen F, van Beurden M, Redekop WK, Bossuyt PMM: The accuracy of hysterosal-

pingography in the diagnosis of tubal pathology: a meta-analysis. Fertil Steril 64 (1995) 486–491.
Tüfekci EC, Girit S, Bayirli E, Durmusoglu F, Yalti S: Evaluation of tubal patency by transvaginal sonosalpingography. Fertil Steril 57 (1992) 336–340.
Thurmond AS: Pregnancies after selective salpingography and tubal recanalization. Radiology 190 (1994) 11–13.
Vasquez G, Boeckx W, Brosens I: Prospective study of mucosal lesions and fertility in hydrosalpinges. Hum Reprod 10 (1995) 1075–1078.
Volpi E, DeGrandis T, Rustcheli S, Zuccaro G, Patriarca A, Sismondi P: A new technique to test tubal patency under transvaginal sonographic control. Acta Obstet Gynaecol Scand 73 (1994) 797–801.
Watson A, Vanderkerckhove P, Lilford R, Vail A, Brosens I, Hughes E: A meta-analysis of the therapeutic role of oil-soluble contrast media at hysterosalpingography: a surprising result? Fertil Steril 61 (1994) 470–477.
Woolcott R, Pechpud A, O'Donell P, Stanger J: Differential impact on pregnancy rate of selective salpingography, tubal catheterization and wire-guide recanalization in the treatment of proximal fallopian tube obstruction. Hum Reprod 10 (1995) 1423–1426.
Woolcott R, Fisher S, Thomas J, Kable W: A randomized, prospective, controlled study of laparoscopic dye studies and selective salpingography as diagnostic tests of fallopian tube patency. Fertil Steril 72 (1999) 879–884.
World Health Organization: Comparative trial of tubal insufflation, hysterosalpingography, and laparoscopy with dye hydrotubation for assessment of tubal patency. Fertil Steril 46 (1986) 1101–1107.

6 Sterilisation

J. Hucke

1 Einführung

Die Unterbrechung der Eileiterkontinuität mit dem Ziel der Sterilisation war neben der Adhäsiolyse die erste Form des operativen Einsatzes der gynäkologischen Laparoskopie.

In der Frühphase wurde hierzu **monopolarer Hochfrequenzstrom** zur Tubenkoagulation verwendet. Bei oft mangelnden Kenntnissen der physikalischen Grundlagen seitens der Anwender und der zum damaligen Zeitpunkt noch relativ einfachen Gerätetechnik kam es gelegentlich zu Verbrennungen im Bereich des Darmes. Diese Komplikationen wurden auf lokale Verdichtungen des durch den Körper der Patientin geleiteten monopolaren Stroms zurückgeführt, was thermische Läsionen an vom eigentlichen Operationsort entfernt gelegenen Organstrukturen zur Folge gehabt haben könnte. Retrospektiv läßt sich nicht klären, ob es sich wirklich um den vermuteten Tatbestand gehandelt hat oder ob nicht doch unbeabsichtigte Berührungen des Darmes mit der aufgeheizten Koagulationszange die eigentliche Ursache waren. Für lange Zeit war daher in der Gynäkologie die Anwendung von monopolarem Hochfrequenzstrom bei der Laparoskopie diskreditiert und wurde erst mit dem freizügigeren Umgang seitens amerikanischer Laparoskopiker und abdominal-chirurgischer Kollegen zum Teil wieder rehabilitiert.

Die Einführung der **bipolaren Koagulationstechnik,** bei der der Hochfrequenzstrom lediglich zwischen den beiden Branchen einer Koagulationszange durch das gefaßte Gewebe fließt und eine lokale Erhitzung erzeugt, konnte das beschriebene theoretische Risiko der monopolaren Technik ausschließen und erwies sich gerade für die Sterilisation der Frau als ideal einfache und billige Methode. In Deutschland hat sie sich zu der am meisten verbreiteten Sterilisationstechnik entwickelt.

Semm ging in seiner Ablehnung der Anwendung jeglicher elektrischer Energie innerhalb der Bauchhöhle einen anderen Weg. Er entwickelte die **Endothermietechnik,** bei der die Koagulationszange über einen eingebauten Widerstandsdraht auf 100–200 °C aufgeheizt wird. Dem Gewebe wird so lediglich thermische Energie zugeführt, es fließt kein Strom durch den Körper der Patientin.

Eine andere Alternative bieten **Clip- oder Ringtechniken.** Hierbei wird der Eileiter durch das dauerhafte Aufbringen von Klemmen mechanisch verschlossen.

Grundanforderungen an jede Methode der Tubensterilisation müssen sein:

- die Sicherheit
- die Verträglichkeit
- die möglichst einfache Ausführbarkeit
- die möglichst geringe Gefährdung der Patientin bei der Ausführung

Ein weiterer Gesichtspunkt ist die eventuelle **Reversibilität** der Methode, wobei dies allerdings für die meisten Operateure zunächst nicht im Vordergrund steht, da die Tubensterilisation als definitive, irreversible Kontrazeptionsmethode angesehen wird. Es kommt jedoch immer bei einem Teil der Patientinnen zur Umorientierung und Bereuen des Entschlusses zur Sterilisation, so daß auch der potentielle Refertilisationsgedanke bedacht werden sollte.

2 Technik der Sterilisation

Die laparoskopische Tubensterilisation kann als sog. **Single-puncture-Technik** mit Hilfe eines Arbeitslaparoskops mit Winkeloptik oder als **Double-puncture-Technik** durchgeführt werden.

Zunächst müssen die Eileiter durch Darstellung ihres Verlaufs vom Abgang aus dem Uterus bis zum Fimbrientrichter eindeutig identifiziert werden. Zur Erleichterung dieses Vorgehens sollte präoperativ ein Manipulationsbesteck in den Uterus eingesetzt werden, welches bei Handhabung durch eine zweite Person eine Elevation des Uterus ermöglicht. Die Sterilisation selbst wird im mittleren isthmischen Tubenbereich etwa 2 cm vom uterinen Tubenabgang entfernt ausgeführt. Bei zu nah an der Uteruskante ausgeführter Sterilisation besteht ein erhöhtes Risiko von uterotubaren Fistelbildungen, bei weit distal durchgeführter Sterilisation könnten proximal Nebenöffnungen des Eileiters vorhanden sein. Außerdem ist eine Refertilisation weniger chancenreich.

Andere Methoden: Die distale Fimbrienexzision oder die komplette Salpingektomie sind laparoskopisch unnötig aufwendig durchzuführen und übertrieben destruktiv und sollten daher **obsolet** sein. Die Fimbriektomie ist die Methode mit den schlechtesten Möglichkeiten einer Refertilisation. Sie bietet allerdings sogar weniger kontrazeptive Sicherheit als die übliche isthmische Sterilisation, da bei der Fimbriektomie proximale kleine Nebentrichter des Eileiters übersehen werden können oder da im Falle einer Fistelbildung an der Absetzungsstelle noch insgesamt ein relativ langer kontinuierlicher Eileiteranteil erhalten ist.

- Bei der Tubensterilisation ist zur eindeutigen Identifikation des Eileiters zunächst der gesamte Verlauf vom Isthmus bis zur Ampulle darzustellen.

- Die laparoskopische Sterilisation erfolgt unabhängig von der gewählten Technik immer im mittleren isthmischen Tubenanteil.

2.1 Bipolare Elektrokoagulation

Der Eileiter wird im mittleren isthmischen Anteil mit der **bipolaren Koagulationszange** gefaßt (Abb. 6-1). Es ist darauf zu achten, daß einerseits der gesamte Tubenmuskelschlauch umfaßt, andererseits nicht unnötig tief in die Mesosalpinx hineingegriffen wird. Anschließend wird das Eileitergewebe mit einer Geräteausgangsleistung von 20–30 Watt über einen Zeitraum von 5–10 Sekunden koaguliert. Durch die Erhitzung kommt es zum Verkochen von Zellwasser, was optisch deutlich erkennbar ist: Es tritt eine weißliche Verfärbung des Gewebes mit wäßriger Blasenbildung auf. Nach Verkochen des Zellwassers trocknet das Gewebe aus. Dies ist der Zustand, den es bei der Sterilistion zu erreichen gilt. Bei Fortführung der Energieapplikation resultiert eine Karbonisation mit bräunlich-schwärzlicher Verfärbung, was eine übermäßige Energieanwendung anzeigt. Die Elektrode läßt sich schlechter vom Gewebe lösen, eventuell kommt es hierbei zum Einreißen in die Mesosalpinx mit der Folge von Blutungen.

Zur Vermeidung dieses Problems ist der Einsatz moderner **Hochfrequenzgeräte mit Auto-Stop-Funktion** empfehlenswert. Das Gerät mißt die Veränderung des Gewebewiderstands bei der Koagulation und schaltet automatisch ab, wenn die Koagulation in ausreichendem Maße durchgeführt worden ist. Auf diese Weise wird ein Kleben der Elektroden am Gewebe, welches bei unnötig langer Koagulation eintritt, vermieden. Es ist anzuraten, nach automatischer Abschaltung des Koagulationsvorgangs durch das Gerät den Fußschalter aus Sicherheitsgründen nachträglich noch zweimal kurz zu aktivieren, wobei das sofortige Abschalten der Gerätefunktion dann die ausreichende Koagulation noch einmal bestätigt. Die Koagulation des Eileiters wird anschließend direkt neben der ersten Koagulationsstelle in gleicher Weise wiederholt, bis eine Strecke von etwa 2–3 cm des Tubenisthmus sicher weißlich verfärbt ist.

Die Tube kann anschließend in der Mitte des koagulierten Bezirks mit einer Hakenschere **durchtrennt** werden (Abb. 6-2 und 6-3). Hierbei muß darauf geachtet werden, daß das direkt unterhalb des Tubenmuskelschlauchs verlaufende Blutgefäß, der Ramus tubarius A. ovaricae, bei der Koagulation verschlossen wurde, da es ansonsten zu einer arteriellen Blutung kommen kann. Falls eine Blutung eintritt, muß das Blutgefäß isoliert gefaßt und nachkoaguliert werden. Dies kann aufgrund einer Retraktion des Gefäßes in die Meso-

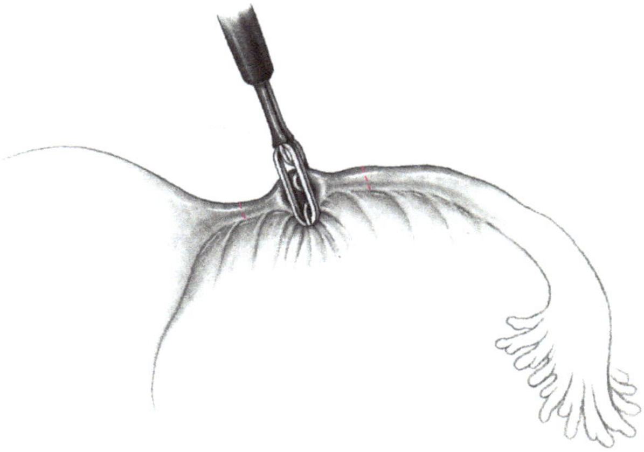

Abb. 6-1 Fassen des Eileiters im mittleren isthmischen Anteil mit der bipolaren Koagulationszange

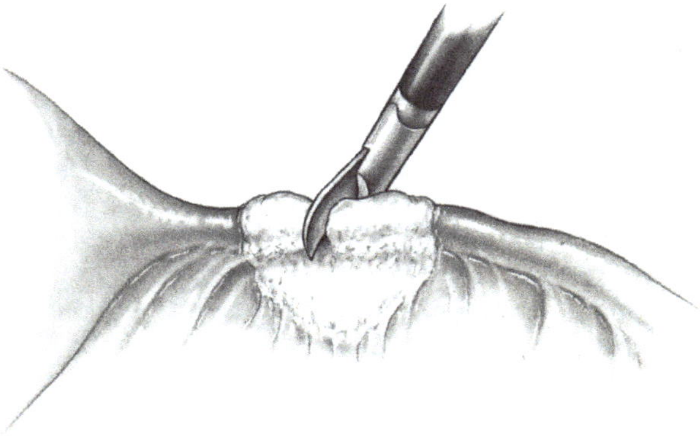

Abb. 6-2 Durchtrennen der koagulierten Tube mit der Hakenschere

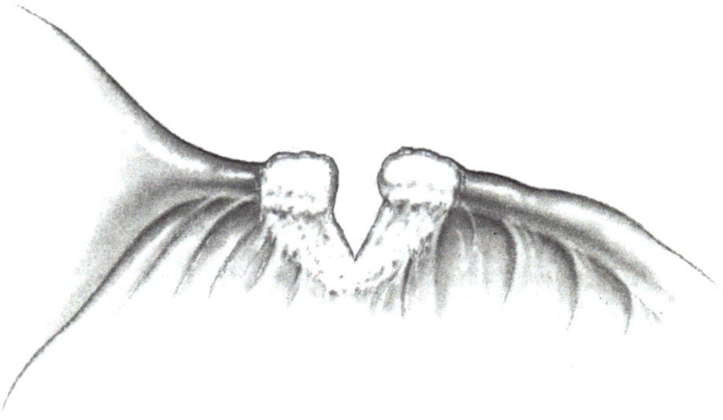

Abb. 6-3 Auseinanderweichen der durchtrennten Tubensegmente

salpinx für den Anfänger schwierig sein und unnötig ausgedehnte Koagulationen nach sich ziehen. Die Durchtrennung der Tube ist nicht unbedingt notwendig, da die Sicherheit der Sterilisation mit oder ohne Durchtrennung gleich ist. Studien zum Vergleich der beiden Techniken zeigen nach Durchtrennung der Tuben ein tendenziell leicht erhöhtes Risiko für den Eintritt einer Extrauterinschwangerschaft im Falle des Versagens der Methode; der Unterschied ist allerdings statistisch nicht signifikant.
Die Koagulation des Tubenisthmus sollte **nur die Tube** betreffen und nicht zu tief in die Mesosalpinx hineingeführt werden, um nicht die über das Lig. ovarii proprium erfolgende Blutversorgung des Ovars zu gefährden. Andererseits muß die Sterilisation derart vollständig ausgeführt werden, daß das gesamte Tubenlumen verschlossen ist und daß nicht nur eine oberflächliche Koagulation unter Aussparung der inneren Schichten durchgeführt wird.

- Bei der thermischen Tubensterilisation wird mit niedriger Leistung und relativ langer Einwirkzeit gearbeitet.
- Der tubare Muskelschlauch muß einerseits ausreichend koaguliert werden, so daß die innen gelegene Mukosa ebenfalls destruiert wird, andererseits sollten unnötig tief in die Mesosalpinx einwirkende Koagulationen vermieden werden.
- Eine Durchtrennung der Tube nach Koagulation kann durchgeführt werden, bietet aber keinen nachgewiesen besseren Schutz vor Sterilisationsversagern als die reine Koagulation ohne Durchtrennung.

2.2 Endothermie

Wie bei der bipolaren Koagulationstechnik wird der Eileiter im mittleren isthmischen Anteil mit der Koagulationszange gefaßt und aufgrund von Proteindenaturierung bei der Hitzeapplikation verschlossen. Da die Wärmeapplikation über den Endokoagulator langsamer erfolgt und mit geringeren Temperaturwerten als bei der bipolaren Technik gearbeitet wird, ist ein längeres Fassen und Koagulieren der Tube notwendig. Der Erfolg der Koagulation wird durch die weißliche Verfärbung des Eileiters mit Verkochen des Zellwassers in gleicher Weise wie bei der bipolaren Technik optisch kontrolliert.

2.3 Clip-Sterilisation und Ringsterilisation

Bei der Clip-Sterilisation wird über eine spezielle Zange ein Clip auf das mittlere isthmische Tubensegment aufgesetzt. Das Tubenlumen wird durch Quet-

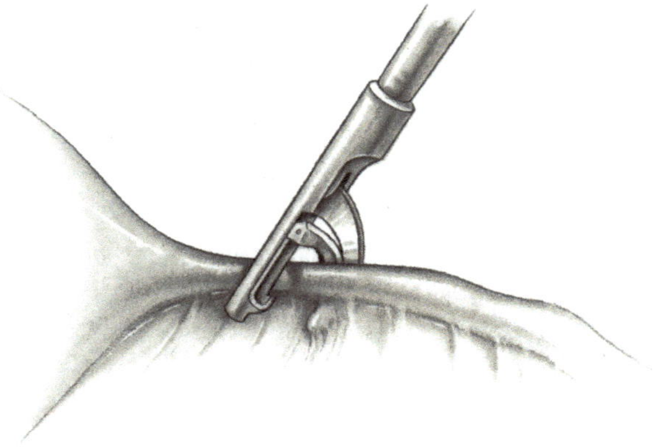

Abb. 6-4 Umfassen des isthmischen Tubensegments mit dem Filshie-Clip-Applikator

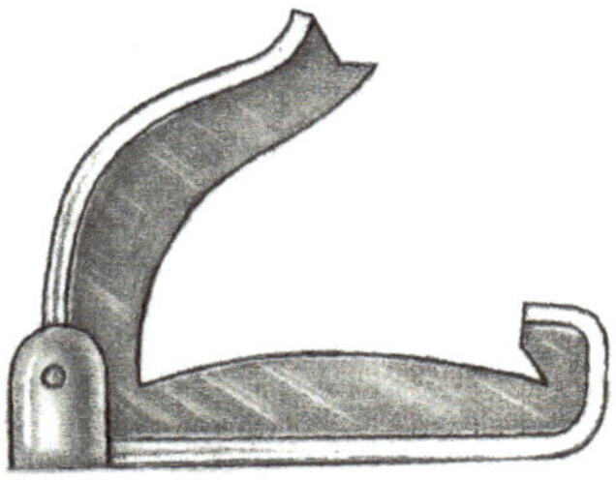

Abb. 6-5 Filshie-Clip

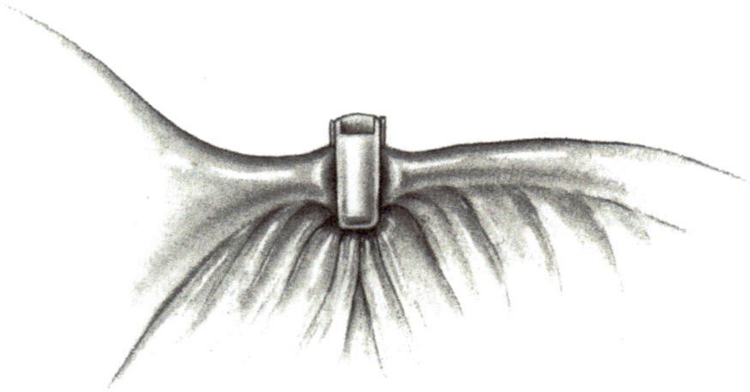

Abb. 6-6 Korrekt das Tubenlumen umgreifender Filshie-Clip

schung mechanisch verschlossen (Abb. 6-4 bis 6-6). Hierbei ist besonders zu beachten, daß der Clip im rechten Winkel zum Eileiterverlauf aufgesetzt wird, über den gesamten tubaren Muskelschlauch faßt und mit seinem zu verschließenden Ende bis in die Mesosalpinx hineingreift. Nur so ist ein sicherer, kompletter Tubenverschluß gewährleistet. Bei versehentlichem Setzen eines Clips im ampullären Eileiteranteil wird in der Regel das Tubenlumen nicht vollständig umfaßt!

Die häufigste Anwendung finden der Filshie-Clip oder der Hulka-Clip.

■ Bei der Clip-Sterilisation ist besonders auf das rechtwinklige Aufsetzen des Clips mittisthmisch mit Umfassen der gesamten Tubenzirkumferenz zu achten.

Bei der endoskopischen **Ringsterilisation** wird ein spezieller Ringapplikator mit einem sehr straffen, kleinen Silikonband geladen. Das Silikonband sitzt auf dem Applikator im Zustand seiner maximalen Dehnung. Mit einer speziellen Greifzange wird das mittlere isthmische Tubensegment bis in die Mesosalpinx hinein umfaßt und in den Hohlraum des Applikators hineingezogen (Abb. 6-7 und 6-8). Dann wird das Silikonband mittels eines manuell auslösbaren Mechanismus über die schleifenförmig in das Applikatorlumen hineingezogene Tube geschoben (Abb. 6-9). Durch die Eigenkontraktion des Rings kommt es zu einem die Tube umgreifenden Sitz mit Quetschung des betroffenen Tubensegments und sicherem Tubenverschluß (Abb. 6-10).

Nachteil der Methode kann ein Einreißen von Tubengewebe und Mesosalpinx beim Hineinziehen in den Applikator mit der Folge von Blutungen sein, so daß immer ein Koagulationsinstrument zur Hand sein muß. Des weiteren kann es in Einzelfällen zum Reißen des Rings während des Applikationsvorgangs kommen, so daß dieser wiederholt werden muß.

Ring oder Clip werden nach der Applikation langsam von Granulationsgewebe **überwachsen,** so daß sie bei späteren Eingriffen möglicherweise nicht direkt als solche erkannt werden. Sie stellen sich dann als eine knotige Auftreibung des Tubenverlaufs dar.

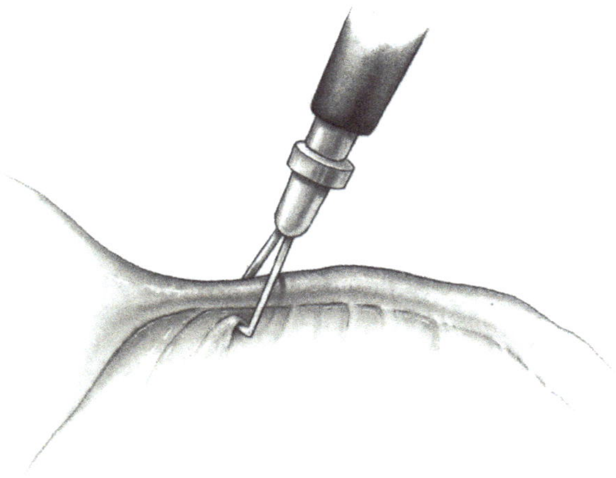

Abb. 6-7 Ansetzen des Ringapplikators

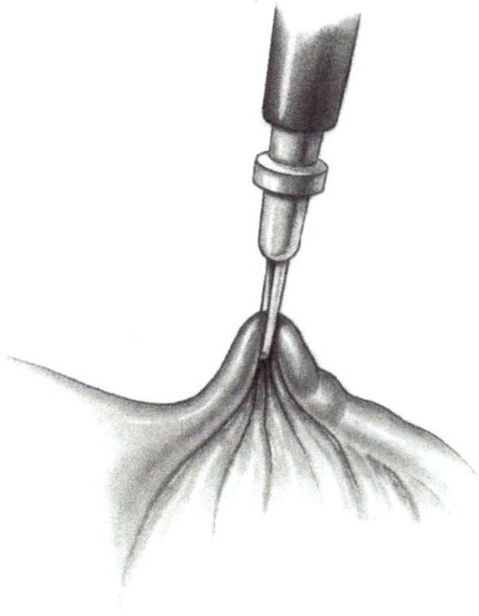

Abb. 6-8 Hineinziehen des isthmischen Tubensegments in den Ringapplikator

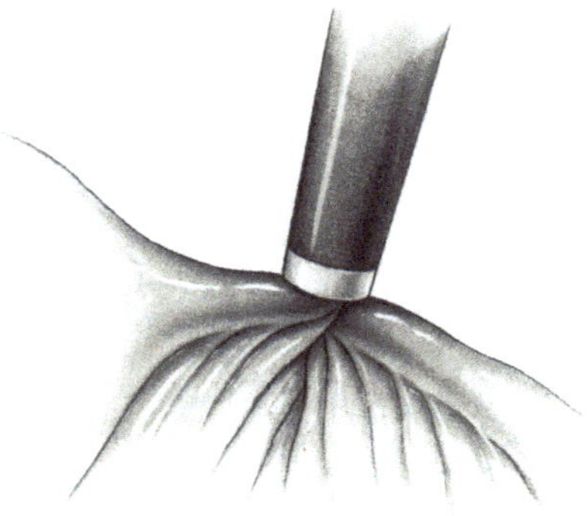

Abb. 6-9 Hinunterschieben des Silikonrings

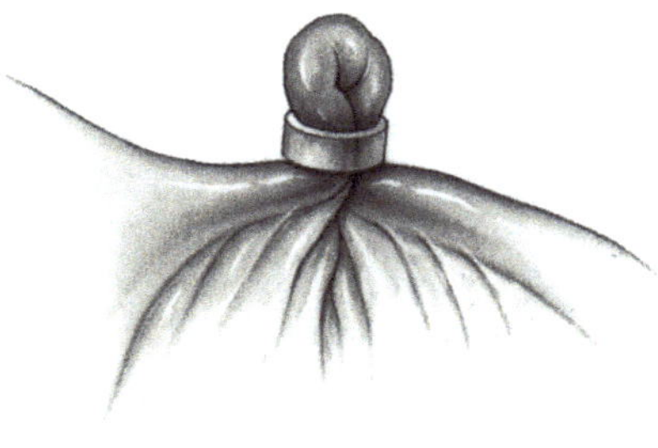

Abb. 6-10 Korrekte Plazierung des Silikonrings, der eine isthmische Tubenschleife umgreift

3 Sterilisation im Wochenbett oder bei Schwangerschaftskürettage

Mehrgebärende mit abgeschlossener Familienplanung lassen gerne in der Zeit des **Wochenbetts** vor der Entlassung aus der Klinik eine Eileiterunterbrechung vornehmen. Häufig wird dies über einen kleinen subumbilikalen Hautschnitt in Form einer Minilaparotomie vorgenommen.
Die laparoskopische Sterilisationstechnik ist auch im Wochenbett durchaus anwendbar, wenn der Uterus sich mindestens drei bis vier Querfinger unterhalb des Nabels befindet. Als Alternative bietet sich das Eingehen mit dem Optiktrokar etwa 4 cm oberhalb der Nabelgrube an. Eine vaginale Manipulation des Uterus ist häufig noch nicht möglich. Es bietet sich dann die Double-puncture-Technik mit Arbeitslaparoskop und Führung der Koagulationszange über das Laparoskop bei Manipulation des Uterus über den Zweiteinstich an. Wegen der aufgelockerten Konsistenz des Uterus und der häufig noch ausgeprägten postpartalen Varikosis besteht eine größere Verletzungsgefahr des Uterus und der Adnexstrukturen. Der Eingriff sollte daher dem **erfahrenen Laparoskopiker** vorbehalten sein.
Der Eileiter ist meist ödematöser und voluminöser, so daß Clips ihn eventuell nicht komplett umfassen können und bei der bipolaren Koagulationstechnik länger als sonst koaguliert werden muß.

Sterilisationen im Rahmen einer **Abortkürettage** oder eines **Schwangerschaftsabbruchs** sind wegen der aufgelockerten und je nach Alter der Schwangerschaft vergrößerten Struktur des Uterus ähnlich, wenn auch meist einfacher ausführbar als eine laparoskopische Sterilisation im Wochenbett. Aus psychologischer Sicht sind sie allerdings eher abzulehnen, da der Anteil der Frauen, die den Eingriff bereuen, relativ hoch ist. Gerade eine Frau, die eine Interruptio vornehmen läßt, befindet sich häufig in einer emotionalen Konfliktsituation, in der sie eventuell Entscheidungen trifft, die sie später anders beurteilt.
Auch nach Sterilisationen im Wochenbett ist ein späteres Bereuen des Entschlusses häufiger anzutreffen als bei Intervallsterilisationen.

- Eine Sterilisation sollte nicht simultan mit einem Schwangerschaftsabbruch durchgeführt werden, da die Patientin sich meist in einer emotionalen Konfliktsituation befindet und häufig später ihren Entschluß bereut.

4 Sterilisationsversager

Trotz Eileiterunterbrechung kommt es immer wieder in Einzelfällen doch zu einer späteren Schwangerschaft. **Ursachen** für das Versagen der Technik können sein:

- Sterilisation während einer schon bestehenden, nicht erkannten Frühschwangerschaft
- Verwechseln des Eileiters mit anderen anatomischen Strukturen wie Lig. rotundum oder Duplikationen der Mesosalpinx oder des Parametriums
- nicht ausgiebig genug applizierte Hitze zur Destruktion des Tubengewebes, wobei die Tube nur in den äußeren Wandschichten, nicht aber im Inneren koaguliert wird
- die Tube wird nicht in der gesamten Zirkumferenz gefaßt und das Tubenlumen somit nicht vollständig verschlossen
- zu weit peripher ausgeführte Tubensterilisation mit dem Vorhandensein von Nebentrichtern proximal der Sterilisationsstelle
- Rekanalisationen und vor allen Dingen Fistelbildungen im Bereich primär adäquat verschlossener Tubensegmente

Frühe Sterilisationsversager innerhalb der ersten Monate sind meist durch Fehler bei der technischen Durchführung bedingt. **Späte** Sterilisationsversager nach mehreren Jahren sprechen eher für sekundäre Regenerationsvorgänge mit Rekanalisation und/oder Fistelbildung. Sterilisationsversager treten zum Teil als intrauterine Schwangerschaften, in einem relativ hohen Anteil aber auch als extrauterine Schwangerschaften auf. Im Aufklärungsgespräch über die Sterilisation sollte dies mitberücksichtigt und dokumentiert werden. Während man lange Zeit davon ausging, daß die Versagerquoten im Bereich von etwa zwei bis fünf auf 1000 Sterilisationen liegen, hat eine große amerikanische prospektive Multicenterstudie für einige Unruhe gesorgt, da die hierbei erfaßten Versagerquoten der Sterilisation um ein Vielfaches höher liegen, als aus früheren, kleineren Untersuchungen bekannt war.

In dieser Studie wurden 10 685 Frauen erfaßt, die zwischen 1978 und 1986 mittels verschiedener Techniken sterilisiert worden waren und im Anschluß jährlich telefonisch kontaktiert wurden. Das Follow-up umfaßt bis zu 14 Jahre, wobei bei immerhin 58% der Patientinnen ein Follow-up von 8 bis 14 Jahren vorliegt. 31,2% der Patientinnen wurden laparoskopisch mittels Silikonband, 21,2% durch bipolare Koagulation, 14,9% durch Clip-Applikation und 13,4% durch monopolare Koagulation sterilisiert. Bei 15,3% erfolgte eine Sterilisation im Wochenbett über (Mini-)Laparotomie mit Tubenteilexzision, bei 4% eine Intervall-Laparotomie mit Tubenteilresektion. Es traten 143 echte Sterilisationsversager auf, wobei nur die erste Schwangerschaft pro Patientin gezählt wurde. 34 weitere eingetretene Schwangerschaften wurden als Prästerilisationskonzeption bewertet, daher nicht berücksichtigt und sind in den 143 genannten

Schwangerschaften nicht enthalten. Bei 47 Schwangerschaften (32,9%) handelte es sich um eine Extrauteringravidität, 21 (14,7%) endeten in einem Spontanabort, 26 (18,2%) in einem Schwangerschaftsabbruch. Es wurden 41 Kinder geboren (28,7%).
Für die einzelnen Sterilisationsmethoden wurden nach der Life-table-Analyse die folgenden 10-Jahres-Wahrscheinlichkeiten eines Sterilisationsversagens pro 1000 Patientinnen berechnet (in Klammern = 95% Konfidenzintervall):

Clip-Applikation	36,5	(25,3–47,7)
bipolare Koagulation	24,8	(16,2–33,3)
partielle Salpingektomie im Intervall	20,1	(4,7–35,6)
Silikonband	17,7	(10,1–25,3)
unipolare Koagulation	7,5	(1,1–13,9)
partielle Salpingektomie post partum	7,5	(2,7–12,3)
gesamt:	18,5	(15,1–21,8)

Je jünger die Patientinnen zum Zeitpunkt der Sterilisation waren, desto größer war das Risiko eines Sterilisationsversagens, da auch Schwangerschaften im Zeitraum von 8–14 Jahren nach der Sterilisation eintraten. So betrug die 10-Jahres-Wahrscheinlichkeit einer Konzeption bei Patientinnen, die im Alter zwischen 18 und 27 Jahren durch Bipolartechnik oder Clip-Applikation sterilisiert worden waren, 5,4% bzw. 5,2%! Bei der Betrachtung der Sterilisationsversager bei Frauen, die im Alter über 34 Jahren sterilisiert worden waren, fanden sich dann keine statistisch signifikanten Unterschiede mehr zwischen den einzelnen angewandten Techniken (10-Jahres-Wahrscheinlichkeit 0,2–1,9%, postpartale bzw. Intervall-Tubensterilisation, Unterschied statistisch nicht signifikant).

Gerade die hohen Versagerquoten der Bipolartechnik und der Clip-Applikation machen noch einmal deutlich, wie wichtig eine **ausreichende Eileiterdestruktion** bzw. **korrekte Clip-Anlage** ist. Andererseits wirft eine destruktive Operationstechnik eventuell das spätere Problem auf, daß die **Chancen einer Refertilisation** ungünstig sind. Außerdem ist jede Sterilisationsmethode mit spezifischen Aspekten behaftet: So zeigen gerade Frauen, die mit der „sicheren" Methode der Sterilisation post partum per Minilaparotomie behandelt wurden, die höchste Rate, was das Bereuen der durchgeführten Sterilisation anbelangt. Die statistisch „zweitsicherste" Methode der Monopolartechnik wurde speziell vor dem Hintergrund einiger schwerer Komplikationen verlassen. So wurden in einer Untersuchung aus den USA, die Todesfälle in Verbindung mit Tubensterilisation analysierte, drei von vier Fällen, die im Zusammenhang mit der Operationstechnik standen, dem Einsatz von Monopolarstrom angelastet (Sepsis nach Darmperforation durch Monopolarstrom).
Die Zahlen dürfen außerdem nicht isoliert von alternativen Methoden der Kontrazeption gesehen werden. So lag die Rate der Sterilisationsversager bei Einsatz oraler Kontrazeptiva in den USA im ersten Jahr bei über 2% und wurde wegen vermuteter Nichtmeldung induzierter Aborte auf bis zu 8% geschätzt. Für die Kupfer-T-Intrauterinspirale wurde eine kumulative 8-Jahres-Versagerquote von 2,3% berechnet.

- Nach jeder Sterilisationstechnik sind Versager möglich.
- Sterilisationsversagen kann selbst nach vielen Jahren eintreten.
- Nach neueren Untersuchungen sind Versager nach laparoskopischen Tubensterilisationen im Bereich von 2–3% anzusiedeln. Die Häufigkeit ist allerdings auch vom Alter der Patientin zum Zeitpunkt der Sterilisation abhängig.
- Ein relativ hoher Anteil von Sterilisationsversagern tritt als Eileiterschwangerschaft auf.

5 Refertilisation

Etwa 5–15% der Frauen äußern später Unzufriedenheit mit der Sterilisation, für 2–5% ist dies so gravierend, daß sie sich um eine Refertilisation bemühen. Der weitaus häufigste **Grund** für den Wunsch nach Refertilisation ist eine neue Partnerschaft. Oft wurde die Sterilisation schon in einer Phase des Partnerschaftskonflikts ausgeführt und von der Frau fälschlich als eine Art „Befreiung" aus ihrer Konfliktsituation angesehen. Gerade in westlichen Ländern mit der heute hohen Scheidungsquote sollte dies sicherlich mit in die Gedanken der behandelnden Ärzte einfließen. Weitere Gründe können der Tod eines Kindes oder das Auftreten von Depressionen nach Durchführung der Sterilisation sein.
Eine Refertilisation durch mikrochirurgische Reanastomosierung der unterbrochenen Eileiter ist um so erfolgversprechender, je länger die Eileiter nach der Refertilisation noch sind und je jünger die behandelte Patientin ist (Abb. 6-11). In diesem Sinne sind die am wenigsten traumatisierenden Sterilisationsmethoden wie die Clip- oder die Ringmethode besonders geeignet. Die Chance

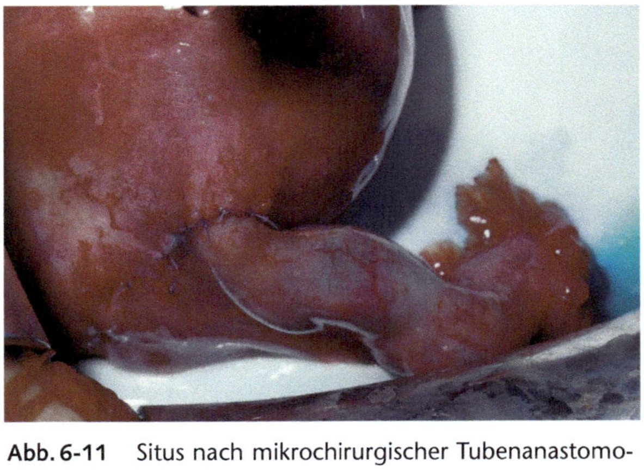

Abb. 6-11 Situs nach mikrochirurgischer Tubenanastomose per Laparotomie zur Refertilisation

auf eine intrauterine Schwangerschaft nach Refertilisation liegt bei unselektioniertem Patientinnengut bei 60%; sie läßt sich bei Selektionierung von durch Clip sterilisierten Patientinnen mit einem Refertilisationsalter unter 40 Jahren auf 80% steigern (s.a. Kap. 9 „Refertilisation“).
Auch bei Refertilisation nach Clip- oder Ringsterilisationen muß allerdings das betroffene Eileitersegment herausgetrennt und reanastomosiert werden. Ein einfaches Abnehmen des Clips von der Tube ist nicht möglich, da im Bereich der Clip-Applikation nach längerem Zeitraum eine Druckatrophie des Tubenlumens besteht.
Die gesetzlichen Krankenkassen und privaten Versicherungen sind nicht verpflichtet, die Kosten für eine Refertilisation zu übernehmen. Im Einzelfall muß die Patientin selber mit ihrer Versicherung klären, ob eine Ausnahmeregelung getroffen werden kann.

- Der häufigste Grund für den Wunsch nach Refertilisation ist eine neue Partnerschaft.
- Die Chancen auf eine Schwangerschaft nach Refertilisation sind um so besser, je länger der reanastomosierte Eileiter und je jünger die Patientin ist.
- Die durchschnittliche Chance, nach mikrochirurgischer Refertilisation ein Kind zu bekommen, liegt im nichtselektionierten Patientinnengut bei 60%.

Literatur

Bhiwandiwala PP, Mumford SD, Feldblum PJ: A comparison of different laparoscopic sterilization occlusion techniques in 24,439 procedures. Am J Obstet Gynecol 144 (1982) 319.

Chi I-C, Laufe LE, Gardner SD, Tolbert MA: An epidemiologic study of risk factors associated with pregnancy following female sterilization. Am J Obstet Gynecol 136 (1980) 76.

Jones EE, Forrest JD: Contraceptive failure rates based on the 1988 NSFG. Fam Plann Perspect 24 (1992) 12.

McCausland A: High rate of ectopic pregnancy following laparoscopic tubal coagulation failures: incidence and etiology. Am J Obstet Gynecol 136 (1980) 97.

Napolitano PG, Vu K, Rosa C: Pregnancy after failed tubal sterilization. J Reprod Med 41 (1996) 609.

Neuhaus W, Kusch M, Wellmann-Barth M: Motive für den Wunsch nach Refertilisation. Sexualmedizin 10 (1992) 564.

Peterson HB, DeStefano F, Rubin GL et al.: Deaths attributable to tubal sterilization in the United States, 1977–1981. Am J Obstet Gynecol 15 (1983) 131.

Peterson HB, Xia Z, Hughes JM et al.: The risk of pregnancy after tubal sterilization: findings from the U.S. Collaborative Review of Sterilization. Am J Obstet Gynecol 174 (1996) 1161.

Peterson HB, Xia Z, Hughes JM, Wilcox LS, Tylor LR, Trussel J: The risk of ectopic pregnancy after tubal sterilization. N Engl J Med 336 (1997) 762.

Peterson HB, Xia Z, Wilcox LS, Tylor LR, Trussel J: Pregnancy after tubal sterilization with bipolar electrocoagulation. Obstet Gynecol 94 (1999) 163.

Schmidt F, Sivin I, Waldman S: The copper T 380 IUD. In: Bardin CW, Mishell DR jr. (eds.): Proceedings of the 4th International Conference on IUDs, p. 289. Butterworth-Heinemann, Boston 1994.

Soderstrom RM, Levy BS, Engel T: Reducing bipolar sterilization failures. Obstet Gynecol 74 (1989) 60.

Vessey M, Huggins G, Lawless M, Yeates D: Tubal sterilization findings in a large, prospective study. Br J Obstet Gynaecol 90 (1983) 203.

Wilcox LS, Chu SY, Eaker ED et al.: Factors for regret after tubal sterilization: 5 years of follow-up in a prospective study. Fertil Steril 55 (1991) 927.

7

EKTOPE GRAVIDITÄT

J. Keckstein

1 Einleitung

Die konservative laparoskopische Therapie der ektopen Schwangerschaft (Abb. 7-1) wurde das erste Mal von Manhes und Bruhat 1977 vorgestellt. In den nächsten Jahren folgten viele Publikationen, die die unterschiedlichsten Operationstechniken sowie Ergebnisse der laparoskopischen Therapie der Tubar- und Extrauteringravidität beschrieben. In der Zwischenzeit hat sich die endoskopische Therapie bei diesem Krankheitsbild durchsetzen können.

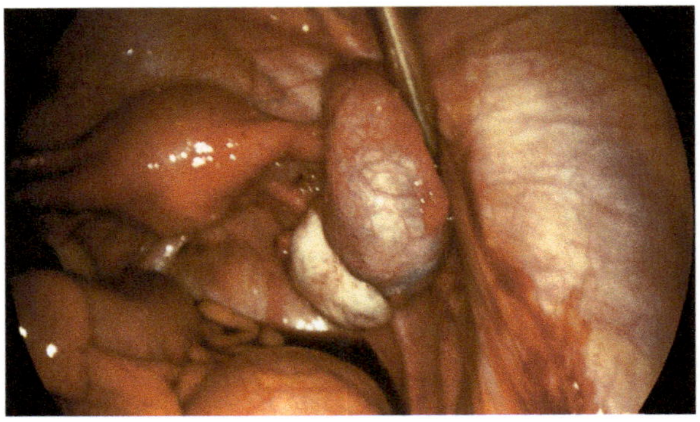

Abb. 7-1 Nicht rupturierte ampulläre Tubargravidität rechts bei deutlicher Phimose des Fimbrientrichters

2 Diagnostik

Die Verbesserung der diagnostischen Verfahren durch die Entwicklung empfindlicher Radioimmunoassays zur Bestimmung von β-HCG sowie besser auflösende Ultraschallgeräte führen zur frühzeitigen exakten Diagnose einer ektopen Schwangerschaft. Dies hat auch zur Folge, daß der Operateur mit vollkommen neuen Operationsverhältnissen konfrontiert ist.
Die Entscheidung zur chirurgischen Intervention wird abhängig vom klinischen Bild und den erhobenen Befunden individuell gefällt. Ziel der verbesserten Diagnostik ist es, die Extrauteringravidität frühzeitig zu erkennen, um eine vitale Gefährdung der Patientin sowie das Risiko einer Destruktion von Organen zu vermeiden.

3 Anatomische Überlegungen

Die Wahl des therapeutischen Verfahrens bei einer ektopen Schwangerschaft hängt sehr vom Sitz derselben ab (Abb. 7-2). Folgende unterschiedliche Lokalisationen der ektopen Schwangerschaft können beim laparoskopischen Operieren ein unterschiedliches Vorgehen erfordern:

- Tubargravidität (rupturiert/nicht rupturiert)
- Tubarabort
- Ovarialgravidität
- Abdominalgravidität
- interstitielle Gravidität
- intramurale Gravidität
- zervikale Gravidität

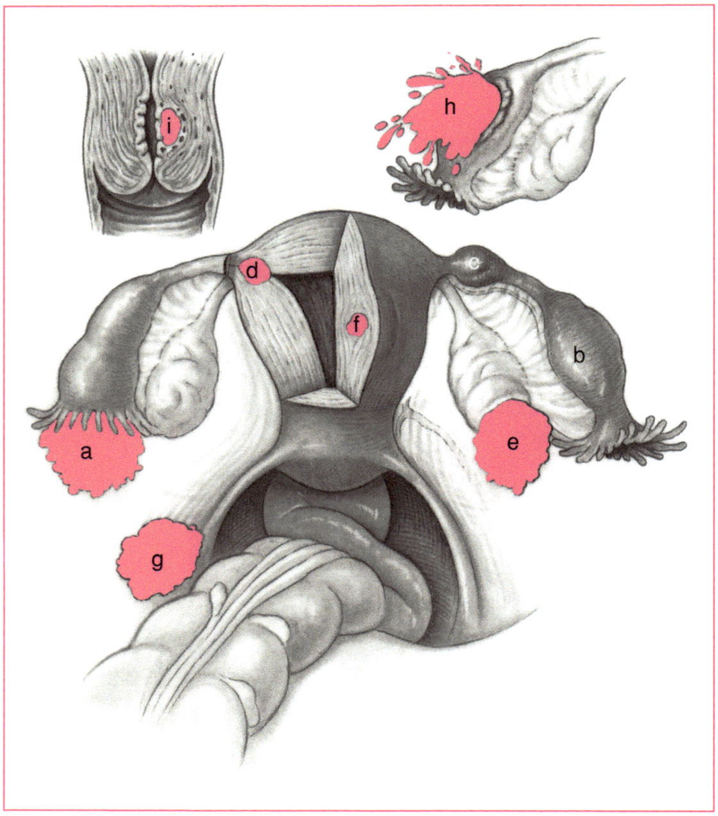

Abb. 7-2 Übersicht über die Lokalisation einer extrauterinen Gravidität
a) Tubarabort
b) Tubargravidität (ampullär)
c) Tubargravidität (isthmisch)
d) Tubargravidität (interstitiell)
e) Ovarialgravidität
f) intramurale Gravidität
g) Abdominalgravidität
h) Tubarruptur
i) Zervikalgravidität

4 Therapie

4.1 Tubargravidität und Tubarabort

Es stehen sechs verschiedene Operationstechniken bei endoskopischem Zugang zur Verfügung:

- die Aspiration
- das Ausdrücken des Fimbrientrichters (sog. Milking)
- die Destruktion des Trophoblasten (Koagulation)
- die lineare Salpingotomie
- die Segmentresektion der Tube
- die Salpingektomie

Die Entscheidung für eine bestimmte Technik hängt von der Lokalisation der Schwangerschaft ab. Eine Zusammenfassung der in Frage kommenden Behandlungsmöglichkeiten für die verschiedenen Lokalisationen zeigt die Tabelle 7-1.

4.1.1 Aspiration oder Ausmelken des Fimbrientrichters

Tubaraborte können auf atraumatischem Wege aus dem Fimbrientrichter entfernt werden. Dies kann entweder durch Aspiration mittels Spülsauger oder durch Extraktion mittels Faßzangen durchgeführt werden (Abb. 7-3 und 7-4).
Zusätzlich besteht die Möglichkeit, durch externen Druck auf den distalen Anteil der Tube den Trophoblasten „auszumelken". Dieses Verfahren sollte nur dann eingesetzt werden, wenn der Sitz des Trophoblasten im Fimbrientrichter eindeutig nachgewiesen werden kann. Es sollte vermieden werden, einen Trophoblasten aus der Ampulle auf diesem Weg zu entfernen. Hier besteht die sehr hohe Gefahr einer inkompletten Ausräumung. Zusätzlich bewirkt das Trauma eine Destruktion bzw. Alteration der feinen Mukosastrukturen. Tubenverschlüsse bzw. intraluminale Adhäsionen können die Folge sein (Abb. 7-5).
Bei unklarem Sitz des Trophoblasten in der Ampulle sollte aus diesem Grund eine Salpingotomie auf der antimesenterialen Seite oder eine Schlitzung des Fimbrientrichters einer mechanischen Aspiration bzw. einem „Milking-out"-Verfahren vorgezogen werden (Abb. 7-6 und 7-7).
Zusätzlich kann durch Einsatz von Vasopressin (z.B. Por 8® 2,5 IE auf 50–100 ml NaCl verdünnt) eine verstärkte Blutung aus dem vulnerablen Fimbrientrichter reduziert oder vermieden werden.

- Aspiration und „Milking out" nur bei sicherem Tubarabort
- mechanisches Trauma so gering wie möglich halten
- gegebenenfalls antimesenteriale Schlitzung vornehmen
- Vasopressininjektion bei verstärkter Blutung

Tab. 7-1 Chirurgische Techniken bei verschiedenen Lokalisationen der ektopen Schwangerschaft

Sitz	Bemerkung	OP-Technik
Tubargravidität, ampullär	■ häufig	■ Salpingotomie ■ Segmentresektion ■ Salpingektomie
Tubargravidität, isthmisch	■ hohes Blutungsrisiko ■ hohes Tubenverschlußrisiko	■ Salpingotomie ■ Segmentresektion ■ Salpingektomie ■ (ggf. mikrochirurgische Operation)
Tubarabort	■ häufig bei intraluminalen Adhäsionen ■ hohe Rate postoperativer Adhäsionen	■ Aspiration ■ Salpingektomie ■ distale Schlitzung des Fimbrientrichters
Ovarialgravidität	■ selten	■ Teilresektion oder Ovarektomie ■ thermische Destruktion
kornuale bzw. interstitielle Gravidität	■ hohes Blutungsrisiko ■ technisch schwierige Operation	■ Methotrexatapplikation (unter laparoskopischer oder vaginalsonographischer Sicht) ■ thermische Destruktion ■ Teilresektion aus dem Uterus
zervikale Gravidität	■ selten	■ Methotrexatapplikation ■ Hysterektomie ■ (Kürettage)

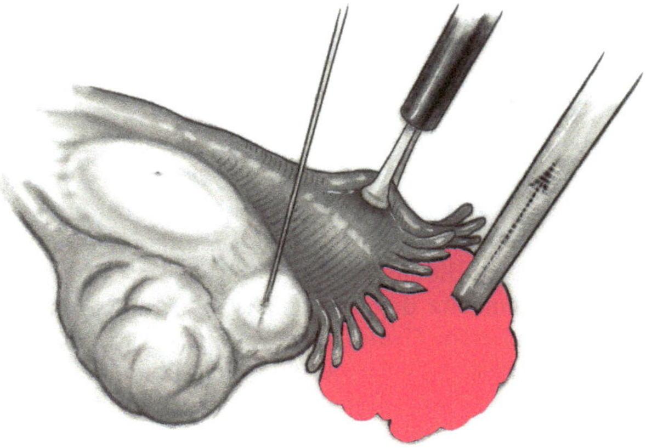

Abb. 7-3 Tubarabort: Injektion von Vasopressin in die Mesosalpinx. Aspiration des Koagels mit Trophoblasten mittels Spül-Saug-System

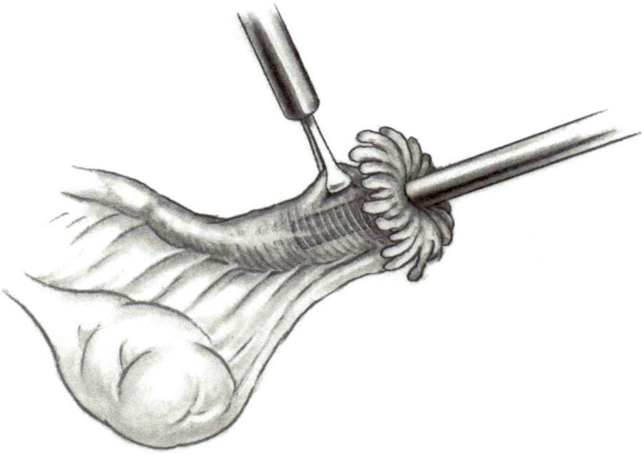

Abb. 7-4 Tubarabort: intraluminale Spülung. Hierbei sollte die Tube unter Zug gehalten werden

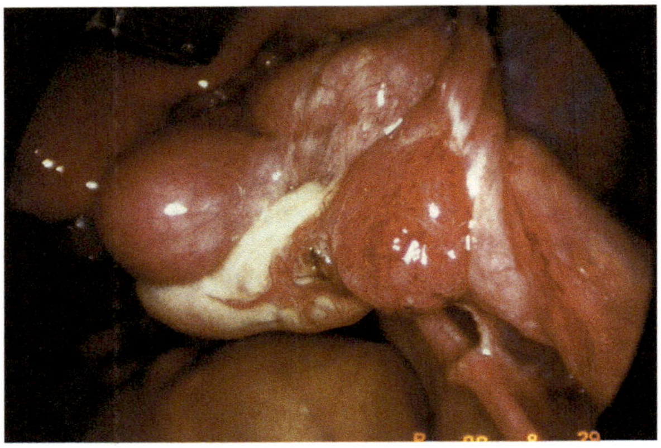

Abb. 7-5 Tubenzustand 12 Wochen nach Aspiration und Ausquetschen eines Tubaraborts. Der Fimbrientrichter ist nahezu vollkommen mit einem schleierartigen Verwachsungssegel überzogen.

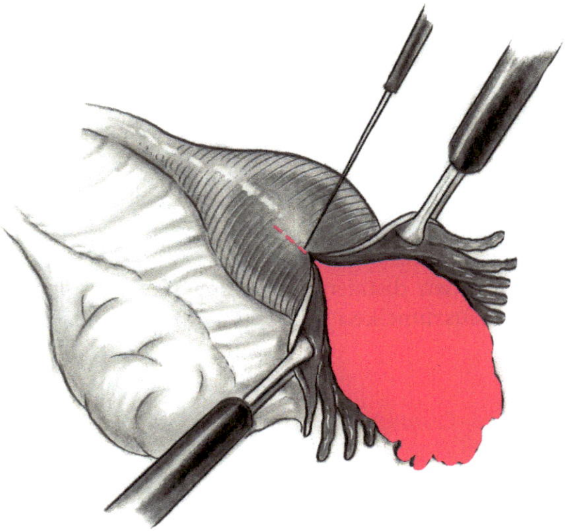

Abb. 7-6 Antimesenteriale Schlitzung des Fimbrientrichters bei unvollständiger Entfernung oder höherem Sitz des Trophoblasten

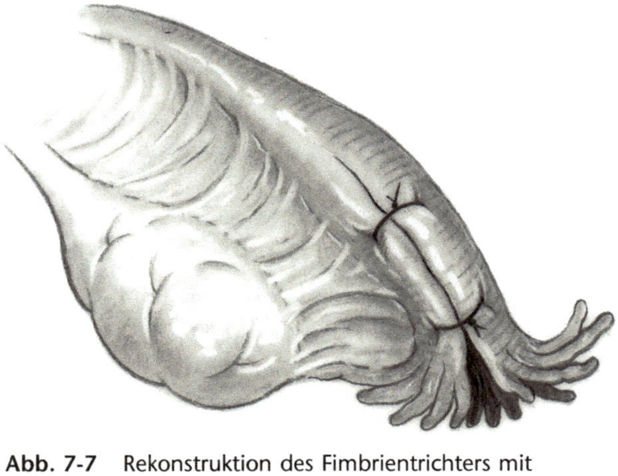

Abb. 7-7 Rekonstruktion des Fimbrientrichters mit Einzelknopfnähten (PDS oder Vicryl®, Fadenstärke 4–0)

4.1.2 Thermische Destruktion des Trophoblasten (Koagulation)

Bei sehr früh diagnostizierten bzw. klein dimensionierten ektopen Schwangerschaften ist die thermische Destruktion insbesondere bei nicht weiterbestehendem Kinderwunsch möglich. Hierbei muß jedoch beachtet werden, daß eine zu ausgedehnte Koagulation der Tube bzw. der Mesosalpinx oder des Mesovars zu einer Veränderung der Ovarialdurchblutung führen kann.
Diese Technik kommt insbesondere bei isthmischem bzw. intrakornualem Sitz der Schwangerschaft zur Anwendung. Das Fehlen eines histologischen Präpara-

tes ist natürlich hierbei von Nachteil, was insbesondere bei nicht abfallenden β-HCG-Werten zu Interpretationsschwierigkeiten führen kann.

4.1.3 Lineare Salpingotomie

Vor der konservativen Therapie der Tubargravidität ist es sinnvoll, das **Hämoperitoneum** vollkommen abzusaugen, um optimale Licht- und Sichtverhältnisse zu gewährleisten.

Die Applikation von **Vasopressin** in die Mesosalpinx (20 ml einer Verdünnung von 2,5 IE auf 100 ml NaCl) ist hierbei zu empfehlen. Die Injektion erfolgt über eine 19-Gauge-Spinalnadel transabdominal. Bei der Injektion sollte die Tube eleviert und angespannt werden, um durch eine tangentiale Injektion der Nadel eine streng extravasale Applikation zu gewährleisten. Die Injektion von Vasopressin führt zu einem interstitiellen Ödem und zu einer gewünschten Ischämie des Tubenanteils. Die Injektionsstellen sind der Abbildung 7-8 zu entnehmen.

Die Salpingotomie sollte **antimesenterial** durchgeführt werden. Während der Inzision wird die Tube durch zwei Halteinstrumente unter Spannung gehalten, um glatte Schnittränder zu erzielen.

Zur Eröffnung der Tube werden derzeit unterschiedliche **Instrumente** eingesetzt. Hierzu dienen normale Scheren oder Mikroscheren, Messer, Nadelelektroden (monopolar oder bipolar), verschiedene Lasersysteme (Abb. 7-9a bis e). Lasersysteme sind in den letzten Jahren aufgrund der gefürchteten Gefahr beim Einsatz der monopolaren Hochfrequenzchirurgie in den Vordergrund gerückt. Allerdings konnte durch die Entwicklung der neuen Generation von Hochfrequenzgeräten ein Großteil der Gefahren beseitigt bzw. reduziert werden (s.a. Abschnitt 4.1.4). Bei Anwendung der monopolaren Nadel sollte darauf geachtet werden, daß der Querschnitt der Nadel dünn ist. Daraus resultiert bei hoher Leistungsdichte ein relativ geringer Gewebeschaden.

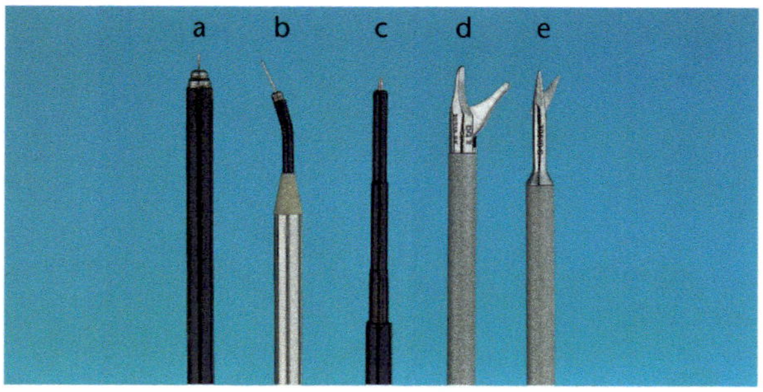

Abb. 7-9a bis e Eine Auswahl der Instrumente, die zur linearen Salpingotomie verwendet werden können
a) bipolare Nadel, b) monopolare Nadel (Mikrodiathermienadel), c) monopolare Nadel, d) Schere, e) Mikroschere
(a und b: Fa. Berchthold, d und e: Fa. Storz, beide Tuttlingen)

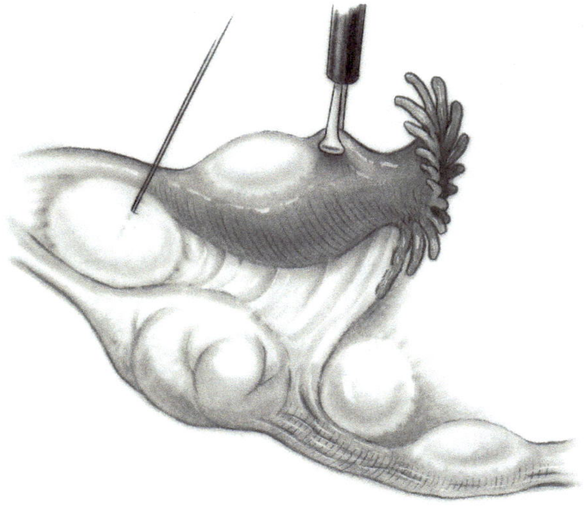

Abb. 7-8 Konservierende Operation bei der ampullären Tubargravidität: Injektion von Vasopressindepots in die Mesosalpinx, intramural in die Tube sowie im Bereich des Lig. infundibulopelvicum

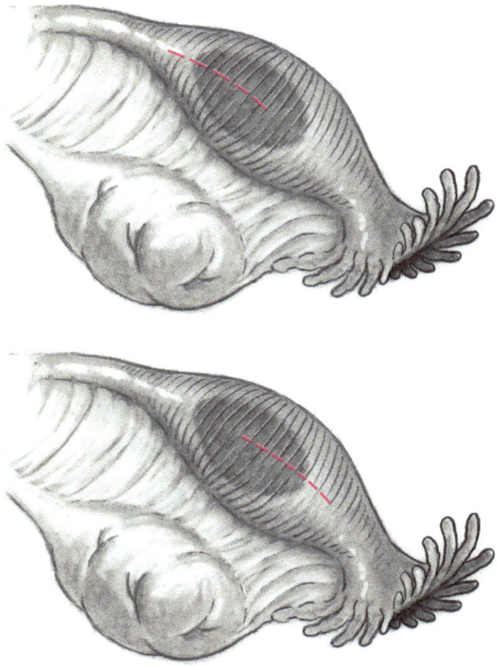

a

b

Abb. 7-10 a und b Konservierende Operation bei der ampullären Tubargravidität: longitudinale Salpingotomie auf der antimesenterialen Seite der Tube
a) korrekt plazierte Inzision im proximalen Bereich der Auftreibung
b) falsch plazierte Inzision im distalen Bereich der Auftreibung

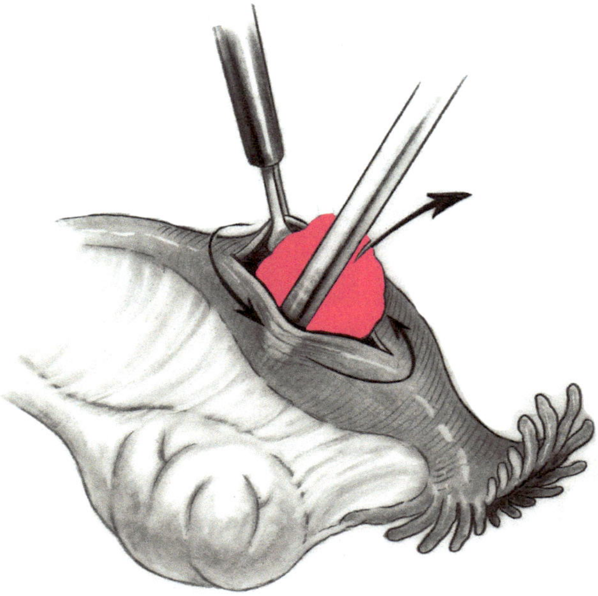

Abb. 7-11 Extraktion (Spülung) des Tubeninhalts mit dem Spül-Saug-System. Koagel und Trophoblast werden mit rotierenden Bewegungen und vorsichtiger Manipulation von der Tubenwand gelöst

Die **Inzision** sollte schichtengerecht durchgeführt werden. Die Länge wird primär klein gewählt (Abb. 7-10a und b). Außerdem ist es von großer Wichtigkeit, daß die Inzision im proximalen Anteil der Auftreibung der Tube erfolgt, um ein Verbleiben von Trophoblastzotten im Tubenlumen zu verhindern. Die Extraktion des Trophoblasten wird entweder mit einer Faßzange (Löffelfaßzange) oder durch Aspiration bzw. Spülung mit dem Spülinstrument durchgeführt.

Bei **älteren Tubargraviditäten** (mit bereits organisiertem Koagel) wird das Spülinstrument in die Tube eingebracht und durch vorsichtiges Spülen der Trophoblast bzw. das Koagel von der Tubenwand am Wundbett vorsichtig gelöst. In den meisten Fällen kommt es dann zur spontanen Expulsion des Tubeninhalts in den Bauchraum (Abb. 7-11 und 7-12). Nach Entfernung des Materials wird das gesamte Tubenlumen gespült und nochmals auf Verbleib von Trophoblastresten überprüft. Bei größeren Inzisionen gelingt es hierbei, unter Spülung die Optik in die Tube (Unterwassersicht) einzuführen und somit einen noch besseren Überblick über das Tubenlumen zu gewinnen (Abb. 7-13).

Blutungen aus dem Wundbett bzw. aus den Inzisionsrändern sollten unter größter Schonung von gesundem Gewebe koaguliert werden. Insbesondere bei einer intakten Schwangerschaft gestaltet sich dies im Trophoblastenbett häufig sehr schwierig; gelegentlich muß Vasopressin nachinjiziert werden.

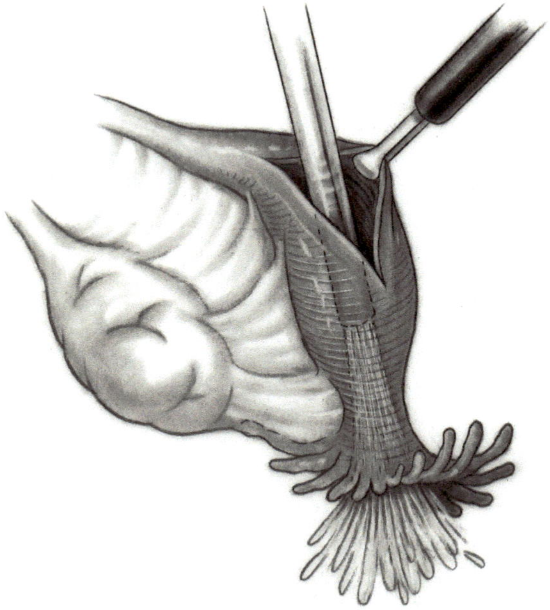

Abb. 7-12 Spülung in distaler Richtung und vorsichtige Manipulation zur Lösung des Trophoblasten von der Tubenwand

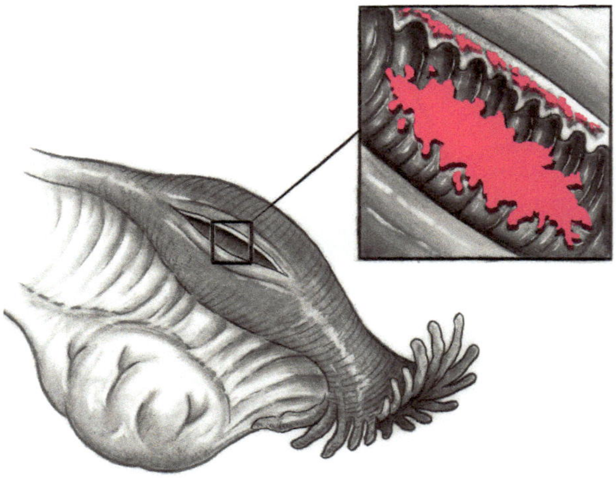

Abb. 7-13 Tubenzustand nach linearer Salpingotomie. Blutungen können aus den Wundrändern oder aus dem Trophoblastenbett entstehen. Blutstillung durch nochmalige Vasopressininjektion oder gezielte Koagulation mit Bipolarpinzette unter Spülung

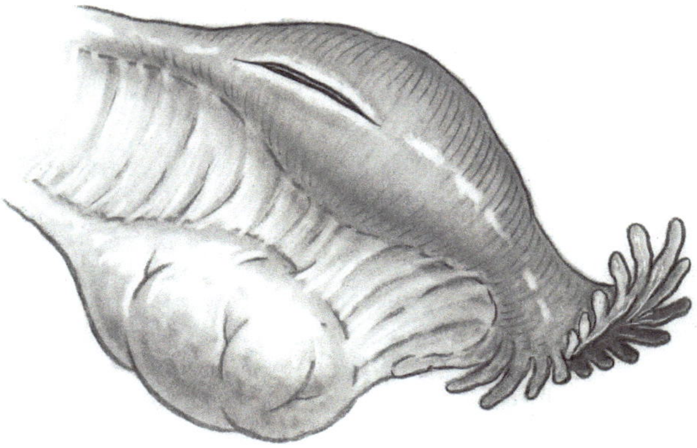

Abb. 7-14 Tubenzustand nach linearer Salpingotomie (günstiger Fall). Die Wundränder liegen gut aneinander, so daß eine Naht nicht erforderlich ist.

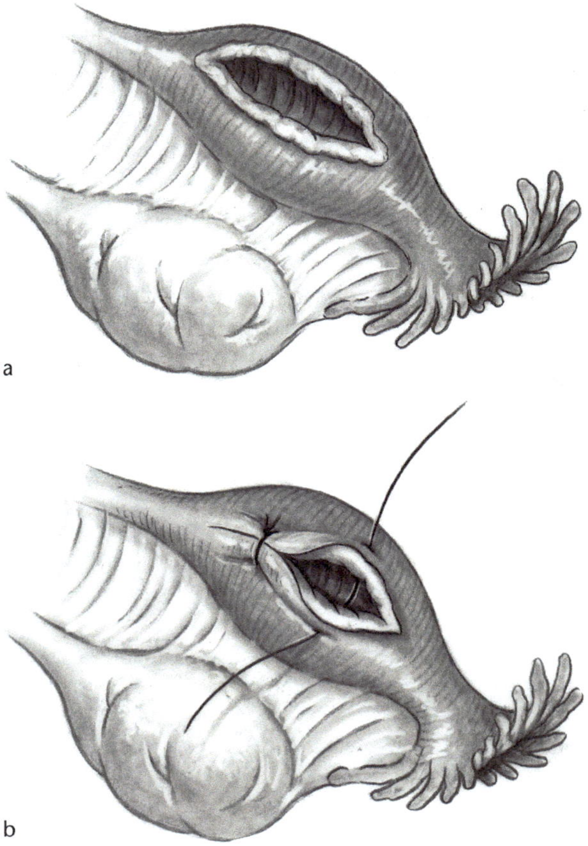

a

b

Abb. 7-15a und b Tubenzustand nach Tubarruptur oder großer Tubargravidität

a) Die Wundränder sind ausgefranst und schlecht adaptiert; dadurch hohes Risiko von Adhäsionsbildung, Tubenverschluß oder Fistelbildung

b) Wundverschluß nach Salpingotomie (PDS oder Vicryl®, Fadenstärke 4–0)

- lineare Salpingotomie im proximalen Anteil der Tube antimesenterial
- Extraktion durch Spül-Saug-Gerät und Löffelfaßzange
- Inspektion des Tubenlumens auf Trophoblastreste

Der **Verschluß der Tube** auf endoskopischem Wege ist durch die Anwendung von feinstem Nahtmaterial möglich. Hierzu kann entweder Vicryl® oder PDS (Fadenstärke 4–0 oder 5–0) eingesetzt werden. Empfehlenswert ist das Setzen von Nähten nur bei offensichtlich klaffenden Wundrändern, was besonders nach Tubarruptur oder bei großkalibrigen Tubargraviditäten gesehen wird (Abb. 7-14 und 7-15a und b). Ansonsten konnte durch die experimentellen Arbeiten von McComb und Keckstein nachgewiesen werden, daß der primäre Wundverschluß nach Salpingotomie nicht notwendig ist. Das Auftreten von Tubenfisteln ist äußerst selten und nach entsprechender Indikationsstellung von Nähten kaum zu erwarten (Abb. 7-16).

- Bei gut aneinanderliegenden Wundrändern ist eine Naht nicht erforderlich.
- Einzelknopfnähte mit PDS oder Vicryl® (Fadenstärke 4–0)
- Eine Allschichtennaht ist ausreichend.

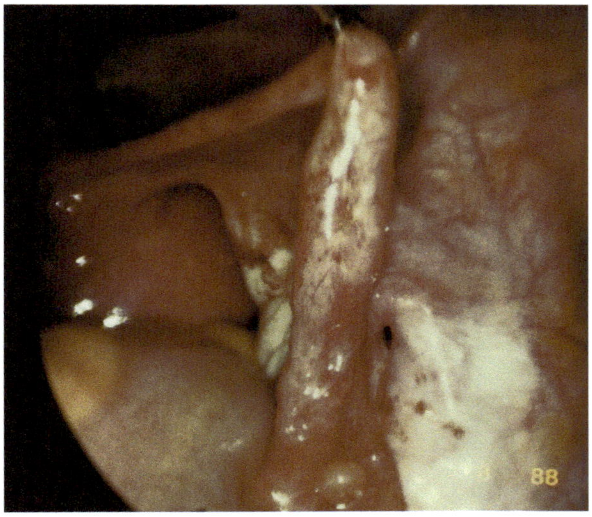

Abb. 7-16 Tubenzustand 12 Wochen nach konservierender Operation einer Tubargravidität im mittleren Tubendrittel. Die lineare Salpingotomie wurde primär nicht verschlossen. Eine leichte narbige Einziehung bei intakter Tubendurchgängigkeit ist noch zu sehen.

7 Ektope Gravidität

4.1.4 Salpingektomie

Die **Indikation** zur totalen bzw. partiellen Salpingektomie ist entsprechend dem Operationssitus zu stellen. Die tubenkonservierende Teilresektion wird einerseits bei Auftreten von technischen Problemen während der Salpingotomie, Tubarruptur oder persistierenden Blutungen nach konservierender Therapie eingesetzt. Außerdem sollte bei isthmischem Sitz der Tubargravidität mit oder ohne Ruptur dieses Verfahren in Erwägung gezogen werden (verstärkte Blutungsgefahr, hohe Rate an Tubenverschlüssen postoperativ).

Die **komplette Salpingektomie** wird entweder durch Anwendung von Nahtmaterial (Schlinge, Umstechung, Ligatur), durch die alleinige Benutzung von thermischen Instrumenten (bipolar, monopolar) oder durch Kombination dieser beiden Verfahren vorgenommen.

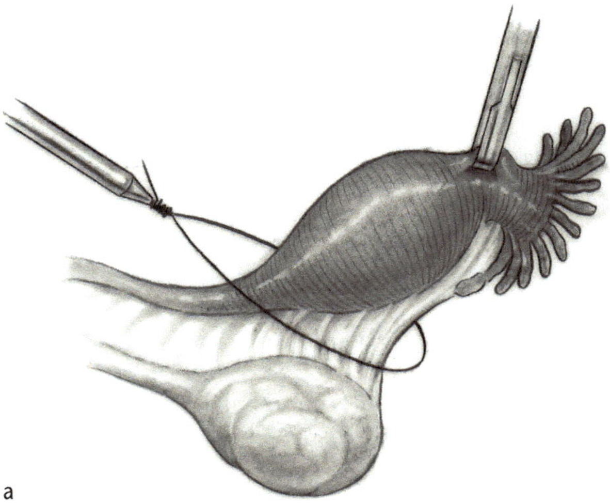

a

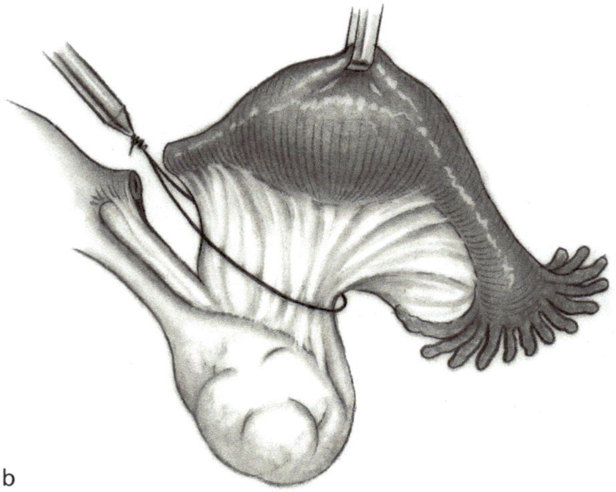

b

Abb. 7-17a und b Salpingektomie mit der Schlingentechnik
a) Anheben der Tube (starke Streckung!); ggf. zwei oder drei Schlingen verwenden
b) Durchtrennung des isthmischen Tubenanteils zur Vereinfachung der Schlingenpositionierung und Schonung der Ovarialgefäße

Einsatz von Endoschlingen: Die Anwendung von vorgeknüpften Endoschlingen oder von Umstechungen mit anschließender intrakorporaler oder extrakorporaler Knotung dient meistens zur kompletten Salpingektomie. Bei der Ligaturtechnik sollte darauf geachtet werden, daß nicht zuviel Gewebe aus dem Mesovar komprimiert oder ligiert wird, um eine Störung der Ovarialfunktion zu vermeiden (Abb. 7-17a). Zur Verkleinerung des Resektionsbündels empfiehlt es sich, den isthmischen Anteil der Tube nach Koagulation zu durchtrennen, damit anschließend nur noch die Mesosalpinx ligiert werden muß (Abb. 7-17b).

Anwendung von thermischen Instrumenten: Durch Koagulation der Tube im isthmischen Anteil und Durchtrennung derselben kann die Mesosalpinx über die ganze Länge unter Einsatz von zusätzlichen Zangen, die die Tube spannen, dargestellt werden. Unmittelbar im mesenterialen Anteil der Tube wird koaguliert, wobei die Koagulation in Richtung von isthmisch nach ampullär durchgeführt werden soll. Dabei gelingt durch Spannen der Tube eine maximale Schonung der Mesosalpinx und somit der Durchblutung des Ovars (Abb. 7-18a und b). Monopolare Instrumente können hierzu ebenfalls unter Berücksichtigung der bekannten Gefahrenmomente eingesetzt werden. Die Anwendung der monopolaren Metzenbaum-Schere, welche sehr knapp unter die Tube gedrückt wird, hat sich hierbei sehr bewährt. Die leichte Koagulation ist ausreichend, um die Blutung vollkommen zu stillen. Bei der partiellen Salpingektomie sollte vor Anlegen einer Endo-Loop das Segment durch Durchtrennung distal und proximal der ektopen Schwangerschaft mobilisiert werden, um die Möglichkeit einer späteren mikrochirurgisch durchgeführten Anastomosierung der Tube nicht zu behindern oder zu verändern (Abb. 7-19a bis c).

- Durchtrennung des isthmischen Tubenanteils
- Anspannen der Mesosalpinx
- tubennahe Durchtrennung der Mesosalpinx, ggf. unter gleichzeitiger Koagulation (monopolar, bipolar)
- ggf. kombinierter Einsatz mit Endoschlingen

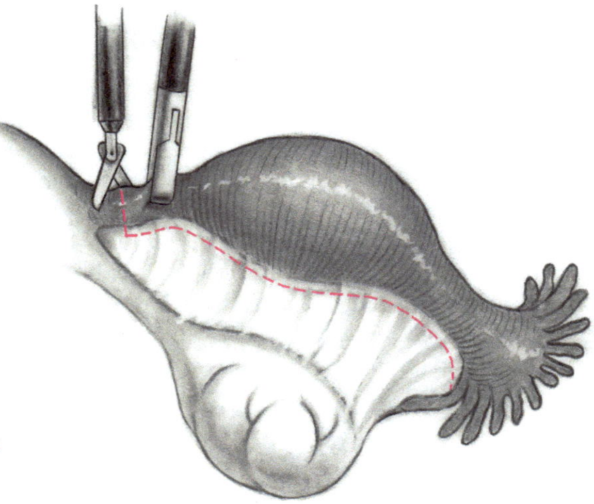

a

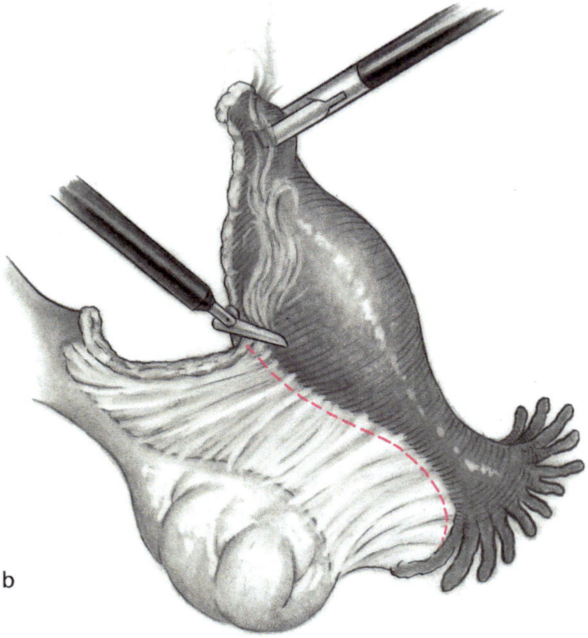

b

Abb. 7-18a und b Salpingektomie mit der Koagulationstechnik

a) Koagulation und Durchtrennung des isthmischen Tubenanteils mittels Bipolarkoagulation und Schere
b) Resektion nahe an der Tube zur Schonung von Gefäßanastomosen zum Ovar (gestrichelte Linie). Die Mesosalpinx wird mit der Faßzange unter hohe Spannung gebracht, um die Resektion zu vereinfachen. Resektion mit monopolarer (bipolarer) Schere, ggf. Kombination der Schlingen- und Koagulationstechnik

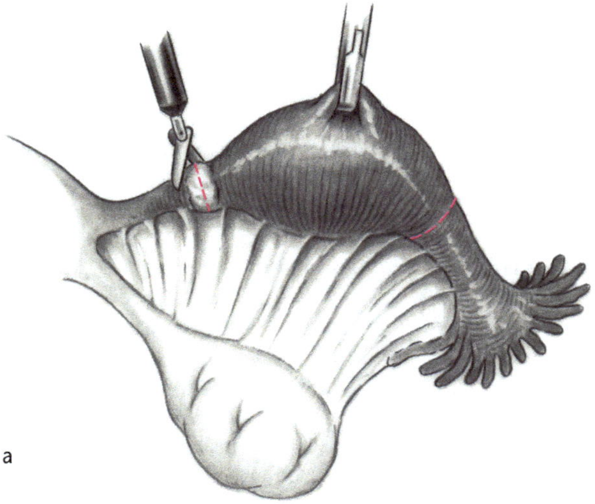

a

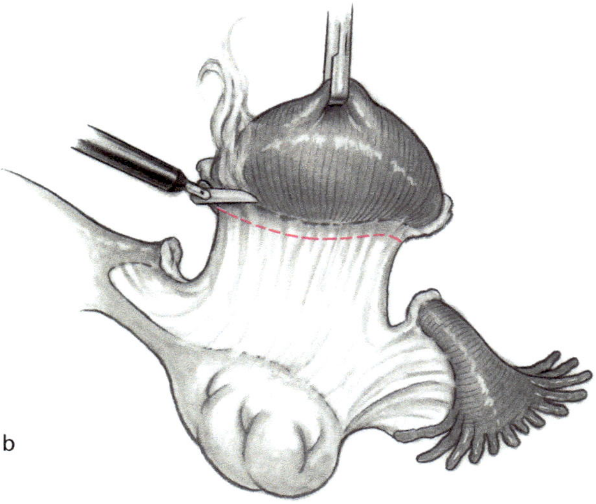

b

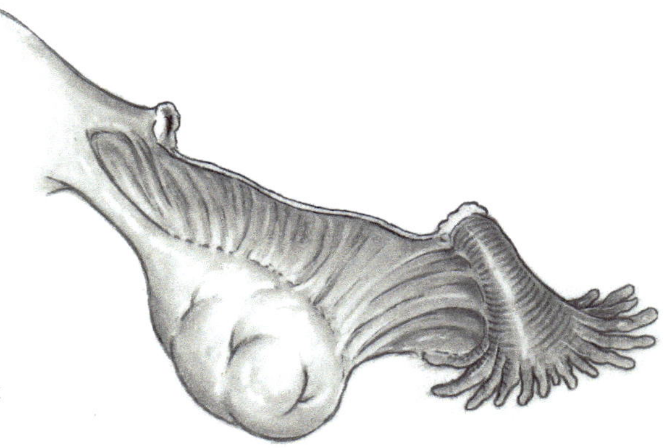

c

Abb. 7-19a bis c Partielle Salpingektomie

a) bipolare Koagulation des distalen und proximalen Tubenanteils
b) Resektion des Segments mittels Schere
c) Der starke Zug am Tubensegment erlaubt eine tubennahe Resektion und weitgehende Schonung der Mesosalpinx.

4.2 Kornuale/interstitielle Gravidität

Die **Inzidenz** dieser Lokalisationen wird mit 3–5% aller Extrauteringraviditäten angegeben.
Die **Diagnosestellung** kann durch die Verwechslung mit einem Uterus bicornis oder myomatosus erschwert sein. Aufgrund der sehr ausgeprägten Gefäßversorgung ist bei einer Ruptur mit sehr starken Blutungen zu rechnen.
Das **therapeutische Vorgehen** ist sehr vom Ausmaß der Gravidität und vom Kinderwunsch der Patientin abhängig. Ansonsten sollte eine Hysterektomie durchgeführt werden.
Die **endoskopische Kornuaresektion** sollte nur bei überschaubaren anatomischen Verhältnissen in Erwägung gezogen werden. Hier ist auch auf die exakte Rekonstruktion der Uteruswand zu achten, um eine spätere Rupturgefahr so gering wie möglich zu halten. Bei entsprechender Lokalisation kann die **gleichzeitige Salpingoophorektomie** notwendig werden, um die Schwangerschaft in toto zu entfernen und den Uterus wieder korrekt verschließen zu können. Die Resektion wird mit dem monopolaren Messer/Schere vorgenommen, die Blutstillung mit der Bipolarpinzette, ggf. nach vorheriger Vasopressininjektion. Der Verschluß der Uteruswand erfolgt mit tiefgreifenden Einzelknopfnähten.
Die **Applikation von Methotrexat** ist in den letzten Jahren immer häufiger bei dieser Lokalisation einer ektopen Schwangerschaft eingesetzt worden. Bei intakter Fruchthöhle wird nach Punktion und Aspiration des Fruchtwassers Methotrexat (1 mg/kg Körpergewicht) intraamnial instilliert. Die Punktion erfolgt entweder unter Sichtkontrolle mit Ultraschall oder im Rahmen der diagnostischen Laparoskopie. Der Erfolg der Therapie wird durch regelmäßige Ultraschallaufnahmen und β-HCG-Messungen überwacht.

4.3 Ovarialgravidität

Die frühe Diagnose einer Ovarialgravidität ist sehr schwer zu stellen. Im Gegensatz zur Tubargravidität ist das Hauptsymptom der chronische Unterbauchschmerz. Sonographisch wird der Befund häufig mit einer eingebluteten Corpus-luteum-Zyste verwechselt. Die endgültige Diagnose ist nur durch eine Laparoskopie oder Laparotomie zu stellen. Hierbei ist die vollkommene Ausräumung des „Hämatoms" notwendig. In den meisten Fällen ist es möglich, das Ovar zu erhalten. Aufgrund der verstärkten Blutungsneigung ist eine gründliche Hämostase mit Hochfrequenzinstrumenten erforderlich. In seltenen Fällen ist deswegen eine Oophorektomie erforderlich (Technik s. Kap. 10).

4.4 Abdominalgravidität

Die Abdominalgravidität ist die seltenste Form der Extrauteringravidität. Die meisten Abdominalgraviditäten sind sekundär aus einem Tubarabort entstanden. Der proliferierende Trophoblast entwickelt sich dabei aus einer rupturierten Tube oder aus dem Fimbrientrichter und setzt sich am Peritoneum fest. Die frühe Diagnose dieser Lokalisation ist mit einem hohen Blutungsrisiko behaftet und erfordert ein sehr differenziertes Vorgehen zum Schutz von Mutter und Feten. Eine endoskopische Therapie ist nur in sehr frühem Schwangerschaftsalter zu erwägen.

4.5 Zervikalgravidität

Der zervikale Sitz der Schwangerschaft ist sehr selten. Die Problematik liegt bei dieser Lokalisation in der Penetration des Trophoblasten in die uterinen Blutgefäße. Eine echte zervikale Schwangerschaft wird immer im I. Trimenon symptomatisch. Die konservative chirurgische Therapie durch eine vorsichtige, ggf. unter Ultraschallkontrolle durchgeführte Ausschabung birgt ein sehr hohes Blutungsrisiko. In manchen Fällen ist dann die Hysterektomie die Therapie der Wahl. Alternativ dazu sollte die lokale oder systemische Methotrexatapplikation erwogen werden.

5 Ergebnisse, Komplikationen und Kontraindikationen

Die laparoskopische Therapie der ektopen Schwangerschaft ist aufgrund verschiedener technischer und anatomischer Probleme sehr differenziert zu handhaben. Das größte Problem nach der konservativen Therapie ist das **Verbleiben von Trophoblastgewebe** in der Tube: Vorkommen in ca. 5% der Fälle, unabhängig vom Zugang (Laparoskopie oder Laparotomie; Abb. 7-20). Die Rate steigt insbesondere bei Anwendung der Quetschmethode bei Verdacht auf Tubarabort. Dieses Verfahren sollte – wenn möglich – nicht durchgeführt werden. Die Überwachung aller Patientinnen erfolgt durch Messen der prä- und postoperativen β-HCG-Werte bis zum Erreichen von Normalwerten (Abb. 7-21).

- häufigstes Risiko: sistierender Trophoblast
- β-HCG-Kontrollen bis zum Erreichen von Normalwerten
- beim Wiederansteigen von β-HCG ggf. Gabe von Methotrexat systemisch
- beim Wiederauftreten von Beschwerden frühe Second-look-Laparoskopie durchführen

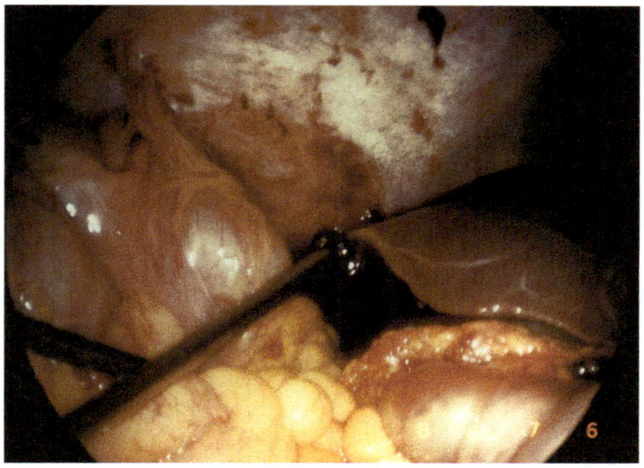

Abb. 7-20 Zustand nach konservierender Operation einer Tubargravidität mit anschließendem Wiederanstieg der β-HCG-Werte. Darstellung eines Koagels im Netz nahe des Leberrands. Darin enthalten war ein Trophoblastrest, der sich in diesem Bereich sekundär implantiert hatte.

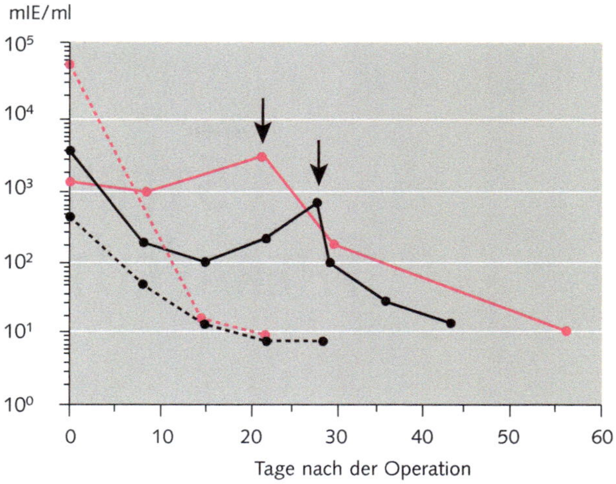

Abb. 7-21 Darstellung des β-HCG-Verlaufs im Serum bei tubenerhaltender Operation
gestrichelte Kurven: normaler Abfall der β-HCG-Werte
durchgezogene Kurven: Trophoblastpersistenz bei unvollständiger Resektion; Pfeile: Zeitpunkt der Relaparoskopie und vollständigen Trophoblastentfernung

Literatur

Bruhat M, Manes H, Choukroun J, Suzanne F: Essai de traitement par coelioscopie de la grossesse extra-utérine. A propos de 26 observations. Rev franç Gynéc Obstet 72 (1977) 667–669.

Fernandez H, Benifla JL, Ledaidier C et al.: Methotrexate treatment of ectopic pregnancy: 100 cases treated by primary transvaginal injection under sonographic control. Fertil Steril 59 (1992) 773.

Hucke J: Extrauteringravidität. Wissenschaftliche Verlags GmbH, Stuttgart 1997.

Keckstein J, Wolf A, Hepp S, Lauritzen C, Steiner R: Tubenerhaltende endoskopische Operationsverfahren bei nicht rupturierter Tubargravidität. Welche Bedeutung hat der Laser-Einsatz? Geburtsh Frauenheilkd 50 (1990) 207–211.

Lundorff, P, Thorburn J, Lindblom B: Fertility outcome after surgical treatment of ectopic pregnancy evaluated in a randomized trial. Fertil Steril 57 (1992) 998.

McComb P, Gomel V: Linear ampullary salpingostomy heals better by secondary versus primary closure. Fertil Steril 41 (1984) 45.

Ory SJ, Nandi E, Herrmann R et al.: Fertility after ectopic pregnancy. Fertil Steril 60 (1993) 231.

Pouly J, Chapron C, Manhes H: Multifactorial analysis of fertility following conservative laparoscopic treatment of ectopic pregnancy through a 223 case series. Fertil Steril 56 (1991) 453–460.

Pouly J, Mage G, Manhes H, Gachon F: La décroissance du taux d'HCG après traitement coelioscopique conservateur de la grossesse extra-utérine. Reprod Nutr Develop 28 (1988) 1747–1752.

Reich H, de Caprio J, McGlynn F, Wilkie W, Longo S: Peritoneal trophoblastic tissue after laparoscopic treatment of tubal ectopic pregnancy. Fertil Steril 52 (1989) 337–339.

Stock R: Persistent tubal pregnancy. Obstet Gynecol 77 (1991) 267–270.

8

Sterilitätschirurgie – therapeutische Methoden

M. Korell

1 Einführung

Die Ursache der weiblichen Sterilität ist bei etwa 30–40% der betroffenen Patientinnen eine Pathologie der Tuben. Dabei betreffen nur etwa 10–25% der Veränderungen den proximalen Eileiterabschnitt, der größte Teil ist am distalen Tubenende lokalisiert. Während die Ätiologie der proximalen Tubenpathologie bislang noch nicht ausreichend geklärt ist, sind die Ursachen für peritubare Verwachsungen und das Entstehen einer Hydrosalpinx postentzündliche Veränderungen im Rahmen einer aszendierenden Genitalinfektion. Ein typischer Erreger, der im Verlauf einer sog. PID (pelvic inflammatory disease) zu Eileiterschäden führen kann, ist **Chlamydia trachomatis.** Da die Infektion nicht selten asymptomatisch abläuft, muß unabhängig von den anamnestischen Angaben in der Sterilitätsdiagnostik immer auch eine Abklärung des Tubenfaktors erfolgen.

Für lange Zeit waren die Ergebnisse der rekonstruktiven Tubenchirurgie sehr unbefriedigend, und die Schwangerschaftsrate nach der Behandlung der distalen Tubenpathologie betrug lediglich etwa 5%. Erst die Einführung mikrochirurgischer Operationstechniken führte zu einer deutlichen Verbesserung der postoperativen Schwangerschaftsraten. Bis zur Etablierung der In-vitro-Fertilisation mit Embryotransfer (IVF-ET) war die rekonstruktive Eileiterchirurgie die einzige therapeutische Möglichkeit bei tubarer Sterilität.
Mit dem zunehmenden Einsatz endoskopischer Techniken in der operativen Gynäkologie wurde auch die Tubenchirurgie per Laparotomie teilweise durch die Laparoskopie ersetzt. Neuerdings wird nicht nur die **Salpingostomie** bei distalem Eileiterverschluß endoskopisch durchgeführt, sondern auch die **Eileiteranastomose** zur Refertilisierung bei Zustand nach Tubenligatur (s. Kap. 9 „Refertilisation"). Die Ergebnisse der endoskopischen Tubenchirurgie werden dabei als vergleichbar mit denen der konventionellen Mikrochirurgie über Laparotomie bezeichnet, obwohl bislang keine prospektiv randomisierte Studie zu diesem Thema durchgeführt wurde. Dabei ist neben dem Ausmaß der vorhandenen Tubenpathologie die **möglichst atraumatische und exakte Präparation** bei der rekonstruktiven Tubenchirurgie für die postoperative Schwangerschaftsrate von entscheidender Bedeutung. Dies wird besonders beim Vergleich der Erfolge nach mikrochirurgischer Eileiteroperation mit denen nach Makrochirurgie deutlich.
Es ist unbestritten, daß die technischen Möglichkeiten bei der Laparotomie besser sind als bei der Laparoskopie. Dementsprechend stellt sich die Frage, in welchen Fällen die rekonstruktive Tubenchirurgie über Laparotomie oder Laparoskopie durchgeführt werden soll bzw. warum der In-vitro-Fertilisation der Vorzug zu geben ist.
Im folgenden sollen Technik und Ergebnisse der operativen Therapie der tubaren Sterilität dargestellt werden. Hierbei wird besonders auf die Möglichkeiten und Grenzen der endoskopischen Techniken eingegangen.

2 Klassifikation der Tubenpathologie

Da die postoperativen Ergebnisse nicht nur vom Ausmaß, sondern auch vom Typ der Tubenpathologie beeinflußt werden, ist eine genaue Klassifikation der zugrundeliegenden Eileiterveränderungen von entscheidender Bedeutung.
Insgesamt lassen sich im wesentlichen 4 verschiedene Typen der Tubenpathologie unterscheiden, die in Abbildung 8-1 schematisch dargestellt sind. In Tabelle

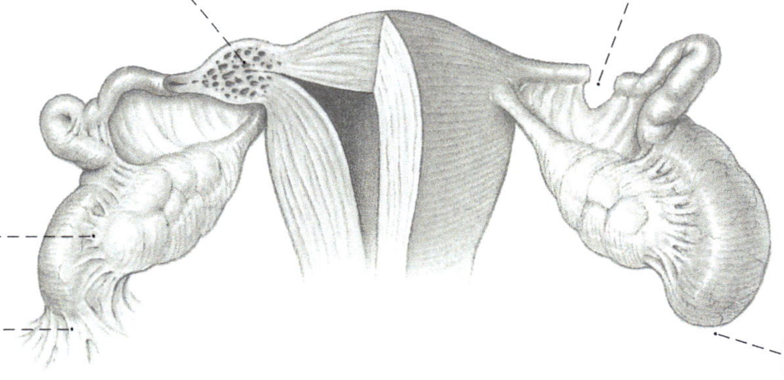

Abb. 8-1 Klassifikation der Tubenpathologie:
(1) Adhäsionen (2) distale Tubenpathologie (3) proximale Tubenpathologie (4) Zustand nach Tubenligatur

Tab. 8-1 Klassifikation der Tubenpathologie und Technik der rekonstruktiven Chirurgie

Tubenpathologie	operativer Eingriff
■ Adhäsionen	Salpingo-/Ovariolyse
■ distaler Tubenverschluß	
– inkomplett	Fimbrioplastik
– komplett	Salpingostomie
■ proximaler Tubenverschluß	proximale Tubenanastomose
■ Zustand nach Tubenligatur	Refertilisierung

8-1 sind die 4 Typen und die operative Technik, die jeweils zum Einsatz kommt, einander gegenübergestellt.

2.1 Adhäsionen

Verwachsungen kommen nach aszendierenden Genitalinfektionen häufig vor. Adhäsionen können auch postoperativ, z. B. nach Ovarialzystenexstirpation oder besonders nach Keilexzision, aber auch nach Appendektomie auftreten. Dabei gibt es zwei Möglichkeiten einer Beeinträchtigung der Fertilität. Einerseits können Adhäsionen direkt die tubare Mobilität beeinflussen und damit den Eiauffangmechanismus beeinträchtigen. Andererseits kann durch Verwachsungen auch die freie Ovaroberfläche reduziert werden mit dem Ergebnis der Sterilität.

2.2 Distale Tubenpathologie

Der Heilungsprozeß nach aufsteigenden Genitalinfektionen kann zum Verschluß des Fimbrientrichters führen. Hierbei muß zwischen einem vollständigen und einem inkompletten Tubenverschluß unterschieden werden.

2.2.1 Inkompletter distaler Tubenverschluß

Jede auch nur geringe Durchgängigkeit des Fimbrientrichters bei der Chromopertubation muß als inkompletter Verschluß gewertet werden. Aufgrund der meist geringer ausgeprägten Tubenpathologie liegt hier eine günstigere Schwangerschaftsprognose im Vergleich zur vollständig verschlossenen Hydrosalpinx vor.

2.2.2 Kompletter distaler Tubenverschluß (Hydrosalpinx)

Wesentlich häufiger führt eine Eileiterentzündung zu einem kompletten distalen Tubenverschluß (Abb. 8-2). Zudem sind meist auch Verwachsungen, insbesondere zwischen Tube und Ovar, anzutreffen, die bis zur vollständigen Immobilisierung des ehemaligen Fimbrientrichters führen können.

Das Ausmaß der vorhandenen postentzündlichen Tubenpathologie ist entscheidend für die postoperative Schwangerschaftsrate. Dementsprechend verwenden wir eine Stadieneinteilung, die auf der Beurteilung der Tubenwand (dünn oder verdickt), dem Erhaltungsgrad der Tubenmukosa (> 75 %, 25–50 %, > 25 %, keine) und dem Ausmaß der peritubaren Verwachsungen basiert (Tab. 8-2). Der für beide Seiten erhobene Befund ergibt einen Punktescore, aus dem 3 verschiedene Prognosestadien resultieren. Dabei entspricht das Stadium I einer gering ausgeprägten und das Stadium III einer schweren Tubenpathologie.

2.3 Proximale Tubenpathologie

Veränderungen am isthmischen Tubensegment sind deutlich seltener und nur in etwa 20 % der Fälle Ursache der tubaren Sterilität (Abb. 8-3). Beim proximalen Eileiterverschluß ist die Genauigkeit der Diagnostik von entscheidender Bedeutung, da hier die Rate falsch-

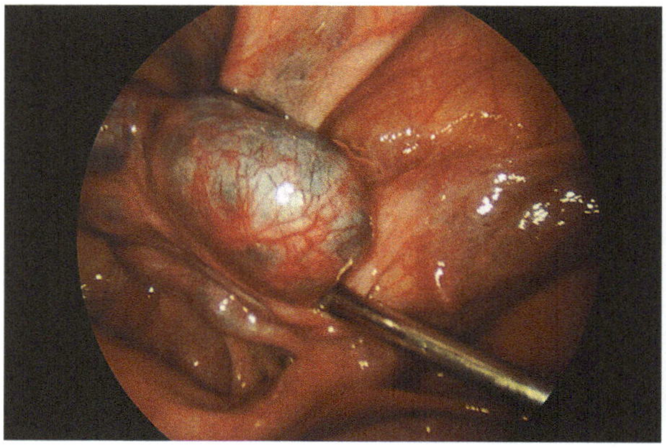

Abb. 8-2 Kompletter distaler Tubenverschluß (Saktosalpinx)

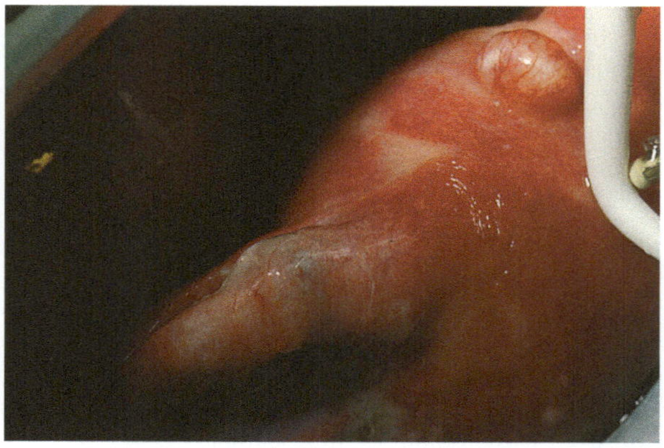

Abb. 8-3 Ausgeprägte Salpingitis isthmica nodosa

Tab. 8-2 Prognose-Score zur Klassifikation bei distaler Tubenpathologie
Wand: dick, wenn > 2 mm
Adhäsionen: wenig, wenn avaskulär bzw. dünn
Mukosa: geschätzter Erhaltungsgrad der Mukosa im ampullären Teil in Prozent
Bei fehlender oder verschlossener Gegenseite wird der Punkte-Score verdoppelt

links				**distale Tube**				**rechts**
dick	ausgeprägt	wenig	dünn keine	**Wand** **Adhäsionen**	dünn keine	wenig	ausgeprägt	dick
keine	< 25%	25–75%	> 75%	**Mukosa (Erhaltungsgrad)**	> 75%	25–75%	< 25%	keine
3	**2**	**1**	**0**	**Score**	**0**	**1**	**2**	**3**
Score-Punkte	**0–5**	**6–10**	**11–16**					
Stadium	**I**	**II**	**III**					

positiver Befunde bis zu 65% betragen kann. Selbst bei durch Hysterosalpingographie und Laparoskopie mit Chromopertubation nachgewiesenem proximalem Eileiterverschluß kann mit der Tubenkatheterisierung bzw. Falloposkopie in etwa 50% der Fälle dennoch eine ungehinderte Eileiterdurchgängigkeit demonstriert werden. Dementsprechend zeigt die histologische Aufarbeitung von bei der mikrochirurgischen Anastomose entnommenen Tubensegmenten bei bis zu zwei Drittel der Patientinnen einen unauffälligen Befund. Zur Vermeidung von Fehldiagnosen muß daher bei äußerlich unauffälligen Eileitern vor einer operativen Intervention die Diagnose des vermuteten proximalen Tubenverschlusses durch Tubenkatheterisierung und/oder Falloposkopie bestätigt werden.

2.4 Refertilisierungswunsch bei Zustand nach Tubenligatur

Üblicherweise ist der Defekt nach Tubenligatur im isthmischen Anteil lokalisiert. Dabei ist die prognostisch entscheidende Länge des proximalen und distalen Tubensegments vom iatrogenen Trauma abhängig und nach Clip-Applikation am geringsten ausgeprägt. Das Ausmaß der Tubenschädigung bestimmt die postoperative Schwangerschaftsrate und beeinflußt dementsprechend bei Refertilisierungswunsch auch die Entscheidung über eine operative Rekonstruktion oder die Indikation zur In-vitro-Fertilisation.

Gelegentlich wurde insbesondere bei postpartaler Tubenligatur oder anläßlich einer Sectio caesarea eine beidseitige Fimbriektomie durchgeführt. Diese Situation stellt aufgrund der schlechten postoperativen Prognose in der Regel eine Kontraindikation zur rekonstruktiven Tubenchirurgie dar. Dennoch sollte bei Frauen mit durch die Tubenligatur ausgelösten psychosomatischen Beschwerden eine Operation erwogen werden. Endoskopisch kann dabei eine Neosalpingostomie unabhängig von der Schwangerschaftschance erfolgen, um der Patientin offene Eileiter zu ermöglichen.

3 Techniken der Tubenchirurgie

Je nach Art der Tubenpathologie kommen entsprechende Techniken der rekonstruktiven Tubenchirurgie zum Einsatz (s.a. Tab. 8-1).

3.1 Methoden der Adhäsionsprophylaxe

Postoperative Verwachsungen sind sehr häufig und treten nach rekonstruktiver Tubenchirurgie in bis zu 90% der Fälle auf. Gerade die Verwachsungen zwischen Tube und Ovar nach Salpingolyse beeinflussen die Schwangerschaftsrate negativ und gefährden das postoperative Ergebnis. Deshalb hat die Prävention von Rezidivadhäsionen gerade bei Eingriffen an den Eileitern große Bedeutung. Dabei ist die **Vermeidung von Serosadefekten** durch subtile Präparation unter Beachtung der mikrochirurgischen Operationsprinzipien die beste Adhäsionsprophylaxe. Treten dennoch Serosadefekte auf, muß das traumatisierte Areal abgedeckt werden. Es ist aus experimentellen und klinischen Studien bekannt, daß jede peritoneale Wundfläche durch spannungsfreie Naht verschlossen oder abgedeckt werden muß. Ansonsten muß in fast allen Fällen mit erneuten Verwachsungen gerechnet werden.

Tab. 8-3 Methoden der Adhäsionsprophylaxe

Methode	Effektivität	endoskopische Anwendung
künstlicher Aszites	?	++
Kortison/NSAR	?	++
Peritonealtransplantate	+	–
Goretex® SM	+	+
Interceed®-TC7	+	++
Seprafilm®	+	(+)
Intergel®	+	++

Zahlreiche Methoden sind als Adhäsionsprophylaxe propagiert worden, ohne jedoch in der klinischen Anwendung signifikante Vorteile bieten zu können (Tab. 8-3). Nur die **Defektdeckung** hat sich experimentell und klinisch als effektiv erwiesen. Bei der rekonstruktiven Tubenchirurgie kann dazu das resorbierbare Interceed®-TC7-Netz auf den Eileiter und/oder das Ovar appliziert werden. Die Goretex®-SM-Folie ist nicht resorbierbar und muß mit Nähten fixiert werden. Im Gegensatz zu Interceed®-TC7 ist eine Anwendung auch bei Vorhandensein von Blut möglich. Dies ist besonders wichtig bei großen Wundflächen nach ausgedehnter Endometriosechirurgie im Douglas-Raum oder an der Beckenwand. Die Anwendung von Seprafilm® muß auf die Laparotomie beschränkt bleiben, da eine endoskopische Applikation praktisch nicht durchführbar ist. Eventuell wird hier in Zukunft Intergel®, ein mit Eisen versetztes Hyaluronsäurepräparat, weitere Möglichkeiten auch für die endoskopische Anwendung eröffnen.

3.2 Adhäsiolyse

Die Ziele der Adhäsiolyse im Rahmen der Sterilitätstherapie sind eine **ungestörte Mobilität des Fimbrientrichters** und eine **freie Ovaroberfläche.** Dabei werden verschiedene Instrumente bzw. Techniken zur Salpingo- bzw. Ovariolyse vorgeschlagen:

- stumpfe Präparation
- Schere
- Elektrochirurgie
- Lasereinsatz

Verwachsungen zwischen Ovar und Tube bzw. der Beckenwand sind häufig dünn und avaskulär, so daß sie unproblematisch mit der Schere durchtrennt werden können. Dagegen führt die stumpfe Mobilisierung des Ovars von der Beckenwand zu einer großen Wundfläche, was schwere Rezidivadhäsionen induzieren kann. Deshalb ist die vorsichtige Präparation mit Instrumenten empfehlenswert, um das Ausmaß von Serosadefekten zu reduzieren. Ob dazu Schere, Mikroelektrode oder Laser verwendet werden, hängt vor allem von der Erfahrung des Operateurs ab. Besonders beim Einsatz der Elektrochirurgie ist auf mögliche Komplikationen in Form von Ureter- oder Darmläsionen zu achten. Hier bietet der Einsatz des CO_2-Lasers gerade bei der Präparation in der Nähe von Ureter oder Darm gewisse Vorteile. Dagegen besteht bezüglich dem Auftreten von Rezidivadhäsionen kein Unterschied zwischen den einzelnen chirurgischen Methoden.

3.2.1 Fimbrioplastik

Im Fall eines inkompletten distalen Tubenverschlusses muß zur Schaffung eines komplett evertierten Fimbrientrichters eine Fimbrioplastik durchgeführt werden. Bei diesen Patientinnen ist die Mukosa oft deutlich besser erhalten, was die operativen Bedingungen erheblich erschwert. Das Risiko von Blutungen ist größer, und zudem gefährdet jedes chirurgische Trauma intaktes Tubengewebe (Abb. 8-4a und b).

Die Inzisionsstellen zur Erweiterung des Fimbrientrichters müssen an der präexistenten Öffnung ausgerichtet werden; es sollte ein zentrales Ostium mit zirkulär vorhandener Mukosa angestrebt werden. Die Eversion erfolgt dabei ähnlich wie bei der Salpingostomie.

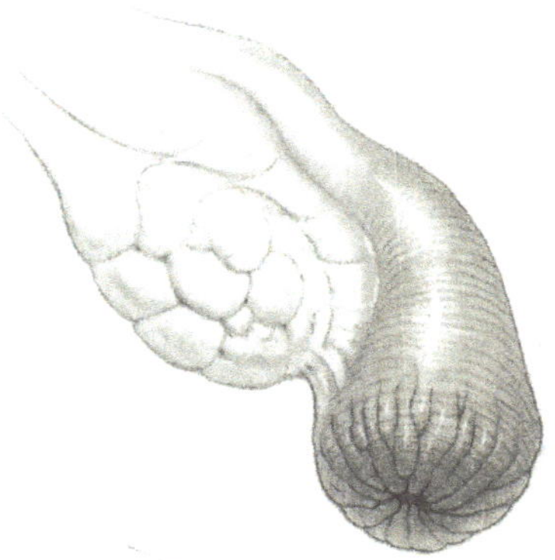

a

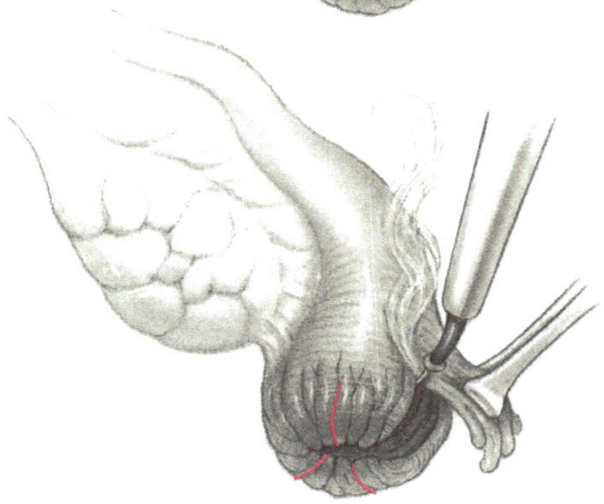

b

Abb. 8-4 a und b Interfimbriale Adhäsionen mit Fimbriolyse

3.2.2 Salpingostomie

Zunächst muß das distal verschlossene Tubenende von dem meist eng verwachsenen Ovar gelöst werden, um später einen ungestörten Eiauffangmechanismus zu ermöglichen (Abb. 8-5 und 8-6). Zudem führt jede nicht komplett endständige Eröffnung am sog. Nabel zu einer Re-Okklusion durch spontanes Abheilen der longitudinalen Inzision.

Bei der Präparation sollten Serosadefekte an Ovar und Mesosalpinx soweit möglich vermieden werden. Ansonsten ist die Ausbildung von Rezidivverwachsungen praktisch unvermeidbar, was das postoperative Ergebnis gefährden kann. Eventuell muß der Defekt zur Adhäsionsprophylaxe mit einem Interceed®-TC7-Netz gedeckt werden.

Vor dem Öffnen der Tube am distalen Ende kann ein Auffüllen mit Blaulösung im Rahmen der Chromopertubation hilfreich sein. Zudem wird dadurch eine gleichzeitig bestehende proximale Eileiterveränderung weitgehend ausgeschlossen.

Ausgehend von einer punktförmigen Inzision am sog. Nabel wird das Fimbrienende durch sternförmige Inzisionen erweitert, wobei üblicherweise der erste Schnitt in Richtung Ovar ausgeführt wird (Abb. 8-7 und 8-8). Die weiteren Inzisionen müssen an die individuelle Situation angepaßt erfolgen.

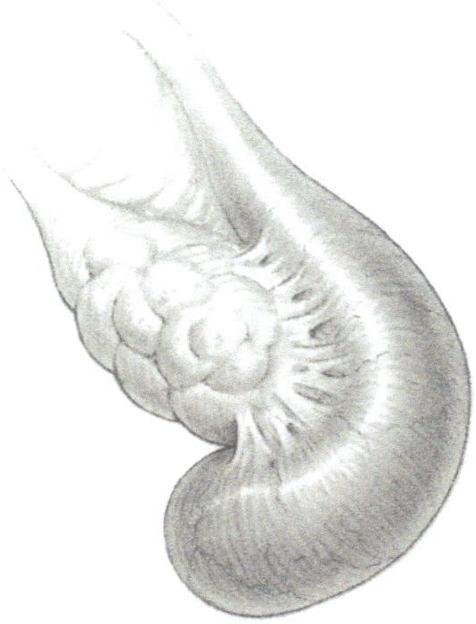

Abb. 8-5 Distal verschlossenes Tubenende, das mit dem Ovar eng verwachsen ist

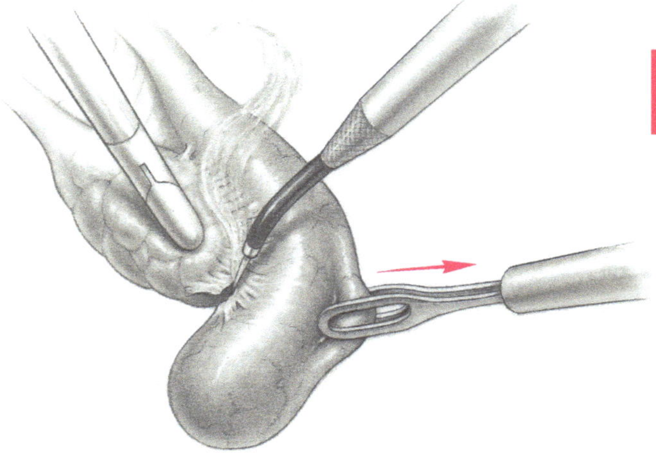

Abb. 8-6 Salpingolyse

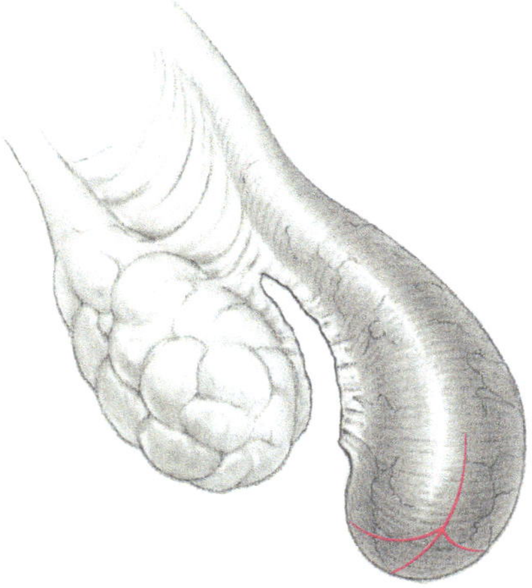

Abb. 8-7 Inzisionsfigur für die Salpingostomie bei Saktosalpinx

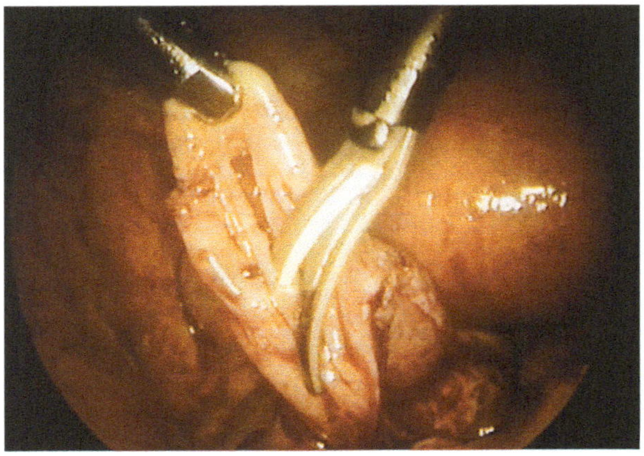

Abb. 8-8 Inzision der Saktosalpinx am sog. Nabel

Zur Sicherung der korrekten Eversion ist die Verwendung von möglichst feinem Nahtmaterial (Fadenstärke 4–0 bis 6–0) erforderlich (Abb. 8-9 und 8-10a und b). In der Regel sind 1 bis 3 Einzelknopfnähte ausreichend. Angestrebtes Endergebnis der endoskopischen Salpingostomie ist ein **zentrales Ostium mit zirkulärer Schleimhaut ohne Spannung an den evertierten Arealen** (Abb. 8-11a und b).
Das sog. flowering wird ebenfalls als Eversionstechnik beschrieben. Hierbei wird eine oberflächliche Koagulation mit einem defokussierten CO_2-Laserstrahl zirkulär hervorgerufen, so daß durch das Zusammenziehen des Gewebes eine Eversion resultiert. Die Ergebnisse nach der Eversion durch Nähte scheinen jedoch deutlich besser zu sein (Abb. 8-12). Wir konnten bei Kontrolluntersuchungen im Vergleich zum „flowering" deutlich häufiger eine optimale Eversion feststellen. Auch die

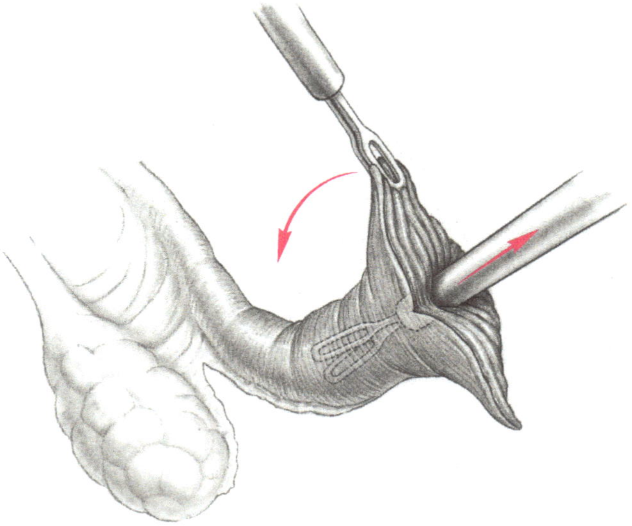

Abb. 8-9 Eversion des Tubentrichters

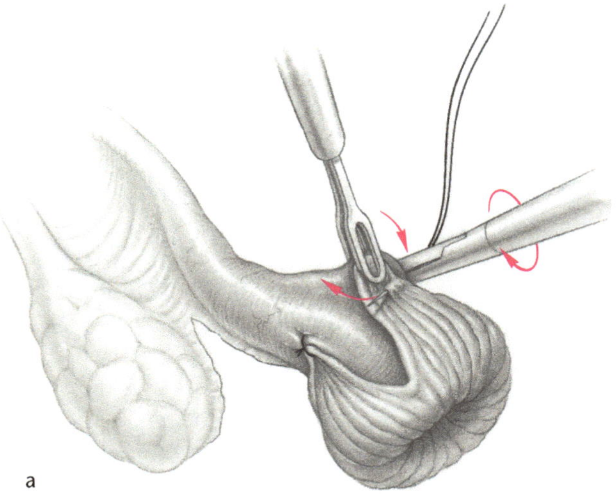

a

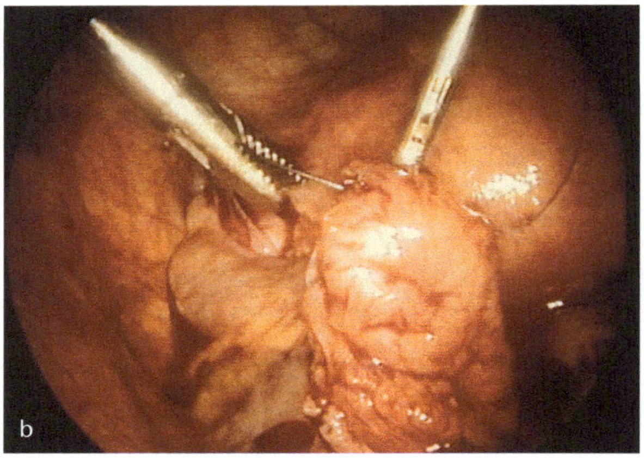

b

Abb. 8-10 a und b Naht des neu gebildeten Tubentrichters (cuff-salpingostomy)

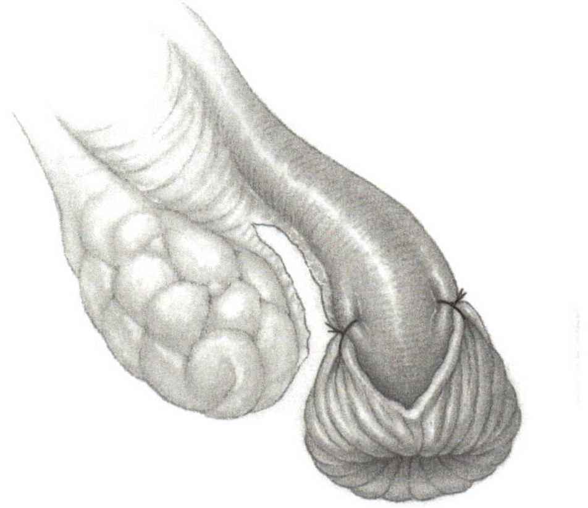

a

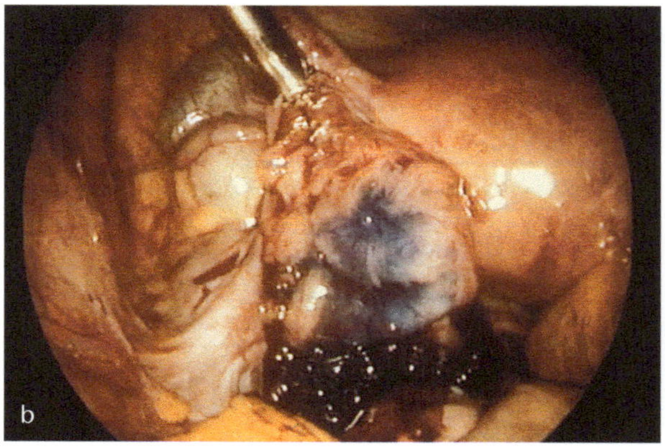

b

Abb. 8-11 a und b Optimales Ergebnis nach laparoskopischer Salpingostomie mit zentraler Tubenöffnung und spannungsfrei zirkulär evertierter Mukosa

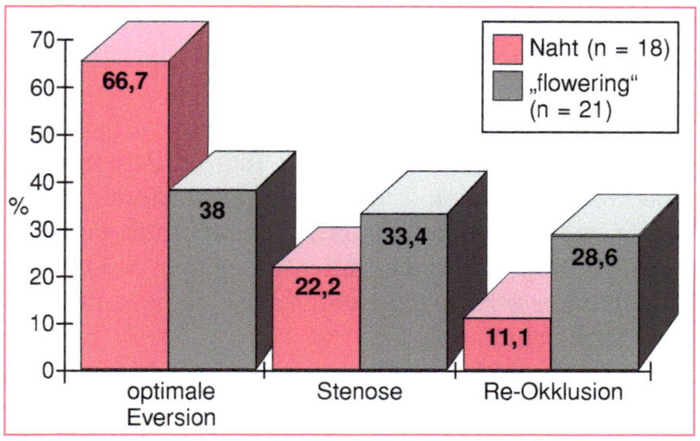

Abb. 8-12 Eversion des Tubentrichters bei der Salpingostomie mittels Naht versus „flowering“ mit dem defokussierten CO_2-Laser

Re-Okklusionsrate war mit 11,1% nach Nahteversion deutlich geringer als nach „flowering“ (28,6%). Dies gilt besonders für dickwandige Eileiter, wobei durch die veränderten Wandverhältnisse die endoskopische Eversion insgesamt erschwert ist. Hier sind die technischen Möglichkeiten der Mikrochirurgie per Laparotomie deutlich besser.

Eine besondere Indikation zur endoskopischen Tubenchirurgie ist die **Salpingostomie vor einer IVF-Behandlung**. Einerseits erhöht eine bestehende Hydrosalpinx das Risiko einer Eileiterschwangerschaft erheblich auf bis zu 10%, andererseits wird ein negativer Einfluß der distal verschlossenen Tube auf die Schwangerschaftsrate beschrieben. Deshalb wird teilweise sogar eine Salpingektomie oder zumindest eine isthmische Tubenkoagulation empfohlen. Wir halten eine endoskopische Salpingostomie für weniger radikal, aber ausreichend, um die EUG-Inzidenz bei der IVF-Behandlung zu reduzieren.

- Die Salpingoovariolyse sollte möglichst schichtgerecht erfolgen, da ansonsten ein hohes Risiko für die Ausbildung von neuen Verwachsungen besteht.
- Die Eversion des Tubentrichters bei der Fimbrioplastik und bei der Salpingostomie sollte spannungsfrei sein, da sonst ein hohes Risiko einer Re-Okklusion besteht.
- Nahttechniken scheinen dem sog. flowering bei der Salpingostomie überlegen zu sein.

3.3 Proximale Tubenanastomose

Beim Nachweis eines proximalen Tubenverschlusses durch Laparoskopie mit Chromopertubation bzw. Hysterosalpingographie muß die Diagnostik durch die Tubenkatheterisierung ergänzt werden. Ist hierbei ebenfalls keine Sondierung des isthmischen Tubenabschnitts möglich, muß von einer pathologischen Veränderung in der Tubenwand ausgegangen werden.
Bei der notwendigen operativen Resektion der veränderten Eileiterabschnitte wird häufig der uterusnahe kornuale Abschnitt erreicht. Diese Präparation bei Salpingitis isthmica nodosa oder postinfektiöser Fibrose erscheint endoskopisch technisch nicht durchführbar. Hier sind die mikrochirurgischen Möglichkeiten per Laparotomie anzuwenden und – abhängig vom Ausmaß der Tubenpathologie – durchaus erfolgversprechend.

3.4 Refertilisierung nach Tubenligatur

Die Exzision der narbig verschlossenen Tubenabschnitte und die Reanastomosierung bei der Mikrochirurgie per Laparotomie führen in Abhängigkeit von der resultierenden Tubenrestlänge zu guten postoperativen Schwangerschaftsraten, die als sog. Goldstandard anzusehen sind.
Die endoskopische Operation ist technisch deutlich schwieriger, selbst wenn die One-stitch-Technik mit Fibrinkleber und Tubensplint angewandt wird. Im Vergleich zur proximalen Tubenpathologie ist die Präparation bei der Refertilisierung einfacher; dennoch führen die eingeschränkten technischen Möglichkeiten oft zu deutlich schlechteren Erfolgsraten bei der Operation per Laparoskopie. Daher kann die endoskopische Refertilisierung derzeit nicht als Standardverfahren empfohlen werden. Lediglich in Einzelfällen mit eher psychosomatischer Indikation zur Tubenoperation ist die geringere Schwangerschaftsrate akzeptabel. Besonders beim Fehlen der Fimbrientrichter kann der endoskopische Zugang sinnvoll sein, da die Laparotomie zur Tubenrekonstruktion in diesen Fällen kontraindiziert ist. Bei psychischer Indikation für eine Tubenöffnung kann eine **Neo**salpingostomie im isthmo-ampullären Anteil per Laparoskopie erfolgen. In Abhängigkeit von der Weite des Tubenlumens kann eine Standardversion oder eine modifizierte Öffnung durchgeführt werden. Beim vollständigen Fehlen des ampullären Abschnitts muß die Neosalpingostomie mit einer longitudinalen Inzision kombiniert werden, um eine Re-Okklusion zu vermeiden.

- Die mikrochirurgische Refertilisation nach Eileitersterilisation zeigt sehr gute Schwangerschaftsergebnisse, an denen sich endoskopische Techniken orientieren müssen. Zur Zeit wird die endoskopische Technik nur von wenigen Operateuren adäquat beherrscht.

4 Ergebnisse der rekonstruktiven Tubenchirurgie

Adhäsiolyse

Die Schwangerschaftschance nach Adhäsiolyse korreliert direkt mit dem **Ausmaß** und dem **Schweregrad der Verwachsungen**. Zudem hat die häufig bestehende zusätzliche Tubenpathologie einen großen Einfluß. Das wesentliche Problem ist das Risiko erneuter Verwachsungen, die das postoperative Ergebnis maßgeblich gefährden können. Dementsprechend sind Serosadefekte durch möglichst atraumatische Präparation zu vermeiden bzw. die Deckung der Wundflächen unverzichtbar.

Salpingostomie

Die langjährigen Erfahrungen mit mikrochirurgischen Eingriffen bei distalem Tubenverschluß haben gezeigt, daß die postoperativen Ergebnisse der Salpingostomie entscheidend vom **Ausmaß der Tubenpathologie** und dem **Alter der Patientin** abhängen.
Gemäß unserer Klassifikation übersteigt die Schwangerschaftsrate im Stadium I deutlich 50% (Abb. 8-13). Das Verhältnis zwischen intrauterinen (42,9%) und extrauterinen (16,2%) Schwangerschaften ist noch akzeptabel. Dagegen sinkt die Schwangerschaftsrate im Stadium II bzw. III auf 36% bzw. 19,4%, wobei etwa 50% der Schwangerschaften im Eileiter lokalisiert sind.
Die Abhängigkeit der postoperativen Erfolgschance vom Alter der Patientin ist ebenfalls signifikant (Abb. 8-14). Bei jüngeren Frauen unter 30 Jahren bzw. unter 35 Jahren beträgt die Schwangerschaftsrate im Stadium I 74,1% bzw. 64,7%. Dagegen sinkt die Erfolgschance bei Frauen über 34 Jahren selbst im günstigsten Prognosestadium I auf nur 20%.

Die Erfahrungen mit der mikrochirurgischen Salpingostomie zeigen somit, daß nur ein Teil der Patientinnen vom rekonstruktiven Eingriff per Laparotomie profitiert. Gerade bei ausgeprägter Tubenpathologie (Stadium II bzw. III) oder Patientinnenalter > 34 Jahre bestehen nur geringe Aussichten auf eine postoperative Schwangerschaft.
Die endoskopische Salpingostomie bietet hierbei Vorteile, da Diagnostik und Therapie der Tubenpathologie kombiniert werden können. Denn erst nach der Eröffnung des Eileiters ist es möglich, das prognostisch entscheidende Ausmaß der Schädigung an Tubenwand und Schleimhaut abzuschätzen.

Leider existieren zum Vergleich der Schwangerschaftsraten nach Salpingostomie per Laparoskopie versus Laparotomie keine prospektiv randomisierten Studien. In einer retrospektiven vergleichenden Untersuchung zeigten sich bessere Ergebnisse nach Mikrochirurgie. In allen 4 Stadien der Tubenpathologie waren die postoperativen Schwangerschaftsraten bei der Laparotomie im Vergleich zur Laparoskopie etwas höher (Abb. 8-15).

Die Entscheidung, ob eine Salpingostomie endoskopisch oder „offen" durchgeführt werden sollte, muß von der individuellen Situation abhängig gemacht werden und die persönliche Einstellung der Patientin mit einbeziehen. Dabei spielt auch die Einstellung des Paares gegenüber einer eventuellen IVF-Behandlung eine entscheidende Rolle. Auf jeden Fall sollten auch bei

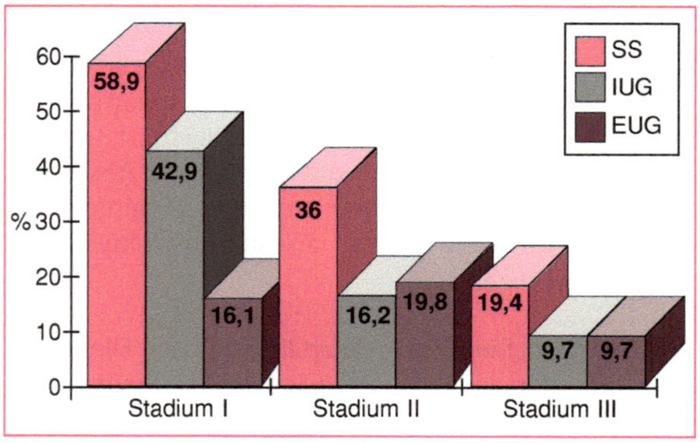

Abb. 8-13 Schwangerschaftsrate nach mikrochirurgischer Salpingostomie in Abhängigkeit vom Ausmaß der Tubenpathologie (n = 282; Korell et al., 1995)
SS: Schwangerschaftsrate gesamt
IUG: intrauterine Schwangerschaften
EUG: Extrauteringravidität

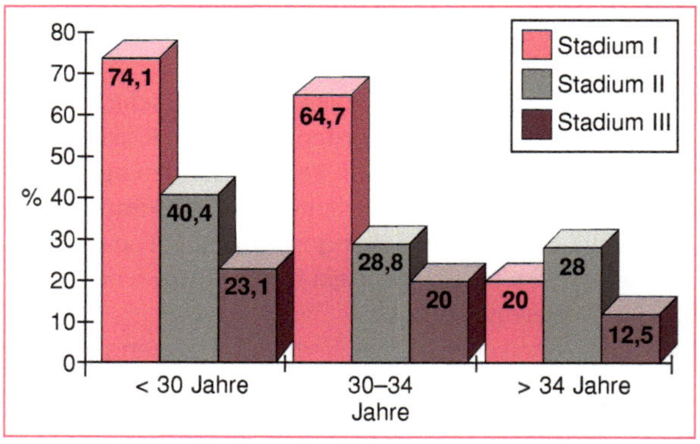

Abb. 8-14 Schwangerschaftsrate nach mikrochirurgischer Salpingostomie in Abhängigkeit vom Patientinnenalter und Ausmaß der Tubenpathologie (n = 282; Korell et al., 1995)

der endoskopischen Tubenrekonstruktion die mikrochirurgischen Operationsprinzipien beachtet werden. Bei einer dünnwandigen Hydrosalpinx ohne wesentliche Verwachsungen zum Ovar kann eine endoskopische Salpingostomie vergleichbare Resultate wie bei Laparotomie ergeben. Während bei ausgeprägter Tubenpathologie primär der IVF-Behandlung der Vorzug gegeben werden sollte, hat die mikrochirurgische Operation in speziellen Fällen mit schwieriger anatomischer Situation auch weiterhin ihren Stellenwert.

Jeder rekonstruktive Eingriff an den Tuben sollte nur von einem erfahrenen Operateur durchgeführt werden, um ein optimales Ergebnis zu ermöglichen. Die qualifizierte Betreuung von Sterilitätspatientinnen in spezialisierten Zentren beinhaltet die optimale chirurgische Technik und eine kontinuierliche Nachbeobachtung zur Qualitätskontrolle.

- Die Salpingostomie ergibt aufgrund der meist umfangreichen tubaren Schädigung die niedrigsten Schwangerschaftsraten nach rekonstruktiver Tubenchirurgie.
- Die Schwangerschaftsraten nach mikrochirurgischer Salpingostomie sind abhängig vom tubaren Status und vom Alter der Patientin.
- Vergleiche der offen mikrochirurgisch operierten Salpingostomie mit der laparoskopischen Salpingostomie beruhen bisher in der Regel auf retrospektiven Analysen unterschiedlicher Patientinnengruppen. Hierbei werden ähnliche Schwangerschaftsraten erzielt. Tendenziell sind die Ergebnisse nach „offen" mikrochirurgischer Technik allerdings etwas besser. Aufgrund des Fehlens prospektiv randomisierter Studien ist eine eindeutige Aussage zur Gleichwertigkeit beider Methoden letztlich nicht eindeutig möglich.
- Rekonstruktive Eingriffe am Eileiter sollten nur von mit der Materie vertrauten Operateuren durchgeführt werden, da der Primäreingriff die besten Chancen für die Patientin bietet.

Proximale Tubenanastomose

Ähnlich wie nach Salpingostomie wird die postoperative Schwangerschaftsrate nach proximaler Anastomose vom **Ausmaß der bestehenden Tubenpathologie** und der **Qualität der chirurgischen Technik** beeinflußt. Im Durchschnitt kann bei etwa 45% der operierten Frauen mit einer Schwangerschaft nach Mikrochirurgie gerechnet werden, wobei vor dem Eingriff eine Fehldiagnose der proximalen Tubenpathologie ausgeschlossen werden muß. Bei knotigen isthmischen Eileiterveränderungen im Sinne einer Salpingitis isthmica nodosa oder bei ausgedehnter Fibrose sind die Ergebnisse sehr schlecht. In diesen Fällen ist eher die IVF-Behandlung Methode der Wahl. Dies gilt ebenso für Patientinnen mit kombinierter distaler und proximaler Tubenpathologie, da hier die postoperative Schwangerschaftschance weniger als 10% beträgt.
Insgesamt findet sich auch bei der proximalen Tubenpathologie eine Korrelation der Ergebnisse mit dem **Alter der Patientin** (Abb. 8-16). Während Frauen unter 30 Jahren eine günstige Prognose bezüglich einer Schwangerschaft aufweisen (56,7%), sinkt die Chance auf 37,5% bei einem Alter von mehr als 34 Jahren. Das

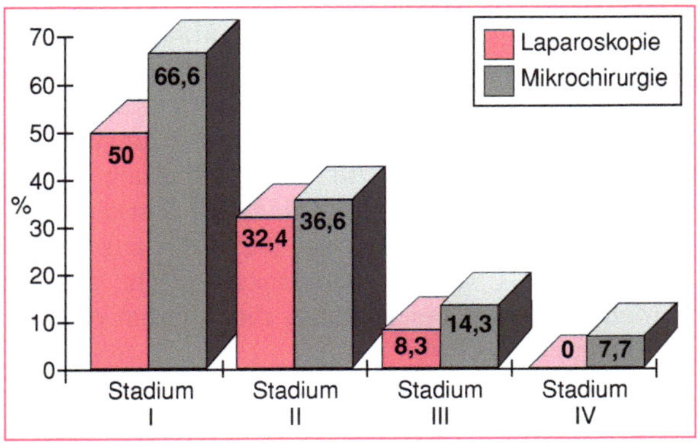

Abb. 8-15 Schwangerschaftsrate nach Salpingostomie (Laparoskopie versus Mikrochirurgie; Canis et al., 1991)
Diese Klassifikation mit 4 Stadien ist eine andere als die von uns bevorzugte mit 3 Stadien.

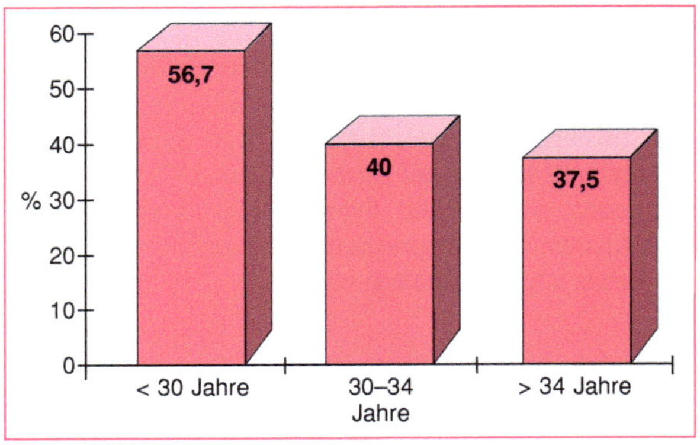

Abb. 8-16 Schwangerschaftsrate nach proximaler Tubenanastomose in Abhängigkeit vom Patientinnenalter (n = 86; Korell et al., 1996)

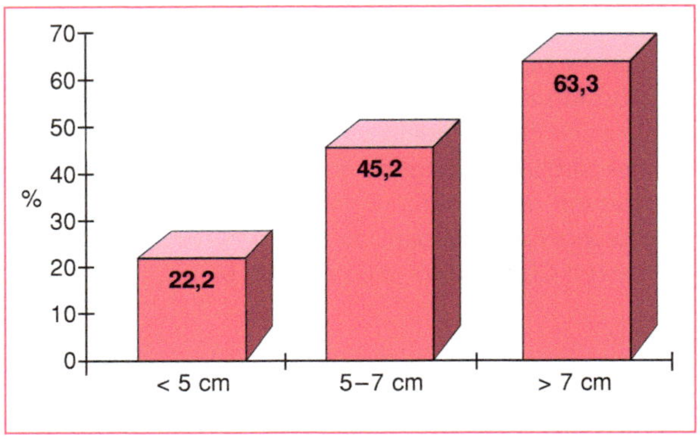

Abb. 8-17 Schwangerschaftsrate nach mikrochirurgischer Refertilisierung in Abhängigkeit von der resultierenden Tubenlänge (n = 92; Korell et al., 1996)

postoperative Risiko für eine Extrauteringravidität ist ähnlich wie bei der Salpingostomie mit etwa 30% deutlich erhöht.

Refertilisierung nach Tubenligatur

Entscheidend für die Erfolgschance nach Refertilisierung sind die **verbliebene Tubenrestlänge** und das **Vorhandensein von Fimbrientrichtern**. Die postoperative Schwangerschaftsrate beträgt über 60% bei einer Tubenlänge über 7 cm und etwa 20% bei Eileitern unter 5 cm (Abb. 8-17). Im Gegensatz zur distalen bzw. proximalen Tubenpathologie ist der Einfluß des Patientinnenalters auf die postoperative Fertilität nach Refertilisierung nicht so deutlich ausgeprägt. Ebenso ist auch das Risiko einer Eileiterschwangerschaft nicht wie bei den postentzündlichen Tubenläsionen erhöht.

Vergleicht man dazu die Ergebnisse der endoskopischen Refertilisierung, findet man oft deutlich schlechtere Schwangerschaftsraten als bei der Mikrochirurgie. Daher ist in der Regel die **Mikrochirurgie die Methode der Wahl,** wenn bei Zustand nach Tubenligatur ein Refertilisierungswunsch besteht. Der endoskopische Ansatz muß bislang auf Einzelfälle mit im Vordergrund stehender psychischer Symptomatik begrenzt bzw. Spezialisten mit entsprechend umfangreicher operativer Erfahrung vorbehalten bleiben.

5 Schlußfolgerung

Vor der Einführung der mikrochirurgischen Techniken waren die Ergebnisse der rekonstruktiven Tubenchirurgie vollkommen unbefriedigend. Die damals nicht endständige Salpingostomie zeigte eine starke Tendenz zur Re-Okklusion, wobei zudem die tuboovariellen Adhäsionen meist belassen wurden. Die Schwangerschaftsrate lag dementsprechend nur bei etwa 5%. Die signifikante Steigerung der Erfolgschancen durch Einführung der Mikrochirurgie unterstreicht die entscheidende Bedeutung der korrekten, möglichst atraumatischen Präparationstechnik. Die Langzeitergebnisse der mikrochirurgischen Tubenrekonstruktion zeigen aber auch den Einfluß der präexistenten Eileiterpathologie. Je ausgeprägter die Schädigungen sind, um so niedriger sind die postoperativen Schwangerschaftsraten.

Tab. 8-4 Laparoskopie versus Mikrochirurgie in der rekonstruktiven Tubenchirurgie

	Laparoskopie	Mikrochirurgie
Adhäsiolyse	+	(+)
Salpingostomie	+	(+)
proximale Tubenanastomose	–	+
Refertilisierung nach Tubenligatur	(–)	+

Um ein optimales Ergebnis für die Patientin zu erzielen, müssen die mikrochirurgischen Prinzipien auch bei endoskopischen Operationen befolgt werden. Dies bedeutet eine **möglichst gewebeschonende atraumatische Präparation** und die **Verwendung von feinen Nahtmaterialien**. Die im Vergleich zur Mikrochirurgie eingeschränkten technischen Möglichkeiten bedingen, daß der Einsatz der endoskopischen Tubenchirurgie im wesentlichen auf die Adhäsiolyse und die Salpingostomie begrenzt ist (Tab. 8-4). Bei sorgfältiger Durchführung scheinen die Ergebnisse nach endoskopischer Operation beim distalen Tubenverschluß denen nach Mikrochirurgie vergleichbar zu sein. Der große Vorteil der Laparoskopie liegt dabei in der **Möglichkeit, die individuelle Ausgangssituation abzuklären**. Hiermit kann ohne Bauchschnitt das Ausmaß der Eileiterschädigung abgeschätzt und bei prognostisch ungünstiger Situation die Indikation zur IVF-Behandlung gestellt werden. Eine Laparotomie ist heute bei endständigem Tubenverschluß dann angezeigt, wenn das angestrebte postoperative Ergebnis endoskopisch nicht erreicht werden kann und die Patientin die Alternative einer IVF-Therapie ablehnt.

Im Gegensatz dazu dominiert die Mikrochirurgie bei der Behandlung des proximalen Tubenverschlusses weiterhin mit insgesamt guten Erfolgsaussichten. Entscheidend ist hierbei die komplette präoperative Diagnostik inklusive der Tubenkatheterisierung, um Fehldiagnosen und damit unnötige Eingriffe zu vermeiden. Besonders bei der Refertilisierung im Zustand nach

Tubenligatur gilt die mikrochirurgische Rekonstruktion eindeutig als Methode der Wahl. Die endoskopische Operation muß begründeten Ausnahmefällen vorbehalten bleiben.

Da die Schwangerschaftsrate vom Ausmaß der Tubenpathologie und dem Alter der Patientin abhängt, ist die operative Eileiterrekonstruktion bei jüngeren Frauen bzw. wenig ausgeprägter Schädigung der Eileiter ein sinnvoller therapeutischer Ansatz. Die Entscheidung, welches Vorgehen – ob Operation oder IVF – der Patientin empfohlen werden sollte, muß von der individuellen Ausgangssituation abhängig gemacht werden. In prognostisch günstigen Fällen sollte zunächst die Operation vor der IVF-Behandlung den Vorzug erhalten. Das tatsächliche Ausmaß der Eileiterschädigung aber kann z. B. beim endständigen Tubenverschluß erst nach der operativen Eröffnung durch Salpingostomie abgeschätzt werden.

Insgesamt stellt somit die endoskopische Tubenrekonstruktion bei korrekter Durchführung einen wichtigen diagnostischen und therapeutischen Schritt im Rahmen der Sterilitätstherapie dar.

Literatur

Anderson AN, Yue Z, Meng FJ, Peterson K: Low implantation rate after In Vitro Fertilisation in patients with hydrosalpinges diagnosed by ultrasonography. Hum Reprod 9 (1994) 1935–1938.

Canis M, Mage G, Pouly JL, Manhes H, Wattiez A, Bruhat MA: Laparoscopic distal tuboplasty: report of 87 cases and a 4 year experience. Fertil Steril 56 (1991) 616.

Daniell JF, Diamond MP, McLaughlin DS, Martin DC: Clinical results of terminal salpingostomy with the use of CO_2-laser. Report of the Intra-abdominal Laser Study Group. Fertil Steril 45 (1986) 175–178.

DiZerega G, Rodgers KE: The Peritoneum. Springer, New York–Heidelberg 1992.

Donnez J: Instrumentation and operational instructions. In: Donnez J (ed.): Laser operative laparoscopy and hysteroscopy, p. 15–22. Nauwelaerts, Leuven 1989.

Dubuisson JB, Swolin K: Laparoscopic tubal anastomosis (the one stitch technique): preliminary results. Hum Reprod 10 (1995) 2044–2046.

Fortier K, Haney AF: The pathologic spectrum of uterotubal junction obstruction. Obstet Gynecol 65 (1985) 93–98.

Gauwerky JFH, Thamke C, Wallwiener D, Bastert G: Ergebnisse mikrochirurgischer und endoskopischer Eingriffe an der Tube zur Wiederherstellung der Fertilität. Arch Gynecol Obstet 254 (1993) 199–200.

Greenhall E, Vessey M: The prevalence of subfertility: a review of the current confusion and a report of two new studies. Fertil Steril 54 (1990) 978.

Greenhill JP: Evaluation of salpingostomy and tubal implantation for the treatment of sterility. Am J Obstet Gynecol 33 (1937) 39.

Hepp H, Korell M, Strowitzki T: Proximal tubal occlusion – is there a best way to treat it. Hum Reprod 11 (1996) 1828–1831.

Korell M, Strowitzki T, Hepp H: Possibilities and limitations in endoscopic tubal surgery. Zentralbl Gynaekol 117 (1995) 663–669.

Korell M, Strowitzki T, Hepp H: Operative Sterilitätsbehandlung versus IVF. J Fertil Reprod (1997) 7–12.

Korell M: Adhesion prophylaxis in gynecology. In: Treutner/Schumpelick (eds.): Peritoneal adhesions, pp. 325–330. Springer, Heidelberg 1996.

Segars JH, Herbert CM, Moore DE, Hill GA: Selective fallopian tube cannulation: initial experience in an infertile population. Fertil Steril 53 (1990) 357–359.

Siegler AM: Mikrochirurgie bei der Tubenrekonstruktion. Extracta Gynaecol 1 (1977) 239.

Sulak PJ, Letterie GS, Coddington CC, Hayslip CC, Woodward JE, Klein TA: Histology of proximal tubal occlusion. Fertil Steril 48 (1987) 437–440.

Tulandi T, Bugnah M: Operative laparoscopy: surgical modalities. Fertil Steril 63 (1995) 237–245.

World Health Organisation: Comparative trial of tubal insufflation, hysterosalpingogram and laparoscopy with dye hydrotubation for assessment of tubal patency. Fertil Steril 46 (1986) 1101–1107.

Zouves C, Erenus M, Gomel V: Tubal ectopic pregnancy after In Vitro Fertilisation and Embryo Transfer: a role for proximal occlusion or salpingectomy after failed distal tubal surgery? Fertil Steril 56 (1991) 691–695.

9 Refertilisation

T. K. Yoon
übersetzt und
nachbearbeitet von J. Hucke

1 Einleitung

Die Refertilisation nach Eileitersterilisation wird traditionell unter mikroskopischer Sicht per Laparotomie durchgeführt. Im letzten Jahrzehnt wurden die Anwendungsmöglichkeiten der operativen Laparoskopie im Bereich der Gynäkologie zunehmend erweitert. Seit kurzem findet sie auch bei der Eileiteranastomose zur Refertilisation in der Fertilitätschirurgie ihren Platz.
Die erste laparoskopische Tubenreanastomosierung wurde 1989 von Sedbon und Mitarbeitern publiziert, die eine einseitige Eileiteranastomose unter Verwendung von Fibrinkleber und mittels intraluminaler Splintung durchführten. Gauwerky nahm Fibrinkleber in Kombination mit Nahtmaterial und berichtete von drei Schwangerschaften nach den ersten 13 operierten Patientinnen. Koh und Janik führten den Eingriff endoskopisch unter Beibehaltung des Konzepts der mikrochirurgischen Tubenanastomose durch und berichteten über zwei Schwangerschaften bei acht operierten Patientinnen.

Der laparoskopische Ansatz zur Eileiterreanastomosierung ist komplexer und technisch schwieriger als bei der Laparotomie. Das vergrößert dargestellte Gewebe wird über einen Monitor betrachtet, die Gewebemanipulationen werden indirekt über relativ langes Instrumentarium ausgeführt, und intrakorporale Nähte werden mit sehr feinem Nahtmaterial vorgenommen. Es ist durchaus möglich, das sehr kleine isthmische Tubenlumen durch den Einsatz moderner 3-Chip-CCD-Kameratechnik auf dem Videomonitorsystem darzustellen. Auch für die Laparoskopie sind seit kurzem verschiedene mikrochirurgische Instrumente entwikkelt worden, und die operative Technik wird mit zunehmender Erfahrung verbessert, so daß wir heute in der Lage sind, auch laparoskopisch eine mikrochirurgische Eileiteranastomose durchzuführen.

2 Präoperative Vorbereitung der Patientin

Die Vorbereitung auf die laparoskopische Refertilisation entspricht den für andere endoskopische abdominalchirurgische Eingriffe zu treffenden Vorbereitungen.
Der Patientin wird eingehend erläutert, daß das bisher übliche Verfahren zur Refertilisation die Laparotomie ist und daß der endoskopische Zugang einen Versuch darstellt, die Laparotomie zu vermeiden. Dies bedeutet auch, daß durchaus die Möglichkeit besteht, daß der endoskopische Eingriff in dieser Form nicht ausgeführt werden kann und der geplante Eingriff über eine Laparotomie zu Ende geführt werden muß. Die Patientin sollte in diesem Sinne präoperativ ihre Einverständniserklärung abgeben.

3 Operationsteam und Instrumentarium

Das Operationsteam besteht aus einem laparoskopisch und mikrochirurgisch erfahrenen Operateur, einem endoskopisch erfahrenen Assistenten und einer Operationsschwester.
Folgende Instrumente sind speziell für diesen Eingriff notwendig:

- hochauflösendes 3-Chip-CCD-Kamerasystem
- im Maul gebogener Mikronadelhalter (Fa. Jarit)
- zwei atraumatische Faßzangen
- 3-mm-Faßzange mit 5-mm-Reduzierhülse
- Mikroschere
- Uterusmanipulator
- monopolare Mikroelektrode

4 Operatives Vorgehen

Die Operation besteht aus fünf Schritten:

1. diagnostische Laparoskopie
2. Entfernung von Narbengewebe und Durchtrennung des proximalen und peripheren Tubenstumpfes
3. Approximierung der zu vereinigenden Tubensegmente durch Mesosalpinxnaht
4. Anastomose der tubaren Muskelschicht
5. Serosierung der muskulären Anastomose

Die Art der Operationsausführung ist im wesentlichen identisch mit der mikrochirurgischen Technik der Tubenanastomose mittels Laparotomie. Abbildung 9-1 zeigt schematisch die Reihenfolge der auszuführenden Nähte.

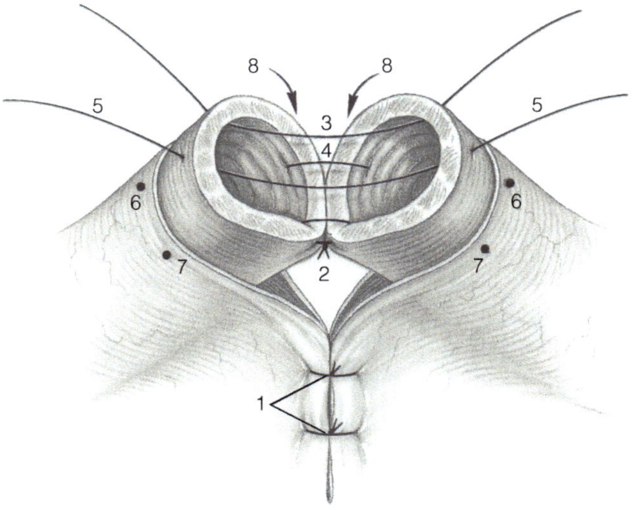

Abb. 9-1 Schematische Darstellung der Nahtfolge (Schritt 1 bis 8) bei der Eileiteranastomose

9

REFERTILISATION

4.1 Diagnostische Laparoskopie

Zu Beginn der Operation wird in Form einer diagnostischen Laparoskopie abgeklärt, ob der Eingriff grundsätzlich ausgeführt werden kann. In Einzelfällen kann es möglich sein, daß es nur bei einer diagnostischen Laparoskopie bleibt und aufgrund zu kurzer Eileiterrestlänge für die Patientin lediglich die Möglichkeit der In-vitro-Fertilisation verbleibt.

Die Patientin wird in Vollnarkose in Steinschnittlagerung positioniert.
Ein transurethraler Harnblasenkatheter wird gelegt. Intrauterin wird ein Humi-Uterus-Manipulator (Fa. Unimar, Wilton/CT, USA) eingelegt, über den der Uterus gut bewegt werden und intraoperativ die Chromopertubation durchgeführt werden kann.

Nach Anlage des Pneumoperitoneums wird im Bereich der Nabelgrube ein 10-mm-Trokar für die Laparoskopoptik eingebracht. Median im Bereich der suprapubischen Schamhaargrenze wird ein 5,5-mm-Trokar appliziert. Jetzt erfolgt zunächst eine gründliche Inspektion der Bauchhöhle mit Dokumentation eventuell zusätzlich vorhandener pathologischer Veränderungen. Der Operateur entscheidet, ob die Patientin für eine laparoskopische Form des Eingriffs geeignet ist oder ob auf eine Laparotomie übergewechselt wird.
Falls weiter endoskopisch vorgegangen wird, so wird der zweite 5,5-mm-Trokar im rechten Unterbauch lateral der epigastrischen Gefäße eingebracht. Im Gegensatz zum sonstigen operativ-endoskopischen Vorgehen wird der dritte 5,5-mm-Trokar nicht links im Unterbauch, sondern relativ hoch lateral des Nabels im linken Mittelbauch eingebracht (Abb. 9-2). Dies ist wichtig für die spätere Durchführung der mikrochirurgischen Nahttechnik. Es sollte weiterhin darauf geachtet werden, daß die Trokare weit genug voneinander entfernt sind, damit bei späteren Manipulationen der Instrumente keine Interferenzprobleme auftreten.

- Die Positionierung der Arbeitstrokare erfolgt suprasymphysär median, rechts lateral im Unterbauch sowie links lateral in Nabelhöhe.
- Der Operateur nutzt später bei der Naht der Anastomose den linken Mittelbauchtrokar als Führung für den Nadelhalter und den medianen Unterbauchtrokar für eine atraumatische Faßzange.
- Der rechte Unterbauchtrokar und die Kamera werden vom Assistenten bedient.

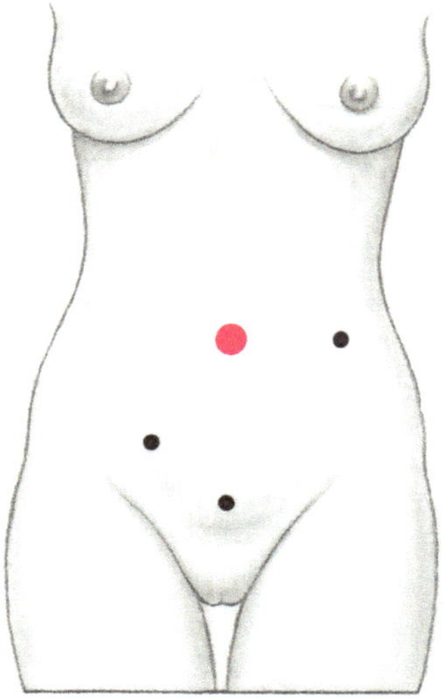

Abb. 9-2 Positionierung der Trokareinstiche. Wichtig: der weit kranial gelegene Einstich des linken Trokars zur Führung des Nadelhalters!
Rot: 10-mm-Optiktrokar, schwarz: 5,5-mm-Arbeitstrokare

4.2 Entfernung von Narbengewebe und Durchtrennung der Tubenstümpfe

Die früher erfolgte Tubensterilisation kann mit verschiedenen Techniken, wie z.B. mit der laparoskopischen Koagulation, der Ringapplikation oder der Pomeroy-Methode, durchgeführt worden sein.

Zunächst werden einige Milliliter verdünnter Ornipressin-Lösung (Por 8 Sandoz®) im Bereich der zu eröffnenden Tubensegmente proximal und peripher unter die Serosa eingespritzt, um auf diese Weise eine gewisse Hydrodissektion auszuführen und eine Hämostase kapillärer Gefäße bei der Eileiterdurchtrennung zu erzielen (Abb. 9-3). Die Entfernung von Narbengewebe aus der Mesosalpinx wird mit einer monopolaren Mikronadel oder einer Mikroschere ausgeführt. Der Hochfrequenzgenerator wird hierbei auf lediglich 7–8 Watt eingestellt (Abb. 9-4).

Dann wird der proximale Eileiterstumpf gefaßt und rechtwinklig mit einer Mikroschere durchtrennt. Bei der Schnittführung sollte darauf geachtet werden, das direkt unterhalb des Tubenmuskelschlauchs verlaufende Gefäß nicht zu durchtrennen, da ansonsten eine stärkere Blutung zu erwarten ist, die gezielt bipolar koaguliert werden muß. Kleinere kapilläre Gefäße des durchtrennten Tubenmuskelschlauchs und der eröffneten Tubenmukosa hören in der Regel von selbst auf zu bluten. Über den Humi-Uterus-Manipulator wird anschließend eine Chromopertubation durchgeführt, um die Durchgängigkeit des eröffneten Tubensegments zu dokumentieren (Abb. 9-5).

Der verschlossene Teil des distalen Tubenstumpfs wird nun mit einer atraumatischen Faßzange gestreckt und ebenfalls mit der Mikroschere durchtrennt, wobei darauf geachtet werden sollte, die Durchtrennung am äußersten Ende durchzuführen, um auf diese Weise möglichst den gleichen Eileiterdurchmesser wie im proximal eröffneten Tubensegment zu erhalten.

- Gelegentlich quillt nach Eröffnung eines ampullären Tubensegments Eileitermukosa aus der eröffneten Stelle hervor und behindert die Sicht. Um dies zu vermeiden, wird die Kante so weit wie möglich peripher abgeschnitten bzw. prolabierte Eileitermukosa mit Mikrozange oder einer feinen Nadel in das Eileiterlumen zurückgeschoben.

Falls das periphere Tubensegment auffällig aussieht oder der Verdacht auf eine weiter peripher liegende Obstruktion besteht, sollte eine retrograde Durchspülung des Eileiters zur Abschätzung der Durchgängigkeit ausgeführt werden. Dies wird am besten über einen Periduralkatheter vorgenommen, der über eine kleine zusätzliche Punktionsnadel von außen in die Bauchhöhle eingebracht wird. Der Katheter wird in das Fimbrienende eingeführt und eine retrograde Durchspülung des peripheren Eileitersegments durchgeführt. Diese Technik ist allerdings in den meisten Fällen nicht notwendig, d.h., die Anastomose wird in der Regel ohne primären Nachweis der Durchgängigkeit des peripheren Tubensegments genäht und die Durchgängigkeit des gesamten Eileiters nach der Anastomosierung dokumentiert.

- Zur Hämostase und Hydrodissektion werden einige Milliliter verdünnter Ornipressin-Lösung unter die Serosa der zu eröffnenden Eileiteranteile gespritzt.
- Die Durchtrennung des Eileiters wird nur mit der mechanischen Schere und nicht mittels monopolarer Nadel ausgeführt, um eine thermische Schädigung der Eileitermukosa zu vermeiden. Es sollte möglichst nur die Muskelschicht durchtrennt und nicht das direkt darunter verlaufende Gefäß eröffnet werden.

4.3 Approximierung der Mesosalpinx

Ein etwa 15 cm langer Polydioxanone-Faden (PDS, Fa. Ethicon, Edinburgh) der Fadenstärke 6–0 mit runder Nadel wird zunächst mit einer 3-mm-Zange gefaßt und in eine Reduzierhülse eingeführt. Diese wird dann über

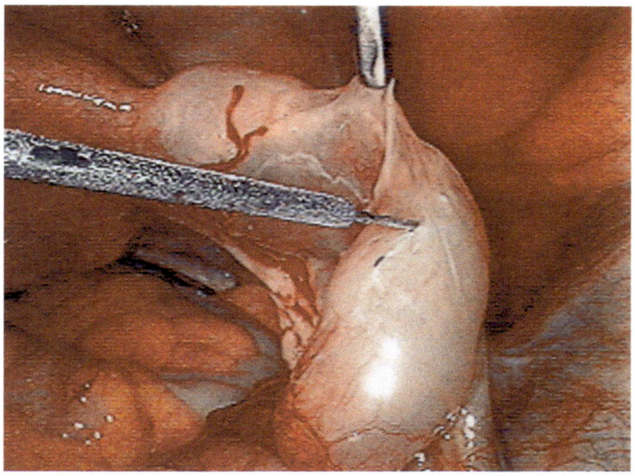

Abb. 9-3 Injektion von verdünnter Por-8-Lösung unter die Tubenserosa im Gebiet der angestrebten Anastomose

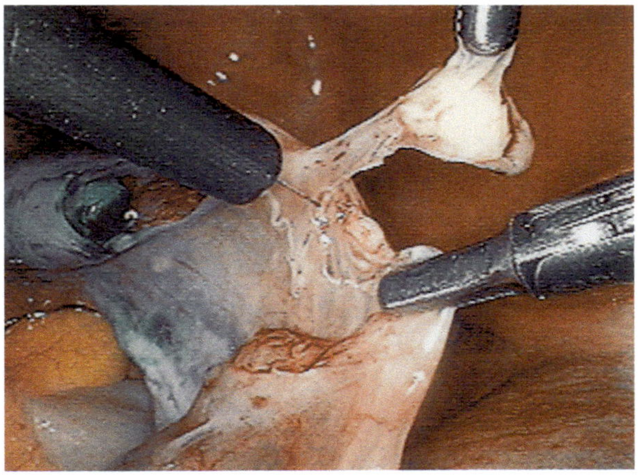

Abb. 9-4 Dissektion von Narbengewebe mit der monopolaren Mikronadel

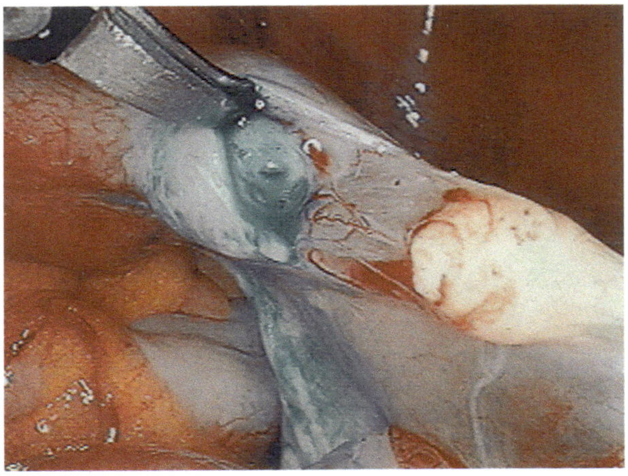

Abb. 9-5 Proximales und peripheres Tubenlumen sind eröffnet. Die Chromopertubation zeigt die freie Durchgängigkeit des proximalen Segments.

9 REFERTILISATION

einen 5-mm-Trokar eingebracht; auf diese Weise werden Faden und Nadel atraumatisch in die Bauchhöhle eingeführt (Abb. 9-6). Die Mesosalpinx wird zunächst mit diesem Faden genäht. Die Naht wird mit einem 5-mm-Mikronadelhalter mit gebogenem Maul (Fa. Jarit, Hawthorne/NY) ausgeführt, und jede Naht wird intrakorporal dreimal geknotet (Abb. 9-7a bis d).
Falls die beiden zu vereinigenden Mesosalpinxabschnitte infolge einer sehr ausgedehnten Tubensterilisation zu weit auseinandergewichen sind, kann auch der Einsatz von stärkerem Nahtmaterial notwendig sein (4–0 bis 5–0), um die Gewebespannung zu kompensieren. Es besteht allerdings der Nachteil, daß eine runde Nadel dieser Fadenstärke bei Einführung durch einen 5,5-mm-Trokar meist zuvor manuell etwas gestreckt werden muß, damit sie durch den Trokar hindurchpaßt. Je nach Größe des Mesosalpinxdefekts können mehrere Einzelknopfnähte zum Verschluß des Defekts notwendig werden.

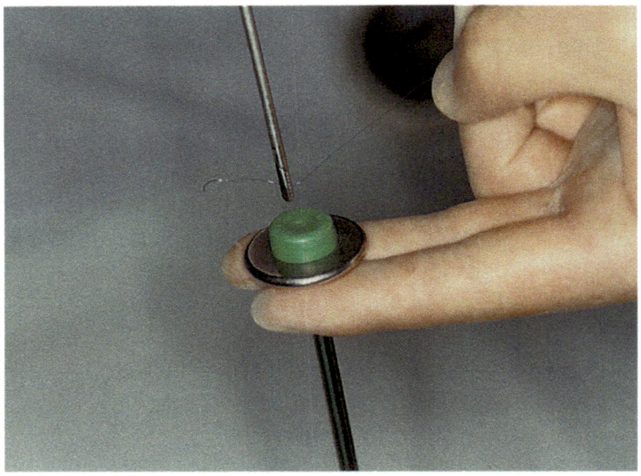

Abb. 9-6 Das feine Nahtmaterial wird über die Reduzierhülse in die Bauchhöhle eingeführt, damit Nadel und Faden nicht im Ventil des Trokars beschädigt werden.

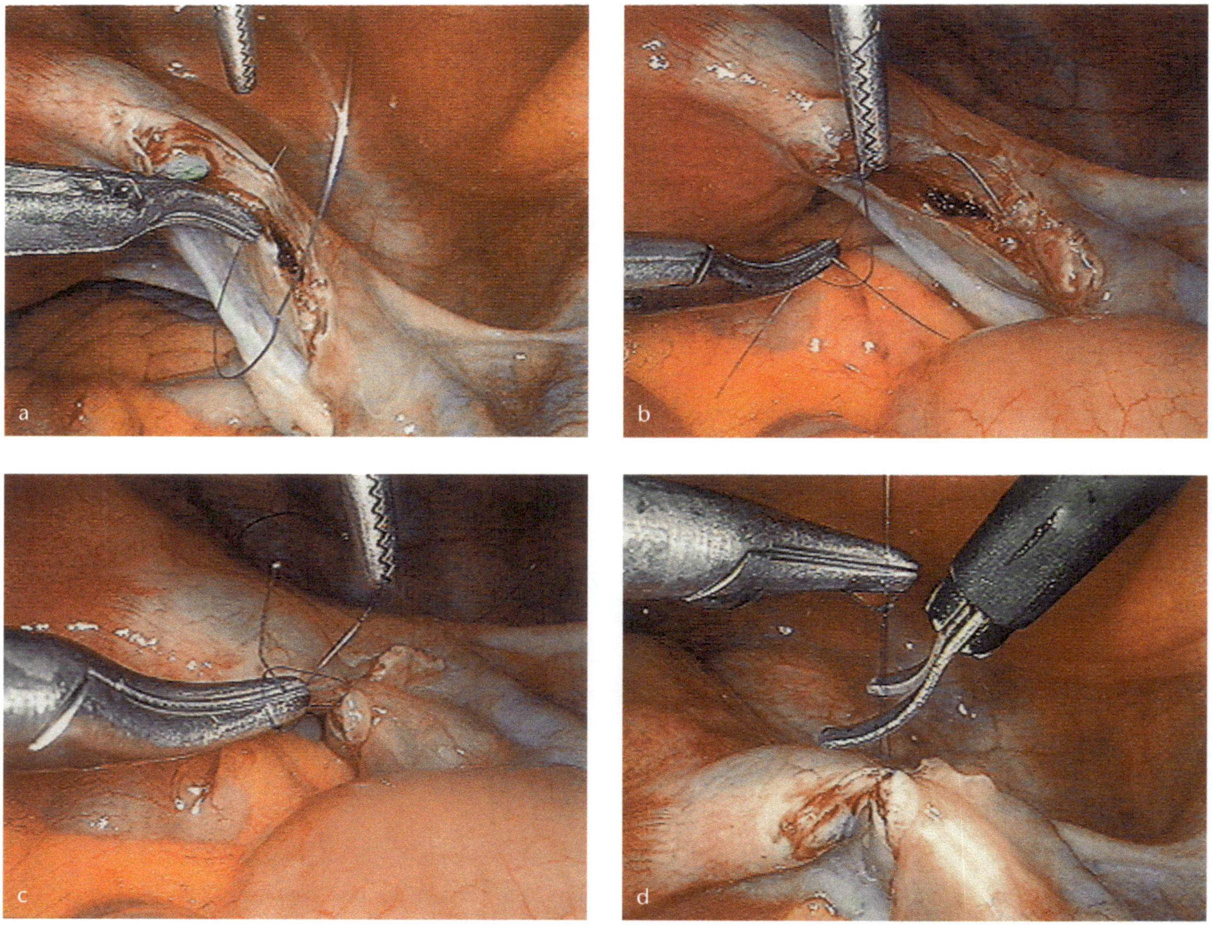

Abb. 9-7a bis d Approximierung der beiden Eileitersegmente mittels einer PDS-Mesosalpinxnaht (Fadenstärke 6–0)

- Das Einführen des feinen Nahtmaterials innerhalb einer Reduzierhülse schützt vor dem Verlust der Nadel, die ansonsten nur äußerst schwierig wiederzufinden wäre.
- Zuerst wird die Mesosalpinx mittels PDS-Naht (Fadenstärke 6–0) approximiert.

4.4 Anastomose der Eileitermuskelschicht

Die Lamina muscularis des Eileiters wird mit PDS (Fadenstärke 7–0) oder Vicryl (Fadenstärke 8–0) genäht. Die technische Ausführung der Anastomose ist nahezu identisch mit der mikrochirurgischen Nahttechnik per Laparotomie.

Die erste Naht wird bei 6 Uhr gelegt. Die Nadel wird im Bereich des proximal eröffneten Tubensegments von außen nach innen durch die Muskelschicht und die Mukosaschicht hindurchgeführt; dann wird am peripheren Tubensegment von innen nach außen gestochen. Durch Legen von 3 Knoten werden die beiden Tubensegmente adaptiert (Abb. 9-8a bis c).

Der Knoten liegt aufgrund der Stichtechnik außerhalb des Tubenlumens. Abweichend von der traditionellen mikrochirurgischen Technik, bei der die Naht streng extramukosal gelegt wird, greift sie bei der laparoskopischen Anwendung durch das Tubenlumen und damit durch einen Teil der Mukosa hindurch. Dies scheint nach den vorliegenden Schwangerschaftsergebnissen allerdings nicht von Nachteil zu sein.

Die zweite Naht wird bei 12 Uhr gelegt. Hierbei wird von distal nach proximal gestochen, um nicht bei gleicher Stichrichtung wie bei der ersten Naht diese durch Zug zu zerreißen. Die zweite Naht wird zunächst nicht geknotet, sondern unter Belassen von etwa 2–3 cm langen Schenkeln abgeschnitten (Abb. 9-9a und b).

Dann wird bei 9 Uhr und 3 Uhr jeweils eine weitere Naht gelegt und direkt nach Approximierung der Tubenkanten dreifach geknotet (Abb. 9-10a und b). Während der Ausführung der einzelnen Nähte wird zwischendurch das Operationsgebiet mit angewärmter Ringer-Lösung gespült.

Zum Abschluß wird die zuvor offengelassene 12-Uhr-Naht ebenfalls dreifach geknotet (Abb. 9-11).

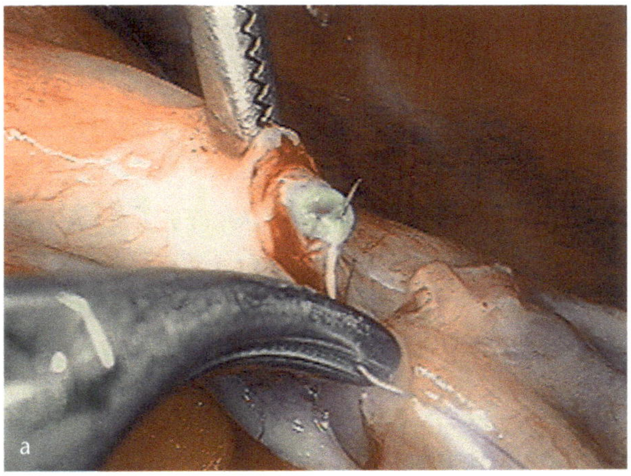

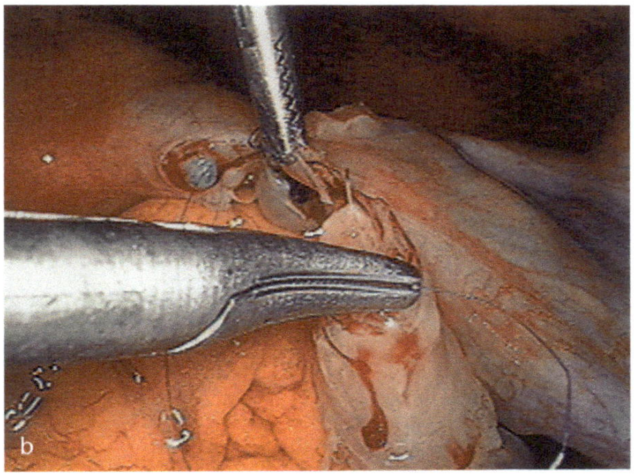

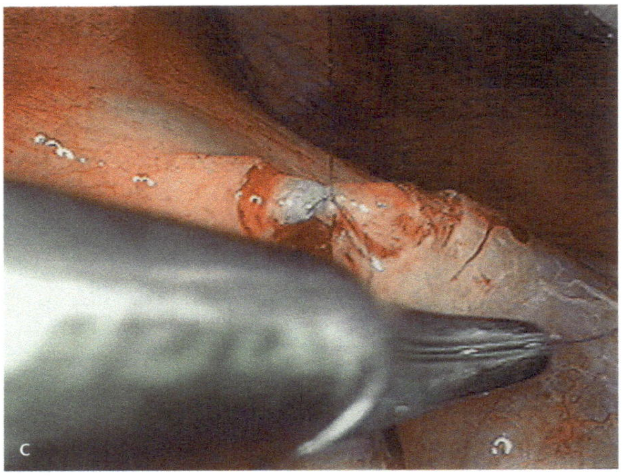

Abb. 9-8a bis c Legen der ersten Naht zur Tubenanastomose bei 6 Uhr: Stichfolge proximal außen–innen nach peripher innen–außen, so daß der Knoten anschließend außerhalb des Tubenmuskelschlauchs liegt.

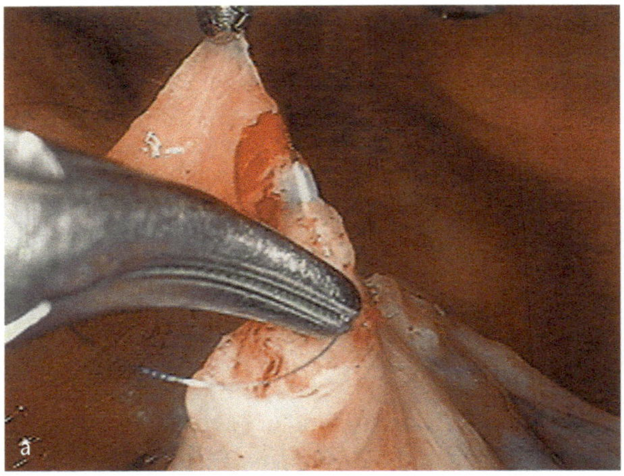

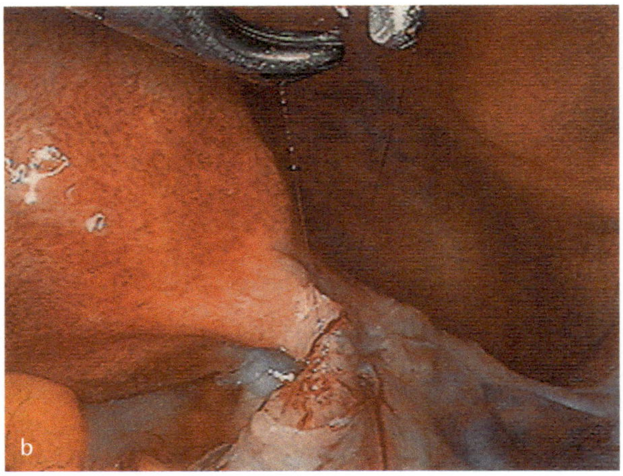

Abb. 9-9a und b Legen der zweiten Naht bei 12 Uhr: Diese wird zunächst nicht geknotet, sondern lang abgeschnitten.

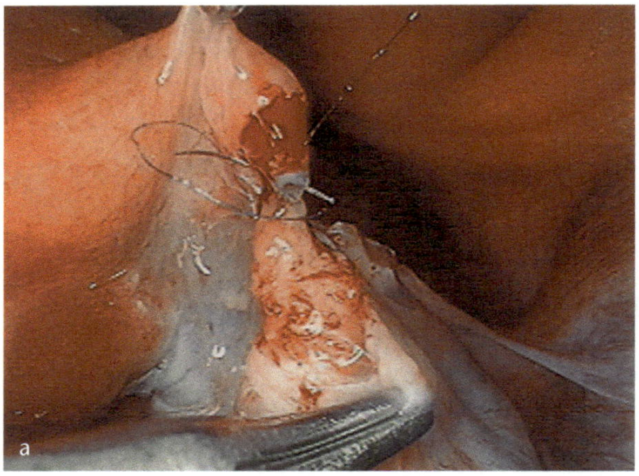

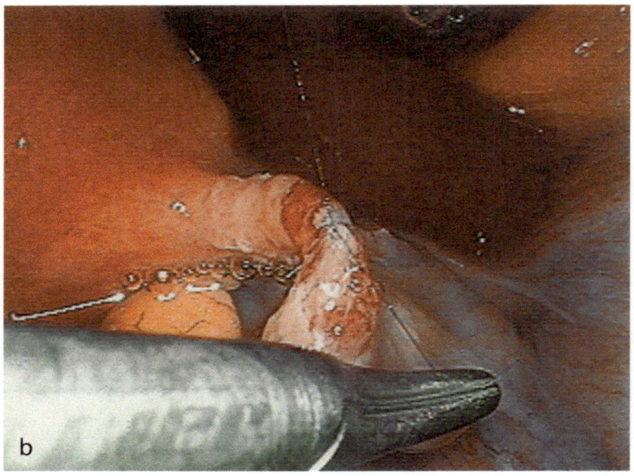

Abb. 9-10 a und b Legen der dritten Naht bei 9 Uhr und primäre Knotung

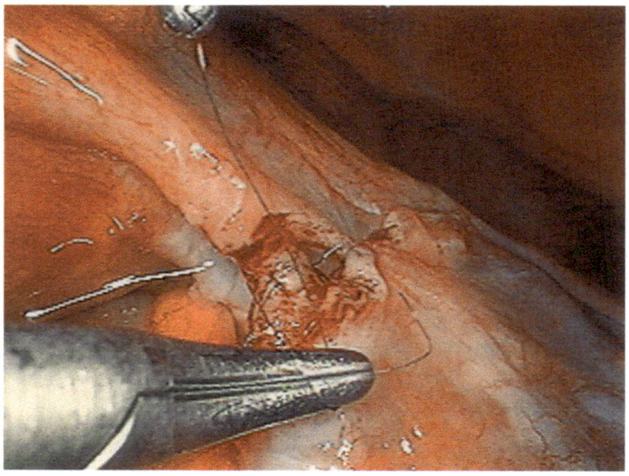

Abb. 9-11 Abschließend wird der zuvor bei 12 Uhr gelegte Faden geknotet.

Nach Komplettierung der Anastomose der Tubenmuskelschicht wird die Durchgängigkeit des Eileiters durch Chromopertubation mit Darstellung des Flüssigkeitsaustritts aus dem Fimbrienende der Tube dokumentiert (Abb. 9-12).

- Die erste Muskularisnaht wird bei 6 Uhr gelegt. Sie wird von proximal außen–innen nach peripher innen–außen gestochen, so daß der Knoten außerhalb des Tubenlumens liegt.
- Die zweite Naht wird bei 12 Uhr von peripher außen–innen nach proximal innen–außen gestochen und zunächst nicht geknotet.
- Die beiden weiteren Nähte werden bei 9 Uhr und bei 3 Uhr von peripher außen–innen nach proximal innen–außen gestochen und direkt geknotet.

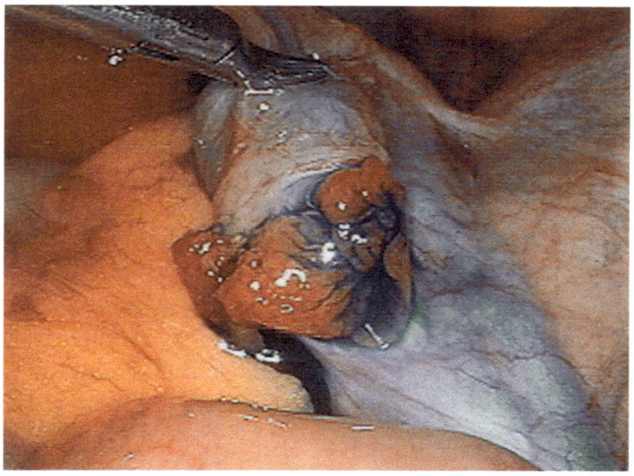

Abb. 9-12 Dokumentation der Durchgängigkeit der Eileiteranastomose

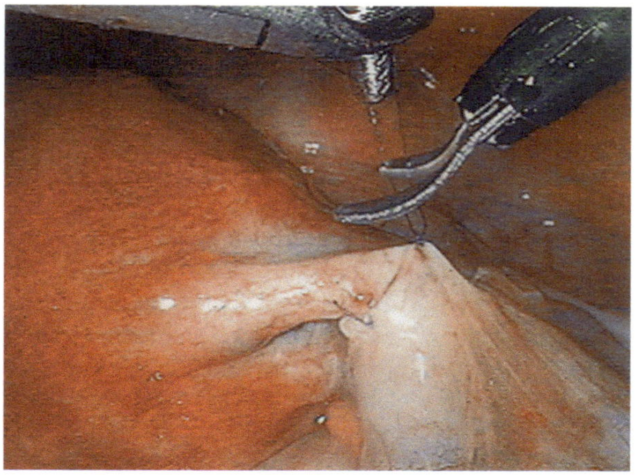

Abb. 9-13 Serosierung der Eileiteranastomose

4.5 Serosanaht

Die Serosa wird über der muskulären Anastomose mit PDS-Einzelknopfnähten (Fadenstärke 6–0) genäht. Bei 12 Uhr und 3 Uhr wird von distal nach proximal eingestochen und bei 9 Uhr von proximal nach distal. Je nach Größe des Serosadefekts können weitere Einzelknopfnähte notwendig werden (Abb. 9-13). Eine Serosierung mit fortlaufender Technik ist ebenfalls möglich.

5 Technische Überlegungen

5.1 Die Methode der laparoskopischen mikrochirurgischen Tubenanastomose

Es wurde angenommen, daß die laparoskopische Technik im Vergleich zur Mikrochirurgie aufgrund des langen und groben Instrumentariums und des Einsatzes von dickem Nahtmaterial sowie wegen der schwer durchzuführenden gezielten Hämostase eine relativ traumatische Handhabung des Gewebes bedeutet. Die laparoskopische Tubenanastomose wurde aus diesen Gründen als nicht vergleichbar mit der mikrochirurgischen Technik betrachtet.
Wir konnten jedoch zeigen, daß unter Einsatz von feinem Nahtmaterial der Stärke 7–0 oder 8–0 und sorgfältiger atraumatischer Behandlung des Gewebes unter der vergrößernden Sicht des Endoskops auch laparoskopisch mikrochirurgisch vorgegangen werden kann.

Der Operateur sollte sowohl mit der mikrochirurgischen Tubenanastomose als auch mit operativ-laparoskopischen Techniken vertraut sein und speziell die intrakorporalen laparoskopischen Naht- und Knotentechniken ausgezeichnet beherrschen.

Die laparoskopische mikrochirurgische Eileiteranastomose beruht auf den gleichen Prinzipien wie bei der Mikrochirurgie per Laparotomie. Die Anastomose wird in zweischichtiger Nahttechnik unter Einsatz von vier muskulären Nähten ausgeführt. Dies kann bedeuten, daß bei der anschließenden Chromopertubation im Bereich der Anastomose Flüssigkeit austritt bei gleichzeitig adäquatem Fluß bis zum Fimbrientrichter. Nach eigener Erfahrung ist diese Leckage allerdings akzeptabel und hat keinen negativen Einfluß auf die spätere Schwangerschaftsrate.

5.2 Nahtmaterial

Monofilamentäres Nahtmaterial ist deutlich einfacher zu handhaben als geflochtenes Nahtmaterial, da geflochtenes Nahtmaterial häufiger am feuchten peritonealen Gewebe klebt.
Bei Reißen des feinen Nahtmaterials besteht die Gefahr, daß die Nadel in der Bauchhöhle verlorengeht. Dies kann vermieden werden durch das atraumatische Einführen der Nadel über eine Reduzierhülse. Es ist sehr schwierig, im Falle eines Verlusts der Nadel diese innerhalb der Bauchhöhle wiederzufinden. Da die Nadel relativ schnell vom Faden abreißt, sollte der Operateur bei Manipulationen eher den Faden selbst als die Nadel halten.

5.3 Technische Schwierigkeiten in Abhängigkeit von der Stelle der Eileiteranastomose

Die kornuale Region des Eileiters erfordert die technisch schwierigste Naht. Im Bereich der Tubenampulle, die ein deutlich größeres Lumen aufweist, ist es im allgemeinen weitaus einfacher, den richtigen Winkel zur Nahtausführung zu finden. Der Operateur sollte gene-

rell auf der linken Seite der Patientin stehen und von hier aus beide Eileiter nähen. Auch die Nahtversorgung der rechten Seite ist von der linken Seite aus einfacher und schneller durchführbar.
Die richtige Stellung von Operateur, Assistenten, OP-Schwester und Videomonitoren ist gerade bei dieser diffizilen Operation für eine gute Teamarbeit äußerst wichtig. Der Winkel zwischen Laparoskop und Videomonitor sollte gut gewählt sein. Da der Eingriff im allgemeinen über ein zweidimensionales Videomonitor-System ausgeführt wird, sollte der Operateur trainiert sein, Distanz und Winkel der Nadel abschätzen zu können. Häufig wird hierzu die Nadel mit dem leicht geöffneten Nadelhalter an das Gewebe gedrückt, um auf diese Weise eine gute Positionierung im Nadelhalter zu erzielen.

5.4 Einsatz von Splinten oder Fremdmaterialien

Katz und Donesky benutzten für die Eileiteranastomose einen 5,5-French-Novy-Katheter, der hysteroskopisch über das proximale Eileiterlumen eingeführt wurde. Reich und Mitarbeiter verwendeten in ähnlicher Weise eine Führungsschiene, die mittels eines 12-French-Ureter-Dilatators eingeführt und 5 Wochen postoperativ entfernt wurde. Wir selbst benutzen keine intraluminalen Splinte oder Fremdmaterialien wie z. B. Fibrinkleber, was auch in der traditionellen Mikrochirurgie nicht üblich ist.

6 Postoperative Behandlung

Die laparoskopische Eileiteranastomose wird unter dem bekannten Konzept der minimal-invasiven Chirurgie oder auch ambulanten Chirurgie ausgeführt. Nach eigener Erfahrung betrug die Operationszeit zu Beginn etwa 3–5 Stunden. Heute beträgt die durchschnittliche Operationszeit bis zu 2 Stunden. Die Patientin wird je nach Wunsch am Nachmittag des Operationstages oder am ersten postoperativen Tag entlassen. Sie erhält für 5 Tage postoperativ orale Antibiotika zur Vorbeugung entzündlicher Komplikationen.

Das durchschnittliche Intervall bis zum Eintritt einer Schwangerschaft bei den von uns nachbeobachteten Patientinnen betrug 3,8 Monate. Diese relativ kurze Zeitspanne kann möglicherweise darauf zurückgeführt werden, daß die Patientinnen aufgrund des schonenderen Operationsverfahrens in der Lage sind, ihre sexuellen Aktivitäten relativ rasch wieder aufzunehmen.

7 Schwangerschaftsergebnisse

Bei 202 Patientinnen mit einer postoperativen Beobachtungszeit von mindestens 12 Monaten wurde eine Nachbefragung durchgeführt. Pro Patientin wurde nur eine Schwangerschaft gewertet. Die intrauterine Schwangerschaftsrate betrug 82,8 % (158 von 186 Patientinnen). Die Daten von 16 Patientinnen gingen nicht in die Wertung ein, da 15 von ihnen nicht mehr kontaktiert werden konnten und eine Patientin keinen Partner mehr hatte. Es traten 4 Eileiterschwangerschaften ein (2,1 %). Die durchschnittliche Zeit bis zum Eintritt einer Konzeption betrug 4,5 Monate (Spannweite 0–38 Monate).

Die Schwangerschaftsergebnisse wurden analysiert nach den Parametern:

- Sterilisationstechnik
- Lokalisation der Anastomose
- postoperative Länge des längeren Eileiters
- Notwendigkeit weiterer operativer Maßnahmen bei der Refertilisationsoperation
- unilaterale oder bilaterale Tubenanastomose
- Alter der Patientin bei der Refertilisation

Es fanden sich statistisch signifikant schlechtere Schwangerschaftsergebnisse für ältere Patientinnen und Patientinnen mit nur einseitiger Eileiteranastomose. Bei den anderen genannten Parametern waren die Unterschiede nicht statistisch signifikant (Tab. 9-1).

8 Komplikationen

Zur Zeit gibt es keine Berichte über Komplikationen bei der Durchführung laparoskopischer Refertilisationen. Es kann sein, daß die Anastomose mißlingt. Dies ist am wahrscheinlichsten zurückzuführen auf Probleme bei der visuellen Darstellung aufgrund von Belägen der Optik mit Flüssigkeit, Blut oder sonstigen Ablagerungen. Das Beschlagen der Optik kann vermieden werden durch Bewahrung einer konstanten Temperatur oder durch Applikation eines Antibeschlagmittels. Blut oder Ablagerungen können durch Abwischen der Linse am Peritoneum beseitigt werden.

9 Zusammenfassung

Zur Zeit wird bei uns die Eileiteranastomose zur Refertilisation grundsätzlich laparoskopisch durchgeführt. Technische Probleme, die dazu führen, daß eine Laparotomie vorgenommen werden muß, treten nur noch in vereinzelten Fällen auf. Der Operateur sollte allerdings nicht auf der Methode beharren, wenn Probleme auf-

Tab. 9-1 Schwangerschaftsergebnisse bei 186 Patientinnen mit laparoskopischer Refertilisierung

	n Patientinnen	n schwanger	% schwanger	p-Wert*
Sterilisationsmethode				
■ Ring	100	87	87,0	0,692
■ Pomeroy	33	27	81,8	
■ Elektrokoagulation	53	44	83,0	
Lokalisation der Anastomose				
■ CO-IS	12	9	75,0	0,327
■ IS-IS	28	25	89,3	
■ IS-AM	127	110	86,6	
■ CO-AM	12	9	75,0	
■ AM-AM	7	5	71,4	
Tubenlänge nach der Anastomose				
■ ≤ 4 cm	15	12	80,0	0,228
■ 5 cm	31	26	83,4	
■ 6 cm	55	51	92,7	
■ ≥ 7 cm	85	69	81,2	
zusätzliche Eingriffe im kleinen Becken				
■ ja	64	52	81,3	0,421
■ nein	122	106	86,9	
Alter der Patientin				
■ 25–29 Jahre	12	12	100	0,020
■ 30–34 Jahre	74	68	91,9	
■ 35–39 Jahre	83	66	79,5	
■ ≥ 40 Jahre	17	12	70,6	
unilaterale Anastomose	15	9	60,0	0,013
bilaterale Anastomose	171	149	87,1	

CO = kornual, IS = isthmisch, AM = ampullär
* Univariate Analyse wurde mittels Chi-Quadrat-Test und Fisher-Test durchgeführt.

treten, sondern auch bereit sein, zur Laparotomie überzuwechseln.
Es wird akzeptiert, daß die Laparoskopie verschiedene wichtige Vorteile gegenüber der Laparotomie bietet wie geringere postoperative Schmerzen, weniger Komplikationen, kleinere Narben, kürzere Erholungszeit und frühere Aufnahme körperlicher Aktivitäten. Gerade auch Patientinnen, die sich früher schon einmal einer Laparotomie (z. B. aufgrund eines Kaiserschnitts) unterziehen mußten, profitieren davon, daß eine erneute Laparotomie vermieden wird.

In Zukunft werden wahrscheinlich verbessertes Instrumentarium, Multifunktionsinstrumente und zunehmende Erfahrung die Möglichkeiten des Operateurs erweitern, die Refertilisation laparoskopisch auszuführen. Dies bedeutet sicherlich einen Vorteil für die Patientin, so daß diese neue Technik als eine Alternative zur traditionellen mikrochirurgischen Eileiteranastomose per Laparotomie gesehen werden sollte.

Literatur

Dubuisson JB, Chapron CL, Morice P, Aubriot FX, Garnier P: Sterilization reversal: fertility results. Hum Reprod 10 (1995) 1145–1151.

Dubuisson JB, Swolin K: Laparoscopic tubal anastomosis (the one stitch technique): preliminary results. Hum Reprod 8 (1995) 2044–2046.

Dubuisson JB, Chapron CL: Single suture laparoscopic tubal re-anastomosis. Curr Opin Obstet Gynecol 10 (1998) 307.

Gauwerky JFH: Endoskopische Refertilisierung. Zentralbl Gynaekol 13 (1991) 865–868.

Gomel V: From microsurgery to laparoscopic surgery: a progress. Fertil Steril 63 (1995) 464–468.

Katz E, Donesky BY: Laparoscopic tubal anastomosis. A pilot study. J Reprod Med 39 (1994) 497–498.

Reich H, McGlynn F, Parente C, Sekel L, Levie M: Laparoscopic tubal anastomosis. J Am Assoc Gynecol Laparo 1 (1993) 16–19.

Sedbon E, Bouquet de Jolinieres J, Boudouris O, Madelenat P: Tubal desterilization through exclusive laparoscopy. Hum Reprod 4 (1989) 158–159.

Szabo Z, Grant W, Patton Jr: Microsurgical laparoscopy. Progress in infertility, 4th ed., pp. 207–223. Little, Brown & Co, 1994.

Yoon TK, Sung HR, Cha SH, Lee CN, Cha KY: Fertility outcome after laparoscopic microsurgical tubal anastomosis. Fertil Steril 67 (1997) 18–22.

Yoon TK, Sung HR, Cha SH, Lee CN, Cha KY: Surgical method and pregnancy outcome of laparoscopic microsurgical tubal anastomosis. Korean J Gynecol Endosc 8 (1996) 103–109.

Yoon TK, Sung HR, Kang HG, Cha SH, Lee CN, Cha KY: Laparoscopic tubal anastomosis: fertility outcome in 202 cases. Fertil Steril 72 (1999) 1121.

10

Operationen am Ovar

M. Possover, C. Köhler, U. Endisch und A. Schneider

1 Einleitung

Die invasive Diagnostik zur Beurteilung von Ovarialzysten bzw. deren Entfernung ist die zweithäufigste Indikation für eine Laparoskopie in der Gynäkologie. Vorsicht ist in den Fällen geboten, wo nur Zystenflüssigkeit abpunktiert, aber die Zyste nicht histologisch untersucht wird oder wenn Zystenflüssigkeit in den Bauchraum gelangt. Bei Malignität der Ovarialzysten bedingt das Auslaufen von Flüssigkeit automatisch, daß die Erkrankung von FIGO-Stadium IA in das FIGO-Stadium IC hochgestuft wird. Zudem scheint sich durch das Auslaufen von Flüssigkeit mit krebshaltigen Zellen die Prognose der Patientin zu verschlechtern (Abb. 10-1). Eine adjuvante Chemotherapie wird unter diesen Bedingungen obligat.

Im Rahmen von Vorsorgeuntersuchungen wird die Ultraschalluntersuchung des Beckens zunehmend als zusätzliches Verfahren eingesetzt. Damit gelingt es, pathologische Adnexbefunde, die bei der konventionellen Untersuchung unentdeckt bleiben, immer häufiger zu diagnostizieren. Selbst in Institutionen mit onkologischem Schwerpunkt sind 86% der laparoskopisch abgeklärten Ovarialbefunde benigne, und in 14% der Fälle handelt es sich entweder um Borderline- oder maligne Tumoren (Childers et al., 1996; Dottino et al., 1999).

Bei der Laparoskopie stellt sich dann die Frage, ob ovarerhaltend operiert werden kann oder ob eine Ovarektomie mit Adnexektomie erforderlich ist.

2 Präoperative Evaluierung

Neben der Bestimmung des CA-125-Serumwertes als dem gegenwärtig am häufigsten verwendeten Marker wird die zweidimensionale Sonographie zur präoperativen Einstufung der Dignität von Adnextumoren eingesetzt. In Tabelle 10-1 sind die Kriterien zusammengestellt, die bei der transvaginalen Sonographie für ein Ovarialkarzinom sprechen.

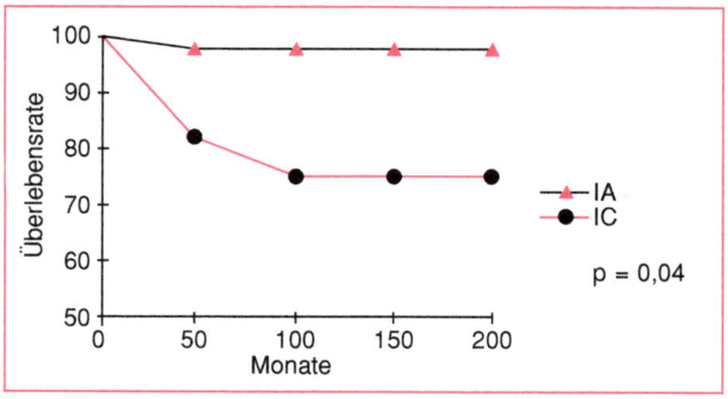

Abb. 10-1 Überlebensraten von Patientinnen ohne (Stadium IA; n = 36) und mit (Stadium IC; n = 20) intraoperativer Ruptur eines Ovarialkarzinoms (Sainz de la Cuesta et al., 1994)

In Fallserien mit einer Prävalenz maligner Tumoren zwischen 15 und 43% variierte der positive Vorhersagewert bei kombinierter Anwendung beider Methoden zwischen 31 und 75%. Bis zu 18% der malignen Tumoren werden jedoch nicht erkannt und bis zu 7% der benignen Tumoren als falsch-positiv eingestuft. Da ein hoher diastolischer Fluß oder niedriger Resistance-Index pathognomonisch für die Neovaskularisierung bei malignen Tumoren ist, wird zusätzlich die Farbdopplersonographie benutzt, um folgende Parameter zu bestimmen: Resistance-Index, Pulsatilitäts-Index und maximale systolische Flußgeschwindigkeit werden gemessen. Die Doppler-Flußmessung hat jedoch eine Rate falsch-positiver Ergebnisse von bis zu 44%, da die Neovaskularisierung nicht spezifisch für Malignität ist, sondern auch bei benignen Tumoren mit hohem proliferativem oder entzündlichem Potential gefunden wird. Der negative Vorhersagewert durch die Kombination von zwei Methoden, wie zweidimensionale Sonographie, Doppler-Flußmessung oder CA-125-Bestimmung, liegt über 90%. Es bleibt also eine Rate falsch-negativer Ergebnisse von ca. 10%, d.h., organerhaltendes Vorgehen impliziert potentiell eine Verstreuung von Tumorzellen. Um dies zu verhindern, sollte bei peri- und postmenopausalen Frauen immer eine Adnexektomie mit Entfernung des Operationspräparates durch Bergebeutel erfolgen. Bei prämenopausalen Frauen kann das Vorgehen individuell angepaßt werden (Abb. 10-2).

Bei prämenopausalen Patientinnen ist die Inzidenz des Ovarialkarzinoms sehr niedrig (<1 pro 10000 Frauen unter 40 Jahren). Falls präoperative Ultraschalluntersuchung oder Tumormarkerbestimmung einen suspekten Befund nahelegen, ist die laparoskopische Adnexektomie oder Oophorektomie obligat. Eine unilaterale Oophorektomie beeinträchtigt die Fertilität nur unwesentlich, und die Schwangerschaftsrate wird bei normalem kontralateralem Ovar durch eine unilaterale Ovarektomie nicht negativ beeinflußt (Lass et al.,

Tab. 10-1 Sonographische Kriterien, die für ein Ovarialkarzinom sprechen.

Parameter	Befund
Größe:	> 5 cm
Echogenität:	hoch (solider Tumor)
Erscheinung:	multilokulär
Grenzen:	irregulär
Aszites:	vorhanden
intrazystische Formation:	papillär

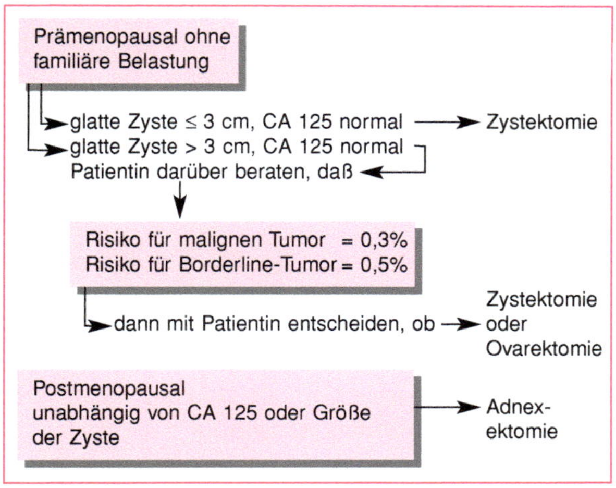

Abb. 10-2 Vorgehensweise bei unklaren Adnexbefunden und Indikationen zur laparoskopischen Behandlung

1997). In wenigen Fällen kann trotz negativem Ergebnis der CA-125-Bestimmung und unauffälligem Sonographiebefund ein frühes Ovarialkarzinom oder ein Ovarialtumor mit niedrig malignem Potential vorliegen. Wenn durch Verletzung der Tumorkapsel Tumorgewebe oder Flüssigkeit ausläuft, sollte sofort eine reichliche Spülung und Absaugung der Bauchhöhle erfolgen. Wird im Schnellschnitt eindeutig ein maligner Tumor diagnostiziert, sollte so schnell wie möglich, idealerweise während der Erstoperation, eine Radikaloperation vorgenommen werden.

3 Organerhaltende Chirurgie

Drei 5-mm-Trokare werden suprapubisch eingeführt. Die Einstichstellen der Trokare müssen so gewählt werden, daß ein guter Zugang zum Adnextumor gewährleistet ist: Je größer der Adnextumor ist, desto weiter kranial sollten die Trokare plaziert sein. Zunächst wird für die zytologische Untersuchung Peritonealflüssigkeit entnommen, dann werden Adnexe, Peritoneum, parakolische Rinne, Diaphragma, Omentum majus, Leber und Darm inspiziert. Vorhandene Adhäsionen werden dabei gelöst.
Es gibt zwei verschiedene Möglichkeiten, um Ovarialzysten zu entfernen: mit oder ohne vorausgehende Punktion.

3.1 Zystektomie in toto

Das Grundprinzip dieser Technik ist die Entfernung der Zyste als Ganzes, wobei zwischen Ovar und Zystenkapsel stumpf präpariert wird (Abb. 10-3a bis c und 10-4a bis c). Hierbei können folgende Probleme auftreten:

a

b

c

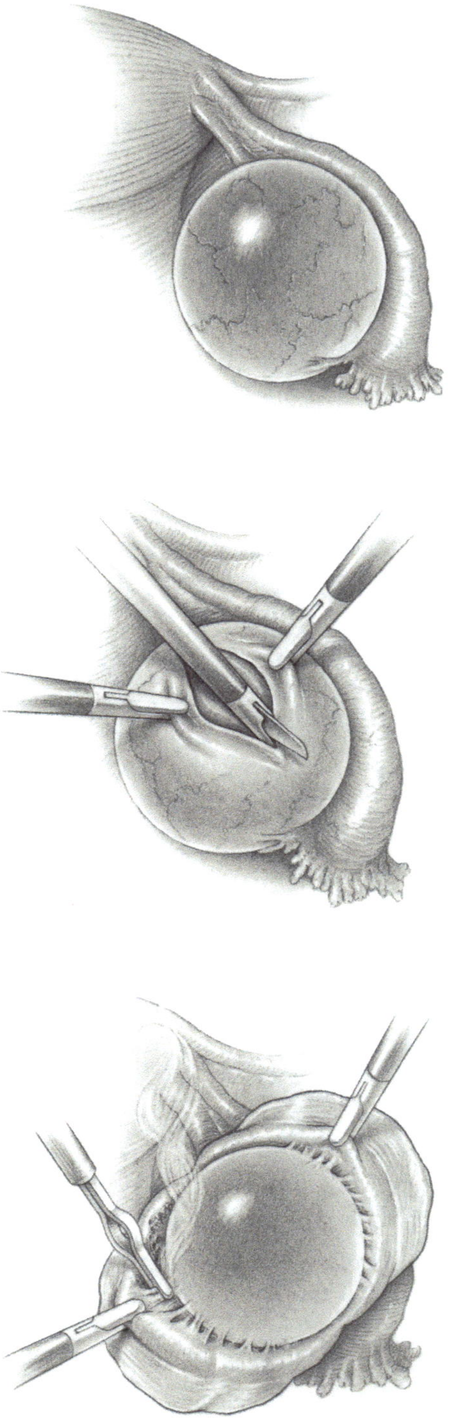

Abb. 10-3a bis c Zystektomie in toto
a) Sicht auf die Zyste
b) Inzision der Ovarialrinde mit der Schere. Zwei Faßzangen halten das Ovar.
c) Zum Ausschälen der Zyste werden die Adhäsionen stumpf gelöst. Kleine Gefäße werden bipolar koaguliert.

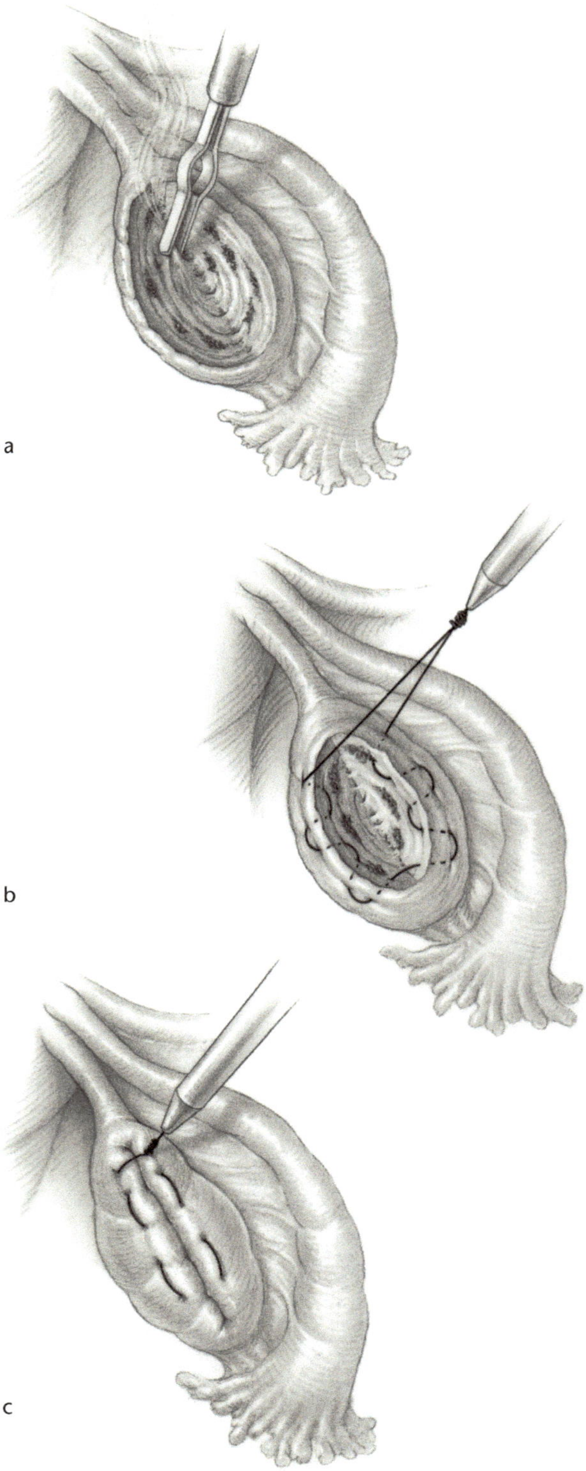

Abb. 10-4a bis c Zystektomie in toto
a) Nach Entfernen der Zyste werden blutende Stellen im Zystenbett bipolar koaguliert
b) Vorlegen einer Tabaksbeutelnaht
c) Verschluß des Zystenbettes

- Die Zyste intakt zu entfernen ist schwierig, und der Inhalt der Zyste wird sich möglicherweise ins kleine Becken oder ins Abdomen entleeren.
- Die Entfernung ist sehr zeitaufwendig.
- Für die stumpfe Entfernung einer Ovarialzyste in toto bei sonst unauffälligem Restovar ist eine scharfe Dissektion mit Koagulation erforderlich, besonders im Gebiet des Lig. ovarii proprium. Dies kann die Blutversorgung des Ovars gefährden und zu erneuter Zystenbildung führen. Zudem erschwert die ausgiebige Koagulation unter Umständen die histologische Untersuchung.

3.2 Zystektomie mit Zystoskopie

Nach gründlicher Inspektion und Lavage werden kleinere Ovarialzysten mit einer Nadel und einer 20-ml-Spritze punktiert und abgesaugt; große Zysten werden mit einem 5- oder 10-mm-Trokar, der mit einem Sauggerät verbunden ist, punktiert. Die Punktion muß auf der antimesenterischen Seite des Ovars erfolgen, um Adhäsionen zwischen Tube und Ovar zu vermeiden. Nach makroskopischer Beurteilung des Zysteninhalts kann er bei Bedarf zytologisch und/oder mittels Hormonanalyse untersucht werden. Das Ovar wird gründlich inspiziert und dann angehoben, um den dorsalen Anteil der Zyste darzustellen. Anschließend wird es auf der antimesenterischen Seite mit einer Schere so weit inzidiert, daß die Zyste en bloc entfernt werden kann. Durch Einführung eines Laparoskops in das Zystenlumen läßt sich die Innenwand der Zyste inspizieren. Das Ovar wird auf der inzidierten Seite mit einer Manhes-Zange gefaßt und die Zystenwand vom Ovarialgewebe „abgezogen". Unter Einsatz von drei Faßzangen – zwei halten das Ovarialgewebe, eine dritte die Zystenwand – kann der Zystenbalg Schritt für Schritt entfernt werden. Blutungen werden durch bipolare Koagulation gestillt. Besondere Sorgfalt erfordert die Entfernung einer Zyste vom Hilus des Ovars, da dort meist scharf präpariert werden muß. Die Zyste wird in einem Endo-Bag durch einen Trokar hindurch entfernt und makroskopisch auf das Vorliegen von papillären oder soliden Anteilen untersucht. Danach werden die Schnittränder bipolar koaguliert und invertiert. Bei großen Zysten wird das Zystenbett vernäht, allerdings können dadurch Hämatome und/oder Adhäsionen induziert werden. Abschließend erfolgt eine Spülung des kleinen Beckens mit Ringer-Lösung.

3.3 Spezialfall: reifes Teratom

Benigne Dermoidzysten (histologisch: reifes Teratom) gehören zu den häufigsten ovariellen Neoplasien bei jungen Frauen, wobei eine maligne Transformation sehr selten ist (1,8–2%). Bei der Anwendung laparoskopischer Techniken sollte eine intraabdominale Dissemination von Zysteninhalt unbedingt vermieden werden, da der Kontakt von Talg mit dem Peritoneum eine chemische Peritonitis verursachen kann. Tritt Talg aus, sollte ausgiebig gespült werden; sämtliche Talgreste müssen entfernt werden.

In ca. 10–15% der Fälle sind bei reifem Teratom beide Ovarien befallen. Die präoperative intravaginale Sonographie ist die sicherste nicht-invasive Methode, um einen kontralateralen Befall zu diagnostizieren oder auszuschließen. Laparoskopisch sollte das kontralaterale Ovar genau inspiziert und bei unklarem Befund biopsiert werden. Ist der Durchmesser kleiner als 4 cm, kann die Zyste nach der schon beschriebenen Technik herausgeschält werden.

Bei einem Durchmesser über 4 cm (Abb. 10-5a und b) wird eine Entfernung in toto technisch schwieriger, und die Gefahr der intraabdominalen Ruptur ist erhöht. Daher sollte man große Dermoidzysten via homolateralem oder kontralateralem (je nach Größe und Form der Zyste) 5- oder 10-mm-Trokar punktieren (Abb. 10-6a). Dieser Trokar wird durch eine Roeder-Schlinge eingebracht, die zuvor durch einen zweiten lateralen Trokar eingeführt wurde (Abb. 10-6b). Um zu vermeiden, daß der Punktionstrokar aus der Zyste herausrutscht, wird der Zystenbalg mit einer Klemme gehalten. Diese ist durch den mittleren 5-mm-Trokar und durch die Roeder-Schlinge eingeführt worden (Abb. 10-6c).

Nachdem ein Sauger durch den 10-mm-Trokar in die Zyste eingebracht worden ist, wird der Zysteninhalt durch Saugen und Spülen entleert (Abb. 10-7a und b). Es gelingt jedoch nur selten, den Zysteninhalt komplett abzusaugen. Daher wird bei weitgehend entleerter Zyste der 10-mm-Trokar entfernt und die Punktionsstelle mit der Roeder-Schlinge verschlossen (Abb. 10-8a und b). Dabei kann sich etwas Talg aus der Zyste entleeren. In dem Fall ist es wichtig, daß die Patientin keine starke Kopftieflagerung aufweist, damit kein Zysteninhalt und keine Spülflüssigkeit außerhalb des kleinen Beckens in die Bauchhöhle gelangt.

Die schrittweise Ausschälung der Zyste kann bei geschlossenem Zystenbalg in üblicher Weise erfolgen (Abb. 10-9 und 10-10a bis c). Der Zystenbalg wird mit einem Bergebeutel entfernt (Abb. 10-11). Für die Rückholung des Bergebeutels kann die Inzision u.a. mit einem Nasodilatator erweitert werden (Abb. 10-12 bis 10-15).

Es ist wichtig, daß der Bergebeutel komplett durch die Bauchdecke gezogen und erst vor der Bauchdecke

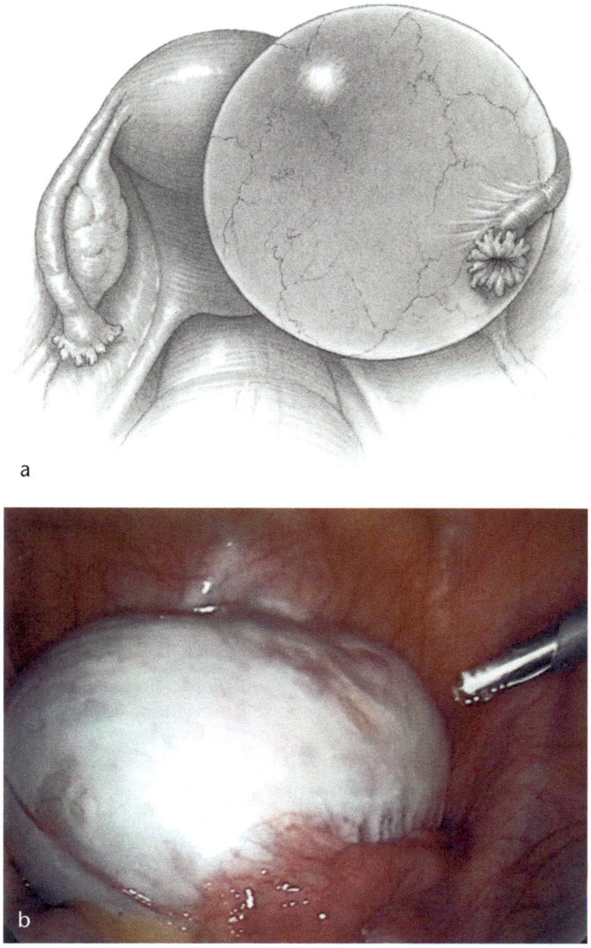

Abb. 10-5a und b Große Dermoidzyste mit glatter Oberfläche, keine Verwachsungen mit der Umgebung (a: Zeichnung; b: intraoperative Sicht auf den Tumor)

geöffnet wird. Dabei sollte er sorgfältig mit Tüchern umlegt werden. Die Zyste im Bergebeutel wird mit einer Faßzange oder Kocherklemme gefaßt und eröffnet. Tritt dabei Flüssigkeit aus, wird sie sofort abgesaugt, damit sie nicht über den Bergebeutelrand die Bauchdecke kontaminiert.

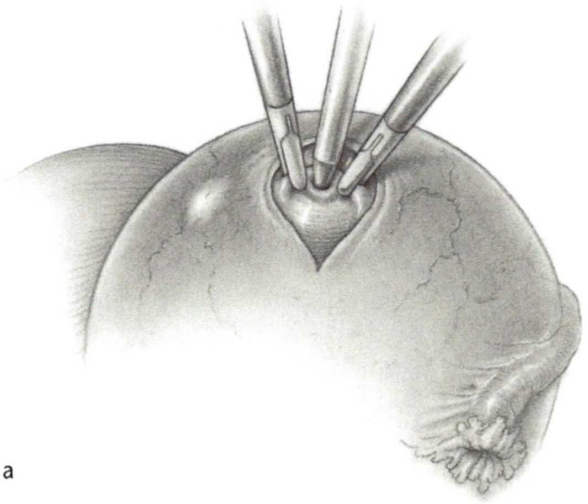
a

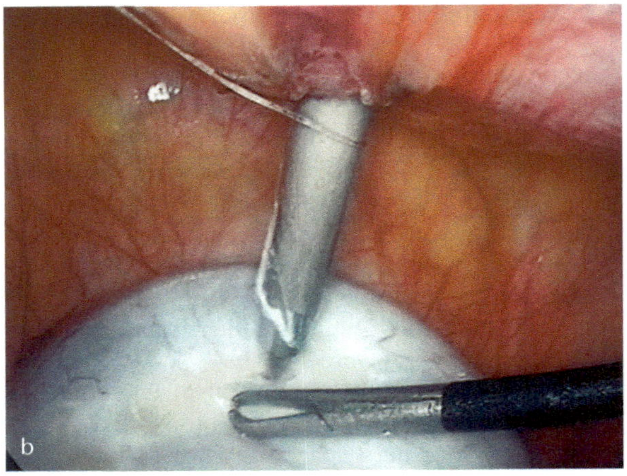

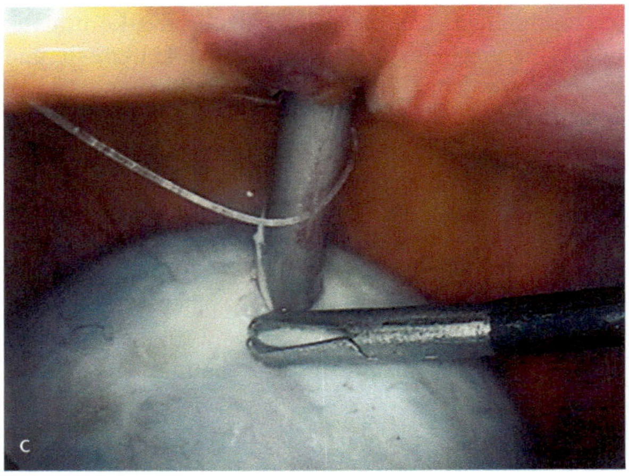

Abb. 10-6a bis c Die Dermoidzyste wird auf der antimesenterischen Seite mit einem Trokar punktiert.

a) Zeichnung: Die Ovarialrinde wurde inzidiert. Zwei Faßzangen halten die Zyste, die mit einem 10-mm-Trokar punktiert wird.
b) Intraoperativer Situs: Eine Roeder-Schlinge ist durch einen 5-mm-Trokar eingebracht worden. Eine Klemme hält das Ovar.
c) Intraoperativer Situs: Punktion der Dermoidzyste mit dem 5-mm-Trokar, der durch die Roeder-Schlinge gehalten wird.

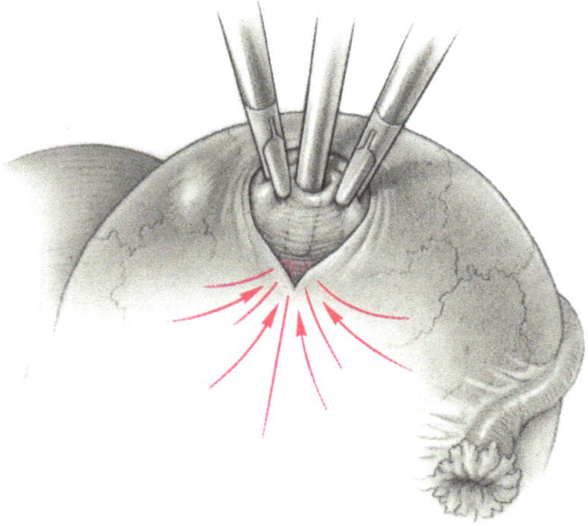
a

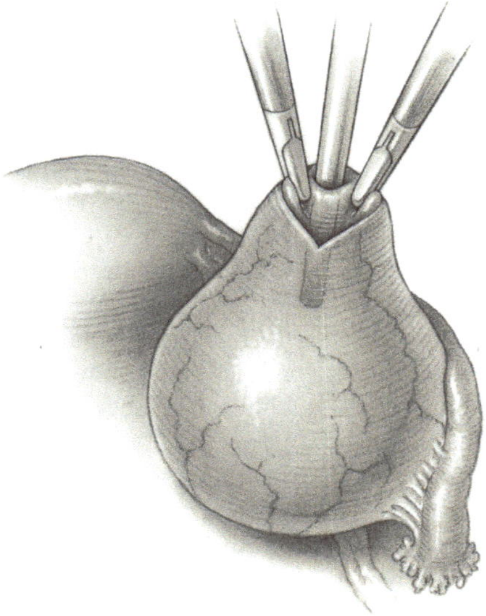
b

Abb. 10-7a und b Ausräumen der Zyste

a) Die Dermoidzyste wird nach Einführen eines Saugers abgesaugt und gespült.
b) Die Zyste „kollabiert". Die Zystenwand kann durch Einführen der Optik inspiziert werden.

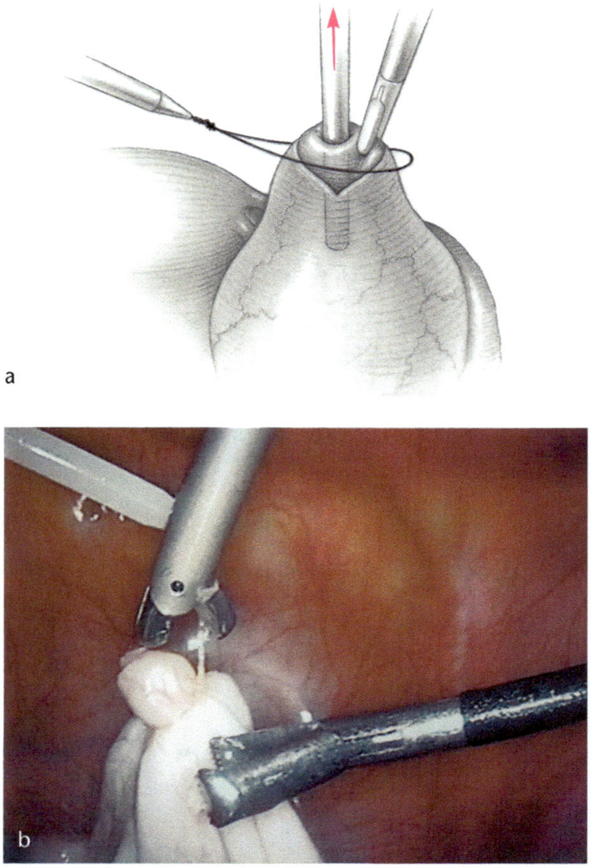

Abb. 10-8a und b Verschluß der Zystotomie

a) Zeichnung: Nach Entleerung des Zystenbalgs und Entfernen des 10-mm-Trokars wird die Zystotomie mit der Roeder-Schlinge verschlossen.
b) Intraoperativer Situs: Die Punktionsstelle wird mit der Roeder-Schlinge verschlossen.

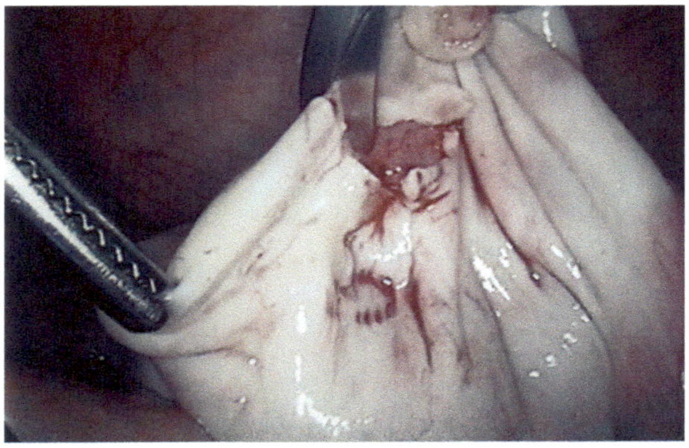

Abb. 10-9 Zystenausschälung: Inzision der Ovarialrinde mit der Schere und Freilegen des Zystenbalgs

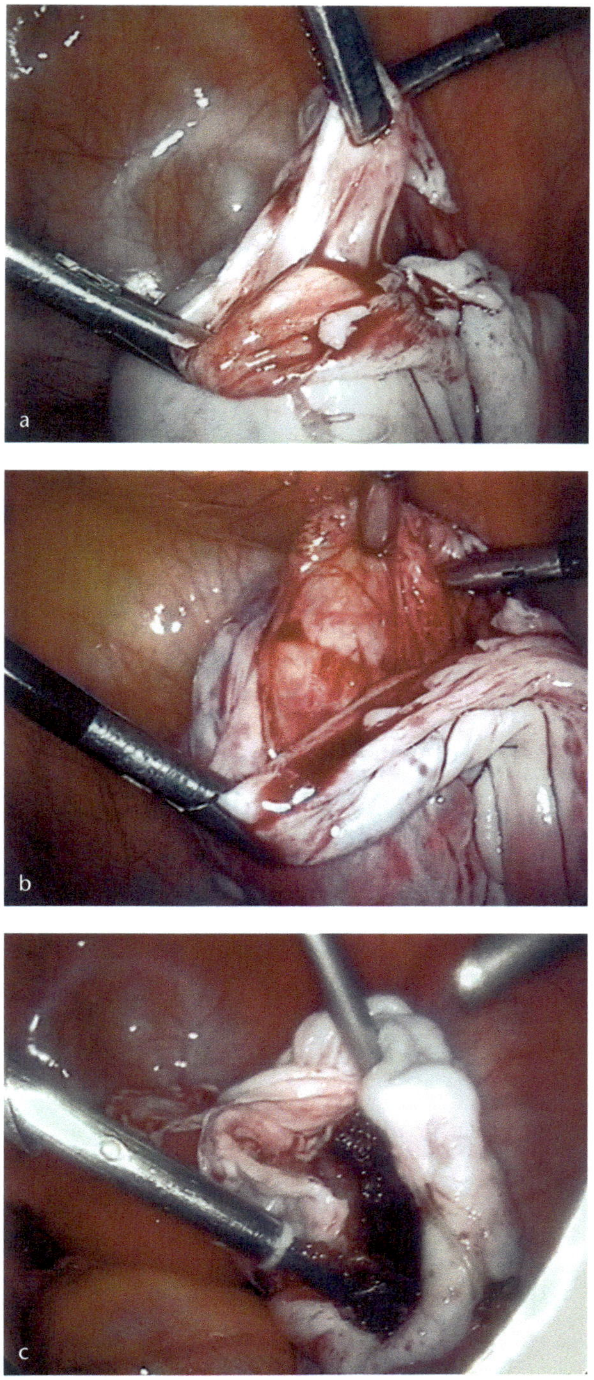

Abb. 10-10 a bis c Zystenausschälung

a) Unter Einsatz von drei Faßzangen wird die Zyste schrittweise ausgeschält.
b) Gegenzug mit den drei Faßzangen
c) Das Zystenbett ist freigelegt. Auftretende Blutungen werden durch bipolare Koagulation gestillt.

Ist die Zyste zu groß, hangelt man sich schrittweise mit zwei Klemmen am Gewebe entlang und entfernt den Tumor in toto, bevor man den leeren Bergebeutel durch die Bauchdecke zieht (Abb. 10-16). Der Situs wird mit reichlich Flüssigkeit gespült. Dabei wird die Patientin in Kopfhochlage gebracht, um sämtliche Spülflüssigkeit aus dem Abdomen kontrolliert abzusaugen.

a

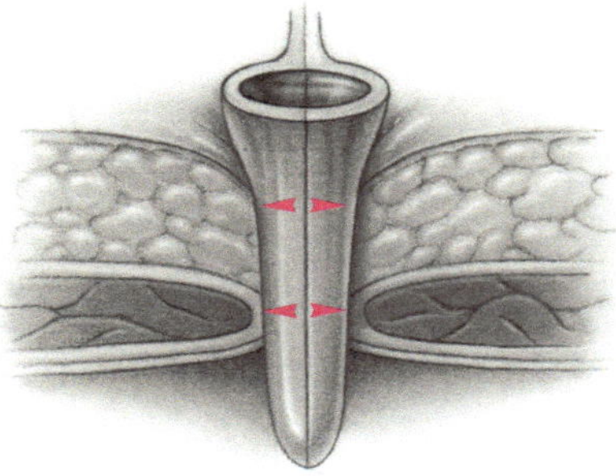

b

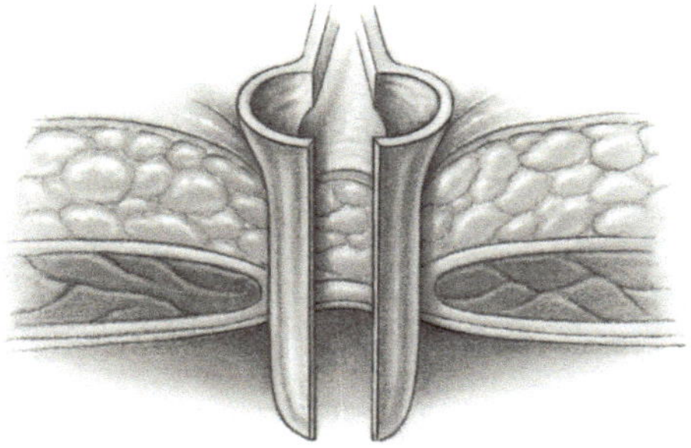

Abb. 10-13 a und b Durch Öffnen der Branchen des Nasodilatators wird der Zugang erweitert.

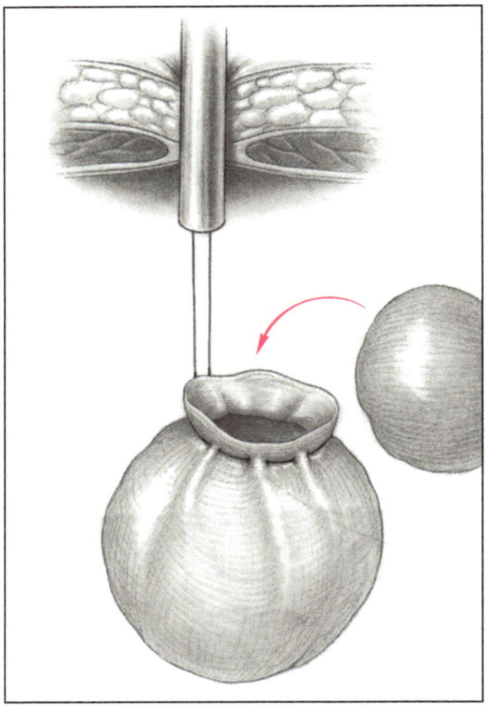

Abb. 10-11 Die ausgeschälte Zyste wird in den eingeführten Bergebeutel verfrachtet.

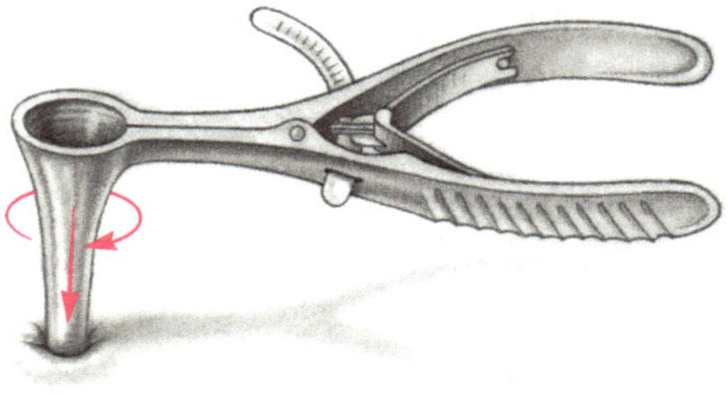

Abb. 10-12 Zugangserweiterung für die Bergung der Zyste. Ein Nasodilatator wird durch die Bauchdecke über einen Trokarzugang eingeführt.

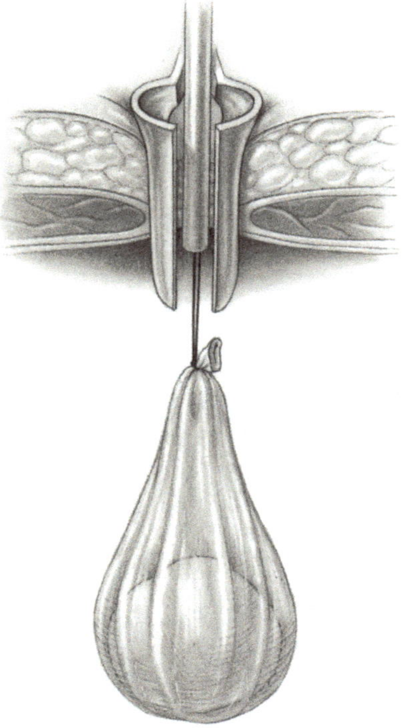

Abb. 10-14 Der geschlossene Bergebeutel mit der Zyste befindet sich jetzt vor dem erweiterten Zugang.

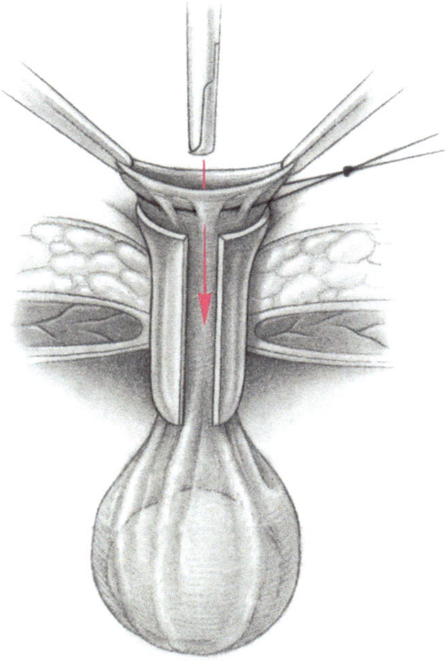

Abb. 10-15 Das verschlossene Ende des Bergebeutels wird vor die Bauchdecke geholt und geöffnet. Anschließend wird eine Faßzange in den Bergebeutel geschoben.

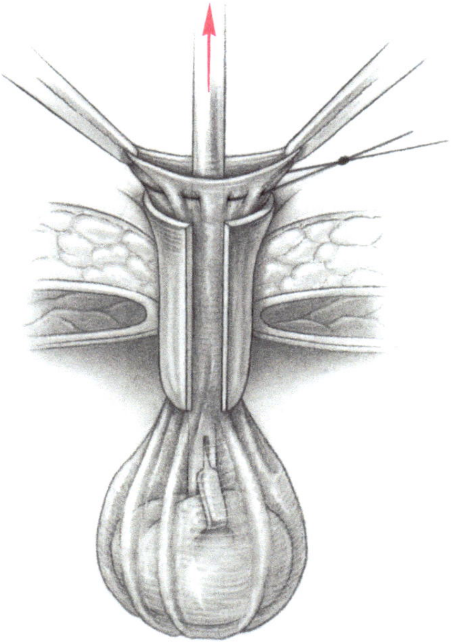

Abb. 10-16 Mit der Faßzange wird die enukleierte Zyste geborgen.

4 Chirurgische Exzision

Eine Oophorektomie oder eine Salpingo-Oophorektomie kann sowohl vom Lig. ovarii proprium als auch vom Lig. infundibulopelvicum ausgehend durchgeführt werden. Es ist aber einfacher und sicherer, mit dem Lig. infundibulopelvicum zu beginnen, da so der Ureter besser dargestellt werden kann.

4.1 Oophorektomie

Das normale Ovarialgewebe wird mit einer Faßzange, die auf der homolateralen Seite eingeführt wird, stabilisiert. Das hilft das Risiko einer Zystenruptur zu minimieren. Die Tube wird dabei mit einer atraumatischen Faßzange gehalten. Die Gefäße, die aus dem Lig. infundibulopelvicum entspringen, werden vorsichtig koaguliert, um die Gefäßversorgung der Tube nicht zu stören. Die Durchtrennung des Mesovars erfolgt durch bipolare Koagulation und mit der Schere. Die Resektionslinie soll möglichst nahe am Ovar verlaufen, um eine Verletzung der anastomosierenden Gefäße der Tube zu verhindern. Anschließend wird das Lig. ovarii proprium koaguliert und durchtrennt (Abb. 10-17 bis 10-19). Nach der Resektion gibt man das gesamte Ovar in einen Endo-Bag und entfernt es durch einen 10-mm-Trokar. Der Endo-Bag wird extrakorporal geöffnet und die Zyste im Endo-Bag punktiert, aspiriert und mit zwei Kocherklemmen schrittweise entfernt. Finden sich bei der Inspektion auffällige Ablagerungen im Bereich der Zystenwand, wird das Gewebe zur Schnellschnittuntersuchung gegeben. Sobald der 10-mm-Trokar wieder eingeführt ist, wird ein Pneumoperitoneum aufgebaut und der Situs auf eventuelle Blutungsquellen hin untersucht. Zum Schluß folgt die Spülung des Beckens mit Ringer-Lösung.

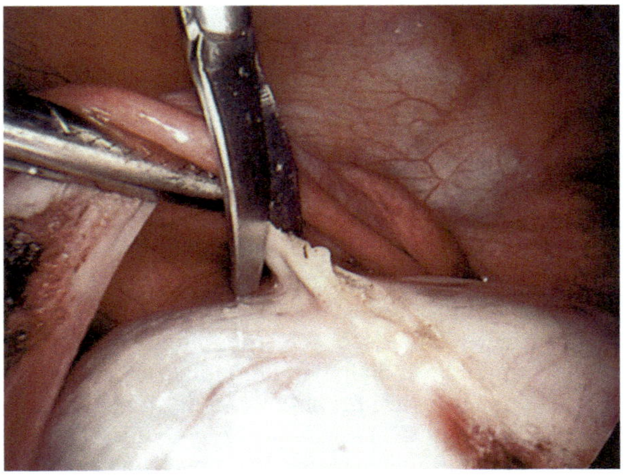

Abb. 10-17 Nach bipolarer Koagulation wird das Mesovar mit der Schere durchtrennt.

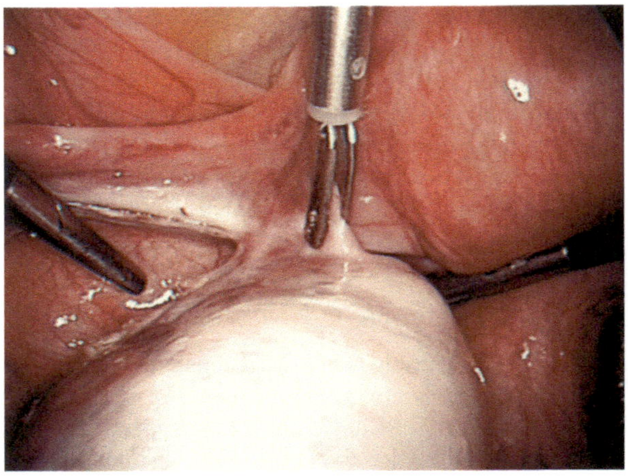

Abb. 10-18 Das Lig. ovarii proprium wird bipolar koaguliert. Die Absetzungsränder des Mesovars sind zu sehen. Darüber erkennt man die intakte Tube.

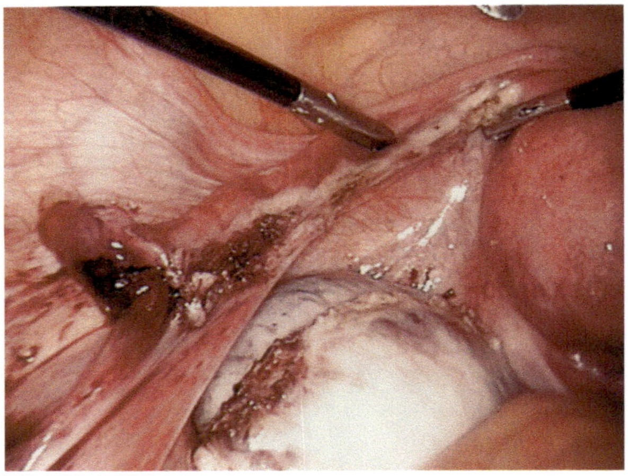

Abb. 10-19 Das Ovar ist komplett abgesetzt und liegt im Douglas-Raum. Die Tube ist in voller Länge sichtbar und wurde geschont.

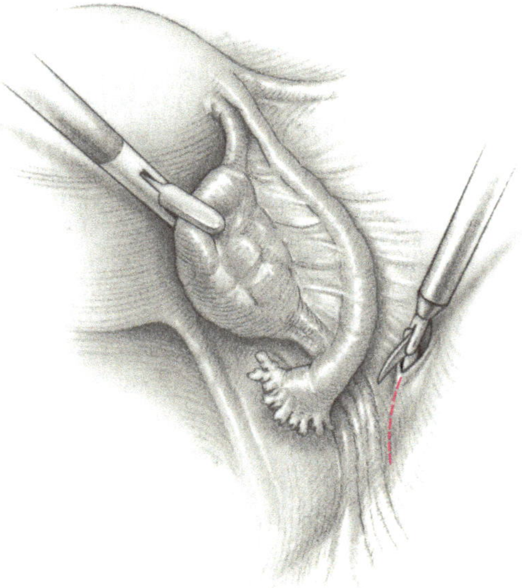

Abb. 10-20 Oophorektomie
Eine kleine Inzision des Peritoneums eröffnet den Zugang zum Lig. infundibulopelvicum.

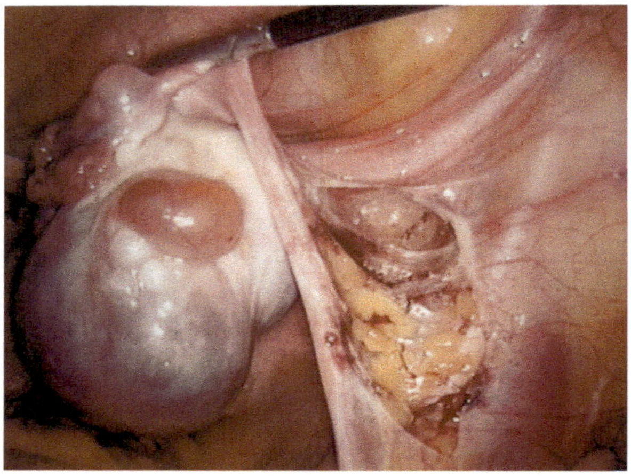

Abb. 10-21 Salpingo-Oophorektomie
Inzision des Peritoneums lateral und parallel zum gespannten Lig. infundibulopelvicum

4.2 Salpingo-Oophorektomie

Zunächst hält man das Lig. rotundum mit einer auf der kontralateralen Seite eingeführten Faßzange und zieht es nach ventral, um die Adnexe freizulegen. Damit es nicht zu einer hämatogenen Ausbreitung von Tumorzellen während der Salpingo-Oophorektomie kommt, werden das Lig. ovarii proprium und die Tube nahe am Uterus koaguliert. Nachdem das Peritoneum zwischen Lig. rotundum und Lig. infundibulopelvicum inzidiert worden ist (Abb. 10-20 und 10-21), wird durch Zug am Lig. rotundum die Fossa ovarica freigelegt und auch das Peritoneum direkt unterhalb des Lig. infundibulopelvicum inzidiert. Der Ureter wird durch stumpfe Präparation am Beckenrand aufgesucht und dargestellt (Abb. 10-22). Um die Beckenwand freizulegen, muß das Lig. rotundum nach medial und ventral geschoben werden. Danach kann das Lig. infundibulopelvicum mit einer atraumatischen Zange gefaßt und angehoben werden, um den retroperitonealen Raum stumpf zu öffnen. Das Lig. infundibulopelvicum ist jetzt komplett isoliert. Die Gefäße im Bereich des Lig. infundibulo-

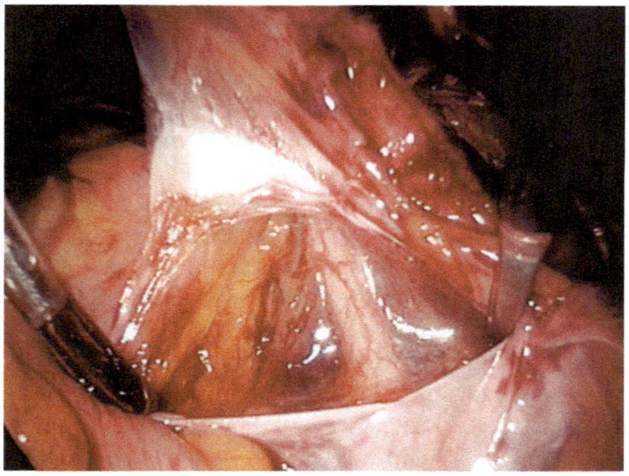

Abb. 10-22 Darstellung des rechten Ureters

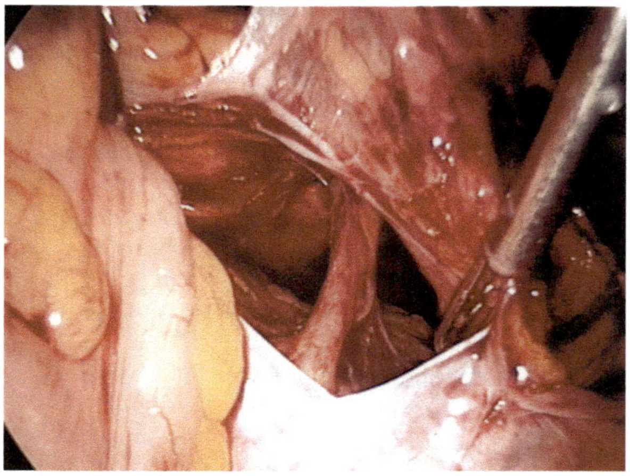

Abb. 10-23 Das rechte Lig. infundibulopelvicum wird bei voll einsehbarem rechtem Ureter mit der bipolaren Zange elektiv koaguliert.

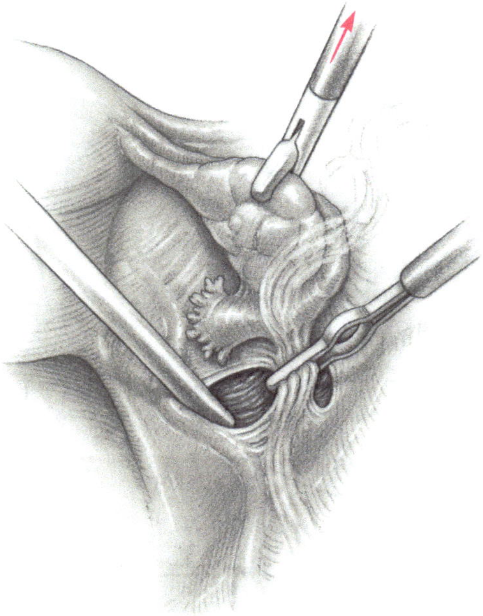

Abb. 10-24 Das Lig. infundibulopelvicum wird direkt am Ovar bipolar koaguliert. Dabei müssen Tube, Ovar und Ureter mit einer atraumatischen Faßzange oder einem Sauger „atraumatisch" weggehalten werden.

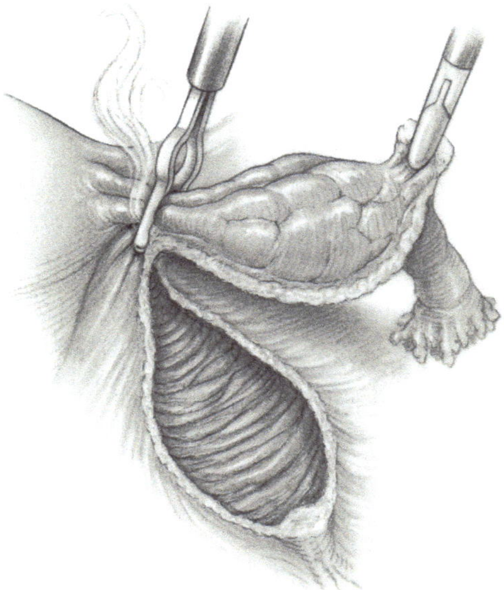

Abb. 10-25 Tube und Lig. ovarii proprium werden bipolar koaguliert.

pelvicum werden bipolar koaguliert und, ohne daß dabei eine Verletzungsgefahr für den Ureter entsteht, durchtrennt (Abb. 10-23 und 10-24). Unter schrittweiser Koagulation wird dann das Lig. latum bis zum Lig. rotundum gespalten. Tube und Lig. ovarii proprium werden ebenfalls uterusnah bipolar koaguliert und mit der Schere durchtrennt (Abb. 10-25). Zum Schluß erfolgt das Absetzen der Adnexe.

Spezieller Hinweis: Bei Patientinnen mit Zustand nach Hysterektomie muß zunächst der Ureter dargestellt werden. Der distale Anteil des Ureters kann nahe an der lateralen Seite des Ovars verlaufen.

Kurzfassung der Vorgehensweise:

- Inspektion der gesamten Bauchhöhle auf Metastasen
- Retroperitoneale Identifizierung des Ureters
- Isolierung, Koagulation und schrittweises Durchtrennen des Lig. infundibulopelvicum
- Koagulation und Durchtrennung des Peritoneums entlang dem medialen und lateralen Anteil des Lig. latum
- Koagulation des Lig. ovarii proprium und der Tube
- Vollständige Entfernung der Adnexe mittels Endo-Bag

5 Staging

5.1 „Scope and decide"

Die endoskopische Chirurgie stellt im Rahmen der Behandlung benigner Ovarialzysten eine sichere Alternative zur Laparotomie dar. Der laparoskopische Operateur muß allerdings imstande sein, unerwartete Ovarialkarzinome auch zu diagnostizieren und adäquat zu behandeln, wenn präoperativ eine gutartige Erkrankung vermutet wurde.

Das Staging von Ovarialkarzinomen erfolgt chirurgisch. Auf der Basis der Primäroperation mit chirurgisch-pathologischer Evaluierung des Stadiums der Krankheit – einschließlich mikroskopisch nachgewiesener intra- oder retroperitonealer Metastasen – wird eine auf die Patientin abgestimmte, postoperative adjuvante Behandlung durchgeführt. Zeigt die laparoskopische Exploration eine Ausbreitung des Tumors außerhalb des Ovars, d. h. ein Stadium höher als FIGO I, ist eine weitere laparoskopische Operation nicht mehr indiziert (Abb. 10-26 bis 10-28). Der Operateur hat zum einen die Möglichkeit, auf eine Laparotomie umzusteigen mit dem Ziel, alle makroskopisch erkennbaren Tumoren zu entfernen. Wenn der Operateur jedoch, aus welchen Gründen auch immer (fehlende technische Voraussetzungen, Intensivtherapie nicht möglich), dazu nicht in der Lage ist, sollte er den Eingriff abbrechen und die Patientin umgehend an ein Zentrum überweisen, wo so ausgedehnte und multiviszerale Eingriffe häufiger durchgeführt werden.

Die **Prognose** der Patientin hängt nicht nur vom Erfolg der adjuvanten Chemotherapie ab, sondern vor allem auch von der Ausdehnung der Erstoperation: Kann eine Patientin makroskopisch tumorfrei operiert werden, hat sie eine signifikant bessere Prognose, als wenn ein Tumorrest verbleibt (Le et al., 1997). Liegt zwischen der Erstoperation und der definitiven Debulking-Operation ein Abstand von mehr als 17 Tagen, verschlechtert sich die Prognose der Patientin signifikant (Lehner et al., 1998).

Dagegen ergibt sich kein signifikanter Unterschied in der Tumorausbreitung bei Patientinnen, die sofort bzw. innerhalb von 17 Tagen nachoperiert werden. Unabhängig von diesen Ergebnissen ist aber immer darauf zu achten, so schnell wie möglich die Komplettierung der chirurgischen Behandlung vorzunehmen.

Bei intraabdomineller Tumoraussaat kann es zu **Implantationsmetastasen** an den Trokareinstichstellen kommen (Gleeson et al., 1993). Solchen Implantaten kann man vorbeugen. Deshalb ist es wichtig, Tumormaterial nur mit dem Bergebeutel zu entfernen, die Trokare in der Mittellinie einzustechen, die entstande-

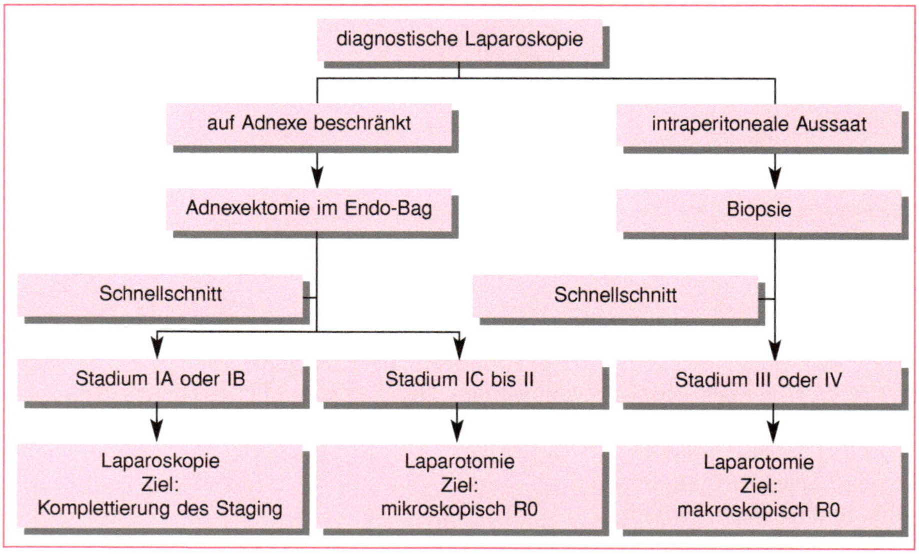

Abb. 10-26 „Scope and decide" (Flußdiagramm)

nen Narben bei der nachfolgenden Laparotomie mit zu exzidieren und daß diese Laparotomie innerhalb von wenigen Tagen erfolgt (O'Connor et al., 1994).

Wenn bei einem Adnextumor, der mit Beutel geborgen wurde, die Schnellschnittdiagnose ergibt, daß es sich um ein auf das Ovar begrenztes Tumorgeschehen handelt, kann die Komplettierung des Stagings zunächst primär per Laparoskopie erfolgen. Bei Ovarialtumoren des FIGO-Stadiums I sind Salpingo-Oophorektomie, eine peritoneale Lavage für die zytologische Untersuchung, Peritonealbiopsien, Omentektomie sowie eine pelvine und paraaortale Lymphonodektomie bis in Höhe der Nierengefäße sowohl für das Staging als auch zur Behandlung geeignet. Soll bei jungen Patientinnen mit einseitigem Befall des Ovars die Fertilität aufrechterhalten werden, ist die Entfernung des betroffenen Ovars – kombiniert mit Biopsien von kontralateralem Ovar, Peritoneum und Omentum sowie mit einer homolateralen pelvinen und bilateralen paraaortalen Lymphonodektomie – ausreichend (Abb. 10-29a und b). Bei allen anderen Patientinnen empfiehlt es sich statt dessen, eine bilaterale Salpingo-Oophorektomie und totale Hysterektomie vorzunehmen.

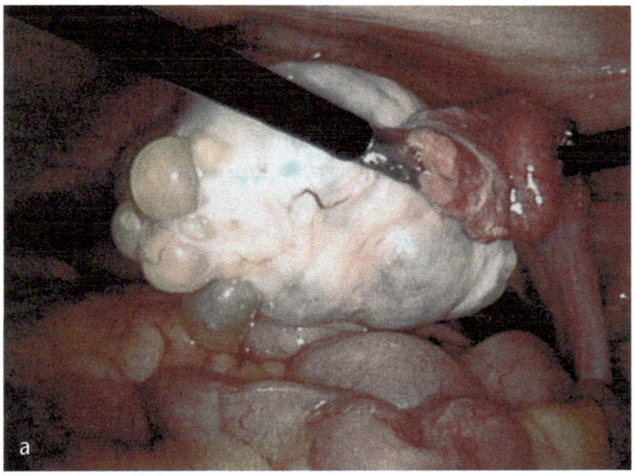

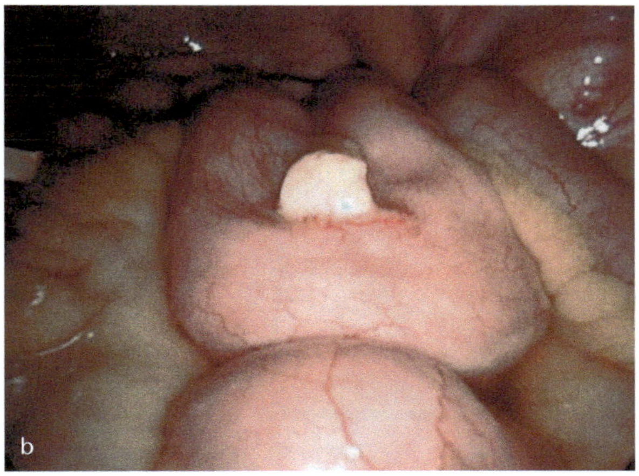

Abb. 10-27a und b „Scope and decide" (Fallbeispiel):
a) Zystisch-solider Ovarialtumor mit intakter Kapsel, damit wäre er primär für ein laparoskopisches Operationsverfahren geeignet.
b) Bei der Exploration des restlichen Abdomens zeigt sich eine Tumorauflagerung am Jejunum, so daß auf keinen Fall mehr ein FIGO-Stadium I vorliegt. Daher muß die Tumorerkrankung chirurgisch durch Laparotomie behandelt werden.

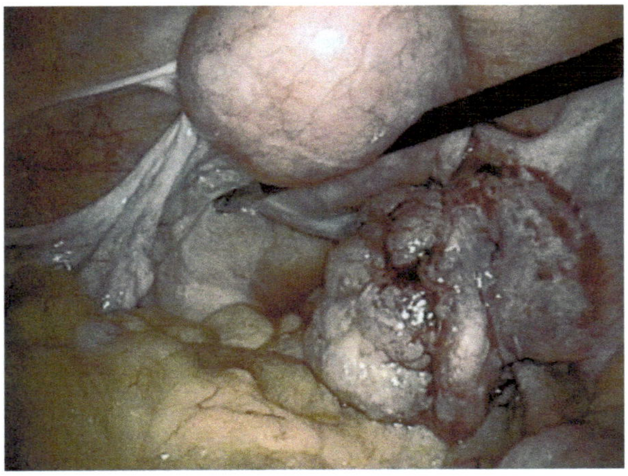

Abb. 10-28 Vorwiegend solider Tumor, auf das rechte Ovar beschränkt mit soliden Auflagerungen. Eine intakte Kapsel ist nicht erkennbar und es liegt mindestens ein FIGO-Stadium IC vor. Die rein laparoskopisch-chirurgische Behandlung ist hier nicht indiziert.

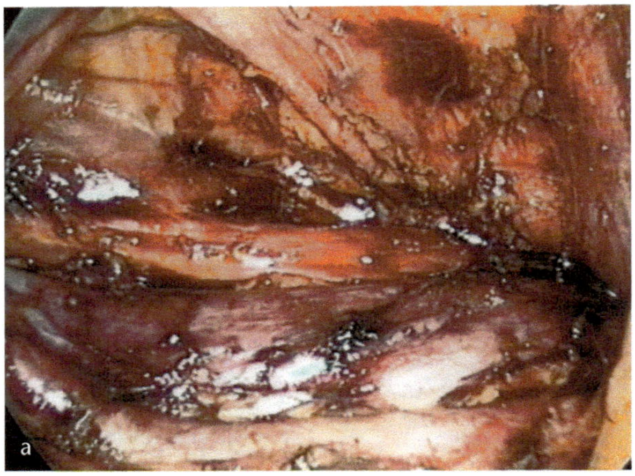

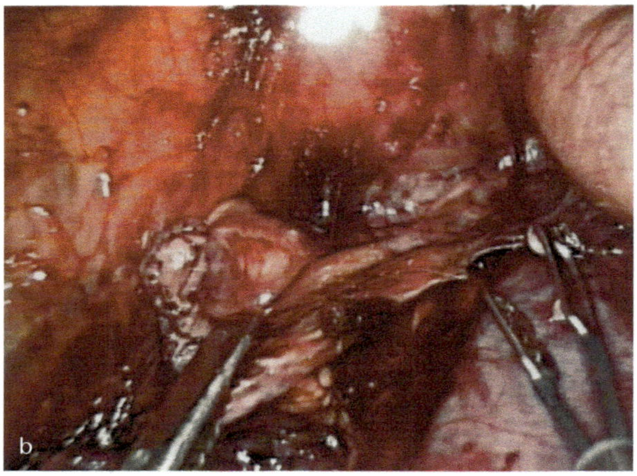

Abb. 10-29a und b Definitive chirurgische Behandlung mittels Laparoskopie bei FIGO-Stadium IA oder IB

a) Situs nach infrarenaler paraaortaler Lymphonodektomie rechts. Man sieht die horizontal verlaufende Aorta, darüber die V. cava. Über ihr sind das rechte Ovarikabündel und darüber der rechte Ureter zu erkennen.
b) Zum Absetzen und zur Resektion des Ovarikabündels rechts wird es mit einer Klemme gefaßt und die rechte Ovarialvene angespannt. Sie mündet bei dieser Patientin als Variation in die rechte V. renalis ein.

5.2 Operationstechnik

Evaluierung der peritonealen Oberflächen

Nach einer gründlichen laparoskopischen Inspektion des Beckens und des gesamten Bauchraums sollten Biopsien entnommen werden, und zwar im Bereich des Douglas, vom Blasenperitoneum und dem Peritoneum nahe der Linea arcuata, aus der parakolischen Rinne lateral von Zäkum, Sigma, rechter und linker Kolonflexur und von der rechten Seite des Diaphragmas. Eine Peritoneallavage sollte bereits vor der Entfernung des Tumors erfolgt sein.

Homolaterale pelvine und infrarenale paraaortale Lymphonodektomie

Ist die Erkrankung auf das Ovar begrenzt, sind in 9% der Fälle pelvine und in 18% der Fälle paraaortale Lymphknotenmetastasen nachweisbar. Daher ist die komplette homolaterale Dissektion iliakaler und paraaortaler Lymphknoten bis in Höhe der Nierengefäße obligat. Bei rechtsseitigem Ovarialkarzinom müssen die Lymphknoten von der rechten Seite der Aorta sowie aus dem präkavalen und interaortokavalen Raum entfernt werden; bei linksseitigem Tumorbefall des Ovars werden die linken paraaortalen und die interaortokavalen Lymphknoten entfernt.

Kontralaterale Salpingo-Oophorektomie

Soll bei der Patientin die Fertilität erhalten werden, können die kontralaterale Adnexe und der Uterus belassen werden. Eine Biopsie des makroskopisch unauffälligen Ovars ist jedoch immer obligat.

Omentektomie

Die intrakolische Netzentfernung ist beim Stadium I ausreichend. Das Lig. gastrocolicum, die Bursa omentalis und das kleine Netz sollten jedoch sorgfältig inspiziert und bei verdächtigem Befund biopsiert werden.

Appendektomie

Die Appendektomie erfolgt nach bipolarer Koagulation des Mesenteriolums über zwei bis drei Roeder-Schlingen und Versenkung des Stumpfes mit Z- oder Tabaksbeutelnaht.

Laparoskopisch assistierte vaginale Hysterektomie

Das Lig. rotundum wird beidseits koaguliert und durchtrennt. Danach wird das Blasenperitoneum gespalten und das Lig. supracervicale nach Koagulation durchtrennt. Die A. uterina wird beidseits direkt am Abgang aus der A. iliaca interna koaguliert. Das restliche Parametrium wird dann von vaginal durchtrennt und der Uterus transvaginal entfernt. Auch die kontralateralen Adnexe und das Omentum majus können mit dem Endo-Bag durch die Vagina herausgeholt werden.

5.3 Second-look-Operation

Die Laparoskopie wird zunehmend als Second-look-Operation beim Ovarialkarzinom eingesetzt (Abb. 10-30). Liegen jedoch erhöhte Tumormarkerwerte (CA 125) vor, ist praktisch immer ein Tumorrest vorhanden und eine diagnostische Second-look-Operation daher nicht angezeigt. Ein normaler CA-125-Wert kann einen Tumorrest nicht ausschließen. Patientinnen mit Resttumor profitieren nur von der Second-look-Operation, wenn der Tumor auf einen mikroskopisch kleinen Rest reduziert werden kann. Keinen Gewinn

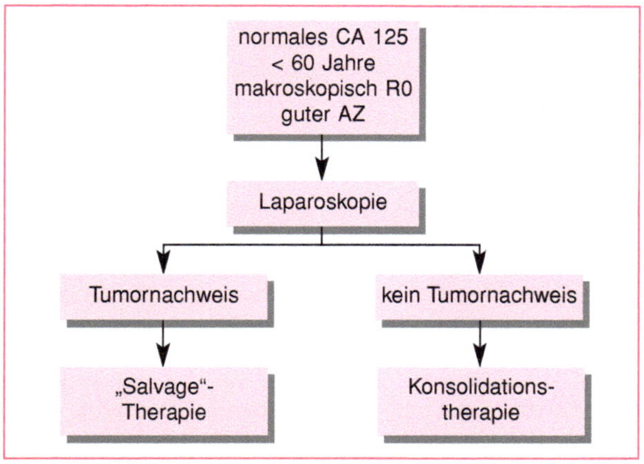

Abb. 10-30 Second-look-Laparoskopie (Flußdiagramm)

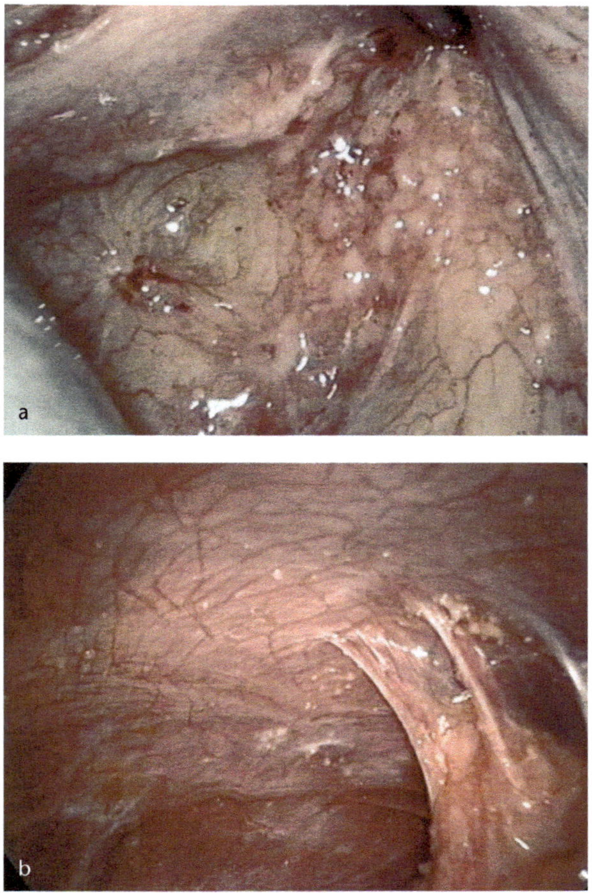

Abb. 10-31 a und b Second-look-Laparoskopie

a) Tumoröse Auflagerungen im Bereich des Beckenperitoneums
b) Multiple stippchenförmige Auflagerungen im Bereich der rechten Zwerchfellkuppel, die durch die optische Vergrößerung und das Abheben der Leber von der Zwerchfellkuppel leicht identifizierbar sind.

haben hingegen Patientinnen mit hohem Alter, vorhandenem Resttumor nach der Primäroperation und schlechtem Allgemeinzustand (Berek et al., 1986; Carmichael et al., 1987).

Das laparoskopische Staging beinhaltet die Inspektion des Beckens, der Leber, des Diaphragmas, der parakolischen Rinne und des gesamten Peritoneum parietale anterius (Abb. 10-31 a). Die komplette Inspektion der Darmserosa, des Mesenteriums, des Omentum majus und des Peritoneum parietale posterius ist via Laparoskopie nicht möglich. Diese Gebiete können besser per laparotomiam eingesehen werden, hingegen sind Diaphragma und Leber mittels Laparoskopie besser zu beurteilen (Abb. 10-31 b).
Wenn es um eine komplette Evaluierung des Abdomens geht, ist die Laparotomie der Laparoskopie überlegen (Clog et al., 1999). Die Komplikationen bei laparoskopischen Second-look-Operationen variieren zwischen 2,5 und 14% (Clog et al., 1999; Childers et al., 1995), wobei es am häufigsten zu einer Enterotomie kommt.
Eine prospektiv randomisierte Multicenterstudie zeigte in bezug auf das rezidivfreie Überleben keine signifikanten Unterschiede zwischen Second-look-Operation per Laparotomie und per Laparoskopie (Nicoletto et al., 1997). Bei gleicher Rezidivhäufigkeit nach beiden Verfahren liegen die Kosten der Second-look-Laparoskopie beträchtlich niedriger als die der Laparotomie (Abu-Rustum et al., 1996).

Literatur

Abu-Rustum N, Barakat RR, Curtin JP: Ovarian and uterine disease in women with colorectal cancer. Obstet Gynecol 88 (1996) 549–553.
Berek JS, Griffiths CT, Leventhal JM: Laparoscopy for second-look evaluation in ovarian cancer. Obstet Gynecol 67 (1986) 685–689.
Canis M, Chapron C, Mage G et al.: Technique et résultats préliminaires du second-look per-coelioscopique dans les tumeurs épitheliales malignes de l'ovaire. J Gynécol Obstet Biol Reprod Paris 21 (1992) 655–663.
Canis M, Mage G, Pouly JL et al.: Laparoscopic diagnosis of adnexal cystic masses: a 12-year experience with long-term follow-up. Obstet Gynecol 83 (1994) 707–712.
Carmichael et al.: Gynecol Oncol 27 (1987) 269–278.
Casey AC, Farias ER, Pisani AL et al.: What is the role of reassessment laparoscopy in the management of gynecologic cancers in 1995? Gynecol Oncol 60 (1996) 454–461.
Childers JM, Lang J, Surwit EA, Hatch KD: Laparoscopic surgical staging of ovarian cancer. Gynecol Oncol 59 (1995) 25–33.
Clough KB, Ladonne JM, Nos C et al.: Second look for ovarian cancer: laparoscopy or laparotomy? A prospective comparative study. Gynecol Oncol 72 (1999) 411–417.

Dottino et al.: Obstet Gynecol 93 (1999) 223–228.

Gleeson NG, Nicosia SV, Mark JE, Hoffman MS, Cavanagh D: Abdominal wall metastases from ovarian cancer after laparoscopy. Am J Obstet Gynecol 169 (1993) 522–523.

Granberg S, Norstrom A, Wikland M: Tumors in the lower pelvis as imaged by vaginal sonography. Gynecol Oncol 37 (1990) 224–229.

Hsiu JG, Given FT Jr, Kemp GM: Tumor implantation after diagnostic laparoscopic biopsy of serous ovarian tumors of low malignant potential. Obstet Gynecol 68 (1986) 90S–93S.

Lass A, Paul M, Margara R, Winston RM: Women with one ovary have decreased response to GnRh/HMG ovulation protocol in IVF but the same pregnancy rate as women with two ovaries. Hum Reprod 12 (1997) 298–300.

Maiman M, Seltzer V, Boyce J: Laparoscopic excision of ovarian neoplasms subsequently found to be malignant. Obstet Gynecol 77 (1991) 563–565.

Nicoletto MO, Tumolo S, Talamini R et al.: Surgical second look in ovarian cancer: a randomized study in patients with laparoscopic complete remission – a Northeastern Oncology Cooperative Group – Ovarian Cancer Cooperative Group Study. J Clin Oncol 15 (1997) 994–999.

O'Connor et al.: Am J Obstet Gynecol 171 (1994) 283.

Ozols RF, Fisher RI, Anderson T, Makuch R, Young RC: Peritoneoscopy in the management of ovarian cancer. Am J Obstet Gynecol 140 (1981) 611–619.

Pantoja E, Rodriguez-Ibanez I, Axtmayer RW, Noy MA, Pelegrina I: Complications of dermoid tumors of the ovary. Obstet Gynecol 45 (1975) 89–94.

Le T, Krepart GV, Lotocki RJ, Heywood MS: Does debulking surgery improve survival in biologically aggressive ovarian carcinoma? Gynecol Oncol 67 (1997) 208–214.

Lehner R, Wenzl R, Heinzl H, Husslein P, Sevelda P: Influence of delayed staging laparotomy after laparoscopic removal of ovarian masses later found malignant. Obstet Gynecol 92 (1998) 907–971.

Piver MS, Lele SB, Barlow JJ, Gamarra M: Second-look laparoscopy prior to proposed second-look laparotomy. Obstet Gynecol 55 (1980) 571–573.

Possover M, Morawski A, Dietz P: Minimal invasive Therapie von Ovarial-Tumoren in der Post-Menopause. Minimal Invasive Chirurgie 2 (1994) 108–115.

Possover M, Mader M, Zielinski J, Pietrzak K, Hettenbach A: Is laparotomy for staging early ovarian cancer an absolute necessity? J AAGL 2 (1995) 285–288.

Quinn MA, Bishop GJ, Campbell JJ, Rodgerson J, Pepperell RJ: Laparoscopic follow-up of patients with ovarian carcinoma. Br J Obstet Gynaecol 87 (1980) 1132–1139.

Ranney B: Iatrogenic spillage from benign cystic teratoma causing severe peritoneal granulomas and adhesions. Report of a case. Obstet Gynecol 35 (1970) 562–564.

Sainz de la Cuesta R, Goff BA, Fuller AF Jr et al.: Prognostic importance of intraoperative rupture of malignant ovarian epithelial neoplasms. Obstet Gynecol 84 (1994) 1–7.

Sevelda P, Dittrich C, Salzer H: Prognostic value of the rupture of the capsule in stage I epithelial ovarian carcinoma. Gynecol Oncol 35 (1989) 321–322.

Shinozuka T, Miyamoto T, Hirazono K et al.: Follow-up laparoscopy in patients with ovarian cancer. Tokai J Exp Clin Med 19 (1994) 53–59.

Xygakis AM, Politis GS, Michalas SP, Kaskarelis DB: Second-look laparoscopy in ovarian cancer. J Reprod Med 29 (1984) 583–585.

11

Adnexchirurgie bei Zustand nach Hysterektomie

J. Keckstein

1 Einleitung

Operationen an den Adnexen können entweder in unmittelbarem Zusammenhang mit einer erst kürzlich vorausgegangenen Hysterektomie stehen oder auch erst Jahre später erforderlich werden.
Indikationen sind:

- Schmerzen (Adhäsionen, entzündliche Prozesse, Endometriose etc.)
- suspekter Tastbefund
- suspekter Sonographiebefund
- Funktionsstörungen der Nachbarorgane (Darm, Blase, Harnleiter)

Präoperative Überlegungen:

- Vorausgegangene Operationen und deren Folgen führen häufig zu Verwachsungen unterschiedlicher Ausprägung und erschweren die Inspektion bzw. Darstellung der Adnexe.
- Die Präparation der Organstrukturen wird durch die Aufhebung von Organgrenzen und -konturen kompliziert.
- Akute Entzündungen (z.B. Tuboovarialabszesse nach Hysterektomie) führen außerdem zu einer starken Induration und Vulnerabilität aller Beckenstrukturen.
- Zystische Veränderungen können sich in den Retroperitonealraum ausdehnen und dort liegende Organe bzw. Strukturen verdrängen (z.B. Mesosigma, paraproktischer Raum, paravesikaler Raum etc.).
- Der Ureter ist eventuell durch narbige Gewebestrukturen fest an der Adnexe fixiert, was seine Darstellung bzw. Mobilisation wesentlich erschwert.
- Bei Verdacht auf Malignität muß aus der Peritonealhöhle Material zur zytologischen Begutachtung entnommen werden. Darüber hinaus sind die allgemeinen onkologischen Operationsprinzipien einzuhalten (z.B. Peritoneallavage, Bergung der Organe im Endo-Bag).

2 Akute Entzündungsprozesse nach Hysterektomie

Durch eine aufsteigende Infektion unmittelbar nach einer Hysterektomie können sich akute Adnexitiden oder Tuboovarialabszesse ausbilden, die meist eine radikale chirurgische Intervention (z.B. Adnexektomie) erforderlich machen.

- Ausgeprägte entzündliche Veränderungen des Peritoneums bzw. der betroffenen Organe erfordern ein ausgesprochen vorsichtiges Vorgehen beim Präparieren, um unerwünschte Läsionen der Organe, insbesondere des Darms, zu vermeiden.
- Durch stumpfes Abschieben der frischen Adhäsionen und Fibrinbeläge mittels Spül-Saug-Gerät (unter Anwendung der Aquadissektion) lassen sich die Adnexe meist freilegen bzw. mobilisieren (s. a. Kap. 14 „Entzündliche Beckenerkrankungen").
- Bei einer isolierten Salpingitis ist die laparoskopische Salpingektomie ausreichend.
- In jedem Fall sollte ein bakteriologischer Abstrich aus dem Bauchraum entnommen werden. Bei Beendigung des Eingriffs werden 1–2 dicke Robinson-Drainagen in das kleine Becken eingelegt.

3 Operationstechniken

3.1 Salpingektomie

Bei der Entfernung von Hydrosalpingen sollten die Gefäßstrukturen des Ovars weitgehend geschont werden. Eine zu aggressive Freilegung des Ovars könnte zu einer Verschlechterung der Blutversorgung und somit zu einer Verminderung der Ovarialfunktion führen.
Die Hydrosalpinx wird an einem Ende freigelegt und aus den Adhäsionen herausgelöst. Die Präparation wird mit der Metzenbaum-Schere (ggf. monopolarer HF-Strom) vorgenommen. Bei ausgedehnten Adhäsionen sind die Aquadissektion oder das Einspritzen von Por-8-Sandoz®-Lösung hilfreich.
Eine Hydrosalpinx sollte so lange wie möglich intakt gelassen werden, um die Organgrenzen besser darstellen zu können. Ist die Hydrosalpinx sehr groß und der Einblick in das kleine Becken stark eingeschränkt, muß die Tube eröffnet und der Inhalt aspiriert werden. Erstrecken sich die dilatierten Tuben weit in den Retroperitonealraum, ist insbesondere auf Ureter und Beckengefäße zu achten. Die Inzision des Peritoneums lateral der Tuben erleichtert dann deren Präparation.
Sind die Tuben breitbasig am Ovar adhärent, wird zuerst der proximale Tubenabschnitt mobilisiert, um dann den distalen Teil der Tube mittels Schere oder monopolarer Nadel vorsichtig von der Ovaroberfläche abzulösen.

3.2 Adnexektomie

Bei übersichtlichem Situs wird die Adnexe nach der bereits beschriebenen Technik (wie bei vorhandenem Uterus) abgesetzt. Nach Darstellung der Ovarialgefäße werden diese knapp neben der Ovarialoberfläche koaguliert und durchtrennt. Durch starken Zug am Ovar in medianer Richtung lassen sich diese Strukturen gut identifizieren.

Dann erfolgt die Durchtrennung des Infundibulum pelvicum. Dies führt gleichzeitig zur Eröffnung des Retroperitonealraums, in welchem sich der Ureter sofort darstellen läßt.

Nach Dissektion der Ovarialgefäße ist die Adnexe nahezu ohne Blutversorgung, was eine blutungsarme stumpfe – z. T. scharfe – Präparation in kaudaler Richtung bis zum Scheidenstumpf ermöglicht. Dort finden sich meist noch breitbasige Gewebebrücken zwischen Adnexe und Scheide, die mit der Schere – ggf. auch nach bipolarer Koagulation – durchtrennt werden. Die Einlage eines Stieltupfers oder eines Scheidenmanipulators vereinfacht diesen Operationsschritt wesentlich.

- Durch ausreichenden Druck in kranialer Richtung mit einem Stieltupfer oder Scheidenmanipulator werden die Gewebestrukturen angespannt und der Präparation besser zugänglich gemacht.
- Die Grenze zwischen Harnblase, Scheide und Adnexe muß gut einsehbar sein. Ist dies nicht der Fall, muß die Blase mit NaCl-Lösung gefüllt und freigelegt bzw. distanziert werden.
- Durch eine Präparation von kranial in kaudaler Richtung ist das Operationsfeld am besten einsehbar und der Ureter in seinem Verlauf gut zu verfolgen.

3.3 Vorgehen bei ausgedehnten Adhäsionen

Oft sind bei ausgedehnten Adhäsionen im kleinen Becken die Grenzen zwischen den Adnexen kaum oder gar nicht mehr einsehbar (Abb. 11-1). Fixierte Darmschlingen und ausgeprägte zystische Strukturen erschweren zusätzlich den Zugang bzw. die Identifizierung der Organstrukturen, was insbesondere die Darstellung bzw. Freilegung von Leitstrukturen erforderlich macht.

Die Darmschlingen (Zökum, Sigma etc.) werden scharf, z. T. stumpf – ggf. mittels Aquadissektion – gelöst und von den Adnexen bzw. der Beckenwand distanziert.

Sind die Organgrenzen immer noch nicht ausreichend gut darstellbar, wird der retroperitoneale Raum an der Beckenwand eröffnet (Abb. 11-2). Durch Inzision des

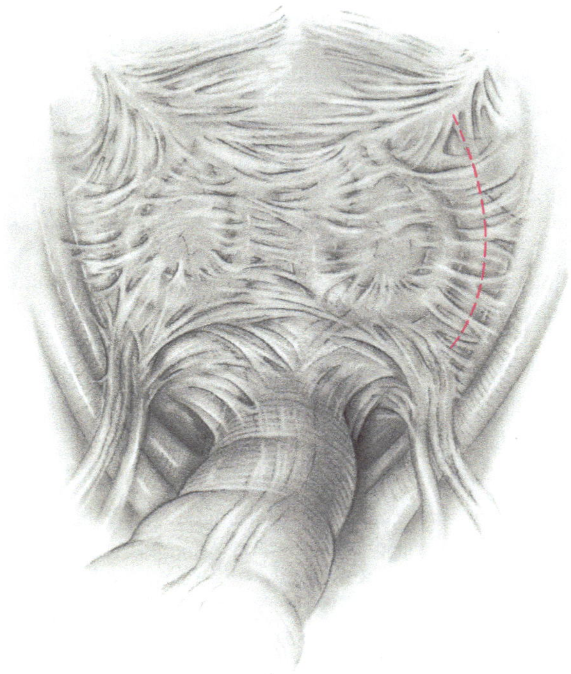

Abb. 11-1 Zustand nach Hysterektomie: ausgeprägte periovarielle und peritubare Adhäsionen mit Ausbildung einer Saktosalpinx beidseits

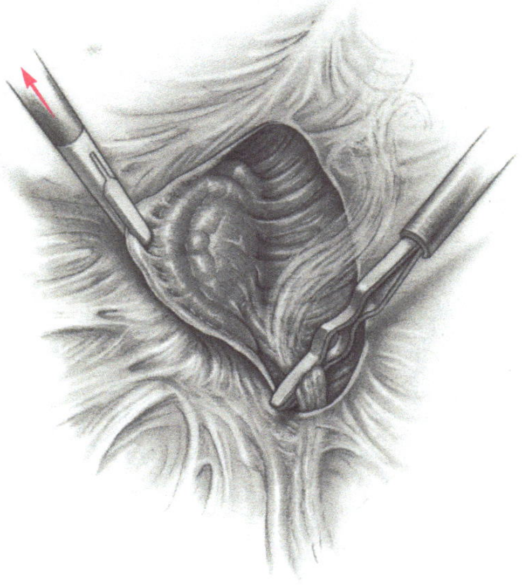

Abb. 11-2 Freipräparation der Adnexe durch Eröffnung des Retroperitonealraums rechts: Durch Zug in medialer Richtung wird die Adnexe von der Beckenwand abgehoben. Das Lig. infundibulopelvicum bzw. dessen Gefäße werden dargestellt, isoliert koaguliert und durchtrennt.

Peritoneums entlang der Iliakalgefäße bzw. entlang des M. psoas in kaudaler Richtung bei gleichzeitigem Zug in medialer Richtung kann dann die Adnexe von der Beckenwand abgelöst werden. Dabei kommen die Ovarialgefäße und der Ureter zur Darstellung.
Nach Koagulation und Durchtrennung der Gefäße hängt die Adnexe nur noch an dem dorsalen Latumblatt. Durch weiteres Aufklappen des Latumblatts in medianer Richtung wird der Ureter über die gesamte Länge dargestellt und kann in dorsaler bzw. kranialer Richtung stumpf abgeschoben werden (Abb. 11-3). Durch scharfe Präparation wird die Adnexe anschließend in kaudaler Richtung weiter mobilisiert und exstirpiert (Abb. 11-4).

3.4 Große zystische Organveränderungen

Sowohl ausgedehnte Saktosalpingen (Abb. 11-5) als auch große Ovarialzysten erstrecken sich oft in den retroperitonealen Raum und weisen eine sehr dünne Wand auf. Um die Organe vollständig entfernen zu können, ist es sinnvoll, sie so lange wie möglich intakt zu lassen und sie langsam aus dem retroperitonealen Raum „herauszuschälen“. Eine unvollständige Resektion könnte ein baldiges Rezidiv mit entsprechenden Symptomen verursachen (z. B. ovarian remnant syndrome). Gerade hier ist der vorher beschriebene retroperitoneale Zugang vorteilhaft (s. Abschnitt 3.3 „Vorgehen bei ausgedehnten Adhäsionen“).

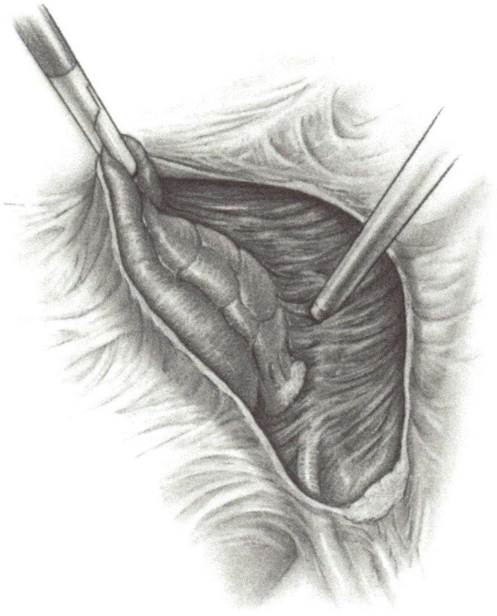

Abb. 11-3 Der retroovariell in der Tiefe liegende Ureter wird stumpf von der Adnexe distanziert und ggf. bis zur Einmündung in die Harnblase freigelegt.

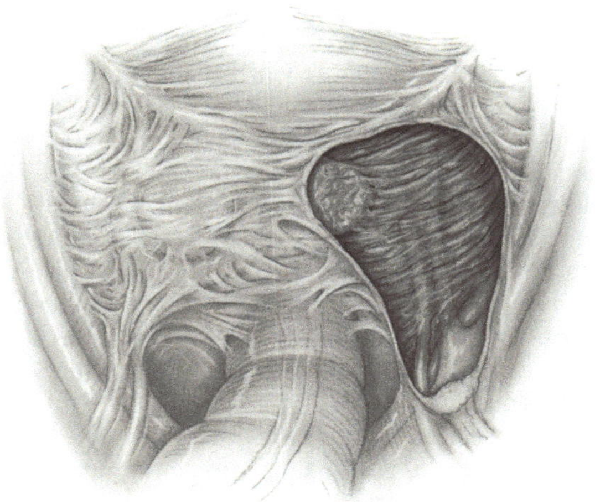

Abb. 11-4 Zustand nach Entfernung der rechten Adnexe: Darstellung der Beckenwandstrukturen und des Scheidenstumpfs

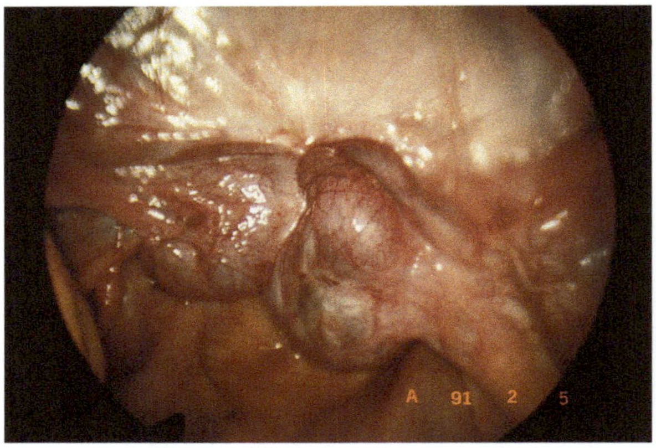

Abb. 11-5 Zustand nach Hysterektomie: ausgeprägte peritubare Adhäsionen und Saktosalpinx

4 Zusammenfassung

- Bei suspekten zystischen Veränderungen sind onkologische Operationsprinzipien einzuhalten.
- Bei unübersichtlichem Situs sind die Leitstrukturen (Beckengefäße, Lig. infundibulopelvicum, Ureter) zu identifizieren.
- Der Ureter ist bei der Adnexektomie insbesondere im kaudalen Bereich gefährdet und sollte primär freigelegt werden.
- Insbesondere bei ausgedehnten Adhäsionen und stark vergrößerten Organen erleichtert der retroperitoneale Zugang (Beckenwand) die Präparation.
- Die Einlage eines Scheidenmanipulators verbessert die anatomische Übersicht und vereinfacht die einzelnen Präparationsschritte.

12 Therapie des PCO-Syndroms

J. Keckstein

1 Einleitung

Die Genese des polyzystischen Ovarsyndroms (PCO-Syndrom) ist unklar. Dieses 1935 von Stein und Leventhal erstmals beschriebene Syndrom beinhaltet die klassischen Symptome chronische Anovulation, Infertilität, Adipositas, Hirsutismus und polyzystische Ovarien. Oft ist das Syndrom nicht im Vollbild ausgeprägt, führt jedoch zu Ovulationsstörungen bzw. zur Sterilität.
Als Pathomechanismus für die der Krankheit zugrundeliegende Störung wird ein Circulus vitiosus verantwortlich gemacht, der den Hypothalamus, die Hypophyse und die Ovarien betrifft. Die wichtigsten endokrinologischen Veränderungen beinhalten eine Hyperandrogenämie, assoziiert mit einer abnorm hohen LH-FSH-Ratio. Der therapeutische Erfolg wird in der Durchbrechung dieses Circulus vitiosus gesucht. Die primäre Therapie besteht daher in der medikamentösen Ovulationsinduktion. Führt dies nicht zum Erfolg, ist eine chirurgische Intervention angezeigt.

Ziel der Operation: Die von Stein beschriebene Keilresektion an beiden Ovarien bewirkt eine deutliche Veränderung der endokrinen Situation und Verbesserung der Fertilität (Reduktion der LH-FSH-Ratio, Senkung der Androgene, Spontanovulation etc.). Da diese Methode eine Laparotomie erfordert und mit einem hohen Risiko der Adhäsionsbildung an der Ovaroberfläche verbunden ist, wurde sie in den letzten Jahren zugunsten verschiedener endoskopischer Operationsmethoden verlassen (Gjönnaes, 1984; Keckstein, 1993; Daniel und Miller, 1989).

Verschiedene Techniken der laparoskopischen Therapie des PCO-Syndroms:

- Ovarialbiopsie
- laparoskopische Keilresektion
- Elektrokoagulation
- Laserkoagulation, -vaporisation (CO_2-, Nd:YAG-, Argon-, KTP-Laser)
- Kryokoagulation

Alle diese operativen Maßnahmen bewirken durch Resektion oder Destruktion von androgenbildendem Ovarialgewebe und gleichzeitige Öffnung der atretischen Follikel (Abb. 12-1) den gleichen Effekt, wie er nach der klassischen Keilresektion zu beobachten ist.

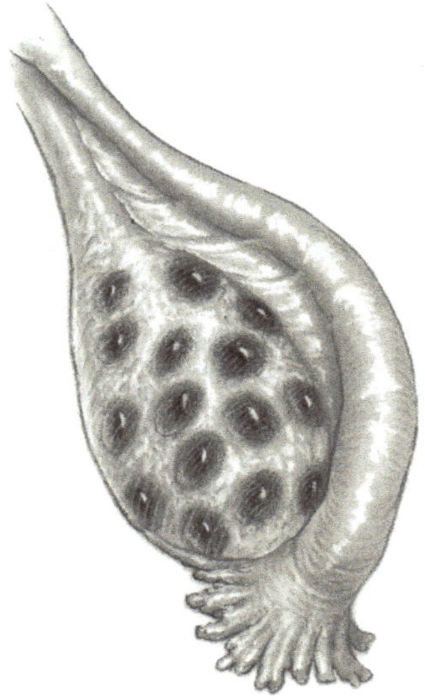

Abb. 12-1 Darstellung eines polyzystischen Ovars mit relativ glatter Oberfläche und subkapsulär durchschimmernden atretischen Follikeln

2 Operationstechniken

2.1 Laparoskopische Keilresektion

Angelehnt an die klassische Keilresektion nach Stein wird bei diesem Verfahren durch Herausschneiden eines Ovarialkeils ein großer Anteil des androgenbildenden Gewebes reseziert.
Die Tunica albuginea und das Ovarialstroma werden entweder mit Schere oder monopolarer Nadel von ante-mesenterial in Richtung Mesosalpinx inzidiert. Blutungen aus dem Wundbett werden sofort bipolar koaguliert. Die Adaptation der Wundränder kann mit Vicryl®-Einzelknopfnähten in der Fadenstärke 4–0 vorgenommen werden (intrakorporale Knotung).
Aufgrund des chirurgischen Traumas, einer gewissen Blutungsgefahr und der erforderlichen Nähte muß mit einem erhöhten Risiko der Adhäsionsbildung an der Ovaroberfläche (wie bei der Laparotomie) gerechnet werden.
Auch mit einem Fibrinkleber (z.B. TISSUCOL®) können die Wundflächen miteinander verbunden und die Ovarialoberfläche gut verschlossen werden. Dieses Verfahren ist technisch aufwendig und birgt die beschriebenen Risiken.

2.2 Thermisches Destruktionsverfahren: Elektrokoagulation

Die von Gjönnaes 1984 erstmals beschriebene Methode wurde in den letzten Jahren mehrfach modifiziert. Ziel ist es, mittels eines monopolaren Instruments die

Oberfläche atretischer Follikel zu koagulieren bzw. zu fulgurieren. Dabei werden die Follikel eröffnet und das Instrument in den Follikel eingeführt. Die Theca interna bzw. das umgebende Ovarialstroma werden dann thermisch destruiert/koaguliert (Abb. 12-2).
Bei der oberflächlichen Koagulation wird das Ovar mit zwei kräftigen Faßzangen (z.B. Manhes, Fa. Storz) fixiert und das HF-Instrument langsam auf die Ovaroberfläche gedrückt.

Die Anzahl der Koagulationspunkte wird von der Größe der Ovarien abhängig gemacht (Abb.12-3). Eine zu tiefe Koagulation insbesondere im Bereich des Hilus

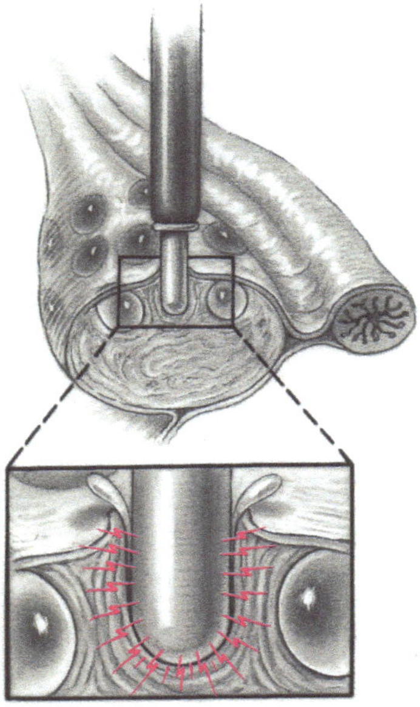

Abb. 12-2 Eröffnung der atretischen Follikel mit einem monopolaren Instrument. Die Follikelflüssigkeit mit hohem Androgengehalt wird drainiert, die Theca interna und das angrenzende Stromagewebe werden mittels HF-Chirurgie koaguliert.

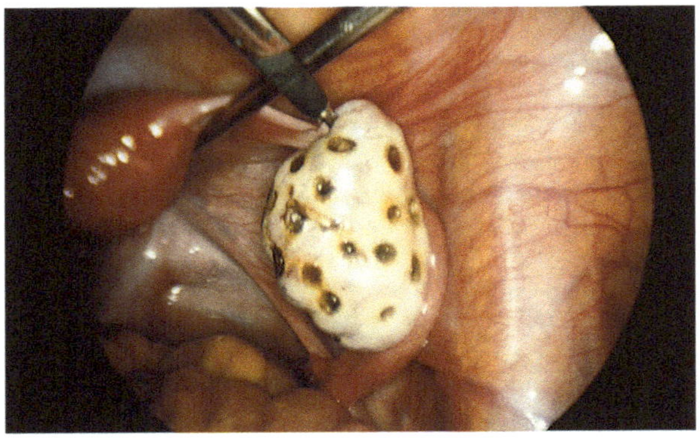

Abb. 12-3 Oberflächlich koaguliertes polyzystisches Ovar

ovarii sollte vermieden werden (Gefahr der Ovarialatrophie).

■ Während der Koagulation sollte das Operationsfeld immer wieder gespült und gereinigt werden, um das Ausmaß der Destruktion kontrollieren zu können.

Bezüglich der am HF-Gerät eingestellten Leistung liegen die Angaben je nach Autor zwischen 30 und 300 Watt. Entscheidend ist hier jedoch die exakte Kontrolle des Gewebeeffekts. Ähnlich verhält es sich mit der Zeitdauer der Koagulation (ca. 4–5 s pro Koagulation). Die Größe der koagulierten Stellen hängt stark von dem verwendeten Instrument ab. Sie sollten einen Durchmesser von 3–4 mm aufweisen.
Die Wahl des HF-Modus und der Applikationsform ist entscheidend für den Gewebeeffekt. Bei einer hohen Leistung und Aktivierung der Elektrode im Non-Kontakt-Zustand empfiehlt es sich, eine Schneide- oder Mischstromform zu wählen, um bei der Penetration der Ovarialoberfläche eine zu ausgedehnte Destruktion von gesundem Gewebe zu vermeiden.

2.3 Laserkoagulation, -vaporisation

Aufgrund der bekannten Risiken der HF-Chirurgie sowie der zum Teil nicht einfach zu steuernden Gewebeeffekte werden alternativ verschiedene Lasersysteme eingesetzt.

CO_2-Laser

Das Prinzip der CO_2-Laserapplikation ist ebenfalls die Destruktion der atretischen Follikelzysten (insbesondere der Theca interna). Die Vorteile der CO_2-Laseranwendung liegen in der exakten Steuerbarkeit des Gewebeeffekts und der Möglichkeit, gesundes Gewebe (d. h. Primordial-Follikel) schonen zu können.
Bei einer Laserleistung zwischen 20 und 40 Watt werden in jedem Ovar ca. 10–30 atretische Follikel eröffnet.

Argon-, KTP- und Nd:YAG-Laser

Diese Laser verfügen aufgrund ihrer spezifischen Wellenlänge über einen stärkeren Koagulationseffekt als CO_2-Laser. Der thermische Effekt ist hier ähnlich wie bei der HF-Chirurgie einzustufen.

Das Licht dieser Laser kann über flexible Quarzfasern in das Abdomen eingeführt werden, was die Anwendung wesentlich vereinfacht.
Der Laserstrahl kann ohne Kontakt auf die Ovaroberfläche appliziert werden (z.B. Photokoagulation mit dem Nd:YAG-Laser); dies führt zu einer tiefen Koagulation und Destruktion von Ovarialgewebe. Alternativ

dazu kann mit der Laserfaser die Tunica albuginea penetriert werden. Der Effekt ist dann erst in der Tiefe wirksam, und die Ovarialoberfläche wird dabei eher geschont. Durch diese Technik wird das Risiko einer Adhäsionsbildung (geringere Nekrosezonen) deutlich reduziert.
Aufgrund der aufwendigen Technologie und der entsprechend hohen Kosten kommen diese Laser allerdings nur selten zur Anwendung.

2.4 Risiken

Intraoperative Komplikationen sind selten.
Blutungen aus den Penetrationslöchern der Ovarialoberfläche treten insbesondere bei Anwendung des CO_2-Lasers oder der monopolaren HF-Nadel auf. Diese werden mittels HF-Strom vorsichtig gestillt.
Postoperativ auftretende **Adhäsionen** sind wie bei allen anderen chirurgischen Verfahren zu erwarten. Durch Vermeidung ausgedehnter Nekrosezonen an der Ovarialoberfläche können Adhäsionen jedoch auf ein Minimum reduziert werden. Im Durchschnitt werden Adhäsionen in 28% der Fälle angegeben, wobei diese zum Teil nur mäßig stark ausgeprägt sind.
Als seltene Komplikation wird die Ovaratrophie oder -insuffizienz aufgrund zu intensiver thermischer Destruktion beschrieben.

3 Resultate der laparoskopischen PCO-Therapie

Die laparoskopische PCO-Therapie hat eine Verringerung der intraovariellen Androgenkonzentration zum Ergebnis. Die Destruktion von androgenbildendem Gewebe mit Laser führt ähnlich wie die Resektion (Keilresektion) zu einem starken Abfall der Serumkonzentration von Androstendion (Abb. 12-4a) und Testosteron. Das Ausmaß der Hormonveränderung ist abhängig von dem destruierten Gewebevolumen. Als Folge ist dann ein deutlicher Abfall der LH-FSH-Ratio zu beobachten.
Es konnte nachgewiesen werden, daß Patientinnen mit einer präoperativ hohen LH-Konzentration besser auf die chirurgische Therapie reagieren als Patientinnen mit niedriger LH-Konzentration. Die signifikante Änderung der endokrinen Situation bewirkt eine hohe Rate von Spontanovulationen und eine bessere Stimulierbarkeit der Ovarien.

Auffällig bei der Laserkoagulation, -vaporisation ist allerdings, daß – wie bei der klassischen Keilresektion – nach 6–12 Monaten ein erneuter Anstieg der Androgene bzw. der LH-FSH-Ratio feststellbar ist und Spontanovulationen seltener werden. Dieses Verfahren hat somit lediglich einen temporären Effekt und ist nur gezielt einsetzbar (Abb.12-4b).
Die laparoskopischen Operationstechniken zur Behandlung des PCO-Syndroms erzielen ähnliche Ergebnisse, wie sie nach der Keilresektion beschrieben wurden. Die Schwangerschaftsraten nach laparoskopischer PCO-Therapie sind Tabelle 12-1 zu entnehmen.

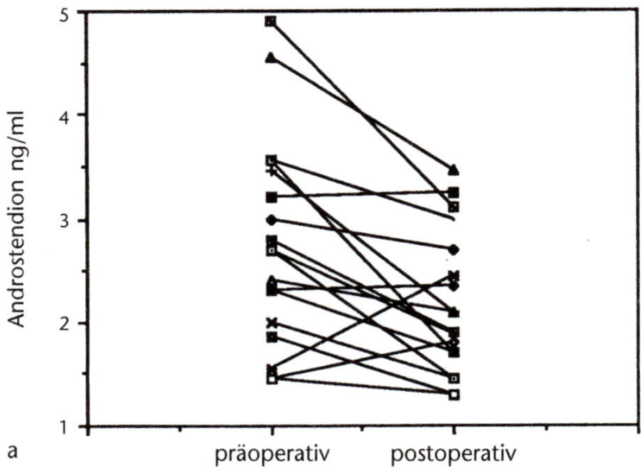

a

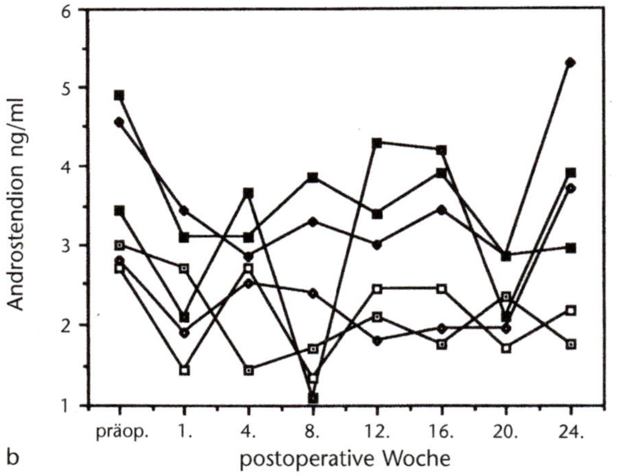

b

Abb. 12-4a und b Serumkonzentration von Androstendion
a) vor dem Eingriff und eine Woche nach Laservaporisation bei 18 Patientinnen
b) nach Laservaporisation von polyzystischen Ovarien (postoperativer Verlauf der Serumkonzentrationen von Androstendion über 24 Wochen bei 6 Patientinnen mit PCO-Syndrom)

Tab. 12-1 Schwangerschaftsraten nach laparoskopischer PCO-Therapie

Autoren	Methode	Patientinnen (n)	Schwangerschaften (n)	(%)
Daniel und Miller (1989)	CO_2-, KTP-Laser	85	48	56
Keckstein et al. (1990)	CO_2-Laser	19	8	42
	Nd:YAG-Laser	11	3	27
Gurgan et al. (1992)	Nd:YAG-Laser	40	20	50
Gjönnaess (1984)	Diathermie	29	14	48
Naether et al. (1994)	Diathermie	206	145	70

Literatur

Adashi EY, Rock JA, Guzick D, Colston Wentz A, Seegar Jones G, Jones HW: Fertility following bilateral ovarian wedge resection: a critical analysis of 90 cases of the polycystic ovarian syndrome. Fertil Steril 36 (1981) 320–325.

Daniel JF, Miller W: Polycystic ovaries treated by laparoscopic laser vaporization. Fertil Steril 51 (1989) 232–236.

Gjönnaess H: Polycystic ovarian syndrome treated by ovarian electrocautery through the laparoscope. Fertil Steril 41 (1984) 20–25.

Greenblatt EM, Casper RF: Adhesion formation after laparoscopic ovarian cautery for polycystic ovarian syndrome: lack of correlation with pregnancy rate. Fertil Steril 60 (1993) 766–770.

Gurgan T, Urman B, Aksu T, Yarali H, Develioglu O, Kisnisci H: The effect of short-interval laparoscopic lysis of adhesions on pregnancy rates following Nd:YAG laser photocoagulation of polycystic ovaries. Obstet Gynecol 80 (1992) 45–47.

Judd HL, Rigg LA, Anderson DC, Yen SC: The effects of ovarian wedge resection on circulating gonadotrophin and ovarian steroid levels in patients with polycystic ovarian syndrome. J Clin Endocrinol Metab 43 (1976) 347–355.

Katz M, Carr PJ, Cohen BM, Millar RP: Hormonal effects of wedge resection of polycystic ovaries. Obstet Gynecol 51 (1978) 437–444.

Keckstein J: Laparoscopic treatment of polycystic ovarian syndrome. Ballières Clin Obstet Gynaecol 3 (1989) 563–581.

Keckstein J: Polycystic ovarian syndrome. Réf Gynécol Obstét 1 (1993) 118–124.

Keckstein J, Rossmanith W, Spatzier K, Schneider V, Borchers K, Steiner R: The effect of laparoscopic treatment of polycystic ovarian disease by CO_2-laser or Nd:YAG laser. Surg Endosc 4 (1990) 103–107.

Naether OGJ, Baukloh V, Fischer R, Kowalczyk T: Long-term follow-up in 206 infertility patients with polycystic ovarian syndrome after laparoscopic electrocautery of the ovarian surface. Hum Reprod 9 (1994) 2342–2349.

Stein IF, Leventhal ML: Amenorrhoea associated with polycystic ovaries. Am J Obstet Gynecol 29 (1935) 181–191.

13

Ovariopexie

W. Masetti und J. Keckstein

1 Einleitung

Unter Ovariopexie versteht man die Verlagerung der Ovarien an die seitliche Beckenwand (laterale Transposition der Ovarien) oder an die Uterusrückseite (mediale Transposition der Ovarien).
Die Verlagerung der Ovarien nach medial oder lateral ist ein selten durchgeführter endoskopischer Eingriff. In der Onkologie kann so bei einer Radiotherapie des kleinen Beckens die Funktion der Ovarien erhalten werden. Bei Sterilitätsoperationen stellt die Lateralverlagerung der Adnexe eine wirksame Adhäsionsprophylaxe dar.

2 Ovariopexie vor Radiotherapie des kleinen Beckens

Die Radiotherapie des kleinen Beckens spielt im Therapieregime von gynäkologischen Malignomen eine wesentliche Rolle.
Muß bei jüngeren, prämenopausalen Frauen eine Bestrahlung des kleinen Beckens durchgeführt werden, so führt dies meist zu einem völligen Verlust sowohl der endokrinen als auch der reproduktiven Funktion der Ovarien. Eine Verlagerung der Ovarien vor der Radiotherapie ist der Versuch, diesen Funktionsausfall zu verhindern.

Die Indikation zu einer primären Radiotherapie im kleinen Becken bei jüngeren Patientinnen wird bei fortgeschrittenen Karzinomen der Zervix und des Corpus uteri gestellt. Als adjuvante Therapie im Anschluß an radikale Operationen werden vor allem Frauen mit positivem Lymphknotenbefall und einem deutlich erhöhten Risiko für ein Lokalrezidiv bestrahlt.
Auch nicht-gynäkologische Tumoren (Analkarzinome, Ependymome der Cauda equina) sowie maligne Erkrankungen des lymphatischen Systems (Hodgkin-Lymphome etc.), die chemotherapieresistent sind und im Bereich des kleinen Beckens Absiedelungen zeigen, müssen manchmal radiotherapiert werden.

Die für die Therapie erforderlichen Dosen von 40 Gy perkutan führen bei mehr als 50% der bestrahlten Frauen zu einem vollständigen Verlust der Ovarialfunktion. Nur wenn es gelingt, die Ovarien aus dem Bestrahlungsfeld zu verlagern, kann die Funktion der Ovarien erhalten werden.
Studien haben gezeigt, daß besonders bei Frauen unter 40 Jahren die Ergebnisse der medialen oder lateralen Transposition der Ovarien sehr gut sind und in beinahe allen Fällen die endokrine Funktion erhalten blieb. Bei Frauen über 40 Jahren sind die Ergebnisse deutlich schlechter, so daß die Ovariopexie eher jüngeren Patientinnen vorbehalten bleiben sollte.

2.1 Operatives Vorgehen

2.1.1 Laterale Transposition der Ovarien an die seitliche Beckenwand (LOT)

Im Anschluß an eine bei einem Zervixkarzinom laparoskopisch durchgeführte vaginale radikale Hysterektomie (LAVRH) werden die in der Regel sehr mobilen Ovarien mit einer tief durchgestochenen nichtresorbierbaren Naht (Polyester, Stärke 0, HRS 22, Fa. Resorba) an der seitlichen Bauchwand lateral und kranial der A. iliaca communis im Bereich der parakolischen Rinne fixiert. Manchmal müssen die Ovarien durch Inzision des Peritoneum parietale parallel der Vasa ovarica etwas mobilisiert werden, um sie ohne Abknickung oder Torquierung der nutritiven Gefäße verlagern zu können.

Eine andere Technik der Ovarlateralisierung ist folgendermaßen möglich: Im Bereich der parakolischen Rinne wird eine etwa 2–3 cm lange Peritonealinzision vorgenommen. Von hier aus wird mit einer atraumatischen Zange unter dem Peritoneum eine stumpfe Tunnelung nach medial durchgeführt, bis Anschluß an das an der Beckenwand breit eröffnete retroperitoneale Gebiet gewonnen ist. Das zuvor an seinem Gefäßstiel gut mobilisierte Ovar wird durch den Tunnel hindurch am Ansatz des Lig. infundibulopelvicum gefaßt, durch den Tunnel gezogen und im Bereich der Peritonealinzision wieder in die Bauchhöhle eingebracht. Die Peritonealöffnung wird mit 1–2 Einzelknopfnähten derart verkleinert, daß das Ovar nicht wieder nach retroperitoneal herausrutschen kann. Auf diese Weise kann das Ovar bei weiterhin retroperitonealer Lage der zuführenden Gefäße relativ physiologisch nach lateral-ventral verlagert werden. Eine Ovarnaht, die ausreißen könnte, oder eine Naht des Lig. infundibulopelvicum, welche die Blutzufuhr beeinträchtigen könnte, ist bei diesem Vorgehen nicht notwendig.

Ist im Rahmen von Hodgkin-Lymphomen eine Bestrahlung des kleinen Beckens geplant, können die Ovarien ebenfalls lateralisiert werden. Dies gestaltet sich jedoch bei erhaltenem Uterus technisch schwieriger. Zunächst werden die Ligg. ovarii propria mit der bipolaren Koagulationsfaßzange koaguliert und durchtrennt. Schrittweise wird nun das Ovar unter Verwendung von bipolarem Strom von der seitlichen Beckenwand gelöst. Nach vollständiger Mobilisierung wird das Ovar mit einer nichtresorbierbaren Naht, Fadenstärke 2–0, über den iliakalen Gefäßen fixiert.

■ Eine Abknickung oder Torquierung der Vasa ovarica muß vermieden werden.

Sollte kein Kinderwunsch mehr bestehen, können auch die gesamten Adnexe lateralisiert werden (Abb. 13-1).

2.1.2 Mediale Transposition der Ovarien hinter den Uterus (MOT)

Dieser Eingriff kann bei jungen Frauen mit noch bestehendem Kinderwunsch, bei denen eine Bestrahlung von Lymphomen oder anderen nicht-gynäkologischen Malignomen im kleinen Becken geplant ist, durchgeführt werden. Vor allem bei hochmalignen, chemotherapieresistenten Non-Hodgkin-Lymphomen mit Befall der pelvinen Lymphknoten ist eine Radiotherapie des kleinen Beckens oft unumgänglich.
Die Medialisierung der Ovarien ist im Vergleich zur Lateralverlagerung technisch einfacher. Nach Lösen der Pexie können die Ovarien zudem recht einfach wieder in ihre ursprüngliche Position zurückverlagert werden. Auch ausgetragene Schwangerschaften sind nach MOT im Gegensatz zu LOT beschrieben worden. Ob die Ovarien nach MOT häufiger als nach LOT strahlengeschädigt sind, wird kontrovers diskutiert.

Bei der MOT werden die Ovarien mit zwei tiefgreifenden, nichtresorbierbaren Nähten hinter dem Uterus miteinander fixiert (Abb. 13-2 und 13-3).

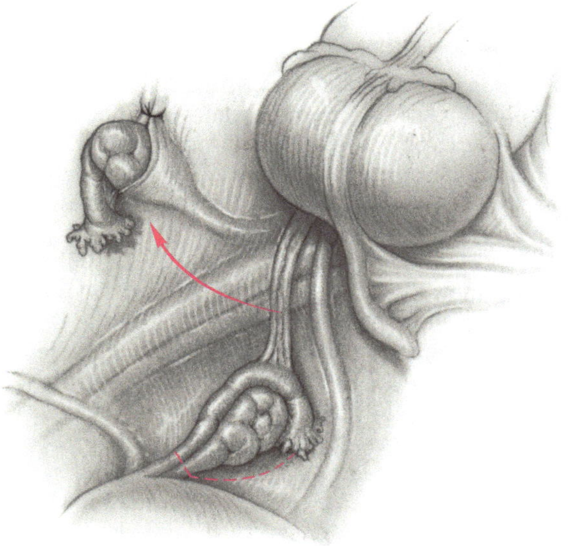

Abb. 13-1 Lateralverlagerung der gesamten Adnexe und Fixation parakolisch

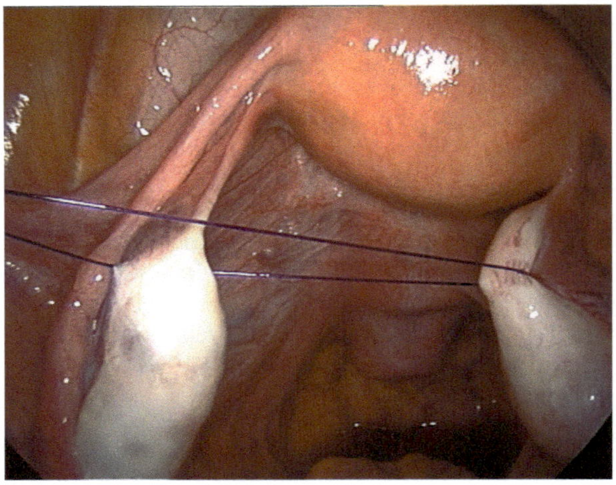

Abb. 13-2 Medialverlagerung der Ovarien mit einer durchgreifenden Naht

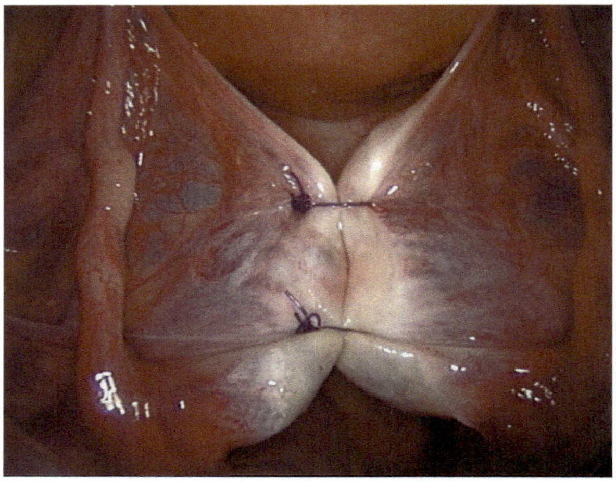

Abb. 13-3 Laparoskopisches Bild einer MOT (Patientin mit Hodgkin-Lymphom)

■ Sollte an den Nähten eine besonders große Spannung bestehen, so kann man die Ovarien zusätzlich an der Uterushinterwand fixieren.

Um die Ovarien im CT besser darstellen zu können, werden sie mit Titan-Clips markiert. Dies ermöglicht eine exakte Planung der Bestrahlung unter Aussparung der Ovarien, so daß die Strahlendosis an den Ovarien meist weniger als 2 Gy beträgt. Bei Frauen unter 40 Jahren kann so in fast allen Fällen die Ovarialfunktion erhalten werden. Bei weiterhin bestehendem Kinderwunsch wird die Fixierung dann im Rahmen einer Second-look-Laparoskopie gelöst.

3 Ovariopexie als Adhäsionsprophylaxe im Rahmen der Sterilitätschirurgie

Verwachsungen im Bereich der Adnexe, die postentzündlich oder durch Endometrioseherde bedingt sein können, führen bei den betroffenen Frauen oft zu Sterilität. Ausgedehnte Adhäsiolysen sowie Resektionen von Endometrioseherden sind zur Wiederherstellung der Fertilität notwendig. Eine vollständige Peritonealisierung ist aufgrund der Größe der operativ entstandenen Defekte primär meist nicht möglich. Um neuerliche Adhäsionsbildungen zu verhindern, werden in der Literatur verschiedene Maßnahmen empfohlen, wie z.B. möglichst atraumatisches Präparieren, Instillation von Ringer-Lactat ins kleine Becken, die Verwendung von Interceed® oder eine frühe Second-look-Laparoskopie.
Besonders nach ausgiebigen Resektionen von Endometrioseherden oder der Entfernung von Adhäsionen im Bereich der Fossa ovarica oder der Ligg. sacrouterina erscheint uns die vorübergehende Verlagerung der Ovarien aus dem Operationsgebiet durch Fixation an die Ligg. rotunda als ein einfach durchzuführender Eingriff, der Adhäsionsbildungen in diesem Gebiet verhindern kann. Dadurch kommt es zu einer völlig ungestörten Peritonealisierung der Fossa ovarica, ohne daß Verklebungen zwischen den Adnexen und dem Peritoneum parietale entstehen.
Im Rahmen einer Second-look-Laparoskopie nach ca. 6–8 Wochen werden die Ovarien wieder zurückverlagert. Hierbei zeigen sich manchmal zarte Adhäsionen zwischen dem Ovar, der seitlichen Beckenwand und dem Lig. rotundum, die sehr leicht gelöst werden können. Die Fossa ovarica hingegen ist in den meisten Fällen von einem völlig glatten Peritoneum überzogen.

3.1 Fixation der Ovarien an die Ligg. rotunda

Die Ovarien werden mit PDS der Fadenstärke 2–0 (Rundnadel) tief durchstochen und in der Mitte der Ligg. rotunda fixiert. Die Knotung erfolgt extrakorporal. Im Rahmen einer Second-look-Laparoskopie erfolgen die Entfernung des Fadens und die Rückverlagerung der Ovarien (Abb. 13-4).

Wir führen diese Form der Adhäsionsprophylaxe bei all jenen Patientinnen mit Kinderwunsch durch, bei denen durch ausgedehnte operative Eingriffe eine Peritonealisierung primär nicht durchgeführt werden kann (Abb. 13-5).
Auch bei großflächigen Defekten an der Oberfläche der Ovarien (z.B. nach Endometriomausschälungen) oder der Tubenserosa ist die Gefahr postoperativer Adhäsionsbildungen besonders groß, so daß auch in diesen Fällen die Ovarien lateral fixiert werden können. Im Rahmen einer Second-look-Laparoskopie (ca. 6 Wochen nach dem Ersteingriff) werden die Ovarien wieder zurückverlagert.
Diese Form der Adhäsionsprophylaxe wird in unserer Abteilung bereits seit mehreren Jahren erfolgreich

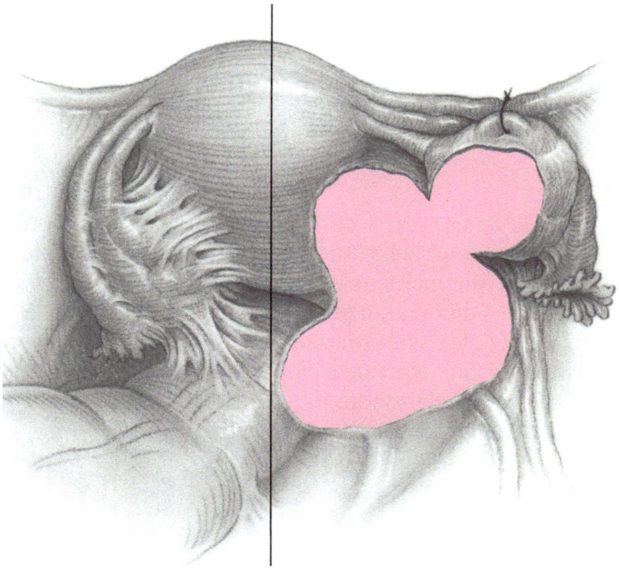

Abb. 13-4 Linke Bildhälfte: ausgedehnte periovarielle Adhäsionen, Endometriosezyste etc.
Rechte Bildhälfte: nach Lösen der Verwachsungen größerer Peritonealdefekt und oberflächlicher Defekt im Bereich der Tunica albuginea des Ovars nach Zystenausschälung. Naht des Ovars und Fixierung am Lig. rotundum

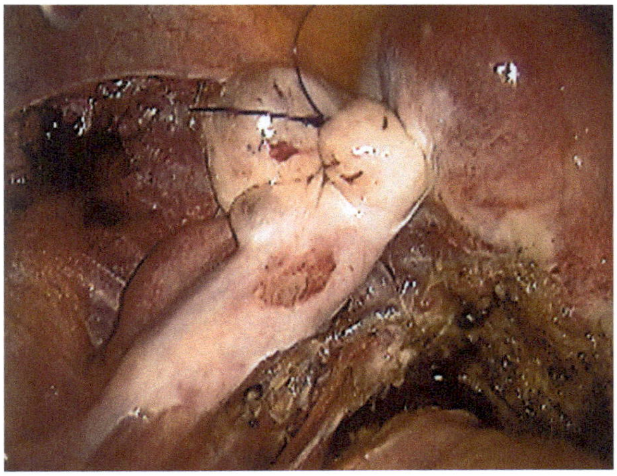

Abb. 13-5 Laterale Fixation des Ovars nach Douglas-Dissektion bei ausgedehnter Beckenendometriose und primärer Sterilität

durchgeführt. Bei den meisten Patientinnen kann nach 6 bis 8 Wochen eine vollständige Peritonealisierung der Fossa ovarica festgestellt werden.

4 Ovariopexie bei Adnextorsion

Um bei Patientinnen nach einer Stieldrehung der Adnexe eine neuerliche Torsion zu vermeiden, kann man entweder die meistens elongierten Ligg. ovarii propria mit einer Raffnaht kürzen oder eine Ovariopexie an der Rückseite der Gebärmutter durchführen. Dazu wird das Ovar am kaudalen Pol mit einer tiefgreifenden PDS-Naht (Fadenstärke 2–0, Rundnadel) durchstochen und an der Rückseite des Uterus fixiert.

Literatur

Clough KB, Goffinet F, Labib A et al.: Laparoscopic unilateral ovarian transposition prior to irradiation: Prospective study of 20 cases. Cancer 77 (1996) 2638–2645.

Covens AL, van der Putten HW et al.: Laparoscopic ovarian transposition. Eur J Gynaecol Oncol 17 (1996) 177–182.

Gerbaulet A, Escaillet B et al.: Pregnancy after transposition and reposition of the ovaries in a patient with clear cell adenocarcinoma. Rev Fr Gynécol Obstet 90 (1995) 534–538.

Germain M, Rarick T, Robins E: Management of intermittent ovarian torsion by laparoscopic oophoropexy. Obstet Gynecol 88 (1996) 715–717.

Hadar H, Loven D et al.: An evaluation of lateral and medial transposition of the ovaries out of radiation fields. Cancer 74 (1994) 774–779.

Stockle E, Verdier G et al.: Functional outcome of laparoscopical transposed ovaries in the multidisciplinary treatment of cervical cancers. J Gynecol Obstet Biol Reprod (Paris) 25 (1996) 244–252.

Treissman MJ, Miller D, McComb PF: Laparoscopic lateral ovarian transmission. Fertil Steril 65 (1996) 1229–1231.

14 Entzündliche Beckenerkrankungen (pelvic inflammatory disease, PID)

O. Kandolf und J. Keckstein

1 Einleitung

PID (pelvic inflammatory disease) schließt akute und subakute Entzündungen der Genitalorgane ein. Unter diesem Überbegriff werden verschiedene Schweregrade der Endometritis und Salpingo-Oophoritis verstanden. In der Regel sind Frauen im geschlechtsreifen Alter zwischen dem 20. und 40. Lebensjahr betroffen. Chronische sind von den akuten Entzündungen zu unterscheiden, da sie sich meist infolge von nicht oder nicht ausreichend therapierten akuten Entzündungen entwickeln. Die Diagnose einer chronischen Entzündung wird in der Regel erst im Zuge der Therapie von Sterilitätsursachen gestellt.

Haupterreger für das PID sind Neisseria gonorrhoeae, Enterokokken, Escherichia coli, Proteus und Bacteroides fragilis. Chlamydia trachomatis ist bei ca. 60% der Entzündungen meist mit anderen Mikroorganismen beteiligt. Die Serotypen D und K werden sexuell übertragen und führen zu genitalen Entzündungen und zur Perihepatitis. Das Hauptmembranprotein von Chlamydia trachomatis ist ein Hitzeschockprotein, das über Monate bis Jahre eine langsame Entzündungsreaktion im Gewebe erzeugen kann. Demzufolge entwickeln sich Verwachsungen in den infizierten Organen nur allmählich und führen zu Verklebungen der Tube und zu Adhäsionen der Genitalorgane mit der Umgebung.

2 Diagnostik

Die klinische Diagnose des PID basiert auf folgenden Zeichen:

- wiederholte bzw. akute pelvine Schmerzattacken
- Fieber über 38 °C
- Schüttelfrost
- erhöhte Leukozytenwerte mit Linksverschiebung
- erhöhtes C-reaktives Protein

Bei der klinischen Untersuchung fallen sehr oft ein putrider zervikaler Fluor, ein deutlicher Portioverschiebeschmerz, ein druckdolenter Uterus sowie eine druckdolente, oft teigig zu tastende Adnexe auf. Bei der Vaginalsonographie kann freie Flüssigkeit im Douglas-Raum als Zeichen des entzündlichen Exsudats sichtbar sein. In schweren Fällen mit Abszeßbildung tritt das mannigfaltige Bild des zystisch-soliden Adnextumors in Erscheinung.

> Bei Schmerzzuständen im rechten Unterbauch muß auch an die Differentialdiagnose Appendizitis gedacht werden.

Schmerzen im rechten Oberbauch und in der rechten Flanke mit entsprechenden allgemeinen Infektzeichen können auf eine Perihepatitis (Fitz-Hugh-Curtis-Syndrom) hinweisen.
Je mehr klinische Zeichen vorhanden sind, um so sicherer ist die Diagnose.

3 Indikationen der Laparoskopie bei PID

3.1 Milde Formen des PID

Die Indikation zur Laparoskopie bei PID ist bei jungen Frauen äußerst großzügig zu stellen, da bei diesen Patientinnen eine frühe Diagnose auch essentiell für die spätere Familienplanung und Fertilität sein kann. Die Laparoskopie stellt bei milden Formen mit geringeren Symptomen ein zentrales Hilfsmittel in der Diagnostik dar. Zusätzlich kann durch gezielte Abstrichentnahme eine spezifische Therapie eingeleitet werden.

3.2 Schwere Formen des PID

Bei schweren Formen dient die Laparoskopie sowohl der Diagnose als auch der Behandlung. Die therapeutischen Maßnahmen können dabei eine ausgedehnte Spülung, eine Adhäsiolyse, die Eröffnung von Abszeßhöhlen und nicht zuletzt die Resektion von erkrankten Organen umfassen.

4 Technik der operativen Laparoskopie bei PID

4.1 Die subakute Entzündung

Bei der Laparoskopie sind typischerweise gelbliche seröse Flüssigkeitsansammlungen im Douglas-Raum zu erkennen. Um die Eileiter und Ovarien sind oft gelatinös imponierende, gelblich-rötliche Adhäsionen feststellbar (Abb. 14-1). Oft zeigen Tube und Ovarien auch gelbliche Pseudozysten oder zystenähnliche Peritonealeinschlüsse.

Operatives Vorgehen

Operateur und Assistent stellen sich das Operationsgebiet mit atraumatischen Faßinstrumenten ein. Eine Aspirationskanüle wird eingeführt, um freie Flüssigkeit aus dem Douglas-Raum zu aspirieren und zur kulturellen Bebrütung einzusenden. Anschließend folgt eine spezifische Sekretabnahme für eine mikrobiologische Untersuchung auf Chlamydia trachomatis.
Ist wenig freie Flüssigkeit im Douglas-Raum vorhanden, so können Abstriche über einen speziell eingebrachten Wattetupfer (s. a. Kap. 2 „Instrumente und Geräte“) aus den Fimbrienenden der Tube entnommen werden.

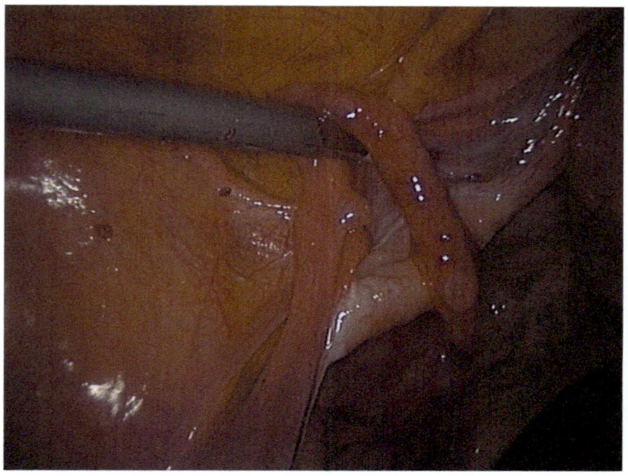

Abb. 14-1 Subakute Entzündung mit gelatinösen Ablagerungen an der linken Adnexe

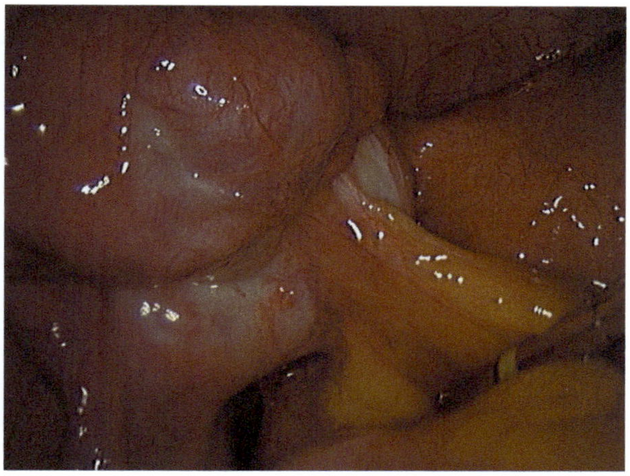

Abb. 14-2 Saktosalpinx links; zarte flächige Adhäsionen zwischen den Organstrukturen sowie Netzadhäsionen

Nach der Abstrichentnahme wird vom Operateur anstelle der Aspirationskanüle der Stab des Saug-Spülsystems eingebracht. Stumpf werden die Adnexstrukturen gelöst, Pseudozysten können gefaßt und entfernt werden. Nach stumpfem Lösen erfolgt eine ausführliche Spülung im Sinne einer peritonealen Lavage. Hierzu verwenden wir normalerweise mehrere Liter physiologischer Kochsalzlösung. Auch antiseptische Lösungen (Taurolin®) können verwendet werden. Nach ausführlichem Spülen erfolgt noch ein Rundumblick, um eine Appendixbeteiligung und etwaige perihepatische Adhäsionen auszuschließen. Ein Robinson-Drain (Nr. 12) wird gelegt und meistens am ersten postoperativen Tag wieder entfernt.

- Aspiration von Douglas-Sekret zur kulturellen Bebrütung
- stets spezifische Sekretabnahme auf Chlamydia trachomatis
- ausgiebige Spülung des gesamten Beckens
- Robinson-Drainage

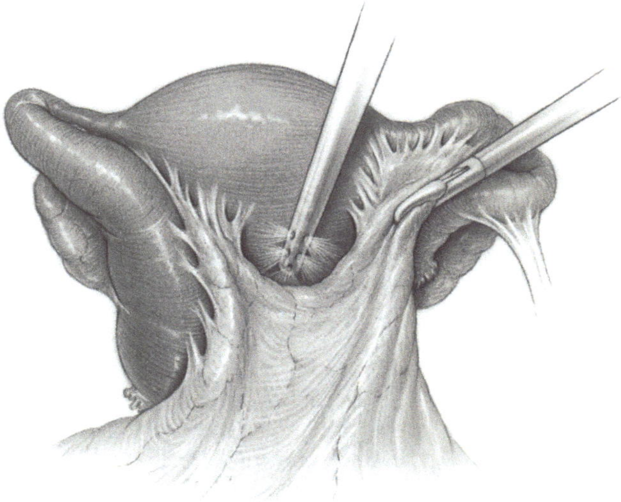

Abb. 14-3 Blunt-and-wet-Dissektion

4.2 Die akute leichte Entzündung

Laparoskopisch erkennt man das Perimetrium des Uterus deutlich gerötet mit verstärkter, zum Teil fleckiger Gefäßzeichnung. Beide Tuben sind ebenfalls deutlich gerötet und zum Teil ödematös geschwollen. Die Ovarien liegen an normaler Stelle und sind oft bereits mit zarten flächigen Adhäsionen am dorsalen parietalen Peritoneum fixiert (Abb. 14-2). Das Rektosigma, das von linkslateral über die linke Adnexe zieht, kann unterschiedlich stark mit der entzündlich veränderten linken Adnexe verwachsen sein. Im Douglas-Raum sieht man eine unterschiedliche Menge trüben, oft putriden Exsudats.

Operatives Vorgehen

Atraumatische Faßinstrumente dienen der Organpräsentation. Über eine Aspirationskanüle wird Flüssigkeit aus dem Douglas-Raum aspiriert und zur Kulturbestimmung eingesandt. Über einen speziellen Watteträger werden Abstriche aus den Fimbrien entnommen. Obligat wird ein trockener Abstrich zur Identifikation von Chlamydien (Ligase-Kettenreaktion) entnommen.
Jetzt folgt die Blunt-and-wet-Dissektion (Abb. 14-3). Mittels Saug-Spülkanüle wird die Adnexe unter ständi-

ger Spülung stumpf mobilisiert, was meist mühelos gelingt. Eine scharfe Präparation oder Koagulation ist bei der Adnexmobilisation nicht notwendig.
Adhäsionen der linken Adnexe zum Mesosigma oder zum großen Netz werden gelöst, was ebenfalls meist stumpf möglich ist. Bei breiteren Adhäsionen ist eine bipolare Koagulation und scharfe Durchtrennung der Blutgefäße erforderlich. Besondere Beachtung muß hierbei dem linken Ureter, der im Recessus intersigmoideus ins Becken eintritt, gelten. Nach Mobilisation der Beckenstrukturen erfolgt eine ausgiebige Spülung mit mehreren Litern physiologischer Kochsalzlösung. Abschließend werden im Rundumblick Leber und Appendix beurteilt. Eine Robinson-Drainage (Nr. 12) wird gelegt.

- Aspiration von Douglas-Flüssigkeit und etwaige Lavage zur Kulturbestimmung
- Blunt-and-wet-Dissektion unter ständiger Spülung
- möglichst keine scharfen Präparationen
- großzügige abschließende Spülung und Robinson-Drainage

4.3 Die akute schwere Entzündung

Klinisch besteht ein hoch fieberhafter Zustand mit akutem Abdomen. Laparoskopisch ist der Uterus oft mit Fibrinbelägen überzogen und mit den entzündlich veränderten Adnexen verklebt.
Nicht selten bestehen mehr oder weniger ausgeprägte Darm- und Netzadhäsionen. Der Douglas-Raum kann Eiteransammlungen zeigen oder durch entzündliche Konglomerattumoren völlig obliteriert sein. Die Tuben sind mehr oder weniger stark aufgetrieben und nicht selten zu Pyosalpingen verändert. Aus den Fimbrien kann Eiter austreten. Sehr oft beeinträchtigen tuboovarielle Abszesse die primäre Identifikation der Organstrukturen (Abb. 14-4).

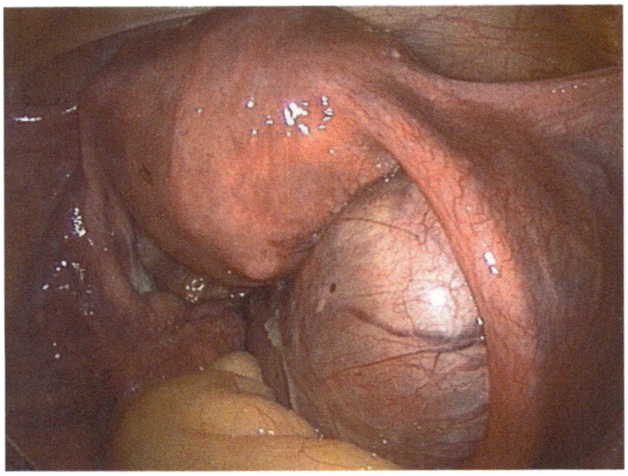

Abb. 14-4 Tuboovarialabszeß

4.3.1 Operatives Vorgehen bei frischen Abszessen

Frische Abszesse entwickeln sich in der Regel innerhalb von zwei Wochen. Meist bestehen unterschiedliche Retentionsareale eitrigen Sekrets zwischen den Organstrukturen. Die frischen Adhäsionen sind zart.

Das operative Vorgehen beginnt wiederum mit Abstrich und Kulturentnahme (am besten aus den Sekretretentionsarealen). Anschließend beginnt die Blunt-and-wet-Dissektion. Über den suprasymphysären Einstich wird die Spülkanüle eingebracht und unter ständigem Spülen und Saugen bewegt. Zusammen mit den beiden lateral verwendeten atraumatischen Faßinstrumenten, die während der gesamten Präparation geschlossen bleiben, werden die Organstrukturen stumpf gelöst. Durch die Starrwandigkeit der entzündlich veränderten Organstrukturen gelingt dies in der Regel unter leichter Schichtfindung sehr gut. Ist bei Tuboovarialabszessen die Darmwand beteiligt, sollte die stumpfe Präparationstechnik beibehalten werden.

- Übermäßige Zugkräfte am entzündlich veränderten Darm können zum Einbrechen in die Darmwand führen.

Der mobilisierte Abszeß wird antimesenterial eröffnet. Die Eröffnung gelingt meist – selbst bei dicker Abszeßmembran – stumpf durch die Spülkanüle. Die Inzisionsstelle wird dann mit der Spülkanüle so weit wie möglich erweitert, um ein Verkleben der Abszeßmembranen zu verhindern.
Vereinzelt auftretende Blutungen können bipolar koaguliert werden. Bei verschlossenen Fimbrien und makroskopischem Verdacht auf Pyosalpinx erfolgt die Punktion und ggf. Eröffnung derselben. Anschließend wird der Abszeß mit mehreren Litern physiologischer Kochsalzlösung ausgiebig gespült (Abb. 14-5). Nach Beurteilung der Mittelbauchorgane werden zwei Robinson-Drainagen (Nr. 12) gelegt.

- Abstrich und Kulturentnahme möglichst aus Sekretretentionsarealen
- Blunt-and-wet-Dissektion zur Mobilisation des Abszesses
- bei Darmbeteiligung stumpfe Präparationstechnik beibehalten (hohe Gefahr der Darmverletzung)

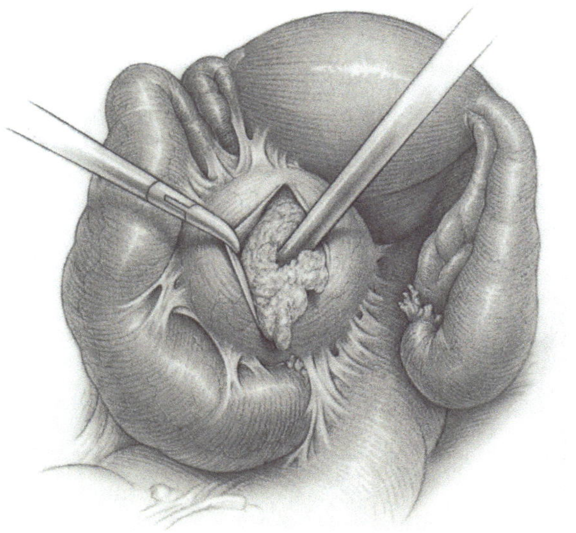

Abb. 14-5 Stumpfes Spreizen und Spülen der Abszeßhöhle

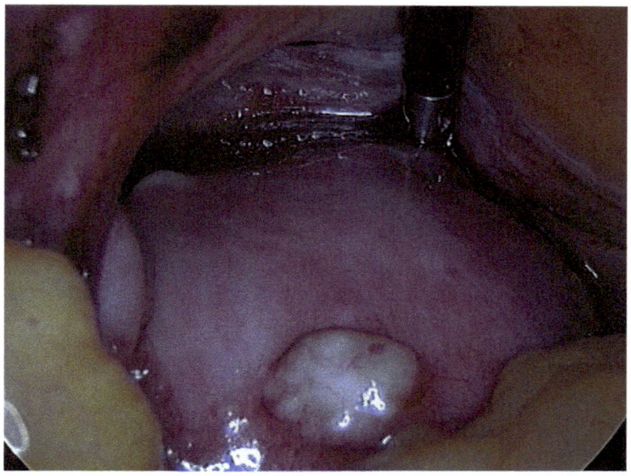

Abb. 14-6 Konglomerattumor linke Adnexe

- möglichst breites Eröffnen der Abszeßmembran unter ständiger Spülung
- Robinson-Drainage

4.3.2 Operatives Vorgehen bei entzündlichen Konglomerattumoren

Bestehen Entzündungsprozesse länger als drei Wochen, so haben sich oft Konglomerattumoren mit dicken schwielig-schwartigen Fibrinbelägen entwickelt. Die Adnexe imponiert hierbei oft als dichte Gewebsmasse, in der Organstrukturen nahezu nicht mehr identifiziert werden können (Abb. 14-6). Es kann oft nicht beurteilt werden, ob bzw. wo Abszeßareale bestehen. Nicht selten haben sich jetzt schon derbe fibrinöse Adhäsionen zu Darmschlingen entwickelt.

Das operative Vorgehen beginnt auch bei diesen älteren Entzündungsprozessen zunächst mit dem Versuch der Abstrich- und Kulturentnahme. Als nächster Schritt wird mit Hilfe der Blunt-and-wet-Dissektion versucht, die Organstrukturen möglichst stumpf und atraumatisch voneinander zu lösen. Sehr oft ist eine ausgedehntere Darmadhäsiolyse notwendig, um überhaupt den Entzündungsprozeß zu erreichen. Ist der Zugang zum entzündlichen Adnextumor freipräpariert, so werden abhängig von der Patientin zwei unterschiedliche Behandlungsstrategien verfolgt.

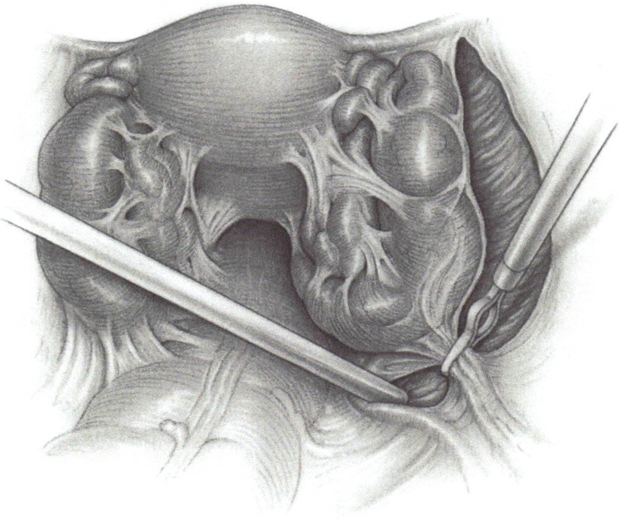

Abb. 14-7 Inzision des Peritoneums über der A. iliaca, Darstellung des Ureters, Koagulation des Lig. infundibulopelvicum

Entzündliche Konglomerattumoren bei Patientinnen mit abgeschlossener Familienplanung

Bei diesen Patientinnen versuchen wir, das gesamte entzündlich veränderte und destruierte Gewebekonglomerat operativ zu entfernen. Die Therapie der Wahl stellt die Adnexektomie dar. Hierbei wird in einem ersten Schritt das Lig. infundibulopelvicum dargestellt. Hierzu wird das Peritoneum über der A. iliaca communis außerhalb des Entzündungsprozesses mit der traumatischen Faßzange gefaßt und mit der Präparationsschere inzidiert. Die Vasa ovarica werden nach lateral, der Ureter nach median präpariert (Abb. 14-7). Die Lage des Ureters zum Konglomerattumor wird identifiziert. Dann werden die präparierten Vasa ovarica bipolar koaguliert und durchtrennt. Als nächstes wird die Adnexe vom Uterus abgesetzt. Das Lig. rotundum und die Tube werden uterusnah bipolar koaguliert und durchtrennt. Nachdem die Gefäßversorgung des Konglomerattumors unterbunden wurde, kann dieser stumpf von lateral kommend von der Beckenwand freipräpariert werden. Gefäße oder derbere Gewebszüge, die sich bei der Präparation darstellen, werden bipolar koaguliert und durchtrennt. Unter ständiger Beachtung des medialisierten Ureters wird die gesamte Adnexe endgültig abgesetzt und über einen suprasymphysär eingebrachten Endo-Bag geborgen. Gelegentlich muß der suprasymphysäre Einstich erweitert werden (Inzisionsspreizer).

- Präparation der Beckenwandstrukturen (Vasa ovarica, Ureter, Vasa iliaca)
- sorgfältige Präparation und Medialisierung des Ureters
- bipolare Koagulation von Vasa ovarica sowie Tube und Lig. rotundum
- Mobilisation des Tumors von lateral unter Visualisierung des Ureters

Entzündliche Konglomerattumoren bei Frauen mit nicht abgeschlossener Familienplanung

Bei diesen Patientinnen ist der Organerhalt oberstes Gebot. Als erster Schritt wird wiederum die Freipräparation des entzündlichen Konglomerattumors durchgeführt. Dabei wird versucht, die Organstrukturen stumpf voneinander zu trennen. Gelingt dies nicht, so begnügt man sich damit, keine Abszeßhöhle zu hinterlassen, in welcher Entzündungsprozesse fortschreiten können. Hierzu wird eine Punktionskanüle über den suprasymphysären medianen Einstich eingebracht. Potentielle liquide Areale werden punktiert (Abb. 14-8). Wurde bei der Ultraschallkontrolle eine Abszeßhöhle festgestellt und kann diese laparoskopisch nicht mehr identifiziert werden, so sollte sie unter vaginalsonographischer Kontrolle lokalisiert und punktiert werden.

In diesen schweren Fällen führen wir im Anschluß an den operativen Eingriff eine massive systemische Antibiotikatherapie durch. Eine Second-look-Laparoskopie ist im Anschluß an die konservative Behandlung ca. 6–8 Wochen nach dem Primäreingriff obligat.

Bei all diesen schweren und ausgedehnten Entzündungsprozessen erfolgt nach dem Beenden der Präparationsarbeit die ausführliche Spülung. Eine breite Robinson-Drainage (Nr. 22) wird über einen der seitlichen Einstiche nach außen gelegt. Bei ausgedehnten Douglas-Abszessen, bei denen ein Verkleben der Ab-

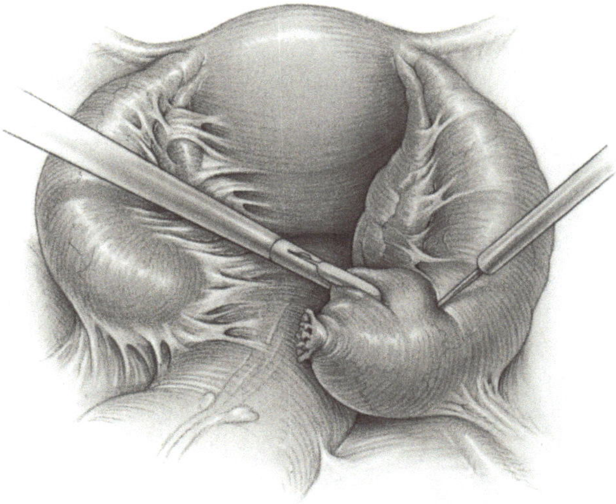

Abb. 14-8 Punktion einer Pyosalpinx bei einer Nullipara nach vorangegangener Mobilisation von Tube und Ovar

szeßmembranen postoperativ möglich erscheint, kann auch eine Robinson-Drainage über den hinteren Fornix nach außen geleitet werden. Dabei positioniert der Assistent eine gespreizte Kornzange von vaginal im hinteren Fornix und der Operateur präpariert mit der Präparationsschere scharf auf die Spitze der Kornzange zu.

Die postoperative Phase wird unter intensivmedizinischen Kautelen (Flüssigkeitsbilanz, intravenöse Infusionstherapie, Antibiose, Gerinnungskontrolle, Herz-Kreislauf-Monitoring) überwacht.

- Blunt-and-wet-Dissektion des Konglomerrattumors
- Punktion und Spreizen etwaiger Abszeßhöhlen
- im Bedarfsfall Punktion unter vaginalsonographischer Kontrolle
- bei Douglas-Abszessen Drainage über den hinteren Fornix
- obligate Robinson-Drainage

5 Technik der operativen Laparoskopie bei Adhäsionen im Anschluß an PID

Die Indikation zur laparoskopischen Behandlung von Adhäsionen im Unterbauch wird aus zwei klassischen Gründen gestellt:

- Persistierende Schmerzzustände unklarer Genese: Nach entzündlichen Beckenerkrankungen können nicht nur Adhäsionen und Verklebungen im Uterus und Adnexbereich persistieren, sondern es bestehen auch häufig ausgedehnte Adhäsionsbrücken und Narbenzüge zu benachbarten Gewebestrukturen (Netz, Rektosigma, Dünndarm, Zäkum). Zyklusdynamik, unterschiedliche Füllungszustände der Harnblase und Darmperistaltik können dann durch Zugkräfte an den Adhäsionen Schmerzzustände unterschiedlicher Art und Intensität hervorrufen.

- Sterilitätsdiagnostik: Im Rahmen der Diagnostik bei unerfülltem Kinderwunsch gilt es nicht nur, Adhäsionen im Anschluß an entzündliche Beckenerkrankungen auszuschließen, sondern diese als Therapiemaßnahme auch zu lösen und damit die mögliche Sterilitätsursache zu beseitigen. Bei peritubaren und periovariellen Adhäsionen kommt als Infektionsweg in erster Linie der klassisch-aszendierende in Frage.

Werden im Rahmen der diagnostischen Laparoskopie Adhäsionen diagnostiziert, so richtet sich die Behandlungsstrategie nach der Breite der Adhäsionen bzw. nach den in die Adhäsionen eingebetteten Organstrukturen.

- Aus physikalischen Gründen verwenden wir in Darm- und Ureternähe keinen monopolaren Strom.

5.1 Laparoskopische Behandlung breitflächiger Adhäsionen von Netz und Darm

Die Operationsstrategie zur Lösung breitflächiger Netz- und Darmadhäsionen besteht darin, diese Adhäsionen möglichst unter Sicht zu unterfahren, um sie durch Schaffen von Foramina in kleinen Schritten abzutragen. Hierbei werden eine atraumatische Faßzange sowie eine Präparationsschere verwendet.
Während der Operateur die breiten Adhäsionen durch Bilden von Foramina mit der Präparationsschere in einzelne Portionen teilt, wird die so dargestellte Adhäsionsbrücke vom Assistenten bipolar koaguliert. Der Operateur kann die koagulierte Stelle dann unter Sicht durchtrennen (Abb. 14-9). So werden Schritt für Schritt breitflächige Adhäsionen gelöst.

Eine besondere Operationsstrategie erfordert die Behandlung breitflächiger Darmadhäsionen (Rektosigma) mit der Uterus- und Zervixhinterwand. In einem ersten Schritt wird die Uterushinterwand mit Por 8® (eine Ampulle Ornipressin auf 50 ml NaCl) unterspritzt. Dieser Vorgang dient nicht nur der Hämostase, sondern erleichtert auch die Schichtfindung im Sinne einer Aquadissektion.
Die Präparation des Rektosigmas von der Uterushinterwand wird dann entweder mit dem CO_2-Laser oder der Mikrodiathermienadel durchgeführt. Durch starke Anteflexion des Uterus und dorsalen Zug am Darm werden die Adhäsionen angespannt und lassen sich leicht dissezieren (Abb. 14-10). Die Vorteile einer Laserdissektion liegen neben der erleichterten Schichtfindung in der flächenhaften kapillaren Blutstillung.

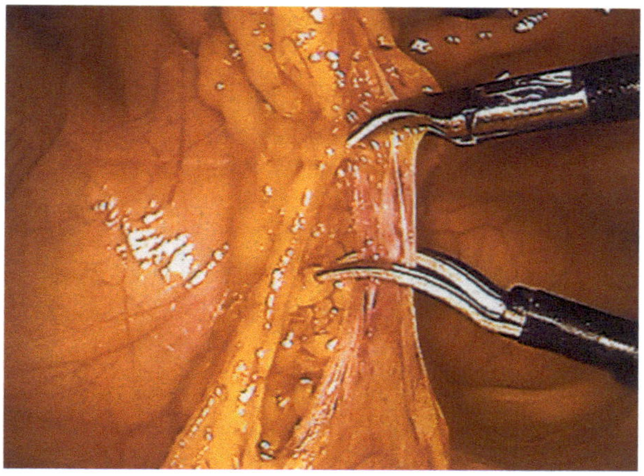
Abb. 14-9 Durchtrennung einer breiten Netzadhäsion nach vorangegangener bipolarer Koagulation

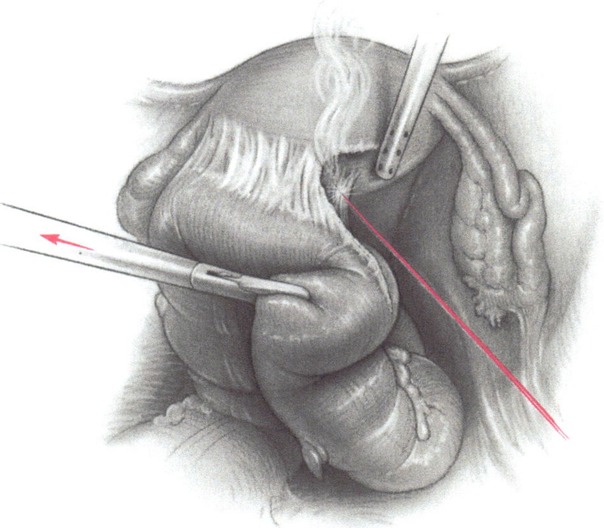
Abb. 14-10 Präparation der adhärenten Rektosigmawand vom Uterus mit dem CO_2-Laser. Die Darmwand wird mit atraumatischen Faßinstrumenten gespannt.

- bei breitflächigen Netzadhäsionen Schaffen von Foramina und Dissektion in kleinen Schritten
- Präparation unter ständiger Sichtkontrolle
- bei Adhäsionen des Darms an der Uterushinterwand Aquadissektion

5.2 Laparoskopische Behandlung zarter Adhäsionen

Hauptindikationsgebiet stellt die Salpingo-Ovariolyse dar. Tuben und Fimbrien sollen aus Adhäsionen zur Umgebung und zum Ovar gelöst werden, ohne Blutungen oder Peritonealdefekte zu verursachen (Abb. 14-11 bis 14-13). Dies kann entweder mit dem CO_2-Laser oder der Mikrodiathermienadel durchgeführt werden.

5.2.1 CO_2-Laser

Operateur und Assistent führen über die seitlichen Einstiche atraumatische Faßinstrumente ein. Durch Zug und Gegenzug werden Adhäsionszügel gespannt und können unschwer mit dem CO_2-Laser (30 Watt, continuous wave) durchtrennt werden. Penibel muß auf die Vermeidung von Serosadefekten geachtet werden. Um die Blutungsneigung zu verringern, unterspritzen wir das Lig. infundibulopelvicum bzw. das Lig. ovarii proprium mit Por-8®-Lösung.

5.2.2 Mikrodiathermienadel

Auch mittels einer monopolaren Mikronadel (Messroghli-Nadel, s. a. Kap. 2 „Instrumente und Geräte“) können zarte Adhäsionsstränge atraumatisch durchtrennt werden. Hierbei werden zur Präparation ebenso atraumatische Faßinstrumente über die lateralen Unterbaucheinstiche eingebracht. Durch Einfahren der Messroghli-Nadel in den Schaft kann mit der Metallspitze des Instruments eine differenzierte Hämokoagulation durchgeführt werden.

- Verringerung der Blutungsneigung durch Por-8®-Instillation
- subtile Präparation unter Vermeidung von Serosadefekten
- Anspannen der Gewebestrukturen mit atraumatischen Faßinstrumenten

6 Schlußbetrachtung zur Adhäsionsprophylaxe

Das größte Problem der laparoskopischen Adhäsiolyse stellt das erneute Auftreten von Adhäsionen dar. Generell kann behauptet werden, daß durch das atraumatische laparoskopische Vorgehen Adhäsionen im geringeren Maße auftreten. Zahlreiche Versuche zur Adhäsionsprophylaxe wurden vor allem bei ausgedehnten peritonealen Defekten nach Adhäsiolyse durchgeführt. Neben der Instillation von Dextranlösungen sei noch

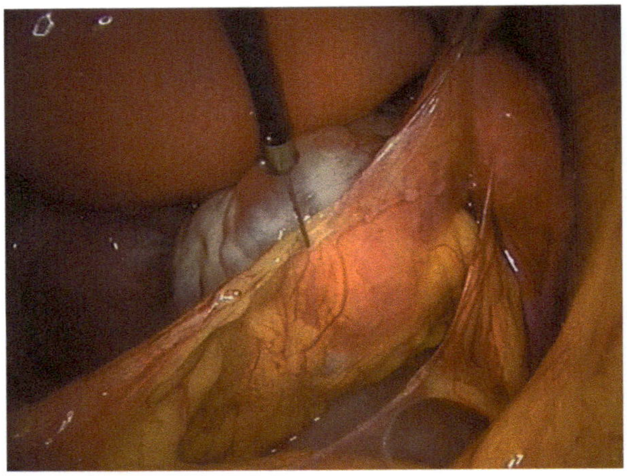

Abb. 14-11 Adhäsionen zur rechten Adnexe

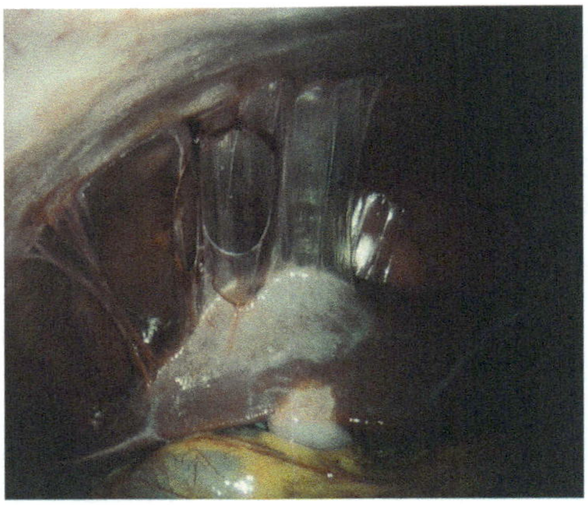

Abb. 14-12 Perihepatische Adhäsionen; Fitz-Hugh-Curtis-Syndrom (bei derselben Patientin wie in Abb. 14-11)

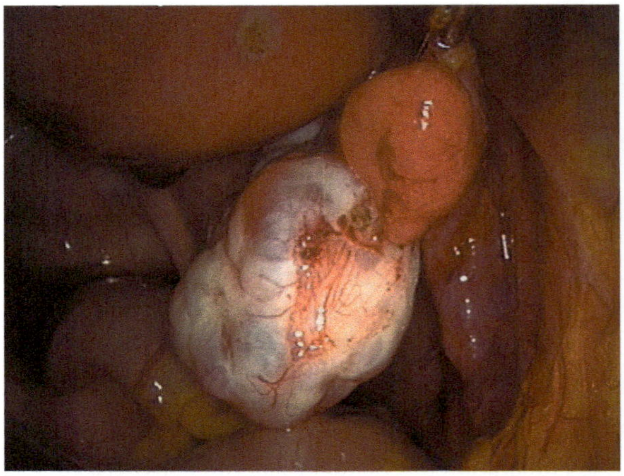

Abb. 14-13 Zustand nach Adhäsiolyse und Stomatoplastik (dieselbe Patientin wie in Abb. 14-11 und 14-12)

an die Möglichkeit der Verabfolgung von Fibrinklebern oder Netzen (Interceed® DC7) zur Adhäsionspropylaxe gedacht.

Literatur

Eschenbach DA, Wolner-Hanssen P, Hawes SE, Pavletic A, Paavonen J, Holmes KK: Acute pelvic inflammatory disease: associations of clinical and laboratory findings with laparoscopic findings. Obstet Gynecol 89 (1997) 184.

Geis WP, Kim HC: Use of laparoscopy in the diagnosis and treatment of patients with surgical abdominal sepsis. Surg Endosc 9 (1995) 178.

Henry-Suchet J, Tesquier L: Role of laparoscopy in the management of pelvic adhesions and pelvic sepsis. Baillière's Clin Obstet Gynaecol 8 (1994) 759.

Huang J, Jay MS, Uhler M: Tuboovarian abscess in the adolescent. J Pediatr Adolesc Gynecol 10 (1997) 73.

Raiga J, Denoix S, Canis M, Lebouedec G, Glowaczower E, Wattiez A, Pouly JL, Mage G, Manhes H, Bruhat MA: Laparoscopic treatment of adnexal abscesses. A series of 39 patients. J Gynecol Obstet Biol Reprod (Paris) 24 (1995) 381.

Reissmann P, Salky BA, Pfeifer J, Edye M, Jagelman DG, Wexner SD: Laparoscopic surgery in the management of inflammatory bowel disease. Am J Surg 171 (1996) 47.

15

Endometriose

J. Keckstein, H. Wiesinger und U. Schwarzer

1 Diagnostik

Endoskopische Operationen dienen primär der Bestätigung der Verdachtsdiagnose Endometriose, d.h. der Visualisierung von Herden und der Gewinnung von Gewebeproben zur histologischen Verifizierung der Erkrankung.
Endometrioseherde können aufgrund ihres geringen Ausmaßes mit dem bloßen Auge und bei ungünstigem Sitz kaum oder gar nicht darstellbar sein. Abgesehen davon ist das Erscheinungsbild von Endometrioseimplantaten nicht immer einheitlich. Neben den typischen roten oder schwarz-braunen Läsionen (Abb. 15-1) finden sich auch nicht-pigmentierte, gräuliche, weißliche bzw. farblose Läsionen (Abb. 15-2), die leicht übersehen werden können. Glatte, flächenartige Befunde wechseln mit vesikulären, z.T. narbigen Epithelveränderungen. Einziehungen oder Taschenbildungen des Peritoneums sind dringende Hinweise für das Vorliegen einer Endometriose.
Endometrioseherde in der Tiefe des Retroperitonealraums oder in der Nähe von Organstrukturen können ein wesentlich invasiveres Vorgehen erfordern, als es bei oberflächlichen Herden der Fall ist.

Der endoskopische Zugang zum Bauchraum bietet die Möglichkeit, schwer zugängliche Regionen besser zu visualisieren und Gewebeveränderungen aufgrund des Vergrößerungseffekts der Optik besser beurteilen zu können. Zusätzliche Untersuchungsverfahren (Palpation, Sonographie, MRI, Zysto-, Rektoskopie etc.) dienen zur vollständigen Befunderhebung und zum Staging der Erkrankung (insbesondere bei Herden im Bereich des Septum rectovaginale, des Blasendachs, der Parametrien und der Paraproktien etc.). Beim Staging sind folgende Schritte zu beachten:

- Zur Inspektion sollten lichtstarke Optiken verwendet werden. Zur genauen Inspektion der Peritonealoberfläche wird die Optik nahe an sie herangeführt (Vergrößerungseffekt).
- Die Darstellung der Organe wird durch Einsatz zusätzlicher Halteinstrumente (Faßzangen, Uterusmanipulator etc.) erleichtert.
- Adhäsionen müssen gelöst werden, um einen vollständigen Blick auf Organe bzw. Regionen zu gewährleisten (z.B. Ovarrückseite).
- Flüssigkeiten im Douglas-Raum sollten vollkommen aspiriert werden.
- Durch die Punktion vergrößerter oder in der Form auffälliger Ovarien werden nicht erkannte Endometriosezysten diagnostiziert.
- Eine gleichzeitige Palpation des vorderen und hinteren Fornix vaginae hilft, Endometrioseherde im Septum rectovaginale, im Bereich der Paraproktien, am Blasendach oder an der Blasenhinterwand zu diagnostizieren.
- Der gesamte Mittel- und Oberbauch muß gründlich nach Endometrioseherden exploriert werden (z.B. Diaphragma, Leber, subphrenischer Bereich).

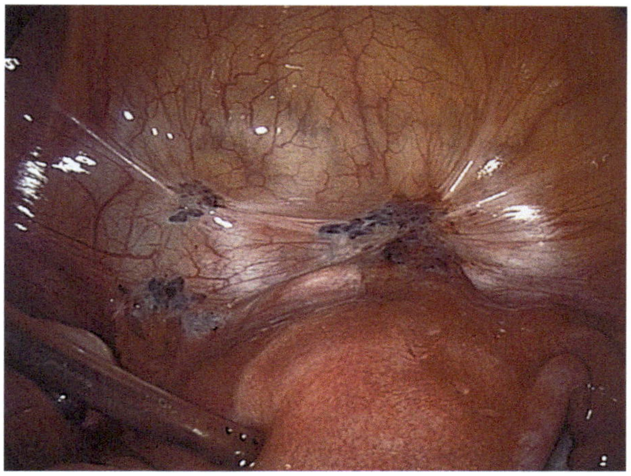

Abb. 15-1 Typische Endometrioseherde am Blasendach (z.T. pigmentiert, Fibrose)

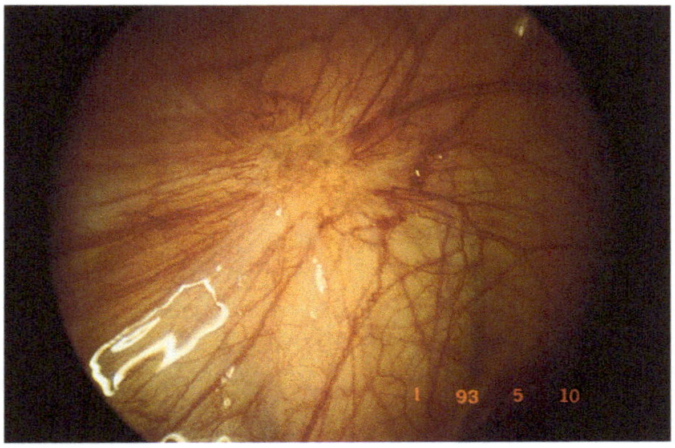

Abb. 15-2 Nicht-pigmentierter Endometrioseherd (gräulich)

2 Indikationen

Die Indikation zu einer endoskopischen Therapie der Endometriose sollte nur in Abhängigkeit von Symptomen und Beschwerden gestellt werden. Als typische Indikationen gelten:

- Schmerz, insbesondere Dysmenorrhö und Dyspareunie
- Blutungsstörungen

ENDOMETRIOSE 15

- Sterilität/Infertilität
- progressive Organveränderung (-zerstörung)

Folgende Überlegungen sollten mit in die Indikationsstellung und Planung einer Operation einfließen:
- Eine asymptomatische Endometriose oder eine Spontanregression der Erkrankung ist nicht selten.
- Die Endometriose hat allerdings in über der Hälfte der Fälle einen progressiven Charakter.
- Eine chirurgische Therapie erhöht die Regressionsrate.
- Symptomlose Veränderungen an Uterus, Darm, Septum rectovaginale, Blase, Periureter etc. müssen bei uneingeschränkter Funktion der Organe und Beschwerdefreiheit nicht sofort operiert werden, sollten jedoch regelmäßig kontrolliert werden.
- Können Schmerzen durch eine einfache konservative Therapie kontrolliert werden, sind invasive chirurgische Maßnahmen nicht zwingend notwendig.

3 Operative Therapie

Die Frage, ob eine Laparoskopie oder eine Laparotomie zur Behandlung der Endometriose durchgeführt wird, hängt sehr vom Ausmaß der Erkrankung selbst, der Ausstattung des Operationssaals und der Ausbildung des Operateurs ab.
In zahlreichen Studien konnte nachgewiesen werden, daß die Laparoskopie der Laparotomie im Hinblick auf den Operationserfolg gleichwertig, ja zum Teil überlegen ist.
Da die Diagnose mit einer Laparoskopie gesichert wird, kann in den meisten Fällen im Rahmen einer operativen Option auch über diesen Zugangsweg chirurgisch therapiert werden. Bei der Operationsplanung ist – nach Durchführung genauer präoperativer Diagnostik – der abdominale, der vaginale oder ggf. der kombinierte Zugangsweg in Erwägung zu ziehen.

Operationsprinzip. Endometrioseherde werden entweder destruiert oder exzidiert (reseziert). Zur Destruktion dienen meist thermische Instrumente, mittels derer das Gewebe koaguliert wird. Der erzielte Gewebeeffekt hängt von der erreichten Temperatur bzw. der applizierten Energie ab. Mit dem Thermokoagulator wird das Gewebe bis zu einer Temperatur von 70–90 °C denaturiert. Höhere Temperaturen führen zur Koagulation bzw. Dissektion bzw. Vaporisation. Als Energiequelle dienen meist HF-Chirurgieinstrumente oder Lasersysteme.

Ausgedehnte Herde bzw. mitbetroffene Organteile werden mittels Schere, monopolarer Nadel oder Lasersystemen reseziert. Der CO_2-Laser eignet sich zur oberflächlichen Ablation.

3.1 Instrumente und Geräte

3.1.1 HF-Chirurgie

Generelle Überlegungen: Das Ausmaß der thermischen Destruktion kann z.T. nur schwer gesteuert werden. Benachbartes Gewebe bzw. Organe wie z.B. Ureter, Tuben etc. könnten unnötigerweise koaguliert (geschädigt) werden. Darüber hinaus ist nach jeder Art von Gewebedestruktion ein konsekutiver Reparationsmechanismus zur Beseitigung des nekrotischen Gewebes zu erwarten. Damit verbundene Entzündungsreaktionen u.ä. sind jedoch – insbesondere im Bereich von viszeralem Gewebe – als potentielle Verursacher von Adhäsionen anzusehen.

Bipolarkoagulation

Die bipolare Koagulation dient der Therapie kleiner, gut abgrenzbarer Herde. Durch Berührung des Gewebes mit den Branchen der Koagulationszangen lassen sich unterschiedliche Koagulationseffekte erzielen. Trotz der Verwendung bipolaren HF-Stroms kann der thermische Effekt bis zu einer Tiefe von 5–8 mm reichen. Da gesunde Gewebestrukturen oder Organteile (z.B. Ureter) bei diesem Verfahren ebenfalls geschädigt werden können, ist eine ständige visuelle Kontrolle des Gewebeeffekts notwendig. Außerdem muß ein Sicherheitsabstand von vitalen Strukturen eingehalten werden.

Monopolarer HF-Strom

Mit dem monopolaren HF-Strom können völlig verschiedene Gewebeeffekte erzielt werden, die zur Destruktion oder Beseitigung von Endometrioseherden hilfreich sind (s.a. Kap. 1).

- Eine hohe Energiedichte (d.h. geringer Elektrodendurchmesser, geringer Elektrodenabstand und hohe Leistung) erzeugt einen vaporisationsähnlichen Gewebeeffekt.
- Der Operateur muß dabei eine sehr präzise Elektrodenführung einhalten. Ein zu tiefes Eindringen des Instruments in das Gewebe führt zu völlig anderen – zum Teil unerwünschten – Gewebeeffekten.
- Für die Präparation ist insbesondere eine monopolare Mikrodiathermienadel (z.B. Messroghli-Nadel) gut geeignet. Der sehr kleine Elektrodenquerschnitt ermöglicht sowohl präzise Schnitte als auch eine punktförmige Koagulation.

3.1.2 Laser

Die Eigenschaften des CO_2-Lasers ermöglichen es, Endometrioseherde zu vaporisieren, zu denaturieren oder zu exzidieren (s. a. Kap. 1).
Der CO_2-Laser wurde vor ca. 20 Jahren als erster Laser bei der laparoskopischen Therapie der Endometriose eingesetzt. Obwohl in der Zwischenzeit auch andere Lasersysteme bei dieser Indikation verwendet wurden, konnte sich außer dem CO_2-Laser kein anderes Lasersystem im Routinebetrieb durchsetzen.
Der CO_2-Laserstrahl, in der Laparoskopie auf ca. 0,3 bis 0,8 mm fokussiert, ermöglicht eine sehr genaue Präparation (Abb. 15-3). Der thermische Effekt auf benachbarte und darunterliegende Strukturen ist ausgesprochen gering (0,1 bis 0,5 mm Koagulationszone) und verhindert eine schwere thermische Läsion.
Mit dem Laser werden Endometrioseherde unter Sicht abgetragen, d. h. der Lasereffekt ist mit dem bloßen Auge gut kontrollierbar („what you see is what you get"). Krankes Gewebe wird verdampft und gesundes Gewebe schonend freigelegt.
Bei der ablativen Lasertherapie wird mit einem gut fokussierten Laserstrahl unter Einsatz hoher Leistungen gearbeitet. Gepulste Lasersysteme bieten die Möglichkeit, Vaporisationseffekte unter Vermeidung von unerwünschten Karbonisations- und Koagulationseffekten zu erzielen.
Bei niedriger Leistung und defokussiertem Laserstrahl (niedrige Leistungsdichte) wird der thermische Effekt zur Koagulation (Denaturierung) von oberflächlichen Endometrioseherden genutzt.

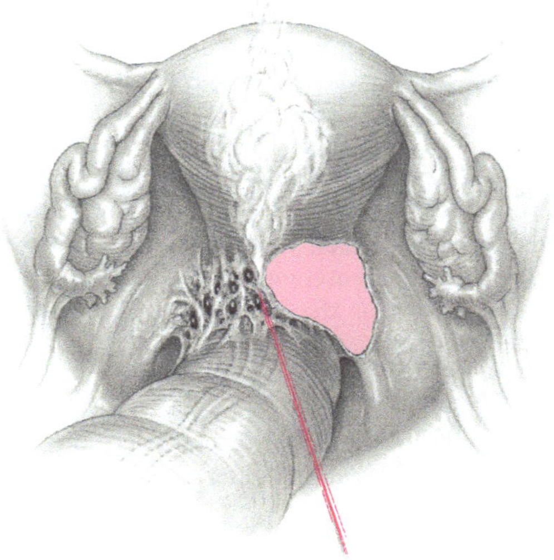

Abb. 15-3 Darstellung der Laservaporisation des Douglas-Raums inkl. des Lig. sacrouterinum rechts. Durch die oberflächliche Laseranwendung wird das gesamte Endometriosegewebe verdampft, durch die thermische Wirkung bestehen nahezu keine Blutungen. Auf der linken Seite erkennt man noch die nicht-vaporisierten Endometrioseherde. Durch die Vaporisation sind darunterliegende Gewebestrukturen nur minimal gefährdet.

3.1.3 Spül-Sauginstrumente

Zur genauen Überwachung der erzielten Vaporisations-(Koagulations-)Effekte muß das Operationsfeld regelmäßig gespült bzw. sauber gehalten werden. Die Flüssigkeit sollte dabei körperwarm in den Bauchraum eingebracht werden.

3.1.4 Rauchabsaugung

Bei Anwendung von CO_2-Laser- oder HF-Chirurgie ist mit einer sehr starken Rauch- bzw. Dampfentwicklung zu rechnen. Um gute Sichtverhältnisse und einen raschen OP-Fortschritt zu gewährleisten, sollte der Dampf bzw. Rauch durch eine spezielle Absaugung aus dem Bauchraum entfernt werden.

3.1.5 Uterusmanipulator

Zur besseren Inspektion des kleinen Beckens sowie zur besseren Präsentation von Endometrioseherden ist der Einsatz des Uterusmanipulators nach Valtchev notwendig. Mit dem Uterusmanipulator ist eine extreme Anteversion bzw. Retroversion und die gleichzeitige Kippung des Uterus nach beiden Seiten möglich.
Der Douglas-Raum, die Zervixrückseite, das hintere Scheidengewölbe, das Blasendach, die Ligg. sacrouterina sowie der rektosigmoidale Übergang können damit besser dargestellt werden, was sich besonders auf die operative Therapie ausgedehnter Endometrioseherde positiv auswirkt.

3.1.6 Darm- und Vaginalmanipulator

Spezielle Manipulatoren, die in die Scheide oder das Rektum eingeführt werden, verbessern die Präsentation der Beckenorgane. Durch entsprechenden Druck auf die Manipulatoren werden Gewebestrukturen angespannt und lassen sich einfacher präparieren (s. a. Kap. 1 „Grundprinzipien der endoskopischen Chirurgie").

3.2 Operationstechniken

3.2.1 Endometriose am Peritoneum

Die Endometrioseherde finden sich am häufigsten am parietalen und viszeralen Peritoneum.
Das Ausmaß der Läsionen reicht von sehr kleinen Implantaten bis zu einer flächenhaften Dissemination

im gesamten Beckenbereich und über diesen hinaus. Die Wahl der Operationstechnik ist dabei von Art, Ausdehnung und Lokalisation der Herde abhängig.

Kleine Herde

Kleine Herde werden durch thermische Verfahren denaturiert und vaporisiert (Abb. 15-4). Der Einsatz von bipolaren/monopolaren Instrumenten oder Lasern ist als gleichwertig anzusehen. Gewebeproben zur histologischen Sicherung der Diagnose sollten immer entnommen werden.

Kleine flächenhafte Herde

Die Therapie dieser Herde insbesondere im Douglas-Raum kann bei Patientinnen mit Kinderwunsch manchmal ausgesprochen problematisch sein. Eine ausgedehnte flächenhafte Koagulation gefährdet einerseits gesunde Strukturen und provoziert andererseits die Ausbildung von Adhäsionen. Große Epitheldefekte im Bereich der Fossa ovarica bzw. in Tubennähe könnten dann zu fertilitätseinschränkenden Verwachsungen führen (Abb. 15-5).
Die ausgedehnte Resektion von betroffenen Arealen am Peritoneum ist mittels Schere oder monopolarer Nadel sowie Laser sinnvoll. Eine Deckung des Defekts durch Mobilisation des benachbarten Peritoneums und Adaptation der Wundränder mit Endonähten hilft die Funktion der tuboovariellen Einheit zu erhalten.

Derbe, tief infiltrierende Herde

Tief infiltrierende Herde erfordern ein komplexeres Vorgehen. Diese Herde sind zwar im Peritonealbereich meist gut sichtbar, entwickeln sich jedoch in den retroperitonealen Raum (Beckenwand, Paraproktien etc.) hinein, infiltrieren nicht selten nahe liegende Organe (z. B. Ligg. sacrouterina, Uterus, Ovarien, Rektum, Blase, Ureter etc.) und führen zu entsprechenden Symptomen. Diese Befunde sollten vollständig reseziert werden, ggf. auch unter Einschluß der betroffenen Organe bzw. Organstrukturen. Dabei kommt der präoperativen Diagnostik (insbesondere Anamnese, Palpation, Sonographie, Zysto- und Rektoskopie etc.) ein hoher Stellenwert zu.

Derbe Herde finden sich insbesondere im Bereich der **Fossa ovarica** gerade bei ausgedehnter Ovarialendometriose. Das gesamte Peritoneum ist narbig infiltriert und gelegentlich an der Ovarrückseite fixiert. Der Ureter ist kaum zu identifizieren bzw. zu palpieren.
Ist das Peritoneum derb und unelastisch, sollte der Ureter distanziert werden. Dazu wird das Peritoneum angehoben und inzidiert. Die Inzision verläuft entsprechend in Längsrichtung des darunter zu erwartenden Ureters (das Risiko einer Ureterläsion wird dabei reduziert) (Abb. 15-6). Nach Darstellung des retroperitonealen Raums wird das Peritoneum nach medial gezogen und der Ureter auf der Rückseite des Peritoneums aufgesucht (Abb. 15-7). Durch stumpfes Abschieben gelingt es, diesen zu mobilisieren und zu distanzieren, um anschließend eine sichere Resektion des gesamten betroffenen Peritoneums unter eventueller Mitnahme der Ligg. sacrouterina vornehmen zu können (Abb. 15-8 und 15-9).

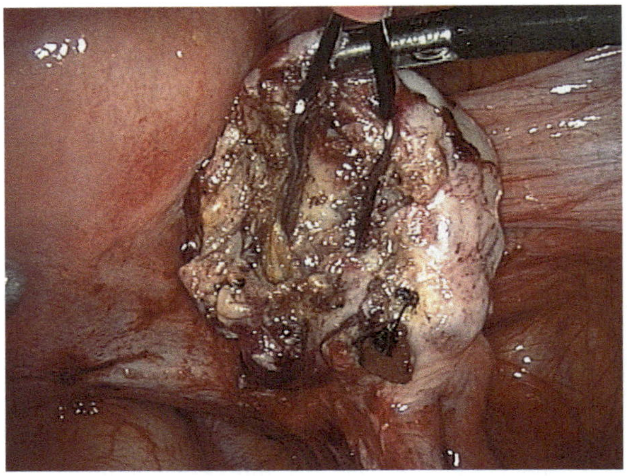

Abb. 15-4 Koagulation kleiner oberflächlicher Endometrioseherde am Ovar mit der Bipolarzange (thermische Destruktion)

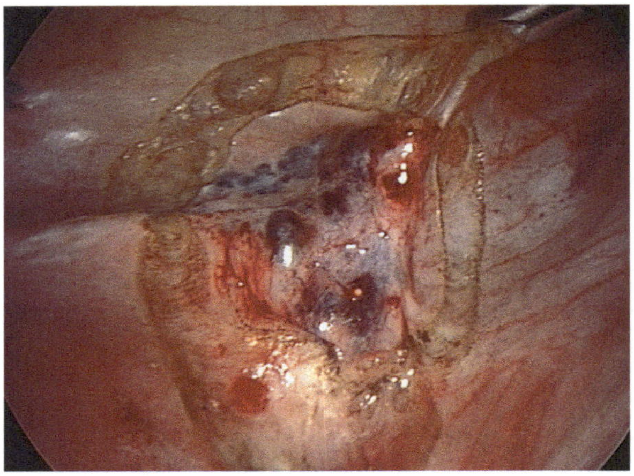

Abb. 15-5 Resektion (Umschneidung) eines Endometrioseherdes mittels CO_2-Laser (nahezu blutungsfreie Präparation möglich). Die Koagulationszone ist minimal. Die Gefahr, darunterliegendes Gewebe zu denaturieren, ist gering.

Ebenfalls häufig mitbetroffen sind die **Ligg. sacrouterina.** Sie lassen sich präoperativ als sehr derb, unelastisch, verdickt, höckrig und druckdolent ertasten. Bei

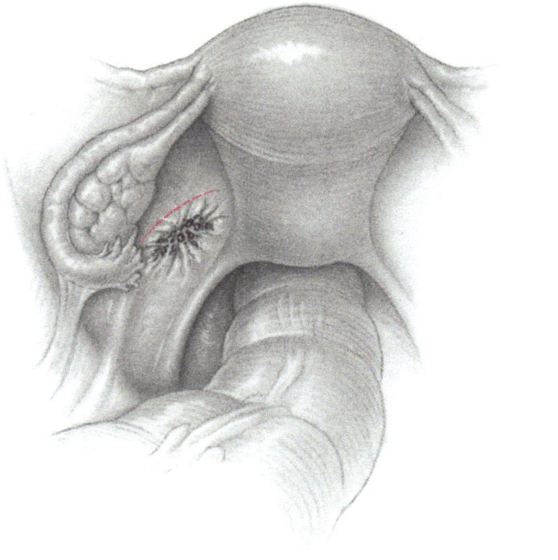

Abb. 15-6 Endometrioseherde im Bereich der Fossa ovarica links.
Der Ureter zieht unter der Endometriose im Retroperitonealraum entlang. Zur Freilegung des Ureters wird lateral bzw. ventral im gesunden Bereich das Peritoneum inzidiert (mittels Schere, monopolarer Nadel oder CO_2-Laser).

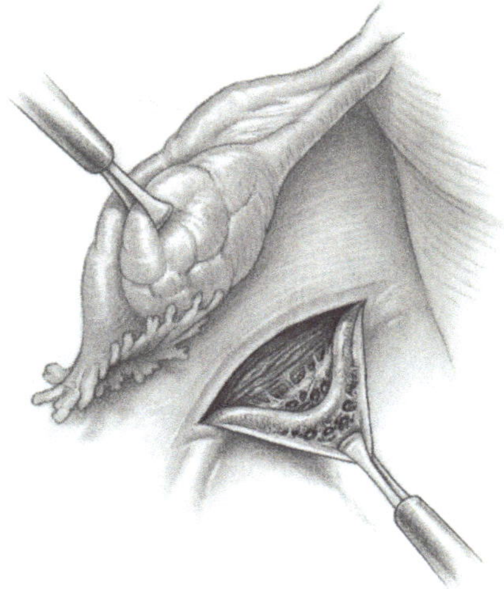

Abb. 15-7 Nach Eröffnung des Retroperitonealraums ist der Ureter auf der Rückseite des Peritoneums gut darstellbar. Durch Zug am Peritoneum in die kontralaterale Richtung läßt sich der Ureter dann besser nach lateral mobilisieren (stumpfes Abschieben, Aquadissektion etc.).

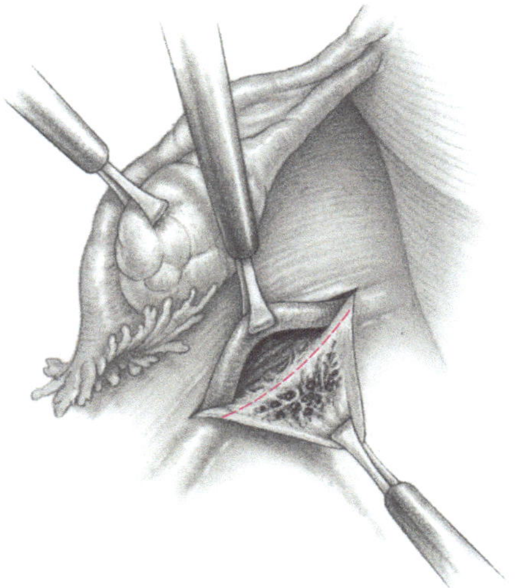

Abb. 15-8 Der Ureter wird entweder stumpf abgeschoben oder mit einer stumpfen Faßzange (z. B. Ureterfaßzange) vom Herd distanziert. Bei der Präparation sollte das Gewebe immer unter Zug stehen. Kleine Blutungen werden mit einer bipolaren Pinzette gestillt. Gelegentlich ist das Unterspritzen des Gewebes mit NaCl (Aquadissektion) mit oder ohne Por 8® hilfreich.

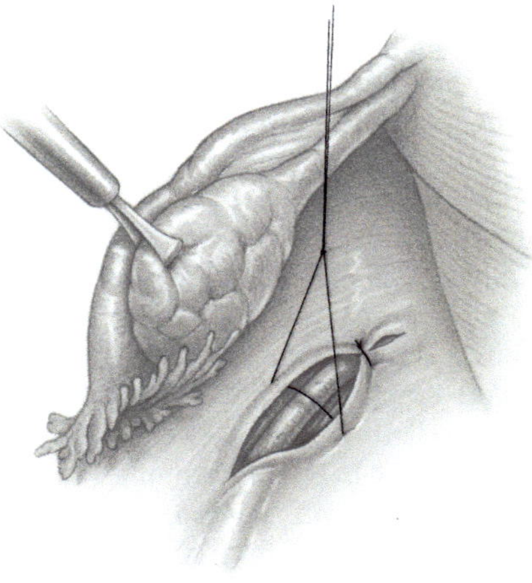

Abb. 15-9 Nach Resektion der Endometriose wird der Peritonealdefekt (bei ausgedehnten Befunden) durch Einzelknopfnähte wieder verschlossen (insbesondere bei Sterilitätspatientinnen).

der laparoskopischen Inspektion scheinen diese Bänder oft nur oberflächlich mit Endometriose besetzt zu sein (Abb. 15-10). Die histologische Beurteilung zeigt jedoch in den meisten Fällen eine tiefe Infiltration, insbesondere auch im uterusnahen Bereich.

Die Resektion dieser Herde wird mit der monopolaren Nadel, dem Laser oder der Schere durchgeführt. Nach Darstellung der eventuell nahe gelegenen Ureteren, der Rektumwand und der großen Blutgefäße wird das Peritoneum oberflächlich, den Herd umschreibend, inzi-

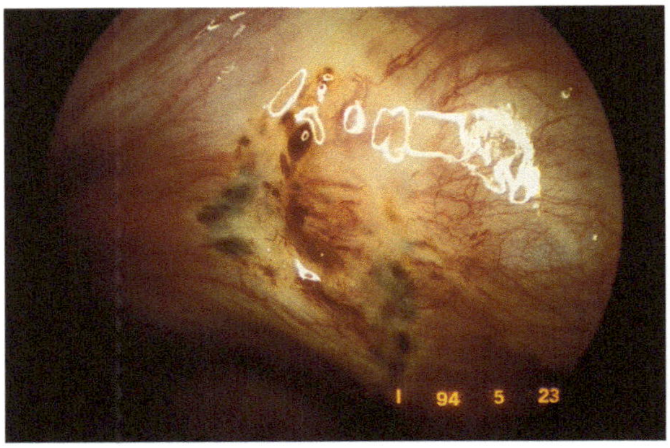

Abb. 15-10 Endometriose im Lig. sacrouterinum links. Das Band ist tief infiltriert. Bei der präoperativen transvaginalen Palpation ist dieses Band als induriert, unelastisch und knotig zu tasten.

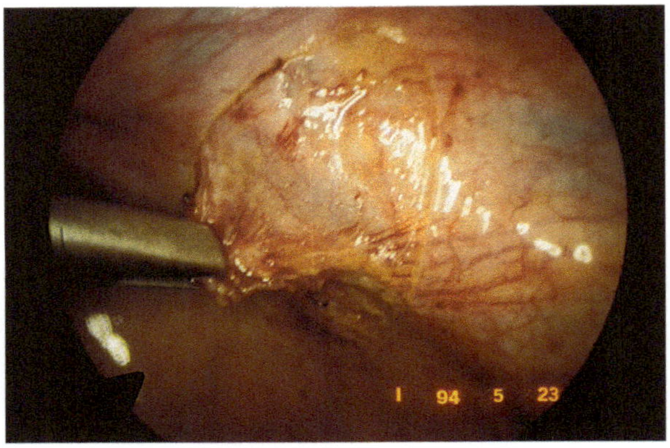

Abb. 15-11 a Partielle Resektion des Lig. sacrouterinum mit darin enthaltener Endometriose.
Die Präparation beginnt median des Bands, um den Ureter zu schonen. Bei der Präparation wird durch Palpation mittels Taststab die Vollständigkeit der Resektion überprüft.

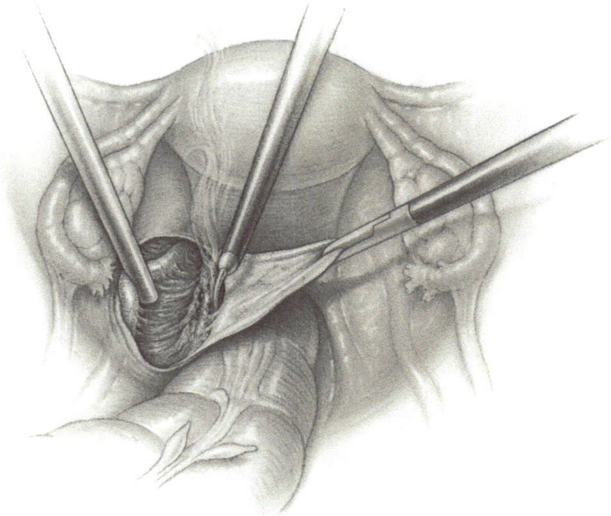

Abb. 15-11 b Darstellung der Douglas-Dissektion bzw. Resektion des Douglas-Peritoneums unter Mitnahme des Lig. sacrouterinum links mit der Mikrodiathermienadel (nach Messroghli, Fa. Berchtold). Feine Präparationsschritte sind dabei möglich. Durch Zurückziehen der Nadel kann mittels Metallkopf monopolar die Hämostase durchgeführt werden.

diert. Die Eröffnung des retroperitonealen Raums hilft, entsprechende Strukturen besser zu distanzieren bzw. darzustellen. Da die sakrouterinen Bänder oft tief infiltriert sind, ist eine partielle Resektion empfehlenswert (Abb. 15-11 a). Die Präparation kann in mehreren Schritten auch stumpf erfolgen (Lateraldrängen der Ureteren und der uterinen Gefäße). Dadurch werden überschaubare Gewebebrücken gebildet, die daraufhin koaguliert und durchtrennt werden können (Abb. 15-11 b).
Durch Palpation (mittels Taststab, Präparationsinstrumenten, Branchen des Dissektors) werden die Grenzen zwischen Endometriose und gesundem Gewebe identifiziert. Durch das Prinzip von Zug und Kontrazug ist eine exakte Präparation mit HF-Instrumenten oder Laser gewährleistet. Derbe Gewebezüge und Blutgefäße werden vor der Durchtrennung prophylaktisch bipolar koaguliert. Damit werden Blutungen vermieden, was die Übersicht auf das Operationsfeld und die einzelnen Operationsschritte bzw. den Operationsfortschritt verbessert.

Ist das gesamte **Douglas-Peritoneum** betroffen, sollte der rektosigmoidale Übergang freigelegt werden und das betroffene Peritoneum in toto reseziert sowie größere Defekte mit Endonähten verschlossen werden.

Oberflächliche Herde am **Blasendachperitoneum** werden wie beschrieben mit thermischen Methoden destruiert (koaguliert, vaporisiert). Sind die Herde flächenhaft ausgebreitet oder fällt bei der Präparation eine starke Infiltration des Peritoneums auf, ist die Resektion vorzuziehen, um ausgedehnte Koagulationsnekrosen sowie eine evtl. inkomplette Therapie (bei Infiltration der Blasenmuskulatur) zu vermeiden.
Die Resektion kann mit der monopolaren Schere oder monopolaren Nadelelektrode bzw. dem Laser vorgenommen werden (Abb. 15-12). Das Risiko einer Blaseneröffnung ist nur bei Beteiligung der Muskulatur gegeben. Eine Deckung des Epitheldefekts ist bei ausgedehnten Befunden notwendig, das Risiko einer Adhäsionsbildung ist gering.

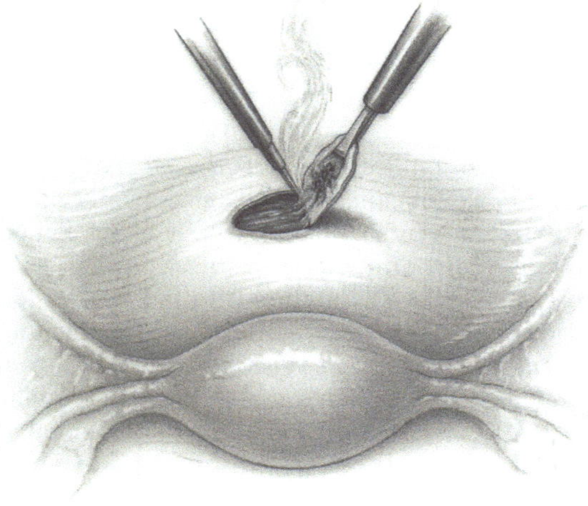

Abb. 15-12 Exzision eines Endometrioseherdes mittels monopolarer Nadel aus dem Blasendach. Durch Unterspritzung des Peritoneums mit NaCl (ggf. mit Por-8®-Lösung) wird die Blasenwand distanziert und die Gefahr der Läsion reduziert.

- Kleine Peritonealherde können bipolar, monopolar oder mit dem Laser koaguliert werden.
- Bei fibrotischen Veränderungen und Verdacht auf tiefergehende Endometriose ist eine Resektion vorzuziehen.
- Ausgedehnte Resektionen im Douglas-Raum können Adhäsionen hervorrufen und sollten, wenn möglich, gedeckt werden.
- Die Ligg. sacrouterina sind häufig tief infiltriert und müssen ggf. partiell mitreseziert werden.

3.2.2 Endometriose im Septum rectovaginale

Eine tiefe Infiltration des Douglas-Raums und/oder des Septum rectovaginale wird meistens durch Palpation, Spiegeleinstellung und eine Ultraschalluntersuchung nachgewiesen.

Die Patientinnen geben spezifische Beschwerden bzw. Symptome an. Neben dem typischen Druckgefühl hinter der Gebärmutter oder auch dem Darm sind insbesondere Kohabitationsbeschwerden zu nennen. Bei Mitbeteiligung des hinteren Scheidengewölbes wird gelegentlich eine Blutungsstörung beobachtet. Klagt die Patientin über Darmprobleme (perimenstruelle Diarrhö, krampfartige Darmentleerungen oder Blutbeimengungen im Stuhl), ist eine Darmwandbeteiligung zu vermuten. Die präoperative Abklärung des Befundes durch Rektoskopie oder Koloskopie bzw. Kolonkontrasteinlauf ist nur bei ausgeprägten und gut darstellbaren Befunden hilfreich. Meistens kann erst intraoperativ entschieden werden, welches Operationsverfahren bei Mitbeteiligung der Rektumvorderwand sinnvoll ist.

Der vaginale Zugang zur Entfernung eines Endometrioseknotens im Septum rectovaginale bietet sich insbesondere bei umschriebenen Befunden und bei Mitbeteiligung der hinteren Scheidenwand an.

Ein Nachteil des vaginalen Zugangs ist der unzureichende Einblick in das gesamte Becken, was evtl. eine inkomplette Therapie zur Folge haben könnte. In vielen Fällen findet man zusätzlich zu diesen Knoten eine ausgedehnte Obliteration des gesamten Douglas-Raums. Außerdem können Dickdarmadhäsionen an der Uterusrückseite und ausgeprägte Ovarialveränderungen den vaginalen Zugang limitieren. Dieser ist somit nur in Kombination mit einer diagnostisch-operativen Laparoskopie sinnvoll (Abb. 15-13).

Primär endoskopisches Vorgehen. Präoperativ sollte die Patientin ausführlich über die verschiedenen Möglichkeiten der chirurgischen Therapie aufgeklärt werden. Insbesondere im Hinblick auf einen invasiven Eingriff am Darm (unter Hinzuziehung des Chirurgen) ist eine Abwägung von Nutzen und Risiko der operativen Sanierung notwendig.

Eine antegrade Darmspülung zur vollständigen Entleerung des Enddarms und eine perioperative antibiotische Prophylaxe dienen der Sicherheit, falls man sich intraoperativ für eine darmchirurgische Intervention entscheiden sollte.

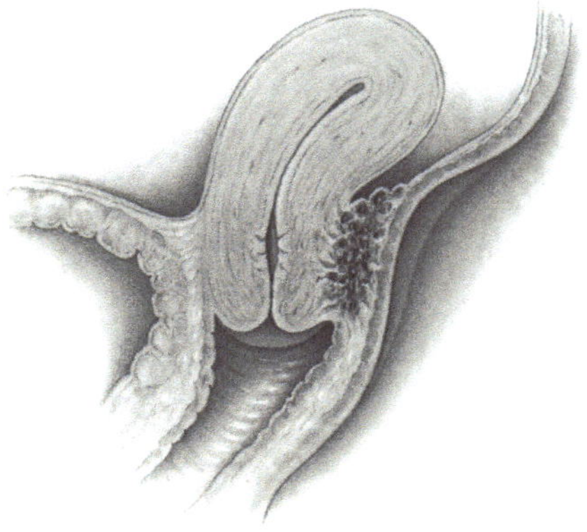

Abb. 15-13 Endometriose im Septum rectovaginale. Durch exakte präoperative Diagnostik kann der bestmögliche Zugangsweg gewählt werden. Der vaginale Weg sollte nur in Kombination mit einer diagnostisch-operativen Pelviskopie eingeschlagen werden (Ausschluß weiterer Endometrioseherde im Bauchraum!). Die Mukosa und der größte Teil der Muskularis des Rektums sind von der Endometriose nicht betroffen.

Zur exakten Darstellung sind der Uterusmanipulator (Valtchev) und spezielle Darm- und Scheidenmanipulatoren hilfreich. Ihr Einsatz vereinfacht die einzelnen Präparationsschritte wesentlich. Die Mikrodiathermienadel und der CO_2-Laser gewährleisten eine präzise Präparationstechnik.
Die schonende Freilegung des Knotens erfordert gute Kenntnisse der Anatomie im Retroperitonealraum und ein exaktes Operationskonzept.
Ein zweiter Assistent, der zwischen den Beinen der Patientin sitzt und die verschiedenen Manipulatoren hält bzw. bewegt, kann durch gleichzeitiges digitales Untersuchen dem Operateur bei der Auffindung der krankhaften Strukturen bzw. Organgrenzen behilflich sein.

Die Präparation beginnt mit der Umschneidung (Inzision des Peritoneums) der im Bauchraum sichtbaren Herde (s. a. Abschnitt 3.2.1 „Endometriose am Peritoneum", speziell Ligg. sacrouterina; Abb. 15-14). Der Knoten selbst wird von der Zervixrückseite durch eine quere Inzision abgelöst. Durch die vaginale Präsentation des hinteren Scheidengewölbes mittels Manipulator wird die weitere Präparation in kaudaler Richtung erleichtert. Ist der Knoten ventral sehr fest fixiert, empfiehlt es sich, die pararektalen Logen rechts und links des Darms zu eröffnen und darzustellen.

■ Wird die Inzision medial der Ligg. sacrouterina vorgenommen, besteht keine Gefahr für den Ureter!

Nach der Inzision des Peritoneums können die Räume durch stumpfe Präparation relativ einfach aufgefunden bzw. erweitert werden. Nach Darstellung der Rektumwand wird der Darm von lateral nach medial mobilisiert. Die ventrale Mobilisation wird in kaudaler Richtung fortgesetzt, bis wieder normale Gewebestrukturen des Septums (weich, gut verschieblich bzw. stumpf zu trennende Schichten) zur Darstellung kommen (Abb. 15-15). Der im Rektum liegende Manipulator dient zur Präsentation des sich an der Vorderwand befindlichen Knotens (Abb. 15-16). Durch Anheben des Knotens mit einer Faßzange und gleichzeitige Inzision auf der rektumzugewandten Seite wird der Knoten mobilisiert, um ihn dann mittels Schere, Laser oder monopolarer Nadel problemlos vom Darm ablösen zu können. Bei fehlendem Infiltrat der Rektumwand gelingt dies ohne Schwierigkeiten.

Infiltration der Scheide (hinteres Scheidengewölbe)

Bei Infiltration des hinteren Scheidengewölbes (Abb. 15-17) ist mit der Mobilisation des Knotens auf der dorsalen Seite zu beginnen (Ablösen des Rektums).

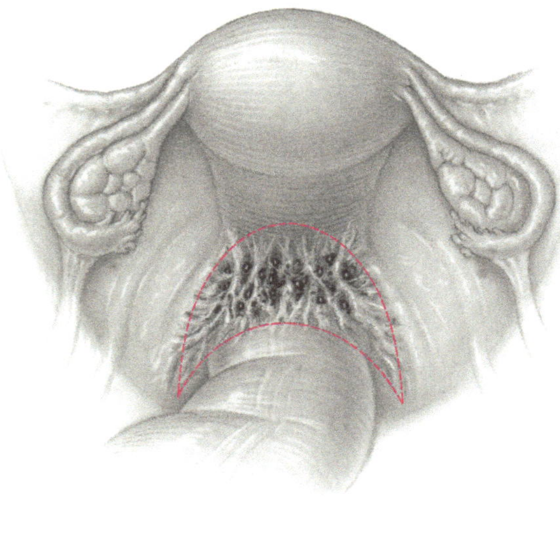

Abb. 15-14 Umschneidung der im Douglas-Raum sichtbaren Endometrioseherde mittels CO_2-Laser oder monopolarer Nadel. Die Präparation im Bereich der Ligg. sacrouterina sollte primär median gewählt werden, um die Ureteren zu schonen. Bei ausgedehnten Befunden bzw. Mitbeteiligung der Ligg. sacrouterina sollte der Ureter vor der Präparation bereits an der Beckenwand dargestellt bzw. freigelegt werden.

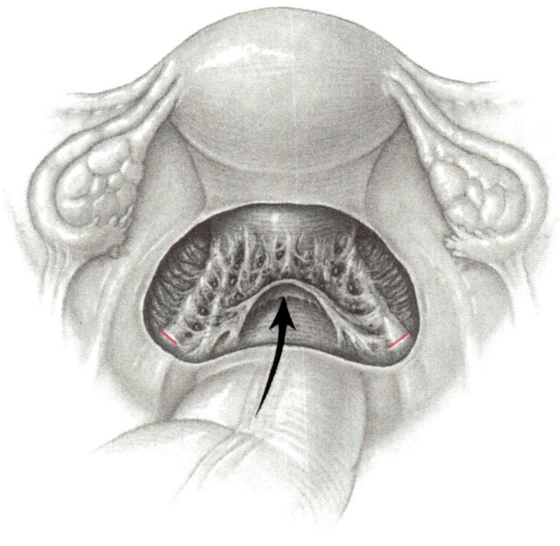

Abb. 15-15 Darstellung des Retroperitonealraums im Douglas-Raum nach Exzision der oberflächlichen Schicht. Bei klar umschriebenen Befunden ist dies nicht notwendig, erleichtert allerdings das Auffinden der pararektalen Schichten. Der Pfeil symbolisiert die Präparationsrichtung der Rektumvorderwand.

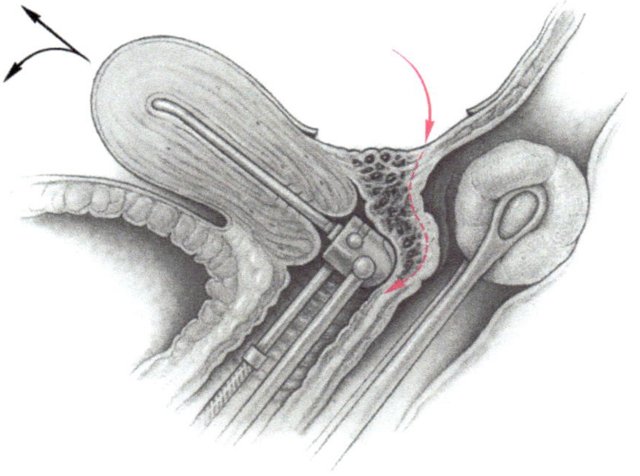

Abb. 15-16 Darstellung der Präparationsrichtung, um die Darmwand intakt zu lassen. Der sich im Uterus befindliche Manipulator (Valtchev) ermöglicht eine starke Anteflexion des Uterus. Der Kopf des Manipulators drückt das hintere Scheidengewölbe in den Bauchraum. Dabei werden die Schichten besser angespannt und die Präparation zwischen Darm und hinterem Scheidenblatt erleichtert.

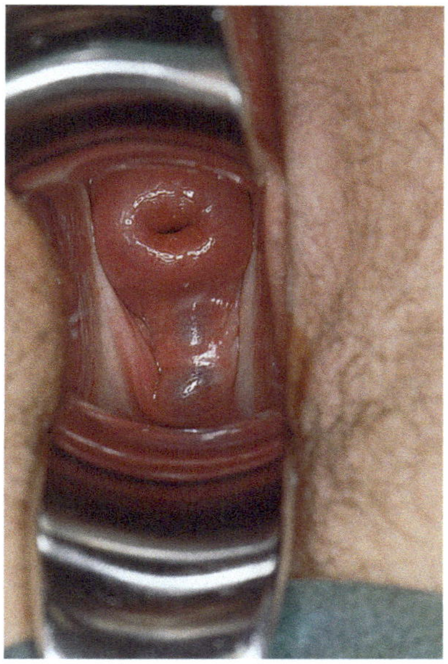

Abb. 15-17 Kolposkopisches Bild einer Endometriose im hinteren Scheidengewölbe bei einem ausgedehnten Befund im Septum rectovaginale

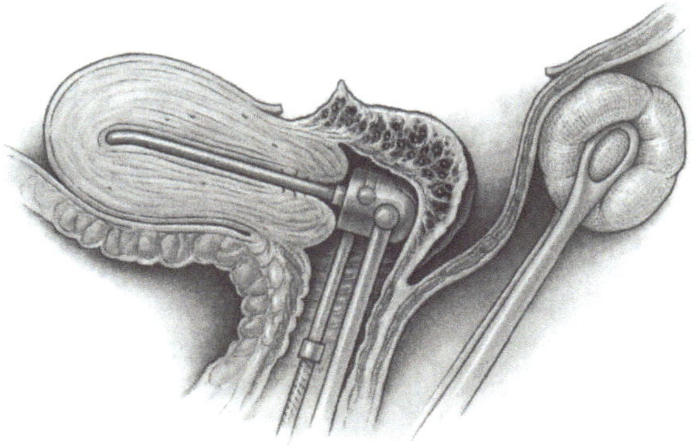

Abb. 15-18 Bei Infiltration des hinteren Scheidengewölbes wird das Rektum vom Knoten distanziert. Die Zuhilfenahme des Uterusmanipulators und eines im Darm befindlichen Stieltupfers oder speziellen Darmmanipulators vereinfacht die Präparation.

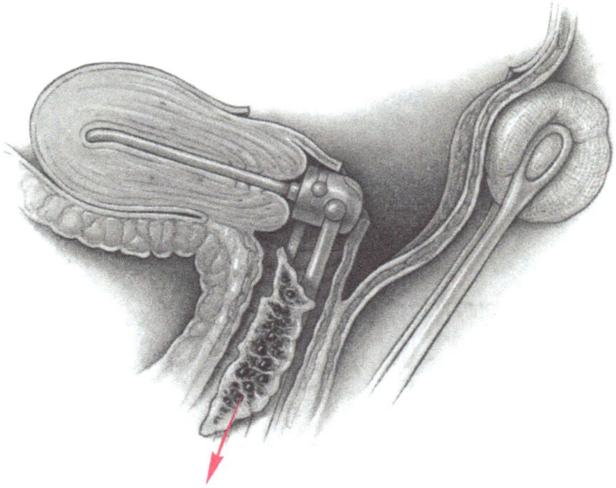

Abb. 15-19 Der Knoten wird mit daran haftender Scheidenhaut exzidiert (mit monopolarer Nadel, Schere bzw. CO_2-Laser). Das Präparat kann dann durch die Scheide aus dem Bauchraum entfernt werden.

Auch hier ist eine vorherige Präparation der pararektalen Räume empfehlenswert. Der dann am hinteren Scheidengewölbe haftende Knoten wird nach Mobilisation desselben von der Zervixrückseite en bloc mit daran haftender Scheidenhaut reseziert (Abb. 15-18 und 15-19). Die Scheide wird zervixnahe mittels monopolarer Nadel oder Schere eröffnet und in toto ausgeschnitten. Zur Vermeidung eines extremen Gasverlusts über die Scheide sollte diese vor Eröffnung z. B. mit feuchten Kompressen abgedichtet werden.
Nach Entfernung des Knotens durch die Scheide wird die Kolpotomie mit einer fortlaufenden Naht auf endoskopischem oder vaginalem Weg verschlossen (Abb. 15-20 und 15-21).

- Bei tiefer Infiltration des Douglas-Raums ist eine Resektion der Koagulation vorzuziehen.
- Nach Umschneidung des betroffenen Areals sind die retroperitonealen Strukturen (Darm, Ureter, Scheide) freizupräparieren.

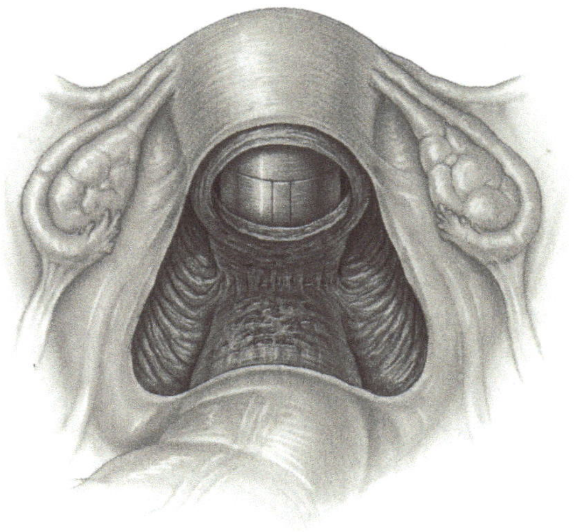

Abb. 15-20 Darstellung des Situs nach Entfernung des Knotens.
In der eröffneten Scheide ist der Kopf des Uterusmanipulators zu sehen. Zu diesem Zeitpunkt entweicht das CO_2-Gas durch die Scheide (Tamponade mit feuchten Kompressen!).

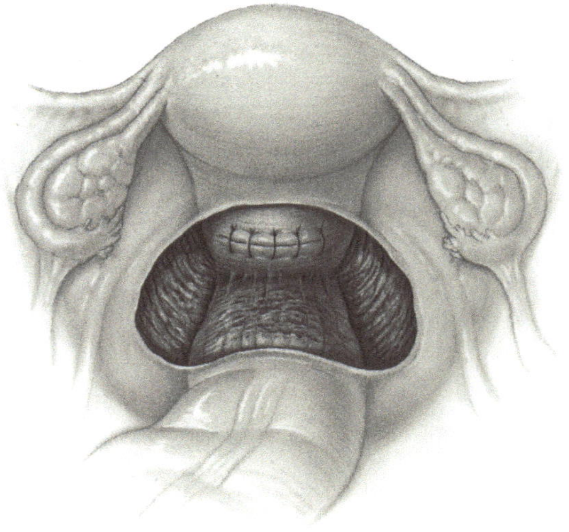

Abb. 15-21 Die Scheide kann sowohl von vaginal (bei großem Defekt) als auch endoskopisch verschlossen werden

- Bei Mitbeteiligung der Scheide ist eine En-bloc-Resektion sinnvoll.
- Die Zuhilfenahme eines Uterus-, Scheiden- oder Darmmanipulators vereinfacht die Präparation.

3.2.3 Infiltration der Darmwand

Bei einer Infiltration (unterschiedlicher Ausprägung) der Darmwand sind folgende Überlegungen prä- und intraoperativ anzustellen:

- Besteht eine Darmsymptomatik seitens der Endometriose?
- Kann eine Resektion der Herde ohne Eröffnung des Darmlumens erfolgen?
- Ist eine komplette Resektion des Befundes mit einer vorderen Wandteilresektion oder nur mit einer Segmentresektion zu erreichen?
- Darmeingriffe sollten nur in Zusammenarbeit mit einem erfahrenen Darmchirurgen durchgeführt werden.
- Ist die Patientin über das Ausmaß des entsprechenden Eingriffs ausreichend aufgeklärt?

Das im folgenden beschriebene Vorgehen wurde in unserer Klinik aufgrund längjähriger Erfahrung und gleichzeitiger Entwicklung von endoskopischen Techniken etabliert. Wir versuchen primär, das Darmlumen nicht zu eröffnen. Ist aufgrund der präoperativen Untersuchung bzw. der Symptome (Blut im Stuhl etc.) eine Darmwandinfiltration nachgewiesen, planen wir eine Teilresektion der Wand bzw. eine Segmentresektion.
Eigene Untersuchungen haben ergeben, daß bei einer unvollständigen Resektion bei einem hohen Prozentsatz der Patientinnen mit einem baldigen Rezidiv zu rechnen ist. Dies gilt auch nach einer postoperativen Hormon- (bzw. GnRH-Analoga-)Therapie. Um unnötige weitere Operationen zu vermeiden, gilt deshalb auch hier der Grundsatz der primären vollständigen Resektion aller Herde.

Partielle Wandresektion

Ist der Endometrioseknoten in der Rektumwand klein, klar umschrieben und das Darmlumen nicht wesentlich eingeengt, kann der Versuch unternommen werden, eine Teilresektion der Vorderwand durchzuführen (Abb. 15-22 bis 15-25).
Dies ist bei einem isolierten Befund auch von vaginal aus möglich, falls die Scheide mitinfiltriert ist und eröffnet werden muß. Wir bevorzugen jedoch den endoskopischen Weg.

Nachdem der Knoten zirkulär mittels Schere, monopolarer Nadel oder Laser mobilisiert wurde (s. o.), muß die angrenzende gesunde Rektumwand ausreichend freigelegt werden. Das paraproktische Fett wird zum Teil stumpf und zum Teil scharf abgelöst. Die Ausdehnung des Knotens wird einerseits durch permanent indirekte Palpation mit den Operationsinstrumenten und gleichzeitig durch rektale Untersuchung eingegrenzt. Ein Anheben bzw. Bewegen des Knotens mit dem beschriebenen Instrumentarium erleichtert die Resektion aus der Wand. Der Zug auf das Präparat sollte dabei nicht zu stark sein, um nach Eröffnung des Darmlumens den Wanddefekt so klein wie möglich zu

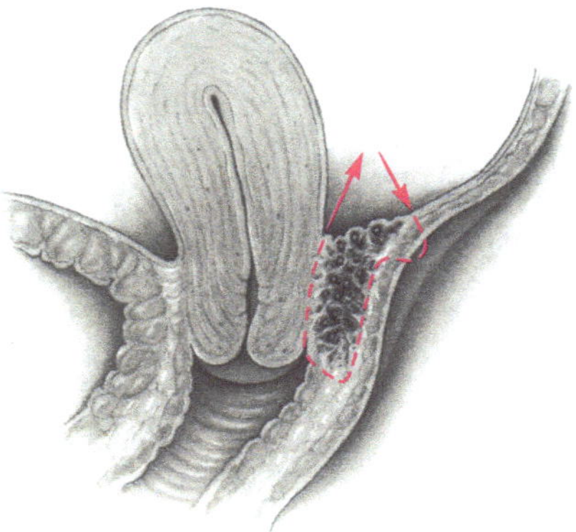

Abb. 15-22 Darstellung der Resektionslinie bei tiefer Douglas-Endometriose unter Mitbeteiligung der Rektumvorderwand

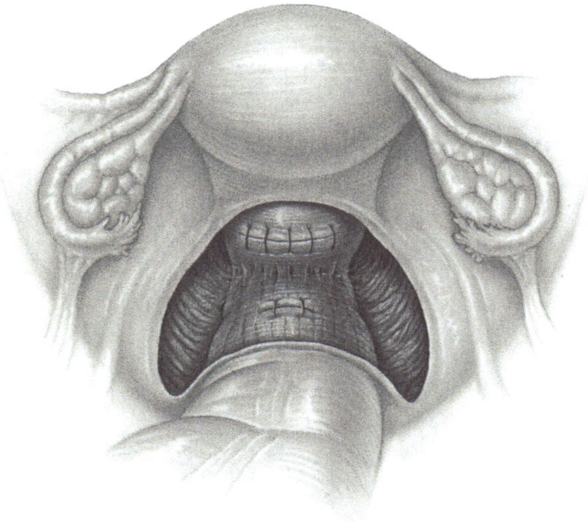

Abb. 15-25 Der Defekt in der Darmwand sollte bei diesem Vorgehen nicht zu groß sein. Ein korrekter Verschluß wird mit Vicryl®-Einzelknopfnähten (Fadenstärke 3–0, ggf. 2schichtig) quer durchgeführt. Die Scheide wird von vaginal oder laparoskopisch verschlossen.

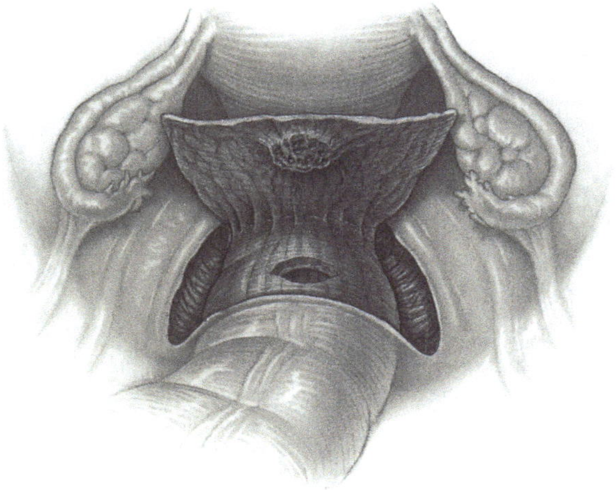

Abb. 15-23 En-bloc-Resektion des Knotens im Septum rectovaginale unter Mitnahme des betroffenen Areals in der Darmwand

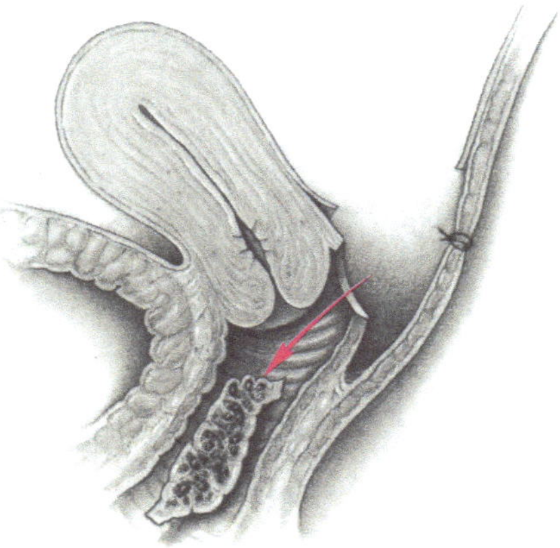

Abb. 15-24 Bergung des Präparats durch die Scheide

halten. Gelegentlich gelingt es, kleine Knoten unter Erhalt der Mukosa aus der Darmwand herauszupräparieren.

Der Verschluß eines kleinen Defekts wird mit Einzelknopfnähten in Längsrichtung vorgenommen. Größere Rektumdefekte sollten quer verschlossen werden. Das Setzen von je einem Haltefaden an beiden lateralen Wundecken erleichtert das Darstellen der Wundränder und das Legen von weiteren Einzelknopfnähten zum vollkommenen Verschluß. Für die Allschichtennaht dient ein Vicryl®-Faden (Fadenstärke 3–0) mit runder Nadel zur intrakorporalen Knotung. Bei sehr mobiler Vorderwand kann die Nahtreihe durch eine zweite entlastet bzw. gesichert werden.

Die partielle Vorderwandresektion wird von den Darmchirurgen unterschiedlich beurteilt. Das Risiko einer Nahtinsuffizienz scheint hier nicht exakt geklärt zu sein. Aus diesem Grund wird von vielen Darmchirurgen auch bei geringgradigem Darmwandbefall eine Darmsegmentresektion vorgezogen.

Darmsegmentresektion

Eine Segmentresektion ist sinnvoll, wenn im Septum rectovaginale oder auch höher ein Knoten diagnostiziert wird, der die gesamte Vorderwand des Darms infiltriert und/oder das Darmlumen stark verändert. Die Vorderwandteilresektion ist in diesen Fällen aufgrund des schwer zu schließenden Defekts mit dem erhöhten Risiko einer Nahtinsuffizienz behaftet. Eine Segmentresektion bietet sich insbesondere auch dann an, wenn der Endometriosebefund in höheren Darmabschnitten (z.B. Sigma) lokalisiert ist (Abb. 15-26 bis 15-28).

Das Prinzip der **endoskopischen Segmentresektion** mit anteriorer Anastomose entspricht dem Vorgehen per laparotomiam unter Zuhilfenahme von endoskopischen Staplerinstrumenten (Stapler, Endo-GIA, Premium Plus CEEA 31). Nach Mobilisation des Knotens vom hinteren Scheidengewölbe oder unter Mitnahme desselben wird das Rektum in kaudaler Richtung beidseits lateral und ventral mobilisiert (s.d.; Abb. 15-29).

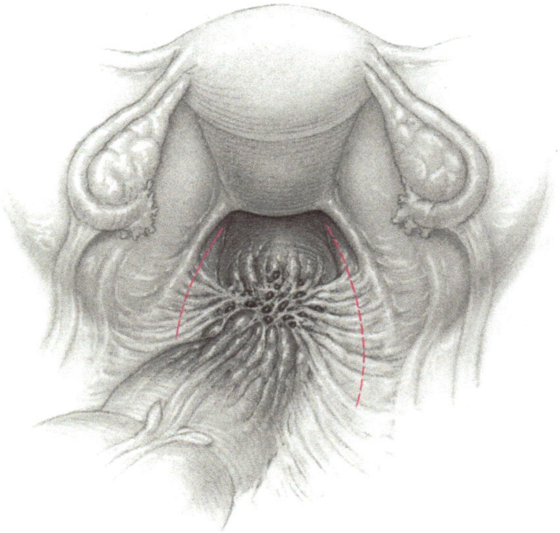

Abb. 15-26 Douglas-Endometriose unter Mitbeteiligung der Vorderwand des rektosigmoidalen Übergangs (Infiltration der Muskularis).
Die gestrichelten Linien rechts und links kennzeichnen die Inzisionslinien zur Mobilisation des Darms bzw. Freilegung der paraproktischen Räume. Die Inzision sollte median der Ligg. sacrouterina (Schonung der Ureteren!) beginnen.

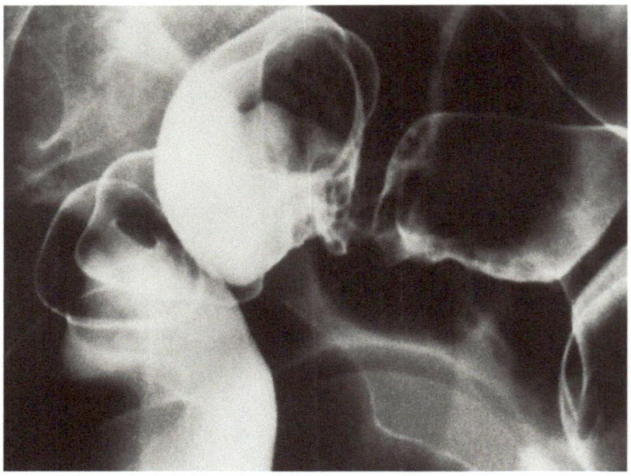

Abb. 15-27 Deutliche Darmlumeneinengung bei ausgeprägter Darmwandendometriose (Kolonkontrasteinlauf). Absolute Indikation zu einer Segmentresektion!

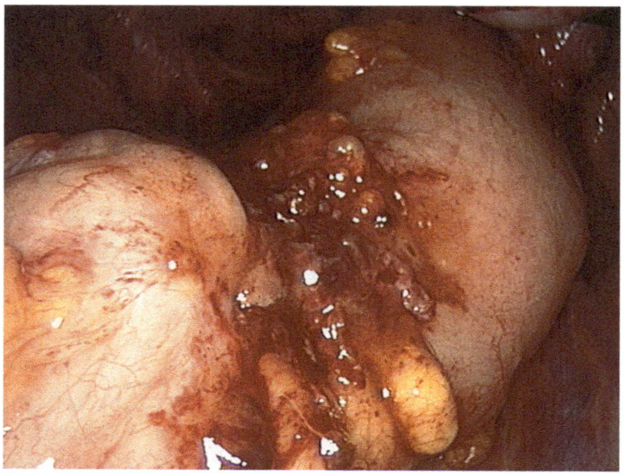

Abb. 15-28 Sigma-Endometriose, die gesamte Darmwand einnehmend (Lumen stark eingeengt, starre Darmwand)

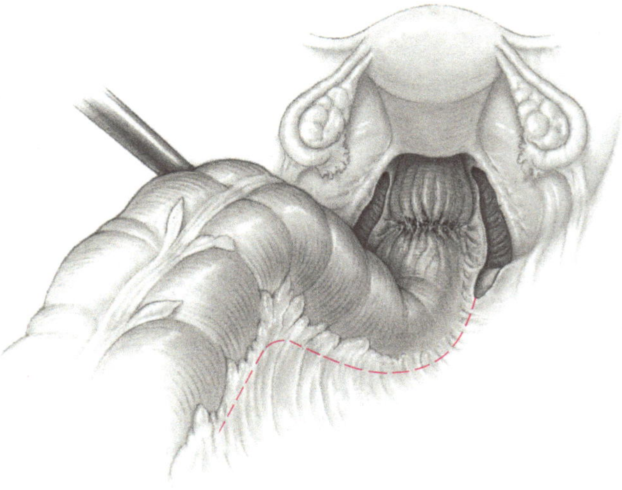

Abb. 15-29 Mobilisation des Sigmas in kranialer Richtung

Neben der stumpfen Präparation mit dem Saug-Spülrohr werden Gewebebrücken bzw. Blutgefäße in den Paraproktien schrittweise bipolar koaguliert und durchtrennt (Abb. 15-30). Durch Verlagerung des Darms (Darmmanipulator nach lateral und ventral) wird das Operationsfeld besser präsentiert und die Strukturen werden zur Präparation besser angespannt. Der Einsatz einer 30-Grad-Optik verbessert die Sicht auf das Operationsfeld.

Ist das Rektum aus der paraproktischen Fixierung beidseits gelöst, wird das Sigma so stark wie möglich in Richtung Bauchdecke angehoben. Das angespannte Peritoneum des Mesosigmas wird in kranialer Richtung erst rechts, dann links inzidiert und mobilisiert. Die dabei freigelegten Blutgefäße des Mesosigmas werden nach Bipolarkoagulation oder Verschluß mit Clips durchtrennt. Dabei wird das Sigma schrittweise von der Waldeyerschen Faszie abgelöst (Abb. 15-31).

Die weitere Mobilisation des Sigmas bzw. des Colon descendens in kranialer Richtung (eventuell bis hin zur Flexura lienalis) muß den anatomischen Verhältnissen und der Länge des Darmresektats angepaßt werden.

Kaudal des Endometrioseknotens wird dann die gesamte Sigma- bzw. Rektumserosa freipräpariert und mittels eines Endo-GIA (über einen 12-mm-Trokar von rechts oder von der Mitte kommend eingeführt) „gestapelt" und abgesetzt (Abb. 15-32). Der Endo-GIA sollte möglichst im rechten Winkel zum Darm positioniert werden. Bei großem Darmlumen ist der Stapler evtl. ein- bis dreimal nachzuladen (Abb. 15-33 bis 15-35).

Der mittlere Trokareinstich wird auf eine Länge von 5 cm erweitert (Minilaparotomie, Abb. 15-36). Über diese Öffnung kann dann der mobilisierte kraniale Sigma-Rektumstumpf mit einer Faßzange vor die Bauchdecke gezogen werden. Nach Inspektion und Palpation des betroffenen Sigmasegments wird dieses reseziert. Der kraniale Stumpf wird mit einer Tabaksbeutelnaht versehen, die Andruckplatte des Staplergeräts (Premium Plus CEEA 31) eingeführt und die

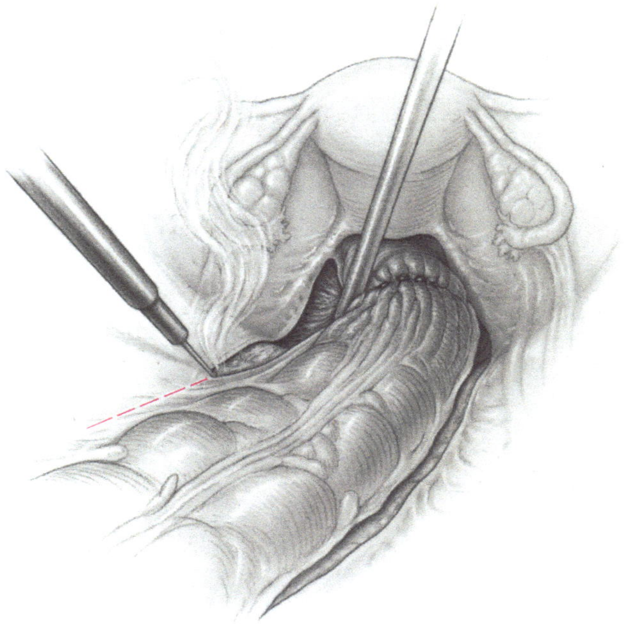

Abb. 15-30 Präparation mittels Schere oder monopolarer Nadel

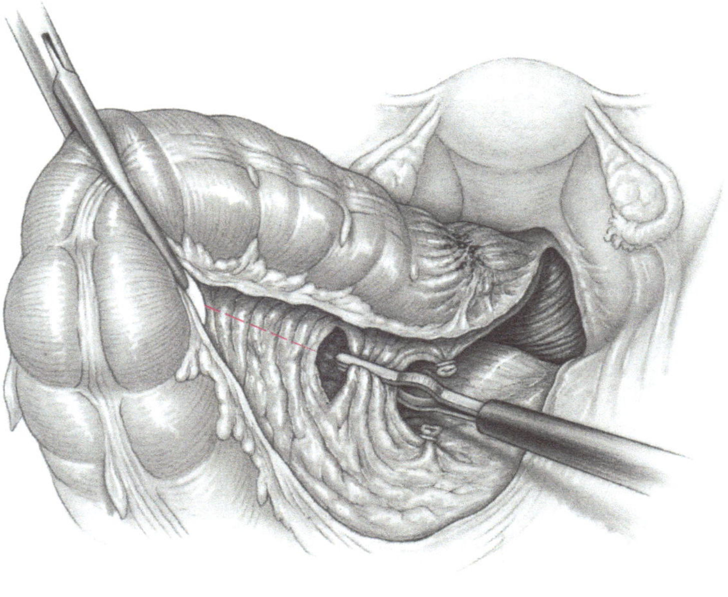

Abb. 15-31 Abheben des Sigmas von der Waldeyerschen Faszie.
Der Darm wird entweder mit einer Darmklemme oder mit einem sich im Darmlumen befindenden Manipulator in Richtung Bauchdecke angehoben und nach rechts oder links verschoben. Dabei spannt sich das Mesosigma gut an. Nach stumpfer Präparation und der Bildung von Gewebebrücken erfolgt die bipolare Koagulation und scharfe Durchtrennung.

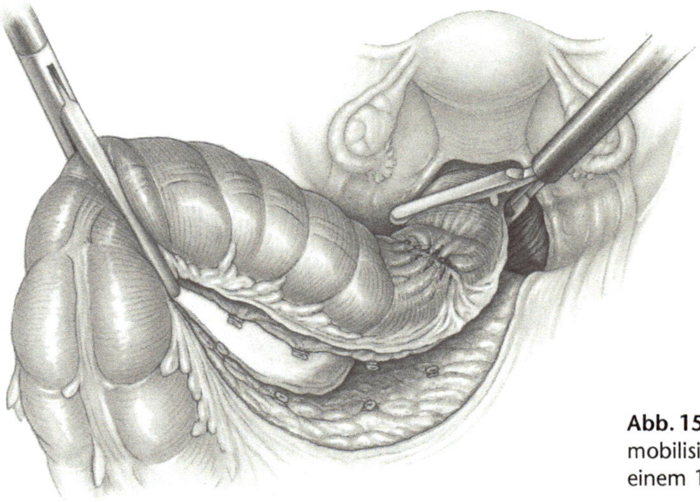

Abb. 15-32 Nachdem das Sigma weit in kranialer Richtung mobilisiert wurde (Cave: linker Ureter!), wird der Darm mit einem 12-mm-Endo-GIA abgesetzt.

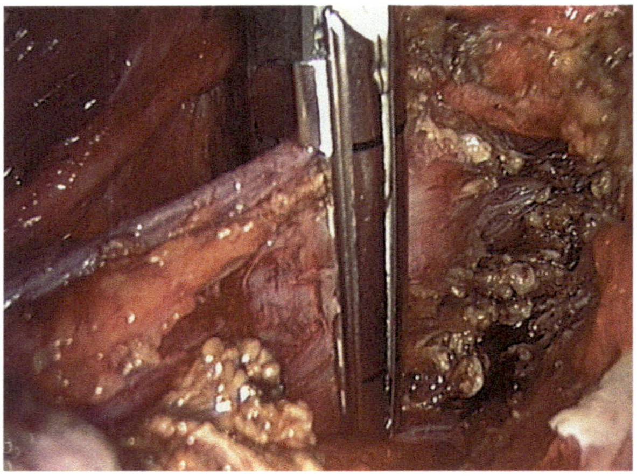

Abb. 15-33 Setzen des Endo-GIA über dem mobilisierten, freipräparierten kaudalen Darmabschnitt

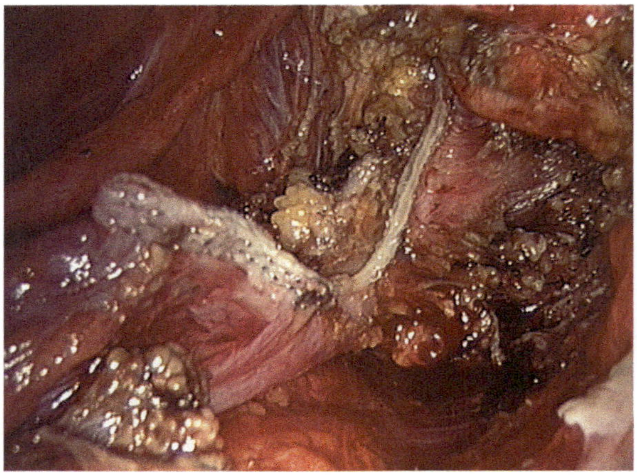

Abb. 15-34 Nach Klammerung und partieller Durchtrennung des Darms wird das Setzen eines zweiten Klammermagazins erforderlich.

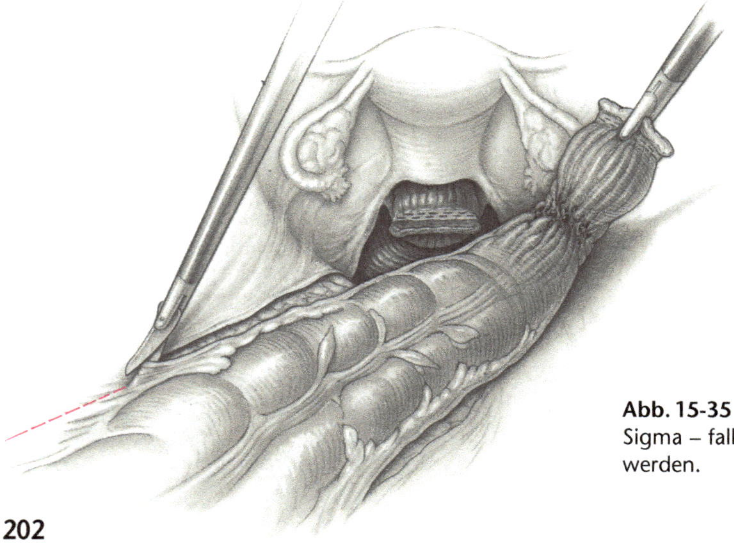

Abb. 15-35 Nach Durchtrennung des Darms kann das Sigma – falls nötig – weiter in kranialer Richtung mobilisiert werden.

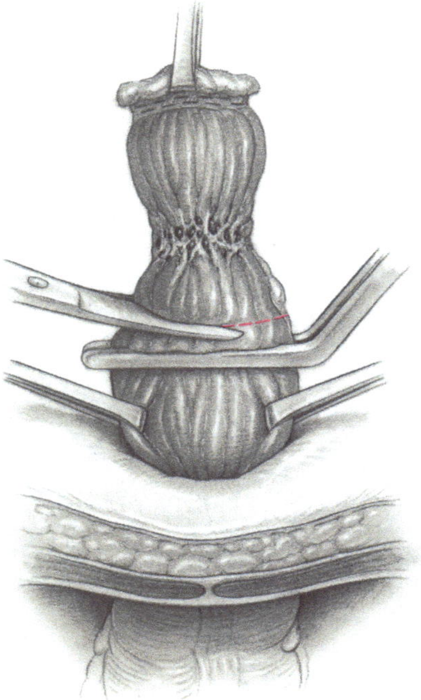

Abb. 15-36 Der mobile Darmstumpf wird über eine 5 cm große Minilaparotomie (Erweiterung des mittleren Einstichs) vor die Bauchdecke gezogen. Das erkrankte Darmsegment wird abgesetzt.

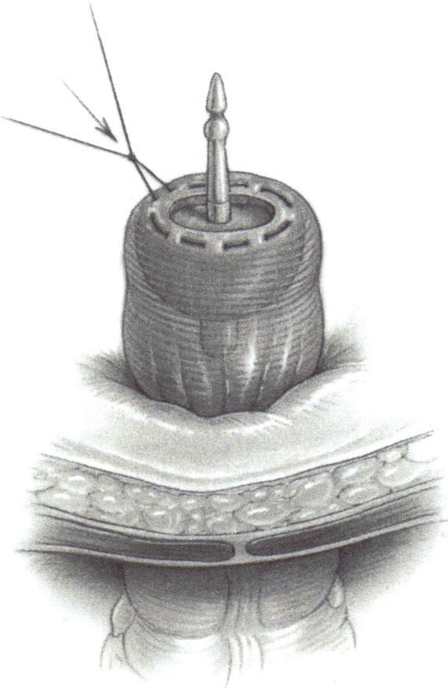

Abb. 15-38 Anlegen einer Tabaksbeutelnaht am kranialen Darmstumpf nach Resektion des infiltrierten Segments und Einbringen der Andruckplatte des Stapler-Geräts

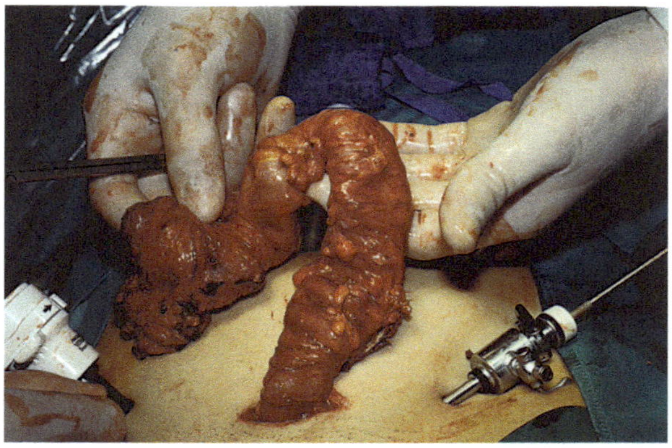

Abb. 15-37 Hervorluxieren des mobilisierten Darmstumpfs mit darin enthaltenem Endometrioseherd über eine Minilaparotomie

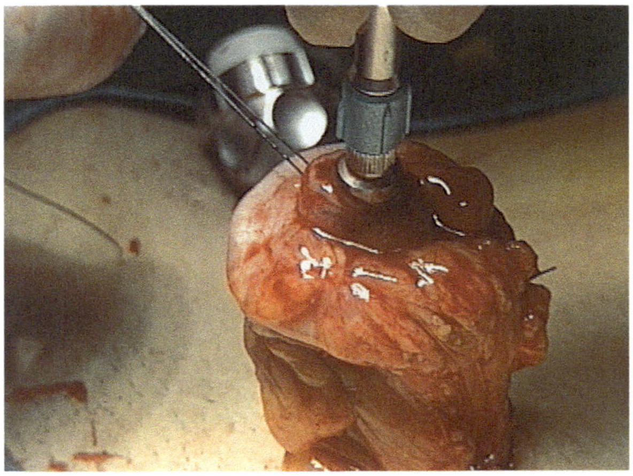

Abb. 15-39 Darmstumpf mit fixierter Andruckplatte

Tabaksbeutelnaht (Abb. 15-37 bis 15-39) zugezogen und um den Stift der Platte gesichert. Nach Zurückführen des Stumpfs in das Abdomen wird die Minilaparotomie in Schichten verschlossen.

Der Rektumstumpf wird mit dem transanal eingeführten Staplergerät vom Assistenten in kranialer Richtung verschoben (Abb. 15-40). Nach Durchbohrung des verschlossenen Rektumstumpfs wird der Dorn entfernt und der Stift der Andruckplatte in das Staplergerät eingeführt und verriegelt (Abb. 15-41 und 15-42). Durch Verschluß des Staplergeräts erfolgt das Anlegen der Anastomose (Abb. 15-43 und 15-44). Der Stapler wird aus dem Darmlumen wieder zurückgezogen und die sich am Staplerkopf befindenden zwei Geweberinge auf Vollständigkeit überprüft.

Nach Spülung des Bauchraums wird das Abdomen mit

Abb. 15-40 Nach Resektion des Darms (Querschnitt): Das Premium Plus CEEA 31® wird transanal eingeführt. Der kraniale Darmabschnitt wird mit der Andruckplatte in den Bauchraum zurückgeschoben.

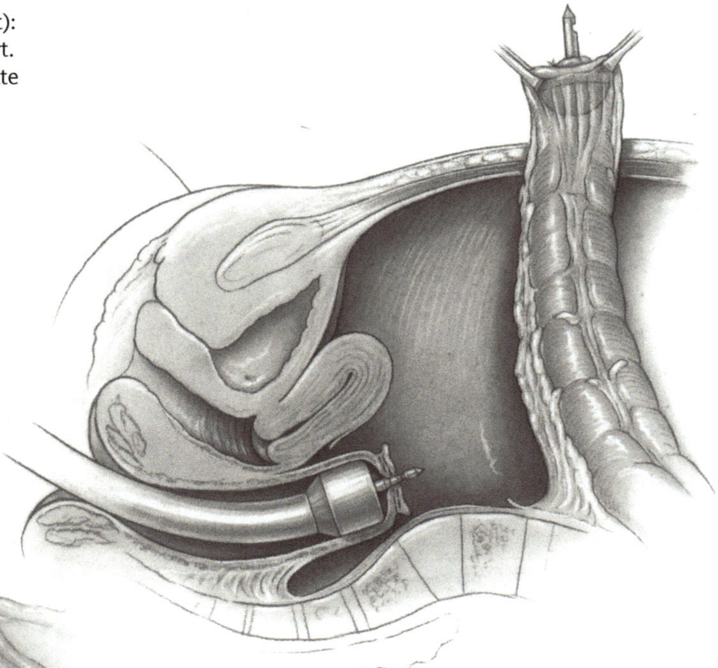

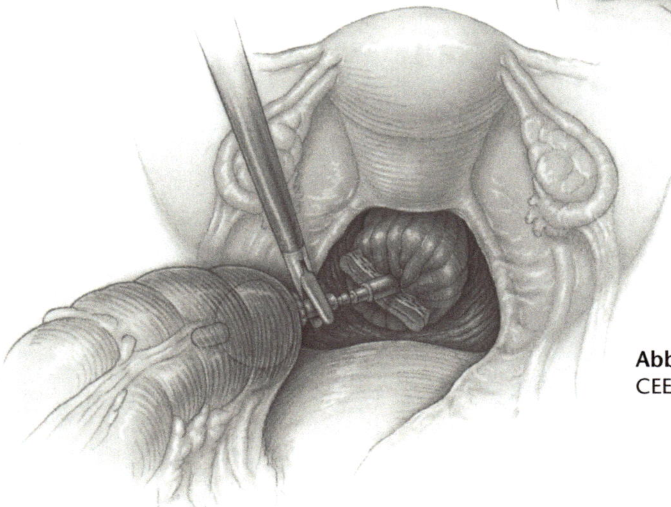

Abb. 15-41 Die Andruckplatte wird am Premium Plus CEEA 31® fixiert.

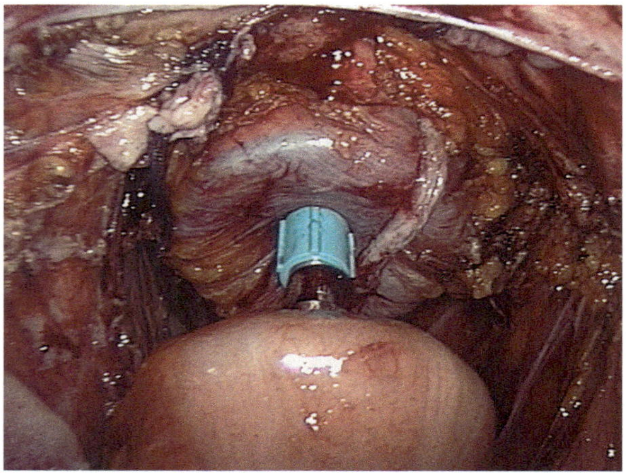

Abb. 15-42 Endoskopisches Bild vor Anastomose der beiden Darmstümpfe mittels Stapler-Gerät

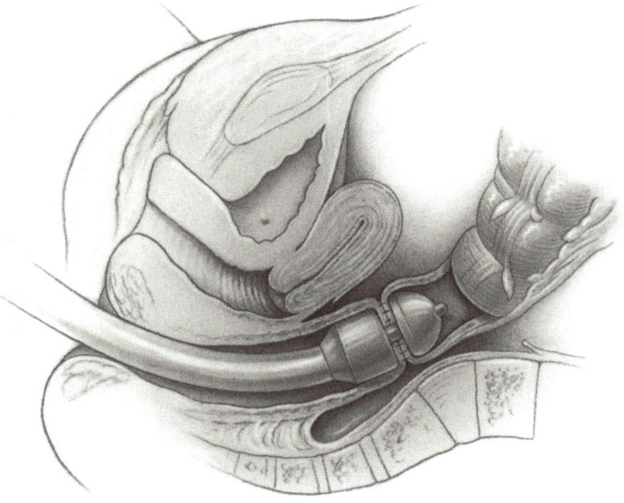

Abb. 15-43 Durch Verschluß des Klammergeräts werden die Darmstümpfe angenähert und die zirkulären Klammern gesetzt (Fertigstellung der Anastomose).

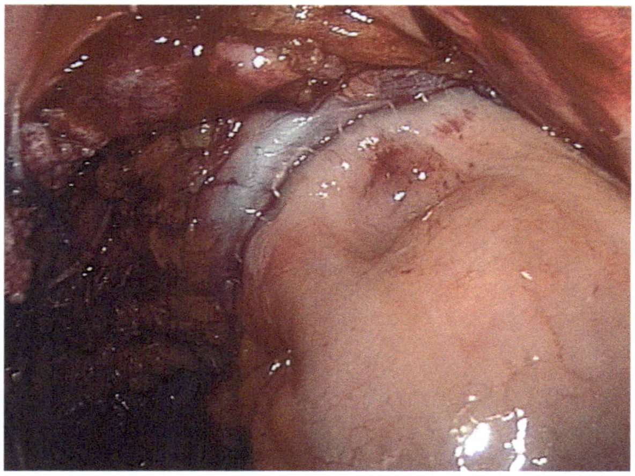

Abb. 15-44 Endoskopisches Bild nach Anastomose der beiden Darmstümpfe

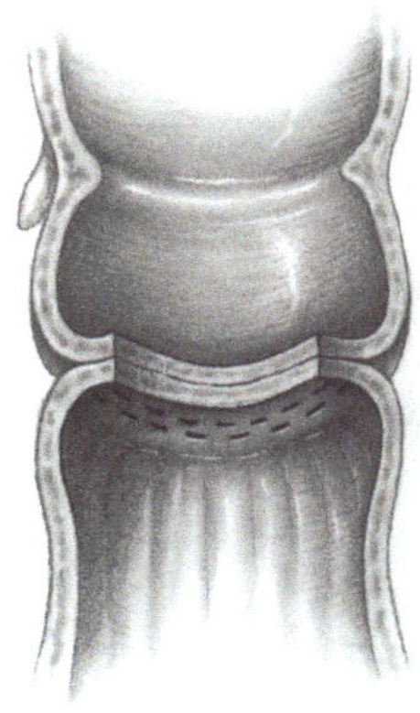

Abb. 15-45a Darstellung der „Stapler-Anastomose" (Querschnitt)

Kochsalzlösung gefüllt, so daß die Anastomose unter Wasser zu liegen kommt. Durch Einbringen von mehreren 100 ml Luft oder Farbstofflösung in das abgeklemmte Sigma bzw. Rektum wird die Intaktheit der Anastomose überprüft (Abb. 15-45a und b).
Infiltriert die Endometriose höher gelegene Darmsegmente, kann hier eine laparoskopisch assistierte Segmentresektion mit Handanastomose durchgeführt werden. Nach ausreichender Mobilisation des Darmsegments (hohes Sigma, Jejunum etc.) wird die Schlinge durch eine Minilaparotomie (4–5 cm) vor die Bauchdecke gezogen (Abb. 15-46a). Dort kann dann in konventioneller Technik die Resektion des betroffenen Segments und Anlage einer handgenähten Anastomose vorgenommen werden (Abb. 15-46b). Nach Zurückleiten des Darmabschnitts wird die Minilaparotomie in Schichten verschlossen (Abb. 15-46c).

- Bei Infiltration der Darmwand ist eine komplette Resektion des Befundes anzustreben.
- Kleine Befunde können durch eine partielle Wandresektion therapiert werden (ggf. auch über einen vaginalen Zugang).
- Große Herde und Darmlumeneinengungen erfordern eine Segmentresektion.
- Durch Freilegen der paraproktischen Räume sowie Absetzen des Mesosigmas wird der Darm mobilisiert.
- Das Absetzen des Darms soll, wenn möglich, mittels Stapler nahezu im rechten Winkel zum Darm vorgenommen werden.
- Die Anastomose sollte immer spannungsfrei angelegt werden.

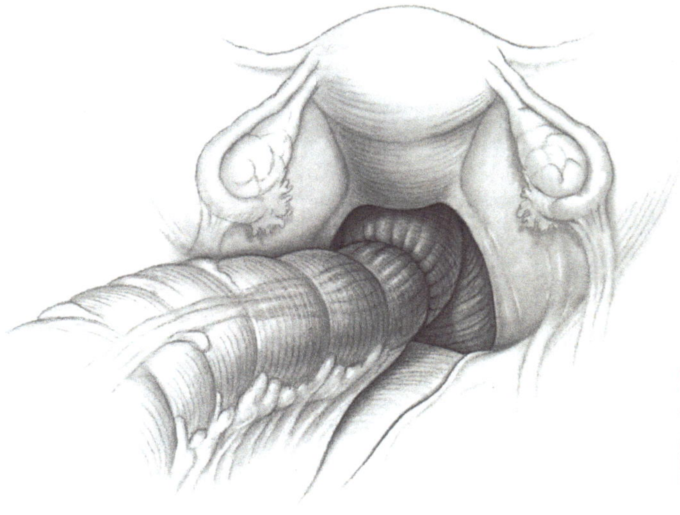

Abb. 15-45b Fertiggestellte Anastomose

3.2.4 Harnableitende Wege (Blase, Harnleiter)

Die meisten Endometrioseläsionen auf Blase oder Ureter betreffen nur das Peritoneum und sind durch entsprechende Präparationstechnik von den harnableitenden Organen selbst zu distanzieren (s. d.). Bei Beteiligung der Organe ist allerdings, ggf. in Zusammenarbeit mit dem Urologen, eine radikale Resektion anzustreben.

Blasenwandendometriose

In den meisten Fällen besteht bei der Blasendachendometriose oder Blasenrückwandbeteiligung eine derbe Infiltration des Blasenperitoneums und der -muskulatur sowie der Uterus- bzw. Zervixvorderseite.

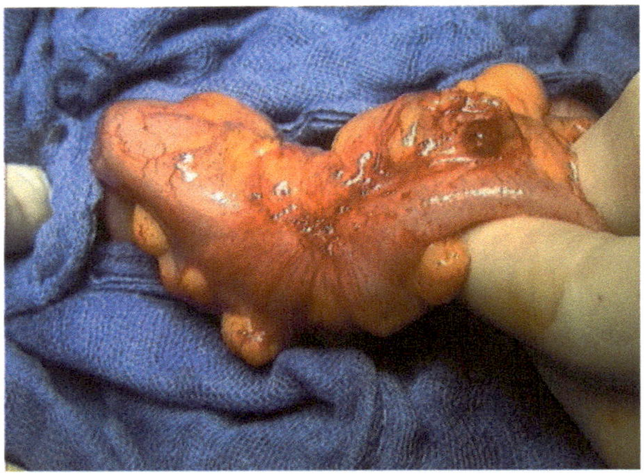

Abb. 15-46a Darmendometriose.
Eine Sigmaschlinge wurde, laparoskopisch assistiert, durch eine Minilaparotomie von 4 cm vor die Bauchdecke luxiert. Der Endometrioseknoten infiltriert die gesamte Darmwand.

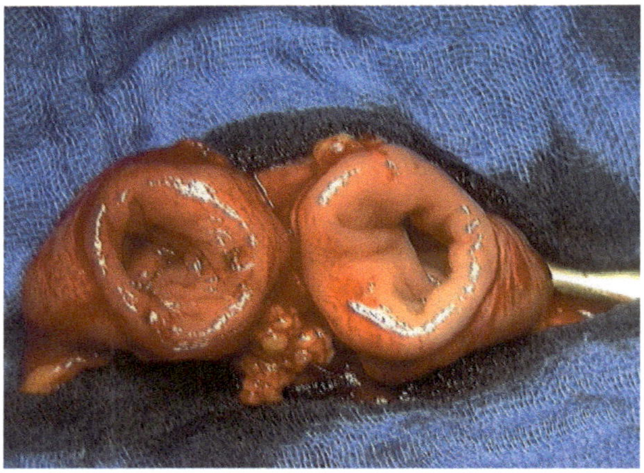

Abb. 15-46b Nach Resektion des betroffenen Darmsegments liegen die beiden Darmstümpfe vor der Bauchdecke.

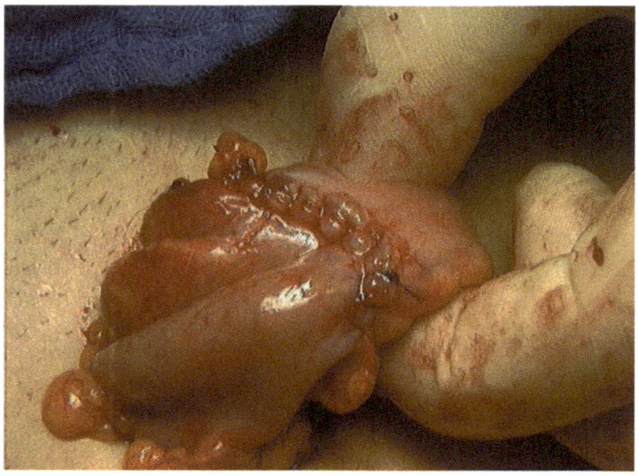

Abb. 15-46c Anlage einer konventionellen handgenähten Darmanastomose mit zwei semizirkulären fortlaufenden Nähten.

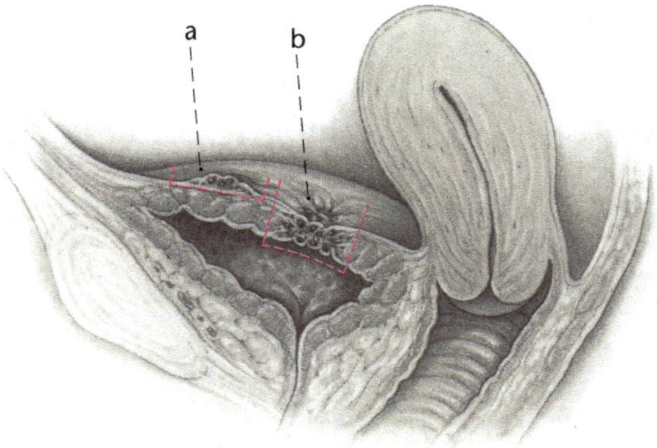

Abb. 15-47 Ausdehnung der Endometriose am Blasendach
a) ausschließliche Beteiligung des Peritoneums
b) Infiltration der gesamten Blasenwand

Besteht eine vollkommene Infiltration der Blasenwand (Muskularis oder Muskularis und Mukosa), wird präoperativ eine exakte Identifizierung bzw. Lokalisation des Befundes mittels üblicher gynäkologischer Untersuchung (Vaginalsonographie bei mittelgradig gefüllter Harnblase) sowie Zystoskopie und ggf. auch i.v. Pyelogramm vorgenommen. Eine zusätzliche Computertomographie bzw. MRI-Untersuchung kann in bestimmten Fällen hilfreich sein (Abb. 15-47a und b).

Neben den üblichen endoskopischen Operationsinstrumenten ist der Uterusmanipulator zur besseren Darstellung (Retroflexio) der Zervixvorderseite bzw. des Blasendachs und der Blasenrückseite hilfreich. Bei entsprechender Lage des Herdes ist eine vorherige bzw. intraoperative Applikation von Ureterkathetern notwendig.

Die **Präparation** beginnt mit der Umschneidung der sichtbaren Herde des Befundes (Inzision des Peritoneums). Bei erschwerter Mobilisation von der Uterusvorderseite (starke Fibrose) ist eine vorherige Por-8®-Injektion im Bereich der Uterusvorderwand empfehlenswert.
Eine Füllung der Harnblase mit 100–200 ml Kochsalz (ggf. unter Zusatz eines Farbstoffs) erleichtert das Auffinden der Grenzstrukturen. Mittels Aquadissektion lassen sich weiche Gewebestrukturen leichter von den Endometrioseherden distanzieren bzw. präparieren. Der intramurale Endometrioseknoten wird mit der Biopsiezange gefaßt und nach ventral bzw. lateral entsprechend der Präparationsrichtung verlagert. Die Blasenhinterwand wird weit in kaudaler und lateraler Richtung freigelegt, um nach der Resektion genügend mobile Wundränder für die Nahtversorgung zur Verfügung zu haben.

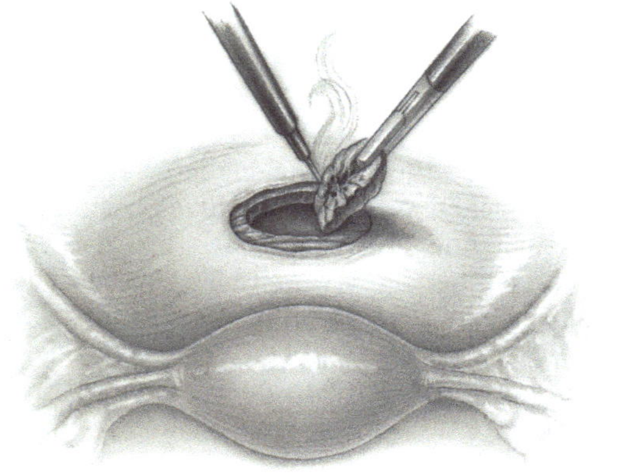

Abb. 15-48 Entfernung der transmuralen Blasenwandendometriose mit monopolarer Nadel.
Vor der Resektion empfiehlt es sich, das umgebende Blasengewebe gut zu mobilisieren, um anschließend einen spannungsfreien Verschluß gewährleisten zu können.
Bei Sitz nahe der Zervixvorderwand ist die Injektion von Por-8®-Lösung hilfreich.

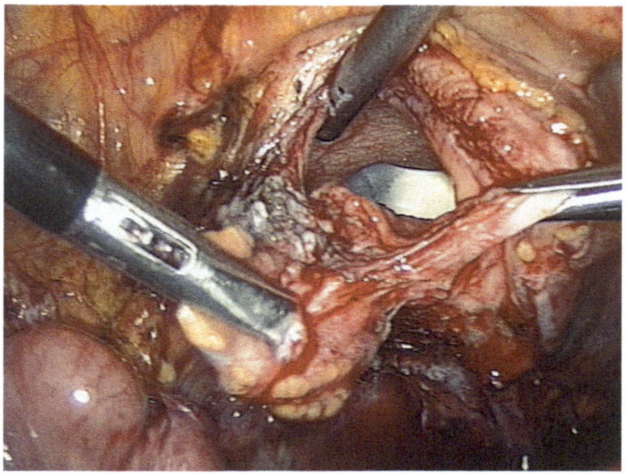

Abb. 15-49 Resektion eines Blasenwandsegments bei ausgedehnter intramuraler Endometriose

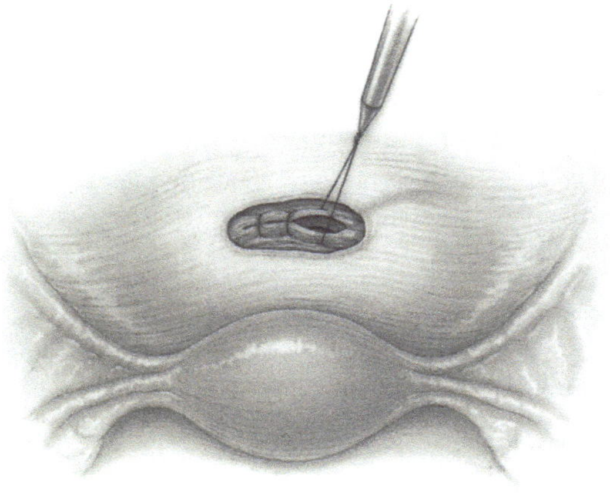

Abb. 15-50 Einschichtiger Verschluß der Blasenwand (quer) mit Vicryl®-Einzelknopfnähten (Fadenstärke 3–0)

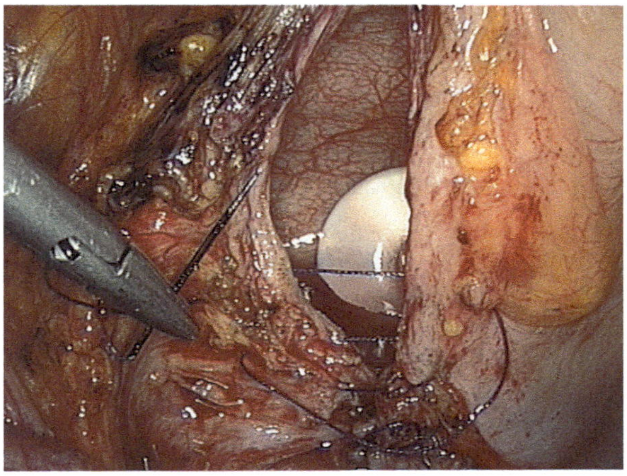

Abb. 15-51 Einschichtiger Verschluß der Blasenwand (längs) mit Vicryl®-Einzelknopfnähten (Fadenstärke 3–0)

Sind um den mobilisierten Knoten nur noch weiche Blasenwandstrukturen palpabel, kann dieser mit der monopolaren Nadel (Schere oder CO_2-Laser) in toto exzidiert werden (Abb. 15-48 und 15-49). Zur Schonung der Ureteren wird mit der Resektion ventral bzw. kaudal des Knotens begonnen. Nach Eröffnung der Blase können die Ureterostien genau lokalisiert werden, um sie bei der weiteren Resektion schonen zu können.
Die Vesikotomie wird ein- bzw. zweischichtig mittels Einzelknopfnähten in Allschichtennaht wieder verschlossen (Vicryl®, Fadenstärke 2–0 oder 3–0; Abb. 15-50 und 15-51). Liegt der Blasendefekt sehr tief (Richtung Trigonum), ist der Wundverschluß in sagittaler Richtung anzustreben, um eine Ureterdislozierung zu vermeiden. Die Blase wird mit 200 ml blau gefärbter Kochsalzlösung gefüllt und auf Dichtheit überprüft.

Harnleiter

Endometrioseherde in unmittelbarer Nähe der Ureteren (Beckenwand, retroovariell) lassen sich meist gut distanzieren bzw. resezieren (s.d.). Eine Obstruktion des Ureters durch Endometriose wird entweder durch Druck von außen oder durch eine Wandinfiltration verursacht. Bei ausgeprägter Fibrose im Bereich der Ligg. sacrouterina oder der Parametrien müssen die Ureteren bis zur Engstelle freigelegt bzw. mobilisiert werden. Nach Resektion der fibrotischen Gewebeanteile (mittels monopolarer Nadel oder Laser) kommt es rasch zur Normalisierung der Ureterkontur.

Insbesondere bei Zustand nach mehrfachen Endometrioseoperationen wird eine Ureterolyse im gesamten Beckenbereich erforderlich.
Die Zuhilfenahme des CO_2-Lasers oder der Mikrodiathermienadel reduziert das Risiko einer Ureterläsion. In seltenen Fällen liegt eine Infiltration der Ureterwand vor, die eine Uretersegmentresektion erforderlich macht. Die konventionelle Therapie besteht in der Segmentresektion mit anschließender Ureterostomie oder Implantation des Ureters bei Anlage einer Psoas-Hitch-Blase.
Die endoskopische Resektion und Durchführung der Anastomose über einen Uretersplint ist uns das erste Mal 1995 gelungen, kann jedoch nicht als Standardverfahren angesehen werden.

- Bei Infiltration der Blasenwand ist der Herd bzw. die Blase so weit zu mobilisieren, daß weiche Strukturen sichtbar bzw. tastbar sind. Die Resektion muß von ventral nach dorsal vorgenommen werden, um die Ureteren zu schonen.
- Eine Endometriose im Bereich der Ureteren muß in toto reseziert werden, thermische Methoden sollten in dieser Region vermieden werden.

3.2.5 Douglas-Obliteration

Bei ausgeprägter Endometriose (Stadium IV nach AFS-Klassifikation bzw. Beteiligung des Douglas-Raums und des Septum rectovaginale, ggf. auch Beteiligung der Ovarien) ist häufig ein vollkommener Verschluß bzw. eine Obliteration des Douglas-Raums zu erwarten. Eine vollkommene Freilegung des Douglas-Raums ist insbesondere bei präoperativ bzw. intraoperativ nachgewiesenen Knoten oder Infiltraten notwendig. Die Sanierung sollte bei maximaler Schonung der Organe möglichst vollständig erfolgen. Schwere Verwachsungen zwischen Sigma, Ovarien, Uterusrückseite bzw. Beckenwand bieten dem Operateur zudem eine völlig unübersichtliche Situation. Aufgrund aufgehobener Organgrenzen und fibrotischer Veränderung der Organstrukturen ist ein anatomiegerechtes Präparieren sehr erschwert.

Die Freilegung des Douglas-Raums wird von kranial nach kaudal vorgenommen. Ausgeprägte Endometriosezysten werden primär aus den Verwachsungen herausgelöst, entleert und die Ovarien rekonstruiert. Zur Vereinfachung der weiteren Präparation im Douglas-Raum empfiehlt es sich, beide Ovarien, sofern betroffen, lateral an den Ligg. rotunda mit einer Endonaht (PDS, Fadenstärke 2–0) vorübergehend zu fixieren. Dies verbessert die Übersicht über das kleine Becken (s.a. Kap. 13 „Ovariopexie“) und erleichtert das weitere Operieren enorm.

Verschiedene Manipulatoren (Uterus, Darm, Scheide) sollten zur Unterstützung der einzelnen OP-Schritte eingesetzt werden. Bei massiven Adhäsionen an der Uterusrückseite kann nach Por-8®-Injektion in das Myometrium die Blutungsneigung im Bereich der großen Wundflächen verringert werden. Durch diese Art der gezielten Aquadissektion lassen sich die Grenzen zwischen Darm und Uteruswand besser darstellen.
Bei unübersichtlichem Situs bietet die zusätzliche Darstellung der Ureteren beginnend von der Gefäßkreuzung in kranialer Richtung einen wichtigen Sicherheitsfaktor.

Nach Beendigung der Douglas-Dissektion sind ausgedehnte Wundflächen (an Beckenwand und Beckenorganen) zu erwarten, die sehr rasch wieder miteinander verkleben bzw. zu Adhäsionen führen. Handelt es sich um einen fertilitätsverbessernden Eingriff, sind wir bei ausgedehnter Douglas-Dissektion dazu übergegangen, die Ovarien durch eine Fixierung an den Ligg. rotunda (Ovariopexie) vorübergehend aus dem Wundgebiet herauszuleiten und sie nach Abschluß der Wundheilung im Rahmen einer Second-look-Laparoskopie nach 4–12 Wochen wieder zu lösen.

- Die Freilegung des gesamten kleinen Beckens bzw. Douglas-Raums ist bei der Therapie der Endometriose unabdingbar.
- Die Zuhilfenahme von Manipulatoren erleichtert die Präparation.
- Bei Sterilitätsoperationen ist ggf. die Ovariopexie sinnvoll.

3.2.6 Endometriose in der Ovarien

Die Ovarien gehören zu den häufigsten Lokalisationen für die Endometriose. Oberflächliche Herde lassen sich auf endoskopischem Weg leicht diagnostizieren und mit den verschiedenen thermischen Verfahren therapieren. Um eine ausgedehnte thermische Schädigung durch Elektrochirurgie oder Laser weitgehend zu vermeiden, sollten gesunde Ovarstrukturen nicht unnötigerweise destruiert werden.
Eine Ovarialendometriose kann auch zu zystischen Veränderungen (Endometriome) führen. Die Ausdehnung solcher Endometriome kann von 0,3 mm bis 10 und 15 cm reichen.

Bei der Therapie der ausgedehnten Ovarialendometriose muß folgendes beachtet werden:

- Maligne Veränderungen können eine Endometriose vortäuschen.

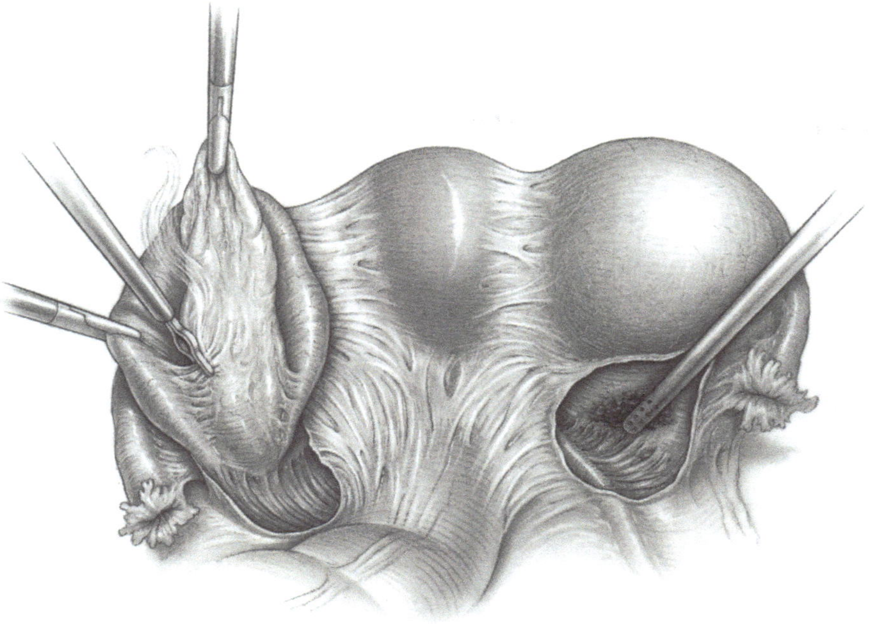

Abb. 15-52 Freilegung von großen Endometriosezysten beidseits.
Rechts: Mobilisation des Ovars aus der Fossa ovarica. Meistens bestehen hier ausgedehnte Adhäsionen. Die Darstellung und Mobilisation des Ureters ist dabei ausgesprochen sinnvoll.
Links: Nach Entleerung der Endometriosezyste wird die Tunica albuginea gespalten und der Zystenbalg herausgeschält. Durch gezielten Zug und Kontrazug an der Grenzschicht stellen sich die z.T. gefäßführenden Verbindungsstrukturen dar. Diese werden koaguliert und durchtrennt.

- Um einen malignen Befund auszuschließen, ist der gesamte pathologische Befund aus den Ovarien zu resezieren.
- Die mit Ovarialendometriose häufig einhergehenden Adhäsionen an der Ovarrückseite zur Fossa ovarica müssen gelöst werden, um eine bessere Übersicht und vollständige Resektion der Endometriose zu gewährleisten.
- Das Trauma für gesundes Ovarialgewebe sollte so gering wie möglich gehalten werden.

Abbildung 15-52 zeigt die Freilegung von großen Endometriosezysten. In den meisten Fällen findet man bei einer ausgeprägten Ovarialendometriose deutliche Adhäsionen zwischen der Ovarrückseite und der Beckenwand (Fossa ovarica).
Mehrere Studien konnten zeigen, daß Endometriosezysten durch aktive, retroovariell liegende Endometrioseherde entstehen, die nach Ausbildung von Adhäsionen zu einer Invertierung der Tunica albuginea führen. Aus diesem Grund sollten die Ovarien aus den Adhäsionen gelöst werden. Dabei kommt es häufig zur Ruptur der am Lig. latum fixierten Zyste. Eine Punktion und Entleerung bzw. Spülung der Endometriosezyste am Anfang kann die Präparation insbesondere bei einem Zystendurchmesser von mehr als 5 cm erleichtern.

Die Zyste wird mit zwei scharfen Faßzangen antemesenterial gehalten und mit dem median eingeführten 5-mm-Trokar (und Spieß) punktiert (Abb. 15-53). Nach Entfernung des Trokarspießes wird die dunkelbraune, zähe Flüssigkeit mittels Spül-Sauger aus der Zyste abgesaugt und intermittierend mit Kochsalz gespült, bis klare Flüssigkeit fließt (Abb. 15-54).
Mittels Schere wird auf der antemesenterialen Seite die Ovarialoberfläche gespalten und die Endometriosezyste in toto durch die Stripping-Methode herausgelöst (Abb. 15-55). Um die Präparation des Zystenbalgs zu erleichtern, ist Zug und Kontrazug auf die Gewebestrukturen durch permanentes Nachgreifen der Instrumente auszuüben. Das Umklappen der entsprechenden

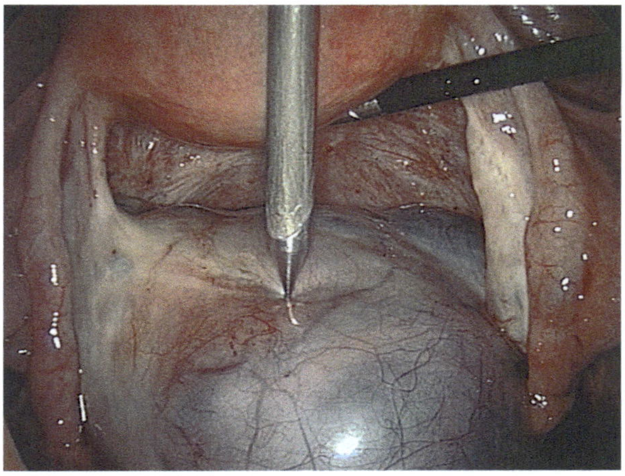

Abb. 15-53 Punktion einer großen Endometriosezyste mit dem 5-mm-Trokar

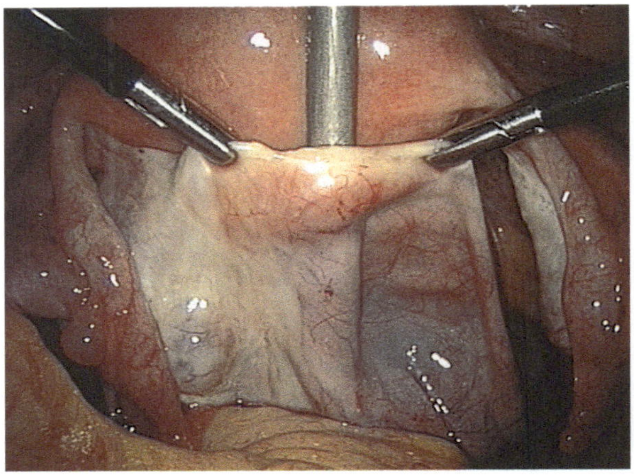

Abb. 15-54 Anschließende Spülung der Zyste (Vermeidung einer Spontanruptur bzw. des Ergießens von Zysteninhalt in den Bauchraum!)

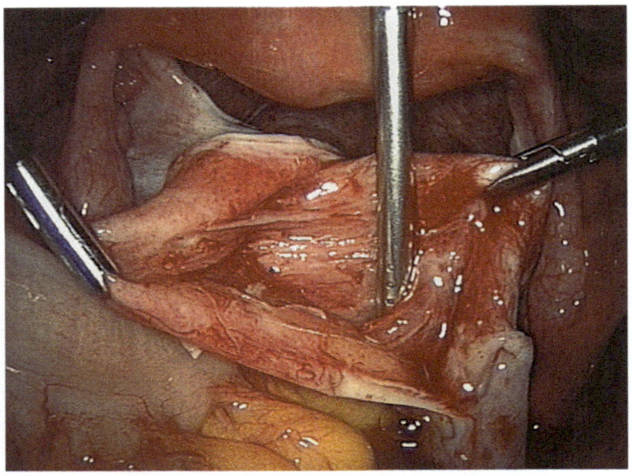

Abb. 15-55 Freipräparation des Zystenbalgs mit der Stripping-Methode

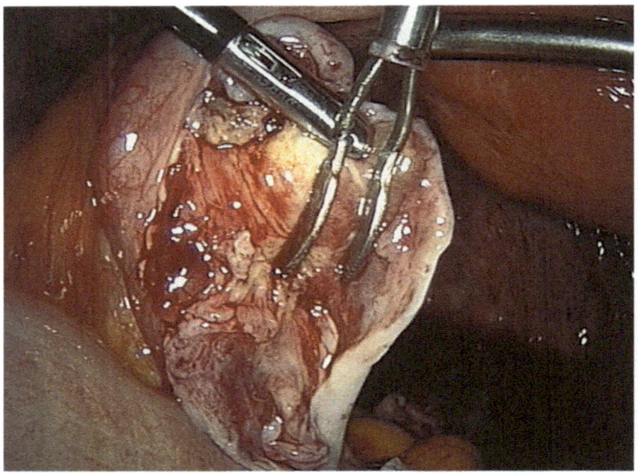

Abb. 15-56 Gezielte Spülung bzw. Hämostase des Wundbetts

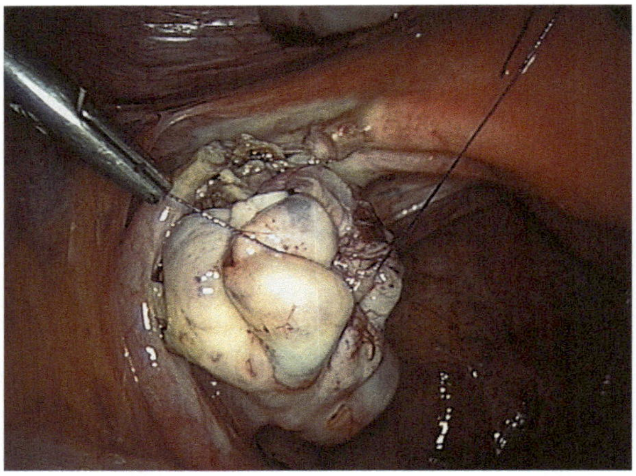

Abb. 15-57 Rekonstruktion des Restovars nach Entfernung der Endometriosezyste (intrakorporale Knotung, Vicryl®, Fadenstärke 4–0)

Strukturen (Zystenbalg und Restovar) bietet der Faßzange ein besseres Widerlager.

Die Präparation erfolgt von medial nach lateral bzw. von kranial nach kaudal. Gelangt man in den Bereich des Hilum ovarii bzw. an das Lig. ovarii proprium, ist mit einer stärkeren Blutung aus größeren Blutgefäßen zu rechnen. Neben der stumpfen Präparation und der Aquadissektion ist die prophylaktische Koagulation von dickeren, breiteren Gewebebrücken mit darin enthaltenen Blutgefäßen notwendig. Nach Resektion des Zystenbalgs wird die Wundfläche im Restovar nochmals gespült und inspiziert, Blutungen werden bipolar koaguliert (Abb. 15-56).

Die passagere Evertierung der gesamten Ovarinnenseite vereinfacht die Blutstillung. Durch Koagulation der Wundflächen kommt es zu einer Schrumpfung und Adaptation der Wundränder, so daß nicht in allen Fällen eine Endonaht erforderlich wird. Bei ausgedehnten Endometriosezysten sollte das Restovar neu formiert werden, hierzu dienen Vicryl®-Einzelknopfnähte (Fadenstärke 4–0) bzw. PDS-Nähte (Fadenstärke 2–0) mit extrakorporaler Knotung (Abb. 15-57).

Kleinere Endometriosezysten können auch thermisch destruiert werden (bipolar, monopolar, Laserkoagulation, -vaporisation). Nach Eröffnung und Spülung der

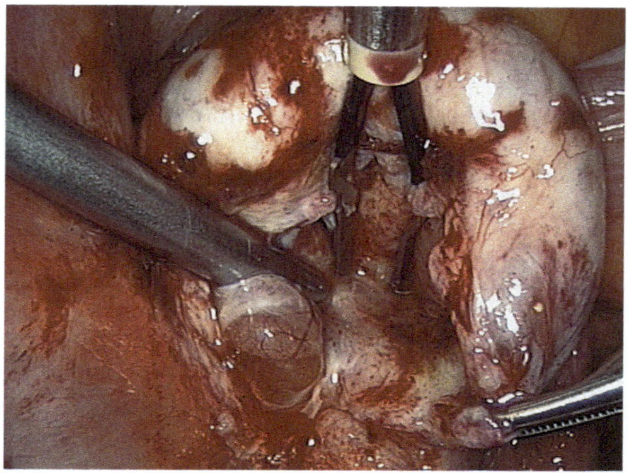

Abb. 15-58 Denaturierung einer kleinen Endometriosezyste mittels bipolarer Koagulation

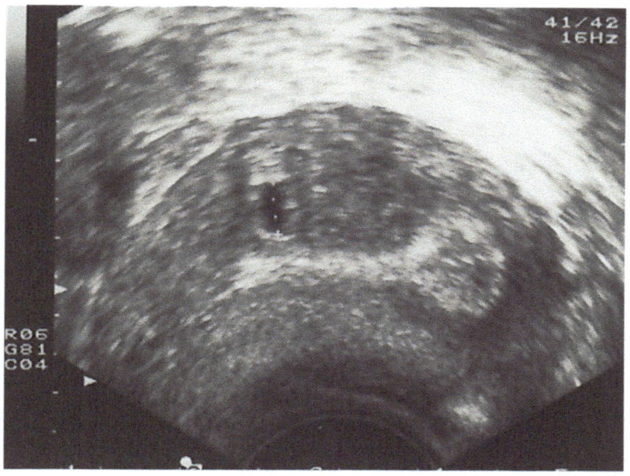

Abb. 15-59 Sonographische Darstellung einer isolierten Adenomyosis in der Uterusvorderwand

Zyste wird mittels der Branchen der Koagulationsinstrumente die Innenseite der Endometriosezyste denaturiert bzw. destruiert, wobei eine Gewebeprobe für die histologische Untersuchung zu entnehmen ist (Abb. 15-58).

Nachteile dieser Methode sind der nicht exakt kontrollierbare Koagulationseffekt und eine evtl. ausgedehntere Traumatisierung gesunden Gewebes.

Bei bestehendem Kinderwunsch sollte bei ausgedehnten Befunden (große Zysten, retroovarielle Adhäsionen etc.) nach Rekonstruktion der Ovarien eine Adhäsionsprophylaxe mit der Barrier-Methode (z.B. Interceed®) oder eine Ovariopexie vorgenommen werden (s.d.). Eine frühe Second-look-Laparoskopie zur Adhäsiolyse dient der Verbesserung der Fertilitätschancen.

- Vor Resektion bzw. Koagulation der Ovarialendometriose ist eine komplette Ovariolysis sinnvoll.
- Aspiration und Spülung von Endometriosezysten vor Eröffnung erleichtern die Präparation.
- Die Rekonstruktion des Ovars zur Adhäsionsprophylaxe ist insbesondere bei ausgedehnten Beckenwandadhäsionen sinnvoll.
- Eine passagere Ovariopexie ist bei Sterilitätsoperationen empfehlenswert.

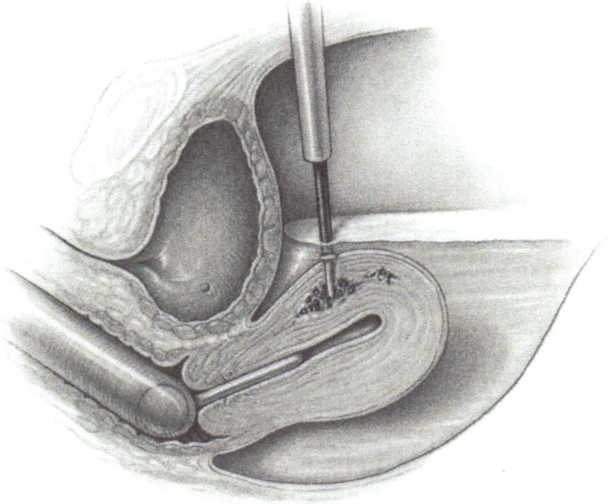

Abb. 15-60 Gezielte Koagulation einer umschriebenen Adenomyosis der Uterusvorderwand mittels monopolarer Nadel.
Die Nadel wird unter endoskopischer und sonographischer (transvaginaler) Sichtkontrolle in den Herd (ggf. mehrfach) eingestochen. Durch interstitielle Koagulation erfolgt die Denaturierung der Adenomyosis. Durch Auffüllen des Abdomens mit NaCl wird die sonographische Darstellung von transvaginal oder transrektal erleichtert.

3.2.7 Endometriose der Uteruswand

Die Endometriose in der Uteruswand (Endometriosis genitalis interna oder Adenomyosis uteri) läßt sich schwer diagnostizieren. Durch Verbesserung der Vaginalsonographie sowie MR-Untersuchungen lassen sich typische Veränderungen im Myometrium mittlerweile besser darstellen. Vakuoläre Veränderungen im Myometrium, echodichte Areale (Sonographie, Abb. 15-59), oberflächliche Serosaeinziehungen und Indurationen (Laparoskopie) sowie Formveränderungen des Uterus sind in Verbindung mit dem Vorliegen einer entsprechenden Symptomatik als sichere Hinweise für eine Adenomyosis zu werten.

Organerhaltende Operationen sind insbesondere bei bestehendem Kinderwunsch bzw. bei fokaler Ausprägung dieser Erkrankung sinnvoll.

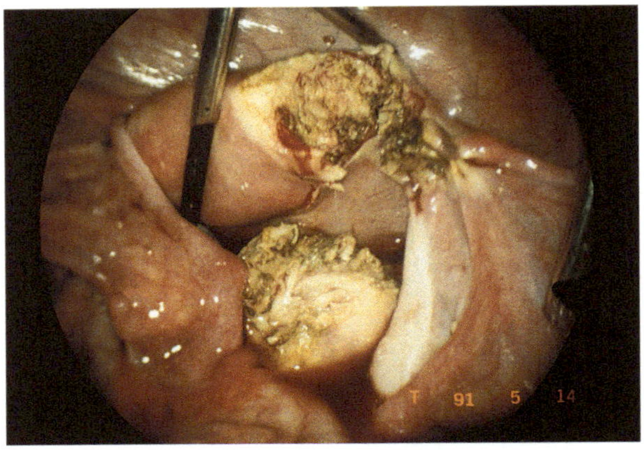

Abb. 15-61 Zustand nach Resektion eines rudimentären Uterushorns rechts mit monopolarer Nadel (Histologie: ausgeprägte Adenomyosis uteri eines rudimentären Horns)

Eine sehr umschriebene Adenomyosis kann durch eine **gezielte interstitielle Koagulation** (thermische Destruktion) behandelt werden. Unter vaginalsonographischer Sichtkontrolle wird eine monopolare Nadel oder eine Laserfaser transmural in die Herde eingestochen. Durch eine lang andauernde Koagulation kommt es zur Denaturierung der Herde (Abb. 15-60).

Bei größerem Befund (Wandverdickung, tastbare Knoten) ist durch eine Teilresektion aus der Uteruswand eine Symptomverbesserung zu erwarten. Nach Por-8®-Injektion wird mit einer monopolaren Nadel die Resektion vorgenommen. Der entstehende Defekt wird mittels Einzelknopfnähten (PDS, Fadenstärke 2–0 oder 0) wie beim Uterus myomatosus verschlossen. Da die Uteruswand aufgrund der Fibrose sehr unelastisch ist, müssen die Nähte vorsichtig zugezogen werden, um ein Reißen zu vermeiden.
In seltenen Fällen ist in einem rudimentären Horn beim Uterus duplex bzw. Uterus bicornis eine ausgeprägte Adenomyosis zu finden. Die Resektion dieser Hörner wird nach Freilegen der umgebenden Strukturen (Beckenwand, Ureter, Blase) ähnlich wie bei der Behandlung intraligamentärer Myome (s.d.) vorgenommen (Abb. 15-61).

- Adenomyosis ist ein häufiges Krankheitsbild, das zu ausgeprägter Dysmenorrhö, Sterilität und Infertilität führen kann.
- Eine exakte präoperative Diagnostik hilft, eine organerhaltende Operation durchzuführen.
- Bei ausgeprägten Befunden ist die Hysterektomie die Therapie der Wahl.

Literatur

Adamson GD, Pasta DJ: Surgical treatment of endometriosis-associated infertility: Metaanalyses compared with survival analysis. Am J Obstet Gynecol 171 (1994) 1488.

Brosens I, van Ballaer P, Puttemanns P, Deprest J: Reconstruction of the ovary containing large endometriomas by an extraovarian endosurgical technique. Fertil Steril 66 (1996) 517.

Canis M, Mage G, Wattiez A: Second-look laparoscopy after laparoscopic cystectomy of large ovarian endometriomas. Fertil Steril 58 (1992) 617.

Crosignani PG, Vercellini P: Conservative surgery for severe endometriosis: should laparotomy be abandoned definitively? Hum Reprod 10 (1995) 2412.

Donnez J, Nizolle M, Casanas F: Endoscopic surgery. Clin Obstet Gynaecol 7 (1993) 839.

Fayez JA, Collazo LM, Vernon C: Comparison of different modalities of treatment for minimal and mild endometriosis. Am J Obstet Gynecol 159 (1988) 927.

Keckstein J: Laparoskopische Lasertherapie der Endometriose. Gynäkologe 26 (1993) 317.

Keckstein J, Schwarzer U, Töpfer D: Laparoscopic ureteroureterostomy. 4th Congress of the European Society for Gynaecological Endoscopy, Brussels 1995.

Keckstein J, Ulrich U, Karageorgieva E, Sasse V, Roth A, Tuttlies F: Reduction of postoperative adhesion formation after laparoscopic ovarian cystectomy. Hum Reprod 11 (1995) 579.

Keckstein J, Wiesinger H, Kandolf O: Laparoscopic bowel resection in severe endometriosis. 7th Congress of the European Society for Gynaecological Endoscopy, Stockholm 1999.

Koninckx PR, Meulemann C, Demeyere S, Lesaffre E, Cornillie FJ: Suggestive evidence that pelvic endometriosis is a progressive disease, whereas deeply infiltrating endometriosis is associated with pain. Fertil Steril 55 (1991) 759.

Martin DC: CO_2-laser laparoscopy for the treatment of endometriosis associated with infertility. J Reprod Med 30 (1985) 409.

Nezhat C, Nezhat F: Safe laser endoscopic excision or vaporization of peritoneal endometriosis. Fertil Steril 52 (1989) 149.

Nezhat C, Winder W, Nezhat F: Is endoscopic treatment of endometriosis and endometrioma associated with better results than laparotomy? Am J Gynecol Health 2 (1988) 10.

Nezhat C, Nezhat F, Green B: Laparoscopic treatment of obstructed ureter due to endometriosis by resection and ureteroureterostomy. J Urol 148 (1992) 865.

Nezhat C, Nezhat F, Pennigton E: Laparoscopic treatment of infiltrative rectosigmoid colon and rectovaginal septum endometriosis by the technique of videolaser laparoscopy and the CO_2-laser. Br J Obstet Gynaecol 99 (1992) 664.

Nezhat C, Nezhat CH, Nezhat F et al.: Treatment of ovarian endometriosis. In: Nezhat CR, Nezhat FR, Berger GS, Buttram VC Jr, Nezhat CH (eds): Endometriosis, p. 95. Springer, Berlin–Heidelberg–New York 1994.

Redwine DB: Conservative laparoscopic excision of endometriosis by sharp dissection: Life table analysis of reoperation and persistent or recurrent disease. Fertil Steril 56 (1991) 628.

Redwine DB, Sharpe DR: Laparoscopic segmental resection of the sigmoid colon. J Laparoendosc Surg 1 (1991) 217.

Reich H, McGlynn F, Salvat J: Laparoscopic treatment of cul-de-sac obliteration secondary to retrocervical deep fibrotic endometriosis. J Reprod Med 36 (1991) 516.
Redwine DB: Laparoscopic en bloc resection for treatment of the obliterated cul-de-sac in endometriosis. J Reprod Med 37 (1992) 695.
Sampson JA: The development of the implantation theory for the origin of peritoneal endometriosis. Am J Obstet Gynecol 40 (1940) 549.
Sutton C: CO_2-laser laparoscopy in the treatment of endometriosis. Baillière's Clin Obstet Gynecol 3 (1989) 499.

Eingriffe am Uterus

16

Organerhaltende Myomchirurgie

J. Keckstein

1 Einleitung

Das Myoma uteri ist die häufigste Neubildung des weiblichen Genitales. Ab dem 35. Lebensjahr wird die Inzidenz mit 20% angegeben. Die Pathogenese des Uterus myomatosus ist vielschichtig. Das Wachstum eines Myoms ist stark von der Östrogenaktivität abhängig und somit insbesondere in der „reproduktiven Lebensphase" der Frau von Bedeutung.
Nicht jedes sonographisch nachgewiesene Myom muß bei Beschwerdefreiheit entfernt werden. Ist jedoch eine klare Korrelation zwischen Myom und Symptomen herzustellen oder eine eindeutige Größenzunahme in einem kurzen Zeitraum nachzuweisen, sollte die operative Therapie in Erwägung gezogen werden. Die häufigsten Symptome des Uterus myomatosus sind:

- Blutungsanomalien
- Dysmenorrhö
- Sterilität
- Infertilität
- Verdrängungserscheinungen

Die Lage, die Größe und die Anzahl der Myome sind für die entsprechende Ausprägung der Symptome von Bedeutung.
Kleine Myome verursachen keine Symptome und werden oft nur als Nebenbefund bei der Vorsorgeuntersuchung oder anläßlich einer Operation festgestellt. Blutungsanomalien in Form von Hypermenorrhö oder Menometrorrhagien sind als eine Folge der gestörten Kontraktilität der Muskulatur und der mangelnden Regeneration des Endometriums (durch verringerte lokale Blutversorgung) zu betrachten.
Schmerzsymptome können von einer leichten Dysmenorrhö bis hin zu kolikartigen Krämpfen reichen.
Bei Größenzunahme des Myoms werden Nachbarorgane verdrängt, und entsprechende Symptome wie Miktionsbeschwerden, Obstipation, Defäkationsbeschwerden, Rückenschmerzen und Ischialgien treten auf.

Der Zusammenhang zwischen Sterilität bzw. Fertilität und Myom ist durch verschiedene Pathomechanismen erklärbar. Spermientransport, Tubendurchgängigkeit, Konzeption und Nidation werden durch anatomische und funktionelle Störungen von Endometrium, Myometrium und Tubenstrukturen beeinflußt. Das Risiko von rezidivierenden Aborten kann durch die Entfernung von Myomen signifikant reduziert werden.

War früher der symptomatische Uterus myomatosus die klassische Indikation für eine Hysterektomie (außer bei bestehendem Kinderwunsch), wird jetzt der konservativen Therapie, d. h. der uteruserhaltenden Operation, eine immer größere Bedeutung zugeschrieben. Dies ist einerseits durch den Wunsch, organerhaltend zu operieren, und andererseits durch die Entwicklung von endoskopischen Operationsverfahren begründet.
Viele Frauen legen ihre Familienplanung eher in die dritte Lebensdekade, womit die Wahrscheinlichkeit einer Konfrontation mit dem Problem Myom und Organerhalt (Erhalt der Fertilität) steigt.
Ergebnisse verschiedener klinischer Untersuchungen zeigen, daß die konservative Operation bei einem hohen Prozentsatz der Patientinnen zur deutlichen Symptomverbesserung oder sogar Beschwerdefreiheit führt, wodurch die Indikation zur Hysterektomie zunehmend relativiert wird.

Die generelle Frage, ob für die Durchführung einer konservativen Myomoperation eine Laparotomie oder eine Laparoskopie vorzunehmen ist, konnte bisher wissenschaftlich noch nicht ausreichend geklärt werden.
Die Wahl des Operationsverfahrens hängt in hohem Maß von der Erfahrung des Operateurs mit der jeweiligen Methode und der technischen Ausrüstung bzw. den zur Verfügung stehenden Operationsinstrumenten ab.
Jeder Operateur sollte aufgrund seiner spezifischen Erfahrungen und Kenntnisse die entsprechende Methode wählen.
Unsere eigenen Daten und Ergebnisse wurden in über 650 laparoskopischen Myomenukleationen gewonnen und finden in der Indikationsstellung und den verschiedenen Operationstechniken ihren Niederschlag.
Vor jeder laparoskopischen Myomenukleation sind folgende Überlegungen anzustellen bzw. Forderungen zu überprüfen:

- Wird das zu therapierende Symptom durch das Myom bzw. die Myome ausgelöst, und kann durch eine Operation mit hoher Wahrscheinlichkeit eine Symptomverbesserung oder -freiheit erreicht werden?
- Besteht aktueller Kinderwunsch bzw. soll die Fertilität erhalten bleiben?
- Kann der Uterus auf endoskopischem Weg suffizient rekonstruiert werden, oder ist der konventionelle Zugang per laparotomiam vorteilhafter? Dies gilt insbesondere bei sehr großen oder multiplen Myomen.
- Muß aufgrund der endoskopischen Operation mit zahlreicheren postoperativen Adhäsionen gerechnet werden (schlechte Nahttechnik, Blutungen, große Wundflächen etc.)?
- Wie hoch ist das Risiko eines Rezidivs?
- Ist die Patientin über Vor- und Nachteile der verschiedenen Operationsmethoden ausreichend informiert?

Der Operateur sollte, wenn möglich, die Untersuchung incl. Ultraschalldiagnostik präoperativ selbst durchführen, um den Befund einschätzen zu können, die Operation zu vereinfachen und die vollständige Entfernung der Myome zu gewährleisten.

2 Operationsvorbereitung

Zur Indikationsstellung und Operationsplanung sind folgende Fragen zu klären bzw. einige technische Aspekte zu berücksichtigen.

- Abklärung der anatomischen Situation
- Größe, Lage und Anzahl der Myome
- Präoperative Therapie mit GnRH-Analoga
- Instrumente
- Operationstechnik
- Operatives Vorgehen entsprechend der Myomlokalisation

2.1 Abklärung der anatomischen Situation

Vor jeder laparoskopischen Myomoperation wird durch eine ausführliche klinische Untersuchung und eine Vaginal- und/oder Abdominalsonographie die anatomische Situation abgeklärt (Abb. 16-1). Diese Untersuchung sollte durch den Operateur selbst vorgenommen werden (insbesondere bei multiplen Myomen und ungünstigem Sitz der Myome). Eine evtl. zusätzliche Hysteroskopie gibt wichtige Informationen über den Sitz des Myoms (der Myome) bzw. über den anzustrebenden Operationsweg.

2.2 Größe, Lage und Anzahl der Myome

Die Größe des Myoms ist ein limitierender Faktor für jede Operationstechnik. Hier spielt die Erfahrung des Operateurs (Nahttechnik etc.) eine große Rolle.
Auch muß die Größe des Myoms in Relation zu seiner Ausprägung und Lokalisation beurteilt werden. Gestielte Myome von einer Größe bis ca. 13 cm lassen sich meist problemlos entfernen, dagegen kann ein intramurales Myom von ca. 6 cm endoskopisch schwierig zu entfernen sein (Abb. 16-2). Stellt die Myomgröße ein Problem dar, kann präoperativ eine GnRH-Analoga-Therapie (s. d.) zur Verkleinerung des Myoms durchgeführt werden.

Eine exakte Festlegung auf eine bestimmte Anzahl an Myomen, die als Kontraindikation für eine endoskopische Operation gilt, ist nicht sinnvoll. Aufgrund unserer Erfahrungen haben sich folgende Richtlinien bewährt:

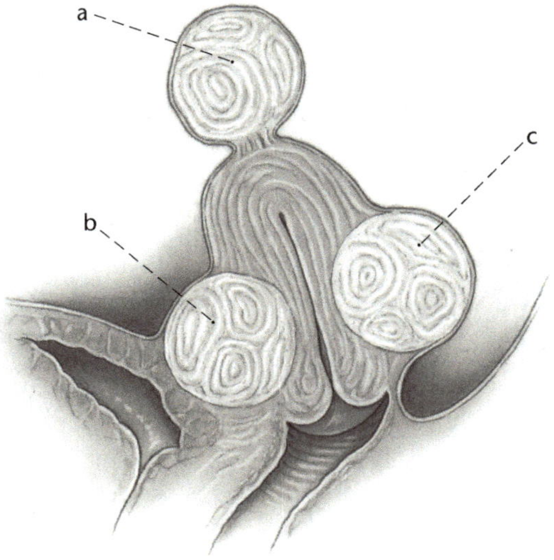

Abb. 16-1 Unterschiedlicher Sitz von Myomen.
a) Gestieltes Myom am Fundus
b) Subvesikales, zum Teil intramurales Myom
c) Subserös bis intramural gelegenes Myom

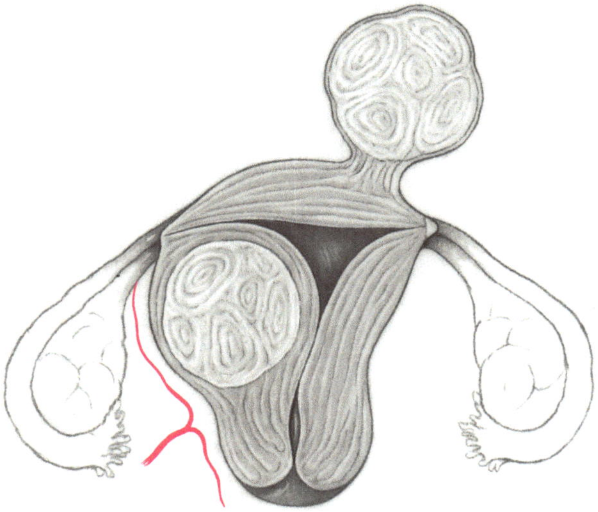

Abb. 16-2 Intramural gelegenes Fundusmyom, das Restmyometrium ist innen wie außen sehr stark komprimiert. Bei der Operationsplanung muß zwischen der transzervikalen hysteroskopischen Resektion oder der transabdominalen laparoskopischen Resektion gewählt werden. Zusätzlich muß die Nähe von Blutgefäßen (A. uterina bzw. deren Äste) und des Ureters berücksichtigt werden.

- Besteht kein Kinderwunsch mehr, können multiple Myome problemlos entfernt werden, eine etwaige Wandschwäche bzw. postoperativ auftretende Adhäsionen haben für die Patientin keine oder nur eine geringe Bedeutung.

- Multiple Myome (Abb. 16-3) sollten nur dann endoskopisch entfernt werden, wenn mit großer Wahrscheinlichkeit eine komplette Entfernung möglich ist oder trotz inkompletter Therapie mit einer Symptomverbesserung zu rechnen ist.
- Lassen sich bei bestehendem Kinderwunsch alle Myome mit relativ geringem Trauma für den Uterus gut entfernen und die Wanddefekte korrekt (gute Serosierung etc.) schließen, kann auch eine größere Anzahl von Myomen endoskopisch entfernt werden.
- Ein unübersichtlicher Situs (ausgedehnte Serosadefekte bzw. Nähe zu wichtigen Organstrukturen, z. B. Tube oder Zervikalkanal etc.) stellt eine Kontraindikation für eine endoskopische Operation dar.

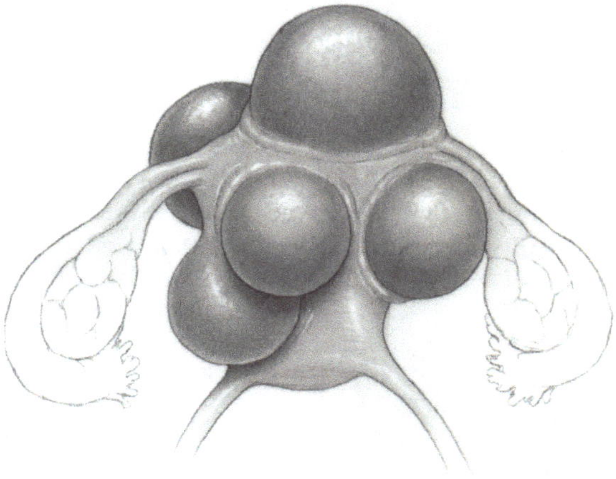

Abb. 16-3 Mehrknolliger Uterus myomatosus mit multiplen Myomen an der Uterusvorderseite, -rückseite und am Fundus (subserös und intramural)

2.3 Präoperative GnRH-Analoga-Therapie

Die Indikation zur präoperativen GnRH-Analoga-Therapie wird von verschiedenen Operateuren unterschiedlich bewertet bzw. gestellt.
Als **Vorteile** sind zu nennen:

- Durch Einleiten einer hormonell bedingten Amenorrhö kann eine Blutungsanämie erfolgreich therapiert werden und ein besserer präoperativer Hämoglobinwert erreicht werden.
- Durch Verkleinerung (Schrumpfung) großer Myome wird der laparoskopische Zugang erleichtert und das Trauma für den Uterus reduziert.
- Die Verringerung der Vaskularisation bzw. Reduktion der Blutungsneigung ist ebenfalls für die Operation von Vorteil.
- Durch die Therapie erweichte Myome lassen sich gegebenenfalls besser morcellieren.

Die Vorteile der Therapie werden durch gewisse **Nachteile** aufgehoben bzw. relativiert.

- Trotz kurzer Therapiedauer (2–4 Monate) erfordern die oft stark ausgeprägten Nebenwirkungen des Hypöstrogenismus einen Abbruch der Therapie bzw. den Einsatz einer zusätzlichen Hormonsubstitution (Add-back-Therapie).
- Zusätzlich ist in 20–30% der Fälle mit einem unzureichenden therapeutischen Effekt auf das Myom zu rechnen.
- Die Degeneration der Myome bzw. der Schichten kann die Präparation wesentlich erschweren.
- Gelegentlich wird durch diese Therapie eine vollständige Entfernung der Myome (nicht mehr tastbar, zu klein, zu derb etc.) erschwert.

Wir führen diese Therapie nur bei extrem großen Myomen und ungünstigem Sitz sowie ausgeprägter Anämie durch.

2.4 Instrumente und Geräte

- Für die Präparation empfiehlt sich der Einsatz guter **Greifzangen** (stabile scharfe Zacken, ggf. große Branchen), wobei sich hier der Krallengreifer (5 bzw. 10 mm) bewährt hat. Gelegentlich sind **Myombohrer** (5 oder 10 mm) den konventionellen Greifinstrumenten überlegen. Es kann damit ein sehr starker Zug auf das Myom bzw. den Uterus ausgeübt werden, was sich insbesondere bei intramuralem oder intraligamentärem Sitz der Myome sehr bewährt hat.
- Zur Präparation dient eine **monopolare Nadel** bzw. die Spitze einer monopolaren Schere. Bei hohem Stromfluß ist mit einer sehr guten Hämostase zu rechnen (Vermeidung diffuser Blutungen).
- **Bipolare Koagulationszangen** mit breiten Koagulationsbranchen erweisen sich bei größeren Wundflächen als vorteilhaft.
- Kräftige **Nadelhalter** zum Fassen von geraden oder auch gebogenen Nadeln erlauben tiefgreifende Stiche.
- **Knotenschieber**
- **Nahtmaterial:** PDS-Schlinge, Fadenstärke 2–0 und 0; Vicryl®, Fadenstärke 2–0/4–0
- **Morcellatoren:** 10-mm-/15-mm-Motor-Morcellator (Steiner Morcellator, Fa. Storz); Macromorcellator, SEMM-Morcellator (10-, 15-, 20-mm-Wellenschliffmorcellator), handgetrieben oder mit Motor (Fa. Wisap)
- **Scheren:** Metzenbaum, Hakenschere, gerade Scheren (10 mm)
- **Uterusmanipulator** (z. B. Valtchev, Beschreibung s. Kap. 2 „Instrumente und Geräte"), insbesondere wichtig bei ungünstigem Sitz eines Myoms oder bei multiplen Myomen
- **Spül-Saug-Systeme**

3 Operationstechnik

3.1 Einstiche

Neben dem subumbilikalen 10-mm-Trokar, über den die Optik eingeführt wird, sind drei weitere Arbeitskanäle zu legen. Bei großen Myomen sollte der mittlere Arbeitskanal einen Durchmesser von mindestens 10 mm aufweisen. Über diesen können dann kräftige Instrumente wie Krallengreifer, Bohrer und Elektromorcellatoren eingeführt werden. Der bei der HF-Chirurgie entstehende Rauch läßt sich über den großlumigen Trokar schneller absaugen.
Sehr große Myome (z. B. über 12 cm) behindern aufgrund des kurzen Abstands zwischen Optik und Fundus uteri die Sicht in das kleine Becken stark. Hier empfiehlt sich eine erneute Plazierung des Optikkanals im Oberbauch, ca. 10–15 cm weiter kranial vom Nabel entfernt. Der primär subumbilikal gelegte Zugang kann dann als Arbeitstrokar verwendet werden.

3.2 Por 8® (Ornithin-Vasopressin)

Die Anwendung von Por 8® ist bei der konservativen Myomoperation hilfreich. Eine hohe Verdünnung reduziert das Risiko der befürchteten Nebenwirkungen (2,5 IE in 50–100 ml NaCl).
Neben der vasokonstriktorischen Wirkung von Por 8® wird durch die Injektion eine Aquadissektion (Gewebekompression etc.) erzeugt. Die Reduktion der Blutungsneigung erleichtert das Auffinden und Freilegen des Myoms wesentlich. Die Injektion sollte aus diesem Grund primär in die „Myompseudokapsel" erfolgen und in die Nähe der geplanten Inzisionsstelle gelegt werden. Die Applikation der Por-8®-Lösung erfolgt über eine Spinalnadel, die direkt durch die Bauchdecke gestochen wird.

3.3 Nahttechnik

Die korrekte Nahttechnik war und ist einer der limitierenden Faktoren bei der endoskopischen Myomenukleation.
Die zufriedenstellende Adaptation der Wundflächen sowie der Wundränder ist besonders wichtig, um Blutungen, Nahtdehiszenzen, Wandschwächen sowie die Bildung von Adhäsionen zu verhindern.
Serosadefekte können mit einer einfachen fortlaufenden Naht verschlossen werden. Besteht ein großer Wanddefekt, empfiehlt sich eine 2schichtige Naht mit Kompression der Wundflächen durch weit ausholende, tiefe Einzelknopfnähte (s. Abschnitt 4.3 „Intramurale Myome").
Als Nahtmaterial haben sich monofile, resorbierbare Fäden mit extrakorporaler Knotung – oder unter Anwendung eines Knotenschiebers – bewährt. Die hohe Reißfestigkeit der Fäden und die Möglichkeit einer großen Kraftübertragung bei der extrakorporalen Knotung führen zu einer guten Kompression der Wandanteile.

4 Operatives Vorgehen bei den verschiedenen Myomlokalisationen

4.1 Gestielte Myome

Gestielte Myome (Abb. 16-4) lassen sich ganz einfach mit der Schlingentechnik vom Uterus absetzen.
Ist das Myom größer als der Schlingendurchmesser, können Ligaturen mit konventioneller extrakorporaler Knotung benutzt werden. Als Nahtmaterial ist der monofile PDS-Faden mit glatter Oberfläche dem rauhen Vicryl® vorzuziehen (außer man arbeitet mit einem Knotenschieber).
Die Schlinge wird an der Myombasis kräftig zugezogen, wobei darauf geachtet werden muß, daß dabei die Serosa nicht einreißt. Der Faden der Schlinge wird primär nicht abgeschnitten! Mittels Schere oder monopolarer Nadel wird dann die Serosa des Stiels im Abstand von 0,5 bis 1 cm von der Ligatur inzidiert (Abb. 16-5). Dadurch wird die Spannung von Serosa und Myomkapsel genommen, und die Schlinge kann erneut nachgezogen bzw. endgültig festgezogen werden (Abb. 16-6). Das Myom wird abgesetzt, und über den Bürzel wird eine Sicherheitsligatur gelegt (Abb. 16-7 und 16-8).

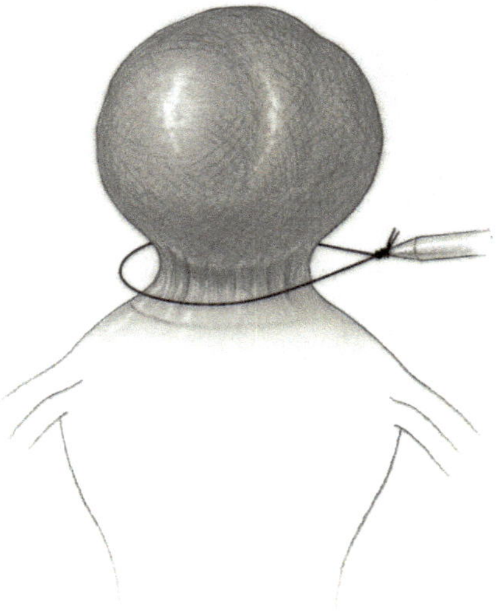

Abb. 16-4 Gestieltes subseröses Myom: Legen einer vorgefertigten PDS-Schlinge um die Basis des Myoms

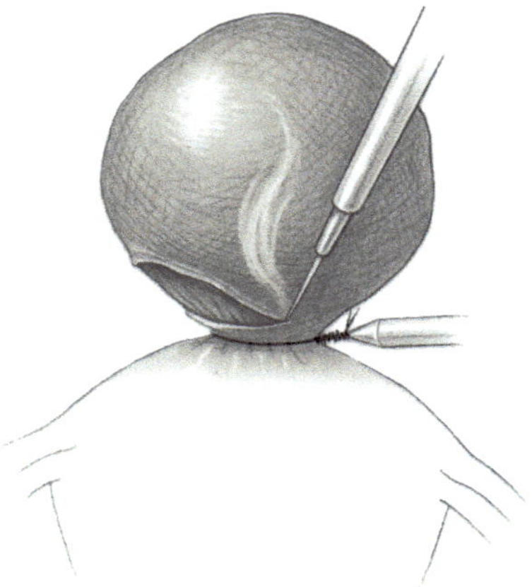

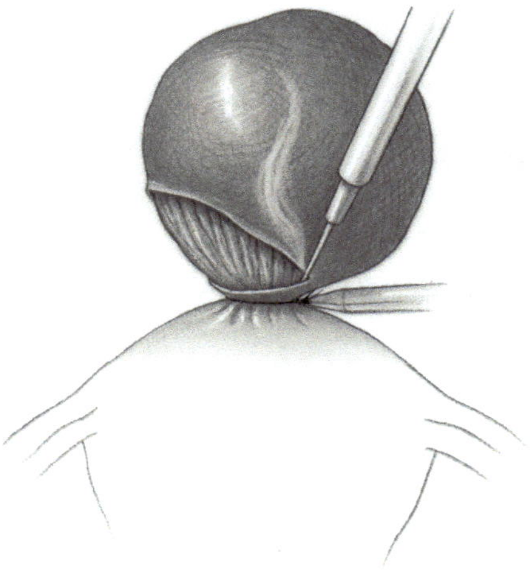

◁◁
Abb. 16-5 Zuziehen der Schlinge, bis es zu einer hohen Spannung auf die Serosa kommt, Inzision der Serosa ca. 0,5 cm von der Schlinge entfernt

◁
Abb. 16-6 Durch weiteres Zuziehen der Schlinge kommt es zur vollkommenen Kompression der zuführenden Gefäße. Das Myom wird weiter herausgedrückt.

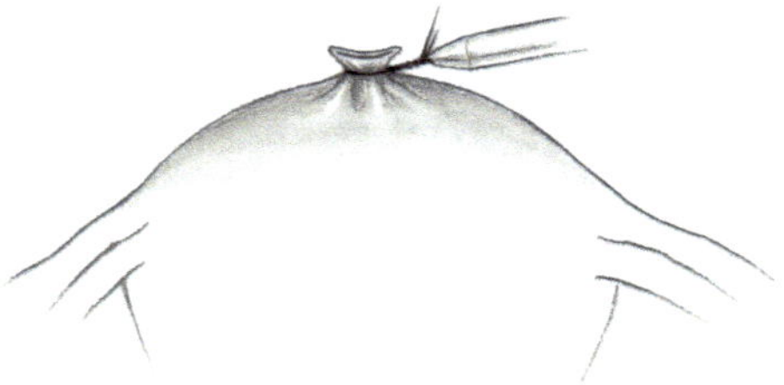

Abb. 16-7 Zustand nach Entfernung des Myoms und endgültiger Plazierung der Schlinge

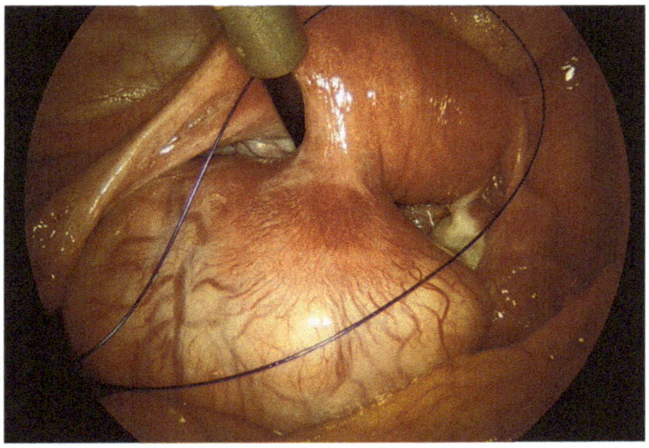

Abb. 16-8 Legen einer PDS-Schlinge über den Myomstiel

- Der Bürzel des Myomstiels sollte bei breiter Basis primär größer gewählt werden.
- Nach Entfernung des Myoms und endgültiger Plazierung der Schlinge kann überstehendes Gewebe reseziert werden. Dies ist auch im Hinblick auf die zu erwartenden Nekrosen in diesem Bereich sinnvoll, um postoperative Adhäsionen zu vermeiden bzw. zu reduzieren.

4.2 Subseröse Myome

Der klassische Zugang besteht in der Enukleation und dem anschließenden Verschluß des Serosadefekts. Die Infiltration von Por 8® subkapsulär führt zu einer passageren Ischämie und gleichzeitig durch Aquadissektion zu einem Auseinanderweichen der Schichten, was die Präparation erleichtert. Mittels monopolarer Nadel oder der Spitze einer monopolaren Schere wird in sagittaler Richtung die Serosa bzw. die dünne Muskularis-Schicht über dem Myom gespalten (Spaltung der Pseudokapsel). Der Schnitt wird bis in das Myom hinein fortgesetzt. Die Blutstillung im Bereich der Schnittfläche sollte sofort vorgenommen werden, da die Blutungsquellen später schlechter zu identifizieren sind.
Durch Zug und Kontrazug an Serosa bzw. Myom stellen sich die Trennschichten gut dar. Eine stumpfe Präparation sollte mit dosiertem Kraftaufwand vorgenommen werden, um das Einreißen von größeren Blutgefäßen zu verhindern. Mit den Branchen der bipolaren Zange wird eine präventive Koagulation durchgeführt und das Myom aus dem Serosamantel bzw. der Pseudokapsel stumpf herausgeschält. Zusätzliche Einschnitte auf der glatten Myomoberfläche können eine bessere Angriffsfläche für Halteinstrumente bieten (Abb. 16-9).

Bei sehr großen Myomen ist die Teilung des Myoms in zwei Hemisphären oder mehrere Segmente sinnvoll. Durch das Morcellement wird der Querschnitt des Myoms an der Basis verkleinert und die Resektion erleichtert. Das Myombett bzw. die Gefäße in der Tiefe können dann besser eingesehen und gezielt koaguliert werden.

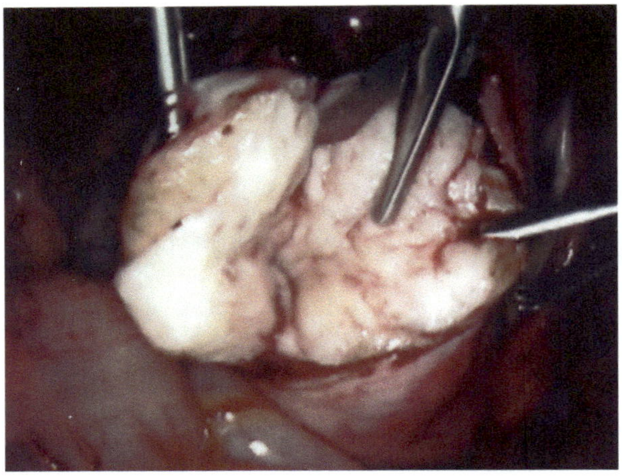

Abb. 16-9 Spalten eines großen Myoms mit der 10-mm-Schere zur Erleichterung der Enukleation. Einschnitte am Myom geben eine bessere Angriffsfläche für die entsprechenden Halteinstrumente.

Nach Resektion des Myoms wird das Wundbett koaguliert, wobei allerdings eine unnötige Destruktion von gesundem Gewebe vermieden werden sollte, um den Heilungsprozeß nicht zu erschweren bzw. eine Defektheilung zu provozieren.

Der Verschluß des Serosadefekts hängt von Größe und Lage des Myoms ab. Bei kleinen Myomen kommt es durch Koagulation des Wundbetts bereits zu einer sehr guten Adaptation der Wundränder. Bei weit auseinanderklaffenden Wundrändern muß ein sorgfältiger Verschluß vorgenommen werden (Nahttechnik s. Abschnitt 3.3 und 4.3).
Alternativ zu der beschriebenen Methode bietet sich jene Technik an, die bei gestielten Myomen eingesetzt wird. Ist das subseröse Myom sehr prominent, wird um die Basis des Myoms eine kräftige PDS-Schlinge gelegt. Durch Zuziehen der Schlinge entsteht eine Kompression. Nach sagittaler Inzision der Serosa und der Myompseudokapsel wird die Schlinge weiter zugezogen und dabei das Myom aus dem Myombett herausgedrückt. Nach Resektion des Myoms und der überschüssigen Kapselanteile wird der dicke Bürzel mit einer zweiten Schlinge gesichert.
Aufgrund der großen Wundfläche am Bürzel muß allerdings mit einem erhöhten Risiko der Adhäsionsbildung gerechnet werden, so daß diese Technik eher bei Patientinnen mit erfülltem Kinderwunsch angewandt werden sollte.

4.3 Intramurale Myome

Bei der Resektion von intramuralen Myomen (Abb. 16-10) ist die Durchtrennung einer dickeren Myometriumschicht notwendig. Dies erfordert eine exakte Planung des Eingriffs. Eine präoperative GnRH-Analoga-Therapie zur Verkleinerung sehr großer Myome kann zu einer Reduktion des zu erwartenden Traumas am Uterus und zur Vereinfachung des Eingriffs führen.
Die Inzision von Serosa und Myometrium sollte so klein wie möglich gewählt werden, um die postoperative Stabilität der Muskulatur für eine eventuell nachfolgende Schwangerschaft nicht zu gefährden. Die Injektion von Por 8® (2,5 IE auf 50–100 ml NaCl) ist auch hier sehr hilfreich und sollte großzügig eingesetzt werden (Abb. 16-11).

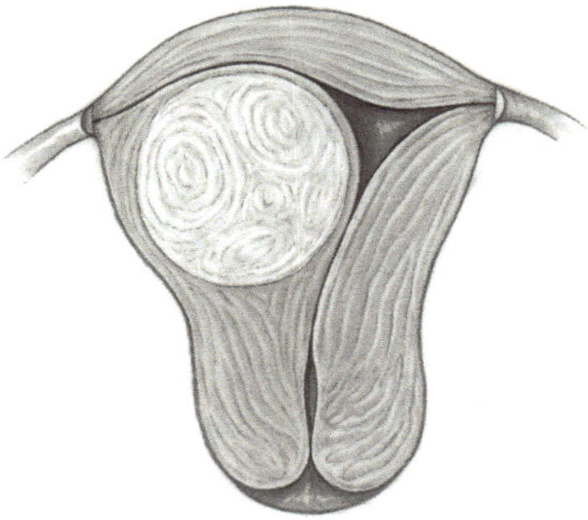

Abb. 16-10 Schematische Darstellung eines intramural gelegenen Myoms. Die Myomschicht lateral und medial des Myoms ist gleich dick.

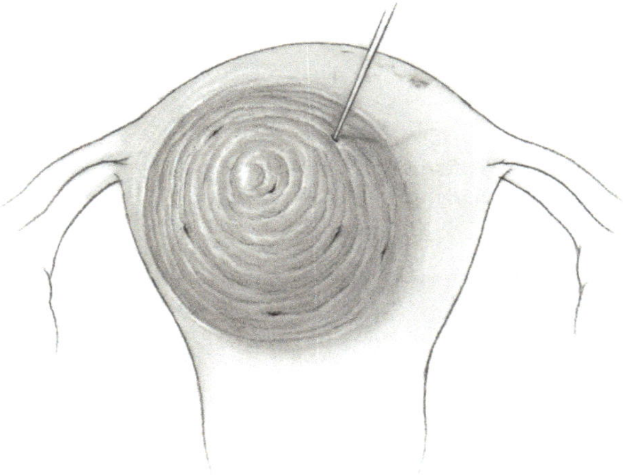

Abb. 16-11 Injektion von Por 8® subkapsulär mit einer Spinalnadel, die transabdominal in den Bauchraum eingeführt wurde (ggf. mehrere Einstiche).

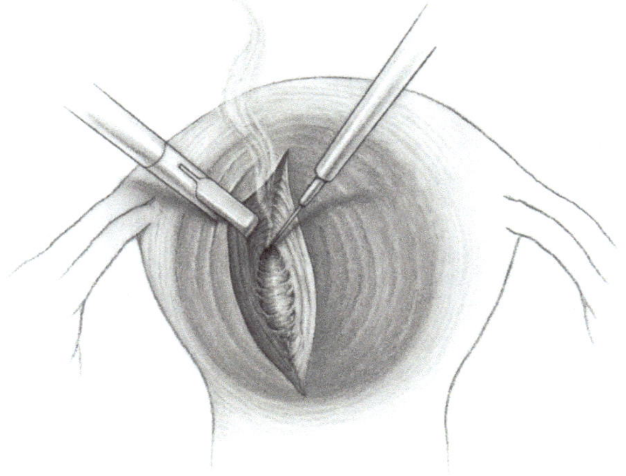

Abb. 16-12 Inzision der Serosa und des Myometriums mit einer monopolaren Nadel, bis das Myom in der Tiefe sichtbar wird.

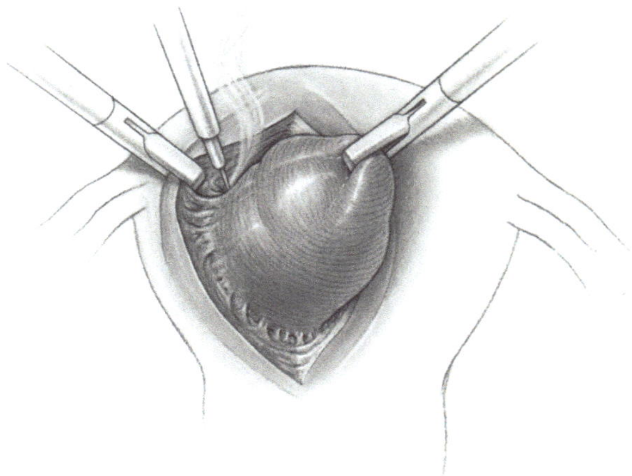

Abb. 16-13 Freipräparation des Myoms aus dem intramural gelegenen Myombett. Durch Zug an Myom und Myometrium in gegensätzlicher Richtung spannen sich Fasern der Pseudokapsel an. Mit der monopolaren Nadel werden diese Bindegewebestrukturen durchtrennt, wobei die Schnittrichtung immer auf das Myom hin erfolgen soll.

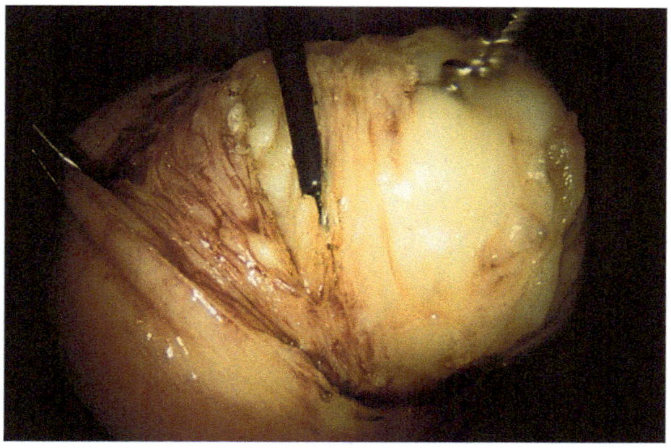

Abb. 16-14 Präparation des Myoms mit der monopolaren Nadel. Die Schnitte werden immer in Richtung Myom vorgenommen.

Die Muskulatur wird mit der monopolaren Nadel inzidiert (Abb. 16-12). Hier sind wesentlich größere Blutgefäße zu erwarten, so daß eine präventive Koagulation der Serosa und der oberflächlichen Muskelschichten mit der bipolaren Zange vor der Inzision gelegentlich sinnvoll ist. Blutungen aus dem Myometrium werden sofort gezielt bipolar gestillt. Das Spalten des Myoms in zwei Hemisphären (Schere oder monopolare Nadel) kann die Enukleation erleichtern. Durch Zug (Krallenzange oder Bohrer) am Myom oder an den Myomhälften (Abb. 16-13 und 16-14) stellen sich die an der Basis befindlichen Blutgefäße gut dar und können sofort koaguliert werden (Abb. 16-15 bis 16-17).
Nach Entfernung des Myoms ist zu entscheiden, inwieweit eine 2schichtige oder 1schichtige Nahtreihe zum Verschluß des Wanddefekts erforderlich wird (Abb. 16-18). Das Legen von durchgreifenden Einzelknopfnähten führt in den meisten Fällen zu einer sehr guten Hämostase und guten Serosierung der Uterusoberfläche. In 80% der Fälle reicht eine 1schichtige Nahtreihe aus.

Wichtige Kriterien beim Nahtverschluß:
- Im Wundbett sollte ein ausreichender Druck erzeugt werden, um eine gute Hämostase zu gewährleisten.
- Die Serosa des Uterus muß sorgfältig adaptiert werden, um postoperative Adhäsionen zu vermeiden.
- Nahtmaterial an der Serosaoberfläche sollte auf ein Minimum reduziert werden.

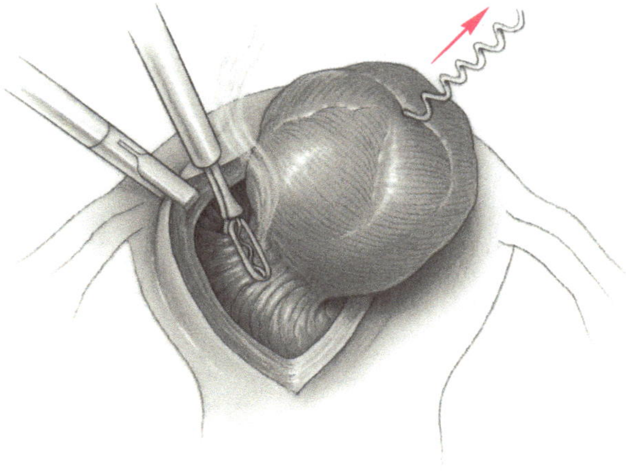

Abb. 16-15 Nach nahezu vollständigem Herauspräparieren des Myoms (mit Myombohrer fixiert) spannen sich in der Tiefe im Myombett noch bindegewebige Fasern und Blutgefäße an. Diese werden bipolar koaguliert und anschließend durchtrennt.

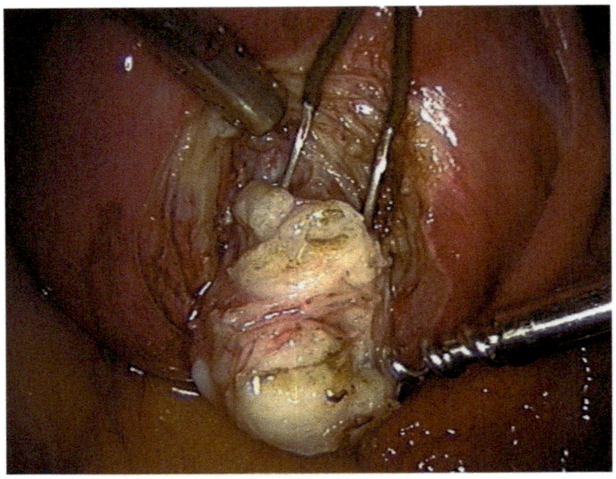

Abb. 16-16 Herausziehen eines intramuralen Myoms mittels Myombohrer. Die Blutgefäße an der Basis werden bipolar koaguliert.

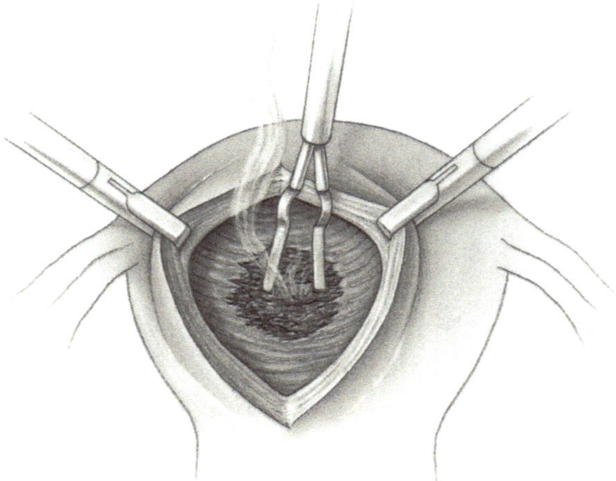

Abb. 16-17 Darstellen des intramuralen Myombetts nach Enukleation des Myoms; gründliche Blutstillung mit den Branchen der bipolaren Koagulationszange

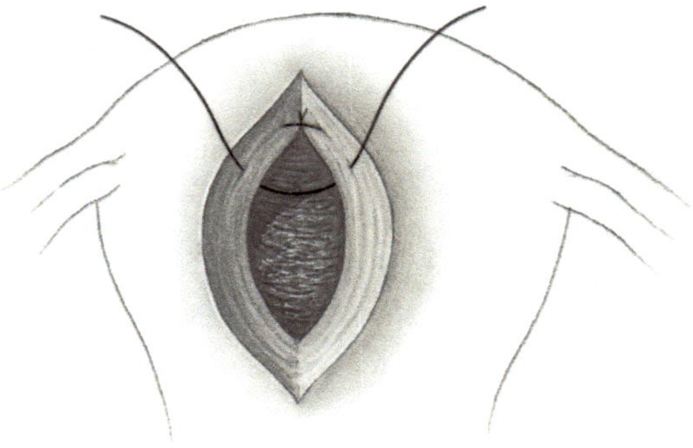

Abb. 16-18 Zweischichtiger Wundverschluß der Uterotomie mittels Einzelknopfnähten (1. Schicht)

Die von uns entwickelte **Nahttechnik** erfüllt diese Anforderungen.

Es werden mehrere Einzelknopfnähte mit PDS, Fadenstärke 0 oder 2–0 (entsprechend der zu erwartenden Spannung am Gewebe), mit extrakorporaler Knotung gelegt. Die tiefgreifenden Stiche bewirken eine leichte Invertierung der Serosa und das Versenken des Knotens (Stichrichtung: innen–außen, außen–innen). Werden die Stiche relativ weit lateral der Inzisionsstelle vorgenommen, entsteht im Wundbett ein hoher Kompressionsdruck (Abb. 16-19 bis 16-21). Um bei der Naht reichlich Gewebe aufladen und kraftvolle Stichbewegungen ausführen zu können, ist die Verwendung eines Nadelblockers hilfreich, der das Abrutschen oder Verschieben der Nadel verhindert.

Der Faden wird extrakorporal geknotet und langsam zugezogen (Röder-Buess-Knoten, Abb. 16-22). Um beim Verschluß der Naht ein Einreißen oder Durchreißen der Uteruswände zu vermeiden (monofiler Faden vorteilhaft), sollte der Fadenlauf durch das Myometrium unter Zuhilfenahme einer Instrumentenspitze (als „intraabdominales Hypomochlion“) unterstützt werden.

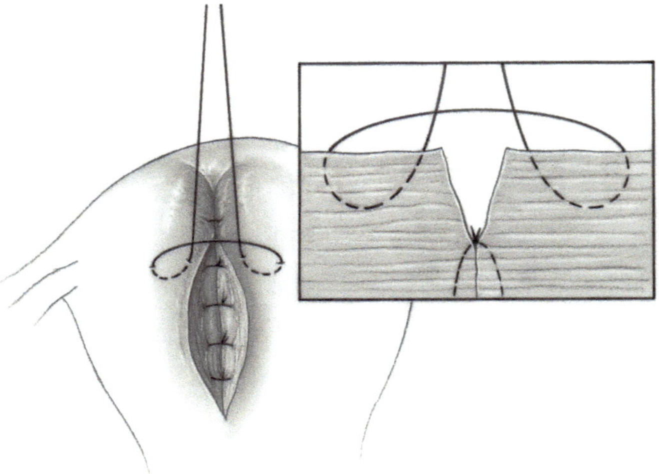

Abb. 16-19 Wundverschluß der Uterotomie (schematische Darstellung):
Setzen von Einzelknopfnähten zur Adaptation der Wundränder und Kompression im Bereich des Myombetts, Stichrichtung innen – außen, außen – innen

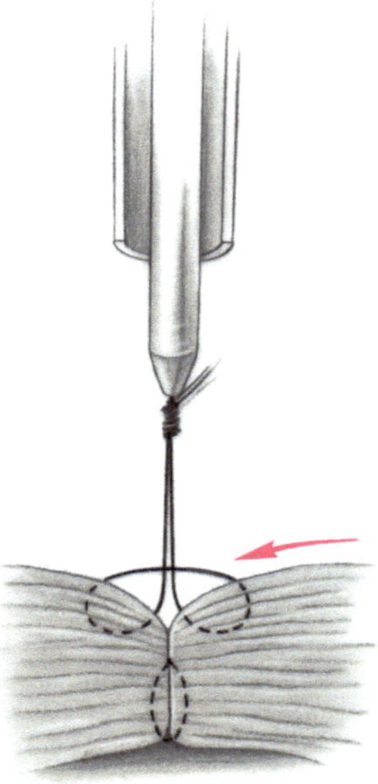

Abb. 16-20 Endonaht zum Verschluß der Uterotomie mit extrakorporaler Knotung (schematische Darstellung):
Durch weit ausholende Stiche lateral der Inzision kommt es zu einer geringgradigen Invertierung der Serosa und einer starken Kompression der Wundflächen. Der Knoten wird bei vollendetem Zuziehen der Naht in die Tiefe versenkt.

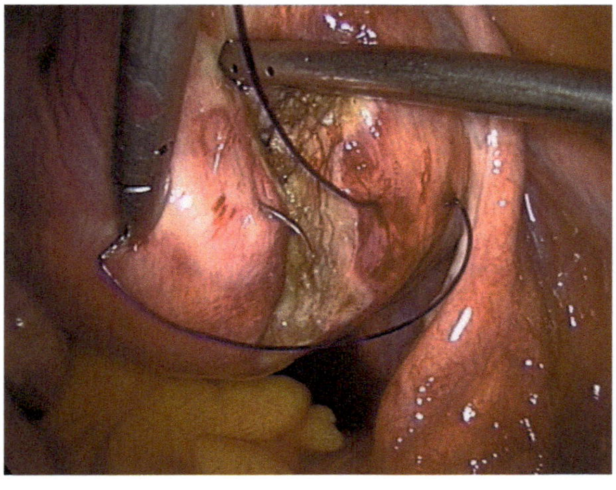

Abb. 16-21 Setzen einer weit ausholenden PDS-Naht, Fadenstärke 0–0, mit gebogener Nadel (Stichrichtung innen – außen, außen – innen)

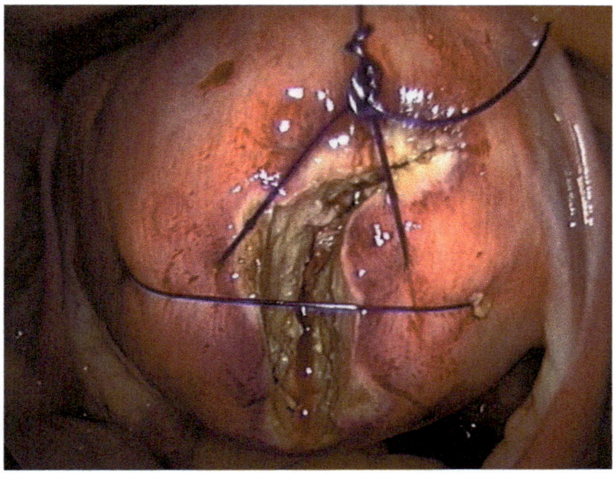

Abb. 16-22 Vorschieben des Röder-Buess-Knotens unter dauerndem Anspannen der „Fadenschenkel"

Bei korrektem Sitz der Naht gleitet der Knoten in die Tiefe und ist kaum mehr sichtbar (Abb. 16-23). Die Serosa wird dabei gut adaptiert, und im Wundbett wird ein hoher Druck (d. h. gute Hämostase) erzeugt (Abb. 16-24 und 16-25). Die Anzahl der zu setzenden Nähte richtet sich nach dem erzielten anatomischen Ergebnis.

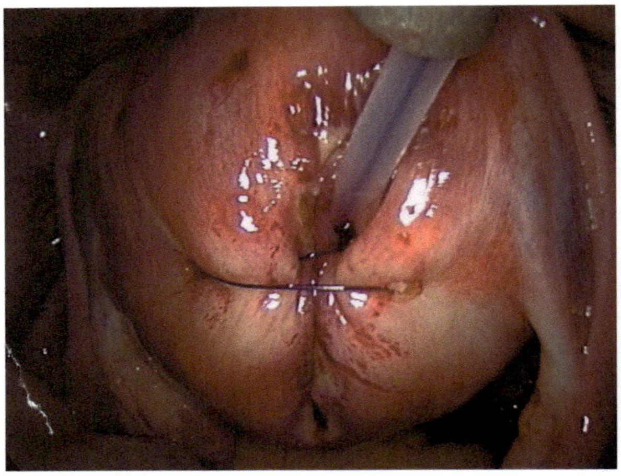

Abb. 16-23 Vorschieben des Knotens (mit Knotenschieber) unter hoher Spannung. Der Knoten verschwindet in der Tiefe. An der Oberfläche ist kaum Nahtmaterial sichtbar.

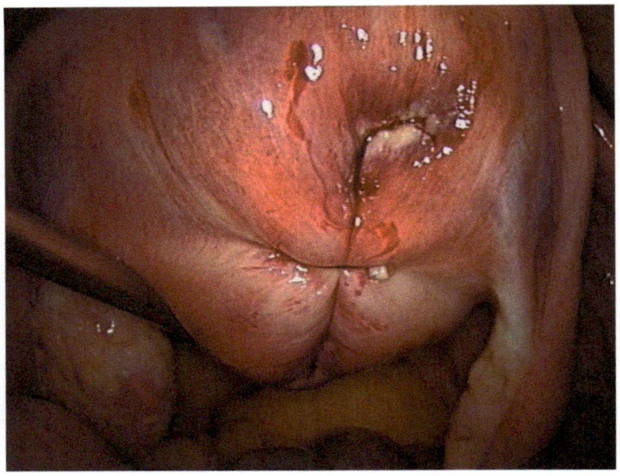

Abb. 16-24 Endansicht nach Endonaht

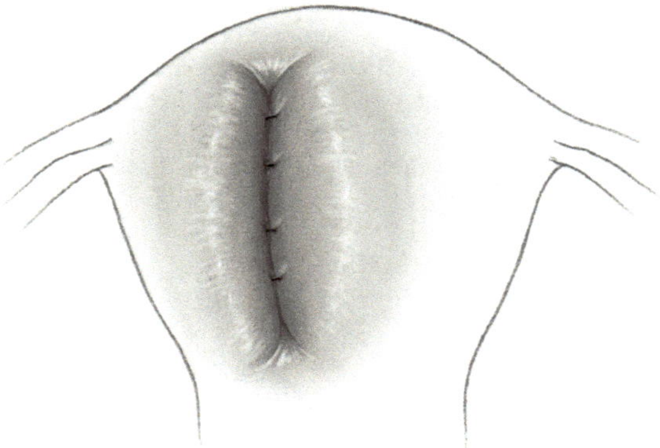

Abb. 16-25 Situs nach Verschluß der Uterotomie mittels Einzelknopfnahttechnik. Es besteht eine gute Serosierung der Oberfläche. Das Nahtmaterial ist in der Tiefe versenkt. Eine hohe Kompression im Bereich des Myombetts (gute Hämostase!) ist erreicht.

4.4 Intraligamentäre Myome

Das operative Vorgehen bei einem intraligamentären Myom (Abb. 16-26) kann aufgrund der Nähe zu den Ureteren, der Harnblase und den uterinen Blutgefäßen erschwert sein. Ein Großteil dieser Myome erstreckt sich in den Retroperitonealraum.
Bei der Freilegung des Myoms sind die entsprechenden Strukturen wie Ureter etc. darzustellen. Die Enukleation des Myoms erfolgt in derselben Weise wie bei den subserösen oder intramuralen Myomen. Um umgebende Strukturen zu schonen, ist eine Präparation nahe der Myomoberfläche wichtig (Abb. 16-27). Insbesondere auf der uteruszugewandten Seite ist mit größeren Gefäßen zu rechnen. Eine Teilung des Myoms und das Aufklappen der beiden Hälften verbessern die Über-

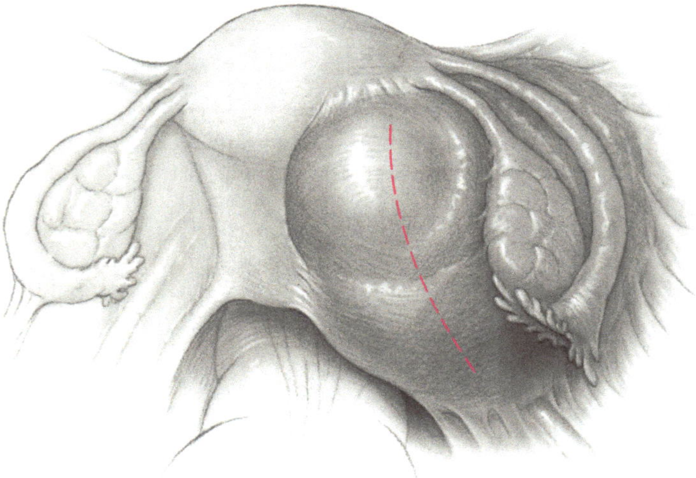

Abb. 16-26 Darstellung eines intraligamentären Myoms rechts. Die Ausdehnung im Bereich der rechten Beckenwand (Retroperitonealraum) ist deutlich erkennbar (Ureter!).

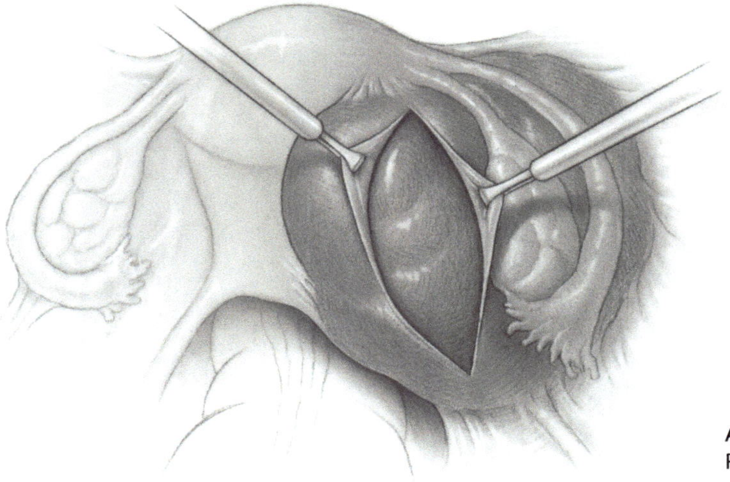

Abb. 16-27 Inzision der Serosa, z. T. stumpfes Freipräparieren des darunterliegenden Myoms

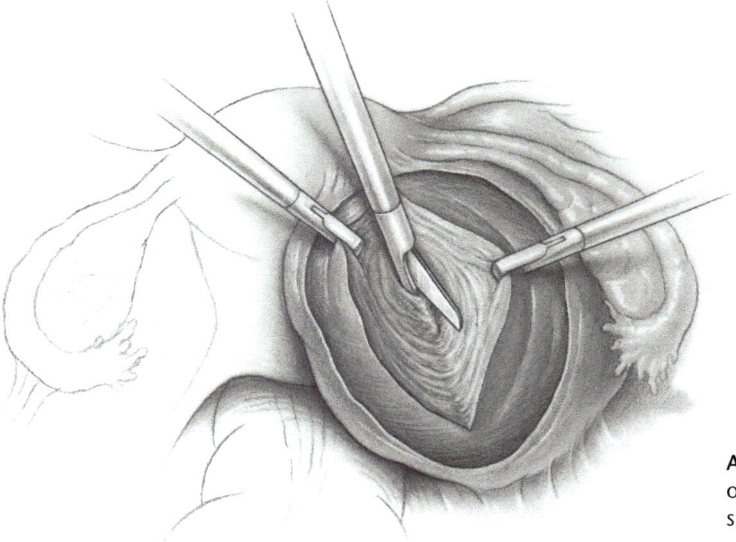

Abb. 16-28 Großzügiges Freilegen der Myomoberfläche, Spalten des Myoms in zwei Hemisphären zur besseren Enukleation

sicht über den Situs und reduzieren die Gefahr einer Läsion der Beckenwandstrukturen (Abb. 16-28 bis 16-33). Eine präoperative Doppler-Untersuchung zur exakten Darstellung des Verlaufs der uterinen Gefäße kann als Entscheidungshilfe bezüglich der Wahl des Zugangsweges und der Präparationsrichtungen dienen. Beim Herauslösen von intraligamentären Myomen ist mit einem größeren Epitheldefekt zu rechnen. Bei noch bestehendem Kinderwunsch sollte der Zugangsweg deshalb so gewählt werden, daß Adhäsionen zwischen Beckenwand, Tuben und Ovar vermieden werden. Eine Inzision ventral der Adnexe bzw. des Lig. rotundum ist, wenn möglich, einer Inzision am dorsalen Latumblatt vorzuziehen.

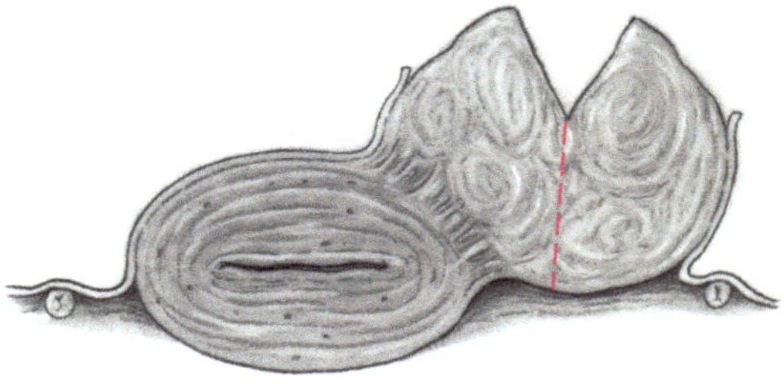

Abb. 16-29 Intraligamentäres Myom: Spaltung Schritt 1 (Querschnitt)

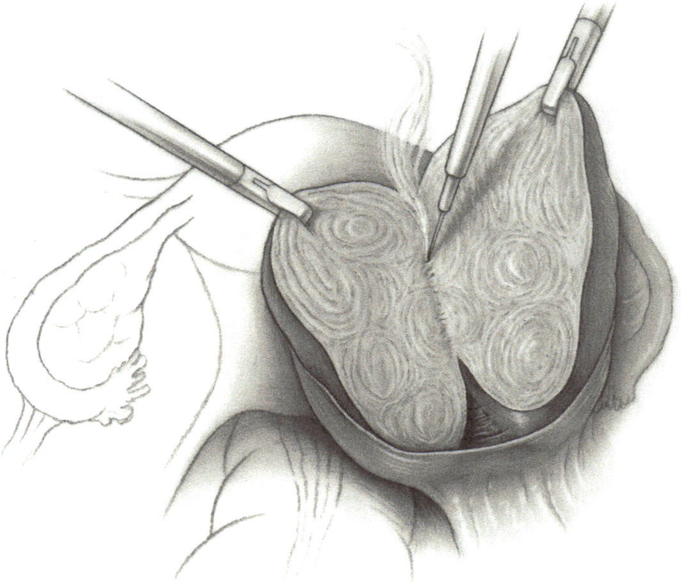

Abb. 16-30 Vollkommenes Spalten des Myoms. Durch Verkleinerung des Querschnitts an der Basis läßt sich das Myom aus dem Retroperitonealraum herausluxieren und von den gefährdeten Strukturen (z. B. Ureter) distanzieren.

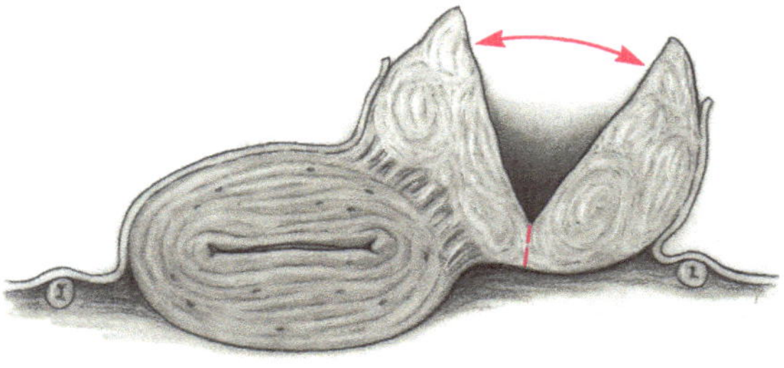

Abb. 16-31 Intraligamentäres Myom: Spaltung Schritt 2 (Querschnitt)

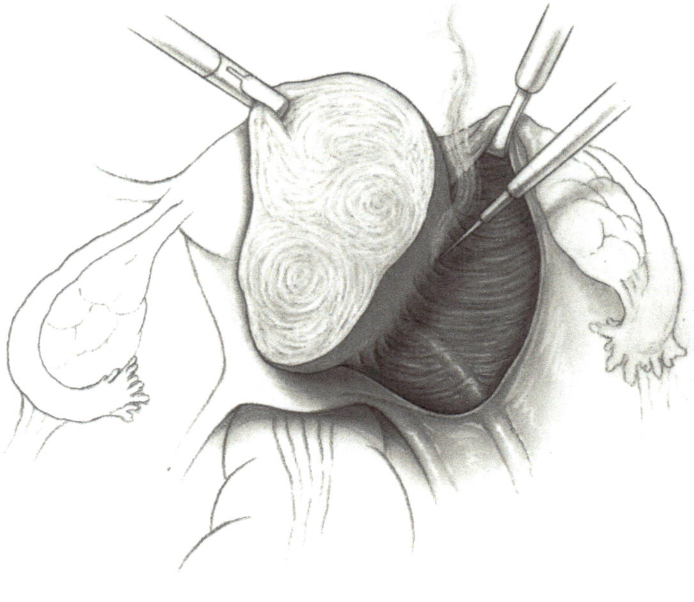

Abb. 16-32 Nach Entfernung einer Hälfte des Myoms (lateral) wird die zweite Hälfte in Richtung Uterus aus den bindegewebigen Strukturen im Retroperitonealraum herausgelöst. Mittels monopolarer Nadel (Schnittrichtung auf das Myom zu) wird das Restmyom von der Uteruswand abgetrennt. Der Ureter ist gut einsehbar und kann geschont werden.

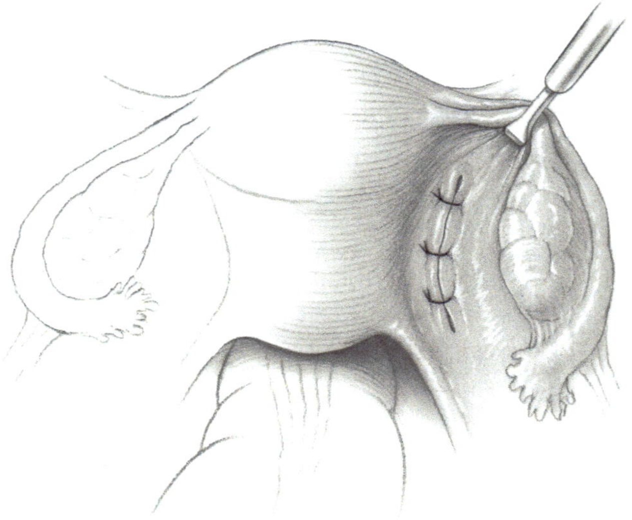

Abb. 16-33 Situs nach Entfernung des Myoms und Verschluß des Peritonealdefekts mit Einzelknopfnähten

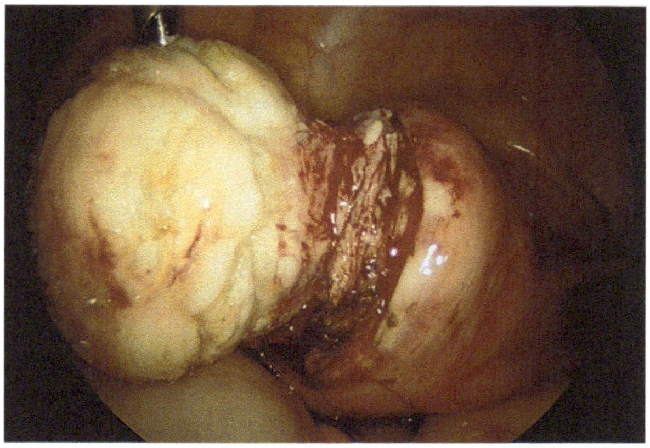

Abb. 16-34 Hervorluxieren eines intramural/submukös gelegenen Myoms. Die Präparation erfolgt mit der monopolaren Nadel.

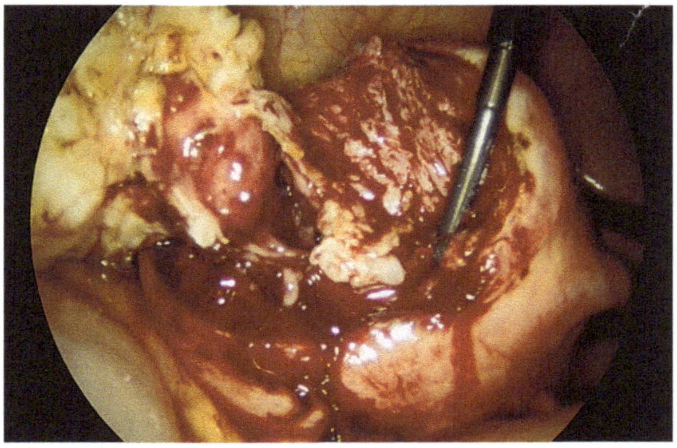

Abb. 16-35 Durch eine zu tiefe Präparation wurde das Endometrium inzidiert und das Cavum uteri 1–2 cm eröffnet. Dieser Defekt wird mit Vicryl®, Fadenstärke 4–0, verschlossen.

4.5 Subvesikaler/intrazervikaler Sitz

Bei sehr tiefem Sitz des Myoms (s. Abb. 16-1) ist vor der Enukleation die Harnblase freizupräparieren und abzuschieben. Das weiträumige Freilegen des Myoms reduziert das Risiko einer Blasenwand- bzw. Ureterläsion. Tiefliegende Myome können mit einem Myombohrer gut herausgezogen werden und mittels monopolarer Nadel langsam freipräpariert werden. Der Wanddefekt wird mit kräftigem 0- oder 2–0–PDS-Einzelknopfnähten verschlossen. Eine Serosierung ist bei großen Defekten sinnvoll.

4.6 Submuköser Sitz

Das typische submuköse Myom (d. h., der größte Teil liegt intrakavitär) wird durch die transzervikale Elektroresektion entfernt (s. d.). Mit dieser Technik können zwar auch weit nach intramural reichende Myome entfernt werden, sind die Myome aber größer als 3 cm und/oder ungünstig gelegen (in der Nähe der Tube bzw. Tubenecke), kann die laparoskopische transmurale Entfernung übersichtlicher und einfacher sein.
Dabei wird das Endometrium meist nicht eröffnet, und der transmurale Wanddefekt läßt sich besser verschließen. Dieses Vorgehen empfiehlt sich auch bei Vorliegen von multiplen Myomen.
Die Enukleation erfolgt wie bei den intramuralen Myomen. Die Präparation wird am besten mit der monopolaren Nadel sehr knapp entlang der Myomoberfläche vorgenommen. Stumpfes Präparieren erhöht das Risiko, das Cavum uteri zu eröffnen. Durch Hervorluxieren des Myoms (z. B. mit Myombohrer, Abb. 16-34) kann das Endometrium, das dem Myom eng anliegt, gut dargestellt und geschont werden. Wird das Endometrium trotzdem eröffnet, wird dieses mit einer 4–0- bzw. 3–0–Vicryl-Naht fortlaufend wieder verschlossen (Abb. 16-35).
Nach Entfernung des Myoms besteht ein durchgehender Wanddefekt (d. h., weder außen noch innen ist eine unversehrte Myometriumschicht erhalten geblieben), welcher sorgfältig, ggf. mehrschichtig verschlossen werden muß (s. Abb. 16-19).

4.7 Entfernung des Myoms aus dem Bauchraum

Zur Entfernung der Myome aus der Abdominalhöhle bieten sich folgende Verfahren an.

4.7.1 Morcellement mit transabdominaler Bergung

Durch den Einsatz von speziellen Morcellatoren (Trokardurchmesser 10–20 mm) können die Myome sicher aus der Bauchhöhle entfernt werden.

Diese Morcellatoren bestehen aus einem (glatt oder wellig) geschliffenen Rohr, über welches eine Faßzange oder ein Bohrer eingeführt werden. Mit diesen Instrumenten wird das Myom gegen das Rohr gezogen und gleichzeitig das Rohr entweder manuell oder maschinell gedreht (Abb. 16-36 und 16-37). Durch Aufrechterhaltung der Zugkraft werden aus dem Myom Gewebezylinder gestanzt (Abb. 16-38 und 16-39).

Um Verletzungen der Bauchorgane zu vermeiden, müssen bei dem Morcellement die Führung der Instrumente und die Kraftdosierung gut kontrolliert und ruckartige Bewegungen vermieden werden. Durch ein seitliches Einführen des Morcellators (tangentiale Richtung) kann das Verletzungsrisiko reduziert werden.

Die Wahl des Morcellatordurchmessers richtet sich nach der Myomgröße und der Übung des Operateurs. Einstiche größer als 10 mm müssen anschließend mit Fasziennähten versorgt werden.

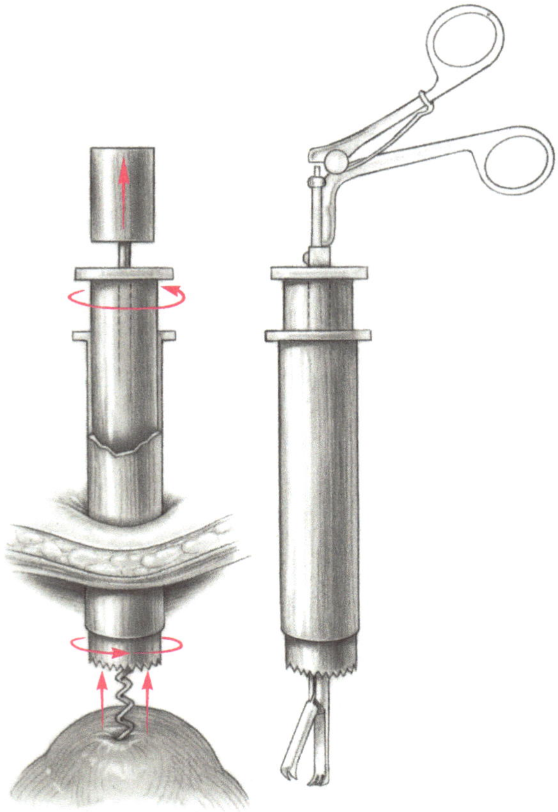

Abb. 16-36 Darstellung eines handgetriebenen Morcellators zur Zerkleinerung des Myoms.
Das Myom wird mittels Krallenfaßzange oder Myombohrer fixiert und gegen das Rotationsmesser gezogen. Durch permanenten Zug auf das Myom bei gleichzeitiger Rotation des Messers werden Myomzylinder herausgestanzt.

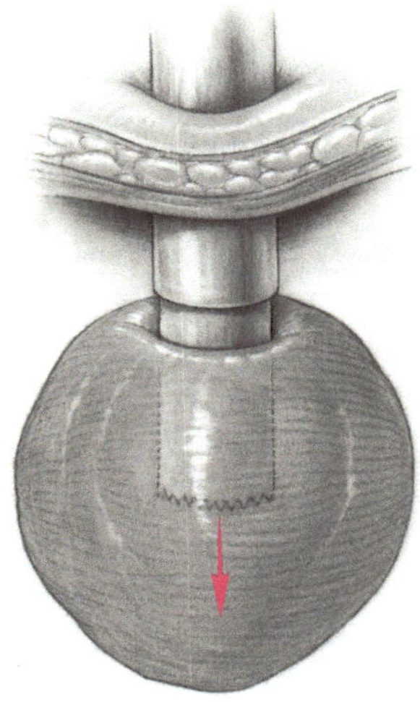

Abb. 16-37 Rotationsmesser im Myom

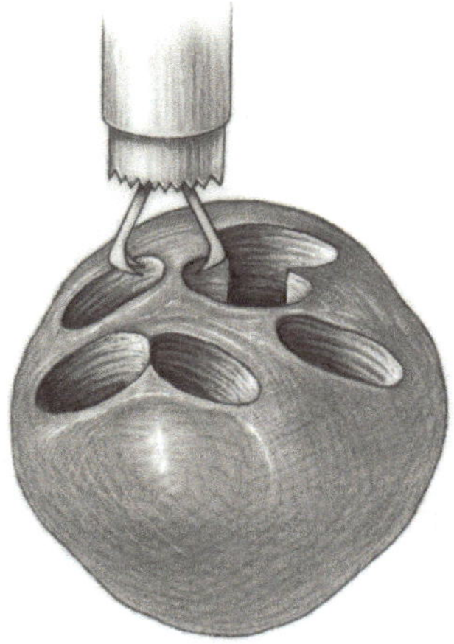

Abb. 16-38 Myom nach Entfernung multipler Stanzzylinder

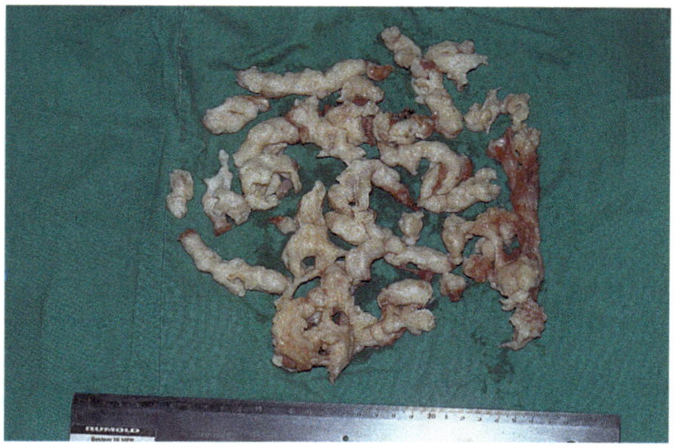

Abb. 16-39 Mittels Morcellement gewonnener Myomzylinder

Vorteile:
- übersichtlich
- keine Umlagerung erforderlich
- geringes Infektionsrisiko

Nachteile:
- hohe technische Anforderung
- gelegentlich zeitintensiv
- Verletzungsgefahr

4.7.2 Transvaginale Bergung nach Zöliotomie

Bei großen bzw. multiplen Myomen ist die transvaginale Bergung nach hinterer Kolpozöliotomie als Alternative zur transabdominalen Bergung anzusehen. Dies gilt insbesondere auch bei sehr harten oder verkalkten Myomen, deren Morcellement Schwierigkeiten bereiten würde.

Die Eröffnung des hinteren Fornix wird laparoskopisch mit der monopolaren Schere oder Nadel durchgeführt. Eine in die Scheide eingeführte geschlossene Kugelzange wird kräftig gegen das hintere Scheidengewölbe gedrückt. Über der nun endoskopisch gut sichtbaren Vorwölbung erfolgt die Inzision von Peritoneum und Scheidenhaut. Die Kugelzange wird dann in das Abdomen vorgeschoben und das bereitgelegte Myom gefaßt, kräftig in kaudaler Richtung gezogen und extrahiert. Bei großen Myomen muß ggf. der Schnitt von vaginal erweitert und das Myom morcelliert werden.
Der Verschluß der Inzision erfolgt von vaginal oder abdominal.

Vorteile:
- Vermeidung großer abdominaler Inzisionen
- keine Zusatzgeräte erforderlich
- schnell

Nachteile:
- Umlagerung erforderlich
- erhöhte Infektionsgefahr
- Adhäsionen
- mögliche Kohabitationsbeschwerden

5 Risiken und Komplikationen

5.1 Blutungsrisiko

Eine Myomenukleation birgt die Gefahr einer verstärkten Blutung. Diese kann entweder intraoperativ aus dem Wundbett oder postoperativ nach insuffizienter Blutstillung eintreten.

Intraoperative Blutungen führen zu einem unübersichtlichen Situs und beeinflussen den Operationsfortschritt und das Operationsergebnis wesentlich.
Diffuse Blutungen aus dem Myombett werden durch ein exaktes Einhalten der Präparationsebene (knapp entlang der Myomoberfläche) deutlich reduziert. Stärkere Blutungen werden insbesondere durch zu aggressives, stumpfes Herausschälen des Myoms provoziert. Blutungen aus der Tiefe (z. T. nicht einsehbar) lassen sich dann sehr schlecht stillen und erfordern oft eine unnötig großzügige Koagulation von gesunden Myometriumanteilen.
Durch ein **schichtgetreues Präparieren** und eine **konsequente präventive Koagulation** von gefäßführenden Gewebestrukturen ist ein nahezu blutungsfreies Operieren gewährleistet.

Postoperative Blutungen führen eventuell zu intramuralen Hämatomen, die gegebenenfalls eine Uteruswandschwäche nach sich ziehen können. Der exakte Nahtverschluß (ggf. 2schichtig, hohe Kompression der Wundflächen etc.) ist unabdingbar.
Die postoperative Kontrolluntersuchung (insbesondere Vaginalsonographie) gibt Auskunft über die Wundheilung und die Wandstruktur (Abb. 16-40).

5.2 Eröffnung des Cavum uteri

Das Cavum uteri sollte möglichst nicht eröffnet werden, um die Ausbildung von intrakavitären Adhäsionen, einen Tubenverschluß oder Uteruswanddefekte und ggf. Wandschwächen zu verhindern.
Das Risiko einer Eröffnung des Cavum uteri ist insbesondere bei intramural bzw. intramural-submukös liegenden Myomen deutlich erhöht.
Durch eine exakte Präparation entlang des Myoms (z. B. mit einer monopolaren Nadel) kann dieses Risiko reduziert werden. Die Nadel sollte dabei immer in Richtung Myom geführt werden, um das eng anlie-

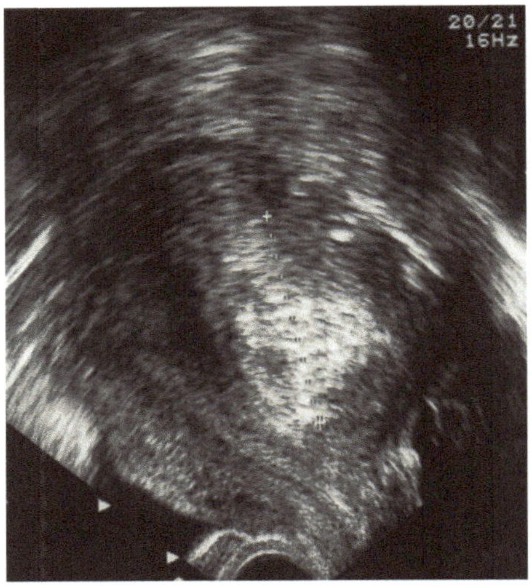

Abb. 16-40 Sonographisches Bild eines Uterus 8 Tage nach laparoskopischer Entfernung eines 7 cm großen Hinterwandmyoms. Die hyperreflexive Zone in der Hinterwand repräsentiert das gut adaptierte bzw. komprimierte „Myombett". Sie wird innerhalb von 6 bis 12 Wochen immer kleiner und ist nach 4 bis 6 Monaten kaum noch nachzuweisen.

gende Endometrium schonend ablösen zu können. Bei Eröffnung des Cavum uteri sollte ein schichtengetreuer Verschluß der Uteruswand erfolgen. Als Nahtmaterial dient Vicryl® der Stärke 3–0 oder 4–0 mit intrakorporaler Knotung.

5.3 Adhäsionen

Die Ausbildung von Adhäsionen nach Myomenukleation per laparoscopiam wurde von verschiedenen Autoren beschrieben. Eigene Untersuchungen zeigten, daß die Inzidenz der Adhäsionsbildung an der Uterusrückseite wesentlich höher ist als die an der Uterusvorderseite. Multiple Inzisionen (bzw. Myome) erhöhen die Adhäsionsrate ebenfalls. Insbesondere bei Sterilitätspatientinnen muß das Problem der Adhäsionsbildung besonders beachtet werden, um die Fertilitätschancen durch eine Operation nicht zu verschlechtern, anstatt sie zu verbessern.
Die beste Adhäsionsprophylaxe ist eine korrekte Operationsstrategie und Operationstechnik:

- Die Inzision sollte möglichst weit von den Adnexen entfernt positioniert werden (ggf. ventral!).
- Die Inzision sollte so klein wie möglich gehalten werden.
- Eine Inzision sollte so gelegt werden, daß darüber evtl. weitere Myome entfernt werden können (zusätzliche Inzisionen werden überflüssig).
- Durch Vermeidung von unnötig ausgedehnten Koagulationen, insbesondere an der Uterusoberfläche, werden die Nekrosezonen auf ein Minimum reduziert.
- Gute Wundadaptation (weit ausholende Nähte, Versenken des Nahtmaterials, hohe Kompressionskraft)
- Gute Hämostase (präventive Koagulation von Gefäßen, Präparation mit der monopolaren Nadel)
- Wenig Nahtmaterial an der Serosaoberfläche benutzen.

Als zusätzliche Adhäsionsprophylaxe können Barrieremethoden mit z. B. Goretex®, Interceed® benutzt werden.

5.4 Wandschwäche, Rupturgefahr

Myome sind Tumoren, die das Myometrium bzw. die Myometriumfasern verdrängen bzw. komprimieren und nicht destruieren. Bei der Myomenukleation soll aus diesem Grund nur das Myom selbst und keine Myometriumanteile reseziert werden. Eine Entfernung des Myoms ist nur möglich, wenn Myometriumschichten (außer bei submukösen Myomen oder ausschließlich subserösen Myomen) durchtrennt werden. Nach der Myomenukleation richten sich die verdrängten Myometriumfasern wieder entsprechend der Struktur des Myometriums aus. Den eigentlichen, durch die Operation entstandenen Defekt der Uteruswand stellt die inzidierte Myometriumschicht und nicht das gesamte Myombett dar!
Sonographische Nachkontrollen unmittelbar nach der Operation zeigen häufig noch ein sehr stark verbreitertes Myometrium (Abb. 16-40) mit unruhigem Binnenecho (Raffung der weit ausgedehnten „Myomkapsel", Nahtmaterial etc.). Im Verlauf der Restitutio ist nach 3 bis 6 Monaten meist eine normale Myometriumdicke und Wandstruktur darstellbar, d. h., die Muskelfasern haben sich ausgerichtet, und es sind nur noch minimale Strukturunregelmäßigkeiten darstellbar.
Der Zugangsweg zum Myom sollte deshalb so gewählt werden, daß möglichst die dünnste Myometriumschicht durchtrennt wird (Operationsstrategie: transzervikal oder transabdominal).

Vereinzelte Berichte über eine Uterusruptur nach Myomenukleation sind sowohl nach Laparotomie als auch nach Laparoskopie beschrieben worden, über ein erhöhtes Risiko bei der Laparoskopie (bei korrekter Nahttechnik) kann derzeit noch keine Aussage gemacht werden.
In einer von uns durchgeführten Studie an 401 Patientinnen traten 101 Schwangerschaften auf. Dabei wurde keine Uterusruptur beobachtet. Eine vaginale Entbindung war in 65% der Fälle möglich, eine Sectio wurde in 35% der Fälle durchgeführt.

Literatur

Acién P, Quereda F: Abdominal myomectomy: Results of a simple operative technique. Fertil Steril 65 (1996) 41.

Candiani GB, Fedele L, Parazzini F, Villa L: Risk of recurrence after myomectomy. Br J Obstet Gynaecol 98 (1991) 385.

DeLancey JOL, Morley GW: Total colpocleisis for vaginal eversion. Am J Obstet Gynecol 176 (1997) 1228.

Dubuisson JB, Foulot H, Mandelbrot L, Bouquet de la Jolinière J, Aubriot FX: Gonadotropin-releasing hormone agonist and laparoscopic myomectomy. Clin Ther 14 (Suppl) (1992) 51.

Dubuisson JB, Chavet X, Chapron C, Gregorakis SS, Morice P: Uterine rupture during pregnancy after laparoscopic myomectomy. Hum Reprod 10 (1995) 1475.

Dubuisson JB, Chapron C: Laparoscopic myomectomy today: A good technique when correctly indicated. Hum Reprod 11 (1996) 934.

Dubuisson JB, Fauconnier A, Deffarges JV, Norgaard C, Kreiker G, Chapron C: Pregnancy outcome and deliveries following laparoscopie myomectomy. Hum Reprod 15 (2000) 869–873.

Hannigan EV, Gomez LG: Uterine leiomyosarcoma: A review of prognostic clinical and pathologic features. Am J Obstet Gynecol 134 (1979) 557.

Hasson HM, Rtman C, Rana N, Sistos F, Dmowski WP: Laparoscopic myomectomy. Obstet Gynecol 80 (1992) 884.

Keckstein J, Sirchich G: Laparoskopische Myomenukleation: Operative Technik, Fertilität, Schwangerschaftsverlauf, Geburt. Analyse von 401 Patientinnen im reproduktiven Alter. Geburtshilfe Frauenheilkd (im Druck).

Kolmorgen K: Zur laparoskopischen Myomektomie. Zentralbl Gynaekol 117 (1995) 659.

Mais V, Ajossa S, Guerriero S, Mascia M, Solla E, Melis GB: Laparoscopic versus abdominal myomectomy: a prospective, randomized trial to evaluate benefits in early outcome. Am J Obstet Gynecol 174 (1996) 654.

Mecke H, Wallas F, Bröcker A, Gertz HP: Pelviskopische Myomenukleation: Technik, Grenzen, Komplikationen. Geburtshilfe Frauenheilkd 55 (1995) 374.

Nezhat C, Nezhat F, Silfen SL, Schaffer N, Evans D: Laparoscopic myomectomy. Int J Fertil 36 (1991) 275.

Nezhat F, Seidmann DS, Nezhat C, Nezhat CH: Laparoscopic myomectomy today. Why, when and for whom? Hum Reprod 11 (1996) 933.

Seinera P, Gaglioti P, Volpi E, Cau MA, Todros T: Ultrasound evaluation of uterine wound healing following laparoscopic myomectomy: preliminary results. Hum Reprod 14 (1999) 2460–2463.

Sudik R, Hüsch K, Steller J, Daume E: Fertility and pregnancy outcome after myomectomy in sterility patients. Eur J Obstet Gynaecol Reprod Biol 65 (1996) 209.

Verkauf BS: Myomectomy for fertility enhancement and preservation. Fertil Steril 58 (1992) 1.

Vollenhoven BJ, Lawrence AS, Healy DL: Uterine fibroids: A clinical review. Br J Obstet Gynaecol 97 (1990) 285.

Weber AM, Mitchinson AR, Gidwani GP, Mascha E, Walters MD: Uterine myomas and factors associated with hysterectomy in premenopausal women. Am J Obstet Gynecol 176 (1997) 1213.

17

Die endoskopische Hysterektomie – Konzepte

P. Brandner und K. J. Neis

1 Einleitung

Ende der achtziger Jahre standen dem Operateur zur vollständigen Entfernung der Gebärmutter zwei Methoden zur Verfügung: die vaginale Hysterektomie und die abdominale Hysterektomie. Ob der vaginale oder abdominale Zugang bevorzugt wird, hängt ab von der operativen Schule, den persönlichen Fähigkeiten sowie der geographischen Herkunft. So werden in Frankreich, Großbritannien und in den USA etwa 75% aller Uteri per laparotomiam entfernt. In den deutschsprachigen Ländern schwankt die Rate vaginaler Hysterektomien bei einem Durchschnittswert von ca. 50% zwischen 9 und 90%. Die früher verbreitete Methode der suprazervikalen Hysterektomie, bei der die komplikationsträchtige Parazervikalregion gemieden wird, ist bereits in den sechziger Jahren aus onkologischen Erwägungen verlassen worden.

Mit Fortentwicklung des endoskopischen Instrumentariums und Einführung der Video-Laparoskopie erweiterte sich das Spektrum der endoskopischen Operationsmöglichkeiten auch auf die Hysterektomie. So wurde die Kombination von Laparoskopie und vaginaler Hysterektomie bereits 1984 von Semm und 1985 von Raatz propagiert. Reich publizierte 1989 seinen Bericht über die erste vollständig laparoskopische Hysterektomie. Bei diesem Verfahren werden alle operativen Schritte, wie bei der abdominalen Hysterektomie, rein laparoskopisch durchgeführt und der Uterus nachfolgend durch die Scheide extrahiert.

Anfänglich herrschte die Überzeugung vor, daß es sich bei der laparoskopischen Hysterektomie bestenfalls um einen Auswuchs der Endoskopie-Bewegung handle. Auch bei den Befürwortern der Laparoskopie setzte sich erst allmählich die Erkenntnis durch, daß der gezielte Einsatz der Endoskopie dazu beitragen könnte, abdominale Hysterektomien zu vermeiden. Die Laparoskopie ermöglichte, in welcher Form auch immer angewandt, die Umgehung der Laparotomie mit dem Ergebnis einer kleineren Wundfläche, geringerer Traumatisierung des Peritoneums und früherer Tonisierung des Darmes. Die Folge sind postoperativ körperlich weniger beeinträchtigte Patientinnen und eine schnellere Rehabilitation.
Seit Beginn der neunziger Jahre beschäftigt sich daher eine zunehmende Anzahl endoskopischer Arbeitsgruppen mit den Möglichkeiten der endoskopischen Hysterektomie, was inzwischen zu einer Reihe von Variationen und Modifikationen führte. Heute sind diejenigen Methoden, bei denen der Uterus total exstirpiert wird, von den Methoden abzugrenzen, bei denen die Zervix teilweise oder gänzlich erhalten bleibt.

Sämtliche Methoden mit vollständiger Exstirpation des Uterus bestehen aus einer Kombination von laparoskopischer Chirurgie und klassischer vaginaler Hysterektomie. Sie unterscheiden sich untereinander allein darin, welche Operationsschritte zur Hysterektomie endoskopisch und welche transvaginal durchgeführt werden, wo also die anatomische Schnittstelle zwischen laparoskopischem und vaginalem Vorgehen festgelegt wird.

2 Definition der Operationsvarianten

In dem Bestreben, die zahlreichen Operationsvarianten einheitlich zu definieren und sie dadurch leichter miteinander vergleichen zu können, wurden mehrere Klassifikationen vorgeschlagen. Drei der bekanntesten sind in Tabelle 17-1 (nach Depres̈t) dargestellt. Bei den Einteilungen nach Johns und Diamond sowie nach Munro und Parker ist die Stadien- oder Typenbezeichnung um so höher, je ausgedehnter der laparoskopische und je eingeschränkter der vaginale Teil des Eingriffs ist.
Die Anwendung mehrstufig ansteigender Skalen laparoskopischer Hysterektomien führte häufig zu der Einschätzung, daß es „bessere“ (weil höhergradige) und „schlechtere“ (niedriggradigere) Formen der endoskopischen Hysterektomie gäbe. Hierbei handelt es sich um eine Fehlinterpretation. Ein Operateur der Schule, die Uteri überwiegend konventionell abdominal entfernt, tendiert eher dazu, einen Großteil der Präparation laparoskopisch vorzunehmen und die vaginalen Operationsschritte auf das Unvermeidliche zu beschränken. Er wird daher den „höhergradigen“ Formen der laparoskopischen Hysterektomie zuneigen. Der geübte vaginale Operateur wird hingegen das operative Hauptgewicht auf den vaginalen Teil der Operation legen und nur die Schritte, die ihm transvaginal nicht möglich sind, laparoskopisch ausführen. Er wird daher in aller Regel die Kolpotomie transvaginal vornehmen und die Ligamenta sacrouterina und die Parametrien einschließlich der Vasa uterina vaginal absetzen. Der Operateur vaginaler Schule bevorzugt daher meist „niedriggradigere“ Formen der laparoskopischen Hysterektomie.
Im Sinne einer nicht irreführenden Terminologie schlagen wir eine Nomenklatur vor, die den Operationsverfahren je nach vaginaler oder laparoskopischer Gewichtung die Bezeichnungen „laparoskopisch assistierte vaginale Hysterektomie“ und „laparoskopische Hysterektomie“ zuweist.
Als **laparoskopisch assistierte vaginale Hysterektomie (LAVH) Typ I** bezeichnen wir die Vorbereitung der vaginalen Hysterektomie durch eine diagnostische Laparoskopie. Alle Kombinationen aus operativer

Tab. 17-1 Verschiedene Klassifikationen der laparoskopischen Hysterektomie (modifiziert nach Deprest, 1995). Einteilungskriterium bei allen Schemata ist die anatomische Trennlinie zwischen laparoskopischem und vaginalem Vorgehen.

Johns und Diamond (1994)	Munro und Parker (1993)	Garry, Reich und Liu (1994)	Neis und Brandner (1993)
Stadium 0: diagnostische Laparoskopie und vaginale Hysterektomie	*nicht als laparoskopische Hysterektomie eingestuft*	*nicht als laparoskopische Hysterektomie eingestuft*	LAVH Typ I
Stadium 1: laparoskopische Adhäsiolyse und/oder Exzision von Endometriose	**Typ 0:** laparoskopische Präparation vor vaginaler Hysterektomie	vaginale Hysterektomie mit laparoskopischer Hilfe	LAVH Typ II
Stadium 2: ein- oder beidseitiges Absetzen der Adnexe	**Typ I:** Präparation bis zur, aber nicht einschließlich der A. uterina	laparoskopisch assistierte vaginale Hysterektomie (LAVH)	LAVH Typ II
Stadium 3: laparoskopische Präparation der Harnblase			LAVH Typ II
Stadium 4: laparoskopisches Absetzen der A. uterina	**Typ II:** Typ I, zusätzlich Absetzen der A. und V. uterina	laparoskopische Hysterektomie (LH)	laparoskopische Hysterektomie (LH)
Stadium 5: vordere und/oder hintere Kolpotomie oder Ablösen des gesamten Uterus	**Typ III:** Typ II, zusätzlich Absetzen von Teilen des parametranen und sakrouterinen Bandapparates		laparoskopische Hysterektomie (LH)
	Typ IV: Typ II, zusätzlich Absetzen des gesamten parametranen und sakrouterinen Bandapparates	totale laparoskopische Hysterektomie (TLH)	laparoskopische Hysterektomie (LH)

Laparoskopie und vaginaler Hysterektomie, bei denen die endoskopischen Operationsschritte ausschließlich oberhalb der Vasa uterina vorgenommen werden, werden als **LAVH Typ II** bezeichnet. Dagegen erhalten alle Varianten, bei denen die Vasa uterina nicht vaginal, sondern laparoskopisch abgesetzt werden, die Bezeichnung **laparoskopische Hysterektomie (LH)** (s. Tab. 17-1).

3 Vorteil und Komplikationen der endoskopischen Hysterektomie

Essentiell geht es bei allen Varianten der endoskopischen Hysterektomie darum, einer möglichst großen Anzahl von Patientinnen, bei denen die Hysterektomie unumgänglich ist, das Trauma der Laparotomie zu ersparen. Welche der geschilderten Methoden der Operateur wählt, richtet sich nicht nach seinen endoskopischen Fähigkeiten, sondern vielmehr danach, ob er von seiner Ausbildung und seiner bisherigen Tätigkeit her in einer vaginalen oder einer abdominalen Tradition steht.

Im Hinblick auf die Komplikationshäufigkeit der endoskopischen Hysterektomie ist zunächst hervorzuheben, daß diese in vergleichenden Studien nicht höher liegt als bei der vaginalen oder der abdominalen Hysterektomie. Die Komplikationshäufigkeit der laparoskopischen Hysterektomie, die nach einer Metaanalyse von Deprest (1995) bei 3,24% (146/4502) liegt, wird möglicherweise mit zunehmender Verbreitung noch weiter zurückgehen.

Vergleicht man die Verfahren der endoskopischen Hysterektomie untereinander, so scheint insbesondere die LAVH (s. Tab. 17-1) relativ komplikationsarm zu sein, da bei dieser Methode die gefahrenträchtige laparoskopische Präparation der Kreuzung von Ureter und Uterinagefäßen unterbleibt. Auch weist diese Methode im Vergleich zu anderen Verfahren der endoskopischen Hysterektomie Vorteile bei höheren Uterusgewichten, eine kürzere Operationsdauer und geringere Blutverluste auf. Allerdings sollte die LAVH vorwiegend von Operateuren mit vaginaler Ausrichtung favorisiert werden.

4 Die partielle Hysterektomie

Gesondert von der vollständigen Entfernung des Uterus sind die Verfahren zu betrachten, bei denen eine partielle Hysterektomie vorgenommen wird. Die beiden bekanntesten Verfahren sind dabei die laparoskopische suprazervikale Hysterektomie (LSH oder LASH) und die klassische intrafasziale Hysterektomie nach Semm (classical intrafascial Semm hysterectomy – CISH).

Bei der **laparoskopischen suprazervikalen Hysterektomie,** die Lyons und Donnez seit 1993 propagieren, wird der Uterus endoskopisch bis zu den Parametrien mobilisiert und oberhalb der Zervix abgesetzt. Die Bergung erfolgt mit einem Morcellator durch die Bauchdecken hindurch, die Zervix verbleibt in situ. Durch die Belassung der Zervix wird die Durchtrennung der Parametrien und der Vasa uterina vermieden. Bei der **CISH-Methode** wird zusätzlich unter laparoskopischer Kontrolle mittels eines speziellen Instruments (CURT) transvaginal ein zervikaler Mukosazylinder ausgestanzt. Hierdurch soll die spätere Entwicklung eines Zervixstumpfkarzinoms verhindert werden.

Daß durch Wahrung der Integrität des bindegewebigen Aufhängeapparates des Beckens einem späteren Deszensus entgegengewirkt werden könne, wie es von den Befürwortern der Methode postuliert wird, ist bislang nicht bewiesen. Auch eine geringere Beeinträchtigung der Vita sexualis bei erhaltener Zervix gegenüber der vollständigen Hysterektomie läßt sich durch vergleichende Studien bisher nicht belegen. Bezüglich der Operationsdauer bieten die partiell organerhaltenden Methoden gegenüber der LAVH keinen Vorteil.
Andererseits sollten die von den Gegnern der subtotalen Verfahren hervorgehobenen Nachteile – Zervixstumpfblutung und Zervixstumpfkarzinom – nicht überbewertet werden; das gilt insbesondere, wenn die Zervix koaguliert oder ausgestanzt und zytologisch nachkontrolliert wird.

Da sich bislang weder für das Konzept des Zervixerhaltes noch das der vollständigen Hysterektomie eindeutige Vorteile belegen lassen, sollte der Operateur die Wahl des Verfahrens nicht zuletzt an den Vorstellungen der Patientin orientieren. Anzustreben ist aber die Vermeidung einer abdominalen Hysterektomie.

Literatur

Boike GM, Elfstrand EP, DelPriore G, Schumock D, Holley HS, Lurain JR: LAVH in a university hospital. Report of 82 cases and comparison with AH and VH. Am J Obstet Gynecol 168 (1993) 1690–1701.

Brandner P, Neis KJ: Die Bedeutung der laparoskopisch assistierten vaginalen Hysterektomie – LAVH. Zentralbl Gynaekol 117 (1995) 620–624.

Cosson M, Querleu D, Buchet B, Parmentier D, Debodinance P, Crepin G: Voies d'abord pour l'hystérectomie sur uterus non prolabé. Job Gyn 2 (1994) 129–137.

Deprest JA, Munro MG, Koninkx PR: Review on laparoscopic hysterectomy. Zentralbl Gynaekol 117 (1995) 641–651.

Donnez J, Nisolle M: Laparoscopic supracervical (subtotal) hysterectomy. J Gynecol Surg 2 (1993) 91–94.

Garry R, Reich H, Liu CY: Laparoscopic hysterectomy – definitions and indications. Gynaec Endosc 3 (1994) 1–3.

Johns AD, Diamond MP: Laparoscopically assisted vaginal hysterectomy. J Reprod Med 39 (1994) 424–428.

Killku P, Gronroos M, Hirvonen T, Rauramo L: Supravaginal uterine amputation vs. hysterectomy. Effects on libido and orgasm. Acta Obstet Gynaecol Scand 61 (1982) 265–267.

Killku P: Supravaginal uterine amputation vs. hysterectomy. Effects on coital frequency and dyspareunia. Acta Obstet Gynaecol Scand 62 (1983) 141–145.

Kolmorgen K: Indikationen zur laparoskopischen Myomenukleation. Vortrag bei: Die Hysterektomie – Internationales Symposium mit Live-Operationen, Saarbrücken, 6.–8. 10. 1994.

Kovac RS, Cruishank SH, Retto HF: Laparoscopy-assisted vaginal hysterectomy. J Gynecol Surg 6 (1990) 185–193.

Lyons TL: Laparoscopic supracervical hysterectomy using the contact Nd:YAG laser. Gynaecol Endoscopy 2 (1993) 79–81.

Mencaglia L, van Herendael B, Tantini C, Stampini A: Laparoscopic assisted vaginal Hysterectomy: evaluation of benefits of laparoscopic hysterectomy. Gynaecol Endoscopy 3 (1994) 209–211.

Munro M, Parker W: Classification of laparoscopic hysterectomy. Obstet Gynecol 82 (1993) 624–629.

National Center for Health Statistics: Hysterectomies in the United States 1965–1984. Series 13, No. 82, Washington, DC, 1987.

Neis KJ, Ulrich K, Zeilmann W, Brandner P: Die laparoskopisch assistierte vaginale Hysterektomie. Der Frauenarzt 34 (1993) 1091–1096.

Padial JG, Sotolongo J, Casey MJ, Hohnson C, Osborne NG: Laparoscopically assisted vaginal hysterectomy: Report of seventy-five consecutive cases. J Gynecol Surg 8 (1992) 81–85.

Phillips G, Garry R: Techniques of partial hysterectomy: An overview. Zentralbl Gynaekol 117 (1995) 625–628.

Raatz D: Die präoperative Laparoskopie zur Festlegung des Operationsweges. Geburtshilfe Frauenheilkd 5 (1985) 898–903.

Reich H, DeCaprio J, McGlynn F: Laparoscopic hysterectomy. J Gynecol Surg 5 (1989) 213–216.

Schmidt EH: Ist die laparoskopische Hysterektomie überhaupt indiziert? Vortrag bei: Die Hysterektomie – Internationales Symposium mit Live-Operationen, Saarbrücken, 6.–8. 10. 1994.

Semm K: Operationslehre für die endoskopische Abdominalchirurgie – Operative Pelviskopie. Schattauer, Stuttgart 1984.

Semm K: Hysterektomie per laparoskopiam oder per pelviskopiam. Ein neuer Weg ohne Kolpotomie durch CASH. Geburtshilfe Frauenheilkd 51 (1991) 996–1003.

Eingriffe am Uterus

18

Die laparoskopisch assistierte vaginale Hysterektomie (LAVH)

K. J. Neis und P. Brandner

1 Definition

Der Begriff „laparoskopisch assistierte vaginale Hysterektomie“ (LAVH) impliziert, daß es sich dabei um eine vaginale Hysterektomie handelt. Sie wird laparoskopisch vorbereitet (assistiert) und ersetzt die abdominale Hysterektomie.
In Situationen, bei denen üblicherweise die Indikation zu einer abdominalen Hysterektomie gegeben wäre, können mit der LAVH bestimmte Schritte laparoskopisch durchgeführt werden. Hierzu gehören z. B. das Lösen von Verwachsungen, die Sanierung einer Endometriose im Rahmen der Hysterektomie, die Ovarteilresektion oder die Adnexektomie bei gleichzeitigem Vorliegen von Raumforderungen der Adnexe. Bei sehr großen Uteri kann durch laparoskopische Unterbrechung der oberen Blutzufuhr die nachfolgende vaginale Hysterektomie mit Morcellement erheblich erleichtert werden.

Nach unserer Auffassung sollten die laparoskopischen Operationen bei der LAVH immer oberhalb der Parametrien beendet werden, denn die uterinen Gefäße können von vaginal her schneller, mit geringer Blutung und komplikationsärmer durchtrennt werden als auf laparoskopischem Wege (Abb. 18-1).

2 Indikationen und Kontraindikationen

Die Indikationen zur vaginalen Hysterektomie bleiben von der LAVH unberührt. Die LAVH kommt immer dann zum Einsatz, wenn eigentlich eine abdominale Hysterektomie indiziert wäre, jedoch zu erwarten ist, daß die intraabdominale Situation durch den laparoskopischen Eingriff genauso umfassend wie mit einer Laparotomie saniert werden kann.
Indikationen zur primären Laparotomie bleiben bei konsequenter Anwendung der LAVH nur noch der über den Nabel hinausreichende Uterus myomatosus und der Verdacht auf ein Malignom im Bereich der Adnexe. Ausgeschlossen sind derzeit noch Zervix- und Endometriumkarzinome, weil sie zeitgleich einer Resektion der Parametrien bzw. einer Lymphonodektomie bedürfen.

■ Die LAVH dient dazu, eine abdominale Hysterektomie zur laparoskopisch unterstützten Hysterektomie umzuwandeln, nicht als Ersatz für eine vaginale Hysterektomie.

3 Operationsablauf

Lagerung

Zunächst erfolgt in Steinschnittlage nach vorausgegangener Hysteroskopie ein Ziehversuch und die Anlage des Uterusmanipulators. Nach einem Handschuhwechsel tritt der Operateur neben die Patientin.

Für die Laparoskopie wird die Patientin in eine Kopftieflagerung von 20–40 Grad gebracht, die Beine sind gestreckt. Dabei sollten sich Oberschenkel und Abdomen möglichst in einer Ebene befinden, damit die

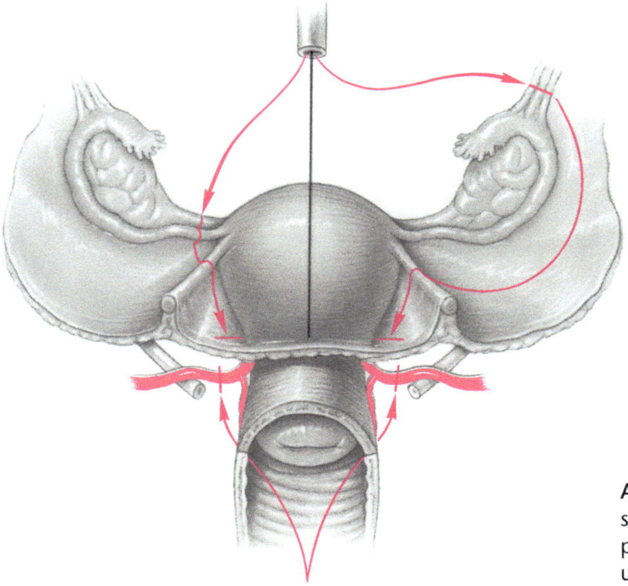

Abb. 18-1 Schematische Darstellung des laparoskopischen Anteils und des vaginalen Anteils bei der Gewebepräparation zur LAVH ohne Adnexektomie (linke Bildseite) und zur LAVH mit Adnexektomie (rechte Bildseite)

Instrumente frei bewegt werden können. Danach werden die erforderlichen laparoskopischen Operationsschritte vorgenommen.
Nach Beendigung des laparoskopischen Teils der LAVH wird das Abdomen entlüftet. Die Trokare werden entfernt. Falls der Situs jedoch nach Beendigung des vaginalen Teils nochmals laparoskopisch inspiziert werden soll, kann der umbilikale Trokar verbleiben. Im Anschluß an die erneute Umlagerung in Steinschnittlage geht das OP-Team zur vaginalen Hysterektomie über.

Zugangswege

Meist sind für die LAVH keine speziellen Zugangswege notwendig. Umbilikal oder subumbilikal wird ein 10-mm-Trokar eingeführt, der die Optik aufnimmt. Die beiden Arbeitstrokare werden in Höhe der Schamhaargrenze lateral der epigastrischen Gefäße eingesetzt, um eine Narbenbildung im Bereich des Abdomens zu vermeiden. Bei einer Patientin mit vorausgegangener Appendektomie bietet sich auch diese Narbe als Zugangsweg für einen Arbeitstrokar an. In über 80% der Fälle ist der Einsatz von drei Trokaren für eine LAVH ausreichend, allerdings können in speziellen Fällen weitere Trokare notwendig sein.
So ist es bei großen Uteri, die bis an den Nabel heranreichen, notwendig, zur Unterbrechung der oberen Blutzufuhr die Arbeitstrokare 5–10 cm oberhalb der Schamhaargrenze einzuführen. Bei ausgedehnter Endometriose oder Verwachsungen kann zur besseren Darstellung und Präparation ein weiterer 5-mm-Trokar in der Medianlinie in Höhe der Schamhaargrenze erforderlich werden. Ist von ausgedehnten Verwachsungen auszugehen, wird die Operation subkostal links am Palmerschen Punkt begonnen.

3.1 Laparoskopische Operationsschritte

Die laparoskopischen Präparationsschritte der LAVH werden von uns ausschließlich mittels bipolarer Koagulation und endoskopischer Schere durchgeführt. Insbesondere beim Absetzen der Adnexe benutzen mehrere andere Operationsschulen auch Nadel und Faden oder Schlingen (Semm, 1984). Es hat sich aber gezeigt, daß hierdurch die Operationszeit erheblich verlängert wird. Selbst bei Erfahrenen kann es durch Abrutschen der Ligaturen nicht selten zu Blutungen kommen, die den Operationsverlauf komplizieren. Gegen den Einsatz von Klammerschneideinstrumenten spricht neben dem hohen Preis dieser Einmalinstrumente die Tatsache, daß hierbei unnötigerweise Fremdmaterial in den Körper eingebracht wird und dort verbleibt.

Die LAVH nimmt unter den laparoskopischen Operationen insofern eine Sonderstellung ein, als alle endoskopischen Präparationstechniken an den unterschiedlichsten Organen des kleinen Beckens Anwendung finden können. Dieses Kapitel beschränkt sich auf die Darstellung der LAVH bei großem Uterus myomatosus sowie LAVH mit beidseitiger Adnexektomie. Die übrigen laparoskopischen Eingriffe, wie Adhäsiolyse, Endometrioseresektion, Adnexektomie und Ovarteilresektion, werden in anderen Kapiteln besprochen.

3.1.1 Vorgehen bei großem Uterus myomatosus

Ein großer Uterus myomatosus stellt meist eine Indikation zur abdominalen Hysterektomie dar. Die Gründe

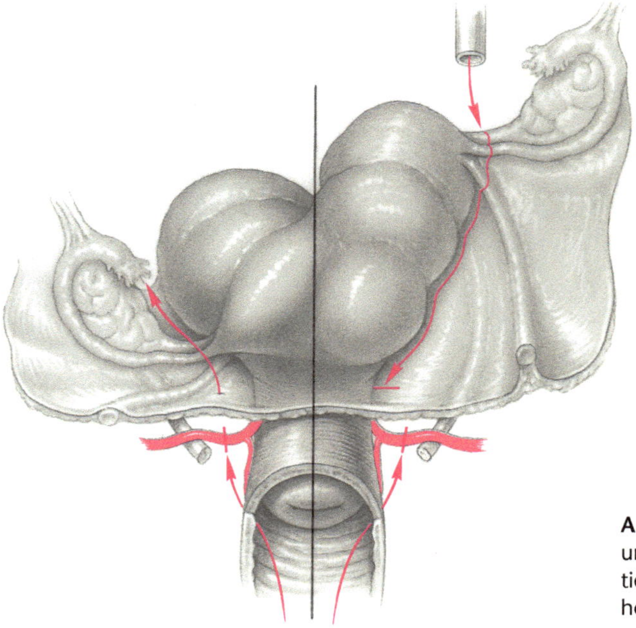

Abb. 18-2 Schematische Darstellung der laparoskopischen und der vaginalen Präparationsebene für die LAVH I bei tief inserierenden Adnexen (linke Bildseite) und LAVH II bei hoch inserierenden Adnexen (rechte Bildseite)

hierfür sind die bei rein vaginalem Vorgehen bestehende Unsicherheit des Operateurs bezüglich der anatomischen Verhältnisse sowie die Möglichkeit, daß es auch nach Absetzen der uterinen Gefäße bei der weiteren Präparation zu verstärkten Blutungen kommt. Beide Probleme werden durch die laparoskopisch assistierte vaginale Hysterektomie gelöst. Mit der diagnostischen Laparoskopie gelingt es, die genaue Konfiguration des Uterus, die Höhe des Ansatzes der Adnexe sowie der Ligg. rotunda und die Beziehung des Uterus zur Blase darzustellen. Allein hierdurch läßt sich in vielen Fällen eine abdominale Hysterektomie umgehen. Der Operateur kann auch beim späteren rein vaginalen Vorgehen einschätzen, wo er sich im Hinblick auf die durch den Uterus myomatosus veränderte Anatomie befindet und wie er die klassischen Schritte variieren muß, um den Uterus effektiv und gezielt zu morcellieren. Die Methode wurde erstmals von Raatz beschrieben. Erfolgt die diagnostische Laparoskopie ohne operative laparoskopische Schritte und wird dann eine vaginale Hysterektomie durchgeführt, sprechen wir von LAVH I. Sind zur Vermeidung einer abdominalen Hysterektomie laparoskopisch operative Schritte notwendig oder sinnvoll, so bezeichnen wir dies als LAVH II (Abb. 18-2).

Bei großem Uterus myomatosus wird, um Blutungen beim späteren Morcellement zu vermeiden, die obere Blutzufuhr über die Adnexe unterbrochen. Hierzu werden das Lig. ovarii proprium mit dem Ramus ovaricus arteriae uterinae, die Mesosalpinx sowie die Tube vom Uterus abgetrennt. Dies läßt sich fast immer mittels bipolarer Koagulation und anschließender scharfer Durchtrennung des verödeten Bezirks erreichen. Wegen der myomatösen Größenzunahme des Uterus sind die Adnexe oft so nah an den Fundus herangezogen, daß das Lig. ovarii proprium „aufgebraucht" ist (Abb. 18-3a bis c). Aufgrund der schlechten Erreichbarkeit und der eingeengten Präparationsebene können gerade in diesem Bereich stärkere Blutungen aus dem Ramus ovaricus arteriae uterinae resultieren. Wird mittels bipolarer Koagulation und scharfer Durchtrennung präpariert, sollte der Operateur darauf achten, sich überlappende Gewebeareale vollständig zu desikkieren. Erfahrungsgemäß gelingt dies durch die wiederholte, längerfristige Applikation mittlerer Koagulationsenergie (30 W) zuverlässiger, als wenn mit hoher Energie lediglich die Oberfläche karbonisiert, das gefäßführende Gewebe in der Tiefe aber nicht denaturiert wird.

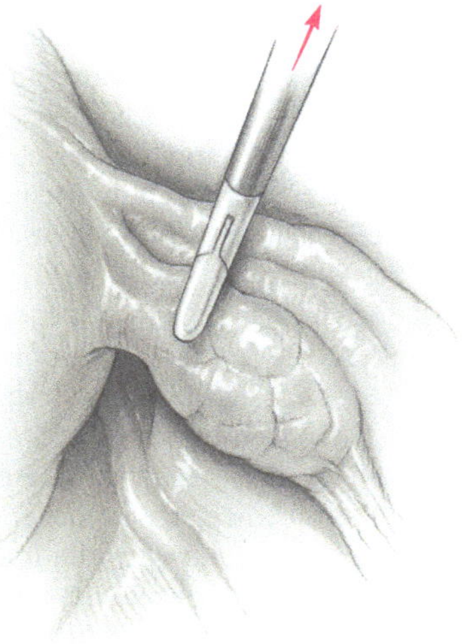

a

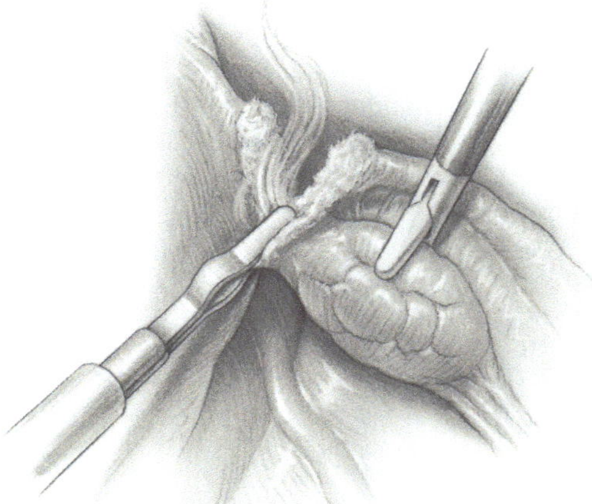

b

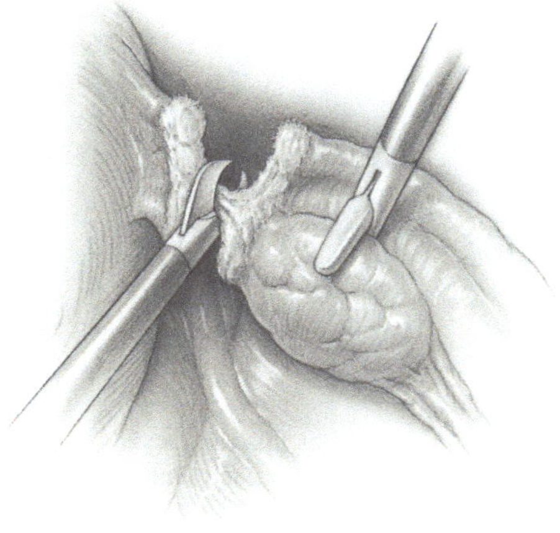

c

Abb. 18-3a bis c „Aufgebrauchtes" Lig. ovarii proprium bei großem Uterus myomatosus. In mehreren Einzelschritten wird das Ligament bipolar koaguliert und vorsichtig durchtrennt.

Sobald die Adnexe vom Uterus separiert sind, wird das Lig. rotundum bipolar koaguliert und durchtrennt. Danach wird das Lig. latum im oberen Anteil ventral und dorsal mittels endoskopischer Schere gespalten. Fast immer finden sich in diesem Bereich kleine Gefäße, die von der geschlängelten A. uterina ausgehen und zur Beckenwand ziehen. Auch diese müssen vor der weiteren Präparation des Lig. latum koaguliert und durchtrennt werden. Dann ist eine vollständige Durchtrennung der Peritonealblätter des Lig. latum möglich. Die Präparation endet stets oberhalb der Parametrien (Abb. 18-4).
Es gibt zwar die Möglichkeit der laparoskopischen Eröffnung der Plica vesicouterina und der Abpräparation der Harnblase von der Vorderwand des Uterus, jedoch ist dies zur Vorbereitung der vaginalen Hysterektomie meist nicht erforderlich. Nach Abschluß des laparoskopischen Teils der Operation wird die Patientin zur vaginalen Hysterektomie gelagert.

- Bei der bipolaren Koagulationstechnik zum Absetzen gefäßtragender Strukturen ist die langsame, dauerhafte Koagulation mit niedriger Leistung notwendig, um eine ausreichende Tiefenkoagulation zu erzielen.
- Die Präparation endet bei der LAVH stets oberhalb der Aa. uterinae, da diese einfacher, schneller und sicherer von vaginal zu ligieren sind als laparoskopisch.

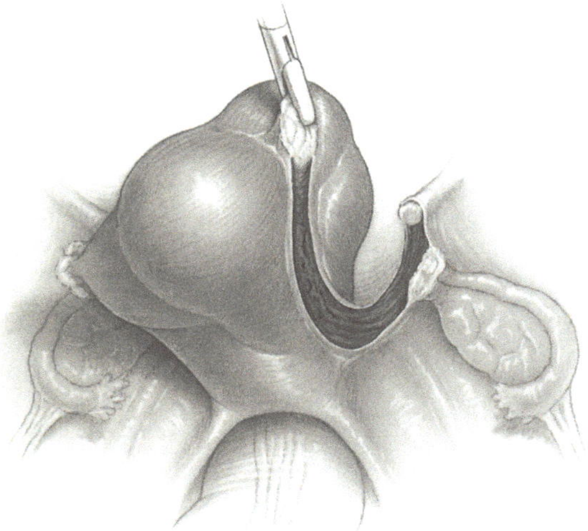

Abb. 18-4 Laparoskopisches Spalten der Parametriumblätter bis kranial der A. uterina nach Durchtrennen des Adnexbündels

3.1.2 LAVH mit Adnexektomie

Daß im Rahmen einer Hysterektomie die Indikation zur Adnexektomie gestellt wird, ist keine Seltenheit. Das Spektrum reicht von postentzündlichen Verwachsungen im Adnexbereich mit Beschwerden über einen benignen Ovarialtumor bis zum frühen Endometriumkarzinom, bei dem die Hysterektomie unter Mitnahme beider Adnexe die derzeitige Standardtherapie darstellt. In all diesen Fällen wird eine laparoskopische Adnexektomie durchgeführt, wobei die Adnexe selbst meist am Uterus verbleiben, so daß ein zusammenhängendes Operationspräparat entsteht.
Zu Beginn der laparoskopischen Phase müssen die Adnexe exakt inspiziert werden. Liegen Verwachsungen der Adnexe mit der Beckenwand vor, werden diese gelöst. Hierzu wird eine Adnexe so mit der Faßzange ergriffen, daß sich die Verwachsungen anspannen und mit der endoskopischen Schere durchtrennt werden können. Bei der Adnexektomie wird immer zunächst das Lig. suspensorium ovarii, in dem die Vasa ovarica verlaufen, dargestellt. Dann wird das Ovar an seinem kranialen Pol ergriffen und nach kontralateral, kaudal und ventral gezogen, damit sich das Lig. infundibulopelvicum anspannt. Bei schlanken Patientinnen sieht man dabei den Ureter – auf der rechten häufiger als auf der linken Seite – durch das Peritoneum hindurchscheinen. Seine peristaltischen Kontraktionen erleichtern die eindeutige Identifikation.

Um ausreichende Bluttrockenheit des Gewebes zu erreichen, empfiehlt sich die Koagulation an zwei bis drei sich überlappenden Stellen (Abb. 18-5). Bei der anschließenden scharfen Durchtrennung ist darauf zu achten, daß nicht die gesamte koagulierte Zone mit einem einzigen Scherenschlag durchtrennt wird. Häufig ist die Desikkation nicht bis in die Tiefe erfolgt, so daß die Gefäße nicht komplett verschlossen sind. Der Operateur sollte deshalb stets in kleinen Schritten präparieren, um eine Blutung unmittelbar zu Beginn zu erkennen und ggf. nochmals nachkoagulieren zu können. Wird mit der Koagulation erst begonnen, wenn bereits eine stärkere Blutung eingetreten ist, so ist die Blutstillung meist schwierig und langwierig. Die Übersicht ist behindert, die blutenden Gefäße retrahieren sich und sind nur schwierig exakt zu fassen. Das Ableiten der Koagulationshitze ins umliegende Gewebe und das auf den Branchen der Koagulationszange klebende, karbonisierte Blut, das wie eine Isolierschicht wirkt, verhindern eine suffiziente Hämostase.
Häufig wird der Fehler gemacht, gleich am Ort des Blutaustritts zu koagulieren. Noch während der Koagulation ziehen sich die zuvor angeschnittenen und nun blutenden Strukturen so zurück, daß sie nicht mehr gefaßt werden können. Tritt eine Blutung auf,

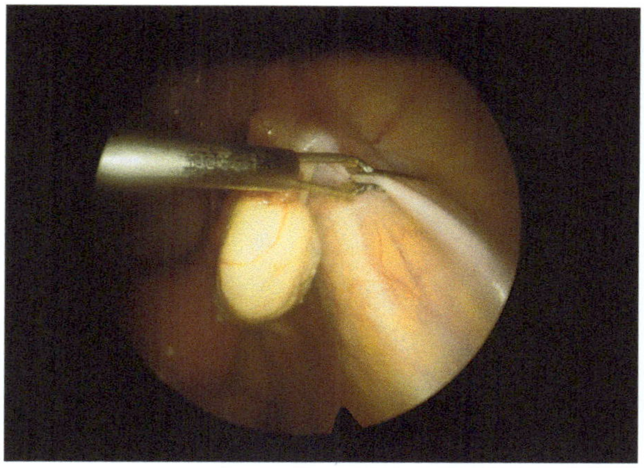

Abb. 18-5 Koagulation der oberen Blutzufuhr der Adnexe

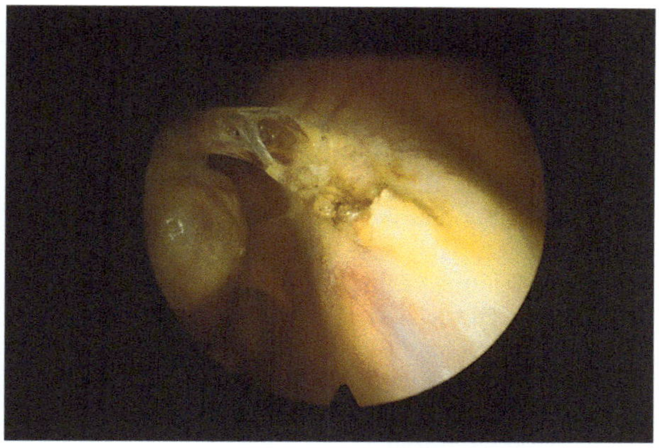

Abb. 18-6 Der koagulierte und durchtrennte Stumpf ist bluttrocken.

müssen deshalb zunächst beidseits die benachbarten, gefäßführenden Areale koaguliert werden, erst dann der Ort des sichtbaren Blutaustritts.
Der nach Durchtrennung des Lig. suspensorium ovarii entstandene Stumpf bedarf bei Bluttrockenheit keiner weiteren Versorgung, vor allem eine Sicherung durch Umstechungen und Schlingen ist nicht notwendig (Abb. 18-6).

Nachdem die Adnexe vom Lig. suspensorium ovarii abgesetzt sind, wird das Peritoneum oberhalb der Adnexregion bis zum Lig. rotundum gespalten. In gleicher Weise wird das Peritoneum unterhalb des Ovars an der Beckenwand durchtrennt, wobei der Verlauf des Ureters zu beachten ist. Da dieser jedoch normalerweise deutlich unterhalb der Ovarialloge verläuft, ist er bei regelhaften anatomischen Verhältnissen weit genug von der Operationsebene entfernt.
Linksseitig läßt sich der Ureter nicht immer so gut darstellen wie rechts. In diesem Fall kann es notwendig werden, das Sigma nach Durchtrennung der embryonalen Verwachsungen zu mobilisieren, um das Lig. suspensorium ovarii besser darstellen zu können.
Die Adnexe bleiben über das Lig. ovarii proprium mit dem Uterus verbunden. Ob im Rahmen der LAVH weitere operative Schritte, wie etwa die Durchtrennung des Lig. rotundum, die Präparation des Lig. latum oder der Blase notwendig und sinnvoll sind, muß im Einzelfall entschieden werden.

3.2 Vaginale Operationsschritte

Nach der laparoskopischen Vorbereitung wird der Eingriff nach Art einer konventionellen vaginalen Hysterektomie fortgeführt. Die Portio wird mit Kugelzangen links und rechts angehakt und in Höhe der Umschlagsfalte der Blase fischmaulartig umschnitten. Nach scharfer Durchtrennung des sog. Septum supravaginale erfolgt die vorwiegend stumpfe Präparation des Spatium vesicouterinum. Dabei werden die Ureteren mit dem Zeigefinger nach lateral abgeschoben und die Harnblase vom Uterus distanziert. Falls es nicht bereits laparoskopisch geschehen ist, wird nun das Peritoneum in der Plica vesicouterina durch Scherenschlag eröffnet und ein vorne abgerundetes Spekulum in die Umschlagsfalte eingesetzt. Danach erfolgen Präparation, Eröffnung und Annähen des Douglas-Peritoneums.

Findet sich, wie bei großen Uteri nicht selten, eine Elongatio cervicis, so kann sich die Eröffnung der Peritonealblätter schwierig gestalten. In diesen Fällen ist es sinnvoll, den unteren Anteil des ausgezogenen Parametriums extraperitoneal zu mobilisieren. Die Präparation des Parametriums erfolgt in kleinen Schritten, um weitestgehende Bluttrockenheit zu erzielen. Nachdem das kaudale Parametrium unter konsequentem Abschieben der Harnblase durch zervixnah gesetzte Klemmen mit nachfolgender Umstechung abgesetzt ist, lassen sich die peritonealen Umschlagsfalten meist eröffnen und in einem nachfolgenden Schritt vereinigen.

Die uterinen Gefäßbündel werden selektiv ergriffen, abgesetzt und umstochen (Abb. 18-7). Im Gegensatz zur einfachen vaginalen Hysterektomie ist der Uterus nach laparoskopischer Vorbereitung in diesem Fall komplett (laparoskopisch von kranial, vaginal von kaudal) von der Blutzufuhr abgeschnitten. Auch das Morcellement von großen Uteri ist nun ohne Blutungsgefahr möglich (Abb. 18-8 und 18-9).

Sobald der Uterus vaginal exstirpiert ist, die Kontrolle auf Bluttrockenheit vorgenommen und der Darm durch einen feuchten Streifen abgestopft wurde, erfolgt die zirkuläre Extraperitonealisierung der Wundfläche. Wurde der Uterus mit oder ohne anhängende Adnexe bereits laparoskopisch bis hinunter in das Lig. latum freipräpariert, können die zwischenzeitlich an die Beckenwand retrahierten „Adnexportionen" (Ligg. rotunda und Ligg. ovarii propria bzw. suspensoria ovarii) bei der zirkulären Peritonealnaht nicht erreicht und somit nicht einbezogen werden. Wie die Kontrollaparoskopie zeigt, kommt es durch die Retraktion der Adnexe in ihre physiologische Position an den Beckenwänden zu schlitzförmigen Peritonealdefekten, die nach Ablassen des Gases kollabieren und keiner weiteren Versorgung bedürfen. Zur Prophylaxe eines Vorfalls des Scheidenblindsacks werden beide Sakrouterinportionen gespannt und, ähnlich wie bei McCall beschrieben, durch eine beidseits weit nach lateral ausgreifende U-Naht miteinander und mit dem Vaginalpol vereinigt. Dann folgt der Verschluß der Scheidenhaut durch Einzelknopfstiche.

- Die vaginalen Schritte bei der LAVH II erfolgen in Analogie zur einfachen vaginalen Hysterektomie, wobei der Vorteil besteht, daß der Uterus nach vaginaler Unterbindung der Aa. uterinae komplett von seiner Blutzufuhr abgeschnitten ist. Dadurch läßt sich das Morcellieren auch von großen Myomen sicher, ohne Zeitdruck und bluttrocken durchführen.
- Die Peritonealisierung des Scheidenstumpfs erfolgt von vaginal durch Vereinigung des ventralen und dorsalen Peritoneums unter Offenlassen von zwei lateralen Peritonealdefekten.

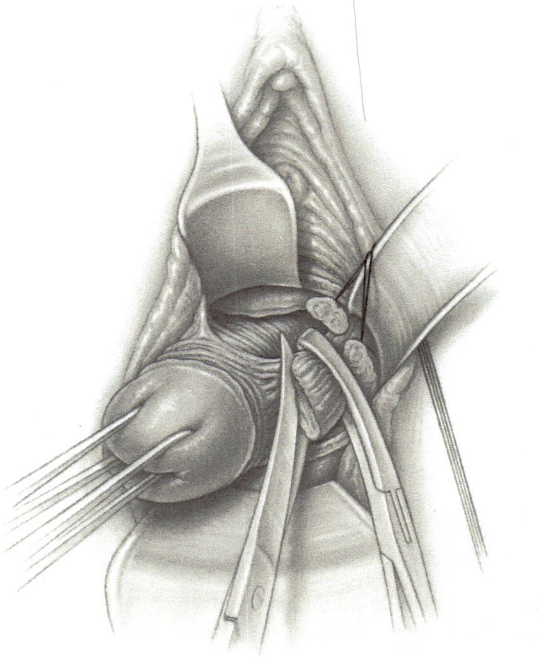

Abb. 18-7 Vaginales Absetzen des uterinen Gefäßbündels

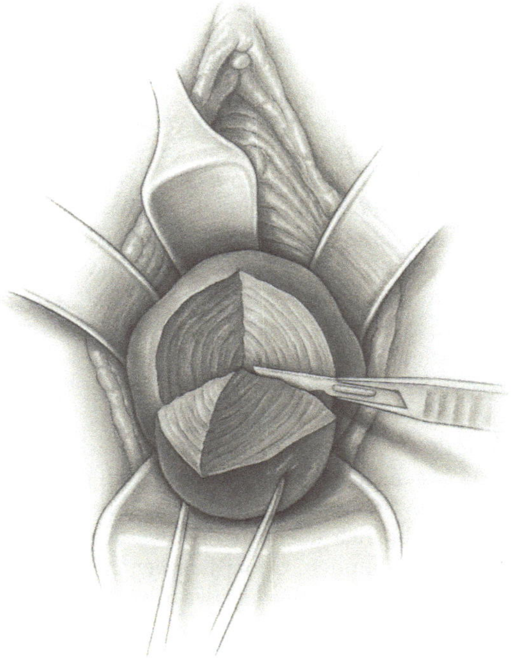

Abb. 18-8 Inneres Morcellement des Uterus

4 Komplikationen

4.1 Intraoperative Komplikationen

Der laparoskopische Teil der LAVH weist kein „methodenimmanentes" Komplikationsspektrum auf. Die Komplikationsmöglichkeiten ergeben sich erst durch die jeweiligen Operationsschritte, z. B. die endoskopische Adnexchirurgie, die Endometrioseabtragung oder die Adhäsiolyse.

Nur in ausgewählten Fällen wird während des laparoskopischen Teils einer LAVH die Indikation gestellt, die Plica vesicouterina zu eröffnen und die Harnblase von der Vorderwand des Uterus abzupräparieren.

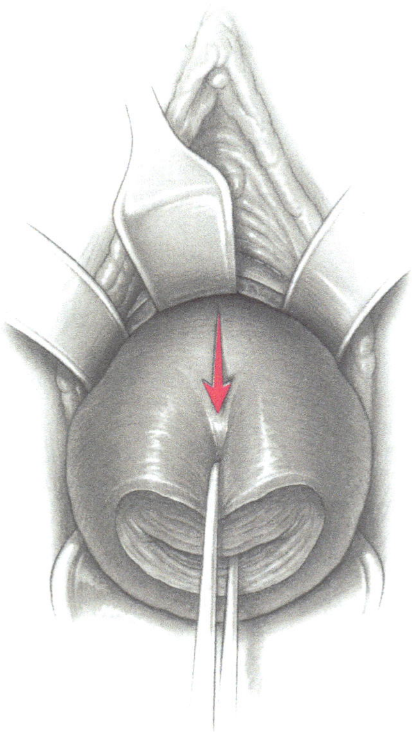

Abb. 18-9 Durch das Aushöhlen des Uterus beim Morcellement läßt sich anschließend die äußere Hülle in toto aus der Bauchhöhle extrahieren.

Kommt es in dieser Phase zu einer Blasenläsion, so kann diese während des vaginalen Teils der Operation versorgt werden. Dazu wird die vordere Zirkumferenz des Vaginalrandes nach vaginaler Exstirpation des Uterus mit Kocher-Klemmen angehakt und hervorluxiert. Unter Umständen ist eine partielle mediane, vordere Kolpotomie notwendig. Wenn die Blasenläsion dargestellt ist, wird sie in üblicher Weise versorgt (durchgreifend fortlaufende Naht mit PDS 4-0, zweite einstülpende Nahtreihe Einzelknopfnähte mit PDS 4-0, cave: Ureterostien!).
Durch Instillation von Indigokarminblaulösung über einen transurethralen Katheter wird die Läsion auf Dichtigkeit überprüft und anschließend die Harnblase über einen suprapubischen Katheter entlastet. Eine Laparotomie ist nur dann anzuraten, wenn es dem Operateur auf vaginalem Wege nicht möglich ist, die anatomische Situation und das Ausmaß der Blasenläsion sicher zu erkennen.

Verletzungen des distalen Ureters oder Blutungen aus der A. uterina sind während des laparoskopischen Teiles der LAVH ausgeschlossen, da die endoskopische Präparation definitionsgemäß oberhalb der Ligg. cardinalia endet.

Die vaginale Phase des Eingriffs ist mit den typischen Komplikationsmöglichkeiten der vaginalen Hysterektomie belastet, wie sie von Hirsch, Käser und Iklé beschrieben sind. Wurden allerdings die Adnexe bereits laparoskopisch abgesetzt oder die obere Blutzufuhr des Uterus unterbrochen, so minimiert sich während der vaginalen Präparation das Risiko einer Blutung aus diesem Bereich. Auch das Risiko einer Darmverletzung sinkt, wenn der Operateur eventuell bestehende Adhäsionen bereits endoskopisch erkannt und gelöst hat.

4.2 Unmittelbar postoperative Komplikationen

Wird bei der LAVH eine laparoskopische Adnexektomie und die Peritonealisierung – wie in der beschriebenen Modifikation – nur vaginal und nicht zusätzlich endoskopisch vorgenommen, so verbleibt ein schlitzförmiger Peritonealdefekt an der Beckenwand, durch den eine eventuelle Nachblutung aus dem Bereich der Parametrien oder vom Adnexstiel ihren Weg in die Bauchhöhle nehmen kann. Eine solche intraabdominale Blutung tritt bei etwa 0,2 bis 0,5% der Patientinnen auf. Sie ruft häufig zunächst nur unspezifische Beschwerden hervor und wird erst dann apparent, wenn die Patientin bereits beginnende Schocksymptome aufweist. In diesen Fällen ist in Absprache mit dem Anästhesisten ein zeitlich begrenzter Versuch gerechtfertigt, die Blutungsquelle laparoskopisch zu lokalisieren und zu versorgen. Dabei ist als Ursache der Nachblutung häufiger eine abgerutschte Ligatur im Bereich der Parametrien als im Bereich des elektrokoagulierten Infundibulum pelvicum zu vermuten. Läßt sich die Blutungsquelle laparoskopisch jedoch nicht lokalisieren, sollte der Operateur nicht zu lange zögern und den Situs per laparotomiam oder, je nach Sachlage, auch vom vaginalen Zugang aus revidieren.

4.3 Spätkomplikationen

Bezogen auf Art und Häufigkeit weist die LAVH ein der vaginalen Hysterektomie vergleichbares Spektrum von Spätkomplikationen auf. Harnwegsinfekte, febrile Verläufe, Scheidenstumpfdehiszenzen und Infiltrate oder Fistelbildung sind zwar möglich, werden aber bei korrekter Operationstechnik nur selten beobachtet.
Gravierende Komplikationen, wie ein mechanischer Ileus oder eine sekundäre Darmperforation, stehen stets mit einer ausgedehnten laparoskopischen Adhäsiolyse in Zusammenhang und sind daher nicht dem Operationsverfahren der LAVH an sich anzulasten.

5 Synopsis

Als Harry Reich im Jahre 1989 als erster über die vollständige laparoskopische Hysterektomie berichtete, waren die Reaktionen geteilt. Einerseits führte seine Beschreibung dazu, daß sich eine Vielzahl von Arbeitsgruppen mit der Thematik der endoskopischen Hysterektomie auseinandersetzte und die heute gebräuchlichen Operationsvarianten entwickelte. Stellvertretend seien die CISH-Technik von Semm und die laparoskopische suprazervikale Hysterektomie von Lyons und Donnez genannt. Andererseits gab es aber auch Widerstand, vornehmlich der vaginalen Schulen, gegen die laparoskopischen Operationstechniken. Das war teilweise gerechtfertigt, da zahlreiche Hysterektomien, die auf rein vaginalem Weg möglich gewesen wären, nun laparoskopisch durchgeführt wurden. Allerdings muß darauf hingewiesen werden, daß sich die sog. totale laparoskopische Hysterektomie vorwiegend in den Ländern und Kliniken etablierte, in denen die abdominale Hysterektomie einen Anteil von 75% und mehr an allen Hysterektomien hatte. Dies ist vor allem in Frankreich, Großbritannien und den USA der Fall.

Im Unterschied dazu setzte sich die LAVH vor allem in den Kliniken durch, die bereits vaginal ausgerichtet waren, da durch die Kombination von laparoskopischer und vaginaler Operationstechnik der Anteil der abdominalen Hysterektomien auf weniger als 10% reduziert werden konnte. Gleichzeitig führte die intensive Beschäftigung mit der vaginalen Operationstechnik dazu, daß deren Anteil in den meisten Kliniken ebenfalls zunahm. Somit kam es über die LAVH in zahlreichen Kliniken zu einer Renaissance der rein vaginalen Hysterektomie.
Dieser Trend ist heute weltweit zu beobachten. Das Interesse ist besonders ausgeprägt in den Ländern, die traditionsgemäß das abdominale Vorgehen bevorzugten. Hier wird die vaginale Hysterektomie eine echte Renaissance erleben bzw. Akzeptanz finden, selbst unter komplizierten anatomischen Bedingungen. Diese Entwicklung wird durch die Differenzierung von LAVH I und II unterstützt.

Die LAVH weist viele Vorzüge auf: Sie ist auch für Anfänger leicht erlernbar, die Komplikationsrate ist niedrig, die Operationsdauer vertretbar. Ein Nutzen für die Patientin läßt sich auf breiter Ebene erzielen. Es ist daher anzunehmen, daß die LAVH zu den Standardoperationen in der Gynäkologie zählen wird und sich damit das Indikationsspektrum der abdominalen Hysterektomie erheblich einengen wird.

- Unter konsequentem Einsatz der LAVH läßt sich der Anteil der abdominalen Hysterektomien auf 10% senken.
- Die LAVH ist eine sichere, einfach zu erlernende Operationsmethode mit akzeptablen Operationszeiten, die für die Patientin gegenüber einer abdominalen Hysterektomie deutliche Vorteile bietet.

Literatur

Brandner P, Neis KJ: Die Bedeutung der laparoskopisch assistierten vaginalen Hysterektomie – LAVH. Zentralbl Gynäkol 117 (1995) 620–624.
Dicker RC, Greenspan JR, Strauss LT: Complications of abdominal and vaginal hysterectomy among women of reproductive age in the United States. Am J Obstet Gynecol 144 (1982) 841–848.
Donnez J, Nisolle M: Laparoscopic supracervical (subtotal) hysterectomy. J Gynecol Surg 2 (1993) 91–94.
Hirsch HA, Käser O, Iklé FA: Atlas der gynäkologischen Operationen, 5. neubearbeitete Aufl. Thieme, Stuttgart–New York 1995.
Kovac RS, Cruishank SH, Retto HF: Laparoscopy-assisted vaginal hysterectomy. J Gynecol Surg 6 (1990) 185–193.
Lyons TL: Laparoscopic supracervical hysterectomy using the contact Nd:YAG laser. Gynaecol Endoscopy 2 (1993) 79–81.
McCall ML: Posterior culdoplasty. Surgical correction of enterocele during vaginal hysterectomy. A preliminary report. Obstet Gynecol 10 (1957) 595–599.
Mencaglia L, van Herendael B, Tantini C, Stampini A: Laparoscopic-assisted vaginal hysterectomy: Evaluation of benefits of laparoscopic hysterectomy. Gynaecol Endoscopy 3 (1994) 209–211.
National Center for Health Statistics: Hysterectomies in the United States 1965–1984. Series 13, No. 82, Washington, DC 1987.
Neis KJ, Ulrich K, Zeilmann W, Brandner P: Die laparoskopisch assistierte vaginale Hysterektomie. Der Frauenarzt 34 (1993) 1091–1096.
Querleu D, Cosson M, Parmentier D, Debodinance P: The impact of laparoscopic surgery on vaginal hysterectomy. Gynaecol Endoscopy 2 (1993) 89–91.
Raatz D: Die präoperative Laparoskopie zur Festlegung des Operationsweges. Geburtshilfe Frauenheilkd 5 (1985) 898–903.
Reich H, DeCaprio J, McGlynn F: Laparoscopic hysterectomy. J Gynecol Surg 5 (1989) 213–216.
Semm K: Hysterektomie per laparoskopiam oder per pelviskopiam. Ein neuer Weg ohne Kolpotomie durch CASH. Geburtshilfe Frauenheilkd 51 (1991) 996–1003.
Semm K: Operationslehre für die endoskopische Abdominalchirurgie – Operative Pelviskopie. Schattauer, Stuttgart 1984.

19

Laparoskopische Hysterektomie

Eingriffe am Uterus

H. Reich
übersetzt von A. Baumann-Müller
nachbearbeitet von J. Hucke

1 Einleitung

Von den jährlich 600000 Hysterektomien in den Vereinigten Staaten werden über 60% abdominal durchgeführt. Die abdominale Hysterektomie wird aber vermutlich in Zukunft immer weniger gebräuchlich, da die Laparoskopie zunehmend effizienter eingesetzt wird und in vielen Fällen bereits eine weniger invasive laparoskopische oder vaginale Hysterektomie erfolgt.
Die laparoskopische Hysterektomie (LH), bei der die uterinen Gefäße laparoskopisch unterbunden werden, bietet sich als Alternative zur abdominalen Hysterektomie mit größerer Beachtung der Ureterenidentifikation an. Das erste Mal im Januar 1988 durchgeführt, weckte sie ein generelles Interesse am laparoskopischen Zugang zur Hysterektomie. Eine „verwässerte" Variante der laparoskopischen Hysterektomie ist die LAVH (laparoskopisch assistierte vaginale Hysterektomie), die nach unserer Einschätzung ein teures, eher unnützes Verfahren darstellt mit Indikationen, für die erfahrene vaginale Operateure den Einsatz der Laparoskopie kaum als zweckmäßig erachten.
Die laparoskopische Hysterektomie ist jedoch ein vernünftiger Ersatz für die abdominale Hysterektomie. Zur Zeit wird sie in den Vereinigten Staaten noch relativ selten eingesetzt, da die meisten Krankenversicherungen das laparoskopische Vorgehen schlechter vergüten. Unglücklicherweise gibt es außerdem Finanzierungsprojekte für mehrere stationäre Tage postoperativ. Dies hält Krankenhausverwaltungen und Operateure davon ab, die mit einem kurzen Krankenhausaufenthalt verbundenen laparoskopischen Operationen gegenüber traditionellen Laparotomien zu bevorzugen. Die meisten abdominalen Hysterektomien könnten zunächst teilweise oder vollständig laparoskopisch durchgeführt werden, gefolgt von der vaginalen Entfernung des Operationspräparats.
Es gibt viele Vorzüge der Laparoskopie, dazu zählen insbesondere die optische Vergrößerung der anatomischen und pathologischen Verhältnisse, ein leichter Zugang zu Vagina und Rektum und die Möglichkeit, während der Unterwasseruntersuchung eine komplette Hämostase und Koagelentfernung zu erreichen. Ein Vorteil für die Patientin ist, daß ihr ein schmerzhafter Abdominalschnitt erspart bleibt. Dies führt zu einer verkürzten Hospitalisationsdauer und Erholungszeit mit deutlich verringerter Infektionsmorbidität und schnellerer Wiederaufnahme der Darmfunktion einschließlich geringerer Ileusrate.

Das Ziel bei der vaginalen Hysterektomie, der LAVH oder der LH ist es, einen Abdominalschnitt möglichst zu vermeiden. Die laparoskopische Inspektion am Ende der vaginalen Operation ermöglicht es ihm, eine eventuell vorhandene Blutung unter Kontrolle zu bringen und Blutkoagel abzusaugen. Durch laparoskopische Suspension des Vaginalstumpfs läßt sich das Risiko eines späteren Scheidenstumpfprolapses verringern. Es sollten niemals unbegründete chirurgische Eingriffe erfolgen, z. B. weil sich der Operateur gerade mit der Entwicklung neuer chirurgischer Fähigkeiten beschäftigt. Ich betone noch einmal, daß eine Indikation zur laparoskopischen Hysterektomie nur dann besteht, wenn eine vaginale Hysterektomie nicht möglich ist.

2 Indikationen

Indikationen für die laparoskopische Hysterektomie sind gutartige Befunde wie Endometriose, Myome, Verwachsungen und/oder Adnextumoren, die gewöhnlich die Wahl des abdominalen Zugangs erfordern. Sie ist ebenfalls angezeigt, wenn die vaginale Hysterektomie wegen eines kleinen pubischen Winkels oder eines engen vaginalen Zugangs nicht möglich ist bzw. wenn eine schwere Arthritis keine suffiziente Lithotomieposition der Patientin zur vaginalen Exposition zuläßt. Bei adipösen Frauen bietet die Laparoskopie dem Operateur eine Zugangsmöglichkeit zur Bauchhöhle ohne wesentliche Beeinträchtigung durch die verdickte

Bauchdecke. Die laparoskopische Hysterektomie kann auch bei Endometriumkarzinom, Ovarialkarzinom und Zervixkarzinom im Stadium I in Betracht gezogen werden. Beckenrekonstruktionen einschließlich Suspension des Vaginalstumpfs, retropubischer Kolposuspension und Rektozelenoperation können ebenfalls gleichzeitig laparoskopisch durchgeführt werden.

2.1 Uterus myomatosus

Die häufigste Indikation für eine laparoskopische Hysterektomie ist der Uterus myomatosus. Oft ist ein Morcellement nötig, das laparoskopisch und/oder vaginal unter Gebrauch eines Skalpells durchgeführt wird. Im Becken fixierte Myome sind leichter laparoskopisch zu mobilisieren. Wichtig sind aktuelle Größen- und Gewichtsschätzungen, um mit ihnen die Entscheidung für die laparoskopische Hysterektomie zu bekräftigen. So wiegt z. B. ein normaler Uterus 70–125 g, ein Uterus entsprechend der Größe der 12. SSW wiegt 280–320 g, einer entsprechend der 24. SSW 580–620 g und ein Uterus der Größe wie am Entbindungstermin mehr als 1000 g.

2.2 Endometriose

Bei einer Endometriose im Stadium IV mit ausgedehnter Douglas-Beteiligung sollte unseres Erachtens eine Hysterektomie nur dann durchgeführt werden, wenn der Operateur genügend Zeit hat und imstande ist, alle tiefen fibrosierten Endometrioseherde von der Vaginalhinterwand, den Ligg. sacrouterina und der Rektumvorderwand zu resezieren. Im Falle einer Hysterektomie **ohne** komplette Sanierung tiefsitzender Endometrioseherde bleiben bei der intrafaszialen Entfernung des Uterus Endometrioseherde zurück, die in Zukunft sehr wahrscheinlich erneut Probleme verursachen werden. Es ist wesentlich schwieriger, diese Endometrioseherde zu entfernen, wenn zwischen Rektumvorderwand und Blase der Uterus fehlt. Nach Hysterektomie haften die belassenen Endometrioseherde entweder besonders stark an der Rektumvorderwand oder am Vaginalstumpf, oder sie wachsen invasiv in die Blase und/oder in einen oder beide Ureteren. Bei vielen Patientinnen mit Endometriose im Stadium IV und ausgedehnter Douglas-Verklebung ist es deshalb vorzuziehen, den Uterus zu erhalten und so künftige Vaginalstumpf-, Blasen- und Ureterenprobleme zu umgehen. Es ist allerdings offensichtlich, daß organerhaltendes Vorgehen nicht effektiv ist, wenn eine Adenomyosis uteri vorliegt. In diesen Fällen werden nach Entfernung der Douglas-Endometriose fortbestehende Schmerzen letztlich doch eine Hysterektomie erforderlich machen. Nicht immer muß neben der Hysterektomie wegen fortgeschrittener Endometriose auch eine Adnexektomie erfolgen, wenn die Endometrioseherde sorgfältig entfernt werden können. Bei weniger als 5% meiner Patientinnen, bei denen ein oder beide Ovarien erhalten werden konnten, war wegen wiederkehrender Symptome eine erneute Operation erforderlich. Eine beidseitige Adnexektomie ist bei Frauen unter 40, die sich einer Hysterektomie wegen Endometriose unterziehen, kaum indiziert.

2.3 Blutungsstörungen

Eine Hysterektomie kann bei Frauen im fortpflanzungsfähigen Alter aufgrund von Blutungsstörungen in Frage kommen. Zuvor sollte eine kongenitale Blutgerinnungsstörung oder die Einnahme gerinnungshemmender Medikamente ausgeschlossen werden und eine Beeinträchtigung der Lebensqualität belegt sein. Körperliche Untersuchung, Laborwerte, Ultraschall und Hysteroskopie ergeben häufig keinen spezifisch pathologischen Befund. Vor einer Hysterektomie sollte eine hormonelle oder andere medikamentöse Behandlung versucht und ein Versagen dieser Therapie, Kontraindikationen oder die Zustimmungsverweigerung der Patientin sollten dokumentiert werden. Ist die Entscheidung für eine Hysterektomie gefallen, eignet sich für die Durchführung gewöhnlich ein vaginales Vorgehen. Eine laparoskopische Hysterektomie wird nur dann erforderlich, wenn eine vaginale Hysterektomie nicht möglich erscheint, z. B. bei vorausgegangener abdominaler Operation oder engem vaginalem Zugang. Eine laparoskopische Hysterektomie kommt in Betracht, wenn der Operateur wenig Erfahrung mit dem vaginalen Vorgehen hat. In vielen Ländern wird die vaginale Hysterektomie überhaupt nicht durchgeführt.

- Die laparoskopische Hysterektomie (LH) kann ein Ersatz für die abdominale Hysterektomie, nicht für die vaginale Hysterektomie sein.
- Die Indikation zur LH ist gegeben bei Uterus myomatosus, Adhäsionen, Endometriose, Adnextumoren, engem vaginalem Zugang, Adipositas, Unmöglichkeit der adäquaten Lagerung der Patientin zur vaginalen Hysterektomie.

3 Kontraindikationen

Nicht zu empfehlen ist die laparoskopische Hysterektomie zur Diagnose und Therapie eines suspekten Ovarialtumors, der nicht intakt durch die Scheide entfernt werden kann oder der zu groß ist, als daß er als Ganzes in einen laparoskopischen Bergesack paßt. Der

größte derzeit erhältliche Bergesack zur Entfernung von intraperitonealen Tumoren ist der LapSac® der Firma Cook, er mißt ca. 12 × 20 cm.
Während die Zystenpunktion von manchen Untersuchern befürwortet wird, meine ich, daß bei postmenopausalen Frauen zystische Ovarien vor der Adnexektomie nicht punktiert werden sollten, da sich durch das meist unvermeidbare Auslaufen von Flüssigkeit das Stadium Ia eines Ovarialkarzinoms in ein Stadium Ic ändern könnte. Welche Auswirkung eine akute Ruptur auf die Überlebensrate hat, ist zwar nicht bekannt, aber sie könnte nachteilig sein. Es muß betont werden, daß sich auch durch Aspiration mit einer dünnen Nadel, die zunächst durch einen soliden Anteil des Ovars geführt wird, und den Einsatz von Zystenaspirationsgeräten mit Absaugung der Umgebung und plazierter Endoschlinge (Fa. Cook) eine Zystenleckage nicht komplett verhindern läßt.
Der Allgemeinzustand der Patientin kann eine laparoskopische Operation verbieten. Ob eine Anämie, ein Diabetes mellitus, Lungenfunktionsstörungen, eine Herzerkrankung oder Blutgerinnungsstörungen vorliegen, sollte vor einer Operation bekannt sein, da sie je nach Ausprägung eine Kontraindikation für das laparoskopische Vorgehen bedeuten können. Hohes Alter der Patientin stellt per se keine Kontraindikation für die laparoskopische Hysterektomie dar.

Wird peripartal eine Hysterektomie wegen Placenta accreta, Atonie, unspezifischer uteriner Blutung und Uterusruptur erforderlich, gilt das laparoskopische Vorgehen als relativ kontraindiziert. In Betracht gezogen werden könnte die laparoskopische Hysterektomie jedoch für Patientinnen, die eine postpartale Hysterektomie benötigen.
Eine andere Kontraindikation ist das Ovarialkarzinom im Stadium III, das einen großen Abdominalschnitt verlangt. Schließlich ist auch Unerfahrenheit oder Ungeübtheit des Operateurs mit dem laparoskopischen Vorgehen eine Kontraindikation.

Kontraindikationen der laparoskopischen Hysterektomie sind:

- Größe eines suspekten Ovarialtumors, die eine endoskopische Entfernung im Bergesack oder vaginale Entfernung in toto unmöglich macht
- reduzierter Allgemeinzustand der Patientin, der z. B. Kopftieflagerung oder Anlegen eines Pneumoperitoneums ausschließt
- mangelnde Erfahrenheit des Operationsteams mit der Methode

4 Ausrüstung und Instrumentarium

Der Operationstisch muß eine Trendelenberg-Lagerung von mindestens 30 Grad zulassen. Von Vorteil ist ein High-flow-CO_2-Insufflationsgerät mit einer Leistung bis zu 15 l/min, mit dem der schnelle CO_2-Verlust während des Absaugens kompensiert werden kann. Wichtig ist auch, einen relativ konstanten intraabdominalen Druck von 10–15 mmHg während der laparoskopischen Operation aufrechterhalten zu können.
Durch eine sog. „gaslose" Laparoskopie mit Abdominalwandretraktoren lassen sich subkutane Emphyseme während der retroperitonealen Operationsphase minimieren. Diese Technik ist zudem auch vorteilhaft, weil durch sie das Kollabieren der Bauchdecke vermieden werden kann, das bei der CO_2-Laparoskopie nach Eröffnen der Scheide auftritt.

Der Valtchev-Uterusmanipulator (Conkin Surgical Instruments, Toronto, Kanada, s. a. Kap. 15 „Endometriose") ist das beste derzeit erhältliche Instrument zur Anteversion des Uterus und Darstellung der Vaginalhinterwand. Mit ihm kann der Uterus bis zu 120 Grad antevertiert und durch Drehung des Manipulators um die Längsachse in einem Bogen von ca. 45 Grad aus der Horizontalen bewegt werden. Es ist möglich, entweder einen 10 cm langen und 1 cm dicken oder einen 8 cm langen und 8 mm dicken Obturator intrauterin einzuführen.
Wenn der Valtchev-Manipulator nicht zur Verfügung steht, wird statt dessen ein Hulka-Pertubationsbesteck, eine Sims-Kürette Nr. 3 oder 4, eine Cohen-Acorn-Kanüle oder ein Rumi-Manipulator in das Cavum uteri plaziert, um den Uterus zu antevertieren und den Douglas-Raum zu entfalten.
Wenn eine rektovaginale Endometriose entfernt werden soll, wird ein Tupfer auf einer Fensterklemme in das hintere Vaginalgewölbe geschoben und eine 81-French-Rektalsonde im Rektum plaziert. Auch bei der Kuldotomie stellt sich so die hintere Vaginalwand besser dar. Die Plazierung der Rektalsonde und die intraoperative rektovaginale Untersuchung bleiben auch bei Einsatz des Valtchev-Manipulators wichtige Techniken für die Festlegung des rektovaginalen Raumes, wenn die Abgrenzung des Rektums zweifelhaft ist.
Selbsthaltende seitliche Vaginalspekula oder Breisky-Spekula sind bei der vaginalen Extraktion eines großen Uterus myomatosus von Vorteil.

Trokarhülsen gibt es in vielen Größen und Formen. Für die meisten Fälle eignen sich Kanülen mit 5,5 mm Durchmesser. Meist werden kurze, ventilverschlußlose 5,5-mm-Trokarhülsen mit einem Außengewinde (wiederverwendbar: Fa. Richard Wolf; Einwegartikel: Apple Medical, Bolton/MA) verwendet, um einen raschen

Instrumentenwechsel zu erleichtern und um Gewebe zu entfernen, während gleichzeitig ein unbegrenzter Freiraum zur extrakorporalen Knotung gewährt wird. Mit etwas Übung sollte ein gutes laparoskopisches Operationsteam imstande sein, den Instrumentenwechsel so schnell vorzunehmen, daß nur wenig Pneumoperitoneum verlorengeht.

Bei der Parametrium- und Peritonealpräparation kommt monopolarer Schneidestrom zur Anwendung. Durch Bipolarzangen mit einem hochfrequenten Niedervoltstrom (20–50 W) lassen sich Gefäße bis zur Größe der A. ovarica und der A. uterina koagulieren. Die Kleppinger-Bipolarzange eignet sich hervorragend für die Blutstillung. Mikrobipolarzangen enthalten einen Spülkanal und haben einen festen Abstand zwischen den Elektroden. Die Spülung dient dazu, Blutungsstellen vor der Koagulation eindeutig identifizieren zu können und eine Verklebung der Elektroden mit dem koagulierten Gewebe zu verhindern. Einmal-Klammernahtgeräte werden wegen ihres hohen Preises bei der laparoskopischen Hysterektomie selten eingesetzt. Besser ist es, mit Naht und/oder bipolarer Koagulation zu arbeiten.

- Für die laparoskopische Hysterektomie ist ein adäquates endoskopisches Instrumentarium obligat. Es sollten unter anderem ein Uterusmanipulator, eine Rektalsonde, Vaginalspekula, bipolare und monopolare Instrumente, ein Spülsystem, Greif- und Faßzangen, leichtgängige Trokare und ein leistungsfähiges Insufflationsgerät verfügbar sein.

5 Präoperative Vorbereitung der Patientin

Die Patientinnen werden dazu angehalten, 24 Stunden vor der stationären Aufnahme am Operationstag viel zu trinken und nur leicht zu essen. Wenn eine ausgedehnte Douglas-Beteiligung bei Endometriose zu erwarten ist, wird eine Darmvorbereitung mit z. B. Prepacol® angeordnet. Die Schamhaare werden bei uns nicht rasiert. Während der Operation wird ein Foley-Katheter in die Harnblase eingelegt und im Wachzimmer oder am nächsten Morgen gezogen. Antibiotika (üblicherweise Cefoxitin oder Cefotiam) werden einmalig präoperativ appliziert.

Bei einem großen Uterus myomatosus ist präoperativ der Einsatz von Gonadotropin-Releasing-Hormon-(GnRH-)Analoga für wenigstens zwei Monate vor einer Hysterektomie in Erwägung zu ziehen. Hierdurch läßt sich das Volumen des gesamten Uterus reduzieren, was die laparoskopische oder die vaginale Hysterektomie erleichtert. Des weiteren wird die uterine Durchblutung vermindert. Während der Behandlung wird eine eventuell vorhandene Anämie durch autologe Regeneration beseitigt. Die Notwendigkeit einer Bluttransfusion besteht bei einer laparoskopischen Hysterektomie in der Regel nicht.

6 Technik der laparoskopischen Hysterektomie

6.1 Lagerung

Alle laparoskopischen Eingriffe werden in Allgemeinanästhesie mit endotrachealer Intubation durchgeführt. Um die Verletzungsgefahr bei einem gasgefüllten Magen zu vermindern und um die Aufblähung des Dünndarms während der Operation zu reduzieren, wird der routinemäßige Einsatz einer Magensonde empfohlen.
Vor dem sterilen Abdecken der Patientin wird routinemäßig eine Narkoseuntersuchung durchgeführt. Die Patientin liegt flach (0 Grad) auf dem Operationstisch, bis die Trokarhülse am Nabel eingebracht ist, erst dann wird sie in eine tiefe Trendelenburg-Position (20–30 Grad) gekippt. Die Steinschnittlage mit gestreckten Hüften (Oberschenkel parallel zum Abdomen) wird durch Allen-Stirrups (Edgewater Medical Systems, Mayfield Heights/Ohio) oder Kniestützen erreicht, die für jede Patientin vor Einleiten der Anästhesie individuell eingestellt werden.

Bevor die Videotechnik aufkam, betrachtete niemand die Laparoskopie als einen komplett sterilen Eingriff, da der Operateur, wenn er im Operationsfeld agierte, mit seinem Kopf die laparoskopische Optik berührte. Zudem ist es unmöglich, die Haut der Patientin wirklich zu sterilisieren. Seit 1983 bin ich bei meinem Vorgehen geblieben, weder die Kamera noch den Laserarm zu sterilisieren oder abzudecken. Das Tragen eines Mundschutzes steht jedem frei. (Die meisten Chirurgen in England verzichten bei laparoskopischen Operationen auf einen Mundschutz.) Bei diesem Vorgehen waren Infektionen mit weniger als 1% selten.

Am Ende der Operation wird die Inzision am Nabel mit einer einfachen Vicryl®-Naht, Fadenstärke 4–0, durch Faszie und Kutis verschlossen und der Knoten unter der Faszie versenkt. So läßt sich verhindern, daß die Naht wie ein Docht wirkt, der Bakterien in das Weichteilgewebe oder die Peritonealhöhle leitet. Die Inzisionen im Unterbauch werden locker mit einer

Javid-Gefäßklemme verschlossen und mit einem Kolloidverband bedeckt; dies erlaubt den Abfluß überschüssiger Ringer-Lactatlösung aus dem Abdomen.

6.2 Die totale laparoskopische Hysterektomie

Nach Dilatation des Endozervikalkanals wird der Valtchev-Manipulator eingeführt, um mit ihm den Uterus zu antevertieren. Währenddessen sitzt die Zervix quasi auf einem weiten Podest, so daß die Vagina zwischen den Sakrouterinligamenten bei der Douglas-Inspektion von außen deutlich erkennbar ist.
Es werden drei laparoskopische Punktionsstellen (einschließlich der Nabelregion) benutzt:
ein 10-mm-Trokar am Nabel, ein 5-mm-Trokar im rechten und ein 5-mm-Trokar im linken unteren Quadranten. Der Trokar im linken unteren Quadranten ist die Hauptpforte für die operative Manipulation. Die rechte Trokarhülse dient der Retraktion mit der atraumatischen Greifzange.

Zu Beginn des Eingriffs wird zunächst das obere Abdomen inspiziert und dann die Appendix vermiformis identifiziert. Bei pathologischen Veränderungen wie Dilatation, Verwachsungen oder einer Endometriose ist eine **simultane Appendektomie** möglich. Mit einer Metzenbaum-Schere wird an der Basis ein Fenster in die Mesoappendix präpariert, eine freie Vicryl®-Ligatur, Fadenstärke 2–0, durch dieses Fenster geführt und ein extrakorporal gelegter Knoten mit dem Clarke-Reich-Knotenschieber eingebracht, um auf diese Weise die Blutzufuhr zur Mesoappendix zu unterbinden. Nach Durchtrennen der Mesoappendix unterhalb der Ligaturstelle werden drei Endoschlingen (Chromcatgut) über die Basis der Appendix plaziert. Die Appendix wird zunächst am Zökum belassen und erst später nach Eröffnung des Douglas-Raums abgetrennt, so daß sofort danach ihre Entfernung aus der Peritonealhöhle erfolgen kann. Dann wird der Ureterverlauf dargestellt.

6.2.1 Ureterdarstellung

Es gibt drei Zugänge für die Ureterdarstellung: den medialen, den oberen und den lateralen. Ist der Ureter intraoperativ nur identifiziert, jedoch nicht präpariert worden, sollte gegen Ende der Operation nach dem Verschluß der Vagina eine Ampulle Indigokarminblau i.v. injiziert und 5 Minuten später eine Zystoskopie durchgeführt werden, um die Durchgängigkeit der Ureteren zu überprüfen.

Der mediale Zugang nach Reich

Sofort nach der Exploration des oberen Abdomens und des Beckens werden, falls möglich, beide Ureteren bis in das kleine Becken freipräpariert. Die Präparation der Ureteren sollte in einer frühen Phase der Operation erfolgen, noch bevor das Peritoneum der Beckenwand aufgrund der Irritation durch das CO_2-Pneumoperitoneum oder durch die Wasserpräparation ödematös und/oder trüb geworden bzw. bevor die Ureterenperistaltik durch den Operationsstreß, den CO_2-Druck oder die Trendelenburg-Position herabgesetzt ist.
Bei anteflektiertem Uterus läßt sich der Ureter gewöhnlich ohne Schwierigkeiten in seiner physiologischen Position auf dem medialen Blatt des Lig. latum darstellen, falls keine pathologischen Douglas- oder Adnexveränderungen vorliegen. Dies ermöglicht, das Peritoneum gleich oberhalb des Ureters zu eröffnen, um so ein Fenster für die sichere Abtrennung des Lig. infundibulopelvicum oder der Adnexstümpfe zu schaffen.
Der Ureter und das ihm aufliegende Peritoneum werden tief im Becken gefaßt. Dazu benutzt man eine atraumatische Faßzange, die über den gegenüberliegenden Arbeitskanal eingeführt ist. Ureter und aufliegendes Peritoneum werden an der Beckenwand unterhalb und kaudal des Ovars und lateral des Lig. sacrouterinum gefaßt und danach das Peritoneum mit einer Schere oberhalb des Ureters gespalten (Abb. 19-1). In den so erzeugten Peritonealdefekt wird die Schere geschlossen eingeführt und gespreizt. Anschließend wird ein Scherenblatt mit der lateralen Kante auf dem

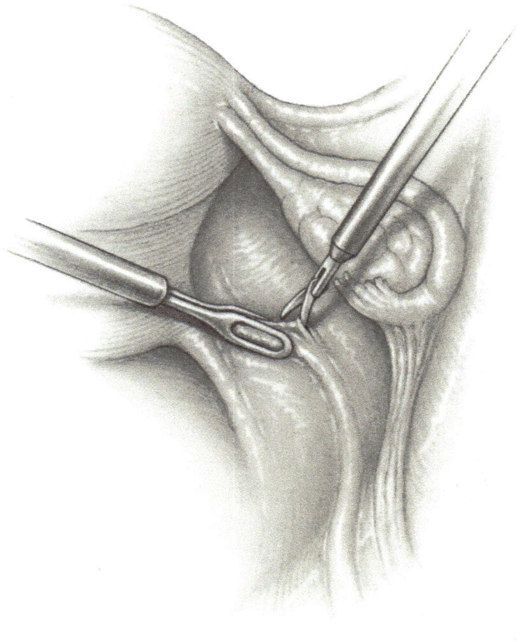

Abb. 19-1 Ureterdarstellung beim medialen Zugang: Eröffnen des Peritonealblatts an der seitlichen Beckenwand oberhalb des Ureterverlaufs

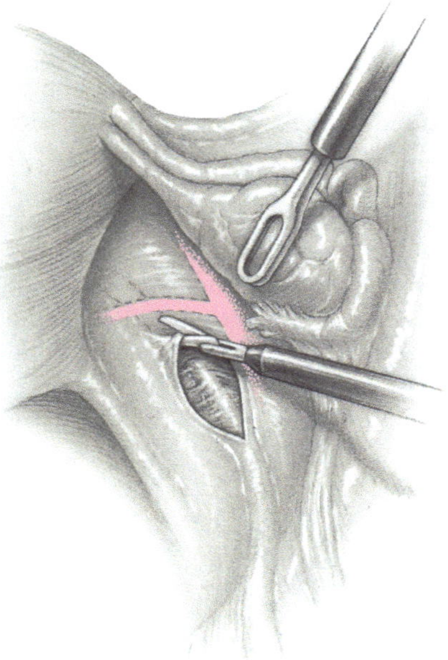

Ureter plaziert, die mediale Kante durch das Peritoneum sichtbar gemacht und das Peritoneum weiter gespalten (Abb. 19-2). Dies wird fortgeführt bis zu der Stelle im kleinen Becken, wo die Uterinagefäße den Ureter lateral zum Ansatz des Lig. cardinale an der Zervix kreuzen. Bindegewebe zwischen dem Ureter und den Gefäßen wird mit der Schere durchtrennt. Kommt es zu einer Blutung, wird sie mit der Mikrobipolarzange gestillt. Häufig wird zu diesem Zeitpunkt die A. uterina ligiert, um das Risiko einer retrograden Blutung von den oberen Adnexstümpfen zu verringern (Abb. 19-3a bis d).

◁
Abb. 19-2 Das Peritoneum wird dem Ureterverlauf folgend mit der Schere nach kaudal weiter eröffnet.

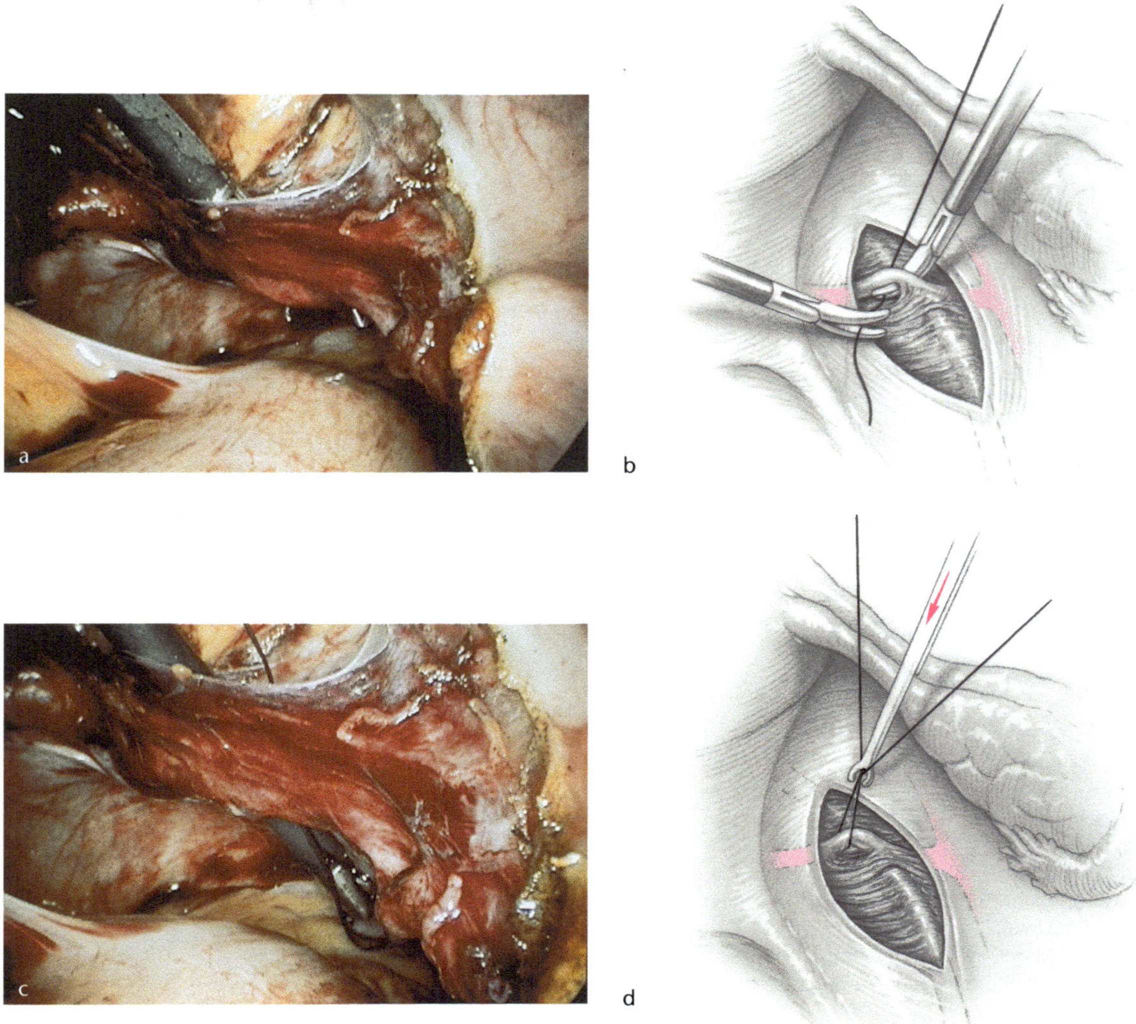

Abb. 19-3a bis d Ligatur der A. uterina in verschiedenen Einzelschritten

Der obere Zugang

Beim oberen Zugang wird das Kolon vom Beckenrand abpräpariert (Rektosigmoid auf der linken und Zökum auf der rechten Seite) und die Gefäße des Lig. infundibulopelvicum vom Dach des Lig. latum befreit, damit der darunter liegende Ureter identifiziert werden kann. Der Ureter wird dann vom Lig. latum zurückgezogen und sein Verlauf bis in das Becken weiter verfolgt.

Der laterale Zugang nach Kadar

Beim lateralen Zugang orientiert man sich am Pararektalraum, um den Ureter zu identifizieren. Der Ureter muß nicht in seinem gesamten Verlauf im Becken vom Lig. latum gelöst werden, um sichtbar zu sein.

Durch Kippung des Uterus zur kontralateralen Seite läßt sich an der Beckenwand ein Dreieck erkennen, das kranial vom Lig. rotundum, lateral von der A. iliaca externa und medial vom Lig. infundibulopelvicum begrenzt ist. Das Peritoneum wird mit der Schere in der Mitte des Dreiecks eröffnet und das Lig. latum durch stumpfe Separation des umgebenden extraperitonealen Gewebes eröffnet (Abb. 19-4a bis c). Das Lig. infundibulopelvicum wird mit der Greifzange nach medial gezogen, um den Ureter am Beckenrand darzustellen, wo er die A. iliaca communis oder die A. iliaca externa kreuzt.

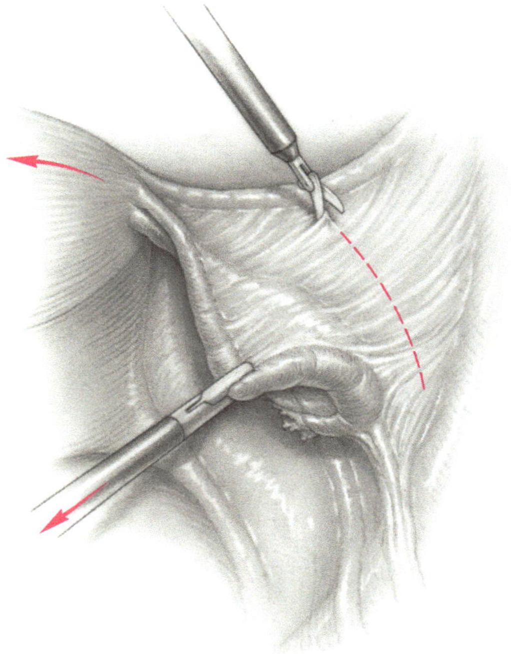

a

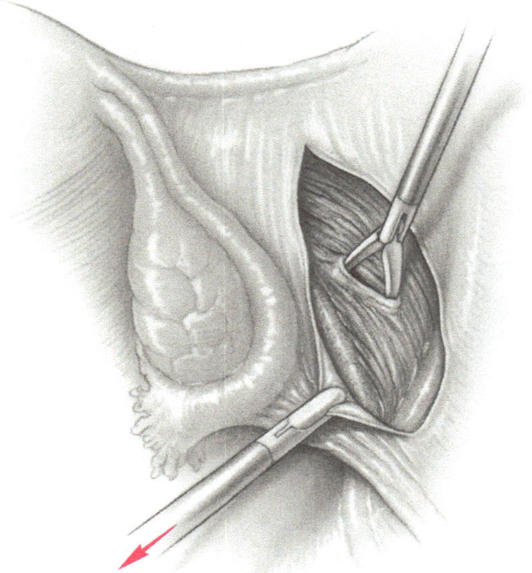

b

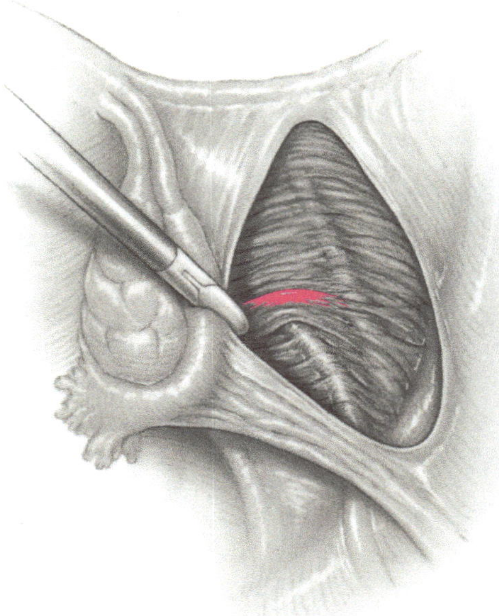

c

Abb. 19-4a bis c Ureterdarstellung beim lateralen Zugang:

a) Durch kontralateralen Zug an der Tube wird die Mesosalpinx angespannt und das Peritoneum inzidiert (gestrichelte Linie).
b) Mit der Zange gelingt es, atraumatisch das lockere retroperitoneale Bindegewebe zu durchtrennen und zur Seite zu schieben.
c) In der Tiefe wird der Verlauf der A. uterina sichtbar.

Der Operateur sucht dann den Ureter distal des Beckenrandes und lateral des Lig. infundibulopelvicum auf. Die Präparation wird darunter und kaudal des Lig. rotundum stumpf fortgesetzt, bis die obliterierte A. hypogastrica (Lig. umbilicale mediale) extraperitoneal identifiziert ist. Ergeben sich Schwierigkeiten bei der Präparation, wird die A. hypogastrica zunächst intraperitoneal dort, wo sie an der vorderen Abdominalwand verläuft und nach proximal hinter dem Lig. rotundum vorbeizieht, aufgesucht. Sind dann sowohl der intraperitoneale Anteil als auch der präparierte Raum unter dem Lig. rotundum im Sichtfeld, wird der intraperitoneale Anteil des Ligaments durch Zug vor- und zurückbewegt, um so den extraperitoneal verlaufenden Anteil in seiner Bewegung zu erkennen.

Nachdem der obliterierte Anteil der A. hypogastrica extraperitoneal identifiziert worden ist, läßt sich der Paravesikalraum relativ einfach durch stumpfe Separation des umgebenden Gewebes auf beiden Seiten der Arterie darstellen. Die obliterierte A. hypogastrica wird dann in ihrem Verlauf nach proximal verfolgt, wo sie die A. uterina begleitet. Als nächstes wird der Pararektalraum durch stumpfe Präparation proximal und medial der Uterinagefäße, die auf dem Lig. cardinale liegen, eröffnet. Wenn der Pararektalraum eröffnet ist, kann der Ureter leicht auf dem medialen Blatt des Lig. latum, das die mediale Grenze des Pararektalraums bildet, identifiziert werden. Die A. uterina und das Lig. cardinale an der distalen (kaudalen) Grenze dieses Raumes und die A. iliaca interna an seiner seitlichen Grenze werden ebenfalls deutlich sichtbar.

- Der Ureterverlauf wird zu Beginn der laparoskopischen Hysterektomie beidseits dargestellt. Der retroperitoneale Zugang zum Ureter kann von medial, kranial oder lateral erfolgen. Nach Freilegen des Ureters bis zur Überkreuzung der A. uterina läßt sich durch Ligatur der A. uterina frühzeitig die Blutzufuhr zum Uterus unterbinden.

6.2.2 Mobilisation der Harnblase

Die Ligg. rotunda werden mit Hilfe einer monopolaren Löffelelektrode mit 150-Watt-Schneidestrom in der Mitte durchtrennt. Eine eventuell auftretende Blutung wird durch bipolare Koagulation (30 W) gestillt. Anschließend wird mit einer Schere oder derselben Elektrode das Blasenperitoneum durchtrennt. Dabei wird das Instrument von der rechten Seite aus über die Mitte bis zum linken Lig. rotundum geführt (Abb. 19-5). Die Harnblase wird dann entweder mit der Schere oder stumpf mit der Löffelelektrode oder dem Saug-Spülstab von der Zervix und dem oberen Anteil der Scheide abgeschoben, bis die Scheidenvorderwand erreicht ist und durch vaginales Anheben mit einer Fensterklemme identifiziert werden kann.

6.2.3 Obere Blutversorgung des Uterus

Besteht der Wunsch, die Ovarien zu erhalten, werden das Lig. ovarii proprium und der Eileiter mit einem Vicryl®-Faden, Fadenstärke 2–0, uterusnah ligiert. Hierzu kann man den Adnexabgang entweder zweimal mit einer gebogenen Nadel unterstechen oder mit einer freien Ligatur unterfahren, die durch ein vorher stumpf präpariertes Fenster in der Mesosalpinx gezogen und extrakorporal geknotet wird. Alternativ können das Lig. ovarii proprium und der Eileiter mit einer Bipolarzange koaguliert und anschließend durchtrennt werden.

Wenn die Ovarektomie indiziert ist, werden das vordere und hintere Blatt des Lig. latum lateral und unterhalb des Lig. infundibulopelvicum mit einer Metzenbaum-Schere eröffnet. Zuvor muß der Ureterverlauf identifiziert worden sein. Dann wird eine freie Ligatur (Vicryl®, Fadenstärke 2–0) durch das so erzeugte Fenster gezogen und extrakorporal mit dem Clarke-Reich-Knotenschieber geknotet. Dies wird zweimal wiederholt, so daß eine distale und zwei proximale Unterbindungen der Ovarialgefäße plaziert sind, zwischen denen das Ligament anschließend durchtrennt wird. Ich koaguliere das Lig. infundibulopelvicum heute kaum noch, damit nicht schon zu Operationsbeginn eine zu starke Rauchentwicklung resultiert. Unter Zug am abgeschnittenen Stumpf des Lig. infundibulopelvi-

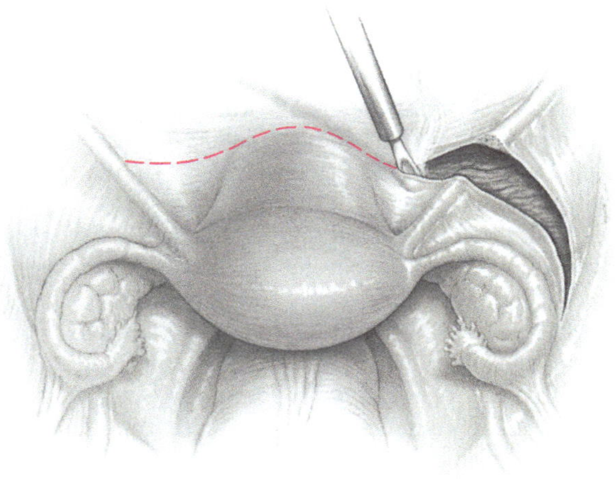

Abb. 19-5 Durchtrennen des Lig. rotundum und der Blasenumschlagsfalte mit der monopolaren Löffelelektrode

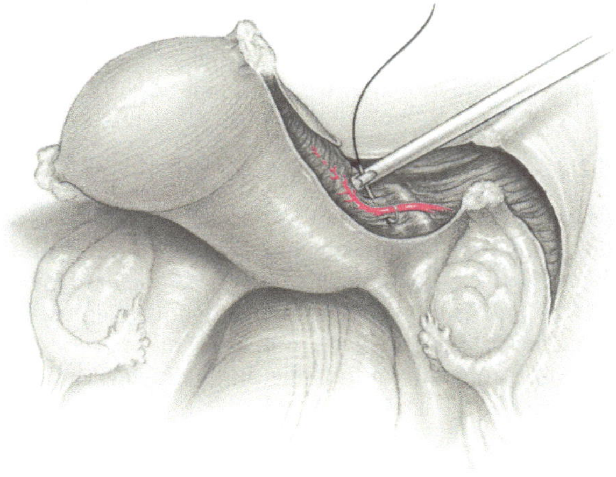

Abb. 19-6 Umstechen der A. uterina

cum wird danach das Peritoneum parallel zur Beckenwand bis zum Lig. rotundum mit der Löffelelektrode und monopolarem Schneidestrom eröffnet.

6.2.4 Unterbindung der Uterusgefäße

Das Lig. latum wird auf jeder Seite bis hinunter zu den Uterinagefäßen skelettiert. Danach wird die A. uterina – falls dies nicht bereits zu Beginn der Operation wie oben ausgeführt geschehen ist – mit einer Vicryl®-Naht, Fadenstärke 0–0, an einer CT-1-Nadel (27") oder einer atraumatischen CTB-1-Nadel ligiert. Die Nadeln werden nach Entfernung eines 5-mm-Trokars über die gleiche Inzision frei durch die Bauchdecke in die Peritonealhöhle hineingezogen. Die gebogene Nadel wird nah am Uterus mit einer kurzen Drehbewegung des Cook-Nadelhalters um das Gefäß geführt (Abb. 19-6). Da die A. uterina kräftig und widerstandsfähig ist, kann sie hierbei gefaßt und eleviert werden, allerdings vorsichtig, damit die direkt darunter liegende Vene nicht einreißt. Die Gefäße können nur selten derart komplett skelettiert werden, daß es möglich ist, eine freie Ligatur (Vicryl®, Fadenstärke 2–0) um sie zu legen (Abb. 19-7a).
Die Nähte werden extrakorporal nacheinander mehrmals geknotet und die Knoten einzeln mit dem Clarke-Reich-Knotenschieber nach intraabdominell vorgeschoben (Abb. 19-7b und 19-8).
In einigen Fällen wird mit der gebogenen Nadel über dem freiliegenden Ureter an der Stelle, wo er nach kaudal in Richtung der vorher mobilisierten Blase verläuft, auf jeder Seite eine singuläre Naht gelegt, die als Markierung des Ureterverlaufs im weiteren Verlauf der Operation dient.

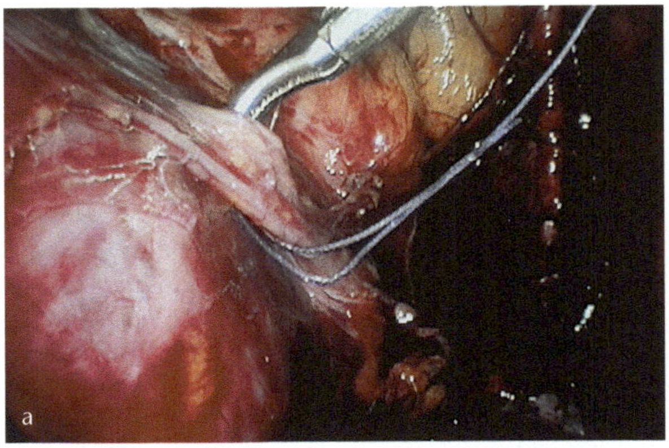

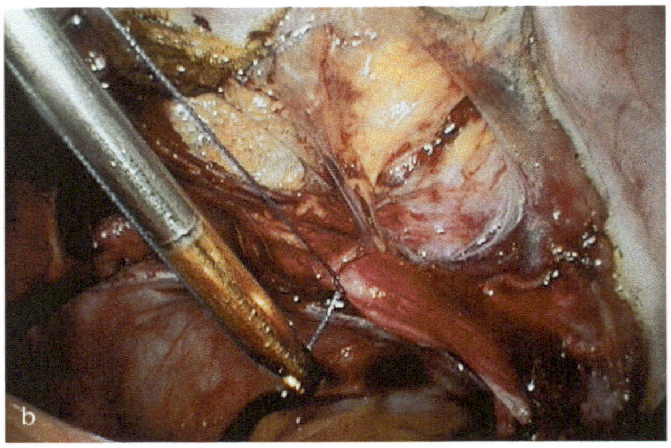

Abb. 19-7 a und b Legen einer freien Ligatur um die A. uterina (a) und Knotung mit dem Clarke-Reich-Knotenschieber (b)

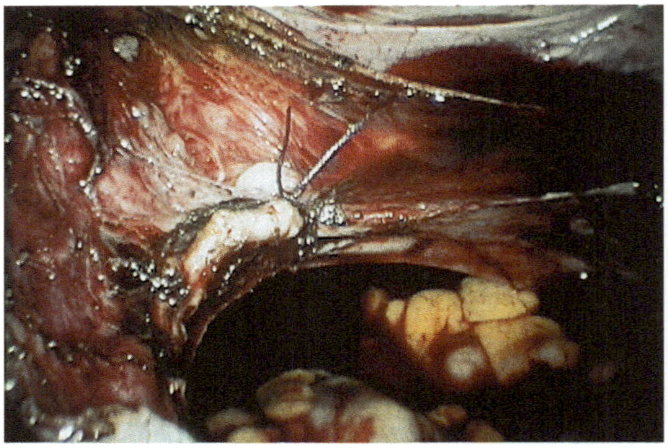

Abb. 19-8 A. uterina nach Ligatur und Durchtrennung

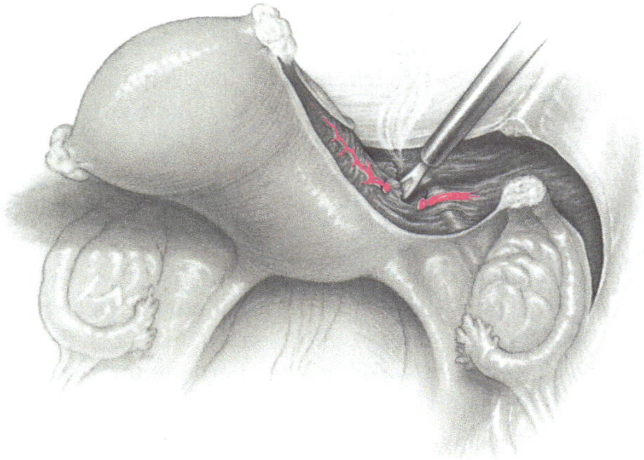

Abb. 19-9 Absetzen des Uterus von den Ligg. cardinalia mittels der monopolaren Löffelelektrode

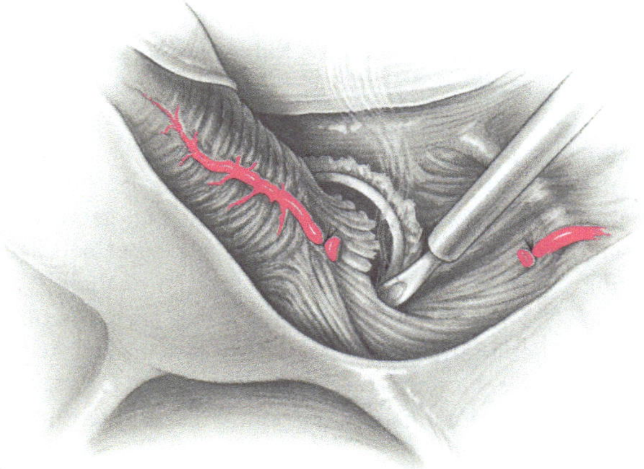

a

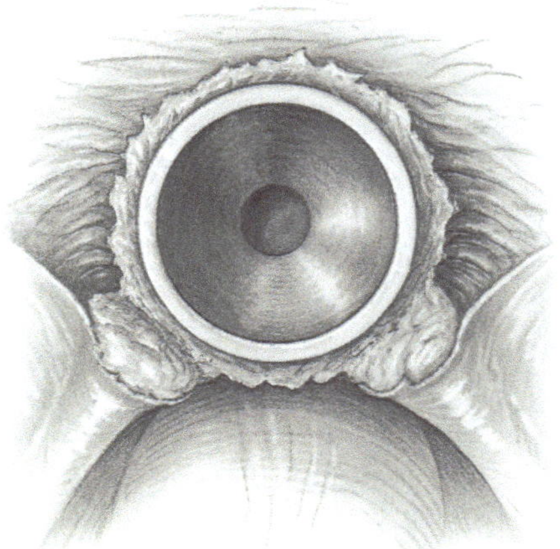

b

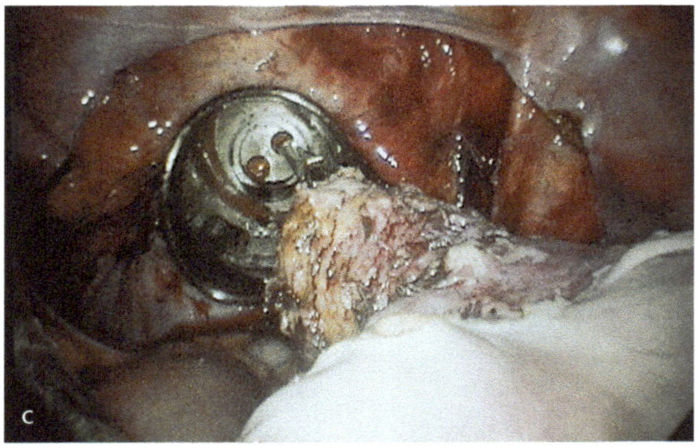

c

Abb. 19-10 a bis c Absetzen des Uterus von der Scheide über dem Vaginaldelineator

6.2.5 Spaltung der zervikovaginalen Verbindungen und zirkuläre Kuldotomie

Die Ligg. cardinalia werden danach mit dem CO_2-Laser (80 W) oder der Löffelelektrode mit 150-Watt-Schneidestrom durchtrennt (Abb. 19-9). Zur Kontrolle von Blutungen aus Vaginalästen wird die Bipolarzange eingesetzt. Die Vagina wird anschließend dorsal über dem Valtchev-Manipulator nahe dem zervikovaginalen Übergang eröffnet. Danach entfernt man den Valtchev-Manipulator und führt einen runden Vaginaldelineator von 4 cm Durchmesser (Fa. Wolf) in die Scheide ein, um mit ihm die Zervix zu umfassen, so daß sich darüber das Scheidengewölbe zirkulär darstellt. Er dient beim Lasereinsatz als Backstop und verhindert auch einen Druckverlust des Pneumoperitoneums über die Scheide. Zunächst werden das vordere Scheidengewölbe, dann die seitlichen Scheidenbegrenzungen über dem Vaginaldelineator dargestellt und eröffnet. Die Inzision erfolgt als zirkuläre Kuldotomie (Abb. 19-10 a bis c). Falls nötig, wird der Uterus mit einem durch die Bauchdecken intraabdominell eingebrachten Skalpell unter laparoskopischer Sicht morcelliert und durch die Scheide herausgezogen (Abb. 19-11).

Steht kein Vaginaldelineator zur Verfügung, kann auch eine Fensterklemme oberhalb der an der vorderen Muttermundslippe befestigten Kugelzange in das vordere Vaginalgewölbe geschoben werden, um den zervikovaginalen Übergang darzustellen. Das linke vordere Scheidengewölbe wird mittels Laser so weit eröffnet, daß der Spülstab unter die Scheidenvorderwand geschoben werden kann. Seine Spitze oder auch die vaginale Fensterklemme dient als Backstop, während das vordere und das seitliche Vaginalgewölbe abgetrennt werden. Der Spülstab wird dann von hinten nach vorne geführt, um das rechte Vaginalgewölbe darzustellen. Wenn es ebenfalls abgetrennt ist, kann der Uterus durch die Vagina herausgezogen werden.

6.2.6 Laparoskopischer Verschluß des Vaginalstumpfs und Suspension mittels Kuldoplastik nach McCall

Für den Verschluß des Vaginalstumpfs wird der Vaginaldelineator etwas zurückgezogen, aber nur so weit, daß er die Scheide weiterhin abdichtet, damit das Pneumoperitoneum erhalten bleibt. Das linke Lig. sacrouterinum wird hochgezogen, und mit Hilfe eines schrägen Cook-Nadelhalters wird eine Naht mit 0-Vicryl® an einer CT-1-Nadel hindurchgelegt. Diese Naht verläuft anschließend durch das Lig. cardinale, wobei nur wenig Gewebe des hinteren lateralen Scheidenanteils direkt unter den uterinen Gefäßen gefaßt wird, und wird dann weiter entlang dem hinteren Vaginalepithel mit wenigen Stichen bis zur rechten Seite geführt. Abschließend fixiert man mit der gleichen Naht den rechten posterolateralen Vaginalrand und das Lig. cardinale am rechten Lig. sacrouterinum (Abb. 19-12).

Diese Naht wird extrakorporal geknotet und bietet eine ausgezeichnete Stütze für den Vaginalstumpf mit Elevation nach oben-hinten in Richtung der Sakralhöhle. Der Rest der Vagina und die oben aufliegende Fascia pubocervicovesicalis werden vertikal mit ein oder zwei 0-Vicryl-Einzelnähen verschlossen. In den meisten Fällen wird auf einen Verschluß des Peritoneums verzichtet (Abb. 19-13 und 19-14).

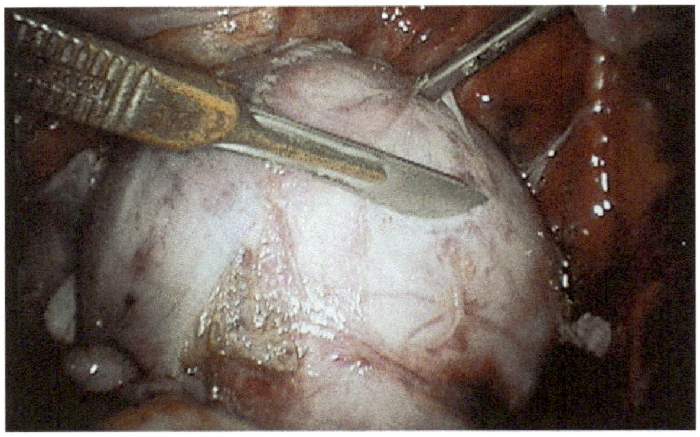

Abb. 19-11 Morcellieren des Uterus mittels eines frei in die Bauchhöhle eingebrachten Skalpells

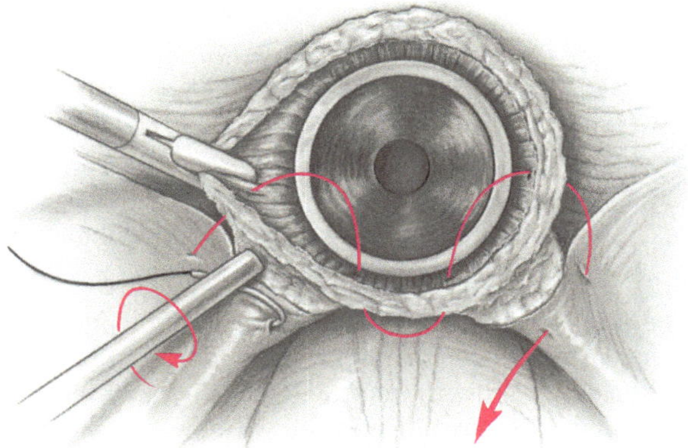

Abb. 19-12 Raffung und Anheftung des hinteren Vaginalrandes an die Ligg. sacrouterina zur Elevation der Scheide

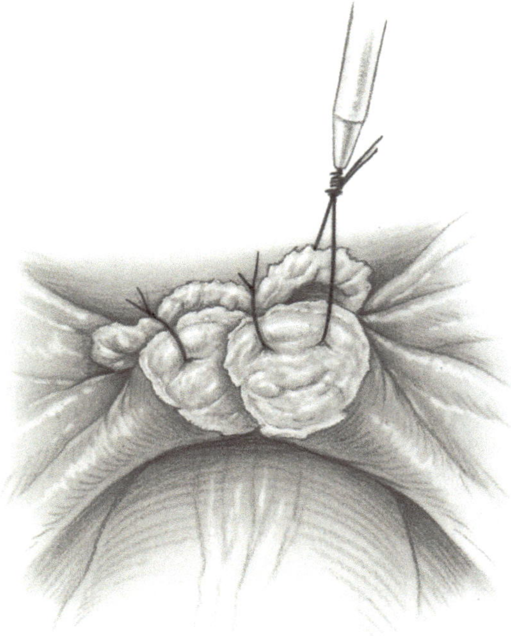

Abb. 19-13 Abschließender Scheidenverschluß

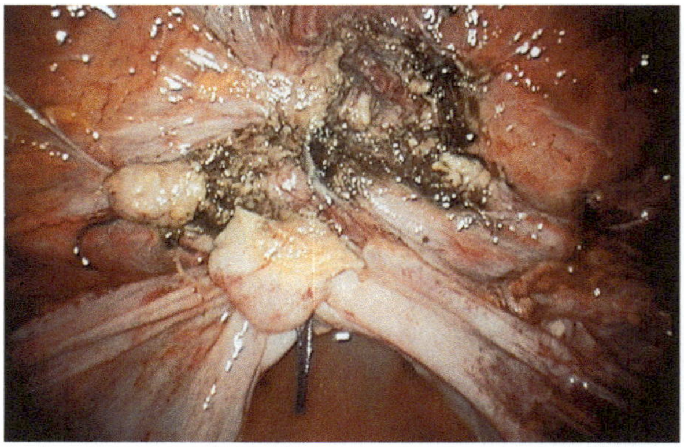

Abb. 19-14 Situs bei Abschluß der laparoskopischen Hysterektomie

6.2.7 Unterwasseruntersuchung

Am Ende jeder Operation dient eine Unterwasseruntersuchung dazu, Blutungen zu erkennen, die zuvor aufgrund des erhöhten intraperitonealen Druckes beim CO_2-Pneumoperitoneum eventuell maskiert wurden. Dabei wird das Pneumoperitoneum durch 2–5 l Ringer-Lactatlösung ersetzt und die Bauchhöhle wiederholt kräftig gespült und abgesaugt, bis die abgesaugte Flüssigkeit kein Blut mehr enthält. Treten weiterhin Blutungen auf, werden sie unter Wasser mit Hilfe einer Mikrobipolarzange gestillt. Zum Schluß sollten wenigstens 2 l Ringer-Lactatlösung in der Peritonealhöhle belassen werden.

- Beim Abpräparieren der Harnblase läßt sich die Scheidenvorderwand durch vaginales Anheben mit einer Fensterklemme besser erkennen.
- Wird vor Absetzen des Uterus ein kaudal verschlossenes Rohr vaginal eingeführt, erleichtert dies die zirkuläre Eröffnung der Scheide und verhindert das Entweichen des Pneumoperitoneums.
- Die laparoskopische Fixation des Scheidenstumpfes an den Ligg. sacrouterina dient als Prophylaxe gegen einen späteren Scheidenstumpfvorfall.

7 Nachuntersuchungen

Postoperativ wird der Vaginalstumpf nach sechs bis zwölf Wochen auf Granulationsgewebe untersucht, da Nahtmaterial bis dahin gewöhnlich resorbiert ist und die Wundheilung abgeschlossen sein sollte. Routineuntersuchungen innerhalb ein bis vier Wochen postoperativ sind in der Regel nicht indiziert, da eine gynäkologische Untersuchung die Heilung beeinträchtigen könnte. Allerdings sind Untersuchungen innerhalb der ersten Woche natürlich indiziert, wenn Schmerzen, Druckgefühl oder Fieber auftreten. Die Patientinnen sind zwar meist für zwei bis vier Wochen nach der Operation durch leichte Müdigkeit und geringe Schmerzen etwas beeinträchtigt, aber sie können leichte körperliche Anstrengungen wie z. B. Gehen gut verkraften. Die volle körperliche Belastbarkeit kehrt nach zwei bis sechs Wochen wieder zurück. Sexuelle Aktivität kann wieder aufgenommen werden, wenn der Vaginalstumpf abgeheilt ist, was gewöhnlich nach sechs Wochen der Fall ist.

8 Komplikationen

Die möglichen Komplikationen der laparoskopischen Hysterektomie entsprechen den typischen Komplikationen der Hysterektomie und der Laparoskopie, wie z. B. Anästhesiezwischenfälle, Beatmungsprobleme, Verletzungen von Gefäßen, Ureter, Blase oder Darm, postoperativer Harnverhalt, thromboembolische Komplikationen sowie Infektionen, insbesondere des Vaginalstumpfs. Zu den Komplikationen gehören auch die nur bei der Laparoskopie auftretende Verletzung großer Gefäße und das subkutane Emphysem. Seitdem prophylaktisch Antibiotika gegeben werden, sind Abszesse am Vaginalstumpf, Thrombophlebitis, Sepsis und Adnexabszesse selten geworden. Infektionen im Bereich der Trokareinstiche kommen ebenfalls nur noch selten vor.

Werden Trokare mit einem Durchmesser von 10 mm oder mehr extraumbilikal eingebracht, nimmt die Inzidenz von Narbenhernien nach operativer Laparoskopie deutlich zu. Diese Stellen sollten daher schichtgerecht verschlossen werden. Wenn sich die Inzision lateral des Rektusmuskels befindet, sollte die tiefe Faszie mittels Hauthaken hochgezogen und durch Einzelknopfnaht verschlossen werden. Geht der Schnitt durch den Rektusmuskel, wird der Peritonealdefekt mit einer laparoskopisch plazierten Naht verschlossen.

Fieber tritt nach einer vaginalen Hysterektomie nur etwa halb so häufig auf wie nach abdominalem Vorgehen. Durch laparoskopisches Absaugen aller Blutkoagel und Verschluß aller Blutgefäße nach Entfernung des Uterus sollte sich die Infektionsrate weiter reduzieren lassen. Das Morcellement während der laparoskopischen oder vaginalen Hysterektomie führt zu einem gering erhöhten febrilen Risiko, insbesondere wenn keine Antibiotikaprophylaxe erfolgt.

9 Spezielle Problemfälle der laparoskopischen Hysterektomie

9.1 Großer Uterus myomatosus (entsprechend der 16. SSW oder größer)

Wenn sehr große Myome vorliegen, bleibt die Harnblase gewöhnlich tief im Becken, während die Blasenumschlagsfalte nach oben gezogen ist. Die Blasenumschlagsfalte wird mit der Schere, der monopolaren Elektrode oder dem CO_2-Laser gespalten. Dieser Teil des Eingriffs folgt im Anschluß an die Ligatur des Lig. ovarii proprium, des Lig. rotundum und des Eileiteransatzes.

Meine neueste Technik besteht darin, die A. uterina seitlich am Uterus sehr früh während der Operation, d. h. vor der Unterbindung der höhergelegenen Gefäße, zu isolieren und zu unterbinden, um eine retrograde Blutung zu verhindern, und zwar insbesondere wenn der Erhalt der Ovarien gewünscht wird. Das Lig. rotun-

dum wird in die ipsilaterale vesikouterine Peritonealfalte hinein weiter durchtrennt, um die pulsierende A. uterina in der Tiefe identifizieren und entweder mit einer freien Ligatur oder einer CT-1-Nadel ligieren zu können. In diesen Fällen wird der Ureter nicht isoliert. Später sollte dann nach Scheidenverschluß und nach i. v.-Applikation einer Indigokarmin-Farbstofflösung eine Zystoskopie durchgeführt werden.
Zu diesem Zeitpunkt ist es für gewöhnlich möglich, das hintere und das vordere Scheidengewölbe laparoskopisch zu eröffnen und vaginal fortzufahren. Wenn es der vaginale Zugang gestattet, ist das vaginale Vorgehen auch schon früher möglich. Die Allen-Halterungen werden gegen „Candy-cane"-Halterungen ausgetauscht, und der Operateur sitzt jetzt zwischen den Beinen der Patientin. Von vaginal werden die Ligg sacrouterina, die Ligg. cardinalia und die uterinen Gefäße abgeklemmt, durchtrennt und wie bei der vaginalen Hysterektomie üblich ligiert. Nach einem ausgedehnten Morcellement wird der Uterus dann entfernt.
Wenn sehr große Myome hoch über dem inneren Muttermund lokalisiert sind, kann das Laparoskop häufig ober- oder unterhalb von ihnen in das kleine Becken gebracht werden. Die Ureteren sollten mit Hilfe atraumatischer Faßzangen auf beiden Seiten identifiziert und von den uterinen Gefäßen getrennt werden, nachdem sie – wie bereits zuvor beschrieben – mit der gebogenen Nadel ligiert worden sind. Die Vagina muß man dazu vorne und hinten eröffnen und die Ligg. cardinalia zwischen diesen beiden Inzisionen durchtrennen. Der freie Uterus läßt sich erst nach ausgedehntem Morcellement entfernen.

Wenn eine Adnexektomie geplant ist und das Lig. infundibulopelvicum sichtbar ist, wird es mit einem freien Faden (Vicryl®, 2–0) unterbunden. In einigen Fällen, wie z. B. bei einem sehr großen Uterus myomatosus, ist es vorzuziehen, zunächst die Ovarien zu erhalten, um eine Verletzung wichtiger Beckenwandstrukturen zu vermeiden. Die Ovarien sollten nach Entfernung des Uterus erneut inspiziert werden und können dann, falls nötig, sekundär abgesetzt werden. Wird jedoch ein Ovar durch intraligamentäres Myomwachstum von seinem seitlichen Platz weggezogen, so ist eine frühe Ovarektomie sinnvoller für eine bessere Darstellung. Bei einem großen Uterus myomatosus ist der Ansatz des Lig. ovarii proprium und des Eileiters am Uterus meist deutlich verlängert. Daher ist eine zweimalige Ligatur notwendig, um Nachblutungen zu verhindern. Häufig erfolgt statt dessen eine schrittweise bipolare Koagulation mit Durchtrennung, was ebenfalls ausreichend ist.

Das Morcellement des Uterus kann laparoskopisch oder vaginal durchgeführt werden. Bei der laparoskopischen Technik wird nach Entfernung des linken Trokars ein Skalpell Nr. 10 an einem langen Griff vorsichtig durch die 5-mm-Trokarwunde in die Bauchhöhle geschoben und der Uterus mit seinen großen Myomen vorsichtig zerteilt. Die das Skalpell umgreifenden Finger des Operateurs liegen der Bauchdecke an und verhindern so den Verlust des Pneumoperitoneums.
Ein vaginales Morcellement läßt sich nach Abbinden der Ovarialarterien von oben und der Uterusarterien von oben oder unten durchführen. Mit einem Skalpell Nr. 10 an einem langen Griff wird der Fundus uteri zirkulär umschnitten, während man gleichzeitig von außen an der Zervix zieht und sie als Widerlager gebraucht. Das Myometrium wird parallel zur Achse der Uterushöhle und zur Serosa des Uterus zirkulär inzidiert. Hierbei wird das Messer nicht über die Serosa des Uterus hinausgeführt. Die Inzision verläuft asymmetrisch unterhalb der Serosa uteri durch das ganze Myometrium hindurch. Die Zervix wird dabei unter Zug gehalten und das avaskuläre Myometrium so ausgeschnitten, daß die Endometriumhöhle, umgeben von einer dicken Schicht aus Myometrium, mit der Zervix herausgelöst werden kann. Anschließend ist es möglich, die verbliebene äußere Hülle des Uterus sekundär zu extrahieren.
Beim keilförmigen Morcellement werden aus dem Myometrium der vorderen und hinteren Uteruswand Keile herausgelöst, in der Regel in der Mittellinie, um so die Myometriummasse zu verkleinern. Nach Exzision eines großen Kerns wird der Fundus durch multiple Keilresektionen morcelliert und stückweise mittels einer Kugelzange oder einem 11-mm-Korkenzieher extrahiert. Wenn der verbleibende Fundus immer noch zu groß ist, kann man ihn zweiteilen und die Hälften nacheinander aus der Bauchhöhle herausziehen.

9.2 Endometriose im Stadium IV (AFS-RC)

Wenn das Rektum durch Endometriose oder Verwachsungen mit dem Uterus zusammenhängt, wird zunächst das Peritoneum eröffnet und das Rektum von der Vaginalhinterwand weg in das lockere umgebende Gewebe des Rektovaginalraums gezogen. Die Vagina wird zwischen den Ligg. sacrouterina mit dem durch das Operationslaparoskop geführten Strahl des CO_2-Lasers oder mit der monopolaren Löffelelektrode eröffnet. Mit einem Tupfer oder Ballon, der vaginal hinter der Zervix plaziert wird, sollte man den Schnitt tamponieren, um einen Verlust des Pneumoperitoneums während der restlichen Operationszeit zu vermeiden.

Bei schwerer Endometriose mit Verschluß des Douglas-Raums muß der Operateur zunächst die Ovarien, anschließend die Ureteren und zuletzt das Rektum von der Uterusrückwand zum rektovaginalen Septum frei-

präparieren. Eine tiefe, fibrosierte, noduläre Endometriose, die den Douglas-Raum mit einbezieht, erfordert eine Exzision des fibrosierten Gewebes von den Ligg. sacrouterina, von Zervix- und Vaginalhinterwand und vom Rektum. Zunächst ist die Aufmerksamkeit auf die vollständige Präparation der Rektumvorderwand unter Mitnahme des beteiligten Peritoneums zu richten, bis das lockere umgebende Gewebe des Spatium rectovaginale erreicht ist. In jedem Fall sollte eine Rektalsonde eingeführt werden. Sie läßt sich als Führungshilfe benutzen, um die Schnittstelle zwischen Rektum und Douglas-Läsion zu identifizieren und mit dem CO_2-Laser oder der Schere zu eröffnen. Mit dem Saug-Spülstab erfolgt dann eine vorsichtige stumpfe Präparation im Wechsel zwischen Aquadissektion und Sog. Laser und Schere werden zur scharfen Präparation eingesetzt, bis das Rektum mit oder ohne einige verbleibende fibrotische Endometrioseherde von der Uterushinterwand und der oberen Vagina abgetrennt und unterhalb der Läsion im lockeren umgebenden Gewebe des Spatium rectovaginale zu erkennen ist. Die Exzision fibrotischer Endometrioseherde von der Vaginalhinterwand, den Ligg. sacrouterina und dem Rektum sollte nur nach voller Mobilisation des Rektums in Betracht gezogen werden. Nach kompletter Exzision der nodulären Endometrioseherde im Gesunden verschwindet im allgemeinen die Schmerzsymptomatik.
Knoten in der Muskularis der Rektumvorderwand können meist laparoskopisch exzidiert werden. Geschieht dies während der Hysterektomie, kann es zur Eröffnung des Rektums kommen. In diesem Fall wird ein verschlossener automatischer runder Stapler (Proximate ILS Curved Intraluminal Stapler, Fa. Ethicon, Stealth) transanal in das Lumen des Rektums bis knapp oberhalb des Knotens oder der Darmläsion eingebracht. Der Stapler wird 1–2 cm geöffnet und hochgehalten, um die Rektumhinterwand auszusparen. Sobald seine proximale Branche gerade unterhalb des Prozesses oder des Lochs positioniert ist, werden Läsion oder Wundränder eingestülpt und das Gerät geschlossen. Nach erneuter Kontrolle, daß auch keine benachbarten Organe oder die Rektumhinterwand mitgegriffen wurden und daß die Anastomose nicht unter Spannung steht, wird das Instrument dann ausgelöst und durch den Anus entfernt. Der Operateur muß sich versichern, ob die fibrotische Läsion oder ein Gewebering, der das Loch umfaßte, im zirkulären Stapler enthalten ist. Anschließend wird eine laparoskopische Inspektion unter Wasser durchgeführt, nach Instillation von Indigokarminlösung in das Rektum, um auf diese Weise eventuelle Lecks erkennen zu können (s. a. Kap. 15, „Endometriose“).

9.3 Laparoskopische uterosakral-vaginale Suspension

Es besteht die Möglichkeit, nach der Hysterektomie die Vagina mit Hilfe laparoskopischer Operationstechniken anzuheben. In den Fällen, in denen die Hysterektomie wegen eines vaginalen und uterinen Prolapses erfolgen soll, werden die Ureteren vor der vaginalen Hysterektomie laparoskopisch präpariert, um den oberen Anteil der Ligg. sacrouterina nahe dem Os sacrum besser identifizieren zu können. Durch diese festen Ligamente werden dann Nähte gelegt und die Fäden zunächst lang in der Peritonealhöhle für die spätere Fixation gelassen.
Nach der vaginalen Entfernung des Uterus greift der Operateur die vorher gelegten Nahtfäden von vaginal mit dem Zeigefinger und bringt sie in die Scheide ein. Dort werden sie dann mit Hilfe freier gebogener Nadeln am Vaginalstumpf angeheftet und nach der Beendigung des Vaginalverschlusses geknotet. Dies bewirkt eine bessere Elevation des Vaginalstumpfs, als mit der vaginalen Operation allein erreicht werden könnte.

9.4 Laparoskopische Rektozelenbeseitigung

Enterozelen und Rektozelen lassen sich laparoskopisch beseitigen. Die laparoskopische Raffung des M. levator ani oberhalb des Analsphinkters führt zu einer ausgezeichneten Stützung der Vagina und des Rektums. Bei diesem Eingriff wird das Spatium rectovaginale mittels Aquadissektion oder mit einem Präparationsballon (Preperitoneal Distention Balloon, Origin Medsystems) eröffnet. Die beidseitige Rektumseparation ermöglicht die Identifikation der Mm. levatores ani. Diese werden über der Mittellinie durch Plazierung von 0-Vicryl- oder Ethibond-Einzelknopfnähten zusammengeführt. Anschließend wird das Vaginalgewölbe zu den Ligg. sacrouterina hochgezogen, die der Levatorplatte und dem Sakrum aufliegen. Dies geschieht wie oben beschrieben über einen kombinierten laparoskopischen und vaginalen Zugang.

10 Schlußbetrachtung

Es ist schwierig, aus den gegenwärtigen Publikationen herauszulesen, welche Rolle die Laparoskopie bei den einzelnen Indikationen der Hysterektomie spielt, da die laparoskopisch geübten Operateure die schwierigen Fälle zugewiesen bekommen und selten solche, die leicht vaginal ausgeführt werden könnten. Der zukünftige Platz der laparoskopischen Hysterektomie wird sicherlich davon bestimmt werden, daß die Operateure, angeregt durch Versuche, den „schwierigen“ Teil der LAVH vaginal durchzuführen, zunehmend vertrauter und geübter mit dem vaginalen Operieren umgehen. Ich vermute, daß über 50% der Hysterektomien allein vaginal ohne Laparoskopie ausgeführt werden könnten. Die Laparoskopie ermöglicht außerdem wahrscheinlich in mehr als der Hälfte der verbleibenden Fälle ein vaginales Vorgehen. Ich schätze, daß sich nach einer initialen diagnostischen Laparoskopie etwa die Hälfte der Fälle mit relativen Kontraindikationen zum vaginalen Vorgehen doch vaginal operieren lassen. In der Hälfte der verbleibenden Hysterektomien wird vor Entfernung des Uterus eine laparoskopische Adnexektomie oder Adhäsiolyse des oberen Anteils nötig sein, z. B. in Form einer LAVH. Von den verbleibenden 12,5% Hysterektomiefällen wird der geübte laparoskopische Operateur bei weniger als 1% eine abdominale Hysterektomie in Betracht ziehen.

Literatur

Canis M, Mage G, Wattiez A, Pouly JL et al.: Does endoscopic surgery have a role in radical surgery of cancer of the cervix uteri? J Gynecol Obstet Biol Reprod (Paris) 19 (1990) 919–921.

Clarke HC: Laparoscopy – New instruments for suturing and ligation. Fertil Steril 23 (1972) 274–277.

Kadar N: A laparoscopic technique for dissecting the pelvic retroperitoneum and identifying the ureters. J Reprod Med 40 (1995) 116–122.

Kovac SR: Intramyometrial coring as an adjunct to vaginal hysterectomy. Obstet Gynecol 67 (1986) 131–136.

Kovac SR, Cruikshank SH, Retto HF: Laparoscopy-assisted vaginal hysterectomy. J Gynecol Surg 6 (1990) 185–189.

Lash AF: A method for reducing the size of the uterus in vaginal hysterectomy. Am J Obstet Gynecol 42 (1941) 452–459.

Liu CY: Laparoscopic hysterectomy. Report of 215 cases. Gynaecol Endoscopy 1 (1992) 73–77.

Liu CY: Laparoscopic hysterectomy: A review of 72 cases. J Reprod Med 37 (1992) 351–354.

Lyons TL: Laparoscopic supracervical hysterectomy. In: Hunt RB, Martin DC (eds): Endoscopy in Gynecology. Proceedings of the World Congress of Gynecologic Endoscopy. AAGL 20th Annual Meeting, Las Vegas, Nevada. Port City Press, Baltimore 1993, Chapter 18, pp. 129–131.

Parker WH, Berek JS: Management of selected cystic adnexal masses in postmenopausal women by operative laparoscopy: A pilot study. Am J Obstet Gynecol 163 (1990) 1574–1577.

Reich H, DeCaprio J, McGlynn F: Laparoscopic hysterectomy. J Gynecol Surg 5 (1989) 213–216.

Reich H: Laparoscopic extrafascial hysterectomy with bilateral salpingo-oophorectomy using stapling techniques for endometrial adenocarcinoma. AAGL 19th Annual Meeting, Orlando, Florida, November 14–18, 1990.

Reich H, McGlynn F, Wilkie W: Laparoscopic management of stage I ovarian cancer. J Reprod Med 35 (1990) 601–605.

Reich H, McGlynn F: Short self-retaining trocar sleeves. Am J Obstet Gynecol 162 (1990) 453–454.

Reich H, McGlynn F, Salvat J: Laparoscopic treatment of cul-de-sac obliteration secondary to retrocervical deep fibrotic endometriosis. J Reprod Med 36 (1991) 516–522.

Reich H: Laparoscopic Hysterectomy. Surgical Laparoscopy and Endoscopy, vol. 2, pp. 85–88. Raven Press, New York 1992.

Reich H, Clarke HC, Sekel L: A simple method for ligating in operative laparoscopy with straight and curved needles. Obstet Gynecol 79 (1992) 143–147.

Reich H, McGlynn F, Sekel L, Taylor P: Laparoscopic management of ovarian dermoid cysts. J Reprod Med 37 (1992) 640–644.

Reich H, McGlynn F, Sekel L: Total laparoscopic hysterectomy. Gynaecol Endoscopy 2 (1993) 59–63.

Schlaff WD, Zerhouni EA, Huth JA, Chen J, Damewood MD, Rock JA: A placebo-controlled trial of a depot gonadotropin-releasing hormone analogue (leuprolide) in the treatment of uterine leiomyomata. Obstet Gynecol 74 (1989) 856–862.

Stovall TG, Ling FW, Henry LC, Woodruff MR: A randomized trial evaluating leuprolide acetate before hysterectomy as treatment for leiomyomas. Am J Obstet Gynecol 164 (1991) 1420–1425.

Valtchev KL, Papsin FR: A new uterine mobilizer for laparoscopy: Its use in 518 patients. Am J Obstet Gynecol 127 (1977) 738–740.

Woodland MB: Ureter injury during laparoscopy-assisted vaginal hysterectomy with the endoscopic linear stapler. Am J Obstet Gynecol 167 (1992) 756–757.

Zacharin RF: Pulsion enterocele: Review of functional anatomy of the pelvic floor. Obstet Gynecol 55 (1980) 135–140.

20

Laparoskopische suprazervikale Hysterektomie (LASH)

J. Donnez, R. Polet, M. Smets, S. Bassil und M. Nisolle
übersetzt und nachbearbeitet von J. Hucke

1 Einleitung

Durch die Entwicklung neuer Geräte und die verbesserte Technologie wurden Gynäkologen in den letzten Jahren in die Lage versetzt, die Hysterektomie laparoskopisch auszuführen. Reich und Mitarbeiter beschrieben 1989 als erste die Technik der laparoskopischen Hysterektomie. Seitdem wird die laparoskopisch assistierte vaginale Hysterektomie (LAVH) mit oder ohne beidseitige Salpingo-Oophorektomie routinemäßig bei Endometriumkarzinom und gutartigen gynäkologischen Erkrankungen angewandt.

1990 führten wir in unserer Abteilung die erste laparoskopisch subtotale (suprazervikale) Hysterektomie (LASH) durch. Im Einklang mit dem Konzept der minimal-invasiven Chirurgie wird bei dieser Technik nur das krankhaft veränderte Gewebe entfernt. Die Cervix uteri sollte, wenn keine stringente Indikation vorliegt, erhalten bleiben. Obwohl sie zusammen ein Organ bilden, haben Cervix und Corpus uteri verschiedene Aufgaben. Die suprazervikale Hysterektomie ist allerdings nur bei gutartigen Erkrankungen des Myometriums wie Adenomyosis uteri und Uterus myomatosus möglich.

2 Indikationen

Indikationen für die laparoskopisch subtotale Hysterektomie sind:

- Meno-/Metrorrhagien, die auf eine medikamentöse Behandlung nicht ansprechen und bei denen ein hysteroskopischer Eingriff mit einem erhöhten Risiko von Langzeitrezidiven assoziiert ist. Dies schließt multiple submuköse Myome, ein Corpus uteri mit einer der 7. SSW entsprechenden Größe und den Verdacht auf eine Adenomyosis uteri mit ein
- Blutungsrezidive nach therapeutischen hysteroskopischen Eingriffen wegen Meno-/Metrorrhagien (Laserablation des Endometriums, Endometriumresektion oder Endometriumkoagulation)
- Uterus myomatosus mit multiplen Myomen und einer Größe entsprechend der 10. bis 13. SSW

3 Auswahl der Patientinnen

Die laparoskopisch subtotale Hysterektomie bietet sich für Patientinnen an, auf die folgende Einschlußkriterien zutreffen:

- unauffälliger zervikaler Pap-Abstrich ohne frühere oder gegenwärtige zervikale Dysplasie
- unauffällige Kolposkopie, keine chronische Zervizitis oder anatomisch veränderte Cervix uteri
- bei der klinisch gynäkologischen Untersuchung kein Nachweis eines zervikalen Myoms; keine Endometriose der Ligg. sacrouterina oder des Septum rectovaginale
- keine hysteroskopisch nachgewiesenen prämalignen Veränderungen des Cavum uteri oder des Endozervikalkanals; histologisch unauffällige Endometriumbiopsie
- Einverständnis der Patientin und Verläßlichkeit in bezug auf ihre Bereitschaft, auch nach der Operation routinemäßig jährliche Krebsfrüherkennungsuntersuchungen einschließlich Zervixabstrich durchführen zu lassen
- abgeschlossene Familienplanung. Der Eingriff wird Patientinnen, die jünger als 40 Jahre sind, nur selten vorgeschlagen.

> - Indikationen zur laparoskopisch subtotalen Hysterektomie sind gutartige Veränderungen des Corpus uteri unter Ausschluß pathologischer Veränderungen der Cervix uteri.
> - Die Patientin muß motiviert sein, langfristig und regelmäßig die üblichen Krebsfrüherkennungsuntersuchungen unter Einschluß des zervikalen Abstrichs vornehmen zu lassen.

4 Operationstechnik

Der Eingriff wird in Allgemeinnarkose in Steinschnittlagerung der Patientin vorgenommen. Abdomen und Scheide werden mit verdünnter Jodlösung desinfiziert. Danach wird transzervikal ein Uterusmanipulator eingesetzt. Zwei Kugelzangen, die an die Cervix uteri angehakt werden, ermöglichen eine axiale Rotation des Uterus. Die Harnblase wird mit einem Foley-Katheter versehen. Nachdem das Pneumoperitoneum in üblicher Weise transumbilikal angelegt und der Optiktrokar eingebracht ist, werden unter Sicht drei weitere 5-mm-Trokare im Abstand von 5–6 cm zueinander etwa 2–3 cm suprasymphysär eingeführt (Abb. 20-1).

4.1 Präparieren des Uterus

Zur Durchtrennung der uterinen Haltestrukturen und Erzielung der notwendigen Hämostase können verschiedene operative Methoden angewandt werden: bipolare Koagulation und Durchtrennung (Abb. 20-2), Nahttechniken (Endoschlingen, laparoskopische Nähte) oder ein automatisches Klammer-Schneideinstrument (Abb. 20-3). Mit dem Klammer-Schneideinstrument werden in zwei versetzt angeordneten Dreierreihen Titanklammern auf die Eileiter, das Lig. ovarii proprium und das Lig. rotundum appliziert.

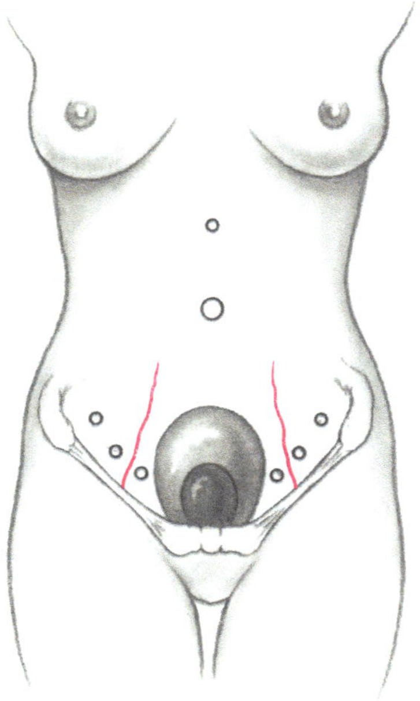

Abb. 20-1 Positionierung der Trokare für die LASH: Je größer der zu entfernende Uterus ist, desto weiter nach lateral und kranial werden die äußeren Trokare und eventuell auch der Optiktrokar gesetzt.

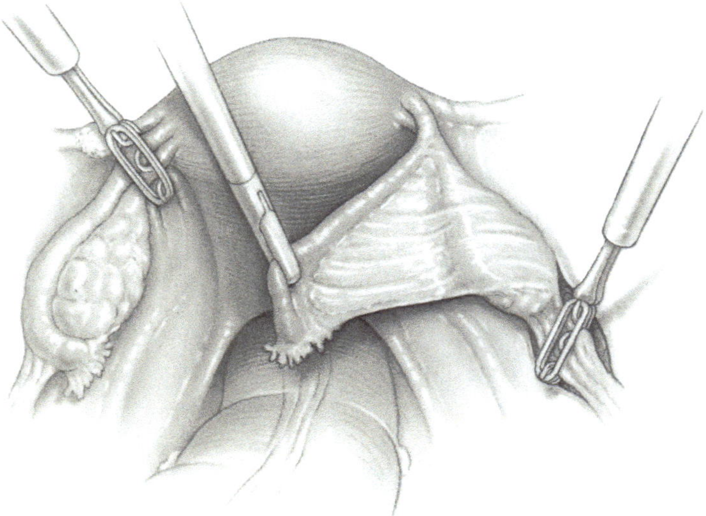

Abb. 20-2 Bipolare Koagulationstechnik zum:
links: Absetzen des Uterus von den Adnexen
rechts: Absetzen der Adnexe von der Beckenwand

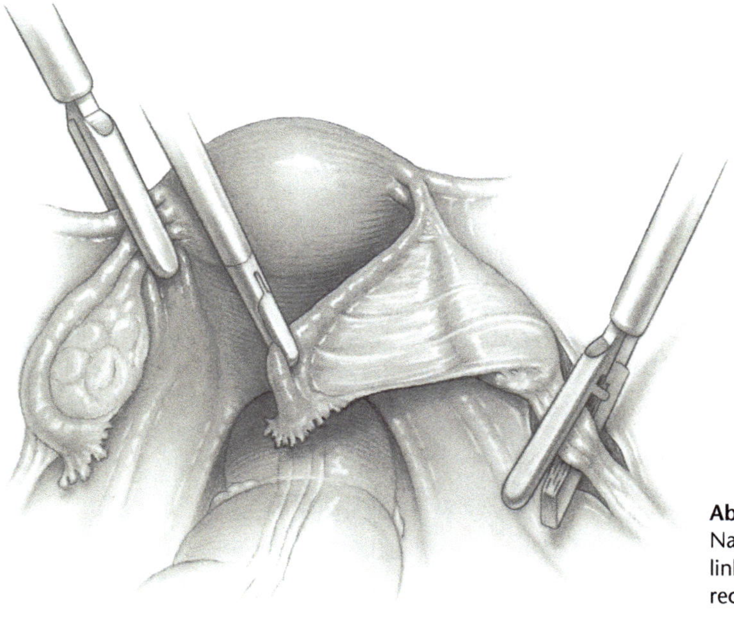

Abb. 20-3 Einsatz des automatischen Klammer-Nahtgerätes Endo-GIA zum:
links: Absetzen des Uterus von den Adnexen
rechts: Absetzen der Adnexe von der Beckenwand

Mit der bipolaren Koagulation werden die Gefäße im Lig. rotundum, Lig. ovarii proprium und im isthmischen Anteil beider Eileiter koaguliert und anschließend mit einer laparoskopischen Schere oder dem CO_2-Laser durchtrennt. Da endoskopische Klammer-Nahtinstrumente sehr teuer sind, werden bipolare Koagulation und Durchtrennung bevorzugt.

Falls auch die Adnexe entfernt werden sollen, muß zunächst der Ureter in seinem Verlauf visualisiert werden. Man beginnt ihn am Beckenkamm aufzusuchen, da er hier am einfachsten darzustellen ist, und folgt seinem Verlauf, bis er in der Basis des Lig. latum verschwindet. Die Adnexe werden von der kontralateralen Seite gefaßt und weit ins kleine Becken herübergezo-

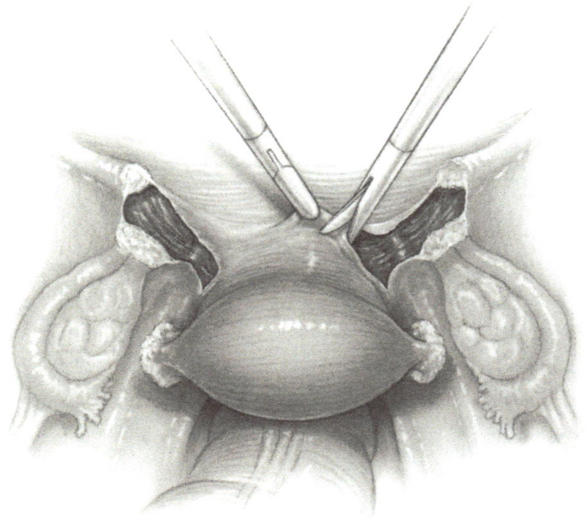

Abb. 20-4 Eröffnen der Harnblasenumschlagsfalte mit der laparoskopischen Schere

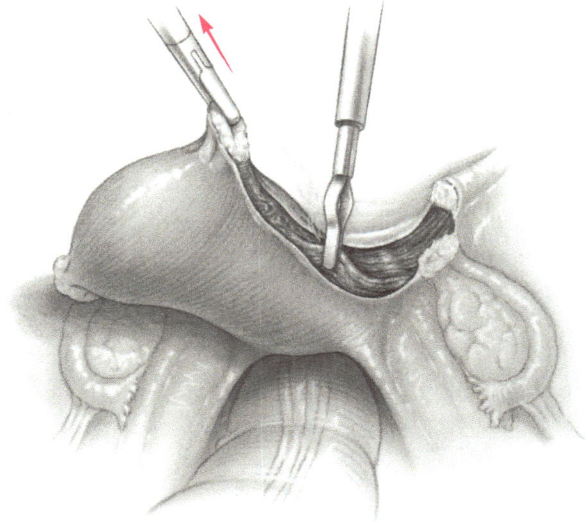

Abb. 20-5 Gezielte bipolare Koagulation des aufsteigenden Astes der A. uterina

gen, um das Lig. infundibulopelvicum in ausreichendem Abstand vom Ureterverlauf darzustellen.

Bleiben die Adnexe erhalten, werden zunächst Eileiter und Lig. ovarii proprium mit einer Kleppinger-Koagulationszange bipolar koaguliert und anschließend mit der Schere durchtrennt. Danach wird das Lig. rotundum nach vorheriger Koagulation durchtrennt und die peritoneale Umschlagsfalte oberhalb der Harnblase mit einer Schere eröffnet (Abb. 20-4). Es ist allerdings nicht notwendig, die Harnblase weit nach kaudal abzuschieben, außer bei Vernarbungen im Bereich der vorderen Umschlagsfalte infolge einer früheren Kaiserschnittentbindung. Der parazervikale Raum wird nur bis maximal 2 cm unterhalb der Grenze zwischen Cervix und Corpus uteri freipräpariert.

Das Lig. latum wird nur geringfügig eröffnet, um die A. uterina darzustellen, wobei eine Aquadissektion diesen Vorgang erleichtert. Dicht am Uterus werden die Aa. uterinae beider Seiten gezielt bipolar koaguliert und mit der Schere durchtrennt (Abb. 20-5). Häufig besteht eine Neigung, das Lig. latum zu weit zu präparieren und die A. uterina zu weit kaudal und lateral und damit in gefährlicher Nähe zum Ureter zu durchtrennen. Es ist aber nur notwendig, den aufsteigenden Ast der A. uterina zu koagulieren, der sich in ausreichendem Abstand zum Ureter befindet. Für eine besonders sorgfältige Durchführung der Hämostase empfiehlt sich eine nochmalige bipolare Koagulation des zuvor schon durchtrennten Gefäßes.

Danach wird von dem aus Metall bestehenden Uterusmanipulator auf eine Plastikkanüle übergewechselt, im allgemeinen einen pädiatrischen Absauger, um auszuschließen, daß es bei der nun anstehenden Durchtrennung der Zervix mit monopolarem Strom zu einer intrazervikalen Stromfortleitung durch das Metallinstrument kommt. Über den medianen Unterbauchtrokar wird die unipolare Nadelelektrode in die Bauchhöhle eingebracht, um den Uterus in Höhe des isthmozervikalen Übergangs von der Zervix abzusetzen (Abb. 20-6). Bei der Präparation muß unbedingt darauf geachtet werden, nicht versehentlich den Darm zu verletzen, der zuweilen mit einigen Schlingen hinter den Uterus in den Douglas-Raum hinabfällt.
Nach Abtrennen des Corpus von der Cervix uteri wird der obere Anteil des Zervikalkanals mit der bipolaren Elektrode auskoaguliert, um eventuell noch vorhandenes residuales Endometriumgewebe zu zerstören.

4.2 Extraktion des Uterus

Es gibt zwei Möglichkeiten, das abgesetzte Corpus uteri aus der Bauchhöhle zu gewinnen: entweder die Extraktion über die hintere Kolpozöliotomie oder die Extraktion nach Morcellement über den suprapubischen Einstich. Die hintere Kolpozöliotomie erfordert eine longitudinale Inzision des hinteren Scheidengewölbes (Abb. 20-7). Dann wird das frei in der Bauchhöhle liegende Corpus uteri mit einer Kugelzange gefaßt und transvaginal durch die Inzision extrahiert, was bei Uteri bis zu einer Größe entsprechend etwa der 14. SSW möglich ist. Eventuell ist bei großem Uterus myomato-

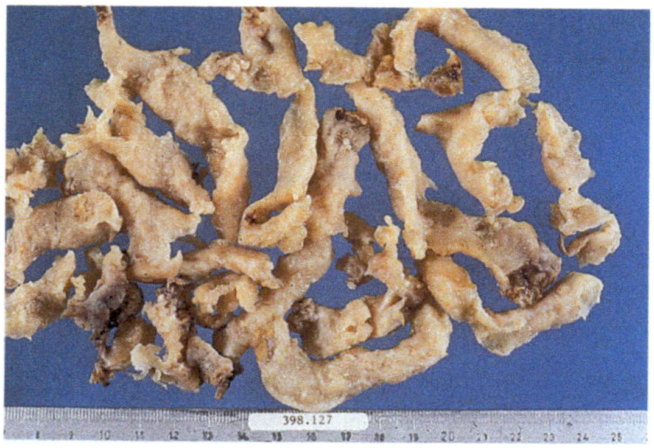

Abb. 20-6 Absetzen des Corpus uteri von der Cervix uteri mittels der monopolaren Elektrode

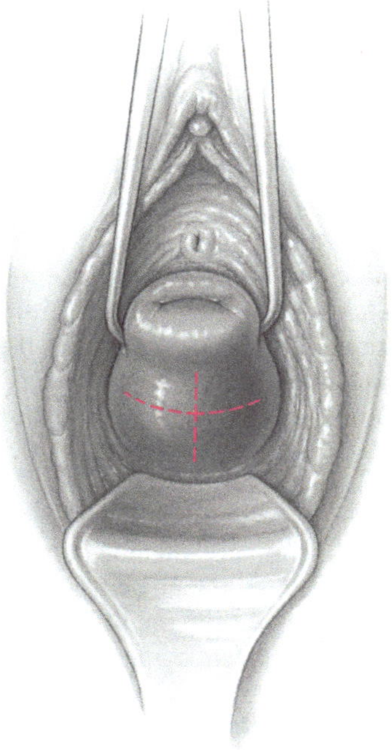

Abb. 20-7 Schnittführung bei der sagittalen und horizontalen hinteren Kolpozöliotomie (letztere Form der Schnittführung wird von den Herausgebern bevorzugt)

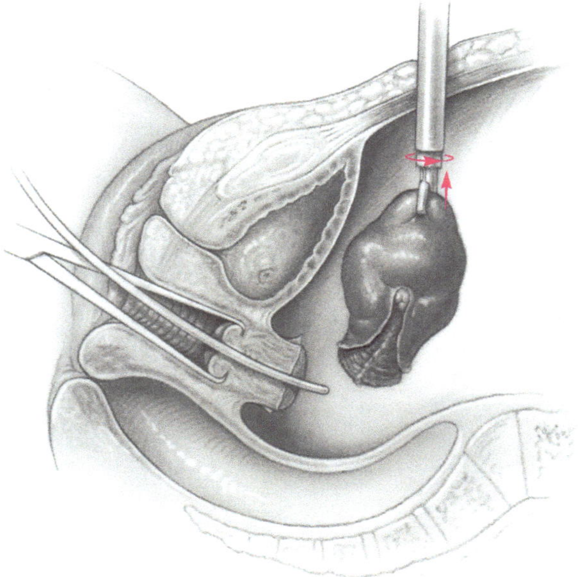

Abb. 20-8 Das abgetrennte Corpus uteri wird intraabdominal mit dem elektrischen Gewebemorcellator zerkleinert und aus der Bauchhöhle entfernt.

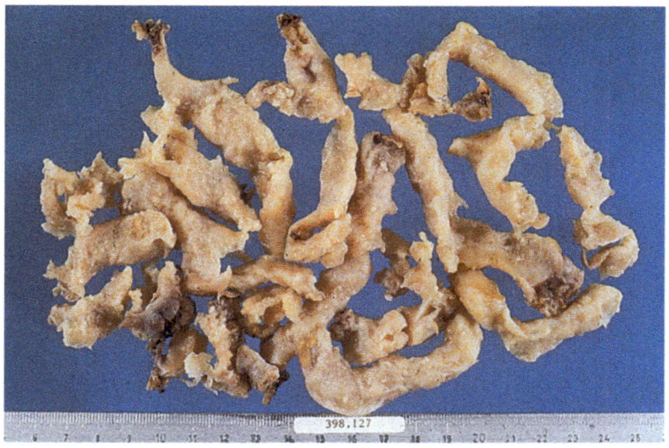

Abb. 20-9 Für die histologische Untersuchung gewonnene Gewebefragmente nach maschineller Morcellierung

sus ein Morcellement des Corpus uteri notwendig, um das Gewebe extrahieren zu können. Die Kolpotomie wird anschließend in einreihiger Nahttechnik verschlossen. Hierbei sollten möglichst die Sakrouterinligamente mit den Nähten mitgefaßt und in der Mitte vereinigt werden. Diese Technik dient zur Prophylaxe eines späteren Zervixstumpfvorfalls und einer Enterozele.

Seit 1993 setzen wir für die Extraktion des Corpus uteri einen maschinengetriebenen Morcellator ein, der über einen suprapubischen 12-mm-Trokar eingeführt wird (Steiner-Morcellator der Fa. Storz, Tuttlingen). Bei diesem Gerät wird das Gewebe mit einer 10-mm-Krallenzange gefaßt und durch ein rotierendes Messer in verschieden lange Streifen geschnitten, so daß auf diese Weise die Extraktion einzelner Myometriumanteile möglich ist (Abb. 20-8 und 20-9). In Abhängigkeit

von der Größe des Uterus dauert dieser Vorgang im allgemeinen zwischen 10 und 35 Minuten.
Um eventuelle Nachblutungen zu lokalisieren, wird die Bauchhöhle abschließend sorgfältig gespült. Die beiden Stümpfe der A. uterina werden auf jeder Seite zusätzlich über den 12-mm-Trokar mit einem Titanclip gesichert. Ein Peritonealverschluß ist nicht notwendig. Die Herausgeber selber bevorzugen eine Adaptation des ventralen und dorsalen Peritoneums über dem Scheidenstumpf durch eine Z-förmige Naht, um den verbliebenen Zervixstumpf zu extraperitonealisieren und hiermit das theoretische Risiko einer über den Zervikalkanal aufsteigenden Infektion zu minimieren (Abb. 20-10).
Danach werden 500 ml Rifampicinlösung intraperitoneal instilliert (2 Amp. auf 500 ml Kochsalzlösung) und eine intraperitoneale Drainage eingelegt, die in den ersten beiden Stunden abgeklemmt bleibt. An den ersten drei postoperativen Tagen wird die antibiotische Prophylaxe fortgesetzt. Drainage und Harnblasenkatheter werden am ersten postoperativen Tag entfernt. Die Patientin kann in der Regel 2–3 Tage später entlassen werden.

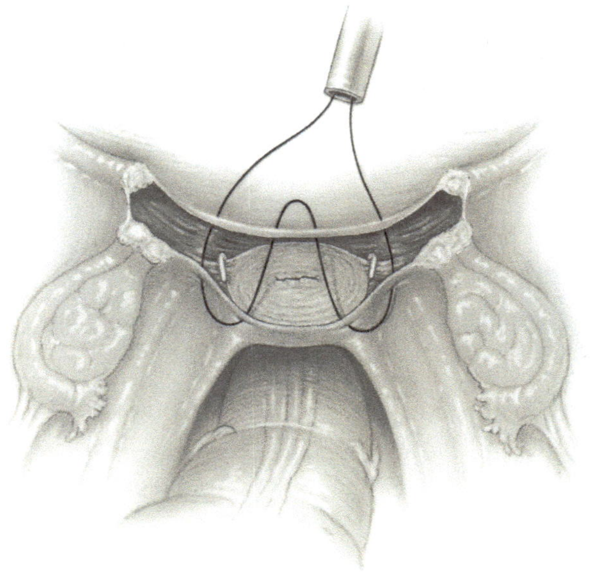

Abb. 20-10 Peritonealisierung des Zervixstumpfs mit Z-förmiger Naht. Sicherungsclips auf den aufsteigenden Ästen der Aa. uterinae

- Die laparoskopisch subtotale Hysterektomie bietet den Vorteil, daß bei dieser rein endoskopischen Methode ein zusätzlicher transvaginaler Zugang nicht nötig ist.
- Bei der kompletten Hysterektomie treten die meisten Komplikationen gerade bei der Präparation im parazervikalen Gebiet auf. Dies läßt sich mit der LASH vermeiden. Eine Abpräparation der Harnblase und die Präparation des parazervikalen Raumes sind kaum notwendig. Koagulation und Durchtrennung des aufsteigenden Astes der A. uterina erfolgen in ausreichendem Abstand zum Ureterverlauf.

Tab. 20-1 Operative Parameter bei 412 LASH

Mittlere Operationsdauer	63 Minuten (40–132 Minuten)
Mittleres Uterusgewicht	212 g (45–810 g)

Tab. 20-2 Schwerwiegende Komplikationen nach LASH

Harnblasenverletzung	3
Ureterverletzung	0
Darmläsion	0
Nachblutung	0
febrile Temperaturen > 38 °C (nach dem 2. postoperativen Tag)	0

5 Ergebnisse

Zwischen 1990 und 1996 wurden in unserer Abteilung 412 laparoskopisch subtotale Hysterektomien durchgeführt. In Tabelle 20-1 und 20-2 sind verschiedene operative Parameter und potentielle bzw. aufgetretene postoperative Komplikationen aufgelistet.
Ernsthafte Komplikationen traten nur äußerst selten auf. Die drei Fälle von Harnblasenläsion betrafen Patientinnen mit vorausgegangener Sectio caesarea, bei denen die Blase im Bereich der Kaiserschnittnarbe stark adhärent war. Diese Komplikation war zudem nicht durch die eigentliche laparoskopische Operationstechnik der LASH bedingt, sondern vielmehr durch die Notwendigkeit einer begleitenden ausgedehnten Adhäsiolyse wegen starker Verwachsungen im Beckensitus und durch Applikation des suprapubischen Trokars.

6 Diskussion

Das Belassen der Cervix uteri im Rahmen einer Hysterektomie wegen gutartiger uteriner Veränderungen sollte durchaus wieder in Erwägung gezogen werden, denn die prinzipielle Ablehnung der subtotalen Hysterektomie ist nicht mehr zeitgemäß. Als das Konzept der subtotalen Hysterektomie in den frühen 50er Jahren in Mißkredit gelangte, wurde die von Papanicolaou begründete Zervixzytologie noch nicht in dem Maße durchgeführt wie heute. Daher lag im allgemeinen eine Beurteilung des zervikalen Status vor einer Gebärmutterentfernung nicht vor. So kam es, daß dysplastische und frühe neoplastische Veränderungen im Bereich der Zervix nicht erkannt und in situ belassen wurden, aus denen sich bei einem Teil der Patientinnen später Zervixstumpfkarzinome entwickelten.

Eine retrospektive Analyse zeigt jedoch, daß es aufgrund einer Ergebnisverzerrung zur Fehleinschätzung des subtotalen Ansatzes der Hysterektomie kam: Werden die Zervixstumpfkarzinome in bereits latent vorhandene Läsionen und echte, erst nach der Operation (innerhalb von 2 Jahren oder mehr als 2 Jahre nach der suprazervikalen Hysterektomie) neu aufgetretene Veränderungen unterteilt, ergibt sich eine Inzidenz, die der Inzidenz bei intakt vorhandenem Uterus vergleichbar ist.

Heutzutage trägt die breite Anwendung der Kolposkopie, der Zervixzytologie, der kolposkopischen Zervixbiopsien und eventuell der endozervikalen Hysteroskopie dazu bei, eine gesunde Zervix eindeutig von einer krankhaft veränderten Zervix unterscheiden zu können. Nur die letztere sollte im Rahmen einer Hysterektomie mit entfernt werden. Dies ist ein wesentlicher Fortschritt im Vergleich zur früheren Ära der abdominalen suprazervikalen Hysterektomie.

- Das gehäufte Auftreten von Zervixstumpfkarzinomen nach suprazervikaler Hysterektomie in früheren Zeiten war bedingt durch die mangelnden Möglichkeiten einer sorgfältigen präoperativen Evaluierung des zervikalen Status.
- Mit den heutigen diagnostischen Maßnahmen (Pap-Abstrich, Kolposkopie, Hysteroskopie) ist es präoperativ in ausreichendem Maße möglich, eine gesunde Zervix von einer krankhaft veränderten Zervix zu unterscheiden und darauf basierend eine adäquate Selektionierung der Patientinnen für die LASH vorzunehmen. Eine erhöhte Inzidenz von Zervixstumpfkarzinomen nach der LASH ist daher nicht mehr zu erwarten.

Letztlich gibt es keine schlagkräftigen Argumente, um die Notwendigkeit einer systematischen Entfernung der Cervix uteri zu belegen. Zu fragen ist nicht: „Warum sollte man die Zervix nicht entfernen?“, sondern: „Warum soll die Zervix entfernt werden?“ Niemand kann erklären, welcher Unterschied zwischen dem Belassen der Zervix im Falle einer hysteroskopischen Endometriumresektion wegen Blutungsproblematik und ihrem Belassen im Falle einer laparoskopisch suprazervikal ausgeführten Hysterektomie bei gleicher Indikation bestehen soll. Die LASH ist im Grunde nichts anderes als eine laparoskopische endometriale (und myometriale) Resektion mit deutlich besseren Langzeitergebnissen als die der hysteroskopischen Endometriumablation.

Die laparoskopische suprazervikale Hysterektomie mit Erhalt der Cervix uteri hat viele **Vorteile:**

- Geringere Komplikationsraten und eine geringere operative Morbidität. Gerade durch Entfernung der Zervix kommt es in den meisten Fällen zu den typischerweise mit einer kompletten Hysterektomie verbundenen Komplikationen: Harnleiterläsionen, Blasenläsionen und Scheidenstumpfhämatome werden in 2–3% der Fälle beschrieben. Nach unserer Auffassung sollte, wenn eine klare Indikation für das Entfernen der Zervix fehlt, das Risiko einer erhöhten operativen Morbidität – auch wenn es nur gering erscheint – nicht unnötig eingegangen werden.
- Da die LASH eine rein laparoskopische Hysterektomie ist, kommt es nicht zu einer peritonealen Kontamination wie bei der transvaginalen Inzision oder der Erweiterung einer abdominalen Inzision. Die postoperativen Beschwerden sind äußerst gering, es treten praktisch keine nennenswerten Schmerzen auf.
- Die Technik der LASH ist leicht zu erlernen. Denn die Dissektion des Lig. latum wird nur in begrenztem Umfang vorgenommen und die A. uterina lediglich im aufsteigenden Ast und weit entfernt vom Ureter durchtrennt. Auch die gezielte bipolare Koagulation der A. uterina ist kein sehr aufwendiger Eingriff. Insgesamt läßt sich die Operation signifikant schneller ausführen als eine LAVH.
- Daß der Frankenhäuser-Plexus in der Nähe der Zervis intakt bleibt, wird als positiv für die sexuelle Empfindungsfähigkeit eingeschätzt. Einige vergleichende Studien, die allerdings nicht randomisiert ausgeführt wurden, kommen zu dem Ergebnis, daß die sexuelle Erlebnisfähigkeit nach einer suprazervikalen Hysterektomie besser erhalten bleibt als nach einer kompletten Hysterektomie. Zumindest behält die Scheide ihre volle Länge, und eine Stenose oder Verkürzung der Vagina, wie sie gelegentlich nach kompletter Hysterektomie auftritt, wurde nach subtotaler Hysterektomie bisher noch nie beschrieben.
- Postoperativ kommt es weder zu Harnverhalt noch zu Darmentleerungsstörungen, da die lokale autonome Innervation nicht tangiert wird.
- Die erhaltenen Sakrouterinligamente an der Basis des Uterus wirken sich vermutlich im Sinne einer Prophylaxe gegen einen Vorfall des Scheidenstumpfs bzw. des Zervixstumpfs nach Hysterektomie aus.

- Ein enger vaginaler Zugang (Nullipara, Virgo intacta) stellt niemals ein Problem dar. Bei Zustand nach Kaiserschnittentbindung gibt es im allgemeinen keine größeren Schwierigkeiten, da die Abpräparation der Harnblase nur in sehr begrenztem Umfang notwendig ist.

Verglichen mit operativ hysteroskopischen Eingriffen bei gleicher Indikationsstellung bietet die LASH mehrere eindeutige Vorteile, obwohl der laparoskopische Eingriff deutlich zeitaufwendiger ist und eine längere Rekonvaleszenz benötigt.

- Die Rate dauerhafter postoperativer Amenorrhöen ist deutlich höher als bei hysteroskopischen Eingriffen, sie erreicht praktisch 100%. Nur in sehr seltenen Fällen kommt es durch Reste von Endometriumgewebe im kranialen Anteil des Zervixstumpfs zu zyklischem Spotting.
- Es gibt keine Rezidive von Blutungsstörungen. Die LASH ist deshalb besonders geeignet für Patientinnen mit krankhaft verändertem Myometrium, wie z.B. bei einer Adenomyosis uteri oder bei Uterus myomatosus. Dagegen kann mit dem hysteroskopischen Zugang bei diesem Krankheitsbild in den meisten Fällen nicht das gesamte krankhaft veränderte Gewebe entfernt werden, ohne ein erhöhtes Risiko durch tiefes Einschneiden in das Myometrium einzugehen.
- Bei der LASH handelt es sich um eine definitive Form der Kontrazeption, was bei einer hysteroskopischen Endometriumablation nicht gegeben ist.
- Die Entfernung des Endometriums ist komplett und schützt somit vor der Ausbildung eines Endometriumkarzinoms. Bei einer postmenopausalen Hormonersatztherapie ist daher die Anwendung von reinen Östrogenpräparaten ohne Gestagenzusatz möglich.

Persistierende Monatsblutungen gibt es nach der LASH äußerst selten. Dies hängt von der Operationstechnik ab. Bei der LASH handelt es sich um eine subtotale Hysterektomie, was bedeutet, daß das Corpus uteri am oberen Ende des Zervikalkanals von der Zervix abgesetzt wird. Die Inzisionslinie liegt sogar tiefer als bei der klassischen suprazervikalen Hysterektomie, bei der die Durchtrennung oberhalb des Isthmus uteri erfolgt, wo in der Regel immer noch etwas Endometrium vorhanden ist. Außerdem wird nach Absetzen des Corpus uteri der obere Anteil des Endozervikalkanals mit der bipolaren Zange koaguliert, um auf diese Weise eventuell noch vorhandene Reste von Endometrium zu zerstören. Aus diesen beiden Gründen sind postoperative zyklische Blutungen nur sehr selten vorhanden und – wenn doch – nur sehr gering ausgeprägt.

Es ist äußerst wichtig und eine unabdingbare Voraussetzung, daß die Patientin weiß, was es bedeutet, ihre Zervix zu behalten und daß sie bereit sein muß, später regelmäßige Krebsfrüherkennungsuntersuchungen mit Zervixabstrich durchführen zu lassen. Es besteht potentiell das Risiko, daß bei einigen Patientinnen mit belassener Zervix die Nachkontrollen nicht in ausreichendem Maße erfolgen. Die Inzidenz des Zervixkarzinoms ist zwar relativ gering, aber die Behandlung eines fortgeschrittenen Zervixstumpfkarzinoms stellt in der Regel eine sehr schwierige Aufgabe dar. Gelingt es, Dysplasien oder kleine präneoplastische Veränderungen der verbliebenen Zervix frühzeitig bei den Kontrolluntersuchungen zu erkennen, kann in Einzelfällen eine selektive Zervixstumpfentfernung notwendig werden. Sie läßt sich dann allerdings als kleiner Eingriff in der Regel transvaginal vornehmen.
Bei den von uns behandelten Patientinnen war bisher in einer sich über maximal 5 Jahre erstreckenden Nachuntersuchungszeit noch in keinem Fall die selektive spätere Entfernung des Zervixstumpfes notwendig.

Zusammenfassend vertreten wir den Standpunkt, daß die eindeutigen Vorteile der relativ einfachen Operation dazu veranlassen sollten, die systematische Entfernung einer gesunden Zervix im Falle einer Hysterektomie in Zweifel zu ziehen. Falls keine Kontraindikationen vorliegen, bieten wir durch das Belassen der Zervix in situ unseren Patientinnen eine von ihnen hochgeschätzte Besserung der Lebensqualität an.

- Die Vorteile der LASH bestehen in der geringen operationsbedingten Morbidität, den geringen Komplikationsraten und der leichten Erlernbarkeit. Möglicherweise wirkt sich der Erhalt der Zervix positiv auf eine unverändert fortbestehende sexuelle Empfindungsfähigkeit aus.
- Gegenüber hysteroskopischen Techniken der Endometriumablation ist die LASH zwar zeitaufwendiger und stärker traumatisierend, bietet aber langfristig konstantere und verläßlichere Ergebnisse.
- In selten zu erwartenden Fällen sekundärer dysplastischer Veränderungen der Zervix können diese im Rahmen konsequent weitergeführter regelmäßiger Krebsfrüherkennungsuntersuchungen frühzeitig erkannt werden und die Zervix dann auf einfache Weise transvaginal entfernt werden.

Literatur

Donnez J, Nisolle M: LASH: laparoscopic supracervical (subtotal) hysterectomy. J Gynecol Surg 9 (1993) 91.

Donnez J, Nisolle M, Smets M, Polet R, Bassil S: Laparoscopic supracervical (subtotal) hysterectomy: A first series of 500 cases. Gynaecol Endosc 6 (1997) 73.

Kikku P, Gronroos M, Rauramo L: Supravaginal uterine amputation with perioperative electrocoagulation of endocervical mucosa. Description of the method. Acta Obstet Gynaecol Scand 64 (1985) 175.

Lyons TL: Laparoscopic supracervical hysterectomy using the contact Nd:YAG laser. Gynaecol Endosc 2 (1993) 79.

Nezhat C, Nezhat F, Silfen SL: Laparoscopic hysterectomy and bilateral salpingo-oophorectomy using multifire GIA surgical stapler. J Gynecol Surg 6 (1990) 287.

Nisolle M, Grandjean P, Gillerot S, Donnez J: Endometrial ablation with the Nd:YAG-Laser in dysfunctional bleeding. Minim Invas Ther 1 (1991) 35.

Parys BT, Haylen BT, Hutton JL, Parsons KF: The effects of simple hysterectomy on vesicourethral function. Br J Urol 64 (1989) 594.

Reich H, De Caprio J, McGlynn F: Laparoscopic hysterectomy. J Gynecol Surg 5 (1989) 213.

Steiner RA, Wight A, Tadir Y, Haller U: Electrical cutting device for laparoscopic removal of tissue from the abdominal cavity. Obstet Gynecol 81 (1993) 471.

Storm HH, Clemmenson IH, Manders T, Brinton LA: Supravaginal uterine amputation in Denmark 1978–1988 and risk of cancer. Gynecol Oncol 45 (1992) 198.

Virtanen M, Makinen J, Tenho T, Kiilhoma P, Pitkanen Y, Hirvonen T: Effects of abdominal hysterectomy on urinary and sexual function. Br J Urol 72 (1993) 868.

21

Klassische intrafasziale suprazervikale Hysterektomie (CISH)

L. Mettler

Eingriffe am Uterus

1 Einführung

Nachdem die erste Durchführung einer laparoskopisch assistierten vaginalen Hysterektomie 1984 von Kurt Semm publiziert worden war, fand diese an der Kieler Universitäts-Frauenklinik als Routinemethode Anwendung. Besonders bei voroperierten Patientinnen oder bei hoch fixierten Ovarien ermöglicht der laparoskopische Eingriff eine gute Inspektion des Befundes und die chirurgische Vorarbeit zur vaginalen Hysterektomie. Dabei können die Adnexe mit entfernt werden oder verbleiben. Die Entfernung der Lymphknoten bei Malignomen des Genitales ist von der jeweiligen Situation abhängig.

Als Reich 1989 seine Methode der laparoskopisch assistierten vaginalen Hysterektomie, die in die gynäkologische Fachliteratur als LAVH eingegangen ist, veröffentlichte, flammte die Diskussion über diese Operationstechnik, obwohl vorher kaum beachtet, weltweit auf.

Über die klassische intrafasziale suprazervikale Hysterektomie mit transuteriner Mukosa-Resektion (CISH) publizierte Semm 1991. Vaginal wird dabei nur der Mukosa-Zylinder reseziert. Nach suprazervikalem Absetzen des Corpus uteri erfolgt seine Morcellierung mit anschließendem abdominalem Bergen. Neben der pelviskopischen CISH-Methode wurden noch weitere Alternativen wie die abdominal ausgeführte CISH, die intrafasziale vaginale Hysterektomie und die transuterine totale Mukosa-Ablation (TUMA) von Semm entwickelt.

2 Indikationen und präoperative Diagnostik

Die Indikation zur suprazervikalen Hysterektomietechnik mit Ausstanzung der inneren Zervix unter Mitnahme der Transformationszone kann ausschließlich für Patientinnen gestellt werden, die an einer gutartigen Veränderung des Corpus uteri leiden, ohne daß eine zervikale Pathologie vorliegt. Wenn Veränderungen prämaligner Art an der Zervix vorausgegangen sind, ist diese Technik nicht geeignet.
Hauptindikation ist der Uterus myomatosus mit seinen verschiedenen Variationen bis zu einer Größe von etwa 500–600 g (Uterusgewicht).
Die durch präoperative Diagnostik nachgewiesene Gutartigkeit der uterinen Veränderungen ist von ausschlaggebender Bedeutung für die Wahl der Operationstechnik.

- Die Indikation zur CISH läßt sich nur stellen, wenn keine endometrialen und zervikalen malignen oder prämalignen Veränderungen vorhanden sind.
- Die Hauptindikation zur CISH ist der symptomatische Uterus myomatosus.

Tabelle 21-1 zeigt die an der Universitäts-Frauenklinik Kiel in den Jahren 1993/94 ermittelten Indikationen zur Hysterektomie bei gutartigen uterinen Veränderungen und die Verteilung entsprechend der gewählten Operationstechnik.

Tab. 21-1 Indikationen zur Hysterektomie in % (n = 368) bei gutartigen Erkrankungen an der Universitäts-Frauenklinik Kiel, 1993/94

Indikationen	vaginale HE	abdominale HE	lp CISH	pelv CISH	IVH
Myome mit Blutungsanomalien	9,09	25,58	27,62	33,96	36
Myome mit Drucksymptomatik	4,54	37,20	45,44	17,92	10
Endometriose	0	2,30	0	2,80	0
chronische Unterleibsschmerzen	2,27	2,30	1,90	6,60	2
Menorrhagien, Hypermenorrhöen	13,63	9,29	13,8	33,02	28
dysfunktionelle Blutungen	9,11	11,71	7,34	3,82	2
Prolaps	61,36	11,62	3,9	1,88	22
Summe	100	100	100	100	100

3 Anatomische Voraussetzungen

Die Cervix uteri ist eine in zahlreiche Faserbündel eingebundene Muskelstruktur, die von Nerven, Blutgefäßen, dem Ureter und einer Faszie umgeben ist. Das Peritoneum trennt mit seiner Umschlagsfalte im Bereich der Uterusvorderwand den intraabdominalen und den extraabdominalen Anteil der Cervix uteri.
Wie bei jeder endoskopischen Operation ist ein adäquater Zugang zur Bauchhöhle Voraussetzung. Bei extremen Verwachsungen im Bauch ist die laparoskopische Technik der Hysterektomie nicht geeignet. Auch die Anwendung des Laparolifts zur sog. gaslosen Laparoskopie wird durch einen extremen Verwachsungsbauch behindert und bietet sich daher nicht als Alternative an.

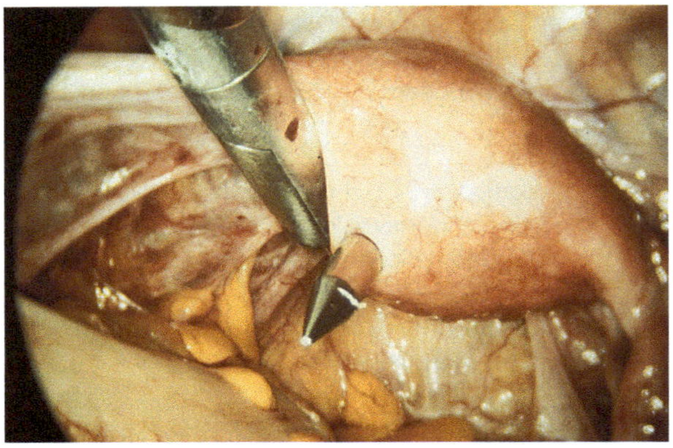

Abb. 21-1 Perforation des Fundus uteri mit dem CURT-Führungsstab

4 Operative Technik

4.1 Operationsablauf bei der CISH

Das operative Vorgehen ist in einen vaginalen, einen abdominalen, einen erneuten vaginalen und einen erneuten abdominalen Schritt unterteilt.

4.1.1 Erster vaginaler Schritt

Nach Desinfektion der Scheide wird die Zervix mit zwei Kugelzangen lateral zwischen 11 und 7 Uhr sowie zwischen 2 und 5 Uhr gefaßt. Dann wird eine 0,05%ig verdünnte Ornipressinlösung (Por 8 Sandoz®) in die Portio injiziert. Nach Dilatation des Zervikalkanals auf Hegar 3–6 erfolgt eine Sondenmessung der Uteruslänge. Anschließend wird mit dem axialen CURT-Führungsstab (CURT = calibrated uterine resection tool) unter pelviskopischer Sicht die kontrollierte Perforation zentral im Fundus uteri vorgenommen (Abb. 21-1). Der CURT wird mit einer Fixierschraube an den beiden lateralen Kugelzangen befestigt. Damit ist eine drei-

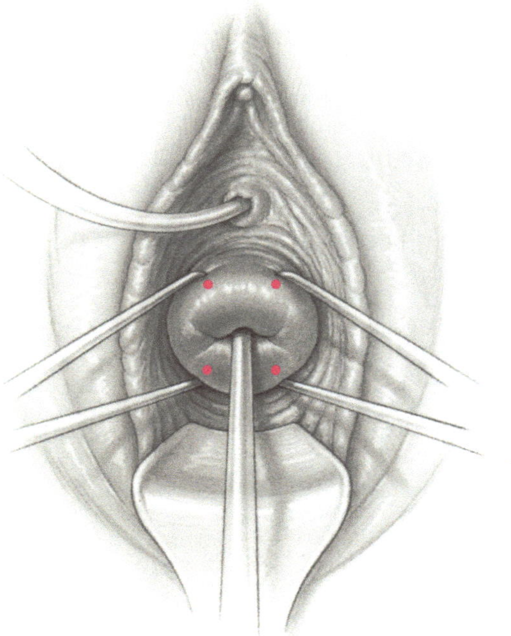

a

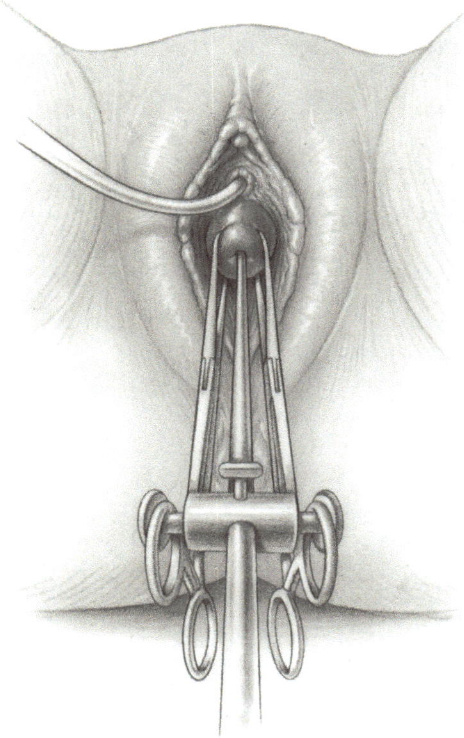

b

Abb. 21-2 a und b Anlegen des vaginalen Bestecks als Vorbereitung zur CISH dimensionale Beweglichkeit des Uterus gewährleistet (Abb. 21-2a und b).

4.1.2 Erster laparoskopischer (pelviskopischer) Schritt

Je nachdem, wie es im individuellen Fall vorgesehen ist, werden die Adnexe vom Uterus oder von der Beckenwand abgesetzt. Dies kann mit Naht- und Unterbindungstechnik, bipolarer Koagulation und Durchtrennung oder Klammernahttechnik unter Einsatz spezieller endoskopischer Klammernahtapplikatoren erfolgen. In den Zeichnungen ist die Technik ohne Adnexektomie mittels Endonähten und extrakorporaler Knotung demonstriert, wie sie von Semm entwickelt wurde.

Der Uterus wird mit Hilfe des CURT-Führungsstabs nach lateral bewegt und das Lig. latum von dorsal nach ventral mit einer mindestens 3,5 cm langen scharfen Nadel unterhalb des Adnexabgangs dicht am Uterus medial und lateral durchstochen. Es empfiehlt sich, immer von dorsal nach ventral zu stechen, um nicht versehentlich bei anders geführter Stichrichtung in die Nähe des Ureters zu kommen (Abb. 21-3). Nach Setzen der beiden Nähte werden Tube, Lig. ovarii proprium und Lig. rotundum durchtrennt und zusätzlich durch eine Röder-Schlinge gesichert (Abb. 21-4). Liegen die Strukturen wegen Myomveränderungen des Uterus weiter auseinander, kann eine isolierte Unterbindung von Lig. rotundum und Adnexabgang notwendig werden. Nach Kippen des Uterus zur anderen Beckenwand wird der Vorgang auf der kontralateralen Seite wiederholt.

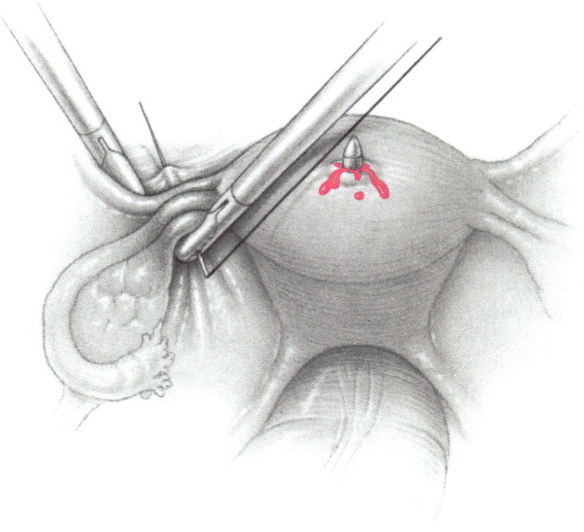

Abb. 21-3 Durchstechen des Parametriums mit der geraden Nadel, Strichrichtung von dorsal nach ventral

- Bei Absetzen der Adnexe vom Uterus mittels Nahttechnik sollte die Einstichrichtung immer von dorsal nach ventral gewählt werden, um nicht zu riskieren, daß durch ein mögliches Abweichen der Nadel der Ureter verletzt wird.

Anschließend wird die Umschlagsfalte des Blasenperitoneums mit einer Hakenschere eröffnet und mit einem speziellen Applikator verdünnte Por-8-Lösung (20 ml) in das lockere Bindegewebe des retrovesikalen

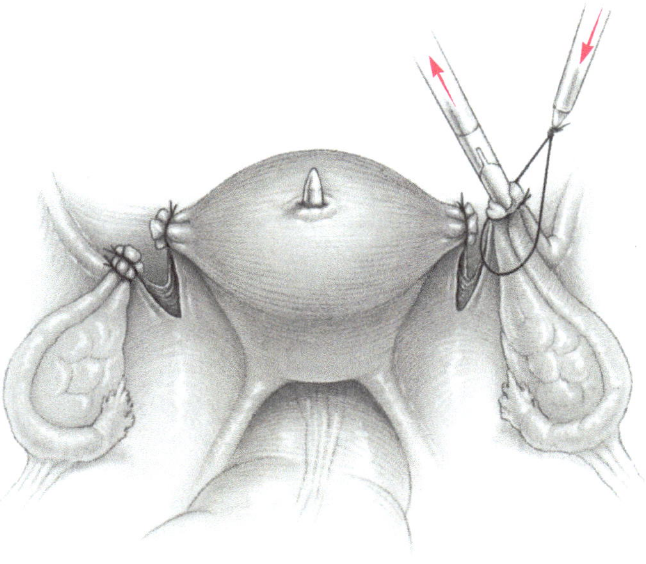

Abb. 21-4 Sicherung des Adnexbündels mit einer Röder-Schlinge

Spaltes und in die Cervix uteri eingespritzt (Abb. 21-5). Nachdem die Harnblase überwiegend stumpf 1–2 cm nach kaudal abgeschoben worden ist, wird eine große Röder-Schlinge unter Zurückdrängen der Ligg. lata beidseits über das Corpus uteri auf den oberen Teil der Zervix geschoben und leicht angezogen, aber zunächst noch nicht gänzlich geschlossen (Abb. 21-6). Da bei großem Uterus myomatosus keine Schlinge appliziert werden kann, muß in dem Fall eine extrakorporal geknotete Endonaht zirkulär um den oberen Zervixanteil gelegt werden.

4.1.3 Zweiter vaginaler Schritt unter pelviskopischer Kontrolle

Nun erfolgt transzervikal-transuterin das Ausstanzen eines 1,5 bis 2 cm großen Zylinders aus Cervix uteri und Corpus uteri bis zur Perforation im Fundus (Abb. 21-7). Der Durchmesser der zu wählenden Zervixstanze muß individuell den Größenverhältnissen der Zervix angepaßt werden. Es ist unbedingt darauf zu achten, daß der Stanzzylinder innerhalb der Zervix verläuft, also nicht zu groß, aber auch nicht zu klein ist. Wird er zu groß gewählt, besteht das Risiko, die A. uterina abzuschneiden oder Blase oder Rektum zu verletzen. Ist er andererseits nicht groß genug, gelingt es nicht, das endozervikale Zylinderepithel einschließlich der Übergangszone komplett zu entfernen (Abb. 21-8 a und b).

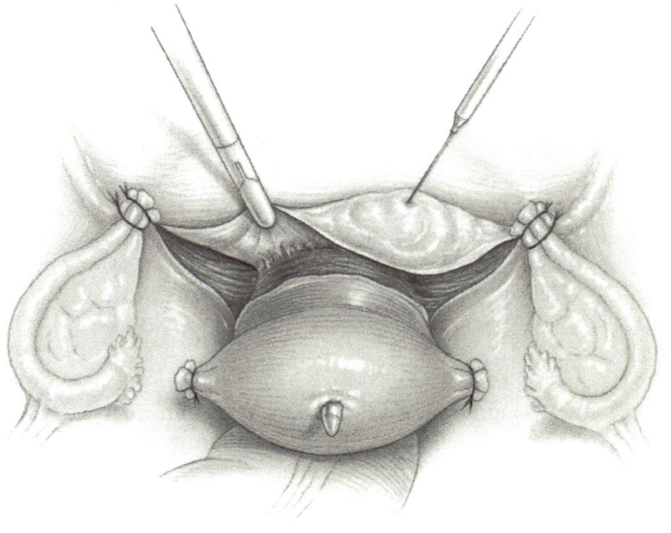

Abb. 21-5 Unterspritzung der Harnblase mit verdünnter Por-8-Lösung

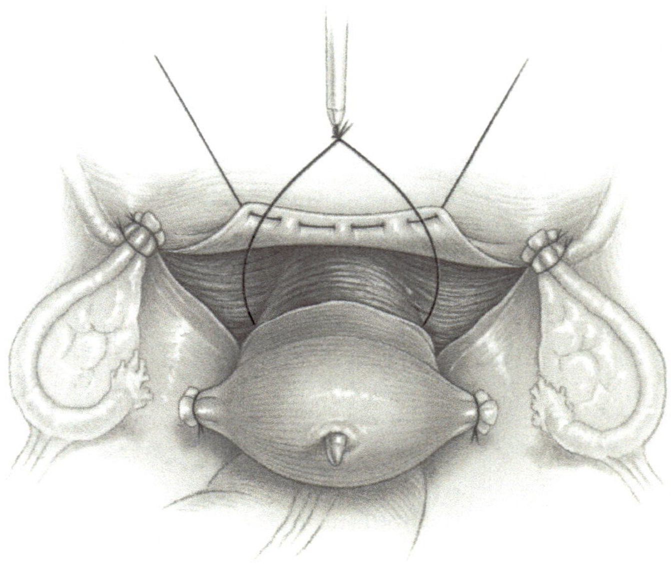

Abb. 21-6 Die erste Röder-Schlinge wird über die Cervix uteri gelegt und locker angezogen

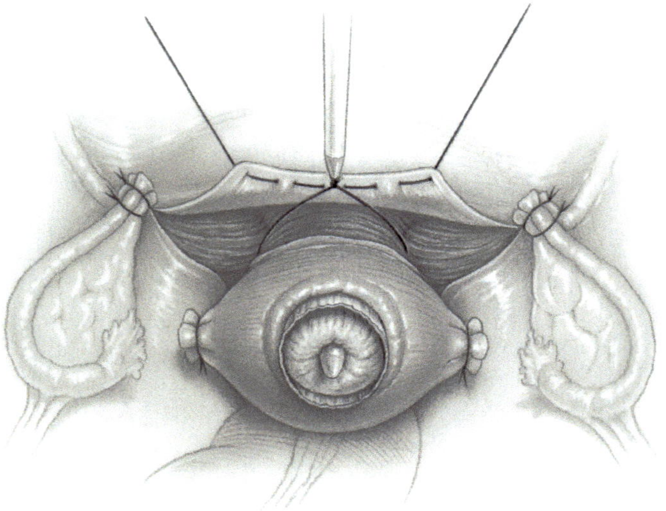

Abb. 21-7 Perforation des Fundus uteri mit dem Wellenschliffmorcellator

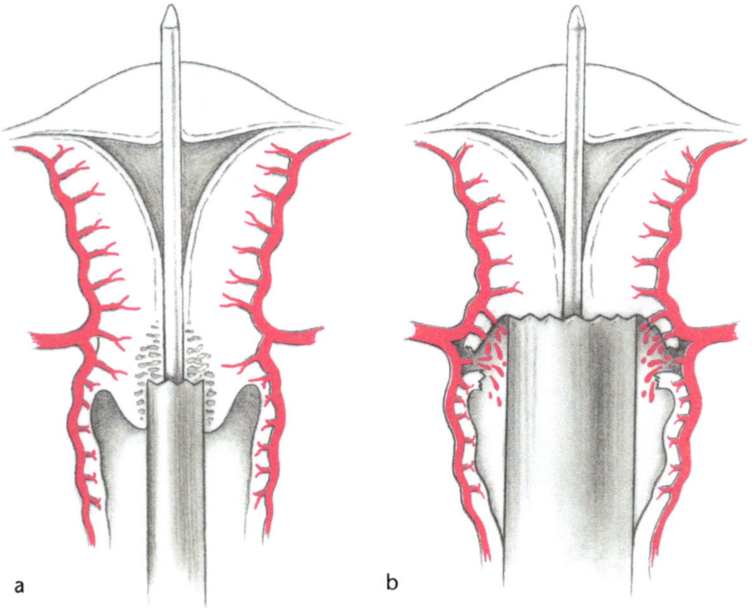

Abb. 21-8a und b
a) zu geringer Durchmesser des Wellenschliffmorcellators: Zervixdrüsengewebe wird nicht komplett erfaßt.
b) zu großer Durchmesser des Wellenschliffmorcellators: A. uterina und Harnblase sind verletzungsgefährdet.

Unmittelbar nach Retraktion des Zylinders wird die über die Zervix gelegte Röder-Schlinge sofort zugezogen (Abb. 21-9). Danach erfolgt von vaginal ein Auskoagulieren des Zervixbetts mit dem Erystop bei 150 W (Abb. 21-10 bis 21-12). Die vaginalen Instrumente werden dazu entfernt.

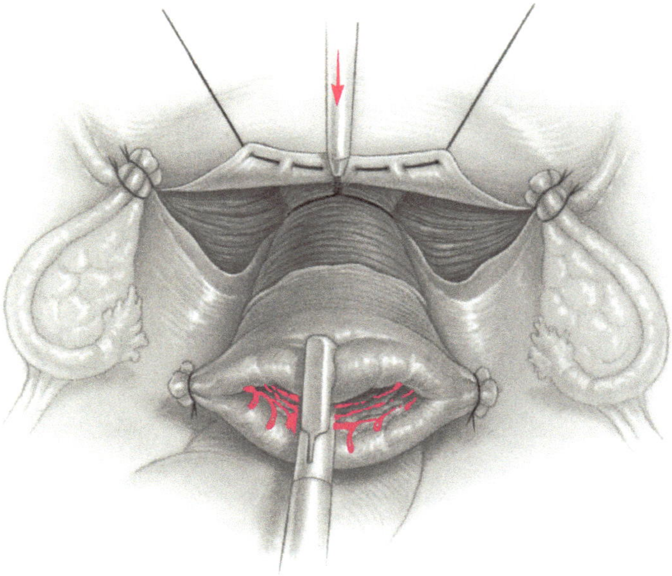

Abb. 21-9 Zuziehen der Röder-Schlinge beim Rückzug des Wellenschliffmorcellators

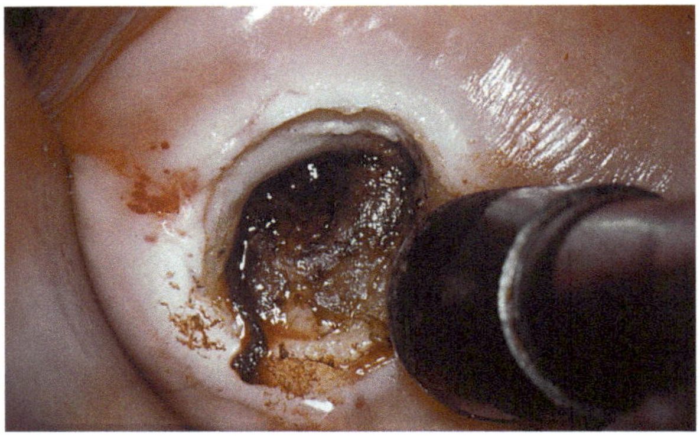

Abb. 21-10 Auskoagulation der Zervixhöhle mit dem Erystop (Detailansicht)

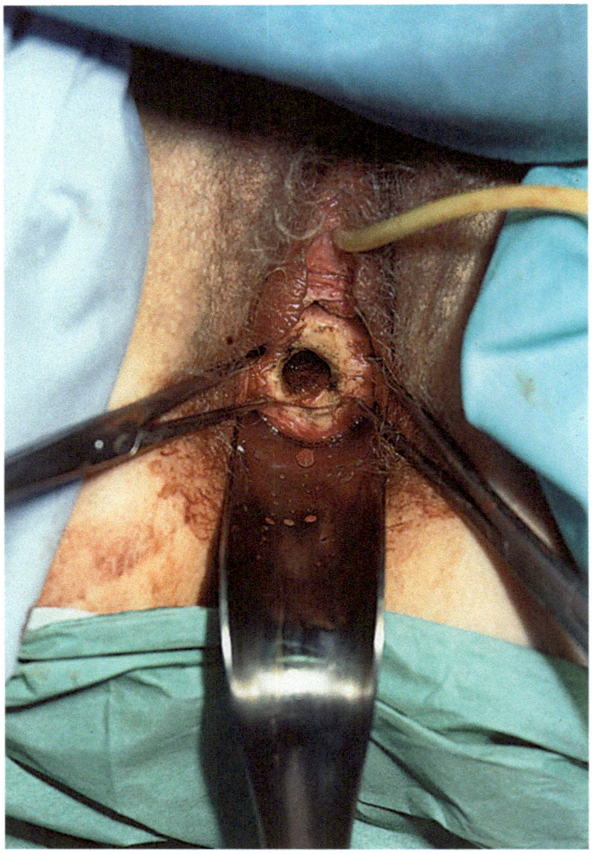

Abb. 21-11 Zervixhöhle nach der Auskoagulation

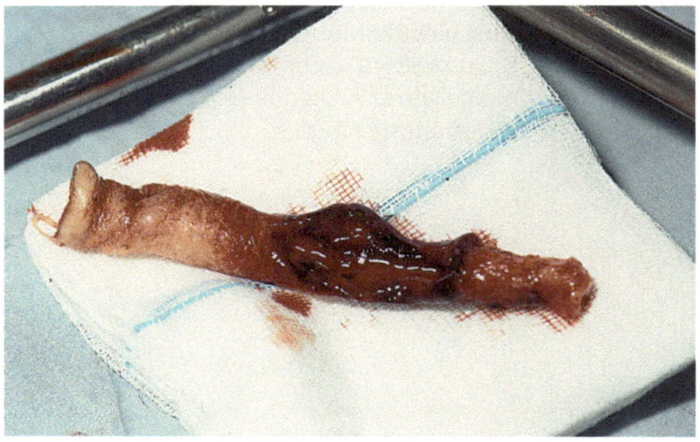

Abb. 21-12 Ausgestanzter Zervix-Korpuszylinder

■ Die Größe des CURT-Morcellators für das Ausstanzen der Zervix muß individuell ihrem Durchmesser angepaßt sein. Bei zu großer Stanze droht eine Verletzung der A. uterina, der Blase oder des Rektums, bei zu kleiner Stanze können endozervikale Drüsen in situ verbleiben.

4.1.4 Zweiter laparoskopischer Schritt

Sobald zwei weitere Röder-Schlingen um die Zervix liegen, um den Ramus ascendens der A. uterina abzubinden, wird der ausgehöhlte Uteruskörper oberhalb der Ligaturen von der Zervix abgesetzt (Abb. 21-13 und 21-14). Dies geschieht entweder mit der Hakenschere oder mit einer Monopolarelektrode (Abb. 21-15). Anschließend wird durch Fixation des Blasenperitoneums über die Sakrouterinligamente der Zervixstumpf peritonealisiert (Abb. 21-16).

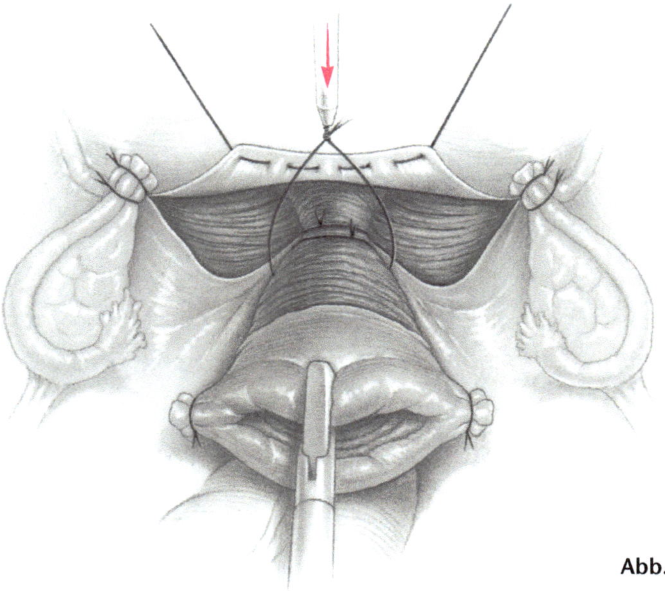

Abb. 21-13 Legen der zweiten und dritten Röder-Schlinge

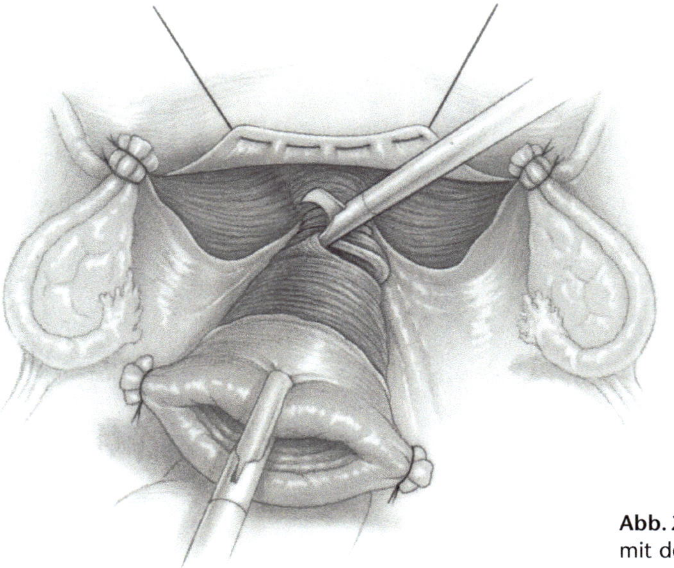

Abb. 21-14 Absetzen des Corpus uteri vom Zervixzylinder mit der Hakenschere

Der 1,5 cm im Durchmesser messende Steiner-Morcellator (Fa. Storz, Tuttlingen) oder der Wellenschliffmorcellator nach Semm (Fa. Wisap, Sauerlach) mit Zylindern von 1,5 bis 2,0 cm Durchmesser werden dazu eingesetzt, das intraabdominell verbliebene Corpus uteri zu morcellieren, um es dann in einzelnen Teilen, die sehr gut histologisch aufgearbeitet werden können, aus der Bauchhöhle zu bergen (Abb. 21-17). Abschließend erfolgt eine Spülung des Bauchraums mit Kontrolle auf eventuell vorhandene Blutungsquellen.

4.2 Transuterine Mukosa-Ablation (TUMA)

Bei nichtvergrößerten Uteri ist es möglich, durch Resektion der Zervixübergangszone und – in deren Fortsetzung – der gesamten Mukosa, also des gesamten Endometriums, Blutungsanomalien unter Belassen des Uterus zu sanieren. Die Technik ähnelt der CISH-Operation und läuft folgendermaßen ab:

Der axiale CURT-Führungsstab wird wie oben beschrieben transzervikal unter Perforation des uterinen Fundus fixiert. Pelviskopisch erfolgt nun das Legen einer Röder-Schlinge um den **oberen** Teil des Uterus-

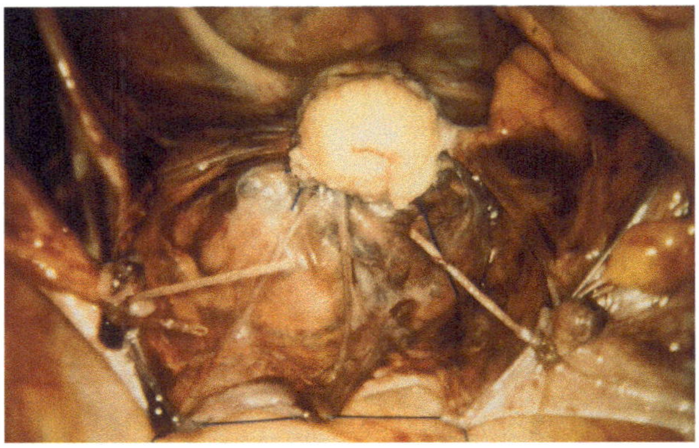

Abb. 21-15 Situs nach Absetzen des Corpus uteri

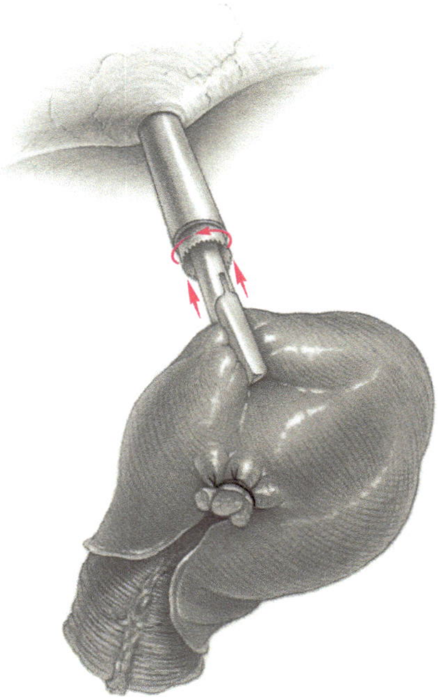

Abb. 21-17 Morcellierung des Corpus uteri

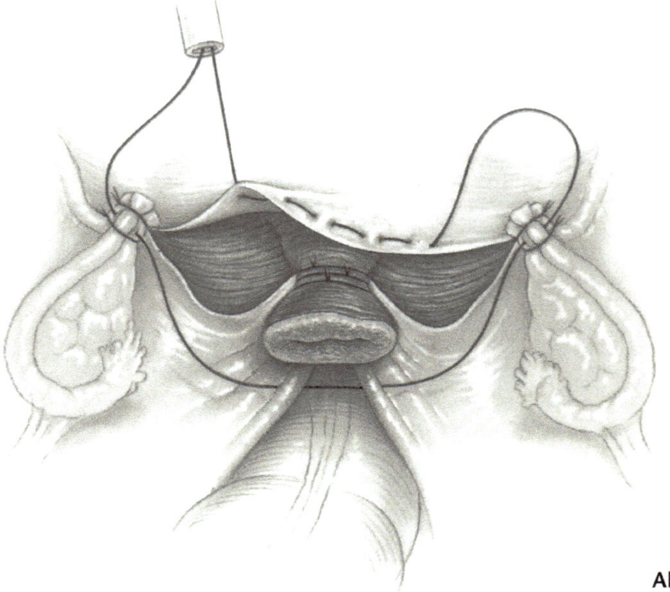

Abb. 21-16 Peritonealisierung des Zervixhülsenstumpfs

körpers unter Mitfassen der Adnexabgänge. Hierbei werden die Adnexe also nicht abgesetzt, sondern verbleiben in situ.
Das anschließende straffe Zuziehen der Schlinge dient zur Verkleinerung des Cavum uteri, indem es von einer T-Form in eine mehr längliche Form gebracht wird. Danach werden an mehreren Stellen des Corpus uteri bis zu 20 ml einer 0,05%igen Por-8-Lösung eingespritzt. Wie bei der CISH-Technik schließt sich die transzervikale und transuterine Resektion eines Gewebezylinders an, der transvaginal entfernt wird.
Nachdem die Röder-Schlinge wieder gelöst ist, erfolgt eine sorgfältige Hämostase durch vaginal-transzervikale und pelviskopisch-transuterine Endokoagulation mit dem Erystop bei 150 W. Besonderer Beachtung bedarf die Auskoagulation beider Tubenwinkel. Abschließend wird die Wunde im Fundus uteri durch zwei Einzelknopfnähte mit extrakorporaler Knotung verschlossen.

Die Herausgeber raten vom Einsatz dieser Operationstechnik ab, da ein zu hohes intraoperatives Blutungsrisiko gesehen wird und postoperativ das Risiko besteht, daß sich infolge verbliebener Endometriumreste eine Hämatometra bildet.

4.3 Intrafasziale vaginale Hysterektomie (IVH)

Diese transvaginal durchgeführte Variante der suprazervikalen Hysterektomie kommt bei folgenden Indikationen in Frage: Zustand nach Voroperation, hochsitzende Adnexe, Verwachsungsbauch. Sie kann in Kombination mit einer Laparoskopie oder ohne Laparoskopie durchgeführt werden.
Man beginnt damit, die Cervix uteri lateral mit zwei Kugelzangen zu fassen und danach einen ventralen semizirkulären Schnitt von 3–9 Uhr mit dem Skalpell zu setzen. Wie bei der vaginalen Hysterektomie wird die Harnblase teils scharf, teils stumpf nach ventral abpräpariert, das Spatium vesicouterinum eröffnet und ein Schauta-Streifen eingelegt. Anschließend erfolgt auch bei dieser Technik das Einspritzen einer Por-8-Lösung in die Cervix uteri. Der axiale CURT-Führungsstab wird nach vorheriger Zervixaufdehnung bis 1 cm unterhalb des Fundus uteri eingeführt, ohne den Fundus zu perforieren. Danach wird der 15–20 mm dicke CURT-Wellenschliffmorcellator bis zum Ende des Führungsstabes **innerhalb** des Corpus uteri eingedreht und wieder retrahiert. Um den ausgestanzten Zylinder aus dem Uterus extrahieren zu können, wird er kaudal mit einer Kugelzange gefaßt und durch mehrfache zirkuläre Drehung aus seiner kranialen Gewebeverankerung gelöst. Mit Hilfe von Kletterhaken wird das Corpus uteri dann durch die retrovesikale Peritonealöffnung zur Scheide gewälzt, dabei kippt der Uterus unter Belassen seiner lateralen Verankerung um 180 Grad. Die Rami ascendentes der Aa. uterinae werden beidseits umstochen oder eine Röder-Schlinge um das Corpus uteri gelegt. Anschließend erfolgt transvaginal die suprazervikale Resektion des Corpus uteri oberhalb der Ligg. sacrouterina. Nachdem das resezierte Korpus transvaginal entfernt ist, wird die verbliebene Zervixhülse zurückluxiert. Im Anschluß an die Endokoagulation des Zervixstumpfs mit dem Erystop werden Peritoneum und Scheidenhaut verschlossen.

5 Ergebnisse, Komplikationen und Kontraindikationen

Der Stellenwert der klassischen intrafaszialen suprazervikalen Hysterektomie läßt sich am besten anhand der Zahl der Hysterektomien, die 1995 an der Kieler Universitäts-Frauenklinik durchgeführt wurden, aufzeigen. Aufgeteilt nach der Vorgehensweise ergibt sich für diese Operationen das in Tabelle 21-2 und 21-3 dargestellte Spektrum. Wie sich zeigt, wurden über 50% der Hysterektomien bei gutartiger Indikation an der Kieler Universitäts-Frauenklinik mittels suprazervikaler Technik durchgeführt. In Tabelle 21-4 sind die Histologiebefunde dargestellt.

Nach einer CISH-Operation ist der Zervixstumpf mit dem verbliebenen Kanal im vaginalsonographischen Bild bei Kontrolluntersuchungen gut sichtbar. Eine postoperative Kontrolle nach 14 Tagen inklusive vaginalem Ultraschall erscheint uns wichtig. Bei mehr als 500 Eingriffen traten als Komplikationen lediglich vier Zervixstumpfinfektionen und eine Zervixstumpfblutung nach außen auf. Zweimal waren Kontrollaparoskopien und in einigen Fällen auch Koagulationen am Zervixstumpf erforderlich. In keinem Fall kam es zu einer Verletzung von Harnleiter, Blase oder Rektum. Das gleiche gilt auch für die intrafasziale vaginale Hysterektomie und die TUMA-Operationen.

1994 wurden in einer internationalen Multicenterstudie die Ergebnisse von 1313 Hysterektomien mit verschiedenen Operationstechniken an 12 Kliniken in Deutschland, Österreich und Korea verglichen (Tab. 21-5, Abb. 21-18).
Die histologischen Befunde der 424 CISH-Präparate sind in Tabelle 21-6 dargestellt. Die Studie zeigte, daß sich die CISH-Technik gut in den klinischen Alltag integrieren läßt, vergleichbar mit anderen Hysterektomietechniken.

Der Vorteil der suprazervikalen Hysterektomie besteht darin, daß es bei kombiniert vaginal-pelviskopischer Operationstechnik gelingt, eine Kolpotomie zu ver-

Tab. 21-2 Hysterektomien an der Universitäts-Frauenklinik Kiel, 1995

	vaginale HE	abdominale HE	pelviskopische CISH	abdominale CISH	LAVH	IVH	gesamt
n	29	97	30	47	10	22	235
%	12	42	13	20	4	9	100

Tab. 21-3 Hysterektomien bei gutartigen Indikationen an der Universitäts-Frauenklinik Kiel, 1995

	vaginale HE	abdominale HE	pelviskopische CISH	abdominale CISH	LAVH	IVH	gesamt
n	29	40	30	47	5	22	173
%	17	23	17	27	3	13	100

Tab. 21-4 Histologische Diagnosen von 233 Hysterektomien im Vergleich zu angewandten Operationstechniken an der Universitäts-Frauenklinik Kiel, 1995

	vaginale HE	abdominale HE	pelv CISH	lp CISH	IVH	LAVH
Adenomyosis	4	7	2	5	3	1
Adenomatöse Hyperplasie	10	6	1	1	2	0
Leiomyome	8	21	20	36	17	2
Karzinome	0	57	0	0	0	5
Unspezifische gutartige Befunde	7	6	4	6	0	2
233	29	97	27	48	22	10

Tab. 21-5 Studienautoren, Zahl und Art der Hysterektomietechniken; Multicenterstudie, 1994

Autoren	gesamt HE	vaginale HE	abdominale HE	abdominale CISH	pelv CISH	LAVH	IVH
Dong Ho Kim	215	10	70	4	89	42	0
Jun Joung Hur	111	4	56	0	45	6	0
Geist	36	0	0	0	36	0	0
Gill	14	6	5	1	2	0	0
Grünberger	20	0	0	1	19	0	0
Kusatz	31	5	6	1	19	0	0
Rudelstorfer	89	2	7	1	79	0	0
Friedrich	183	123	60	0	0	0	0
Knorr	182	146	36	0	0	0	0
Opitz, Dewitz	59	22	31	0	6	0	0
Melchert, Volz	16	0	0	0	16	0	0
Semm, Mettler	357	45	44	103	113	2	50
Summe	1313	363	315	111	424	50	50

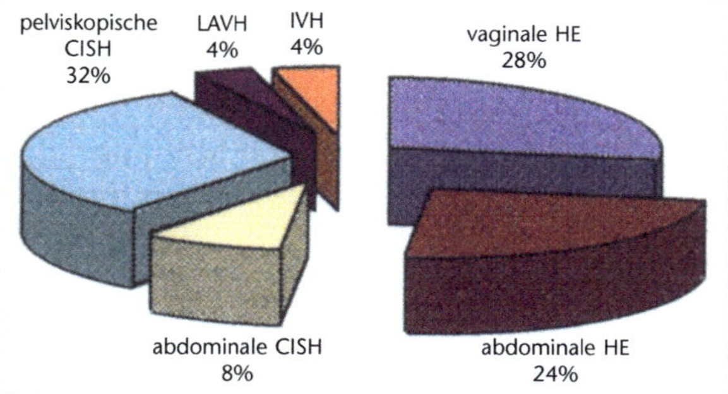

Abb. 21-18 Verteilung der Operationsvarianten bei 1313 Hysterektomien an 12 Kliniken in Deutschland, Österreich und Korea (Multicenterstudie)

Tab. 21-6 Histologische Diagnosen bei 424 CISH-Präparaten in der internationalen Multicenterstudie 1994 mit 12 teilnehmenden Kliniken

	Myome	Adenomyosis uteri	keine Pathologie	adenomatöse Hyperplasie	CIN I–III	Varia
n	237	119	21	13	17	17
%	56	28	5	3	4	4

meiden. Die Stabilität des Beckenbodens wird nicht tangiert. Bei Untersuchungen zum Sexualverhalten und zur Orgasmusfähigkeit ergaben sich nach der bisherigen statistischen Auswertung allerdings keine signifikanten Vorteile im Vergleich zur totalen Hysterektomie. Das steht im Gegensatz zu dem, was beim Einführen der Methode zunächst vermutet worden war. Als günstig sehen wir es an, daß der bei der suprazervikalen Hysterektomie unverändert in seiner Verankerung bleibende Zervixstumpf dazu beiträgt, Irritationen der Blasen- und Rektuminnervation zu vermeiden. Die Operation dürfte kaum jemals zu einer Verletzung von Ureter oder Harnblase führen und ist technisch relativ einfach.

In bezug auf die potentielle Entstehung eines Zervixkarzinoms stellt sie zweifelsohne eine bessere vorbeugende Maßnahme dar als die einfache suprazervikale Hysterektomie, da die Transformationszone voll entfernt wird. Die histologische Aufarbeitung der bei den ersten 500 CISH-Patientinnen entfernten Zervixzylinder ergab nur in 35 Fällen (7%) Zylinderepitheldrüsen an den Schnitträndern bei kompletter Erfassung der Transformationszone. Somit könnte sich aus den verbliebenen Zervixhüllen in seltenen Fällen lediglich ein Zylinderepithelkarzinom, jedoch kein Plattenepithelkarzinom entwickeln. Das Zervixkarzinom hat eine jährliche Inzidenz von 18,48/100000 Frauen. Nur in 5% dieser Fälle handelt es sich um Adenokarzinome, was einer jährlichen Inzidenz von 0,92/100000 Frauen entspricht. Legt man eine Häufigkeit von 7% verbliebenen Zervixdrüsen zugrunde, würde das bedeuten, daß sich jährlich bei 0,064/100000 oder etwa 1 von 1,5 Mio. Frauen nach CISH-Operation ein Zervixdrüsenkarzinom entwickeln könnte.

Die bessere Erhaltung der Funktion des Beckenbodens ohne Resektion der Zervix sollte nicht außer acht gelassen weden. Gesichert ist, daß nach der suprazervikalen Hysterektomie die Funktionen von Blase und Rektum nicht beeinträchtigt sind und weniger psychische und sexuelle Störungen nach dieser Art der Gebärmutterentfernung auftreten. Es steht fest, daß die endoskopische suprazervikale Hysterektomie eine einfache, leicht nachzuvollziehende Methode der endoskopischen Hysterektomie darstellt, bei der das Corpus uteri durch Morcellierung und nicht durch vaginale Resektion entfernt wird. Es handelt sich dabei also um eine rein endoskopische Operationstechnik. Mit zunehmender Verbesserung der Techniken wird eine Extraktion wahrscheinlich auch bei kleinsten Größen des Zugangs nach Homogenisierung des Präparats möglich sein. Somit dürfte diese Technik mit Modifikationen sicher weiterhin eine Methode der Wahl für die endoskopische Hysterektomie bei benignen Indikationen bleiben.

Die suprazervikale Hysterektomie von vaginal stellt eine Alternative dar, die zu diskutieren ist. Den Uterus bei Ausstanzung der Zervix und des Korpus zu erhalten, macht die Form der transuterinen Mukosa-Ablation möglich. Die Methode ist leicht durchführbar. Meines Erachtens ist sie jedoch im Vergleich zu Techniken wie der Cavaterm-Technik oder der Vesta-Dub-Technik, die selbst auf eine operative Hysteroskopie verzichten können, zu aufwendig.

6 Synopse

Hysterektomien können heute endoskopisch als laparoskopisch assistierte vaginale Hysterektomie, total oder auch radikal mit und ohne Lymphadenektomie durchgeführt werden. Außer bei der endoskopischen CISH-Operation und der rein suprazervikalen Hysterektomie ist immer die vaginale Extraktion des Organs erforderlich.
Auch die Hysterektomie bei malignen Veränderungen kann mittels laparoskopisch assistierter vaginaler Hy-

sterektomie durchgeführt werden. Der Uterus darf dann natürlich nicht zerstückelt werden. Eine Präparation der Parametrien und der regionären Lymphknoten ist pelviskopisch möglich.

Die hier detailliert dargestellte, endoskopische suprazervikale Hysterektomie mit Ausstanzung der inneren Zervix hat im Vergleich zu den laparoskopisch-vaginalen Hysterektomien folgende Vorteile: voller Erhalt der Anatomie des Beckenbodens, keine Kolpotomie, keine Störung der Gefäßversorgung und der Innervation von Harnblase, Darm und Scheide sowie keine zu erwartenden Störungen im psychosexuellen Bereich.

Literatur

Becker N, Frentzel-Beyme R, Wagner G: Krebsatlas für die Bundesrepublik Deutschland. Springer, Berlin–Heidelberg–New York 1984.

Friberg B, Wallstein H, Henrikson P, Persson BRR, Petersson F, Willen R, Ahlgren M: A new, simple, safe and efficient device for the treatment of menorrhagia. J Gynaecol Techn 2 (1996) 1034.

Mettler L, Lutzewitch N, Dewitz T, Remmert K, Semm K: From laparotomy to pelviscopic intrafascial hysterectomy. Gynaecol Endosc 5 (1996) 203.

Reich H, DeCaprio J, McGlynn F: Laparoscopic hysterectomy. J Gynecol Surg 5 (1989) 213–216.

Semm K: Operation manual for endoscopic abdominal surgery. Year Book Medical Publishers & Schattauer, New York 1984.

Semm K: Hysterektomie per laparoskopiam oder per pelviskopiam. Ein neuer Weg ohne Kolpotomie durch CASH. Geburtshilfe Frauenheilkd 51 (1991) 996–1003.

22

Kolposuspension

J. A. Deprest, M. Degueldre und P. G. Cusumano
übersetzt und
nachbearbeitet von J. Hucke

1 Einführung

Über 100 verschiedene Verfahren zur operativen Behandlung der Streßharninkontinenz wurden beschrieben. Die Anzahl prospektiver, vergleichender und z. T. randomisierter Studien ist zwar begrenzt, aber es zeigt sich eine Überlegenheit der retropubischen Kolposuspension nach Burch mit einer Heilungsrate von 86–92%.

Stanton und Mitarbeiter (1986) am St. George Hospital in London publizierten Langzeitergebnisse der Methode mit einer durchschnittlichen Heilungsrate von 69% bei einem Beobachtungszeitraum von bis zu 20 Jahren. Im Falle einer primär durchgeführten Kolposuspension nach Burch lag die Heilungsrate in einem 10-Jahres-Beobachtungszeitraum bei 80%. Als negative prädiktive Faktoren konnten die folgenden Faktoren identifiziert werden: Zustand nach Voroperation in anderer Technik, Adipositas mit mehr als 80 kg Körpergewicht, Instabilität des M. detrusor vesicae oder intraoperativer Blutverlust von mehr als 1000 ml.

Die retropubische Kolposuspension gilt daher als die Standardbehandlung der Streßharninkontinenz. Es wird angenommen, ihre Wirkungsweise beruhe darauf, daß es gelingt, den urethrovesikalen Winkel wiederherzustellen und den proximalen Anteil der Urethra in den Bereich des intraabdominellen Druckes zurückzuverlagern, ohne daß hierbei die intrinsische urethrale Sphinkterfunktion beeinträchtigt wird.
Wie die Evaluation von Ergebnissen der operativen Behandlung der Inkontinenz zeigt, sind wahrscheinlich die multiplen Modifikationen dieser sog. Standardoperation für unterschiedliche Ergebnisse verantwortlich. Viele Chirurgen bezeichnen ihre spezielle eigene Technik als „Burch"-Kolposuspension, obwohl die individuellen Techniken große Unterschiede dazu aufweisen.

1.1 Der laparoskopische Ansatz zur Kolposuspension

Über die Jahre hat es einen steten Zuwachs an operativen Eingriffen gegeben, die laparoskopisch ausgeführt werden können. Es brauchte aber einige Zeit, bevor auch die laparoskopische Kolposuspension eine weitere Verbreitung fand, da sie große Erfahrung mit endoskopischer Nahttechnik voraussetzt. Sobald der Operateur diese beherrscht, können theoretisch alle Arten der Beckenbodenrekonstruktion endoskopisch ausgeführt werden. Vancaillie beschrieb 1991 als erster die laparoskopische Kolposuspension, und kurz danach berichtete Underwood über die präperitoneale endoskopische Ausführung dieser Methode.

Obwohl inzwischen die ersten Ergebnisse für eine größere Zahl von Patientinnen, die nach dieser Technik operiert wurden, publiziert sind, besteht immer noch ein gewisser Zweifel an der Effektivität der laparoskopischen Modifikation gegenüber der traditionellen abdominalen Methode. Eigentlich sollte die laparoskopische Variante in diesem Fall nicht so umstritten sein wie z. B. die LAVH, denn es gibt hier keine vergleichbare, generell akzeptierte vaginale Methode. Allerdings haben sich noch nicht viele urogynäkologische Spezialisten mit der neuen Technik befaßt, da sie wenig eigene Erfahrung mit der operativen Laparoskopie haben. Nachdem jedoch einige Spezialisten schon bei vielen Patientinnen die laparoskopische Kolposuspension durchgeführt haben, kann man einige Techniken durchaus als etabliert bezeichnen.

Bei unserer Variation der laparoskopischen Kolposuspension wenden wir eine Nahttechnik an, die derjenigen des konventionellen transabdominalen Zugangs entspricht. Einen Vorteil bei endoskopischem Zugang sehen wir in der relativ blutarmen Durchführbarkeit des Eingriffs, die zusammen mit den optischen Vergrößerungsmöglichkeiten des Endoskops die Identifikation der wichtigen Strukturen einfacher macht als beim offenen Zugang. Als alternative Techniken beschreiben wir den Einsatz von modernem Fremdmaterial und von speziellen endoskopischen Fixiergeräten. In Belgien hat die letztere Technik inzwischen unter endoskopischen Operateuren weite Verbreitung gefunden. Bei ihr entfällt die Notwendigkeit von zeitaufwendig und mühsam auszuführenden endoskopischen Nähten, wodurch die Operationsdauer deutlich verkürzt werden kann. Ein weiterer Vorteil liegt darin, daß eine präzise Abschätzung des Ausmaßes, in dem der Blasenhals anzuheben ist, möglich wird. Offensichtlich handelt es sich hierbei also erneut um eine Modifikation mit ihren eigenen Begründungen. Es ist zu erwarten, daß – ähnlich wie bei der offenen Technik in Form der Marshall-Marchetti-Krantz-Methode, der Tanagho-Methode, der singulären Stichmodifikation usw. – auch bei der Laparoskopie in Zukunft weitere Modifikationen entwickelt werden.

1.2 Anatomie

Das Cavum Retzii ist ein virtueller Raum mit einem vorderen und zwei lateralen Anteilen. Das vordere Kompartiment wird ventral durch den Beckenknochen und dorsal durch die endopelvine Faszie, die die Harnblase umhüllt, begrenzt. Das perivesikale Fettgewebe ist von einem Netzwerk venöser Sinus durchzogen. In diese venösen Gefäße mündet die tiefe hintere Vene der Klitoris, die über der Urethra verläuft. Die lateralen Anteile des Cavum Retzii werden begrenzt durch die

Faszie des M. obturatorius internus, N. obturatorius und Vasa obturatoria direkt unter dem knöchernen Boden des Os ilium. Die hintere Begrenzung bildet die endopelvine Faszie, die die A. iliaca interna und deren Aufzweigungen an der Stelle umhüllt, wo sie in Richtung Spina ischiadica verlaufen. Der Boden des lateralen Anteils besteht aus dem Arcus tendineus m. levatoris ani, einer Verdickung der Faszie des M. obturatorius internus.

Wichtige Bezugspunkte sind die sog. Cooperschen Ligamente (Ligg. pectinealia). Nähte, die durch sie hindurch gelegt werden, sollten so weit wie möglich medial angesetzt werden, um eine Verletzung ilioinguinaler Gefäße oder des Ilioinguinalnervs, die an der vorderen Bauchwand in der Nähe des äußeren Inguinalkanals verlaufen, zu vermeiden. Nach kaudal wird der Raum von der Vorderwand der Scheide begrenzt, die von einer Kapsel aus „weißer" endopelviner Faszie überzogen ist. Diese verdickte Faszienstruktur wird auch als pubozervikale Faszie bezeichnet. Ihr Anteil im Bereich des urethrovesikalen Winkels ist die Zielstruktur bei der Suspensionstechnik. Weiter kaudal ist die Urethra mit der vorderen Scheidenwand verwachsen. Suspensionsnähte, die hier gelegt werden, tragen nicht zur Behebung einer Inkontinenz bei. Über der Scheidenwand können multiple venöse Gefäße anzutreffen sein, was bei der Präparation besonders beachtet werden sollte. In Fällen von Sekundäreingriffen treten in diesem Bereich unter Umständen vermehrt Blutungen auf (Abb. 22-1).

2 Technik der laparoskopischen Kolposuspension

Die Patientin wird dazu angehalten, in den drei Tagen vor dem Eingriff nur leichte Kost zu sich zu nehmen, um eine übermäßige Weitstellung des Darmes zu verhindern, was für laparoskopische Eingriffe generell und besonders bei transperitonealem Zugang ungünstig ist. Bevor die Patientin ihr Einverständnis mit dem Eingriff erklärt, muß sie auch darüber aufgeklärt werden, daß es eventuell notwendig sein kann, auf eine Laparotomie überzuwechseln, damit der Eingriff erfolgreich ist. Eine Stunde vor der Operation wird eine antibiotische Prophylaxe mit 2 g Cefazolin durchgeführt.

Die Patientin wird wie bei anderen abdominal-vaginalen Eingriffen in die Steinschnittlage gebracht. Desinfektion und Abdeckung sind in gleicher Weise wie für die offene Burch-Operation durchzuführen. Die Arme der Patientin liegen beidseits dicht neben dem Körper, so daß Operateur und Assistent größtmögliche Bewegungsfreiheit haben. Am Fußende der Patientin steht der Video-Monitor. Ein Foley-Katheter wird transurethral in die Harnblase eingelegt und mit 15–20 ml Kochsalzlösung geblockt, da durch die deutliche Füllung die laparoskopische Identifikation der Harnblase einfacher ist. Der Ballonkatheter dient nicht nur zur Blasenentleerung, sondern erleichtert auch die Identifikation des Blasenhalsgebietes, da bei der Laparoskopie eine taktile Orientierung nicht in gleicher Weise wie beim offenen Vorgehen gegeben ist. In bestimmten Fällen kann es intraoperativ hilfreich sein, die Harnblase über den Katheter mit blaugefärbter Flüssigkeit aufzufüllen, um so eine eventuelle Harnblasenverletzung

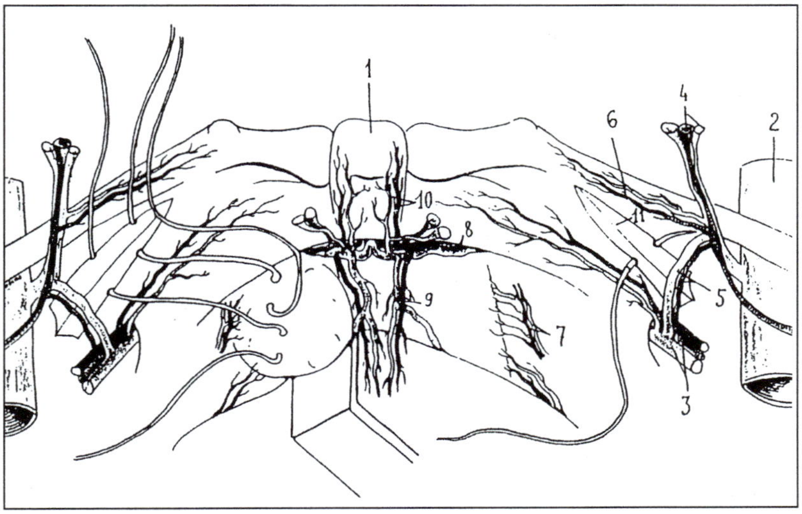

Abb. 22-1 Anatomie der Gefäßversorgung im Cavum Retzii:
1 Symphyse
2 V. iliaca externa
3 A./V. obturatoria
4 A./V. epigastrica inferior
5 aberrierende (akzessorische) A./V. obturatoria („Corona mortis")
6 Beckenast der A./V. epigastrica inferior
7 vaginale Arterie und Vene
8 A./V. pudenda interna
9 A./V. vesicalis anterior
10 retropubische Arterie und Vene
11 Lig. pectineale (sog. Coopersches Ligament)

(aus: Negura A et al., 1993; mit freundlicher Genehmigung der Autoren) identifizieren bzw. die Grenzen der Ausdehnung der Harnblase darstellen zu können.

Wir bevorzugen den Einsatz von 4 Trokaren: ein 10-mm-Trokar im Bereich des Nabels für die Optik, zwei 5-mm-Trokare lateral und ein Trokar in der Mitte zwischen Symphyse und Nabel. Der Durchmesser dieses Trokars variiert in Abhängigkeit von der angewendeten Technik. Für laparoskopische Nähte ist ein Trokardurchmesser von mindestens 7 mm oder mehr notwendig, um die gebogene Nadel in die Bauchhöhle einführen zu können. Bei Einsatz der Mesh-Technik wird ein 12-mm-Trokar benutzt. Im Falle eines rein präperitonealen Zugangs führen wir nur 3 Einstiche durch und verzichten auf den Trokar in der Mittellinie. Das laparoskopische Instrumentarium beschränkt sich auf eine drehbare, mit monopolarem Strom anwendbare 5-mm-Schere, anatomische und lange atraumatische Faßzangen, Nadelhalter und Knotenschieber. Ein Saug-Spülstab ist nicht immer notwendig, sollte aber bei Bedarf verfügbar sein. Wir versuchen, den Einsatz von Spülflüssigkeit weitgehend zu unterlassen, da sie sich störend im Präparationsgebiet ansammeln kann oder auch extraperitoneales Fettgewebe ödematös verändert und hierdurch die korrekte Identifikation und Dissektion der zu präparierenden Ebenen erschwert. Wie bei der offenen Chirurgie bevorzugen wir statt dessen den Einsatz von Tupfern als stumpf dissezierendes und darstellendes Instrument. Ein Tupfer wird außerhalb der Bauchhöhle auseinandergezogen, frei durch einen Trokar nach intraperitoneal eingebracht und in Nähe des OP-Gebiets gelagert. Die Operationsschwester notiert sich, daß intraabdominal ein freier Tupfer vorhanden ist, und trägt Sorge, daß bei Operationsende nicht vergessen wird, diesen wieder zu entfernen. Für die stumpfe Gewebepräparation können speziell vorgefertigte laparoskopische Erbstupfer von Vorteil sein (Fa. Ethicon, Norderstedt).

- Der Blasenkatheter wird mit 15–20 ml relativ stark geblockt, was dazu beiträgt, bei der Präparation die Grenzen der Harnblase besser erkennen zu können.
- Spülflüssigkeit wird äußerst zurückhaltend oder möglichst überhaupt nicht eingesetzt, da sie für die Präparation im Cavum Retzii eher störend ist. Bei Blutungen ist ein normaler Gazetupfer zu bevorzugen. Den Tupfer bei Operationsende wieder aus der Bauchhöhle zu entfernen, darf nicht vergessen werden.

2.1 Präperitonealer Zugang

Falls als einzige Maßnahme die Kolposuspension durchzuführen ist, bevorzugen wir den präperitonealen Zugang. Früher verwendeten wir hierfür einen Dissektionsballon, der das Vorgehen erleichtert, aber als Einmalinstrument teuer ist. Zunächst werden über einen Zugang wie bei der offenen Laparoskopie beide Mm. recti identifiziert und voneinander getrennt; an der Rückseite der Muskelfaszie wird stumpf ein Tunnel in Richtung Symphyse präpariert (Abb. 22-2). Danach wird der mit Gleitmittel eingeriebene Ballon vorsichtig in diesen Hohlraum eingeführt und bis zur Symphyse hinabgeschoben. Seine Position läßt sich durch externe Palpation und durch interne Visualisierung nach Einführen des Laparoskops kontrollieren. Unter optischer Kontrolle wird er dann aufgeblasen, um auf diese Weise eine stumpfe Dissektion des Cavum Retzii durchzuführen. Der Ballon bleibt etwa 1–2 Minuten in maximaler Distension in situ, wird dann entleert und entfernt. In dem so geschaffenen Hohlraum wird anschließend durch Insufflation von CO_2 ein Druck von 8–10 mmHg erzeugt. Bei adipösen Patientinnen kann ein höherer Druck notwendig sein.

Als Alternative wurde vorgeschlagen, mit einem sog. optischen Trokar die absichtlich gewählte „Via falsa" in den präperitonealen Raum besser unter kontrollierten Bedingungen anzulegen. Inzwischen verzichten die meisten Operateure auf den Gebrauch des Einmalinstrumentariums und präparieren den Zugang zum Cavum Retzii lieber digital oder stumpf mit der Optik, insufflieren anschließend CO_2 und vollenden die Präparation unter laparoskopischer Kontrolle (Abb. 22-3).

Beim präperitonealen Zugang ist der Raum, in dem gearbeitet werden kann, kleiner als beim transperito-

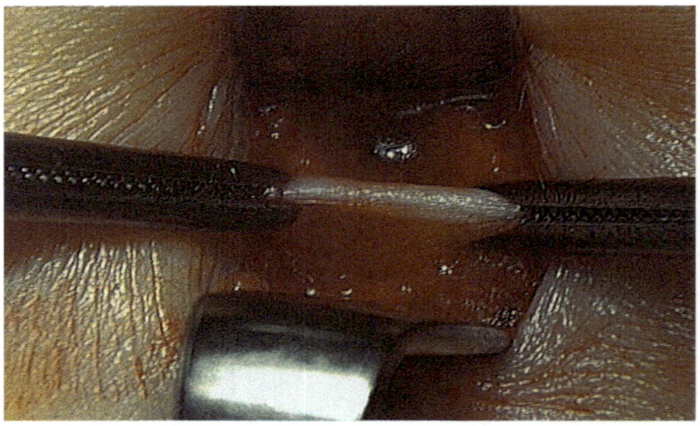

Abb. 22-2 Präperitonealer Zugang zum Cavum Retzii: subumbilikales Darstellen der Rektusfaszie mit anschließender Inzision wie bei der offenen Laparoskopie

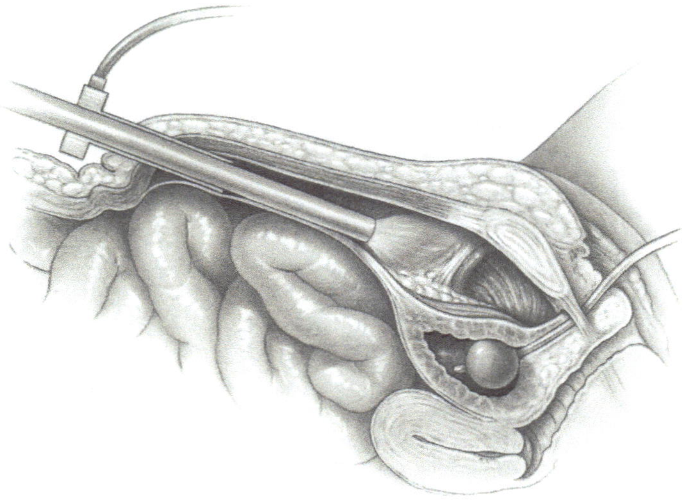

Abb. 22-3 Lage des Laparoskops beim präperitonealen Zugang

nealen Zugang. Die Trokareinstiche müssen tiefer angesetzt werden, und der Freiheitsgrad der Instrumentenbewegung ist begrenzter, was sich besonders beim Nähen bemerkbar machen kann. Den präperitonealen Zugang bevorzugen daher vermutlich eher Operateure, die mit der endoskopischen Technik der Kolposuspension schon vertraut sind.

2.2 Transperitonealer Zugang

Der transperitoneale Zugang kommt in Betracht, wenn der präperitoneale Zugang nicht gelingt, zusätzlich intraperitoneale operative Eingriffe vorgenommen werden sollen oder auch gelegentlich als primäre Variante. Das ventrale Peritoneum wid etwa 3 cm oberhalb der Symphyse eröffnet. Wir koagulieren zunächst den Urachus und führen dann eine querverlaufende Inzision von der linken zur rechten obliterierten Umbilikalarterie durch (Abb. 22-4). Eine große Inzision kann zwar den Zugang zum Cavum Retzii und die notwendigen Manipulationen erleichtern, benötigt aber bei Ende des Eingriffs auch längere Zeit zum Verschluß.

Die Dissektion wird zunächst in Richtung Symphyse und nicht nach lateral durchgeführt. Hierbei muß eine dünne Faszienschicht durchtrennt werden, um die Rückseite der Mm. recti zu erreichen. Wird nicht ausreichend weit ventral präpariert, kann es zur Eröffnung des Blasendaches kommen. Falls bereits früher transabdominale Eingriffe durchgeführt wurden, ist es möglich, daß die Harnblase beim Peritonealverschluß und durch Narbenbildung nach ventral gezogen worden ist. In diesem Fall erleichtert eine Auffüllung der Harnblase die Identifikation ihrer oberen Begrenzung und zeigt so die beste Stelle für die peritoneale Inzision an. Die Obergrenze der Harnblase kann zusätzlich durch

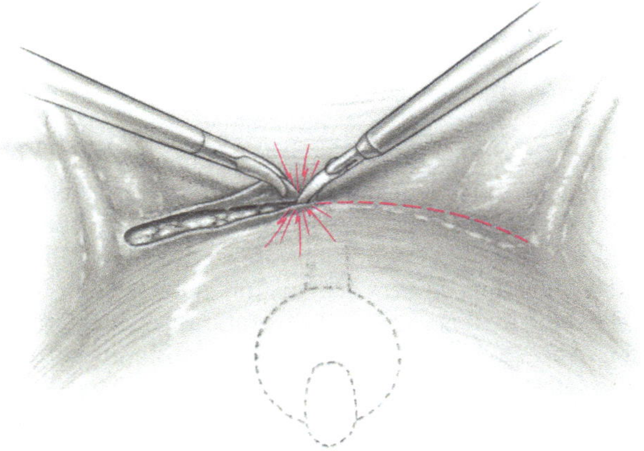

Abb. 22-4 Transperitonealer Zugang zum Cavum Retzii: Inzision des ventralen Peritoneums mit der monopolaren Schere

laparoskopisches Hochschieben des Blasenkatheterballons dargestellt werden.

Ein weiterer Vorteil des transperitonealen Zugangs besteht darin, daß es möglich ist, das Becken auf zusätzliche pathologische Veränderungen zu inspizieren oder gleichzeitig laparoskopisch weitere Korrekturen von Senkungszuständen vorzunehmen.

- Die endoskopische Kolposuspension kann präperitoneal oder transperitoneal durchgeführt werden.
- Der präperitoneale Zugang ist bei alleiniger Kolposuspension ohne Zusatzeingriffe zu bevorzugen. Er ist aufgrund des engen Raumes allerdings technisch schwieriger und daher eventuell eher vom mit der Methode vertrauten Operateur auszuführen.

- Beim transperitonealen Zugang ist die Inzision des Peritoneums ausreichend weit ventral durchzuführen, um nicht das Blasendach zu eröffnen. Die Obergrenze der Harnblase kann durch Hochschieben des geblockten Ballonkatheters oder eventuell durch Auffüllen der Blase verdeutlicht werden.
- Nach Voroperationen im Unterbauch kann aufgrund einer möglichen Verlagerung der Harnblase ihre Verletzungsgefahr erhöht sein.

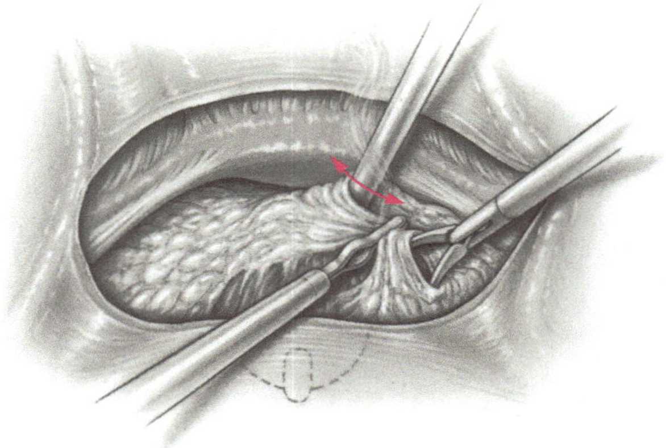

Abb. 22-5 Überwiegend stumpfe Präparation in Richtung der Rückseite der Scheidenvorderwand; sorgfältige Hämostase auch kleiner Gefäße mittels bipolarer Koagulation

2.3 Präparation des Operationsgebietes

Die erste zu präparierende Struktur ist die Symphyse. Die Dissektion wird dann nach lateral in Richtung der Ligg. pectinealia und nach unten entlang der Mittellinie in das retropubische Gebiet fortgesetzt. Die Darstellung der Cooperschen Ligamente sollte nicht zu weit nach lateral erfolgen, da dies für die Operation selber nicht notwendig ist, sondern lediglich die Gefahr von Verletzungen venöser Äste, die von den Vv. epigastricae inferiores zu den Obturatorgefäßen verlaufen (auch als sog. „Corona mortis" bezeichnet), erhöht. Blasenhals und Scheidenfaszie sind die anschließend zu identifizierenden Bezugspunkte. Die Präparation des Cavum Retzii wird überwiegend stumpf ausgeführt, mit sorgfältiger Koagulation auch kleiner Gefäße, um ein übersichtliches Operationsgebiet zu erhalten (Abb. 22-5). Es besteht ein erhöhtes Blutungsrisiko, und selbst begrenzte Blutungen können die Darstellung von entscheidenden Strukturen, wie z. B. der unteren Blasenbegrenzung, unmöglich machen. Da es für die Laparoskopie extrem wichtig ist, daß gute Sichtverhältnisse herrschen, versuchen wir jede Blutung durch prophylaktische Hämostase zu vermeiden. Bei der Präparation der Scheidenwand ist es das Ziel, ein großes Gebiet mit den typischen weißlich durchscheinenden Faszienstrukturen darzustellen (Abb. 22-6 und 22-7). Fettgewebe, von dem angenommen wird, daß es eine postoperative Fibrosebildung fördert, kann hierbei entfernt werden. Strukturen in der Mittellinie auf dem Dach der Urethra werden nicht durchtrennt, da sie Gefäße für die Urethra enthalten können und eine Präparation in diesem Bereich für die Operation selbst nicht notwendig ist.

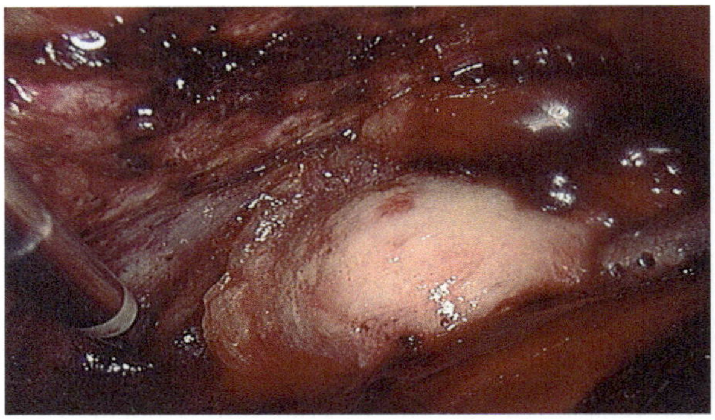

Abb. 22-6 Endoskopischer Situs: Die Rückseite der Scheidenvorderwand ist links paraurethral von Fett- und Bindegewebe befreit. Die linke Hand des Operateurs hebt die Scheidenvorderwand an.

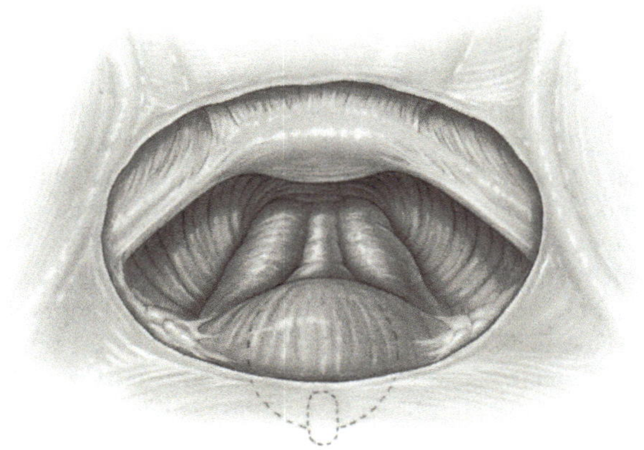

Abb. 22-7 Schematische Darstellung des beidseits paraurethral freizupräparierenden Gewebes. Der Operateur hebt mit Zeige- und Mittelfinger der linken Hand die Scheidenvorderwand an.

- Das Cavum Retzii wird überwiegend durch stumpfe Präparation dargestellt.
- Eine sorgfältige prophylaktische Hämostase ist notwendig, um die Übersicht über die Begrenzungen von Harnblase und Urethra zu behalten.
- Eine weit nach lateral ausgeführte Präparation der Ligg. pectinealia (Cooperschen Ligamente)

ist nicht notwendig und bedingt eher das Risiko der Verletzung von Verbindungsästen zwischen Vasa epigastrica inf. und Vasa obturatoria.

2.4 Kolposuspension mittels Nahttechnik

Jede Variante der abdominalen Techniken läßt sich laparoskopisch nachahmen. Für die Kolposuspension mittels Nahttechnik plazieren wir genau wie bei der offenen Technik beidseits je zwei laterale Nähte. Diese Nähte werden im mittleren urethralen Anteil gesetzt, eine etwa 1,5 bis 2,5 cm seitlich des Blasenhalses und eine etwas höher (diese Lokalisation der Nähte entspricht der Tanagho-Modifikation). Zuerst wird die am weitesten rechts-kaudal gelegene Naht gestochen, dann die sich am weitesten links-kaudal befindende, um danach wieder auf der rechten Seite zu nähen. Auf diese Weise schließt sich das operative Feld fortlaufend von kaudal nach kranial.

Zum Legen der Nähte zieht der rechtshändige Operateur einen zweiten Handschuh über die linke Hand, den er aber im Anschluß für die weitere abdominale Präparation wieder auszieht. Die linke Hand wird dann in die Vagina eingeführt, schiebt die Urethra zur Seite und eleviert die Scheide, um so die Scheidenfaszie für die laparoskopische Naht gut darzustellen. Als Nahtmaterial dient Ethibond® der Stärke 0 mit einer 3/8-Nadel, Skinadel oder gerader Nadel in einer Länge von 120 cm für eine gut zugänglich extrakorporale Knotung. Zunächst wird kräftig durch die vaginale Faszie gestochen und gleichzeitig darauf geachtet, eine Perforation der Scheidenwand zu vermeiden (Abb. 22-8 und 22-9). Beim Durchstechen der Cooperschen Ligamente ist es notwendig, daß die Nadel stets im rechten Winkel zum Ligament gehalten wird (Abb. 22-10 und 22-11). Dies kann die Führung des Nadelhalters über den Trokar der ipsilateralen Seite notwendig machen.

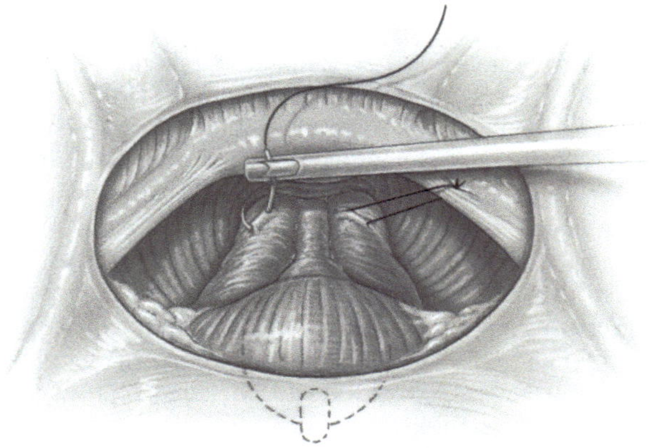

Abb. 22-9 Legen des zweiten Fadens durch die Scheidenfaszie links. Die erste Suspensionsnaht auf der rechten Seite ist bereits geknotet.

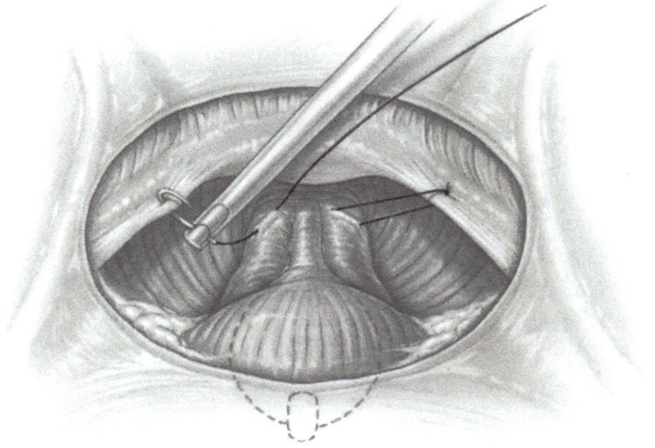

Abb. 22-10 Durchstechen des linken Cooperschen Ligaments

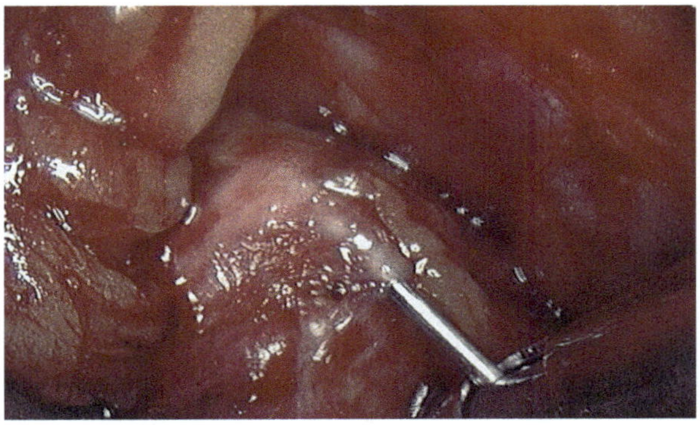

Abb. 22-8 Erster Stich durch die vaginale Faszie mit einer geraden Nadel

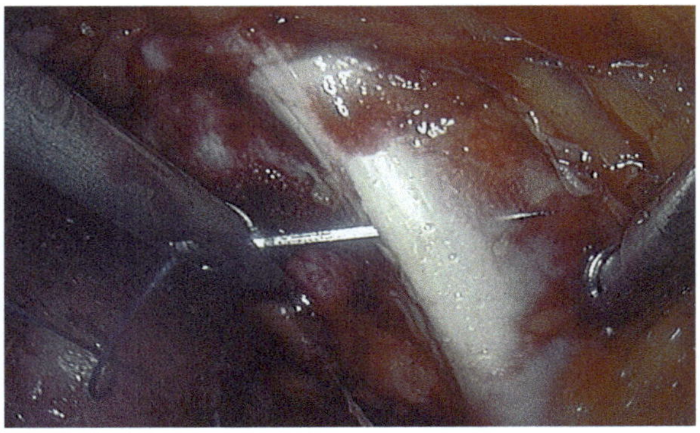

Abb. 22-11 Endoskopisches Bild beim Durchstechen des rechten Cooperschen Ligaments mit einer geraden Nadel

Nachdem die Naht gelegt ist, wird das mit der Nadel bestückte Ende aus der Bauchhöhle herausgezogen, damit, während die Scheide angehoben wird, ein auf dem Faden liegendes Instrument das Durchziehen der Naht durch das vaginale Fasziengewebe als Widerlager unterstützt. Extraabdominal werden zwei symmetrische Fadenenden vorbereitet, um einen sog. „Weston-Clinch-Knoten" zu legen. Es handelt sich hierbei um einen verschiebbaren Knoten, der zu jedem Zeitpunkt durch Zug an den Fäden in Gegenrichtung blockiert werden kann. Das geht auch dann, wenn er noch nicht komplett zugezogen ist, wie es bei der Kolposuspension immer gehandhabt werden muß. Auf diese Weise kann die Scheide exakt so hoch angehoben werden, wie es erwünscht ist (Abb. 22-12 und 22-13 a und b). Es besteht zwar keine objektive Notwendigkeit, genau zu dosieren, wie stark der Blasenhals angehoben wird, doch die Möglichkeit dazu wird weiter unten beschrieben.

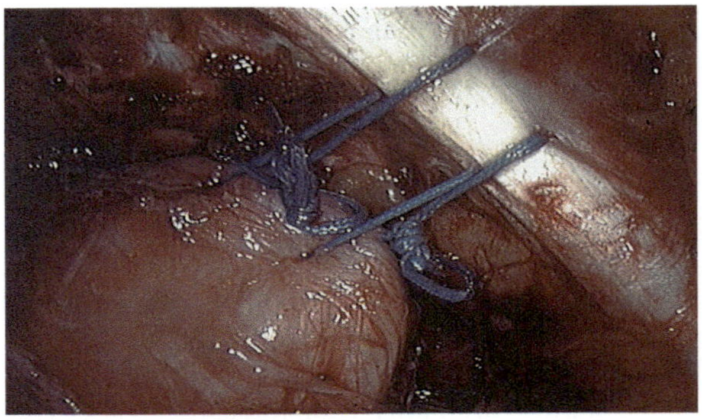

Abb. 22-12 Nahaufsicht nach Knotung der Suspensionsfäden auf der rechten Seite

- Bei der laparoskopischen Kolposuspension mittels Nahttechnik werden wie beim offenen Vorgehen beidseits je zwei Suspensionsnähte gelegt.
- Die Naht wird – unter transvaginaler Elevation der Scheidenvorderwand – zuerst durch das paraurethral gelegene Fasziengewebe, dann durch das ipsilaterale Lig. iliopectineale gestochen.
- Die Nahtknotung erfolgt extrakorporal. Die Verwendung eines in jeder Position blockierbaren Knotens (Weston-Clinch-Knoten) ist vorteilhaft.
- Der Knoten des Ethibond®-Fadens wird bei der Kolposuspension nicht komplett zugezogen, sondern nur so weit, daß die paraurethrale Faszie etwa bis in Höhe des unterhalb des Cooperschen Ligaments liegenden M. obturatorius internus bzw. Unterkante des Cooperschen Ligaments angehoben wird.

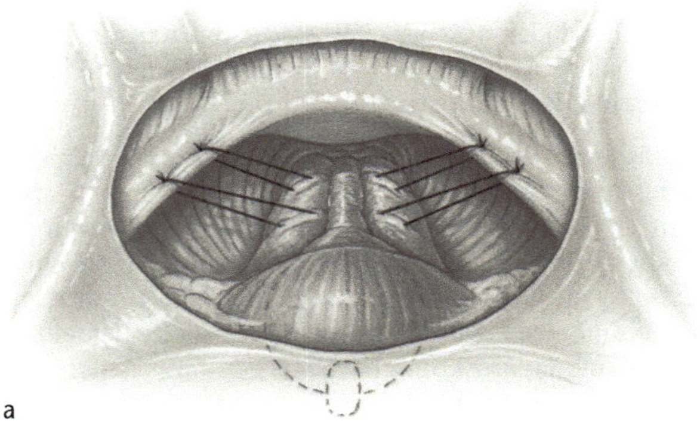

a

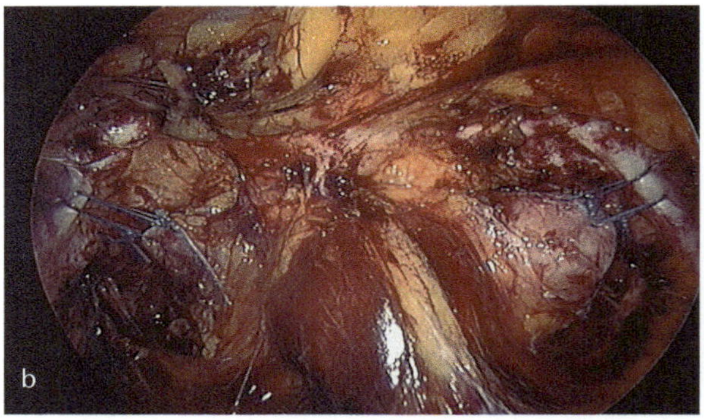

b

Abb. 22-13 a und b Endsitus nach Knoten der Suspensionsfäden beidseits

2.5 Mesh-Technik

Bei der Mesh-Technik kommen als zusätzliches Material ein Propylennetz und ein laparoskopisches Klammerinstrument, wie es für die Hernienverschlußtechnik verwendet wird, zum Einsatz (EMS, Fa. Ethicon Endo Surgery, Norderstedt). Das Netz besteht aus nichtresorbierbarem Material, das eine Dehnung in eine Richtung erlaubt. Es sollte in einer Größe von 5×1 cm entlang der weniger elastischen Achse geschnitten werden. Ein 120 cm langer Ethibond®-Faden der Stärke 0 oder 1 wird durch eine Ecke des Netzes hindurchgestochen. Danach führt man die Nadel nach intraperitoneal, um im Bereich des Blasenhalses die vaginale Faszie zu durchstechen, wie es oben beschrieben wurde. Um dieses Gebiet genau identifizieren zu können, wird der Harnblasenkatheter gegen ein Urethrometer, das auf die Länge der Urethra eingestellt ist, ausgetauscht. Es markiert exakt die Stelle des urethrovesikalen Winkels. Wenn ein oder zwei kräftige Stiche durch die vaginale Faszie ausgeführt und geknotet worden sind, wird das Netz über das freie Ende der Naht in das Cavum Retzii geschoben. Im Falle einer mäßigen

Zystozele läßt sich mit ein oder mehr zusätzlichen Stichen nach lateral und kranial das Netz fixieren und hiermit die Zystozele beheben.

Anschließend wird das Netz an den Ligg. pectinealia fixiert. Die Faßzange für das auf der rechten Seite gelegene Netz wird durch den rechten Trokar hindurchgeführt, der Endostapler durch den Trokar in der Mittellinie. Das Ausmaß der Elevation des Blasenhalses kann mit dem Urethrometer bestimmt werden. Das Netz wird langsam, sehr vorsichtig gespannt und angehoben. Diese Elevation wird beendet, sobald eine Abwärtsbewegung des äußeren, vor der Vulva sichtbaren Anteils des Urethrometers zu beobachten ist. Danach wird das Netz im Bereich der Cooperschen Ligamente mit mehreren endoskopischen Klammern fixiert (Abb. 22-14).
Einige Operateure führen eine Modifikation dieser Technik durch, indem sie das Netz sowohl im Bereich der vaginalen Faszie als auch im Bereich der Cooperschen Ligamente mittels Klammern anheften.

- Die Mesh-Technik soll, da sie weniger Nähte erforderlich macht, die Operationszeit verkürzen.
- Das Netz wird an der paraurethralen Faszie mittels Naht und an den Cooperschen Ligamenten mittels Endostapler fixiert.
- Der Einsatz eines Urethrometers ist dabei behilflich, das Ausmaß der auszuführenden Kolposuspension festzulegen.

2.6 Beendigung der Operation und postoperative Maßnahmen

Zur Kontrolle, ob eine exakte Hämostase im OP-Gebiet erreicht ist, wird der Insufflationsdruck gesenkt. Die Intaktheit der Harnblase kann durch Auffüllung mit blau gefärbter Flüssigkeit geprüft werden. Der Verschluß der peritonealen Inzision erfolgt durch eine fortlaufende Naht. Bei Trokareinstichen >7 mm wird die Faszie verschlossen, um das Entstehen von Inzisionshernien zu vermeiden.
Postoperativ bleibt der transurethrale Katheter für 24–48 Stunden liegen, eine suprapubische Katheterisierung ist gleichwertig. Die Gepflogenheiten variieren von Institution zu Institution.

Wir entlassen die Patientin nach 1 oder 2 Tagen, aber es ist sicherlich auch früher möglich. Die Einstellungen in bezug auf den Zeitpunkt der Entlassung differieren ja bekanntermaßen in Europa und den Vereinigten Staaten.
Auf jeden Fall sollte kontrolliert werden, ob die Patientin spontan Wasser lassen kann und wie groß ein eventuelles Restharnvolumen ist. Bei normaler präoperativer Blasenkapazität akzeptieren wir ein Restharnvolumen von maximal 125 ml. Wir weisen die Patientin an, sich in den ersten 6 Wochen postoperativ nicht sportlich zu betätigen und keine schweren Lasten zu heben.

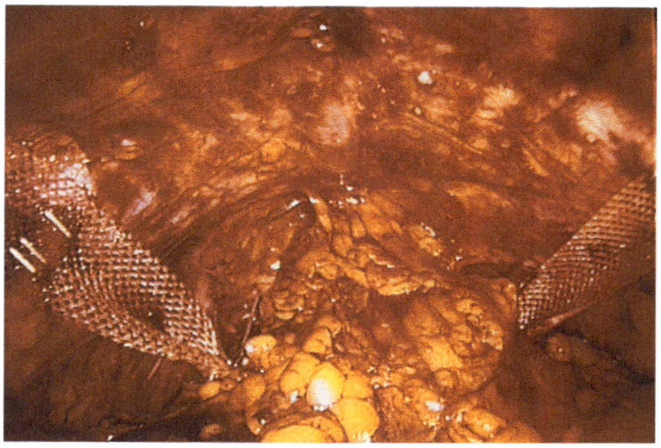

Abb. 22-14 Kolposuspension mittels Mesh-Technik

3 Ergebnisse und Komplikationen

In allen Publikationen liegt der Anteil der Fälle, in denen von der Laparoskopie zur Laparotomie übergegangen werden mußte, unter 2%, sogar bei Zweiteingriffen. Der Blutverlust ist beim laparoskopischen Zugang in der Regel äußerst gering (üblicherweise < 50 ml), was wahrscheinlich auf die prophylaktische Koagulation während der Dissektion und den erhöhten Distensionsdruck, der kapilläre Blutungen unterbindet, zurückzuführen ist. In Einzelfällen kann es dennoch zu deutlichen Blutungen kommen, die dann bei entsprechenden Sichtproblemen der Grund sind, den endoskopischen Zugang zu verlassen.
Zu den weiteren Vorteilen des endoskopischen Zugangs zählen die geringeren postoperativen Schmerzen, die äußerlich weniger sichtbare Narbenbildung, ein theoretisch geringeres Infektionsrisiko und schnellere Mobilisation und Erholung nach dem Eingriff. Dies kann eine schnellere Rückkehr zu normaler beruflicher Aktivität bedingen. Allerdings hängt das letztendlich auch von der individuellen Einstellung der Patientin bzw. der Organisation des jeweiligen Gesundheitssystems ab.
Neben den Vorteilen bestehen sicherlich auch deutliche Nachteile, wie z. B. die relativ teure Ausrüstung, lange Operationszeiten und eine Lernkurve, die aufzeigt, daß die Technik schwieriger und langsamer zu erlernen ist als die offene Burch-Technik.

Tab. 22-1 Ergebnisse und Komplikationen der laparoskopischen Kolposuspension

Autor	Anzahl der Patientinnen (n)	Heilungsrate (%)	Harnblasen-verletzung (%)	andere Komplika-tionen
Das	10	100	–	–
Deprest und Cusumano	130	90	5,5	4 Blutungen, 1 Ureterabknickung
Flax	47	90	6,4	
Frankel	70	?	3	
Hannah	100	91	6	
Isof	60	100	1,7	
Lam	109	98	3,8	
Liu	132	96	3,5	1 Ureterobstruktion
Lobel	35	69	2,85	
Lyons	38	93	2,6	
McDougall	19	85	5,3	
Nezhat	132	96	3	1 Ureterobstruktion
Papsakelaiou	32	90	0	
Polascik	12	83	16,7	
Radomski	46	86	0	
Smith	116	77	5,2	1 Blutung, 7 andere
Underwood	48	96	4	
Vancaillie	125	82	3,2	
Wattiez	142	86	4,1	5 Blutungen, 1 andere

Tab. 22-2 Komplikationen der offen chirurgisch ausgeführten und der laparoskopischen Kolposuspension

Art der Komplikation	offene Technik	laparoskopische Technik
Blutung	< 1%	0,5%
Harnblasenverletzung	< 1%	3,7%
Ureterabknickung	< 0,1%	< 0,1%
Miktionsprobleme	2–25%	5%
Detrusorinstabilität	3–25%	5%
Prolaps	5–27%	3%
Inzisionshernie	?	< 0,1%

Die Tabellen 22-1 und 22-2 zeigen Ergebnisse und Komplikationen der Kolposuspension im Überblick. Eine typische Komplikation bei der Kolposuspension ist die Blasenperforation. Nach unserer Erfahrung kommt es meist bei voroperierten Patientinnen zu Läsionen. Sie können sowohl beim präperitonealen als auch beim transperitonealen Zugang auftreten. Selbst wenn die Häufigkeit von Blasenverletzungen wahrscheinlich mit zunehmender Erfahrung zurückgeht, sind sie dennoch häufiger anzutreffen als beim traditionellen offenen Zugang. Eine Blasenperforation erfordert meist lediglich eine verlängerte Phase der postoperativen Katheterisierung. Am häufigsten sind Perforationen im Bereich des Blasendaches zu verzeichnen, und es besteht dabei nur ein sehr geringes Risiko späterer vesikaler Fistelbildung. Sie können endoskopisch relativ einfach übernäht werden. Im Falle sehr kleiner Läsionen mag die alleinige Behandlung durch Katheterisierung ausreichend sein.
Eine zu starke Elevation der Harnblase, wie sie manchmal im Versuch, eine Zystozele zu korrigieren, durchgeführt wird, kann eine Ureterabknickung zur Folge haben. Es handelt sich um eine seltene, aber sowohl bei der offenen wie auch bei der endoskopischen Technik auftretende Komplikation. Bei frühzeitiger Diagnosestellung kann das Problem behoben werden, indem man eine oder zwei der gelegten Nähte wieder durchtrennt.

Im Falle verstärkter Blutungen (> 500 ml) sollte der Versuch unternommen werden, die Blutung durch bipolare Koagulation zu stillen oder sie durch eine laparoskopisch mechanische Tamponade mit einem Tupfer bzw. eine intravaginale Tamponade am Ende der Operation zu beherrschen. Bei verstärkter Blutung legen wir üblicherweise eine Drainage ins Operationsgebiet.

Bisher haben wir keine infektiösen Komplikationen, auch keine Osteitis, beobachtet. Mit Hilfe einer perioperativen antibiotischen Prophylaxe läßt sich unter Umständen die Anzahl von Wundinfektionen und Harnwegsinfektionen verringern. Eine ausgiebige Spülung des Operationsgebietes bei Operationsende kann möglicherweise ebenfalls zur Risikoreduzierung beitragen.

Seltene Komplikationen wie tiefe Venenthrombose, Nervenverletzungen oder postoperative Senkungszustände sind in ihrer Häufigkeit schwierig einzuschätzen, da unsere Erfahrungen bisher zu begrenzt und zu kurz sind. Es gibt allerdings keinen Grund, warum diese von der offenen Kolposuspension bekannten Komplikationen nicht auch bei der Endoskopie eintreten könnten.

Postoperative Schmerzen im Bereich der Leiste werden meist auf die durch die Cooperschen Ligamente gelegten Nähte zurückgeführt. Wenn die Nähte oberhalb der vorderen Rektusfaszie geknotet werden, kann dabei der N. ilioinguinalis mitgefaßt werden, an der Stelle, wo er den oberflächlichen Leistenring verläßt und direkt über dem Tuberculum pubicum liegt. Die Schmerzen treten dann im medialen Bereich der Leiste, der Labie oder der Hüfte in Erscheinung. Zur Behandlung können lokale Injektionen von Kortikoiden verabreicht werden.

Funktionelle Störungen der Harnblase können direkt postoperativ oder verzögert auftreten. Patientinnen mit großem Restharnvolumen oder hypokontraktiler Blase sind in der ersten postoperativen Phase besonders gefährdet, da eine Spontanmiktion zunächst nicht möglich ist. Es kann sein, daß sie die Selbstkatheterisierung einüben müssen oder verlängert einen suprapubischen Katheter benötigen. Im Falle einer Detrusorinstabilität ist der postoperative Verlauf bei der Kolposuspension nicht immer voraussehbar. Sie kann sogar in 3–25% der Fälle de novo auftreten. Ihre Häufigkeit bei der laparoskopischen Kolposuspension wird zur Zeit mit 2,8 bis 8% angegeben.

Genauere Angaben zum langfristigen Erfolg der laparoskopischen Kolposuspension bzw. zur Häufigkeit, mit der Senkungsprobleme auftreten, sind bis jetzt noch nicht dokumentiert. Die meisten Autoren berichten über Erfolgsraten von 80–95% in den ersten drei postoperativen Jahren. Erste Daten von randomisierten Studien sind enttäuschend! Burton führte eine Randomisierung von 60 Patientinnen, die offen und endoskopisch chirurgisch behandelt wurden, durch. Seine schlechten Ergebnisse im Bereich der Endoskopie sind allerdings möglicherweise auch durch seine begrenzten Erfahrungen mit der endoskopischen Chirurgie bedingt. Er führte eine Lernkurve von 10 Fällen für die Endoskopie an, was als sehr wenig erscheint. Viele erfahrene urogynäkologische Operateure zögern noch, diese neue Technik anzuwenden, da Langzeitergebnisse oder randomisierte Studien von erfahrenen endoskopischen Operateuren fehlen. Die Erstellung dieser Studien ist daher eine wichtige Aufgabe in der nahen Zukunft. Die wahre Herausforderung für jede zukünftige Studie wird sein, eine erfahrene urogynäkologische Schule zu finden, die zum einen eine adäquate Patientenauswahl, ein gutes Follow-up und eine gute operative Technik bieten kann und die zum anderen über ausreichende endoskopische Erfahrung verfügt, um eine etablierte operative Technik, deren Langzeitergebnisse gut bekannt sind, endoskopisch nachzuvollziehen.

- Die Häufigkeit von Blasenverletzungen ist bei der laparoskopischen Kolposuspension größer als bei der traditionellen offenen Technik.
- Übermäßig starke Kolposuspension kann zu Problemen mit der spontanen Miktion oder in Einzelfällen sogar zu Ureterabknickungen führen.
- Postoperative Schmerzen im Bereich der Innenseite der Leiste oder der Labien sind auf ein Mitfassen des N. ilioinguinalis zurückzuführen (Cave: DD entzündliche Komplikationen). Sie können durch lokale Injektionen von Kortikosteroiden behandelt werden.
- Nach ersten Publikationen liegen die Erfolgsraten der laparoskopischen Kolposuspension bei 80–95%. Umfassendere Studien mit langfristigem Follow-up müssen allerdings noch abgewartet werden, bevor eine Bewertung der Technik möglich ist.

Literatur

Burch JC: Urethrovaginal fixation to Cooper's ligament for correction of stress incontinence, cystocele and prolapse. Am J Obstet Gynecol 81 (1961) 281–290.

Burton G: A randomised comparison of laparoscopic and open colposuspension. Neurol Urodynam 13 (1994) 497–498.

Carter JE: Laparoscopic Burch procedure: avoiding complications. Min Invas Ther & Allied Technol 5 (1996) 372–377.

Cusumano PG, Beco J et al: Laparoscopic bladder neck suspension: the mesh technique. In: Cusumano PG, Deprest J (eds): Advanced Gynecologic Laparoscopy, pp 159–173. Parthenon Publishers, New York–London 1996.

Deprest J, Cusumano PG: Laparoscopic colposuspension: why – why not? Ned Tijdschr Obstet Gynaecol 110 (1997) 106–111.

Hodgkinson CP: Stress urinary incontinence. Am J Obstet Gynecol 108 (1970) 1141–1168.

Horbach NS: Genuine stress urinary incontinence: best surgical approach. Contemp Obstet Gynecol 37 (1992) 53.

Liu CY: Laparoscopic treatment of genuine stress incontinence (GSI). Bailliere's Clin Obstet Gynaecol (1994) 787–798.

Lyons TL: Minimally invasive retropubic colposuspension. Gynaecol Endosc 4 (1995) 189–194.

Marshall VF, Marchetti AA, Krantz KE: The correction of stress incontinence by simple vesicourethral suspension. Surg Obstet Gynecol 88 (1949) 509–518.

Negura A, Andreescu G, Mardero GG, Mardero GH, Margarit L: Hemorrhagic risks in the Burch procedure. Int Urogynecol J 4 (1993) 310.

Nezhat C et al: Reconstructive pelvic surgery. In: Nezhat C, Nezhat F, Luciano A et al (eds): Advanced Gynaecological Laparoscopy, pp 255–272. McGraw-Hill, New York 1995.

Smith A: Laparoscopic pelvic floor surgery. Curr Opin Obstet Gynecol 7 (1995) 397.

Stanton SL: Colposuspension. In: Stanton SL, Tanagho E (eds): Surgery of Female Incontinence, pp 95–103. 2nd ed. Springer, New York 1986.

Tanagho EA: Colpocystourethropexy: the way we do it. J Urol 116 (1976) 751–753.

Underwood LR: Preperitoneal laparoscopic Burch procedure. In: Cusumano PG, Deprest J (eds): Advanced Gynecologic Laparoscopy, pp 143–158. Parthenon Publishers, New York–London 1996.

Vancaillie TG: The role of pubourethral ligament in surgery for correction of stress urinary incontinence. In: Cusumano PG, Deprest J (eds): Advanced Gynecologic Laparoscopy, pp 113–118. Parthenon Publishers, New York–London 1996.

Vancaillie TG: Urogynecologic procedures. In: Gomel V, Taylor PJ (eds): Diagnostic and Operative Gynecologic Laparoscopy, pp 265–276. Mosby, St. Louis.

Vancaillie TG: The role of laparoscopy in the management of pelvic floor relaxation (Editorial). J Am Assoc Gynecol Laparosc 4 (1997) 147–148.

Vancaillie TG, Schuessler W: Laparoscopic bladder neck suspension. J Laparoendosc Surg 1 (1991) 169.

Weston PV: A new clinch knot. Obstet Gynecol 78 (1991) 144–147.

23

Vaginaefixatio und Beckenbodenrekonstruktion

Behandlung des Scheidenstumpfprolapses, der Enterozele und der Rektozele

A. R. B. Smith
übersetzt und nachbearbeitet von J. Hucke

1 Laparoskopische Sakrokolpopexie

Zur Behandlung des Scheidenstumpfvorfalls nach Hysterektomie wurde eine große Anzahl verschiedener abdominaler Verfahren beschrieben, wie z. B. die Verankerung des Scheidenstumpfs an der vorderen Bauchwand mittels Faszienstreifen bzw. nicht resorbierbaren Nähten oder die Anhebung des Scheidenstumpfs in Richtung Os sacrum.
Für die Fixation des Scheidenstumpfs am Os sacrum wiederum wurden ebenfalls verschiedene Techniken beschrieben. Eine der ersten war die von Lane (1962), bei der ein synthetisches Transplantat zwischen Scheidenstumpf und Promontorium eingenäht wird. Anhand radiologischer Studien wiesen Nichols und Mitarbeiter (1970) nach, daß eine korrekte anatomische Position vorliegt, wenn der Scheidenstumpf in Richtung Kreuzbeinhöhle zeigt. Birnbaum (1973) beschrieb die Anheftung des Scheidenstumpfs in der Kreuzbeinhöhle mittels Teflon®-Netz, um auf diese Weise eine korrekte Ausrichtung zu erzielen. Es wurden verschiedene Materialien beschrieben, um den Scheidenstumpf zu fixieren. Marlex®-Netz, Mersilene® oder Fascia lata. Die Erfolgsraten dieser Eingriffe werden in der Literatur mit 91–100 % angegeben.

Nezhat und Mitarbeiter beschrieben 1994 als erste die laparoskopische Sakrokolpopexie. Sie berichteten über 15 Fälle, bei denen ein Mersilene®-Netz oder ein Goretex®-Streifen mittels Ethibond®-Fäden, Stärke 1–0, an die Scheide angenäht wurde und an der longitudinalen Faszie des vorderen Os sacrum mittels Nähten oder Klammern fixiert wurde. In einigen Fällen waren zusätzliche stützende Maßnahmen wie eine vordere oder hintere Kolporrhaphie oder eine partielle Vaginektomie notwendig. Eine detaillierte Beschreibung der Fälle wurde allerdings nicht gegeben. Die Operationszeit betrug zwischen 105 und 320 Minuten, im Mittel 170 Minuten. Der geschätzte Blutverlust lag zwischen 50 und 800 ml (im Mittel 226 ml). Bei einer Patientin war eine Laparotomie notwendig, um eine Blutung im Bereich des Os sacrum zum Stillstand zu bringen. Das Follow-up lag zwischen 3 und 40 Monaten, in allen Fällen wurde über eine vollständige Behebung der Beschwerden berichtet. Kohabitationsprobleme traten nicht auf.

1996 publizierte ich eine retrospektive Analyse der ersten 29 laparoskopischen Sakrokolpopexien, die ich in Manchester durchgeführt hatte. Bei einem postoperativen Follow-up zwischen 6 Monaten und zwei Jahren war bei nur einer Patientin ein Scheidenstumpfprolapsrezidiv aufgetreten. Auffällig war nach 6 Monaten der Befund einer leichten Rektozelenbildung bei 10 Frauen, wobei sich nicht alle Patientinnen dieses Problems bewußt waren. In der Folgezeit versuchte ich, die Rezidivhäufigkeit von Vorfällen der hinteren Scheidenwand dadurch zu reduzieren, daß ich bei konventionellen hinteren Scheidenplastiken ein Prolene®-Netz einnähte, um dadurch die volle Länge der hinteren Scheidenwand zu verstärken. Bei über 35 Patientinnen zeigte sich, daß dieses Vorgehen im allgemeinen eine unkomplizierte postoperative Heilung hat. Aufgrund von Kohabitationsproblemen war es allerdings bei einem Viertel der Frauen leider notwendig, später einen Teil des Netzes ambulant wieder zu entfernen. Bei einer Patientin mußte das gesamte Netz entfernt werden, nachdem sich ein Perianalabszeß gebildet hatte. Dieser Abszeß kann allerdings auch dadurch bedingt gewesen sein, daß simultan ein korrigierender Eingriff am Sphinkter ani stattgefunden hatte.
In der Folgezeit wurde beim laparoskopischen Vorgehen Wert darauf gelegt, eine ausgedehnte Dissektion des Septum rectovaginale zwischen Scheide und Rektum durchzuführen, um auf diese Weise das an der Scheide zu fixierende Netz an einem möglichst tiefen Punkt bis zum Level des Perineums ohne Eröffnung der Scheide anbringen zu können. Da sich die meisten der von uns behandelten Frauen schon vorher operativen Eingriffen in dieser Region unterziehen mußten, ist diese Dissektion häufig sehr schwierig. In einem Fall trat eine Rektumverletzung auf, die ohne Folgen laparoskopisch behoben werden konnte.

Da Patientinnen mit Scheidenstumpfvorfall häufig alt, gebrechlich und adipös sind, sind die Vorteile der laparoskopischen Chirurgie gegenüber der Laparotomie bei der Sakrokolpopexie deutlicher als bei der Kolposuspension.
Ross publizierte 1997 eine Untersuchung mit 12monatigem Follow-up bei 19 Frauen mit laparoskopischer Behebung eines Scheidenstumpfvorfalls nach Hysterektomie. Alle 19 Patientinnen erhielten eine Sakrokolpopexie, eine modifizierte hintere Plastik und eine Burch-Kolposuspension. Es wurde 6mal eine paravaginale Scheidenplastik und 13mal eine hintere vaginale Plastik durchgeführt. Hierbei wurde ein Prolene®-Netz auf den Umfang der Scheidenkuppel aufgenäht, durch einen peritonealen Tunnel gezogen und dann am vorderen sakralen Band befestigt. Bei 3 Frauen trat eine intraoperative Blasenverletzung auf. Dennoch konnten alle Patientinnen innerhalb von 24 Stunden postoperativ entlassen werden, und keine Patientin benötigte länger als 4 Tage einen Harnblasenkatheter. Ein Jahr nach dem Eingriff zeigte sich bei einer Patientin eine geringgradige Streßharninkontinenz im Vergleich zu 17 Patientinnen präoperativ. 2 Patientinnen wiesen Zystozelenbildung und 3 Patientinnen Rektozelenrezidive auf. Die Daten zeigen in einem kurzen Zeitraum eine relativ hohe Rate an Zysto- und Rektozelenrezidiven.

2 Laparoskopische Korrektur der Entero- und Rektozele

Die erste Publikation einer laparoskopischen Behandlung von Enterozelen stammt von Vancaillie und Butler und datiert aus dem Jahr 1993. In dieser Studie wurde bei 18 Frauen die Korrektur der Enterozele in Kombination mit einer hinteren Plastik, einer laparoskopischen Burch-Kolposuspension und in einigen Fällen mit einer Hysterektomie durchgeführt. Nur einmal war die endoskopische Enterozelenkorrektur aufgrund von Adhäsionen nach einem früheren chirurgischen Eingriff nicht möglich. Bei 6 von 17 Patientinnen wurde eine postoperative Medialisierung des Ureterverlaufs ohne Stauung festgestellt. Einmal wurde intraoperativ eine Naht durch den Ureter gelegt, was allerdings sofort erkannt und behoben wurde. Die meisten Patientinnen wurden innerhalb von 48 Stunden aus der stationären Behandlung entlassen, in einigen Fällen wurden Patientinnen allerdings wegen Problemen mit der Spontanmiktion bis zu 5 Tage stationär behandelt. Die postoperative Beobachtungszeit betrug nur bei einer Patientin 12 Monate, meist war sie kürzer. Es wurde über kein Rezidiv einer Enterozele berichtet, allerdings hatten zwei Patientinnen Probleme mit sekundärer Dyspareunie.

Ein anderer deskriptiver Bericht über den laparoskopischen Ansatz zur Behandlung der Enterozele von Lam und Rosen (1997) schildert eine Technik, die auf den Prinzipien der abdominal-perinealen Technik nach Zacharin beruht. 40 Patientinnen wurden operiert, wobei 37mal zusätzlich größere Eingriffe erfolgten. Bei einer Patientin trat eine intraoperative Blasenläsion auf. Der intraoperative Blutverlust betrug durchschnittlich nur 40 ml. 25 von 40 Patientinnen hatten postoperativ mäßige Rückenschmerzen und 20 von 40 klagten postoperativ über Obstipation. Der durchschnittliche stationäre Aufenthalt betrug 2,2 Tage (Spannbreite 17 Tage), und es wurde berichtet, daß alle Patientinnen ihre normalen körperlichen Aktivitäten innerhalb von 1–2 Wochen wiederaufnehmen konnten. Es wurden allerdings keine Details über das spätere Follow-up berichtet.

Die einzige Publikation über die laparoskopische Behandlung einer Rektozele beinhaltet eine Serie von 20 Patientinnen, bei denen ein Polyglaktinnetz in die Ebene zwischen Scheide und Rektum eingenäht wurde (Lyons und Winer, 1997). Bei allen Patientinnen wurde zusätzlich eine laparoskopische Kolposuspension und eine McCall-Kuldoplastik durchgeführt, 16 erhielten zusätzlich eine paravaginale Korrektur, 12 eine superzervikale Hysterektomie, 4 eine Sakrokolpopexie, 3 eine Rektopexie und 3 eine Perineorrhaphie. Intraoperative Komplikationen wurden nicht berichtet. Der geschätzte durchschnittliche Blutverlust betrug 5 ml. Alle Patientinnen wurden innerhalb von 24 Stunden postoperativ entlassen, es gab keinen Fall von Fieber, Anämie oder stationärer Wiederaufnahme. Bei einer Kontrolluntersuchung nach 12 Monaten klagte keine der Patientinnen über Dyspareunie, es wurde eine Rate von „95% Beschwerdefreiheit“ angegeben, ohne daß dieses näher spezifiziert oder über erhobene Befunde berichtet wurde.

3 Technik der laparoskopischen Sakrokolpopexie

Nach Einleitung der Narkose wird die Patientin in Trendelenburg-Lage mit den Beinen in Lloyd-Davis-Beinhaltern gelagert. Die Harnblase wird mit einem Foley-Katheter (18 French) katheterisiert (Abb. 23-1). Es ist von Vorteil, einen relativ großlumigen Katheter zu verwenden, da hierdurch eher die Möglichkeit gegeben ist, eine kleine intraoperative Blasenperforation am Auffüllen des Urinbeutels mit Kohlendioxid zu erkennen.

Das Pneumoperitoneum wird durch suprapubischen Einstich der Verres-Nadel angelegt. Subumbilikal wird ein 10-mm-Trokar für die Laparoskopieoptik eingesetzt, und zwei weitere Arbeitstrokare werden im Unterbauch eingeführt: linkslateral ein 5-mm-Trokar und rechtslateral ein 12-mm-Trokar (der Autor steht als Linkshänder auf der rechten Seite der Patientin). Gelegentlich wird besonders bei adipösen Patientinnen zusätzlich ein medianer Unterbauchtrokar (5 mm) eingesetzt, um über diesen den Darm zurückschieben zu können.

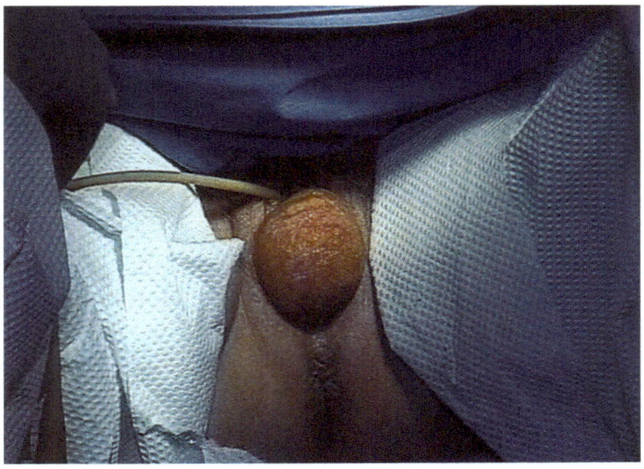

Abb. 23-1 Kompletter Scheidenstumpfprolaps bei Zustand nach Hysterektomie

Abbildung 23-2 zeigt das laparoskopische Bild bei vaginaler Reposition des Scheidenstumpfvorfalls. Über der Kuppe des Scheidenstumpfs wird das Peritoneum mit einer Schere unter Einsatz von monopolarem Strom eröffnet und die Harnblase nach ventral und das Rektum nach dorsal abpräpariert, um den Scheidenstumpf darzustellen und die hintere Scheidenwand zu isolieren (Abb. 23-3). Die Präparation wird dadurch erleichtert, daß intravaginal ein Manipulator eingeführt wird, der von einem Assistenten bedient wird, um den Scheidenstumpf anzuheben. Zusätzlich kann es gelegentlich hilfreich sein, einen weiteren Manipulator in das Rektum einzuführen. Nach meiner Erfahrung sind die Plastikrektalsonden der Fa. Autosuture hierzu am besten geeignet.

Durch den 12-mm-Trokar wird ein Prolene®-Netz intraperitoneal eingeführt (Abb. 23-4). Dieses Netz wird mit einer Ethilon®-Naht am Scheidenstumpf fixiert. Zu Beginn des Einsatzes der Technik wurden 4 Nähte gelegt, die das Netz auf einer Fläche von etwa 3×3 cm fixierten. Mit zunehmender Erfahrung wurde diese Fläche dann auf die gesamte Scheidenhinterwand bis hinunter zum Perineum ausgedehnt (Abb. 23-5). Durch diese großflächige Verankerung auf der gesamten Scheidenlänge wird das Risiko einer postoperativen Rektozelenbildung vermindert. Liegt eine offensichtliche Schwäche der oberen vorderen Scheidenwand vor, so wird auch dieses Gebiet mit dem Prolene®-Netz abgedeckt.

Anschließend wird das Promontorium identifiziert. Das Peritoneum wird, ausgehend vom Promontorium, nach kaudal zum Scheidenstumpf hin mit Schere und monopolarem Strom eröffnet und das retroperitoneale Gewebe vom Periost des Promontoriums abpräpariert (Abb. 23-6 und 23-7).

Die Länge der Peritonealinzision ist notwendig, um so genügend Peritoneum zu mobilisieren, damit das Prolene®-Netz nach Fixation an Scheide und Rektum wieder mit Peritoneum überdeckt werden kann. Während der Dissektion ist eine sorgfältige Identifikation des Rektumverlaufs auf der linken Seite und der A. iliaca interna und des Ureters auf der rechten Seite notwendig. Ebenfalls muß besonders auf Gefäße geachtet werden, die über das Promontorium laufen. Es kann hilfreich sein, diese Gefäße vor einer Fixation des Netzes am Promontorium zu koagulieren, gelegentlich kann dadurch allerdings erst eine Blutung induziert werden, die nur schwer zu stoppen ist. In einem Fall war es mir nur möglich, eine Blutung aus Promontoriumgefäßen durch Clips zum Stillstand zu bringen.

Das Prolene®-Netz wird anschließend mit einem Hernienklammergerät am Os sacrum fixiert (Abb. 23-8). Nach meiner Erfahrung eignet sich hierzu am besten das Gerät der Fa. Autosuture, dessen 4-mm-Klammern eine stabile Fixation am Os sacrum garantieren und dessen 4,8-mm-Klammern beim Peritonealverschluß

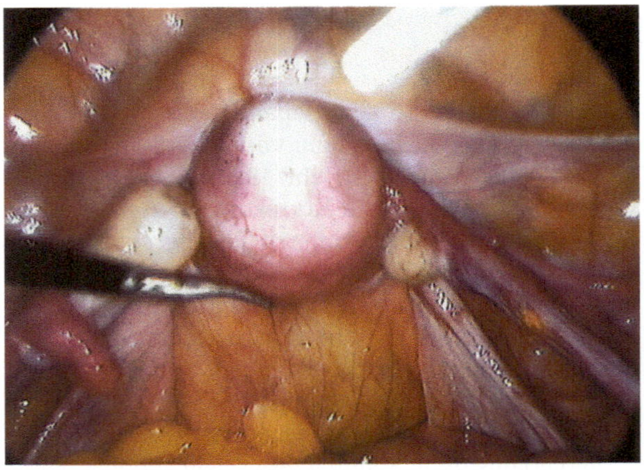

Abb. 23-2 Laparoskopisches Bild bei vaginaler Reposition des Scheidenstumpfvorfalls

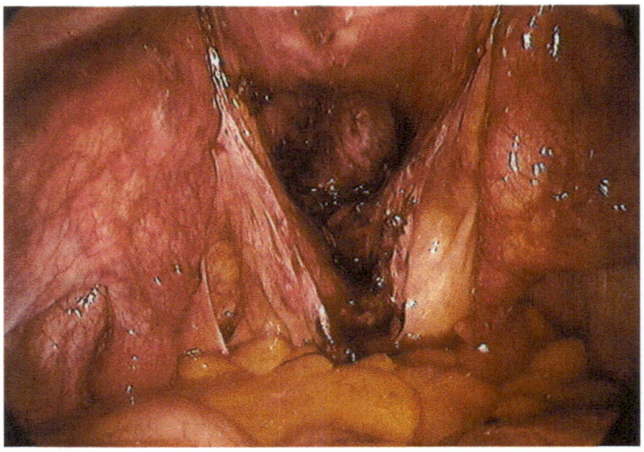

Abb. 23-3 Nach Eröffnung des Peritoneums wird das Rektum bis hinunter zum Perineum von der hinteren Scheidenwand abpräpariert.

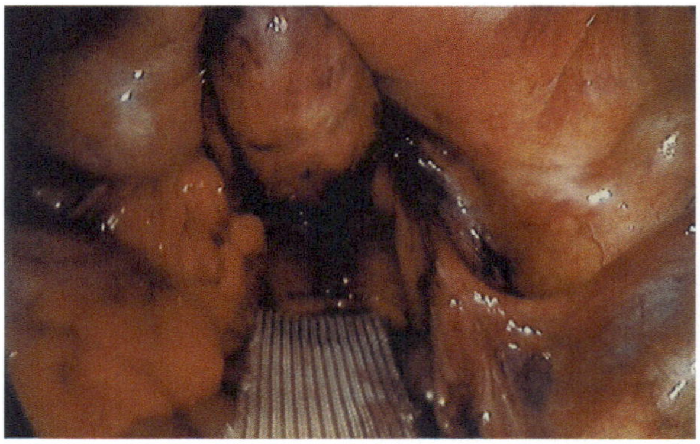

Abb. 23-4 Einbringen des Prolene®-Netzes

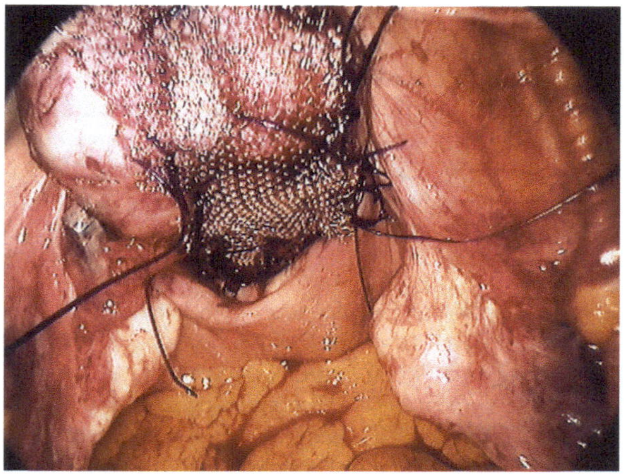

Abb. 23-5 Breitflächiges Aufnähen des Prolene®-Netzes auf die Scheidenhinterwand

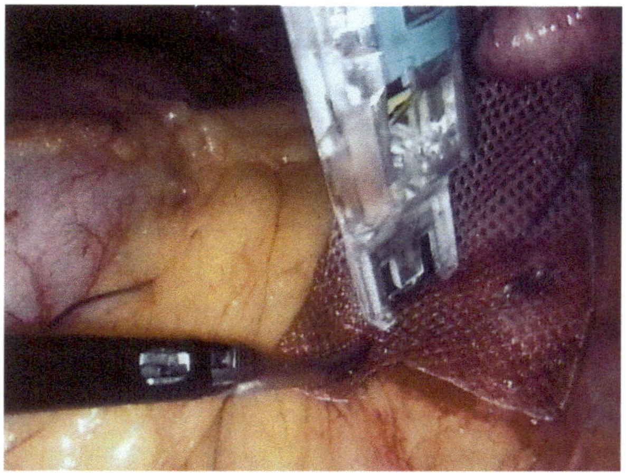

Abb. 23-8 Fixation des Prolene®-Netzes am Promontorium mittels Klammernahtinstrument

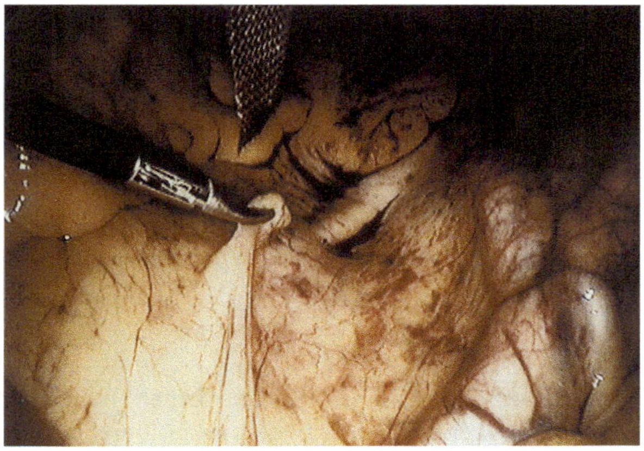

Abb. 23-6 Eröffnung des Peritoneums über dem Promontorium

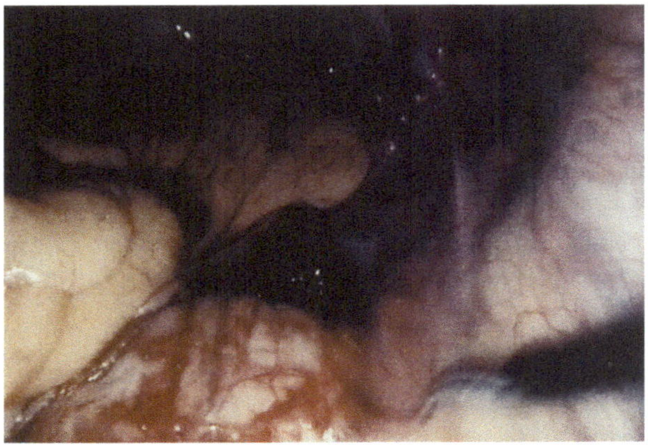

Abb. 23-7 Das Peritoneum ist über dem Promontorium eröffnet und nach lateral abgedrängt worden.

eingesetzt werden können. Das Klammernahtgerät der Fa. Ethicon verfügt nur über Standardklammern mit 4,4 mm Breite.
Es ist wichtig, das gewinkelte Klammerinstrument zu verwenden, da auf diese Weise der Kopf des Staplers parallel zum Sakrum eingesetzt werden kann. Bei Verwendung des geraden Staplers ohne Abwinklungsmöglichkeit des Kopfes kann beim Einführen über den lateralen Trokar das Problem entstehen, daß es nicht möglich ist, die Klammern im rechten Winkel in das Os sacrum einzubringen, so daß keine ausreichende Fixation am Periost gewährleistet ist. Alternativ bietet sich auch das Klammergerät der Fa. Braun-Dexon an, bei dem runde Spiralklammern in das Periost geschraubt werden.

Fremdmaterialien mit echtem Netzcharakter wie das Prolene®-Netz haben sich als einfacher zu nähen und zu klammern erwiesen als Materialien von dichterer Struktur wie Goretex®. Ich bin mit dem Prolene®-Netz zufrieden, verfüge allerdings nicht über eigene Erfahrung mit anderen Materialien.
Es ist auch möglich, das Netz mittels Nähten am Promontorium zu fixieren, aber dies ist schwieriger als das Anklammern. Das Staplerinstrument garantiert ein schnelles, einfaches und sicheres Fixieren. Es ist sinnvoll, das Netz zuerst an der Scheide zu fixieren, um dann die ausreichende Länge für die Fixation am Promontorium abschätzen zu können. Wichtig ist allerdings auch, zu vermeiden, daß das Netz unter Spannung fixiert wird, da auf diese Weise die Wahrscheinlichkeit höher ist, daß es sich mit der Zeit von der Scheide löst. Darüber hinaus wird auch vermutet – obwohl es letztendlich nicht bewiesen ist –, daß eine Fixation des Netzes unter Spannung den urethro-

vesikalen Winkel verändern und das Risiko einer postoperativ induzierten Streßharninkontinenz mit sich bringen kann.

Während das Netz am Sakrum angepaßt und mittels Klammern fixiert wird, wird die Scheide von vaginal her mit einem Tupfer nach kranial gedrückt. Überschüssiges Netz kann anschließend endoskopisch abgeschnitten werden. Nach Fixation des Netzes wird die Peritoneallücke über dem Netz mittels Klammern verschlossen, um auf diese Weise eine innere Hernienbildung zu vermeiden (Abb. 23-9 und 23-10). Im Anschluß daran wird dann gewöhnlich das Cavum Retzii eröffnet, um eine paravaginale Scheidenplastik und eine Kolposuspension durchzuführen.
Abschließend wird unter Sicht ein suprapubischer Katheter eingebracht und die Wunde im Bereich des 12-mm-Trokars schichtenweise verschlossen. Die Patienten erhalten intraoperativ eine einmalige antibiotische Prophylaxe mit 1,2 g Augmentan®.

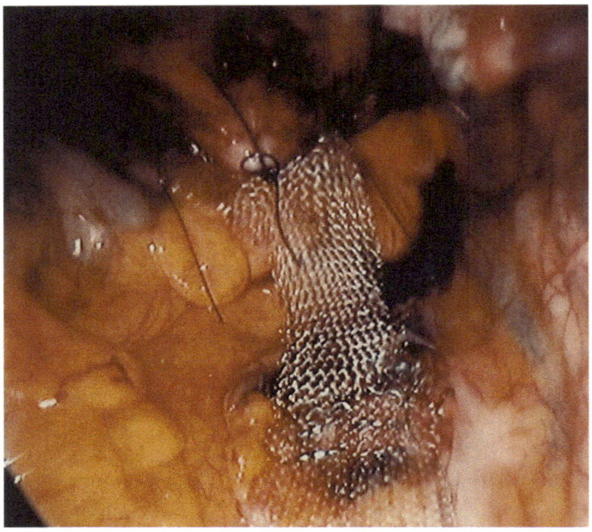

Abb. 23-9 Das Prolene®-Netz ist an Scheide und Os sacrum angeheftet und eleviert die Scheide; Endsitus vor der abschließenden Peritonealisierung.

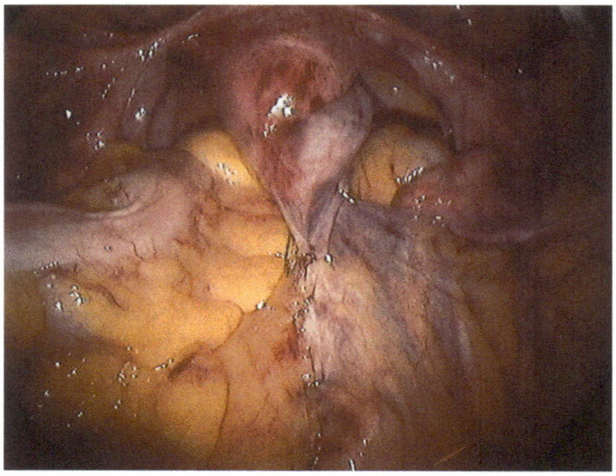

Abb. 23-10 Das Prolene®-Netz ist nach Verschluß des Peritonealspalts retroperitoneal verlagert.

- Die Präparation beginnt über dem Scheidenstumpf durch Deperitonealisierung der von vaginal nach innen gedrückten Scheide.
- Das Prolene®-Netz wird möglichst tief und breitflächig auf die Scheidenhinterwand aufgenäht, um einer sekundären Rektozelenbildung vorzubeugen.
- Bei der Präparation des longitudinalen Peritonealspalts, in den das Netz später eingelegt wird, ist besonders darauf zu achten, daß Rektum, Ureter und A. iliaca interna nicht verletzt werden.
- Die Fixation des Netzes am Promontorium geschieht am einfachsten mit einem endoskopischen Klammerinstrument.
- Das Netz soll den Scheidenstumpf in der Bauchhöhle halten, nicht aber unter Spannung fixiert werden.

4 Ergebnisse

Ich habe eine Studie über 29 Patientinnen, bei denen eine laparoskopische Sakrokolpopexie durchgeführt wurde, publiziert. Diese Zusammenstellung zeigt, daß die Technik sicher und effektiv ist. Es traten nur wenige intraoperative Komplikationen auf, obwohl zweimal eine Harnblasenläsion zu verzeichnen war. Eine ereignete sich während einer Kolposuspension mit Adhäsionen bei Zustand nach vorausgegangenem operativem Eingriff.
Die durchschnittliche Operationsdauer betrug inklusive Anästhesiezeit 123 Minuten. Dies ist länger als beim offenen chirurgischen Vorgehen, beinhaltet allerdings auch die anfängliche Lernkurve. Mit zunehmender Erfahrung ist die Operationszeit kürzer geworden. Wie bei der offenen Chirurgie entstehen die meisten Präparationsprobleme durch die Adipositas von Patientinnen.

Die postoperative Erholungsphase nach laparoskopischer Sakrokolpopexie ist nach meiner Erfahrung deutlich unterschiedlich zur offenen Chirurgie, bei der die Darmtätigkeit häufig aufgrund des intraoperativen Abstopfens des Darms zunächst paralytisch behindert ist.

Bei der laparoskopischen Sakrokolpopexie konnten 17 von 29 Patientinnen innerhalb von 72 Stunden postoperativ entlassen werden. Die durchschnittliche Entlassungszeit lag – bei einer Spannbreite von 1–8 Tagen – ebenfalls bei 3 Tagen. Diese Entlassungszeiten sind – verglichen mit den Erfahrungen bei der offenen rekonstruktiven Chirurgie – außergewöhnlich kurzfristig.

Das Hauptproblem ist die Rezidivrate an Rektozelenbildungen, wie schon oben erwähnt. Ich glaube, daß sich die beschriebene Modifikation mit tiefer retrovaginaler Präparation hier vorbeugend auswirkt. Falls der Operateur Probleme sieht, den Bereich zwischen Rektum und Scheide laparoskopisch zu präparieren, was durchaus schwierig sein kann, so besteht eine Alternative darin, das Netz vaginal zu positionieren und dann den Eingriff laparoskopisch weiterzuführen, ohne daß hierdurch größere Schwierigkeiten zu erwarten sein dürften.

Alle Patientinnen wurden über mögliche sekundäre Dyspareunie befragt. Bisher trat in einer Phase nach 6 Monaten oder später bei keiner der sexuell aktiven Patientinnen ein Problem auf.

Bei einigen Patientinnen bestand präoperativ eine Streßharninkontinenz, und es ist beschrieben worden, daß sie als neues Symptom postoperativ nach Sakrokolpopexie auftreten kann. Nach meiner Erfahrung haben Frauen mit Scheidenstumpfprolaps jedoch meist ohnehin eine schlechte Urethrasphinkterfunktion, obwohl viele der Patientinnen präoperativ nicht über eine Streßharninkontinenz klagen. Es ist möglich, daß viele Frauen präoperativ deshalb kontinent sind, weil die Urethra durch den Scheidenstumpfprolaps abgeknickt wird. Dies hat dazu geführt, daß einige Operateure präoperativ versuchen, eine latente Streßharninkontinenz durch vaginale Stützung der Scheide und Provokationstest bzw. temporäres Tragen eines Scheidenpessars zu evaluieren. Es gibt allerdings zur Zeit keine bewiesenen Daten, daß diese Form des Tests eine verläßliche Voraussage über das postoperative Eintreten einer Streßharninkontinenz darstellt. Zur Zeit bin ich der Meinung, daß bei allen Patientinnen, die noch keine Suspensionsoperation gehabt haben, zusammen mit der Sakrokolpopexie eine retropubische Suspension der vorderen Scheidenwand durchgeführt werden sollte. Ich kann diese Meinung allerdings noch nicht durch Langzeituntersuchungen belegen. Es ist verständlich, daß Frauen nicht sehr glücklich sind, wenn sie für die Behebung eines Scheidenstumpfprolapses das neu auftretende Problem einer Streßharninkontinenz in Kauf nehmen müssen. Sie müssen daher präoperativ über das mögliche Auftreten dieses Problems aufgeklärt werden.

5 Zusammenfassung

Die laparoskopische Sakrokolpopexie ist eine effektive Methode zur Behandlung des Scheidenstumpfprolapses. Es ist möglich, endoskopisch die Operationstechnik des offenen Zugangs nachzuahmen. Damit bleibt der konventionelle Zugang ausgedehnteren Operationen mit kompletter Beckenbodenrekonstruktion vorbehalten.

Die postoperative Erholungsphase ist im Vergleich zum offenen Vorgehen wesentlich kürzer, was für die gesundheitlich meist ohnehin beeinträchtigten Patientinnen von großer Bedeutung ist. Die Daten der bisherigen Nachbeobachtung zeigen, daß laparoskopische Eingriffe die gleiche Effektivität aufweisen wie die traditionell offene Chirurgie.

Literatur

Addison WA et al: Abdominal sacral colpopexy with mersilene® mesh in the retroperitoneal position in the management of post-hysterectomy vaginal vault prolapse and enterocele. Am J Obstet Gynecol 153 (1985) 140–146.

Birnbaum SJ: Rational therapy for the prolapsed vagina. Am J Obstet Gynecol 115 (1973) 411–419.

Brady L: An operation to correct genital prolapse following panhysterectomy. Am J Obstet Gynecol 32 (1936) 295–297.

Creighton SM, Stanton SL: The surgical management of vaginal vault prolapse. Br J Obstet Gynaecol 98 (1991) 1150–1154.

Grundsell H, Larsson G: Operative management of vaginal vault prolapse following hysterectomy. Br J Obstet Gynaecol 91 (1984) 808–811.

Lam A, Rosen D: A new laparoscopic approach for enterocoele repair. Gynaecol Endose 6 (1997) 211–217.

Lane FE: Repair of post-hysterectomy vaginal vault prolapse. Obstet Gynecol 20 (1962) 72–77.

Lyons TL, Winer WK: Laparoscopic rectocoele repair using polyglactin mesh. J Am Assoc Gynecol Laparosc 4/3 (1997) 381–384.

Mahendran D, Prashar S, Smith ARB, Murphy D: Laparoscopic sacrocolpopexy in the management of vaginal vault prolapse. Gynaecol Endosc 5 (1996) 217–222.

Nezhat CH, Nezhat F, Nezhat CR, Rottenberg H: Laparoscopic retropubic cystourethroscopy. J Am Assoc Gynecol Laparosc 1 (1994) 339–349.

Nichols DH, Milley PS, Randall CL: Significance of restoration of normal vaginal depth and axis. Obstet Gynecol 36 (1970) 251–256.

Ridley JH, Botte JM, Howlett RJ: A composite vaginal vault suspension using fascia lata. Am J Obstet Gynecol 126 (1976) 590–595.

Ross JW: Techniques of laparoscopic repair of total vault eversion after hysterectomy. J Am Assoc Gynecol Laparosc 4 (1997) 173–183.

Vancaillie TG, Butler DJ: Laparoscopic enterocoele repair – description of a new technique. Gynaecol Endosc 2 (1993) 211–216.

Yates MJ: An abdominal approach to the repair of post-hysterectomy vaginal invasion. Br J Obstet Gynaecol 82 (1975) 817–819.

24

Laparoskopische Hysteropexie bei Prolapsus uteri

W. Masetti und J. Keckstein

1 Einführung

Senkungszustände des inneren Genitale sowie Entero-, Zysto- und Rektozelen treten vor allem bei älteren Frauen auf. Da die Familienplanung meist abgeschlossen ist, spielt die Erhaltung des Uterus bzw. der Fertilität bei der Therapie keine wichtige Rolle.
Die Entfernung des Uterus war und ist Bestandteil vieler Descensus-Operationen. Deshalb stellen Frauen mit ausgeprägtem Prolaps des Uterus und noch bestehendem Kinderwunsch oder einfach dem Wunsch nach Organerhalt für den operativ tätigen Gynäkologen eine besondere Herausforderung dar. Konservative Maßnahmen (z. B. Pessartherapie) bringen oft nicht das gewünschte Ergebnis und sind bei jungen Frauen meist auch nicht praktikabel. In vielen Fällen bleibt somit nur die operative Behandlung des Prolapses übrig. Dabei muß nicht nur der Prolaps behoben, sondern auch dem Wunsch nach folgenden Schwangerschaften Rechnung getragen werden.

2 Geschichtlicher Überblick

Bereits Anfang dieses Jahrhunderts beschrieben Donald (1902) und später Fothergill (1907) die nach ihnen benannte Operation, bei der gemeinsam mit einer Amputation der elongierten Portio die Ligg. cardinalia an der vorderen Zervixfaszie fixiert wurden. Aufgrund der niedrigen Schwangerschaftsraten von ca. 20 %, der hohen Raten an Fehlgeburten und der häufig auftretenden Dyspareunien und Dysmenorrhöen wird diese Operation heute nur noch selten durchgeführt. Modifikationen von Shirodkar und Williams, die auf eine Amputation der Zervix verzichteten, zeigten bezüglich der Erhaltung der Fertilität bessere Ergebnisse.

In Anlehnung an die von Richter weiterentwickelte vaginale Fixation des Scheidenblindsacks an das Lig. sacrospinale fixierte Richardson die Zervix bzw. die Ligg. sacrouterina an das Lig. sacrospinale (1989). Die Resultate bezüglich Prolapsrezidiv und die Rate erfolgreich ausgetragener Schwangerschaften in einer kleinen Gruppe waren gut. Kovac und Cruishank kamen bei einem größeren Kollektiv zu ähnlich guten Ergebnissen.
Neben diesen vaginal durchgeführten Eingriffen wurden auch abdominale Verfahren entwickelt. Zunächst wurde die Scheide bzw. der Uterus an die vordere Bauchwand fixiert (Ward 1938, Kapandij 1967, Beecham 1973). Dadurch wird allerdings die Achse der Vagina unphysiologischerweise nach ventral verlagert, so daß der gesamte abdominale Druck nun auf den Douglas-Raum wirkt und die Gefahr einer Enterozelenbildung besteht. Um die physiologische horizontale Position der Scheide wiederherzustellen, fixierten Arthure und Savage bereits 1957 die Scheide direkt an das Os sacrum. Falk verwendete zum ersten Mal ein Interponat zwischen Scheide und Sakrum. Zunächst wurden körpereigene, später synthetische Materialien wie Mersilon®, Teflon®, Marlex® oder Goretex® verwendet.
In den letzten Jahren wurde es dann durch die Weiterentwicklung endoskopischer Operationsverfahren möglich, abdominale Verfahren laparoskopisch auszuführen. Neben der Fixation der Zervix am Os sacrum kann bei gleichzeitig bestehender Streßinkontinenz eine Kolposuspension angeschlossen werden. Zusatzoperationen wie „paravaginal repair" oder Douglas-Verschluß nach Halban oder Moschkowitz sind endoskopisch ebenfalls möglich.

3 Diagnostik

Bereits präoperativ sollte versucht werden, jene anatomischen Strukturen zu identifizieren, die primär geschädigt sind. Nur durch operative Korrektur des primären Defekts können Rezidive mit großer Wahrscheinlichkeit vermieden werden. Folgende diagnostische Möglichkeiten stehen zur Verfügung:

- gynäkologische Untersuchung inkl. Streßtest, Bonney-Test, Elevatortest, Palpation des M. levator ani
- neurologische Untersuchung, besonders die sensible und somatomotorische Innervation des Beckenbodens
- urodynamische Untersuchung
- bildgebende Verfahren, besonders dynamisches MRI, Beckenbodenfluoroskopie

> Besonders die dynamische Magnetresonanz-zystokolporektographie (MRI) kann präoperativ das Ausmaß des Prolapses und postoperativ das Ergebnis objektiv darstellen und sollte zur Beurteilung neuer Verfahren eingesetzt werden (Abb. 24-1).

4 Anatomische Grundlagen

Die grundlegenden Arbeiten über die normale und pathologische Anatomie des Beckenbodens gehen auf Untersuchungen von Fothergill, Bonney, Halban und später auf Richter zurück, die die aktive Unterstützung der Organe des kleinen Beckens durch den M. levator ani, aber auch die passive Haltefunktion der Fascia pelvis visceralis beschrieben haben.
DeLancey unterstrich in seinen Studien aus den frühen 90er Jahren vor allem die Bedeutung der Fascia pel-

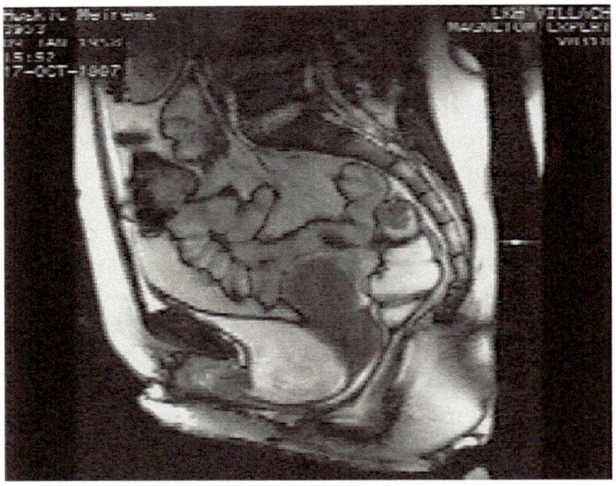

Abb. 24-1 Dynamisches MRI (im Pressen), Prolaps bei einer 38jährigen Frau, II-Para, bestehender Kinderwunsch

vina. Er wies auf folgende Strukturen hin, die für die Aufrechterhaltung der intraperitonealen Lage des inneren Genitale verantwortlich sind:

- Ligg. cardinalia und Parakolpium:
  Dabei zieht das Lig. cardinale in einem nach vorne offenen Bogen vom oberen Drittel der Scheide und der Zervix horizontal zur seitlichen Beckenwand, die Ligg. sacrouterina ziehen in unterschiedlicher Stärke in Richtung Kreuzbeinhöhle. Intakte Bandverbindungen halten die Zervix und das obere Drittel der Scheide über der Levatorplatte.
  Im Gegensatz zu den Bändern des Bewegungsapparates bestehen sie aus glatter Muskulatur, Bindegewebe, Nerven, Blut- und Lymphgefäßen. Sie haben also nicht nur eine stützende, sondern auch eine nutritive Funktion.
  Die Bedeutung der Ligg. sacrouterina als Teil des Halteapparates ist umstritten.
- Verbindungen zwischen der seitlichen Scheidenwand nach vorne mit dem Arcus tendineus bzw. nach hinten mit dem Septum rectovaginale
  Diese bindegewebigen Strukturen halten das mittlere Drittel der Scheide in seiner Position.
- Faszie des M. levator ani und das Corpus perineum mit seinen fibromuskulären Verbindungen zu Rektum, Vagina und Urethra
  Bei Intaktheit all dieser bandartigen Aufhängemechanismen und Unversehrtheit des M. levator ani wird die Scheide einer aufrecht stehenden Frau, mit einer leichten perinealen Krümmung nach hinten, über der Levatorplatte in einer horizontalen Position gehalten. Die Fixation der Scheide in dieser Position scheint nach Meinung der meisten Autoren der wesentlichste Faktor zu sein, um ein Rezidiv zu verhindern.

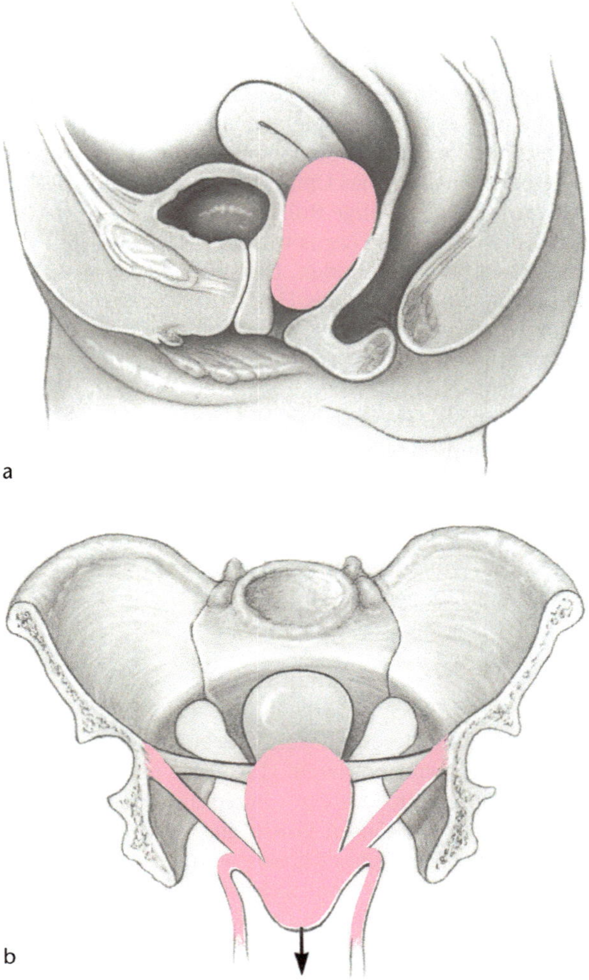

a

b

Abb. 24-2 a und b Präoperativer Situs

Besonders bei isolierten Schädigungen im Bereich der Ligg. cardinalia und sacrouterina scheint die sakrale Hysteropexie die Methode der Wahl in der Behandlung des Prolapsus uteri zu sein.

5 Formen des Prolapsus genitalis

Es genügt nicht, lediglich die Position der Zervix in Relation zum Introitus zu bestimmen, sondern es ist notwendig, die anatomischen Strukturen zu identifizieren, die für den Prolaps verantwortlich sind.

- So führen Schädigungen im Bereich der Ligg. cardinalia und sacrouterina zu einem Tiefertreten der oberen Vaginalwand mit einem Prolaps des Uterus und einer Elongatio der Zervix (Abb. 24-2 a und b).
- Defekte im mittleren Bereich der viszerofaszialen Verbindung zwischen Scheide und Arcus tendineus

führen zu Dislokationszystozelen und hohen Rektozelen. Wenn die rektovaginale Faszie intakt ist, kann es durch Erweiterung des Spatium rectovaginale zur Bildung einer Enterozele kommen.
- Schädigungen des M. levator ani schließlich führen zu einer Erweiterung des Hiatus genitalis mit Ausbildung einer Distensionszystozele sowie einer tiefen Rektozele.

> In den meisten Fällen – auch bei jungen Frauen – handelt es sich um kombinierte Formen von Senkungszuständen. Entscheidend für gute Langzeitergebnisse sind eine exakte präoperative Diagnostik und ein auf den Einzelfall abgestimmtes Vorgehen.

6 Chirurgische Überlegungen zur Behebung des Prolapsus uteri

Das Prinzip der operativen Sanierung des Prolapses besteht in der Behebung sämtlicher anatomischer Defekte. Nur so können wiederholte Eingriffe vermieden werden. Bei Frauen mit noch nicht abgeschlossener Familienplaung spielt – wie bereits erwähnt – auch der Erhalt der Gebärmutter eine wichtige Rolle.
Die prinzipielle Frage, ob überhaupt ein abdominaler Eingriff notwendig ist oder ob nicht alle Senkungszustände vaginal operiert werden können, wird heftig diskutiert. Es gibt keine größere randomisierte Studie, die einen Vorteil des vaginalen gegenüber dem abdominalen Eingriff zeigt. Imperato (1992) berichtet über 85% Heilungsraten sowohl bei der vaginalen sakrospinalen Fixation als auch bei der abdominalen Sakropexie.
Um größere Hautschnitte zu vermeiden und somit die postoperative Morbidität zu reduzieren, wurden bis vor einigen Jahren vaginale Operationsverfahren bevorzugt. Die verbesserten technischen Möglichkeiten erlauben es uns heute, die meisten abdominalen Verfahren endoskopisch auszuführen, so daß die Vorteile des abdominalen Zugangs ohne erhöhte Morbidität für die Patientinnen genutzt werden können.

Der abdominale Zugang scheint unserer Meinung nach folgende Vorteile zu bieten:

- physiologische Fixation der Zervix in der Sakralhöhle, so daß die Scheide der Levatorplatte in horizontaler Position aufliegt
- sichere und stabile Fixation
- zusätzlich Kolposuspension (z. B. nach Burch) endoskopisch möglich
- paravaginaler Repair leicht durchzuführen
- seltener Kohabitationsstörungen
- höhere Schwangerschafts-, niedrigere Fehlgeburtsrate (wie nach Manchester-Operation)
- keine Vernarbungen und keine Lateralverziehung der Scheide
- größere Scheidenlänge nach abdominaler Fixation an das Sakrum (Given, 1993)
- besonders bei androiden Becken kurzer Abstand des Introitus zur Spina ischiadica (bedingt kurze Scheide)
- vaginale Verfahren technisch schwieriger

7 Operationsindikation

Die Operationsindikation sollte zurückhaltend gestellt werden. Patientinnen mit einem Descensus vaginae et uteri leiden vielfach unter Kreuzschmerzen, Senkungsgefühl und Obstipation. Zahlreiche Frauen geben Probleme beim Geschlechtsverkehr an. Neben immer wieder auftretenden Zystitiden klagen viele Patientinnen auch über Streßinkontinenz. Erst wenn die Lebensqualität der Patientin deutlich eingeschränkt ist und eventuell eine vorübergehende Pessareinlage eine Besserung der Symptomatik ergeben hat, sollte bei höhergradigem Descensus die Indikation zur Operation gestellt werden.
Ein Prolapsus partialis bzw. totalis sowie eine deutliche Progression eines Descensus vaginae et uteri stellen bei Versagen der konservativen Therapie ebenfalls eine Operationsindikation dar.

8 Therapie

8.1 Instrumente

Neben den üblichen Trokaren (11 mm, 5 mm) werden zur Präparation eine monopolare Schere (Manet®, Fa. Storz), ein bipolarer Dissektor (Fa. Everest) und eine bipolare Faßzange (Fa. Storz) verwendet. Bei adipösen Patientinnen bewährt sich ein Darmretraktor (Fa. Autosuture) zur Verlagerung von Darmschlingen aus dem kleinen Becken.
Als Uterusmanipulator verwenden wir immer einen Valtchev-Adapter. Zur Fixierung des Interponats am Promontorium benutzen wir einen Schraubtucker der Fa. Braun (Origin®).

8.2 Interponatmaterialien

Prinzipiell kann zwischen synthetischen, allogenen und autogenen Materialien unterschieden werden.
Bei den synthetischen Materialien werden offene, gewebte Typen (Marlex®-Mesh, Mersilene®) von Materialien mit geschlossener Texturierung (z. B. Goretex®

patch) unterschieden. Der Vorteil, leichter durch geflochtene Materialien zu stechen, wird durch die Verwendung des Schraubtuckers aufgehoben.
Die gebräuchlichsten allogenen Materialien sind lyophilisierte Dura mater und Fascia lata. Im Gegensatz zu den synthetischen Materialien kommt es kaum zu Abstoßungsreaktionen. Neuere, sicher BSE-freie Materialien sind im Handel (Fa. Biodynamics, Tutoplast Dura®).
Autogene Materialien, wie z. B. Rektusfaszie, Externusaponeurose etc., werden aufgrund der aufwendigen chirurgischen Präparationstechnik selten verwendet.

8.3 Technik der sakralen Zervikopexie

1. Lagerung der Patientin in Steinschnittlage, Legen eines Dauerkatheters, Insufflation von CO_2-Gas, Legen des umbilikalen Trokars (11 mm), Setzen dreier 5-mm-Trokare links, rechts und in der Mitte der Pfannenstiel-Linie.
2. Ein Valtchev-Adapter wird an die Zervix gelegt, um den Uterus entsprechend bewegen zu können.
3. In steiler Trendelenburg-Lage wird nun der Dünndarm aus dem kleinen Becken gedrängt. Das Sigma wird nach links verlagert (Abb. 24-3).
   Bei adipösen Patientinnen hat sich ein Darmretraktor (Fa. Autosuture) bewährt, mit dem der Darm aus dem kleinen Becken verlagert werden kann.
4. Palpieren des Promontoriums mit einer atraumatischen Faßzange. Inzision des Peritoneums über dem Promontorium, wobei dieses Gebiet oben von der Bifurcatio aortae, seitlich von den großen Iliakalgefäßen begrenzt wird. Links von der Inzisionsstelle findet sich das Mesosigma, rechts der rechte Harnleiter. Die Inzision muß besonders vorsichtig durchgeführt werden, da median die A. sacralis mediana verläuft (Abb. 24-4 und 24-5).
5. Unter Schonung der Gefäße des Mesosigmas und des rechten Ureters wird die Inzision bis zur Zervixhinterwand entlang der medianen Begrenzung des rechten Lig. sacrouterinum verlängert (Abb. 24-6).
6. Abpräparation des Peritoneums von der Zervixrückseite, Einbringen eines Goretex®-Mesh oder -Bandes (bzw. Prolene®-Mesh) und Fixierung mit mehreren nichtresorbierbaren Nähten (z. B. Polyester, Stärke 0, HRS 22) an der Zervixrückseite (Abb. 24-7 a und b). Dabei wird das Band von kaudal (vaginal) nach kranial (funduswärts) geführt, um eine zu starke Antefixation des Uterus zu vermeiden. Zusätzlich werden die Ligg. sacrouterina mit dem Band vereinigt bzw. durch Nähte über das Band gezogen.

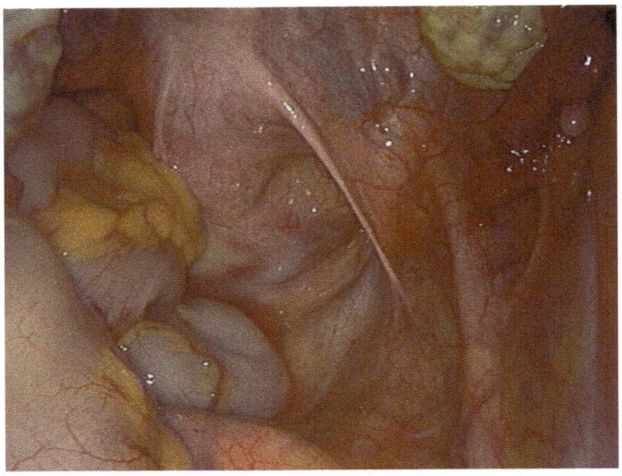

Abb. 24-3 Ausgangssitus mit den Leitstrukturen, dünne Ligg. sacrouterina (36jährige II-Para)

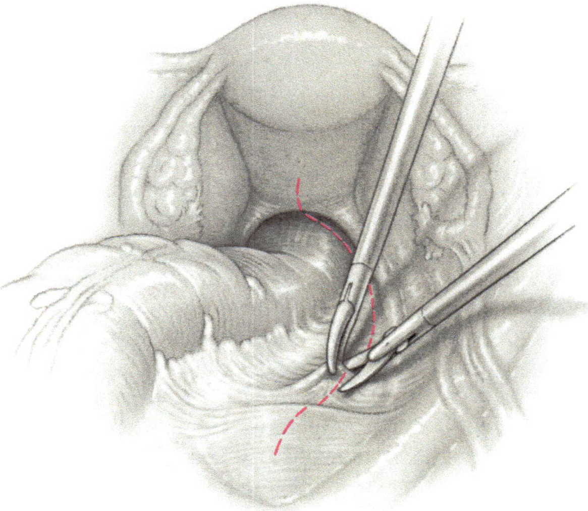

Abb. 24-4 Inzisionslinie am Peritoneum

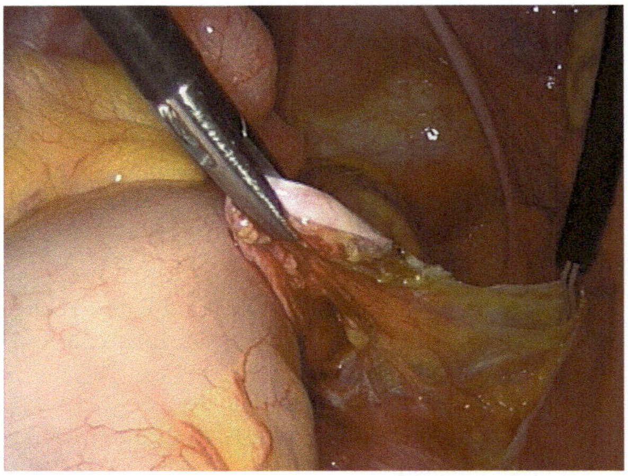

Abb. 24-5 Präsakrales Eröffnen des Peritoneums

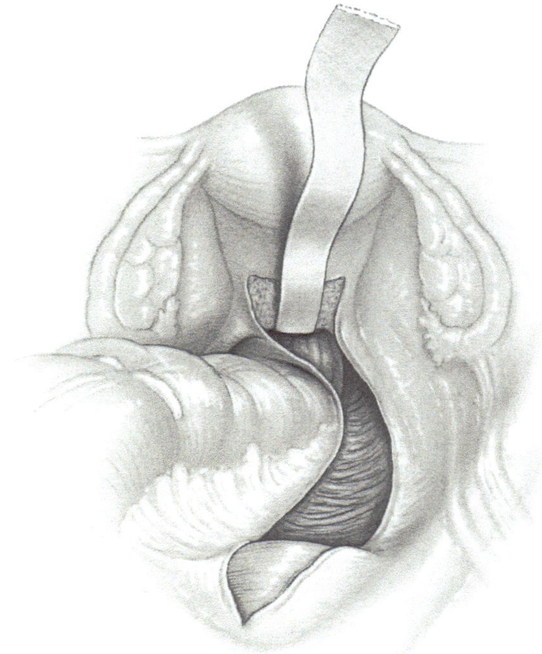

Abb. 24-6 Der Peritonealraum ist freipräpariert, die Leitstrukturen sind dargestellt.
Das Goretex®-Band ist bereits an der Uterusrückseite fixiert.

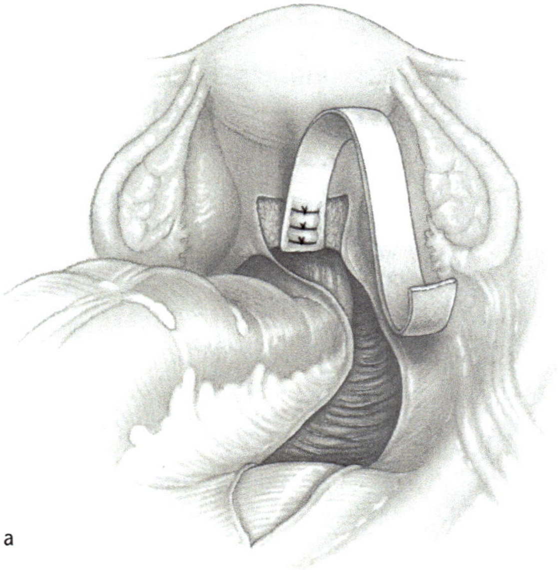

a

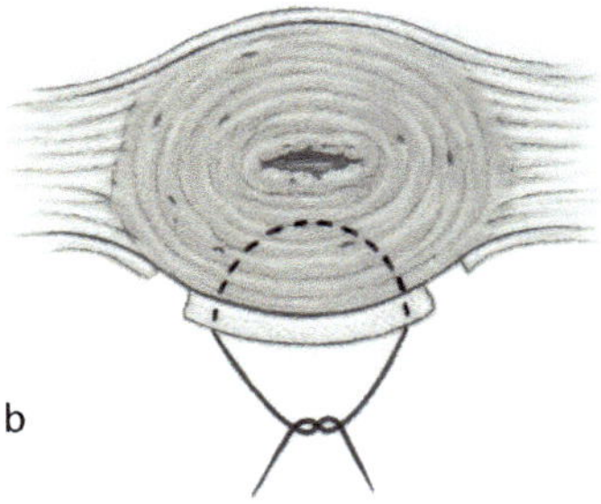

b

Abb. 24-7 a und b Fixation des Goretex®-Bandes an der Zervixrückseite (von kaudal nach kranial)

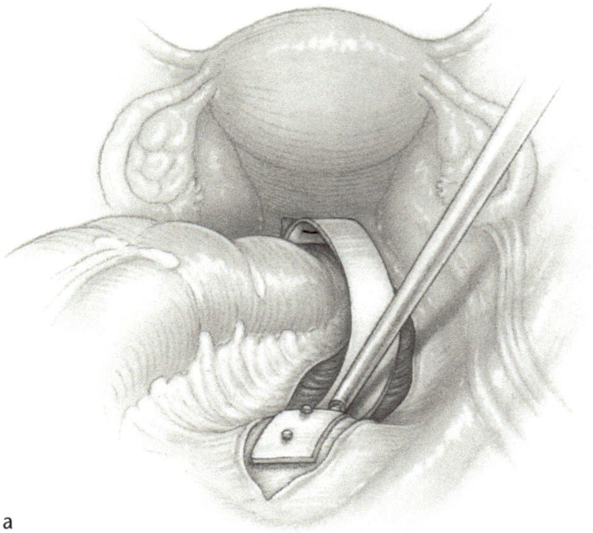

a

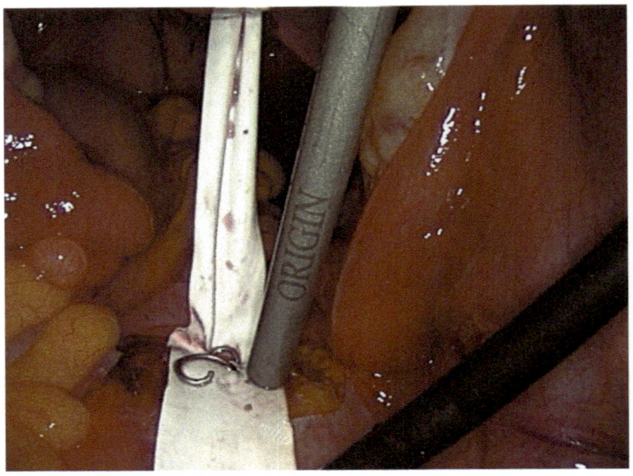

Abb. 24-9 Am Promontorium fixiertes Goretex®-Patch

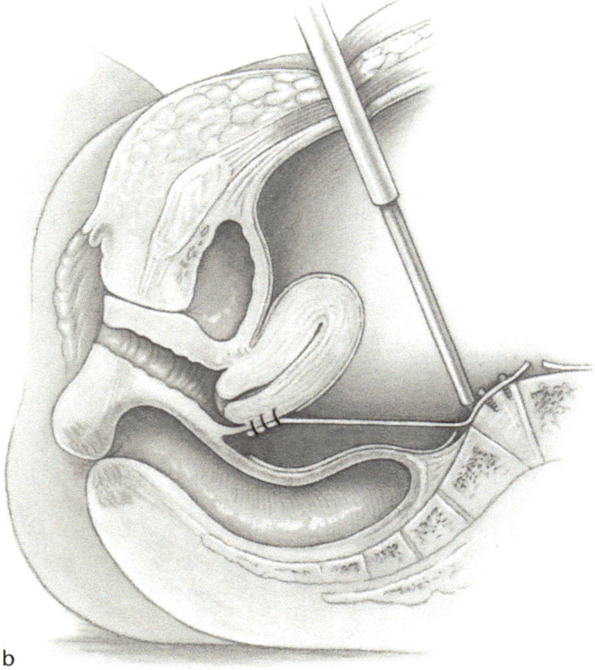

b

Abb. 24-8 a und b Fixation des Goretex®-Patch mit dem Schraubtucker am Promontorium

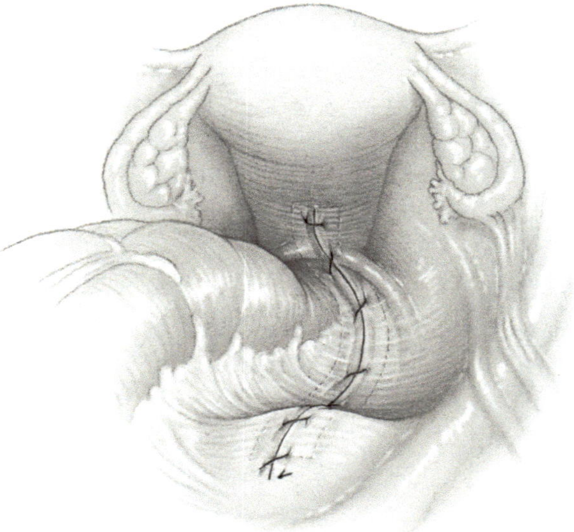

Abb. 24-10 Endsitus mit vollständiger Peritonealisierung. Die Portio hat ihre typische Lage.

7. Hochschieben des Uterus in die gewünschte Position und Bestimmung der Länge des Mesh (Bandes).
8. Fixation des Goretex®-Bandes am Promontorium mit dem Schraubtucker der Fa. Braun (Abb. 24-8a und b), wobei das Goretex®-Band nicht zu straff gespannt werden sollte (Abb. 24-9).
9. Verschluß des Peritoneums über dem Goretex®-Band mit einer fortlaufenden Naht (Abb. 24-10 und 24-11).

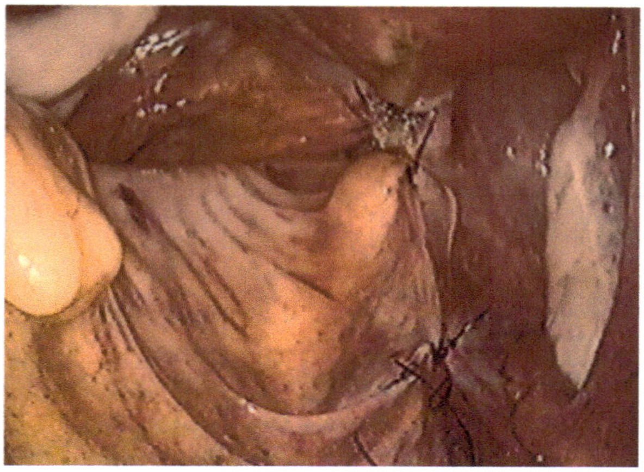

Abb. 24-11 Endsitus, peritonealisiert

> Entscheidend für die Technik sind:
> - Subtiles Präparieren in avaskulären Räumen
> - Schonung der Leitstrukturen
> - Hochschieben des Valtchev-Adapters durch eine erfahrene Assistenz
> - richtige Führung des Goretex®-Bandes
> - nicht zu straffe Fixation des Uterus
> - die Verwendung eines Schraubtuckers (Hernienstaplers), um das Blutungsrisiko zu minimieren

Bei Vorhandensein einer Streßinkontinenz wird eine laparoskopische Kolposuspension nach Burch, bei tiefem Douglas ein Verschluß nach Moschkowitz oder Halban durchgeführt. Bei noch bestehendem Kinderwunsch sollte eine vordere und hintere Plastik mit Levatornaht auch bei ausgeprägteren Zysto- oder Rektozelen erst nach den Geburten durchgeführt werden (Nichols, 1991).

9 Komplikationen

Intraoperative Komplikationen treten sehr selten auf. Hauptgefahr besteht in einer Verletzung der präsakral verlaufenden Venengeflechte sowie der Vasa sacralia mediana. Dabei können erhebliche Blutverluste entstehen. Um dies zu vermeiden, sollte das Goretex®-Band nicht zu tief in der Sakralhöhle fixiert werden.
Da während des operativen Vorgangs der Harnleiter und das Sigma freipräpariert werden, kann es auch zu Verletzungen dieser Organe kommen.
Die Abstoßung des Interponatmaterials ist eine, wenn auch sehr seltene, typische Spätkomplikation (0–7%). Chronischer, rezidivierender Fluor, Schmerzen und Fieber sind typische Symptome, die manchmal erst Jahre nach dem Eingriff auftreten können. Zu straffe Fixation, versehentliches Durchstechen der Scheide mit nachfolgender Infektion des synthetischen Materials und überhaupt die Verwendung von synthetischen Materialien sind begünstigende Faktoren. In diesen Fällen muß das Interponat entfernt werden.
Ob bei endoskopischem Vorgehen die Spätkomplikationen seltener auftreten, kann zur Zeit noch nicht beurteilt werden.

10 Ergebnisse

Mit dieser Methode wurden zwischen August 1993 und Dezember 1999 insgesamt 43 Patientinnen im Alter zwischen 28 und 55 Jahren operiert.
Intraoperativ und postoperativ traten keine Komplikationen auf. Die durchschnittliche stationäre Aufenthaltsdauer lag bei knapp 6 Tagen. Bisher trat unter Verwendung von lyophilisierter Dura ein Rezidiv auf, das wir endoskopisch erfolgreich behandeln konnten.
Die endoskopische sakrale Hysteropexie ist eine neue, unserer Meinung nach risikoarme und gut geeignete Methode zur Behandlung des Uterusprolapses bei der jungen Frau.

Literatur

Anthuber C, Baron A, Lienemann A: Die dynamische Magnetresonanzkolpozystorectografie. Der Gynäkologe 29 (1996) 620–623.

Arthure H, Savage D: Uterine prolapse and prolapse of the vaginal vault treated by sacral hysteropexy. J Obstet Gynaecol Br Emp 64 (1957) 355.

Beecham CT: Classification of vaginal relaxation. Am J Obstet Gynecol 136 (1980) 957.

Beecham CT, Beecham JB: Correction of prolapse of the vagina or enterocele with fascia lata. Obstet Gynecol 42 (1973) 543–546.

Bonney V: The sustentacular apparatus of the female genital canal. J Obstet Gynaecol Br Emp 45 (1914) 328.

Brubaker L, Retzky S et al: Pelvic floor evaluation with dynamic fluoroscopy. Obstet Gynecol 82 (1993) 863–868.

Corniere E, Madelenat P: The M. Kapandji hysteropexy: a laparoscopic technique and preliminary results. J Gynecol Obstet Biol Reprod (Paris) 23 (1994).

DeLancey JOL: Anatomic aspects of vaginal eversion after hysterectomy. Am J Gynecol 166 (1992) 1717–1728.

Donald A: The operative treatment of prolapse of the uterus and vagina. J Obstet Gynaecol Br Emp 1 (1902) 312–326.

Dorsey JH, Sharp HAT: Laparoscopic sacral colpopexy and other procedures for prolapse. Baillieres Clin Obstet Gynaecol 9 (1995) 749–756.

Falk HC: Uterine prolapse and prolapse of the vaginal vault treated by sacropexy. Obstet Gynecol 18 (1961) 113–115.

Fothergill WE: On the pathology and operative treatment of

displacements of the pelvic viscera. J Obstet Gynaecol Br Emp 13 (1907) 410–419.

Given FT, Muhlendorf KI, Browning GM: Vaginal length and sexual function after colpopexy for complete uterovaginal eversion. Am Obstet Gynecol 169 (1993) 284–288.

Imperato E, Aspesi G et al: Surgical management and prevention of vaginal vault prolapse. Surg Gynecol Obst 175 (1992) 233–237.

Kapandji M: Correction of urogenital prolapse using colpoisthmocystopexy with transversal strips. Ann Chir 21 (1967) 321–328.

Kovac SR, Cruishank SH: Successful pregnancies and vaginal deliveries after sacrospinosus uterosacral fixation. Am J Gynecol 168 (1993) 1778–1786.

Liu CY, Reich H: Correction of Genital Prolapse. J Endourology 10 (1996) 259.

Nichols DH: Surgery for pelvic floor disorders. Surg Clin North Am 71 (1991) 927–946.

Nichols DH, Randall CL: Vaginal Surgery. 4th ed. Williams & Wilkins, Baltimore–Hong Kong 1989.

O'Leary JA, O'Leary JL: The extended Manchester Operation. A review of 189 cases. Am J Obstet Gynecol 107 (1970) 546–550.

Richardson DA, Scotti RJ, Ostergard DR: Surgical management of uterine prolapse in young women. J Reprod Med 34 (1989) 338–391.

Richter K: Die Anatomie der Fascia pelvis visceralis aus didaktischer Sicht. Geburtshilfe Frauenheilkd 45 (1985) 282–287.

Smith AR: Laparoscopic surgery for incontinence and genitourinary prolapse. Curr Opin Obstet Gynecol 7 (1995) 397–399.

Ward GE: Ox fascia lata for reconstruction of round ligaments in correcting prolapse of the vagina. Surg 36 (1938) 163–170.

Wattiez A, Boughizane S et al: Laparoscopic procedures for stress incontinence and prolapse. Curr Opin Obstet Gynaecol 7 (1995) 317–321.

Williams DFP: Surgical treatment of uterine prolapse in young women. Am J Gynecol 95 (1966) 967–971.

25

Die laparoskopische Lymphadenektomie

E. Leblanc und D. Querleu
übersetzt und
nachbearbeitet von O. Kandolf und J. Keckstein

Onkochirurgie

1 Einführung

Bei bösartigen Erkrankungen stellt die Beteiligung der lokoregionalen Lymphabflußbahnen einen der bedeutendsten Prognosefaktoren dar. Da alle bildgebenden Verfahren bis heute nur unzuverlässig Aufschluß darüber geben, stellt die chirurgische Exploration nach wie vor das Mittel der Wahl zur Diagnose von Lymphknotenmetastasen dar. Die bedeutenden Fortschritte der Laparoskopie erlauben es nunmehr, „minimal-invasiv" den Lymphknotenstatus zu erheben.
Hald, Wurtz, Giraud und Dargent modifizierten Methode und Instrumente bzw. entwickelten sie weiter. Querleu führte 1988 die erste transperitoneale pelvine Lymphadenektomie durch, die sukzessive auch auf die paraaortale Region ausgeweitet wurde.

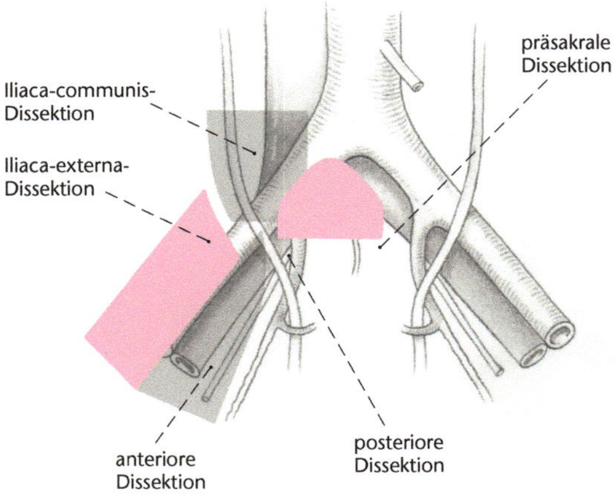

Abb. 25-1 Pelvine Lymphknotenstationen

2 Anatomische Grundlagen

2.1 Pelvine Lymphknotenstationen

Vom oberen Drittel der Scheide und von der Gebärmutter aus erfolgt der Lymphabfluß im parametranen Lymphgewebe entlang dem uterinen Gefäßplexus. Über die Lymphknotenstationen der Iliaca-interna-Gruppe gelangt die Lymphe weiter zu den interiliakalen Lymphknoten in der Fossa obturatoria. Im weiteren Verlauf passiert der Lymphabfluß die Lymphknoten der Iliaca-externa-Gruppe und führt nach kranial entlang der Iliaca communis bis zur Bifurcatio aortae (Abb. 25-1). Die Lymphknotenstationen liegen dabei dorsal und lateral der großen Gefäße. Daneben bestehen drei akzessorische Lymphabflußwege:

- von den posterioren Anteilen der Parametrien zu den glutealen Lymphknoten
- über die Sakrouterinligamente zur präsakralen Lymphknotengruppe
- über die Ligg. rotunda zu den inguinalen Lymphknoten

2.2 Paraaortale Lymphknotenstationen

Die paraaortalen Lymphknoten können in drei Gruppen eingeteilt werden, die miteinander in Verbindung stehen (Abb. 25-2):

- die prä- und parakavalen Lymphknoten – an der Vorderwand der V. cava und des Psoasmuskels
- die prä- und paraaortalen Lymphknoten – links an der Vorderwand der Aorta und am linken M. psoas
- die interaortokavalen Lymphknoten – zwischen Aorta und V. cava

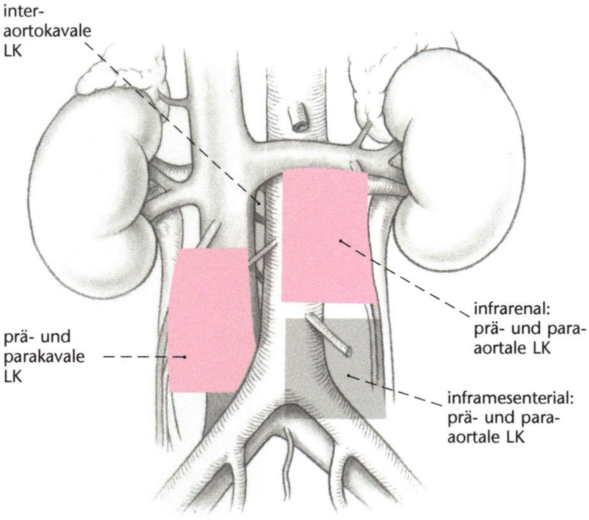

Abb. 25-2 Paraaortale Lymphknotenstationen

3 Onkologische Grundlagen: Metastasierungsmuster

Tumoren der Zervix und der Vagina: Die erste Station bei der Absiedlung stellen die parametranen Lymphknoten dar, anschließend werden interiliakale und Iliaca-communis-Lymphknoten erreicht. Entlang der Aorta und der V. cava erfolgt die Metastasierung nach kranial, linksseitig über den Ductus thoracicus zu den Subklavialymphknoten.
Tumoren des Endometriums: Sie zeigen im großen und ganzen das gleiche Metastasierungsmuster wie Zervixtumoren. Vom Fundus uteri aus kann es jedoch zu einer direkten paraaortalen Metastasierung entlang des Lig. infundibulopelvicum kommen.

Tumoren der Adnexe: Bereits in frühen Tumorstadien können Ovarial- und Tubenkarzinome nicht nur in paraaortale, sondern auch in pelvine Lymphknotengruppen metastasieren. Bei fortgeschrittenen Tumorstadien können auch inguinale Lymphknoten betroffen sein.

4 Technik der pelvinen Lymphadenektomie

4.1 Instrumente

Es werden 4 Trokare verwendet: ein 10-mm-Trokar subumbilikal für die Laparoskopie-Optik, zwei 5-mm-Trokare zwei Querfinger median der Spina iliaca anterior superior und ein 10-mm-Trokar suprasymphysär, der mit einer 5-mm-Reduktionshülse für Instrumente und die Lymphknotenextraktion versehen ist (Abb. 25-3). Die Instrumente bestehen aus 2 atraumatischen Kelly-Klemmen, 1 Hechtmaulklemme, 1 Manhes-Faßzange, 1 monopolaren Präparierschere sowie 1 bipolaren Koagulationspinzette, die alle jeweils 5 mm Durchmesser haben. Eine 10-mm-Faßzange (Zölioextraktor nach Dargent) wird zur Lymphknotenextraktion benutzt. Obligat sind Instrumente zur Versorgung von Gefäßverletzungen und ein Laparotomie-Set im Operationssaal bereitzuhalten.

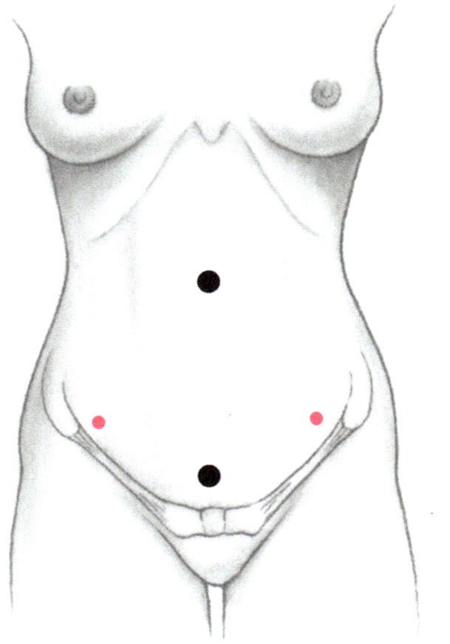

Abb. 25-3 Trokaranordnung bei der pelvinen Lymphadenektomie (schwarz: 10-mm-Trokare, rot: 5-mm-Trokare)

4.2 Lagerung der Patientin und Position des Operationsteams

Die Patientin wird in eine 40-Grad-Trendelenburg-Position gebracht. Hierzu schiebt man einen Lagerungskeil unter den Oberkörper der Patientin. In Allgemeinnarkose werden dann ein Blasenkatheter und eine Magensonde gelegt. Zur Manipulation des Uterus und zur Präsentation der avaskulären Räume ist es obligat, einen Valtchev-Uterusmanipulator zu applizieren. Normalerweise steht der Operateur auf der linken Seite der Patientin, der erste Assistent rechts von ihr. Der zweite Assistent setzt sich zwischen die Beine der Patientin, um den Uterusmanipulator zu bedienen. Je nachdem, auf welcher Seite die Lymphknotendissektion durchgeführt wird, können Operateur und erster Assistent auch die Plätze tauschen. Der Videomonitor wird zwischen den Beinen der Patientin positioniert (Abb. 25-4).

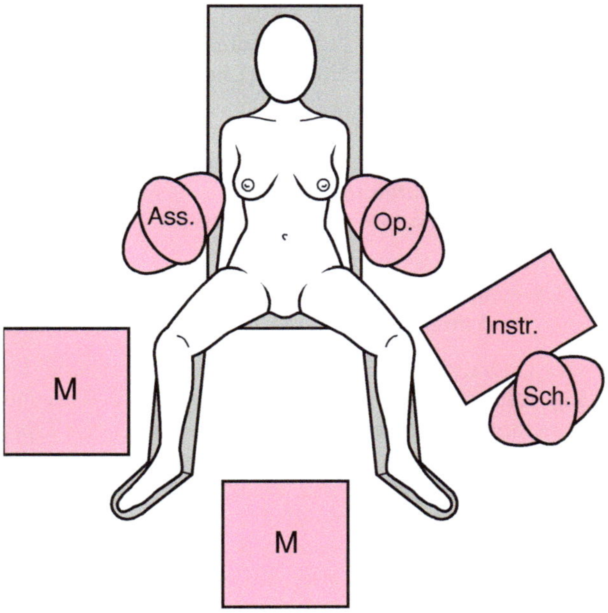

Abb. 25-4 Position des Operationsteams bei pelviner Lymphadenektomie

4.3 Pelvine Lymphadenektomie

Die pelvine Lymphadenektomie wird bis an folgende Grenzen heran durchgeführt (Abb. 25-5):

- lateral: bis zu den Iliaca-externa-Gefäßen und zum M. iliopsoas vom Canalis inguinalis bis zur Iliacagabelung
- kranial: bis zur Kreuzung der Iliaca communis mit dem Harnleiter
- kaudal: bis zur V. circumflexa ilium profunda bzw. zum Canalis inguinalis

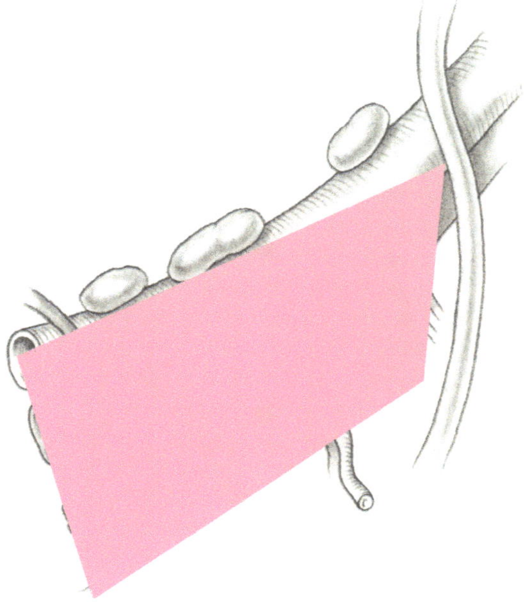

Abb. 25-5 Grenzen der pelvinen Lymphadenektomie

- median: bis an die A. iliaca interna und deren Fortsetzung, die A. umbilicalis (Chorda a. umbilicalis), heran
- inferior: bis zum Beckenboden, der vom M. levator gebildet wird. Der N. obturatorius erreicht hier das Foramen obturatum, das sich als weißer Bogen am Boden der Fossa obturatoria darstellt.

4.3.1 Lymphknotendissektion der Vasa iliaca externa und interna

Die Operation beginnt damit, daß der Assistent das Lig. rotundum faßt und es mit der bipolaren Koagulationszange koaguliert. Anschließend nimmt der Operateur es mit der Faßzange auf und durchtrennt es mit der Präparationsschere. Dann wird die peritoneale Inzision nach lateral parallel zum Lig. infundibulopelvicum verlängert. Um eine gute Visualisierung der Beckenwandgefäße zu erreichen, empfiehlt es sich, die peritoneale Umschneidungsfigur um das Zökum zu erweitern und dieses nach kranial zu mobilisieren. Analog dazu wird auf der linken Seite das Sigma durch eine parakolische Inzision nach kranial mobilisiert. Bei der Präparation wechseln sich Operateur und Assistent ab. So kann z. B., während der Operateur Gewebestrukturen faßt und mit der Präparationsschere darstellt, der Assistent die Blutgefäße mit der bipolaren Koagulationszange koagulieren und dem Operateur stumpf das Operationsgebiet aufspannen. Durch diese Operationstechnik gelingt es nahezu gleichzeitig zu präparieren und zu koagulieren.

Nach Durchtrennung der kleinen peritonealen Gefäße und stumpfer Präparation wird in der Tiefe die A. iliaca externa sichtbar. In Anlehnung an die gefäßchirurgischen Grundprinzipien erfolgt die Präparation entlang der Gefäßachse in der Gefäßscheide. Kleine Kollateralgefäße können so unschwer erkannt und koaguliert

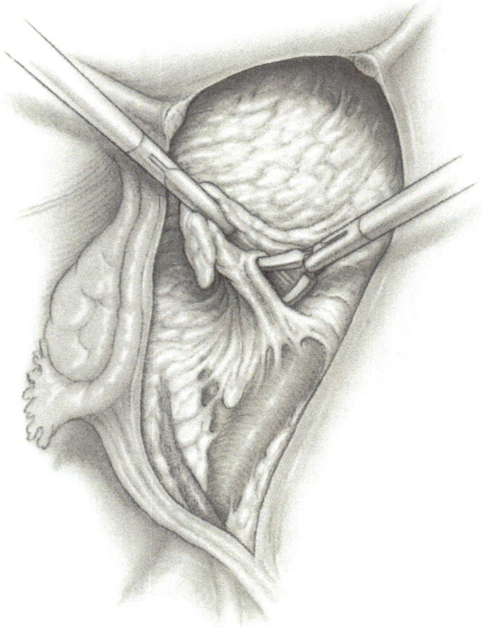

a

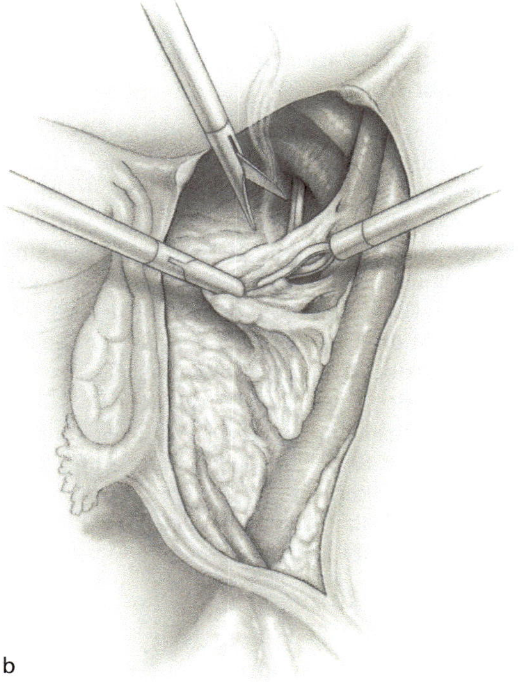

b

Abb. 25-6 a und b Dissektion der Vasa iliaca externa und interna werden. Entlang der A. iliaca externa wird von der Ureterenkreuzung nach distal bis zur V. circumflexa ilium profunda präpariert (Abb. 25-6a und b). Diese Präparationstechnik ermöglicht es, die Lymphknoten der A.-iliaca-externa-Gruppe zu fassen und zu entfernen. Im weiteren Verlauf der Präparation geht man von der Gefäßscheide über zur V. iliaca externa. Hierbei drängt der Assistent mit einer bipolaren Koagulationspinzette die V. iliaca externa stumpf gegen die Beckenwand, damit der Operateur stumpf entlang der Vene die Schichten aufsuchen kann. Nach Entfernung der Iliaca-externa-Lymphknoten wird der Abgang der A. iliaca interna dargestellt. Die Präparation entlang der A. iliaca interna erfolgt bis zum Abgang der A. uterina und weiter zum Lig. umbilicale. Während das Lymphfettgewebe entlang der Iliaca-interna-Gefäße entfernt wird, kann die A. uterina bereits an ihrem Ursprung mit Clips abgeklemmt und durchtrennt werden.

4.3.2 Fossa obturatoria – anteriore Lymphknotendissektion

Durch stumpfe Präparation vom durchtrennten Lig. rotundum nach median lassen sich der distale Anteil des Lig. umbilicale und median davon die paravesikale Grube darstellen. Zunächst wird das Lymphfettgewebe der paravesikalen Grube gefaßt und nach Koagulation durch den Assistenten präpariert und entfernt. Nachdem der Assistent die Iliaca-externa-Gefäße nach lateral gedrängt hat, kann der Operateur stumpf die Fossa obturatoria eröffnen. Auch der N. obturatorius wird größtenteils stumpf dargestellt. Um das Lymphfettgewebe der Fossa obturatoria zu entfernen, faßt es der Operateur und durchtrennt es nach bipolarer Koagulation durch den Assistenten (Abb. 25-7). In der Tiefe der Fossa obturatoria ist auf die A. und V. obturatoria achtzugeben. Sie liegen beide unmittelbar über dem Levatormuskel. Nach dessen Darstellung ist die Präparation beendet.

4.3.3 Lymphknotendissektion im arteriovenösen Zwischenraum

Während der Assistent die A. iliaca externa mit dem atraumatischen Faßinstrument nach lateral drängt, kann der Operateur eine geschlossene Faßzange in den Raum zwischen A. und V. iliaca externa einbringen, um ihn zu eröffnen. Beide Gefäße können stumpf voneinander getrennt und das spärliche Lymphfettgewebe zwischen ihnen entfernt werden. Sobald beide Externa-Gefäße stumpf nach medial abgedrängt sind, läßt sich der Ursprung des N. obturatorius darstellen. Die Lymphknoten aus dem Beckenwandbereich sind nun gut zu erkennen und können ohne Schwierigkeiten entfernt werden (Abb. 25-8 und 25-9).

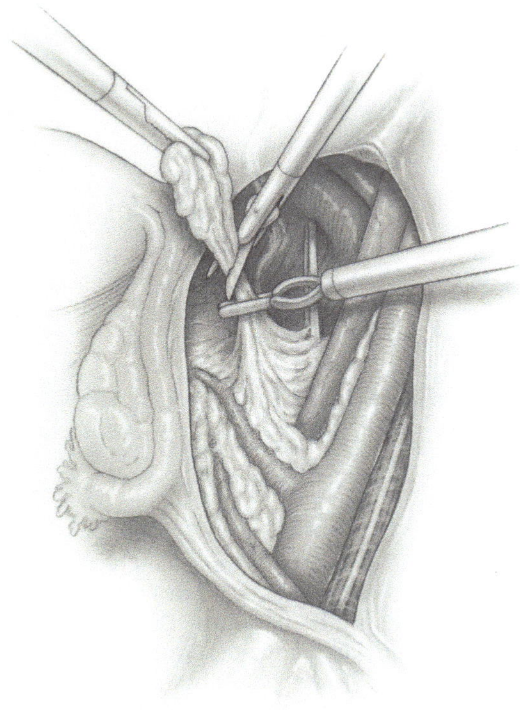

Abb. 25-7 Anteriore Dissektion; Präparation der rechten Fossa obturatoria. Mit der Faßzange wird das Gewebe gehalten, während mit der Schere präpariert wird. Die bipolare Koagulation erfolgt durch den Assistenten.

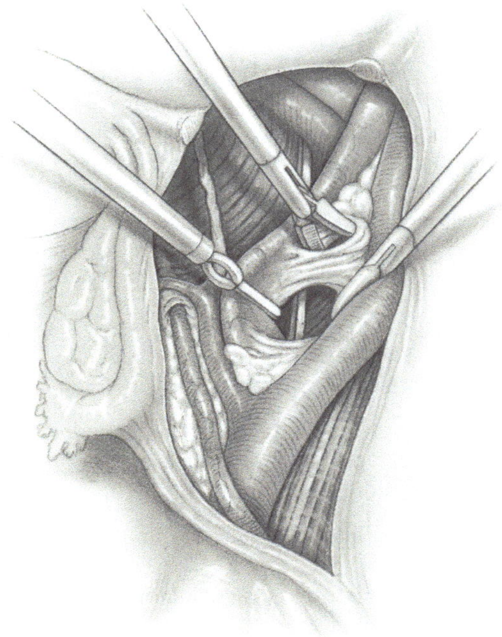

Abb. 25-8 Entfernen des Lymphfettgewebes zwischen und dorsal der Gefäße der Beckenwand

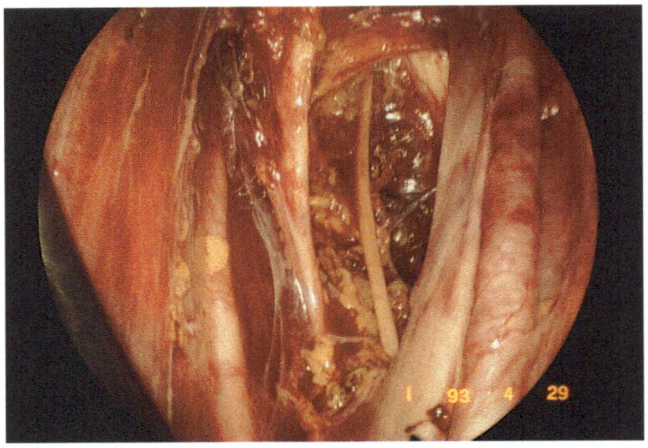

Abb. 25-9 Endsitus nach pelviner Lymphadenektomie

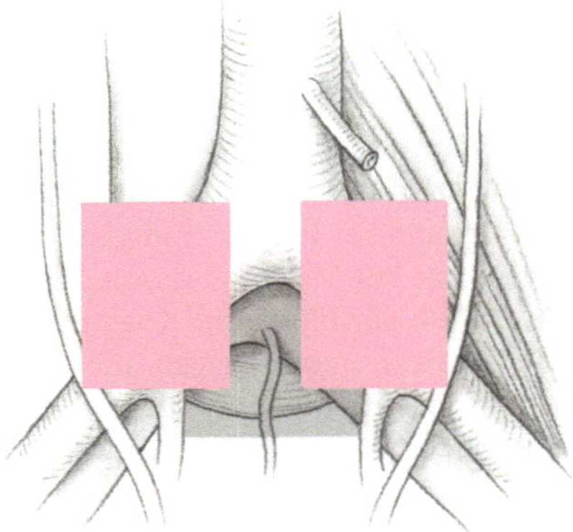

Abb. 25-10 Grenzen der Iliaca-communis- und präsakralen Lymphknotenausräumung

■ Auch wenn eine Adnexektomie und Hysterektomie im Anschluß an die pelvine Lymphadenektomie geplant sind, wird das Lig. infundibulopelvicum erst nach erfolgter Lymphadenektomie durchtrennt. Hierdurch gelingt es, den Ureter am dorsalen Blatt des Lig. latum zu belassen und seine Verletzung weitestgehend zu vermeiden.

Besonderheit: Manchmal zieht die V. obturatoria zum inferioren Anteil der V. iliaca externa. Je nach Höhe ihres Verlaufs kann sie entweder geclipt und durchtrennt oder belassen werden.

Erst wenn alle Lymphknoten präparatorisch entfernt wurden, erfolgt die Spülung des Operationsgebiets und eine Kontrolle auf Bluttrockenheit. Wird auf das Spülen mit dem Spül-Sauggerät während der Präparation verzichtet, kommt es nicht zum Beschlagen der Optik. Der Peritonealdefekt wird belassen, um eine Resorption der Lymphe zu ermöglichen und einer Lymphozele vorzubeugen.

4.4 Arteria-iliaca-communis- und präsakrale Lymphadenektomie

Die Entfernung von Lymphknoten entlang der A. iliaca communis und präsakral wird bis an die folgenden Grenzen heran durchgeführt (Abb. 25-10):

- lateral rechts: bis zur A. iliaca communis dextra und V. cava inferior
- lateral links: bis zur A. iliaca communis sinistra und zum M. psoas links
- kranial: bis zur Bifurcatio aortae
- kaudal: bis zum Os sacrum und dem präsakralen Fettgewebe

4.4.1 Lymphknotendissektion der A. iliaca communis

Von der Kreuzungsstelle mit dem Ureter erfolgt die Präparation zunächst entlang der A. iliaca communis bis zur Bifurcatio aortae. Das Lymphfettgewebe wird vom Operateur gefaßt und nach bipolarer Koagulation durch den Assistenten mit der Präparationsschere durchtrennt. Nachdem die Präparation entlang der Gefäßscheide bis zur Bifurcatio erfolgt ist, wird in gleicher Weise auf der kontralateralen Seite präpariert. Bei der rechtsseitigen Präparation muß berücksichtigt werden, daß die A. iliaca communis über die distale V. cava zieht. Oft verläuft die V. cava sehr nahe an der Oberfläche und wird durch die A. iliaca communis leicht eingedellt. Inkonstante Gefäßäste zum M. psoas und eventuell vorhandene aszendierende Lumbalvenen müssen subtil bipolar koaguliert und durchtrennt werden.

4.4.2 Präsakrale Lymphknotendissektion

Von der Bifurcatio aortae aus präpariert man nach kaudal. Der Operateur faßt das Lymphfettgewebe und zieht es nach kranial. Nach bipolarer Koagulation erfolgt die Durchtrennung. Anatomisch stellt die linke V. iliaca communis die Basis der subaortalen Region dar. Kleine Rami perforantes müssen sorgfältig koaguliert werden. Acht zu geben ist auf die A. sacralis mediana, die von der Bifurcatio aortae kommt und ebenfalls koaguliert werden muß. Nach Darstellung der V. iliaca communis können weiter distal die präsakralen Lymphknoten unschwer präpariert und entfernt werden (Abb. 25-11). Wir bevorzugen bei der linksseitigen Dissektion der präsakralen sowie der Iliaca-communis-Lymphknoten die Präparation von rechts. Denn dabei können die Instrumente leichter tangential geführt werden.

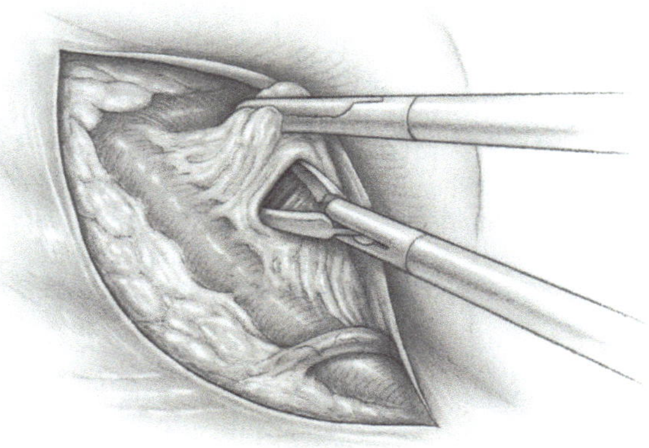

Abb. 25-11 Präsakrale Dissektion

5 Technik der paraaortalen Lymphadenektomie

5.1 Instrumente

Zusätzlich zu den bei der pelvinen Lymphadenektomie verwendeten Trokaren wird ein 5-mm-Trokar in der linken Flanke lateral des Umbilikus plaziert. Er dient als Zugang für die Präparationsschere, die im Wechsel mit der durch den linken iliakalen Trokar eingeführten bipolaren Koagulationszange benutzt wird. Zusätzlich besteht die Möglichkeit, einen 5-mm-Clip-Applikator anzuwenden. Instrumente zur Versorgung von Gefäßverletzungen und ein Laparotomie-Set sind im Operationssaal unbedingt bereitzuhalten.

- Der inferiore Anteil der V. cava kann häufig leicht von der A. iliaca communis eingedellt sein, wenn die V. cava sehr oberflächennah verläuft. Das ist bei der Präparation zu beachten.
- Aszendierende Communicans-Gefäße müssen vor der Durchtrennung subtil bipolar koaguliert werden.
- Der Boden der subaortalen Region wird von der V. iliaca communis sinistra gebildet. Hier muß sorgfältig auf Rami communicantes geachtet werden.

5.2 Lagerung der Patientin und Position des Operationsteams

Der Operateur steht links von der Patientin. Er bedient die Instrumente über den suprasymphysären Trokar sowie die beiden Trokare links parailiakal und in der linken Flanke (Abb. 25-12). Der erste Assistent führt die Kamera und befindet sich rechts von der Patientin. Bei der Kameraführung ist darauf zu achten, daß Aorta und V. cava waagrecht im Bild erscheinen. Mit Hilfe eines Faßinstruments von rechts parailiakal wird dem Operateur das Operationsgebiet zugänglich gemacht. Auf diese Weise kann er die para- und präkavale Region sowie die intraaortokavale und die präaortale Region präparieren. Für die Präparation paraaortal links tauschen Operateur und Assistent die Plätze.

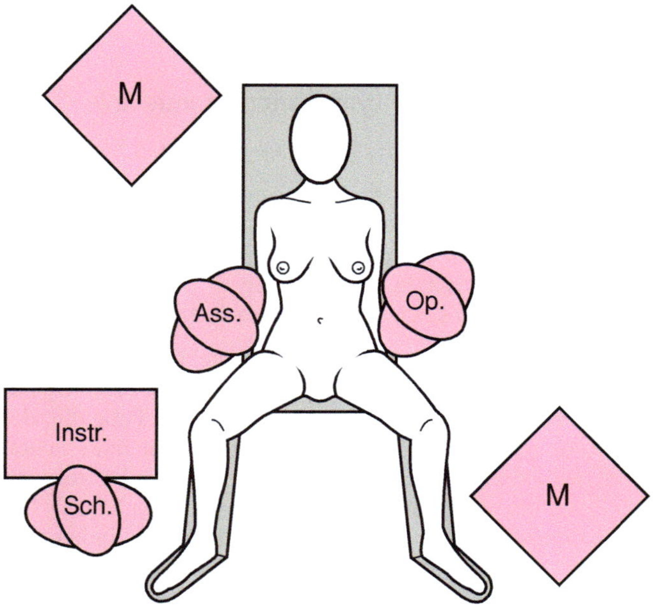

Abb. 25-12 Anordnung des Operationsteams nach Schneider-Keckstein bei der paraaortalen Lymphadenektomie

Leblanc zieht es vor, zwischen den Beinen der Patientin stehend weiter zu präparieren, während der Assistent links neben der Patientin steht (Abb. 25-13).
Durch extreme Trendelenburg-Position (40 Grad) können die Darmschlingen mühelos in den Oberbauch verlagert werden. Die Dünndarmschlingen kommen in den rechten Oberbauch, das Colon descendens in den linken Oberbauch. Jetzt präsentiert sich ohne Sichtbehinderung das posteriore Peritoneum vom Becken bis zur Flexura duodenojejunalis. Falls eine Lymphadenektomie bis zur Nierenvene geplant ist, wird zusätzlich am Rippenbogen links ein 10-mm-Trokar (Endoretract USSC Norvac) eingeführt. Er ermöglicht den Blick auf den Bereich der linken Nierenvene.

5.3 Prä- und parakavale sowie präaortale Lymphadenektomie

Die Entfernung der Lymphknoten in diesem Gebiet wird bis an die folgenden Grenzen heran durchgeführt:

- inferior: bis zur A. iliaca communis rechts
- lateral: bis an den rechten Ureter heran
- kranial: bis zur A. und V. ovarica dextra
- median: an die Vorderwand der Aorta heran bis zum Abgang der A. mesenterica inferior

Die Präparation beginnt am kranialen Anteil der A. iliaca communis dextra. Dabei wird das Lymphfettgewebe entlang der Gefäßscheide vom Operateur gefaßt und nach bipolarer Koagulation scharf durchtrennt (Abb. 25-14). Die weitere Präparation folgt dem Verlauf der A. iliaca communis bis zur Vorderwand der Aorta. Dann wird die Adventitia gespalten und das Lymphfettgewebe mit ihr entfernt. Von zentraler Bedeutung ist auch hier wiederum die minutiöse bipolare Blutstillung. Die Präparation wird nach kranial zunächst bis zum Abgang der A. mesenterica inferior fortgesetzt.

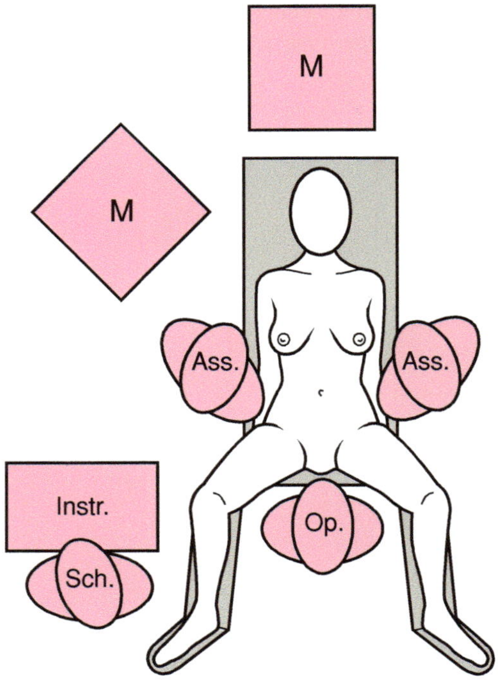

Abb. 25-13 Anordnung des Operationsteams nach Leblanc bei der paraaortalen Lymphadenektomie

Vom Lymphfettgewebe der A. iliaca communis aus präpariert man nun nach lateral präkaval. Das setzt voraus, daß zunächst das Peritoneum nach lateral stumpf erweitert wird, bis der Ureter zur Ansicht gelangt. Der Assistent muß das Faßinstrument im rechten Unterbauch so positionieren, daß dem Operateur das Operationsgebiet aufgespannt wird (Abb. 25-15). Nach sorgfältiger Koagulation kann dann das Lymphfettgewebe in kleinen Schritten von der Vorderwand der V. cava disseziert werden (Abb. 25-16). Das Gewebe erscheint hier weniger derb als an der Vorderwand der Aorta. Allerdings kann die Venenwand selbst bei jungen Frauen papierdünn sein und muß deshalb sehr sorgfältig behandelt werden. Aufsteigende Rami perforantes sind sofort bipolar zu koagulieren. Von der Vorderwand der V. cava erfolgt die Präparation nun nach rechts lateral zum M. iliopsoas. Jetzt kann in kranialer Richtung Schritt für Schritt so weit koaguliert und disseziert werden, bis an der Vorderwand der V. cava die Mündung der V. ovarica erreicht ist. Wenn die V. ovarica durchtrennt werden soll, sind vorher 2 Clips cavanah und 1 Clip lateral zu setzen (Abb. 25-17).
In lateraler Richtung wird das Lymphfettgewebe bis über den M. iliopsoas disseziert und anschließend über den Zölioextraktor entfernt.

5.4 Paraaortale Lymphadenektomie links

Sie erfolgt bis an die folgenden Strukturen heran:

- median: Vorderwand der Aorta
- inferior: A. iliaca communis sinistra bis zur Aufzweigung in A. iliaca externa und interna
- lateral: bis zum linken Ureter
- kranial: bis zur A. mesenterica inferior

Bei der paraaortalen Lymphadenektomie links tauschen Operateur und Assistent die Plätze. Der Operateur steht jetzt auf der rechten Seite der Patientin, der Assistent links. Im dorsalen Peritoneum links lateral wird der linke Harnleiter identifiziert und vom Assistenten stumpf nach lateral gedrängt (Abb. 25-18). Die Operation beginnt an der Bifurcatio aortae, indem entlang der Gefäßscheide der A. iliaca communis sinistra nach distal präpariert wird (Abb. 25-19). Jetzt stellen

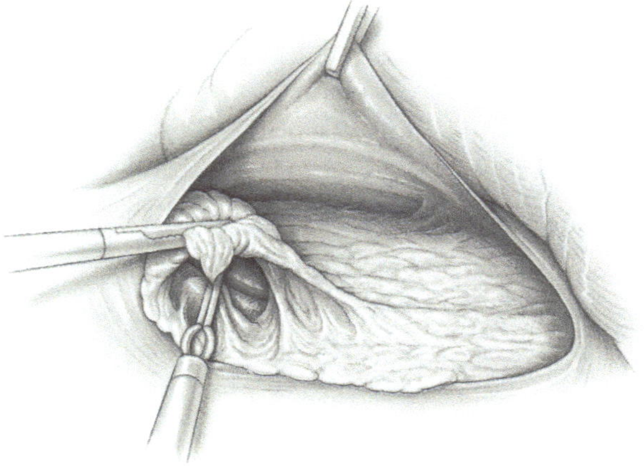

Abb. 25-14 Präparation entlang der A. iliaca communis bis zur Aorta; unbedingt minutiöse bipolare Blutstillung!

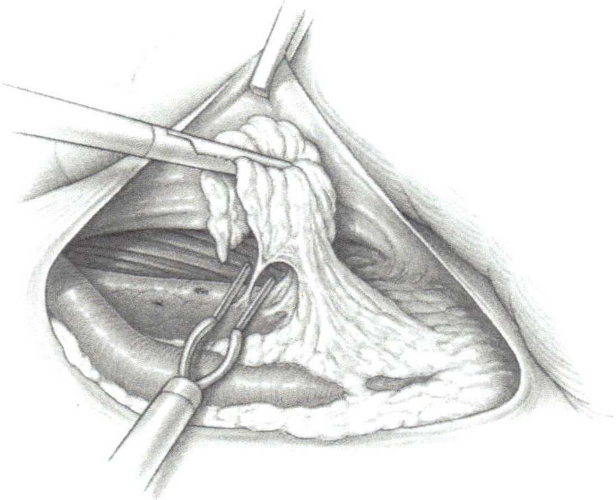

Abb. 25-15 Lateralisation des Ureters durch den Assistenten, während der Operateur tangential präpariert

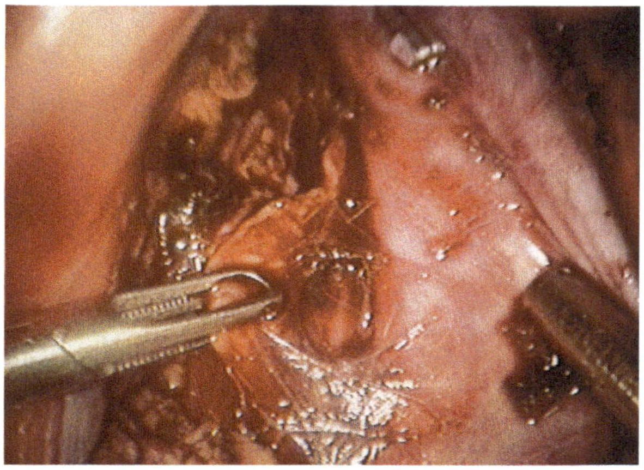

Abb. 25-16 Prä- und parakavale Lymphadenektomie

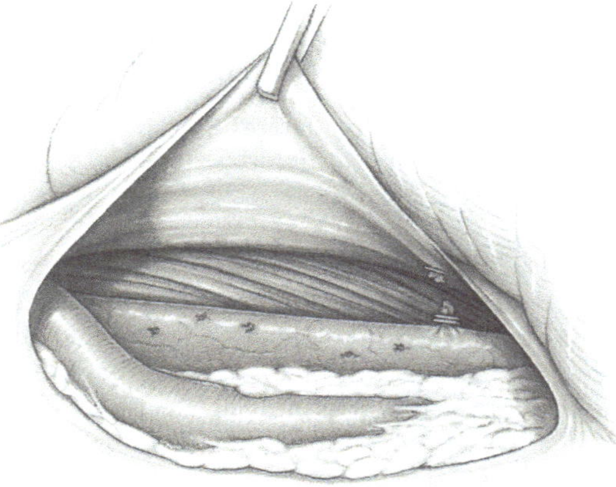

Abb. 25-17 Zustand nach präkavaler Lymphadenektomie, Clipversorgung und Durchtrennung der V. ovarica

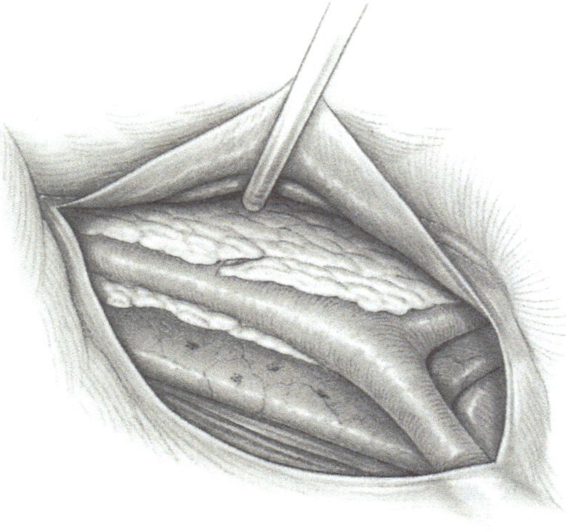

Abb. 25-18 Paraaortale Lymphadenektomie links, stumpfe Lateralisation des linken Ureters durch den Assistenten

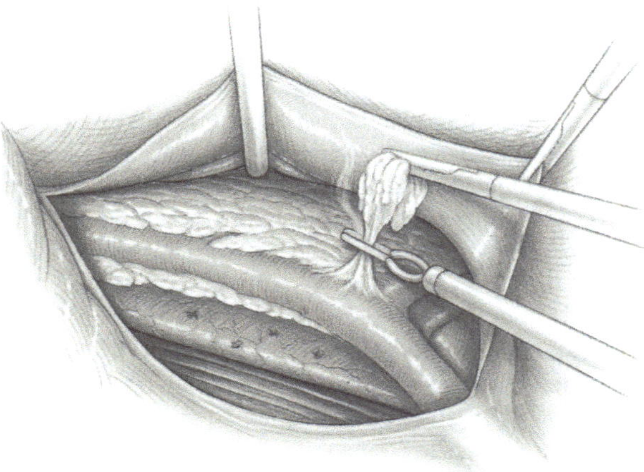

Abb. 25-19 Präparation entlang der Gefäßscheide der A. iliaca communis sinistra

sich das linksseitige paraaortale Lymphknotengebiet sowie der M. iliopsoas dar und es wird möglich, das gesamte Lymphfettgewebsbündel an der Vorderseite des M. iliopsoas bis zur Höhe der A. mesenterica inferior bipolar zu koagulieren und zu durchtrennen (Abb. 25-20). Ganglien des lymphatischen Grenzstrangs, die paravertebral gesehen werden können, dürfen nicht mit Lymphknoten verwechselt werden. Außerdem ist darauf zu achten, daß aufsteigende Lumbalvenen, die oft doch weit links-lateral verlaufen, unbedingt identifiziert und geschont werden.
Bei der infrarenalen paraaortalen Lymphadenektomie wird an der Aorta links nach kranial bis zu ihrer Kreuzung mit der Nierenvene präpariert. Danach wird das Duodenum angehoben und ein Retraktor eingebracht. Nachdem die A. ovarica an der Aorta geclipt (Abb. 25-21) und die V. ovarica ab der V. renalis koaguliert und durchtrennt worden ist, können sie mit den begleitenden Lymphknoten dorsal oder ventral der A. mesenterica nach kaudal gezogen werden.

5.5 Interaortokavale Lymphadenektomie

Bei der Entfernung der interaortokavalen Lymphknoten sind folgende Grenzstrukturen zu berücksichtigen:

- lateral: Aorta und V. cava
- dorsal: die prävertebrale Faszie

Die interaortokavale Dissektion beginnt kaudal. Durch stumpfe Präparation werden die beiden großen Gefäße auseinandergedrängt, bis sich die in die V. cava mündenden Lumbalgefäße präsentieren. Um die Lymphknoten entfernen zu können, ist es nicht erforderlich, diese Lumbalgefäße zu durchtrennen. Das Lymphgewebe wird nach sorgfältiger bipolarer Koagulation mobilisiert und nach kranial hin präpariert (Abb. 25-22). Bei der kranialen Präparation muß auf den Abgang der rechten A. renalis geachtet werden, die unmittelbar hinter der linken Nierenvene verläuft.

- Die wandschwachen Venen machen eine tangentiale Instrumentenführung notwendig. Bei der interaortokavalen Präparation muß sorgfältig auf Lumbalgefäße geachtet werden.
- Die Flüssigkeitsspülung zur Kontrolle auf Bluttrockenheit sollte erst abschließend erfolgen.
- Ist die Dissektion beendet, werden das Dünndarmmesenterium und die Darmschlingen nach distal zurückverlagert.
- Eine Peritonealisierung des Wundgebietes erfolgt nicht, aber eine Robinson-Drainage wird eingelegt.

Abbildung 25-23 zeigt den Endsitus nach paraaortaler Lymphadenektomie.

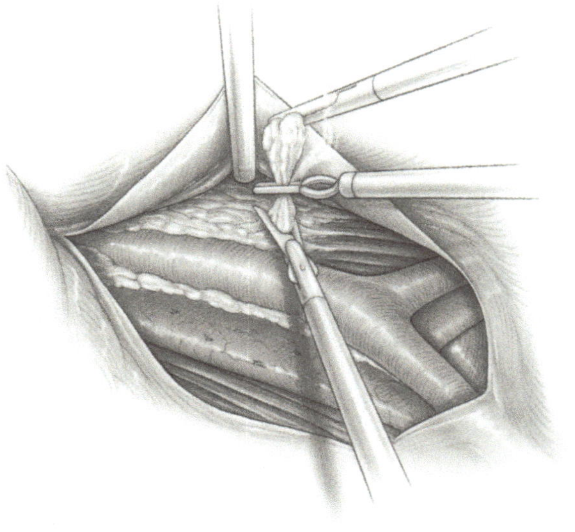

Abb. 25-20 Entfernen des Lymphfettgewebsbündels links nach bipolarer Koagulation (Beachte: tangentiale Instrumentenführung!)

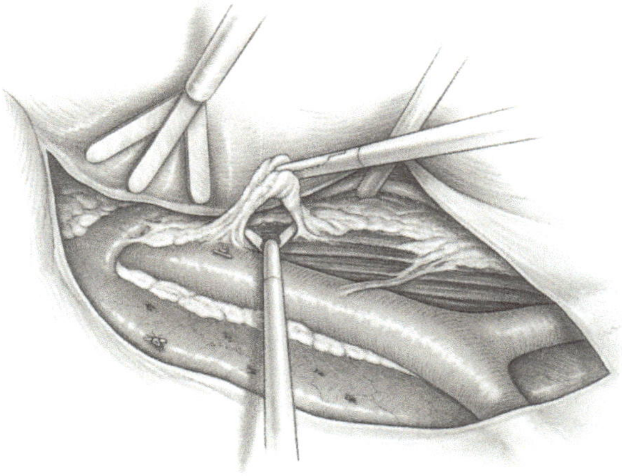

Abb. 25-21 Infrarenale Lymphadenektomie; der Retraktor (Endodirect USSC Norvac) ist eingebracht, die A. ovarica geclipt

6 Komplikationen und Ergebnisse

6.1 Komplikationen

In der gesamten Literatur ist kein Todesfall nach laparoskopischer Lymphadenektomie beschrieben.
Als häufigste Komplikation der laparoskopischen Lymphadenektomie wird die Blutung angegeben. Die wichtigste Verhaltensmaßregel für den Operateur lautet hierbei, ruhig zu bleiben und nicht blind zu koagulieren. Er sollte zunächst versuchen zu vermeiden, daß das Laparoskop in Kontakt mit Blut kommt, damit er

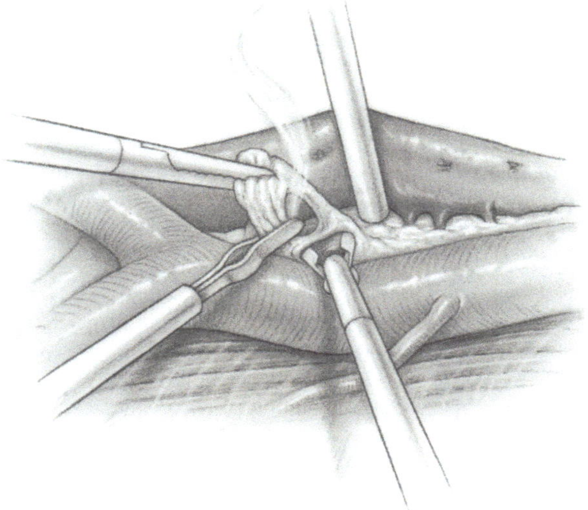

Abb. 25-22 Interaortokavale Lymphadenektomie. Stumpfes Auseinanderdrängen von Aorta und V. cava (Beachte: aszendierende Lumbalvenen)

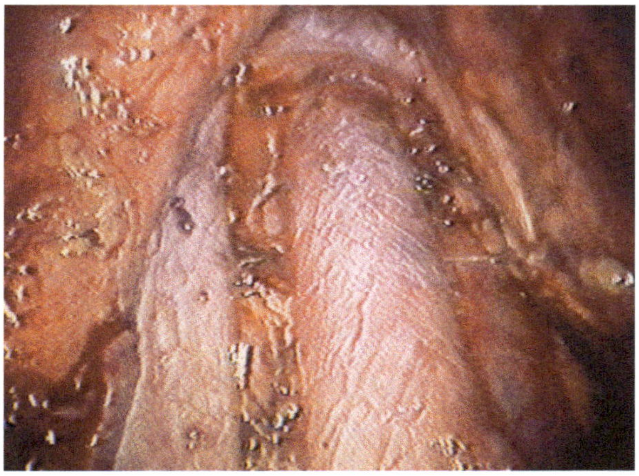

Abb. 25-23 Endsitus nach paraaortaler Lymphadenektomie

den Überblick behält. Dann sollte die Blutungsquelle einige Minuten komprimiert werden, indem man das Gefäß gegen umgebende Gewebestrukturen drängt. Nach der Kompression kann durch gezieltes Saugen und Spülen die Blutungsquelle aufgesucht werden. Sehr oft läßt sich die Blutung schon alleine durch die Kompression stoppen. Sobald die Blutungsquelle identifiziert ist, wird das Gewebsareal atraumatisch gefaßt und mit einem Zweitinstrument bipolar koaguliert oder geclipt. Bei größeren Gefäßverletzungen oder wenn die Blutung nicht kontrolliert werden kann, sollte rasch zu einer Laparotomie übergegangen werden.
In der Literatur ist die Häufigkeit von Blutungskomplikationen bei laparoskopischen Lymphadenektomien mit 0,3% angegeben. Bei 250 von uns durchgeführten pelvinen Lymphadenektomien traten in 5 Fällen Blutungskomplikationen auf, die sich alle laparoskopisch beherrschen ließen.
Andere Komplikationen wie Ureter- und Darmverletzungen sind sehr selten. Es liegen lediglich Einzelfallberichte vor.

In dem von uns operierten Kollektiv traten 5 symptomatische Lymphozelen postoperativ auf. In 4 Fällen wurde eine ultraschallgezielte Drainage durchgeführt. Nach Second-look-Laparoskopien im Anschluß an laparoskopische Lymphadenektomien zeigten sich bereits 4 Wochen später völlig peritonealisierte Wundverhältnisse. Diese Ergebnisse halten einem Vergleich mit der konventionellen paraaortalen Lymphadenektomie – sei es trans- oder extraperitoneal – stand. Hier wird die Komplikationsrate generell mit 10–12% angegeben.

6.2 Ergebnisse

Die Anzahl der mit der laparoskopischen Methode gewonnenen pelvinen und paraaortalen Lymphknoten entspricht derjenigen der per laparotomiam gewonnenen Lymphknoten. In unserer Serie konnten beidseits jeweils 12 pelvine Lymphknoten sowie im Durchschnitt 9,9 paraaortale Lymphknoten entfernt werden. Über eine vergleichbare Anzahl bei Anwendung der konventionellen Chirurgie berichten Benedetti (1992), Girardi (1993) und Boike (1994). Um diese Ergebnisse erzielen zu können, bedarf es jedoch einer Lernkurve. Wenn unmittelbar nach der laparoskopischen Lymphadenektomie eine konventionelle folgte, war die laparoskopische Lymphadenektomie in 98% der Fälle vollständig.
Unter onkologischen Gesichtspunkten ist somit die laparoskopische Lymphadenektomie in bezug auf die gleiche Anzahl der gewonnenen Lymphknoten, die gleiche Überlebenskurve und nicht zuletzt aufgrund der deutlich geringeren operativen Morbidität der konventionellen Lymphadenektomie zumindest ebenbürtig, wenn nicht sogar überlegen.

7 Kontraindikationen

Die Kontraindikationen der laparoskopischen Lymphadenektomie entsprechen generell den Kontraindikationen bei einem laparoskopischen Eingriff. Dazu gehören stärkere Fettleibigkeit, ausgeprägte Adhäsionen und speziell vorangegangene retroperitoneale Eingriffe. Sind bereits bei präoperativen diagnostischen Maßnahmen (Ultraschall, CT, MRI) vergrößerte Lymphknotenpakete zu sehen, besteht der Stellenwert der Laparoskopie lediglich darin, mit ihrer Hilfe die Tumorausdehnung beurteilen zu können und eventuell eine Feinnadelaspiration durchzuführen. Falls die onkologische Grunderkrankung ein Entfernen von befallenen Lymphknoten erforderlich macht, ist die Laparotomie die Methode der Wahl.

8 Zusammenfassung

Die laparoskopische Staging-Lymphadenektomie dient somit in erster Linie dem Ziel, genaue Informationen über die Tumorausdehnung mit minimal-invasiven Methoden zu erlangen. Die laparoskopische Lymphknotendissektion hat sich als erprobt und zuverlässig erwiesen, da sie in der Hand des Erfahrenen mit geringer Morbidität verbunden ist. Jeder Gynäkologe, der sich diese Technik aneignen möchte, sollte allerdings ein spezielles operatives Training an einem entsprechenden Zentrum mitmachen.

Literatur

Benedetti P, Panici PL, Greggi S, Maneschi F, Scambia G: Anatomical and pathological study of retroperitoneal nodes in epithelial ovarian cancer. Gynecol Oncol 51 (1993) 150–154.

Burghardt E, Girardi F, Lahousen M, Tamussino K: Patterns of pelvic and paraaortic lymph node involvement in ovarian cancer. Gynecol Oncol 40 (1991) 103–106.

Childers J, Hatch K, Tran A, Surwitt E: Laparoscopic paraaortic lymphadenectomy in gynecologic malignancies. Obstet Gynecol 82 (1993) 741–747.

Di Re F, Fontanelli P, Feudale A, Raspagliesi E: Surgical staging for epithelial ovarian tumors of low malignant potential. Int J Gynecol Cancer 4 (1994) 310–314.

Fowley J, Carter J, Carlson J, Byers L: Lymph node yield from laparoscopic lymphadenectomy in cervical cancer: a comparative study. Gynecol Oncol 51 (1993) 187–192.

Giraux B, Dauplat J, Boiteux JP, Francanet P: Lymphadénoscopie pelvienne. Chir 113 (1987) 495–498.

Hatch K, Hallum A, Surwitt E, Childers J: The role of laparoscopy in gynecologic oncology. Cancer 76 (1995) 2113–2116.

Kadar N, Homesley H, Malfetano J: New perspectives on the indications for pelvic and paraaortic lymphadenectomy in the management of endometrial carcinoma and their relevance to laparoscopic staging. Gynaecol Endosc 4 (1995) 109–118.

Leblanc E, Castelain B, Querleu D: Place de la coeliochirurgie dans la prise en charge des cancers du col utérin. Bull Cancer Radiotherap 841 (1994) 427–431.

Leblanc E, Girard S, Depadt G, Caty A, Querleu D: Laparoscopic paraaortic lymphadenectomy in pretherapeutic testing of stage 1 testicle non seminomatous germinal cell tumors. Chir Endosc 45 (1995) 6–11.

Querleu D, Leblanc E, Castelain B: Laparoscopic pelvic lymphadenectomy in the staging of early carcinoma of the cervix. Am J Obstet Gynecol 58 (1991) 579–581.

Querleu D: Laparoscopic paraaortic node sampling in gynecologic oncology: a preliminary experience. Gynecol Oncol 49 (1993) 24–29.

Querleu D, Leblanc E: Operative laparoscopy in gynecologic cancer. In: Gomel V, Taylor P (eds): Diagnostic and operative gynecologic laparoscopy, p. 324. Mosby, St. Louis 1995.

26

Die laparoskopisch assistierte radikale vaginale Hysterektomie (LARVH) zur Behandlung des Zervixkarzinoms

D. Dargent
übersetzt und
nachbearbeitet von O. Kandolf und J. Keckstein

1 Einführung

Die radikale vaginale Hysterektomie (Radikaloperation nach Schauta-Amreich) hatte zu Beginn dieses Jahrhunderts einen hohen Stellenwert in der Behandlung des Zervixkarzinoms. Da eine Beurteilung und operative Entfernung von lokoregionalen Lymphknoten (pelvin und paraaortal) jedoch nicht möglich war, verlor diese Operationsmethode zunehmend an Bedeutung.
Ende der 80er Jahre wurden verschiedene minimalinvasive Methoden zur retroperitonealen Lymphadenektomie entwickelt (Hald, Giraud, Dargent). Hierbei kamen ursprünglich Instrumente zum Einsatz, die sich vom Mediastinoskop ableiteten. Dabei erfuhr die Schauta-Radikaloperation eine Renaissance.
Nachdem wir einige Jahre an der Kombination aus Schauta-Radikaloperation und laparoskopischer Lymphadenektomie festgehalten hatten, modifizierten wir unser operatives Vorgehen, indem wir die Laparoskopie zunehmend zur Vorbereitung der vaginalen Operation anwendeten. Die laparoskopisch assistierte radikale vaginale Hysterektomie (LARVH) oder Zölio-Schauta-Operation wurde Schritt für Schritt entwickelt und soll im folgenden beschrieben werden.

2 Anatomische Grundlagen

Das Lig. cardinale stellt gemeinsam mit dem Lig. pubourethrale posterius (Teil des Blasenpfeilers) und dem Lig. sacrouterinum (Teil des Rektumpfeilers) den parametranen Aufhängeapparat der Gebärmutter dar.
Hier befinden sich neben Blutgefäßen, Bindegewebe und vegetativen Nervenfasern auch lymphatisches Gewebe und Lymphknoten unterschiedlicher Größe und Lage. Da die Lymphknoten des Lig. cardinale die erste Filterstation des Lymphabflusses der Cervix uteri darstellen, kommt ihrer möglichst vollständigen Entfernung onkologisch eine zentrale Bedeutung zu.
Klinisch-anatomisch besteht das Ligament aus zwei Anteilen: Im lateralen beckenwandnahen Anteil verlaufen die Nervenfasern des Plexus hypogastricus accessorius. Hier stellen sich die Gefäße gut dar und können unschwer von den Lymphknoten freipräpariert werden. Im medialen Anteil des nach ventral konvexen Ligaments verlaufen die Gefäße plexoid. Deshalb ist eine Präparation nicht möglich, sondern Durchtrennung und Resektion müssen scharf erfolgen. Als kraniale Leitstruktur des Ligaments fungiert die A. uterina (Abb. 26-1a und b).

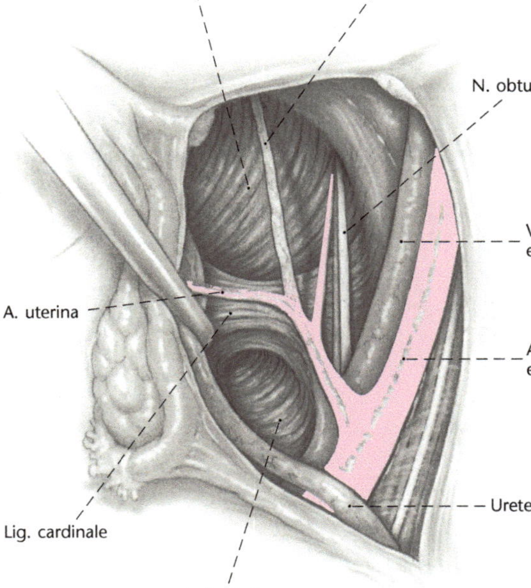

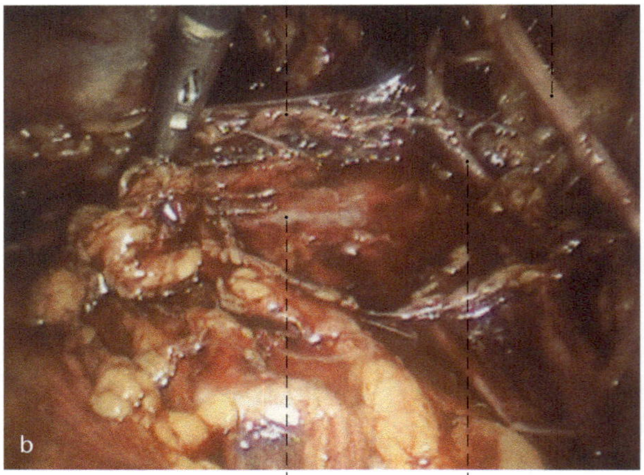

Abb. 26-1 a und b Dargestelltes Parametrium und präparierte A. uterina – anatomische Grundlage

3 Überlegungen zur Radikalität der Hysterektomie

Als Maßstab für die Radikalität der Hysterektomie beim Zervixkarzinom ist die Breite des resezierten Parametriumanteils anzusehen. Die Schauta-Radikal-

operation in der Schauta-Amreich-Variante erschien uns nicht radikal genug bei der Resektion des Lig. cardinale. Durch den trichterförmigen Verlauf des Beckens ist die Resektion von vaginal über krumme Klemmen schwierig. Einfacher ist statt dessen die Präparation des Ligaments von abdominal, sie kann dann radikaler durchgeführt werden. Diese Überlegung stellte die Grundlage für die Entwicklung unserer Zölio-Schauta-Methode dar.
Gemäß der Klassifikation der radikalen Hysterektomie nach Piver und Rutledge entspricht diese Vorgehensweise einer radikalen Hysterektomie Typ IV und geht mit der Morbidität einer Typ-II-Hysterektomie einher. Bei der Piver-IV-Hysterektomie wird das Parametrium an seinem Ursprung an der Beckenwand disseziert.

Grundzüge der Zölio-Schauta-Operation 2

Die ursprüngliche Zölio-Schauta-Operation sah eine Dissektion des Lig. cardinale an der Beckenwand durch den ipsilateral eingebrachten Endostapler vor. Hierbei kam es zu einer sehr hohen Rate an Blasenentleerungsstörungen.
Die neue Technik, die wir Zölio-Schauta 2 nennen, unterscheidet sich beträchtlich von der früheren. Wir dissezieren nun nicht mehr das Lig. cardinale, sondern entfernen alle lymphknotentragenden Gewebe unter weitestgehender Schonung von Blutgefäßen und Nerven. Daran schließt sich der vaginale Operationsabschnitt in der von Stöckel beschriebenen Variante an, so daß die Radikalität einer Piver-IV-Hysterektomie erreicht werden kann.

4 Operationstechnik der LARVH

4.1 Eröffnung des Retroperitoneums

Bei der Eröffnung des Retroperitoneums zur Lymphadenektomie bevorzugen wir den präperitonealen Zugang. Dieser bietet vor allem den Vorteil einer verminderten Blutungsneigung aus Mikroblutgefäßen. Nach Durchführung einer Hautinzision im Bereich des Nabels wird ein 10-mm-Optiktrokar (Optiview, Visiport) eingebracht. Unter Sicht schiebt man ihn durch Bauchdecke und Rektusfaszie vor. Sobald er die Fascia parietalis durchdrungen hat, wird die Trokarspitze entfernt und der CO_2-Insufflator an den Schaft angeschlossen. Das eingebrachte Laparoskop dient nun als Dissektor, wobei zunächst median ein präperitonealer Tunnel präpariert wird. In der Medianen, auf Höhe der Pfannenstiel-Linie, wird danach unter endoskopischer Sicht ein 5-mm-Trokar eingebracht. Er nimmt eine Schere auf, mit der man den seitlichen und dorsalen Präperitonealraum präparieren kann. Es werden noch zwei 10-mm-Trokare lateral der epigastrischen Gefäße eingebracht, um den dorsalen Retroperitonealraum zu präparieren und darzustellen (Abb. 26-2).

Damit genügend Raum für den dorsalen Bereich der Beckenpräparation gewonnen wird, durchtrennen wir das Lig. rotundum an einer Stelle, bevor es in den Leistenkanal zieht (Abb. 26-3).

- Der präperitoneale Zugang weist wegen der verminderten Blutungsneigung und weniger störenden Darmschlingen deutliche Vorteile auf.
- Für das Eingehen in den Präperitonealraum ist ein Sichttrokar notwendig.
- Das Setzen der zusätzlichen Einstiche erfolgt unter Sicht.
- Das Lig. rotundum wird vor seinem Eintritt in den Leistenkanal durchtrennt.

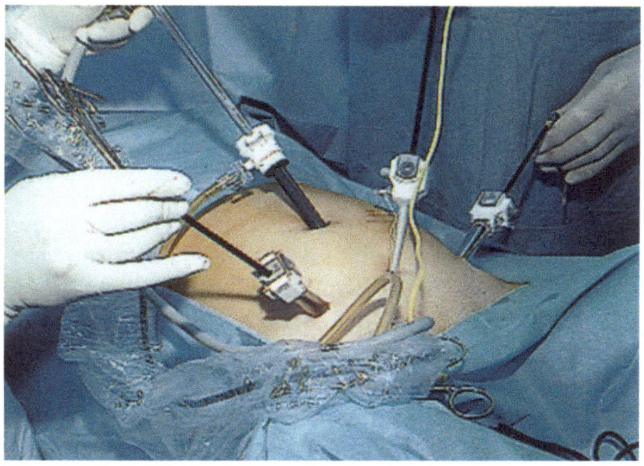

Abb. 26-2 Operationsanordnung bei der LARVH, Operateur links bei der Patientin stehend

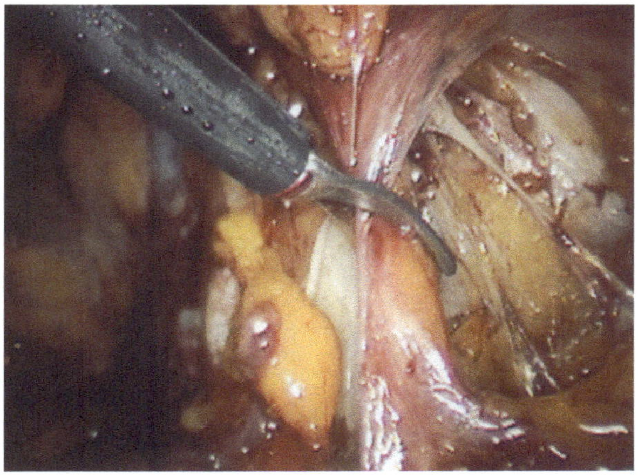

Abb. 26-3 Durchtrennen des Lig. rotundum nach bipolarer Koagulation; Mobilisation der A. und V. iliaca externa von der Beckenwand

4.2 Pelvine Lymphadenektomie

Die Technik der laparoskopischen pelvinen Lymphadenektomie wurde bereits in Kapitel 25 abgehandelt. Wir möchten hierzu noch eine Anmerkung machen: Unseres Erachtens ist es notwendig, den lateralen Anteil der V. iliaca externa bis hin zur V. iliaca communis von der Beckenwand freizupräparieren. Um dies zu erreichen, wird die Bindegewebsschicht zwischen A. und V. iliaca externa eröffnet und durchtrennt. Das ermöglicht eine leichte Dissektion der Vene von der Beckenwand (Abb. 26-4).

Der von Querleu bereits zur Lymphadenektomie gewählte transperitoneale Zugang kommt bei unserer Präparationstechnik erst im Rahmen der radikalen Hysterektomie zur Anwendung.

4.3 Präparation des Lig. cardinale

Die Struktur des Ligaments stellt sich dar, sobald die beiden avaskulären Räume ventral und dorsal davon präpariert worden sind. Es handelt sich dabei um die paravesikale und die pararektale Grube.

4.3.1 Eröffnen der paravesikalen Grube

Die Präparation der paravesikalen Grube erfolgt stumpf. Der Operateur hält dabei eine Faßzange (Manhes-Faßzange, Kelly-Faßzange, Fischmaulklemme) in der linken Hand. Mit der rechten Hand führt er eine Präparationsschere. Der Assistent hält die bipolare Koagulationspinzette bereit, um mit ihr die sich bei der stumpfen Präparation darstellenden Blutgefäße zu koagulieren (Abb. 26-5a und b). Die koagulierten Blutgefäße werden anschließend von ihm unter Zug gehalten, so daß sie vom Operateur ohne Zeitverlust durchtrennt werden können. Geübte Operateure präparieren häufig lediglich stumpf mit der Krokodilklemme oder der Chrobak-Klemme. Nur dargestellte Gefäße werden vom Assistenten koaguliert.

Die beschriebene Präparation erfolgt medial des Lig. umbilicale (Chorda a. umbilicalis). Das Gewebe zeigt hier eine spinnwebenartige, weiche Konsistenz und läßt sich durch den zusätzlichen CO_2-Druck mühelos dissezieren. Das Operationsgebiet schließt median un-

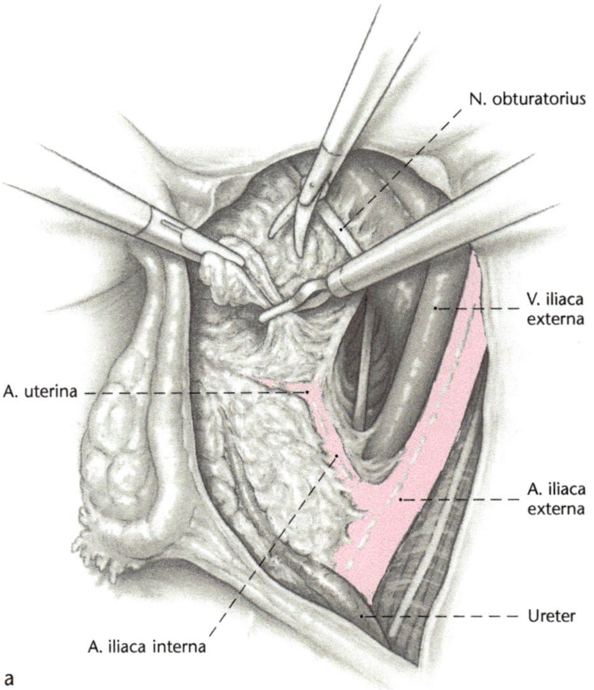

a

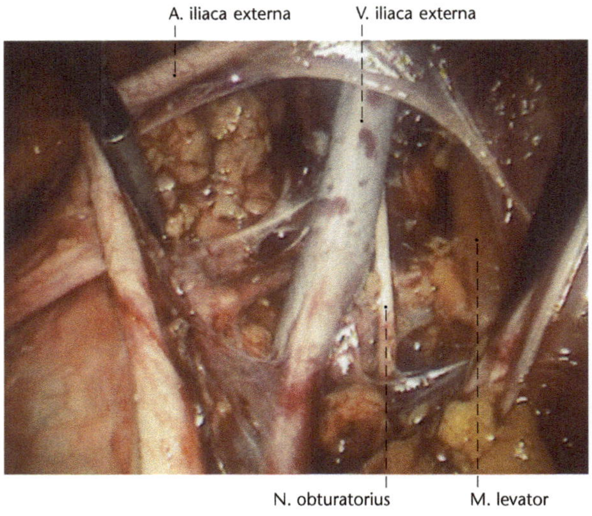

Abb. 26-4 Die Lymphknoten lateral der V. iliaca externa werden sichtbar und können leicht entfernt werden

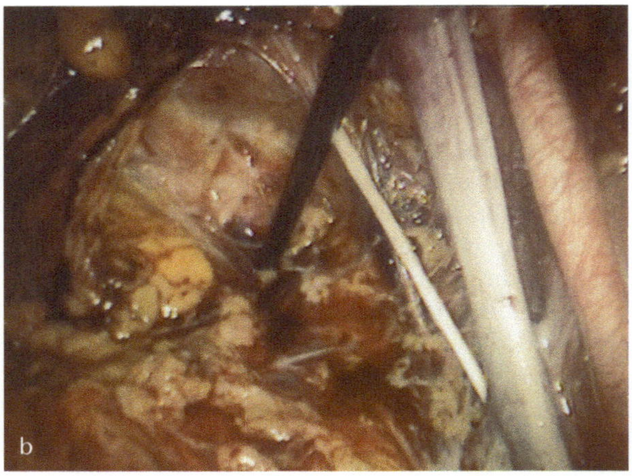

Abb. 26-5 a und b Das stumpfe Eröffnen der paravesikalen Grube

mittelbar an das Operationsgebiet der pelvinen Lymphadenektomie an.

4.3.2 Eröffnen der pararektalen Grube

Die Präparation der pararektalen Grube erfolgt in gleicher Weise wie oben beschrieben. Sie gestaltet sich jedoch etwas schwieriger, da sich das Gewebe hier derber als in der paravesikalen Grube anfühlt. Die Grenzen der Präparation bilden folgende Strukturen (Abb. 26-6a und b):

- ventral die A. uterina
- median der Ureter am dorsalen Blatt des Lig. latum
- lateral die A. iliaca interna

Am dorsalen Anteil des Lig. cardinale in die Tiefe präparierend, erreicht man den Beckenboden.

4.4 Säubern des Lig. cardinale und Durchtrennen der A. uterina

Die Präparation des lateralen Teils des Lig. cardinale erfolgt von außen nach innen. Dabei wird das Lymphfettgewebe vom Operateur gefaßt und subtil von den Gefäßen getrennt. Die Blutstillung und die zusätzliche stumpfe Präsentation nimmt der Assistent mit der bipolaren Koagulationspinzette vor. Abbildung 26-7 zeigt das dargestellte Parametrium mit der präparierten A. uterina. Schließlich können die lateralen Lymphknoten des Lig. cardinale meist en bloc entfernt werden. Als letzter Schritt der Vorbereitung zur LARVH wird die Durchtrennung der A. uterina angesehen, nachdem sie zuvor mit Hämoclips doppelt versorgt worden ist (Abb. 26-8). Die laparoskopischen Instrumente werden belassen, um später den Endsitus beurteilen zu können.
Die Operation wird nach Abschluß dieser Vorbereitungsphase vaginal fortgesetzt.

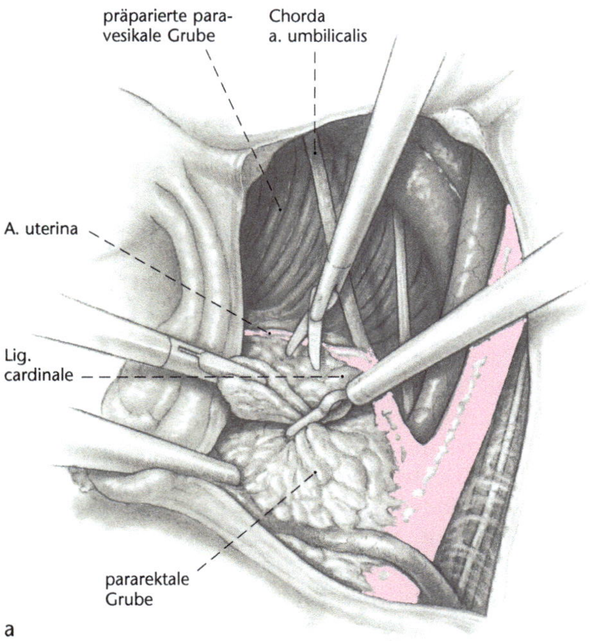

a

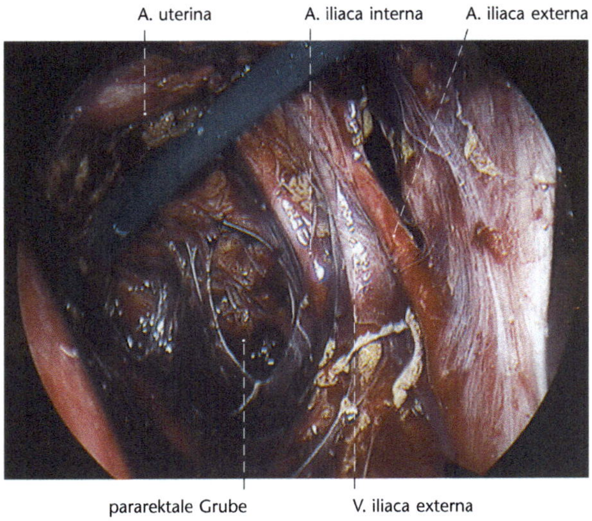

Abb. 26-6a und b Pararektale Grube: die Präparation am dorsalen Anteil des Lig. cardinale

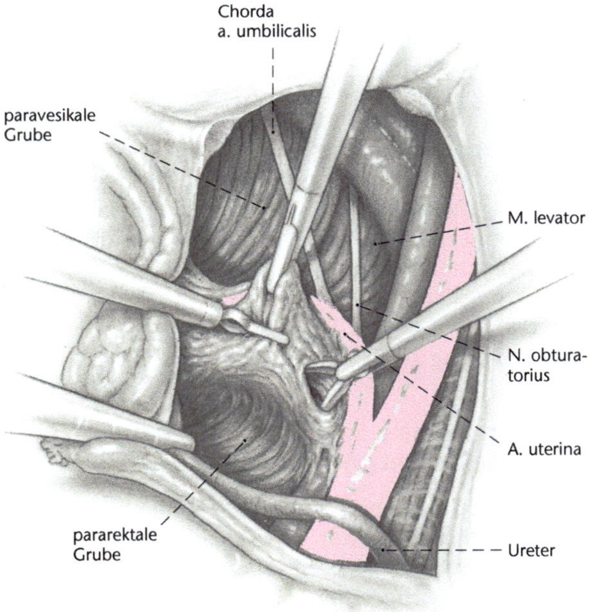

Abb. 26-7 Das präparierte Lig. cardinale mit der A. uterina; Entfernen der parametranen Lymphknoten (1. Filterstation)

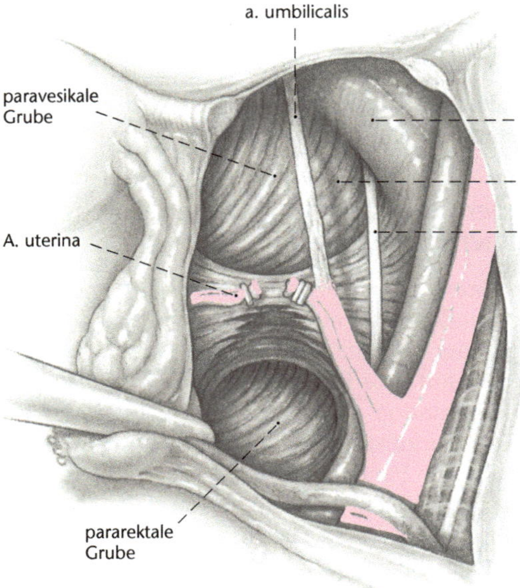

Abb. 26-8 Rechte Beckenwand: Die A. uterina ist geclipt.

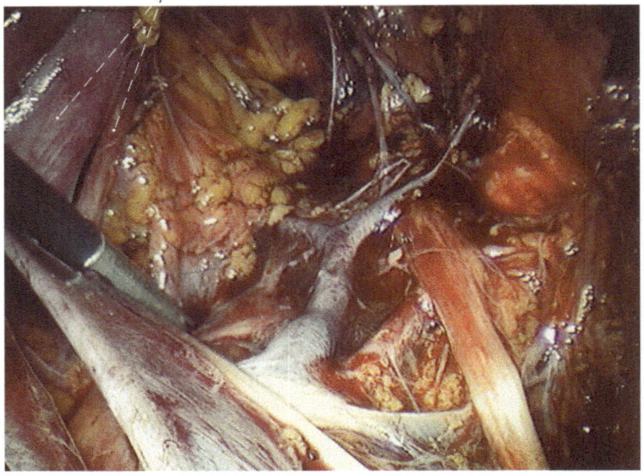

Abb. 26-9 Endsitus der Beckenwand.

- Das Darstellen des Lig. cardinale erfolgt von avaskulären Räumen aus (paravesikal, pararektal).
- Durch sein Belassen am dorsalen Blatt des Lig. latum kann der Ureter aus dem Operationsgebiet ferngehalten werden.
- Die Präparation des Lymphfettgewebes erfolgt stets von lateral nach medial und wird unter subtiler Koagulation vollzogen.
- Die A. uterina wird mit Hämoclips doppelt versorgt und durchtrennt.
- Die Adnexe sollten erst am Ende der pelvinen Präparation abgesetzt werden, da sich bei belassenem Lig. infundibulopelvicum die avaskulären Räume besser präparieren lassen.

Die Abbildung 26-9 zeigt den Endsitus.

4.5 Der vaginale Schritt – Zölio-Schauta-Methode

Die ausgedehnte laparoskopische Präparation führt zu einer deutlich besseren Beweglichkeit des inneren Genitales. So gelingt es selbst bei Nulliparae oft schon auf Höhe des Introitus vaginae, die Scheidenmanschette zu bilden. Nur selten muß eine schmale mediolaterale Inzision durchgeführt werden. Eine tiefe Episiotomie mit Durchtrennen des M. levator ist fast nie erforderlich.

4.5.1 Bilden einer Scheidenmanschette

Zur Bildung einer 2 cm breiten Scheidenmanschette wird eine Reihe von Kocherklemmen kreisförmig um die distale Vagina gesetzt. Danach wird die Scheide am vorluxierten Äquator mit Por 8 Sandoz® (1 Ampulle auf 50 ml NaCl) unterspritzt. Das Unterspritzen erleichtert die Schichtfindung und bewirkt eine prophylaktische Bluttrockenheit. Nun wird die Scheide außerhalb der Kocherklemmen zirkulär inzidiert. Die Inzision wird ventral und dorsal tief geführt, mit Durchtrennen der Vagina und der Fascia vaginalis, während lateral nur das Vaginalepithel durchtrennt wird. Die dabei entstehende Scheidenmanschette wird mit Hilfe von kräftigen, anterior-posterior gesetzten Chrobak-Klemmen vor der Zervix vereinigt (Abb. 26-10).

4.5.2 Präparation des Blasenpfeilers und Abschieben des Ureters

Im nächsten Schritt werden Vagina und Fascia vaginalis median mobilisiert. Durch Scherenschlag und schiebende Präparation gelingt es, das Septum supravaginale zu spalten und ins Spatium vesicouterinum einzugehen. Das Spatium läßt sich nun durch stumpfes Abschieben mit dem Zeigefinger nach lateral und kranial erweitern. Mit einem schmalen Breisky-Spekulum wird der Blasenboden nach ventral eleviert. Die sich jetzt darstellende Plica vesicouterina sollte jedoch nicht eröffnet werden, damit sich das Ureterknie nicht vorzeitig zu weit nach kranial verschiebt.
Zur Präparation des Blasenpfeilers wird nun die paravesikale Grube von vaginal eröffnet. Dies geschieht

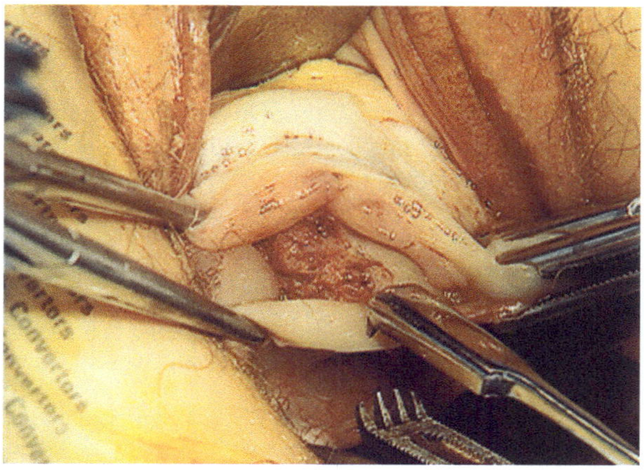

Abb. 26-10 Nach Fassen und Inzision des Vaginalepithels Vereinigen der Scheidenmanschette mit Chrobak-Klemmen

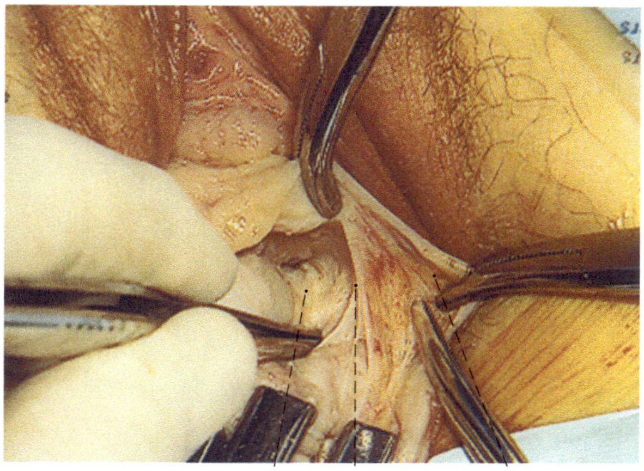

Abb. 26-11 Bilden der paravesikalen Grube: durch Scherenschlag und anschließend stumpfe Erweiterung zur Präsentation des Blasenpfeilers

scharf durch Scherenschlag bei 2 bzw. 11 Uhr. Nachdem die paravesikale Grube eröffnet worden ist, kann sie durch stumpfe digitale Präparation noch erweitert werden (Abb. 26-11). Ein zweites Breisky-Spekulum wird eingebracht, um den Blasenpfeiler vollständig zu präsentieren.

Mit der lateralen Durchtrennung der Fasern des Blasenpfeilers beginnt die Präparation des Ureters und der Ureterkreuzung. Dies gelingt durch Scherenschlag nahezu avaskulär. Von lateral nach median präparierend erreicht man die Uterinakreuzung und das Ureterknie.

Da die A. uterina bereits von abdominal durchtrennt wurde, kann sie zusammen mit dem umgebenden Gewebe mit einer Overholt-Klemme gefaßt und nach kaudal gezogen werden. Sie läßt sich relativ einfach aus der Ureterkreuzung lösen. Danach kann der Ureter nach kranial abgeschoben werden.

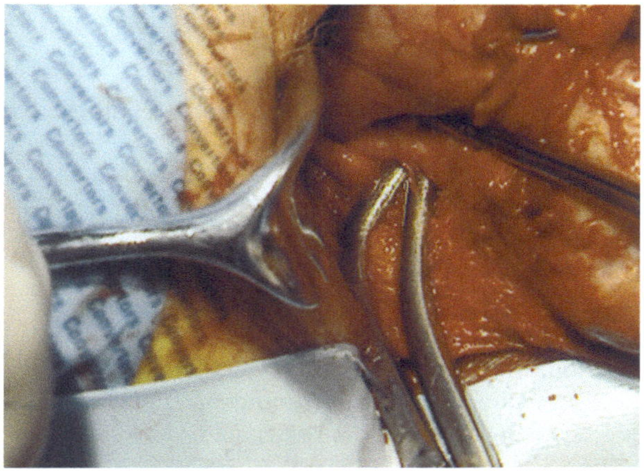

Abb. 26-12 Lage der Parametrien-Klemme; die Klemmenspitze wird bis zum Ureterknie gesetzt.

4.5.3 Darstellen des Rektumpfeilers und Durchtrennen der Parametrien

Wir eröffnen zunächst den Douglas-Raum mittels Scherenschlag und schieben das Rektum nach dorsal. Jetzt lassen sich die Sakrouterinligamente palpieren und stumpf präparieren. Sie werden ca. 3 cm von ihrem uterinen Ansatz entfernt über krumme Klemmen abgesetzt. Man gelangt nun zum inferioren Anteil des Lig. cardinale, das ebenfalls über eine krumme Klemme abgesetzt wird. Nachdem Vagina und Fascia vaginalis auch seitlich mobilisiert und abgeschoben sind, stellt sich der superiore Anteil des Lig. cardinale dar. Zwei Wertheim-Klemmen werden so gesetzt, daß die erste als mediane Klemme zum Spannen des Ligaments verwendet werden kann. Die zweite, lateral der ersten, dient zur endgültigen Dissektion. Ihre Spitze wird bis zum Ureterknie gesetzt (Abb. 26-12).

Sobald als Ersatz für die Klemmen Umstechungsligaturen durchgeführt sind, wird der Uterus vor die Scheide gewölbt und das dorsale Blatt des Lig. latum noch unter Sicht durchtrennt. Erst jetzt wird der Harnleiter von seinem Peritonealblatt gelöst. Nach Kontrolle auf Bluttrockenheit legt man 2 halbmondförmige Peritonealisierungsnähte unter Zuhilfenahme von Blase und Rektum-Peritoneum. Die Scheide wird primär fortlau-

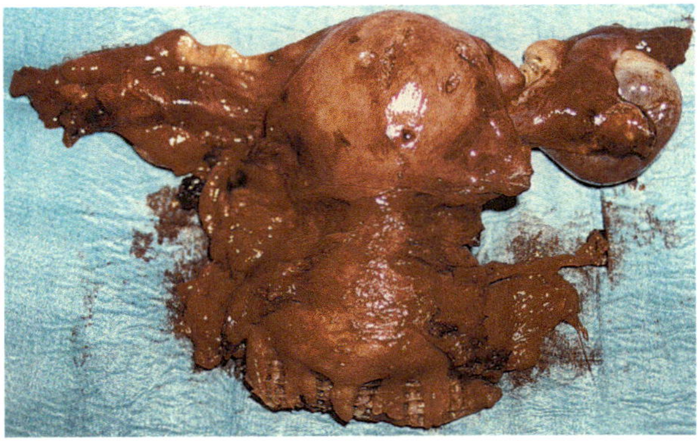

Abb. 26-13 Operationspräparat

fend verschlossen. Es folgt noch eine laparoskopische Inspektion des Operationsgebiets mit ausführlicher Flüssigkeitsspülung und Einlegen einer Robinson-Drainage. Der Blick auf das Operationspräparat (Abb. 26-13) zeigt abschließend:

- eine gut 2 cm breite Scheidenmanschette
- ca. 5 cm breite Parametriensäume
- die an ihrem Abgang abgesetzte und geclipte A. uterina

- Unterspritzen des Scheidenepithels mit Por 8 Sandoz® verbessert die Schichtfindung und erleichtert die Blutstillung.
- Die laterale Schnittführung der Umschneidungsfigur sollte nur oberflächlich verlaufen, um ein Abgleiten des Ureters nach kranial zu verhindern.
- Das Eröffnen der Plica vesicouterina erfolgt erst bei der Darstellung des Ureterknies.

Schlußbemerkung der Übersetzer

Die von Dargent beschriebene Zölio-Schauta-Operation bedeutet aufgrund ihrer ausgedehnten laparoskopischen Präparation eine große Erleichterung für die vaginale Operation.

Neben der beschriebenen Variante nach Stöckel konnten an unserer Klinik auch gute Erfahrungen mit der Darstellung des Ureterknies in der Variante nach Reiffenstuhl und Navratil gewonnen werden (Ligatur des deszendierenden Uterinaastes und Präparation des Knies mit der Overholt-Klemme unter Zug an der Ligatur).

Welche der vaginalchirurgischen Methoden Verwendung findet, sollte der Erfahrung des Operateurs überlassen werden. Die Präparation und Entfernung des Lukas-Championaire-Lymphknotens als der ersten Filterstation erscheint uns der entscheidende Maßstab der operativen Radikalität zu sein.

Literatur

Benedetti-Panici P, Scambia G, Baiocchi G et al: Radical hysterectomy: A randomized study comparing two techniques for resection of the cardinal ligament. Gynecol Oncol 50 (1993) 226–231.

Creasman WT, Morrow CP, Bundy BN et al: Surgical pathological spread patterns of endometrial cancer: A Gynecologic Oncology Group Study. Cancer 60 (1987) 2035–2041.

Dargent D: A new future for Schauta's operation through pre-surgical retroperitoneal pelviscopy. Eur J Gynaecol Oncol 8 (1987) 292–296.

Dargent D: Imaging and endoscopy in management of endometrial carcinoma. Giorn Ital Oncol 3 (1995) 149–155.

Dargent D, Mathevet P: Hystérectomie élargie laparoscopico-vaginale. J Gynecol Obstet Biol Repr 21 (1992) 709–710.

Girardi F, Lichtenegger W, Tamussino K et al: The importance of parametrial lymph nodes in the treatment of cervical cancer. Gynecol Oncol 34 (1989) 206–211.

Magos A: A laparoscopic hysterectomy: a waste of time. Lancet 345 (1995) 36–41.

Morrow CP, Bundy BN, Kurman RJ et al: Relationship between surgical pathological risk factors and outcome in clinical stage I and II carcinoma of the endometrium: A Gynecologic Oncology Group Study. Gynecol Oncol 40 (1991) 55–65.

Piver MS, Rutledge F, Smith JP: Five classes of extended hysterectomy for women with cervical cancer. Obstet Gynecol 44 (1974) 265–272.

Querleu D: Hystérectomies de Schauta-Amreich et Schauta-Stoeckel assistées par coelioscopie. J Gynecol Obstet Biol Repr 20 (1991) 747–748.

Ralph G, Lichtenegger W, Kamer F et al: Funktionelle Störungen des unteren Harntraktes nach der abdominalen und vaginalen Radikaloperation des Zervixkrebses. Geburtshilfe Frauenheilkd 47 (1987) 551–554.

Sakamoto S, Tahizawa K: An improved radical hysterectomy with fewer urological complications and with no loss of therapeutic results for invasive cervical cancer. Baillière's Clin Obst Gynecol 2 (1988) 953–962.

Schneider A, Possover M, Kamprath S, Endisch U: Laparoskopy assisted radical vaginal hysterectomy modified according to Schauta-Stoeckel. Obstet Gynecol 88 (1996) 1057–1060.

Schneider A, Possover M, Krause N: Laparoskopische Verfahren zum Staging und zur Behandlung des Zervix-Karzinoms. Onkologe 4 (1998) 135–141 und Gynäkologe 32 (1999) 273–279.

27

Anlegen einer Neovagina (nach Vecchietti)

J. Keckstein

1 Einleitung

Das kongenitale Fehlen einer Scheidenanlage ist eine sehr seltene Fehlbildung des weiblichen Genitales, die beim Mayer-Rokitansky-Küster-(Hauser-)Syndrom (MRK-Syndrom) immer und bei testikulärer Feminisierung gelegentlich anzutreffen ist. Für die betroffenen Patientinnen bedeutet die primäre Vaginalaplasie eine schwere seelische Belastung. Eine umfassende und adäquate psychologische und chirurgisch-operative Betreuung dieser jungen Patientinnen ist enorm wichtig.
Zur Anlage einer Neovagina werden unterschiedliche Therapieverfahren beschrieben. Diese Methoden reichen von der unblutigen Dehnungsmethode nach Frank bis hin zu ausgedehnten chirurgischen Verfahren wie z. B. der Transplantation eines Darmsegments. Folgende Verfahren kommen zur Anwendung:

- Nichtchirurgische Verfahren:
  - Scheidenbildung durch Dehnung der vorhandenen Scheidenhaut
- Chirurgische Verfahren:
  - Epithelialisierung von der äußeren Haut her
  - Epithelialisierung durch Hauttransplantate
  - Transplantation von Dünn- oder Dickdarm

Jede dieser Methoden bringt spezifische Probleme mit sich. Die erzielten Ergebnisse hängen stark von der Erfahrung des Operateurs ab. Viele Operateure beschränken sich aufgrund der niedrigen Patientenzahl deshalb nur auf ein bis zwei operative Methoden, um dort genügend Erfahrung zu sammeln und möglichst optimale Ergebnisse erzielen zu können.
Insbesondere bei invasiveren Eingriffen (z. B. Sigmateiltranspositionen etc.) sind – wenn auch selten – Komplikationen zu erwarten. Diese können natürlich durch eventuell bereits bestehende psychische Probleme der Patientin verstärkt werden.

Mit der Frank-Dehnungsmethode, einem unblutigen Verfahren, lassen sich zwar bei entsprechender Führung und Ausdauer der Patientin zufriedenstellende Ergebnisse erzielen, allerdings führen körperliche und die mit dieser Methode verbundene psychische Belastung bei manchen Patientinnen zu einer Abwehrhaltung bzw. zum Abbruch der Therapie.
Die von Vecchietti beschriebene Methode verbindet nun die unblutige Dehnungsmethode mit einem neuen Operationsverfahren, das insbesondere in Italien, Deutschland und Österreich Anwendung findet.

2 Operationsmethode

2.1 Prinzip der Operation

Bei der Frank-Dehnungsmethode wird mit einem phallusähnlichen Instrument ein permanenter Druck auf die Hymenal- und Vaginalplatte in kranialer Richtung ausgeübt. Das hier vorhandene Scheidenepithel wird dabei gedehnt, bis daraus eine ausreichend lange Neovagina resultiert. Die Patientinnen müssen diese Dehnungsübungen über einen längeren Zeitraum regelmäßig durchführen.
Zur Verringerung der damit verbundenen psychischen und physischen Belastung zielt nun die Methode nach Vecchietti auf eine Verkürzung bzw. Vereinfachung dieses Dehnungsprozesses ab. Vecchietti führte diese Methode per laparotomiam durch. Wir modifizierten dieses Verfahren und wenden seit 1990 diese Operation per laparoscopiam an. Es zeigte sich, daß bei der endoskopischen Methode im Vergleich zur konventionellen Laparotomie eine geringere postoperative Morbidität gegeben ist und sich ein ausgezeichnetes anatomisches und funktionelles Ergebnis erzielen läßt.

2.2 Instrumente

Neben den konventionellen Laparoskopieinstrumenten sind spezielle Zusatzinstrumente bzw. Applikatoren erforderlich (Abb. 27-1).

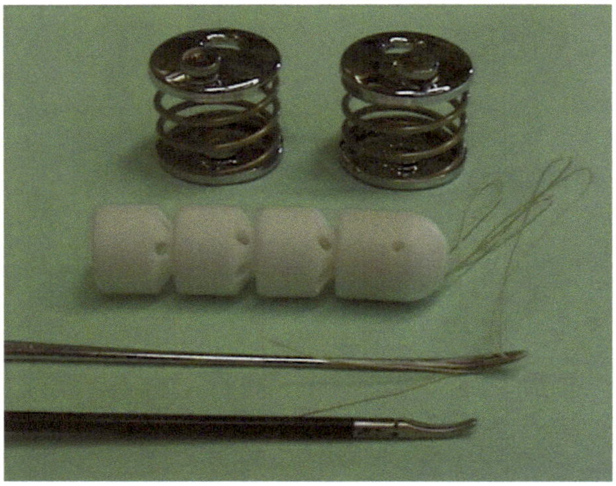

Abb. 27-1 Notwendiges Zusatzinstrumentarium zur Anlage einer Neovagina:
1. 5-mm-Faßzange mit einem sehr schmal zulaufenden Maul zum Ausleiten der Fäden extraperitoneal entlang der Beckenwand
2. Gerader Deschamps zum Einbringen der Zugfäden
3. „Dehnungsphantom", welches an den Fäden fixiert wird (Steckphantom nach Pelzer)
4. Fixationsapparat (2 getrennte „Töpfe") zum Halten der Zugfäden an der Bauchdecke (nach Pelzer)

Zur Dehnung des Epithels wird entweder eine Kunststoffkugel (nach Vecchietti) oder ein spezielles Steckphantom (nach Pelzer) eingesetzt. Der Vorteil des Steckphantoms liegt in seiner Platzhalterfunktion während des Dehnungsprozesses und der einfacheren Entfernung nach Abschluß des Dehnungsprozesses.
Die am Steckphantom angebrachten Zugfäden (z. B. Mersilene®) werden mit einem speziellen Halteapparat (nach Vecchietti oder Pelzer) an der Bauchdecke fixiert. Zur vaginalen Einführung des Fadens in kranialer Richtung ist ein gerader Deschamps notwendig.

2.3 Operationstechnik

Nach Inspektion des äußeren Genitales folgt die diagnostische Laparoskopie zur exakten Beurteilung der Fehlbildung im Bereich des inneren Genitales (Abb. 27-2 und 27-3). Darüber hinaus ist immer die Abklärung von Fehlbildungen im Bereich des Harntrakts notwendig.
Bei Vorliegen eines Mayer-Rokitansky-Küster-Hauser-Syndroms findet sich intraperitoneal meist eine rudimentäre Anlage eines Uterus (oder von Uterushörnern), der normale oder hypoplastische Tuben entspringen. Die Ovarien sind dabei meist in kranialer Richtung disloziert.

2.3.1 Laparoskopischer Teil

Ziel der Operation ist es, zuerst einen Kanal zwischen Rektum und Harnblase von der Peritonealhöhle in Richtung Introitus (Hymenalplatte) zu präparieren. Eine präoperative antegrade Darmspülung ist aus Sicherheitsgründen sinnvoll.
Zur Präparation des Kanals werden 3 Zusatzeinstiche für die entsprechenden Instrumente angelegt. Mit der Schere oder der monopolaren Nadel wird das Blasenperitoneum knapp ventral der sich zwischen der rudimentären Uterusanlage darstellenden Leiste über eine Länge von 3–4 cm quer inzidiert (Abb. 27-4). Durch stumpfe Präparation mit der Kelly-Klemme und mit

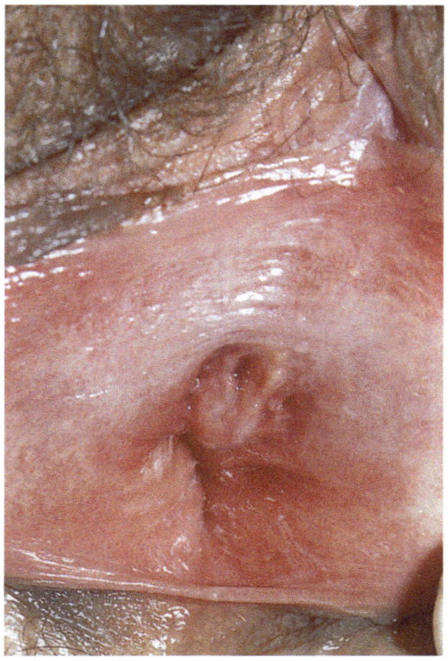

Abb. 27-2 Situs des äußeren Genitales bei einer Patientin mit einem Mayer-Rokitansky-Küster-Hauser-Syndrom. Der Introitus ist verschlossen, es zeigt sich eine „Hymenalplatte".

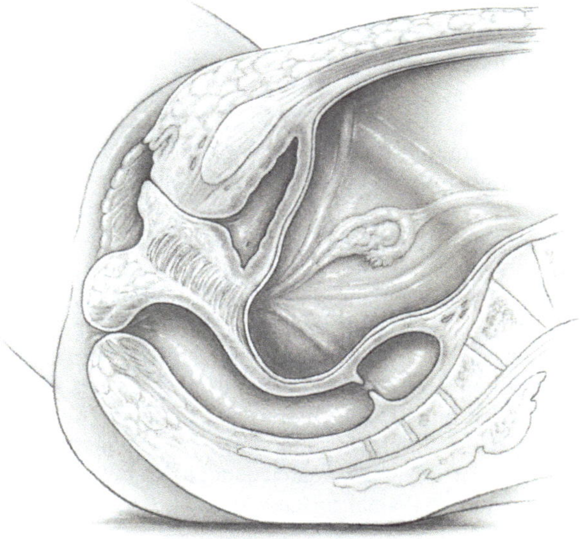

Abb. 27-3 Sagittalschnitt durch das kleine Becken: Fehlen der Scheide, grübchenförmiger Introitus

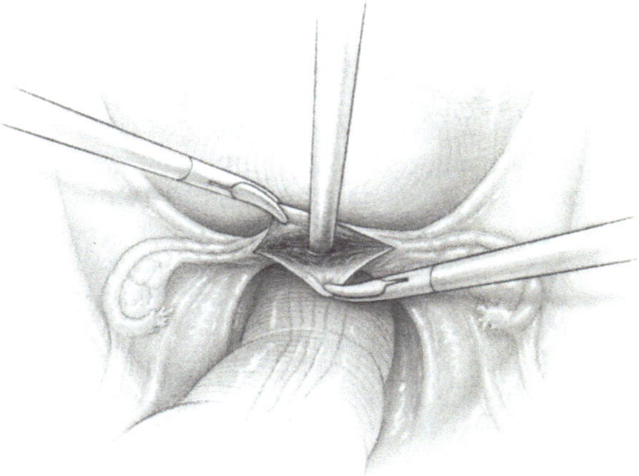

Abb. 27-4 Laparoskopische Präparation des neu zu schaffenden Hohlraums. Nach Inzision des Peritoneums im Bereich der rudimentären Uterusleiste erfolgt die stumpfe Präparation, z. T. unterstützt mit Aquadissektion, in medianer Linie Richtung Introitus.

Hilfe von Aquadissektion lassen sich die Schichten meist gut auseinanderdrängen. Eine leichte Füllung der Blase mit 100–200 ml NaCl (ggf. mit Blaulösung) erleichtert die exakte Identifizierung des Blasenbodens. Die Präparation erfolgt streng entlang der Medianlinie, um eine Verletzung des Blasenbodens und insbesondere der nicht sichtbaren Ureteren und deren Mündung zu vermeiden. Durch Injektion von Por 8 Sandoz® (2,5 IE auf 50–100 ml NaCl) in diese Gewebestrukturen (Aquadissektion) werden Blasenboden und Rektum auseinandergedrängt, und die Präparation kann bei nahezu unblutigen Verhältnissen fortgeführt werden. Ausgedehnte Koagulationen sollten in diesem Bereich vermieden werden (Gefahr der Ureter- bzw. Blasenwand- und Darmläsion).

Der kaudale Anteil des Kanals ist aufgrund der Nähe von Rektum und Blase sowie der Änderung der Präparationslinie in ventraler Richtung vorsichtig freizulegen.
Der Assistent drückt das „Scheidengrübchen“ mit dem Finger in kraniale Richtung, um die weiteren Präparationsschritte zu leiten bzw. zu vereinfachen. Eine zusätzliche rektale Untersuchung dient der besseren Orientierung. Der Kontakt zwischen dem Finger des Assistenten und dem von kranial eingeführten Präparationsinstrument erleichtert das Auffinden der korrekten Gewebeschicht und der Präparationsrichtung (Abb. 27-5). Bei einer ausreichenden Kanallänge wird die Operation vaginal fortgesetzt.

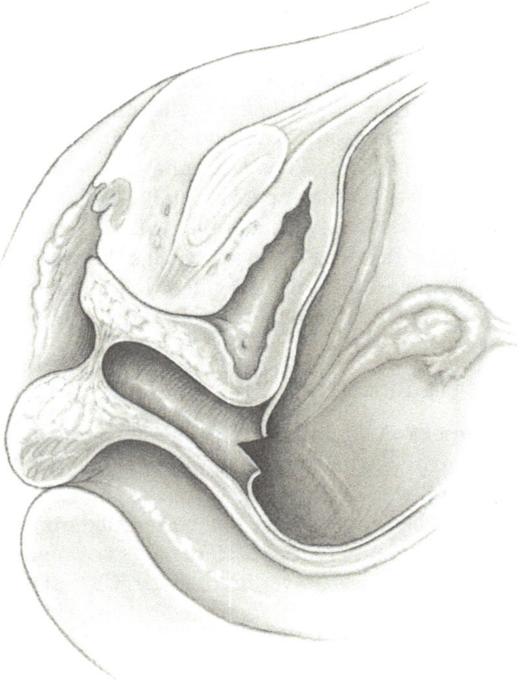

Abb. 27-5 Darstellen des freipräparierten Kanals bis knapp über der „Hymenalplatte“

2.3.2 Vaginaler Teil

Ein gerader Deschamps wird mit zwei festen, ca. 75 cm langen, nichtresorbierbaren Fäden armiert. An diesen Fäden ist am distalen Ende eine kleine Olive bzw. das spezielle Steckphantom nach Pelzer fixiert. Der Deschamps wird am Grübchen des Introitus (weit dorsal im Bereich der hinteren Kommissur) eingestochen (Abb. 27-6) und in den bereits präformierten Kanal in kranialer Richtung vorgeschoben (Abb. 27-7 und 27-8). Die exakte Plazierung der Einstichstelle und die Wahl der Stichrichtung werden durch zwei zusätzliche Maßnahmen vereinfacht: Durch ein mit einer starken Lichtquelle (10-mm-Optik) versehenes Vaginoskop, das am Introitus aufgesetzt wird, entsteht im Abdomen ein Diaphaniephänomen. Dies erleichtert die Wahl der Stichrichtung und hilft, eine Darm- bzw. Blasenperforation zu vermeiden. Eine zusätzlich parallel durchgeführte rektale Untersuchung ist zu empfehlen. Die Deschamps-Spitze wird im Präparationskanal sichtbar, sobald die Hymenalplatte perforiert ist. Dann wird der Deschamps in die Bauchhöhle vorgeschoben.
Zum Ausschluß einer Perforation des Blasenbodens wird eine Zystoskopie durchgeführt. Diese sollte bei liegendem Deschamps vorgenommen werden, um möglicherweise nicht korrekt liegende Fäden besser identifizieren zu können.

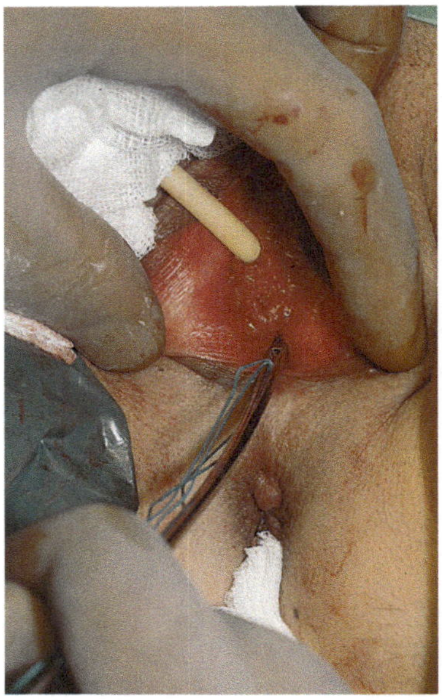

Abb. 27-6 Positionierung des geraden Deschamps im Bereich der hinteren Kommissur zum Einbringen der beiden Zugfäden, an denen das Zugphantom fixiert ist.

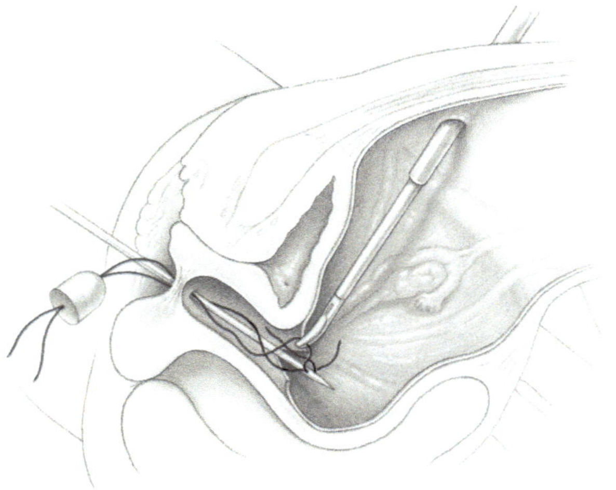

Abb. 27-7 Nach Einstechen des Deschamps und Hochschieben der beiden Fäden werden diese aus dem Deschamps ausgefädelt.

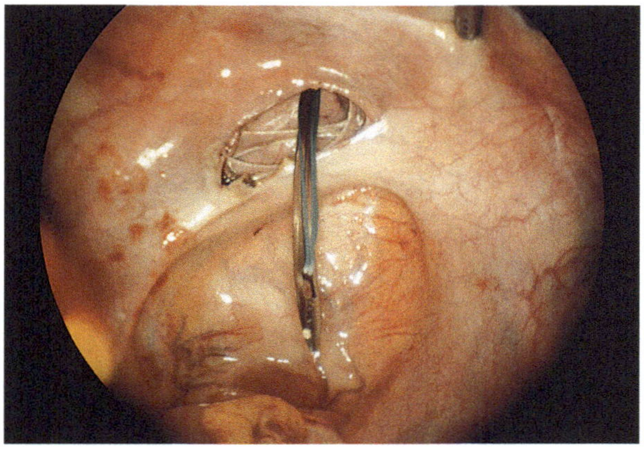

Abb. 27-8 Endoskopisches Bild des eingebrachten geraden Deschamps mit daran befindlichen Haltefäden

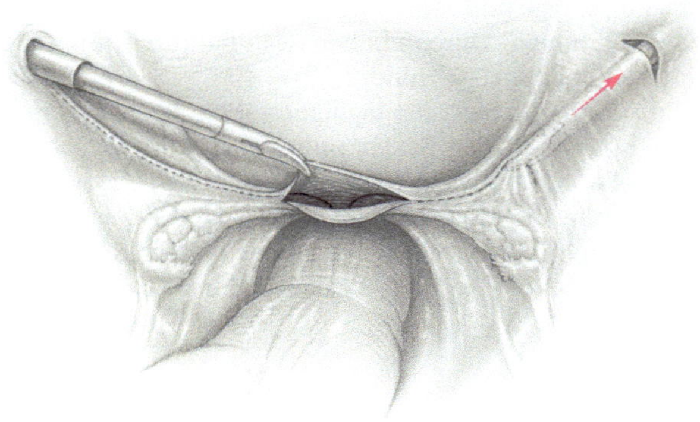

Abb. 27-9 Ausleiten der beiden Haltefäden rechts und links entlang der Beckenwand. Dazu wird am besten eine Kelly-Faßzange bzw. spitzmaulige Faßzange retroperitoneal den präparierten Kanal entlanggeschoben. Die Fäden werden anschließend gefaßt und vor die Bauchdecke gezogen.

2.3.3 Abdominaler Teil

Bei korrektem Sitz der Fäden werden diese mit einer Faßzange fixiert und der Deschamps aus dem Präparationskanal zurückgezogen.

Die beiden Zugfäden werden rechts und links retroperitoneal entlang der Beckenwand durch die Bauchdecke nach ventral ausgeleitet. Dazu empfiehlt es sich, die lateralen Trokareinstichstellen relativ weit kaudal und lateral zu plazieren, um von dort leichter in den Retroperitonealraum gelangen zu können. Zur Schaffung des extraperitonealen Kanals wird die leere Trokarhülse bis in die Bauchdecke zurückgezogen, um dann darüber eine Faßzange mit einem spitzen Maul in den retroperitonealen Raum vorschieben zu können.

Ein leichtes Anheben (bzw. Ziehen) des Peritoneums in medianer Richtung erleichtert diesen Präparationsschritt. Als Leitstruktur werden die meist noch gut sichtbaren Rudimente der Ligg. rotunda genutzt. Das Anheben der Zange während des Vorschiebens verhindert eine Läsion von Beckenwandstrukturen (z. B. Blutgefäße oder Ureter). Die Zugfäden werden mit dem Maul der Präparationszange gefaßt, jeweils rechts und links in den Retroperitonealraum gezogen und durch die Bauchdecke ausgeleitet (Abb. 27-9).

Die Inzision des Peritoneums über dem Präparationskanal wird durch eine fortlaufende Naht (z. B. PDS, Fadenstärke 2–0) mit extrakorporaler Knotung verschlossen. Nach Entfernen der Trokare wird das Pneumoperitoneum abgelassen.

2.3.4 Spannvorgang der Fäden

Die zwei rechts und links aus den Trokareinstichstellen ragenden Zugfäden werden neben der Einstichstelle durch die Haut erneut ausgeleitet. Anschließend werden die Hautinzisionen mittels Einzelknopfnähten verschlossen (die Fäden laufen somit nicht durch die Inzisionswunde).

Durch gleichmäßigen Zug an beiden Fäden wird das am Fadenende fixierte Phantom (z. B. Steckphantom) an die Scheidenplatte angedrückt (Abb. 27-10) und in kranialer Richtung gezogen. Es läßt sich dabei meist schon eine Scheidenlänge von 4–6 cm erzielen (Abb. 27-11). Die nun unter Spannung stehenden Fäden werden an der Bauchdecke mit dem speziellen Haltegerät fixiert (Abb. 27-12 und 27-13). Diese Geräte sind mit einer Spiralfeder ausgerüstet, um plötzliche, durch körperliche Bewegung verursachte Zugkraftänderungen abzudämpfen. Der Dehnungsprozeß erstreckt sich meist über 5–9 Tage und sollte nicht zu schnell vorgenommen werden, um ein Durchbrechen des Phantoms durch die Hymenalplatte zu verhindern.

Die Spannfäden werden täglich ca. 1 cm nachgespannt. Ein Markieren der Fäden mittels Farbstift erleichtert die tägliche Kontrolle der Spannlänge. Nach Erreichen einer ausreichenden Scheidenlänge werden die Fäden direkt über der Austrittsstelle an der Bauchdecke abgeschnitten. Das Phantom mit den Fadenresten wird von vaginal entfernt.

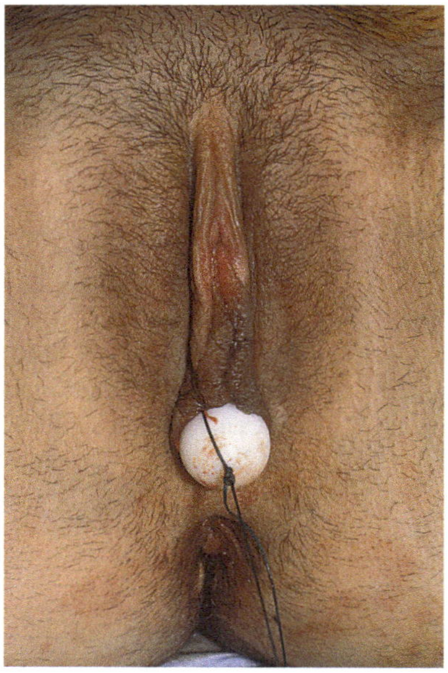

Abb. 27-10 Das Kugelphantom (nach Vecchietti) ist bereits an den beiden Fäden fixiert und bis zum Introitus hochgezogen.

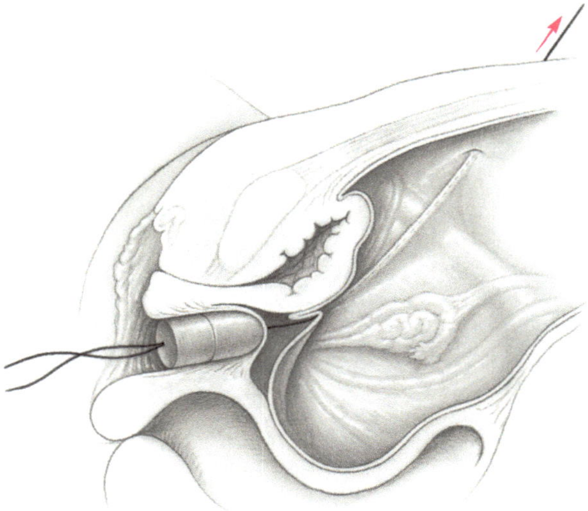

Abb. 27-11 Durch Zug an beiden Fäden wird das Steckphantom langsam in kraniale Richtung gezogen und das vorhandene Hymenalepithel „gedehnt".

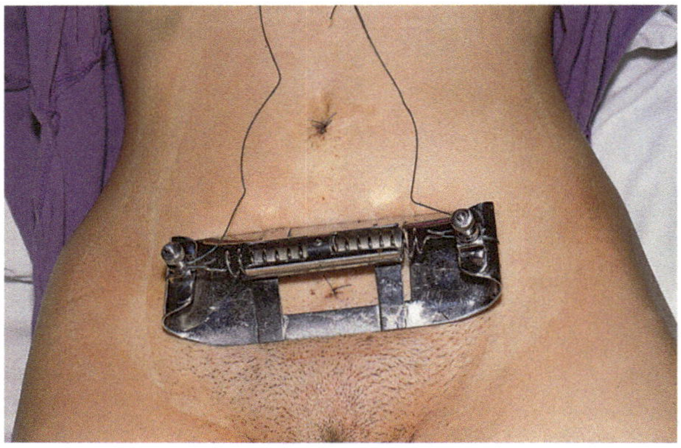

Abb. 27-12 Fixationsapparat (nach Vecchietti): Die beiden nichtresorbierbaren Haltefäden werden lateral über einen Federmechanismus hochgezogen und durch eine Drehschraube fixiert.

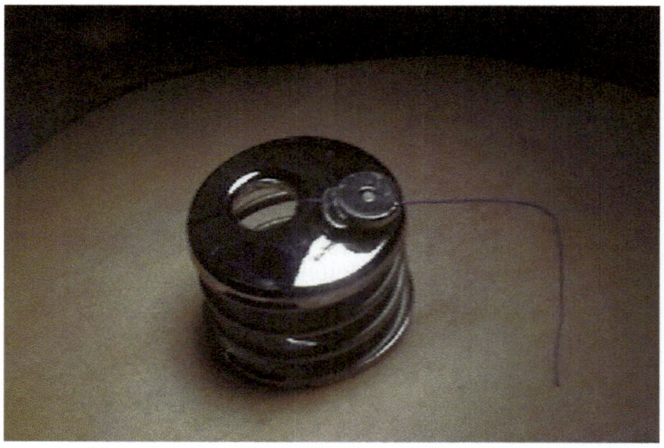

Abb. 27-13 Fixationsapparat nach Pelzer in situ: Der Zugfaden ist an der Schraube fixiert.

Zu beachten ist dabei, daß die Scheidenplatte trotz langsamem Zug nach ein paar Tagen perforieren bzw. durchbrechen kann. Das Phantom dringt dann in den kranialen Teil des präparierten Kanals in eine extraperitoneal präformierte Höhle.
Die neu gebildete Vagina ist im kaudalen Anteil bereits mit Plattenepithel (ausgedehnte Hymenalplatte) ausgekleidet, wogegen der kraniale Anteil noch eine Wundhöhle darstellt. Nach Zurückziehen des Phantoms ist am Übergang der Epithelschichten gelegentlich eine ringförmige Stenose zu tasten, die sofort digital gedehnt werden sollte.

2.3.5 Nachbehandlung

Eine Scheidennachbehandlung mit PVP und/oder Östrogensalbe ist sinnvoll. Gleichzeitig wird die Einlage eines Platzhalters bzw. Dehnungsphantoms empfohlen, um postoperative Schrumpfvorgänge zu vermeiden. Außerdem kann die Patientin durch Einlage des Phantoms die neue anatomische Situation streßfrei und langsam kennenlernen und Ängste abbauen.
In den meisten Fällen kann die Patientin nach ca. 3–6 Wochen bereits Geschlechtsverkehr aufnehmen.
Eine bereits präoperativ begonnene Dehnungsbehandlung (nach Frank) verbessert die anatomischen Operationsbedingungen und bindet die Patientin präoperativ aktiv in die Therapie ein, was zu einer Verbesserung des Operationsergebnisses und der Compliance führt.

3 Risiken und Komplikationen

Im folgenden werden die möglichen Risiken und Komplikationen und die Möglichkeiten zu deren Vermeidung aufgeführt.

Intraoperative Risiken:

- Läsion von Harnblase, Ureter, Darm etc. bei der Präparation
  - Präparation in der Mittellinie
  - Füllung der Harnblase
  - rektale und vaginale Untersuchung
- Läsion von Harnblase, Ureter, Darm etc. beim Einstich mit dem Deschamps
  - Diaphanie
  - rektale Untersuchung
  - Zystoskopie
- Läsion des Scheidenepithels
  - vorsichtiges Palpieren am Introitus

Postoperative Risiken:

- Harnsperre
  - suprapubische Harnableitung
- Drucknekrosen am distalen Bereich der Urethra aufgrund der Gewebekompression durch die unmittelbare Nähe von Phantom und Katheter
  - Dauerkatheter früh entfernen
  - suprapubische Harnableitung
- zu frühe Perforation des Scheidenphantoms durch die Hymenalplatte
  - präoperative Vorbereitung mit der Frank-Dehnungsmethode
  - präoperative Applikation von Östrogen
  - korrekte Plazierung des Einstichs (weit dorsal an der hinteren Kommissur)
  - Dehnungsschritte klein halten
- starke Schmerzen
  - Dehnungsschritte verkürzen
- Schrumpfung, Stenose
  - nach Entfernung des Phantoms digitales Dehnen der Scheide
  - postoperative Dilatation, Dilatatoreinlage
  - frühzeitig Kohabitation aufnehmen

4 Zeitpunkt des Eingriffs

Der richtige Zeitpunkt für eine plastische Korrektur einer Scheidenaplasie hängt von verschiedenen Faktoren ab. Mehrere Untersuchungen haben gezeigt, daß eine Operation vor dem 17. Lebensjahr mit schlechteren Ergebnissen behaftet ist. Die Behutsamkeit in der Betreuung der Patientin unter Einbeziehung des Partners bis zur Operation ist äußerst wichtig und ggf. durch eine psychologische Beratung zu erweitern. Ebenso muß die Patientin postoperativ durch einen kompetenten Ansprechpartner bei medizinischen und psychischen Problemen (s. Abschnitt 2.3.5) unterstützt werden.

5 Ergebnisse

Bei den von uns operierten 25 Patientinnen kam es zu keiner schweren intraoperativen Komplikation.
Im Laufe des Dehnungsprozesses wurde bei einer Patientin aufgrund eines zu spät entfernten transurethralen Dauerkatheters eine kleine Wandnekrose der distalen Urethra beobachtet, die allerdings für die Patientin keine funktionelle Bedeutung hatte.
Die durchschnittliche Scheidenlänge bei Entlassung betrug 8,5 cm (5,5 bis 11,5 cm). Die Beurteilung unterlag natürlich sehr starken Schwankungen.
20 von 25 Patientinnen hatten postoperativ regelmäßig Geschlechtsverkehr und waren mit dem Ergebnis zufrieden. Bei 5 Patientinnen wurde eine stärkere Schrumpfung der Scheide beobachtet, die zu Kohabitationsbeschwerden führte. Als Ursachen sind fehlende

bzw. zu seltene Kohabitationen und unzureichende Nachbehandlung zu sehen.

Literatur

Dame WR, Austermann KH, Beller FK: Ein neuer funktionsgerechter Langzeitobturator nach operativer Korrektur der Vaginalaplasie. Geburtshilfe Frauenheilkd 39 (1979) 404–407.

Davydov SN: Modifizierte Kolpopoese aus Peritoneum und Excavatio rectouterina. Ginekologiia (Moskau) 45 (1969) 55–57.

Fedele L, Busacca M, Candiani M, Vagnali M: Laparoscopic creation of a neovagina in Mayer-Rokitansky-Küster-Hauser syndrome by modification of Vecchietti's operation. Am J Obstet Gynecol 171 (1994) 268–269.

Frank RT: The formation of an artificial vagina without operation. Am J Obstet Gynecol 35 (1938) 1953–1055.

Gauwerky JFH, Wallwiener D, Bastert G: An endoscopically assisted technique for construction of a neovagina. Arch Gynecol Obstet 252 (1992) 59–63.

Hanzal E, Kölbl H, Janisch H: Morphologische und funktionelle Langzeitergebnisse nach Vecchietti-Operation zur Bildung einer Neovagina. Geburtshilfe Frauenheilkd 51 (1991) 563–568.

Hucke J, Pelzer V, De Bruyne F, Lauwers M, Bender HG: Laparoscopic modification of the Vecchietti operation for creation of a neovagina. J Pelv Surg 1 (1995) 191–196.

Käser O, Iklé FA, Hirsch HA: Atlas der gynäkologischen Operationen. Thieme, Stuttgart–New York 1983.

Keckstein J, Sasse V, Buck G, Ulrich U, Tuttlies F: Laparoscopic creation of a neovagina, modified Vecchietti method. Endo Surg 3 (1995) 93–95.

Lang N, Neef I, Blämer A: Die operative Behandlung der Aplasia vaginae mit Hilfe des Maschentransplantats. Geburtshilfe Frauenheilkd 33 (1973) 560–563.

Lang N: Operationen zur Wiederherstellung der Funktion bei angeborenem oder erworbenem Verschluß oder Stenose der Vagina. Gynäkologe 13 (1980) 123–129.

McIndoe AH, Banister JB: An operation for the cure of congenital absence of the vagina. J Obstet Gynaecol Br Emp 45 (1938) 490–494.

Pelzer V: Anlage einer Neovagina nach Vecchietti in der Düsseldorfer Modifikation. In: Aktuelle Fragen aus der Kinder- und Jugendgynäkologie, 2. Düsseldorfer Symposium. Thieme, Stuttgart–New York 1990.

Schubert G: Die künstliche Scheidenbildung aus dem S-förmigen Dickdarm nach Schubert. Enke, Stuttgart 1936.

Sheares BH: Congenital atresia of the vagina: a new technique for tunneling the space between bladder and rectum and construction of the new vagina by a modified Wharton technique. J Obstet Gynaecol Br Emp 67 (1960) 24–31.

Vecchietti G: Le néo-vagin dans le syndrome de Rokitansky-Küster-Hauser. Rev Méd Suisse Romande 99 (1979) 593–601.

Vecchietti G: Die Neovagina beim Rokitansky-Küster-Hauser-Syndrom. Gynäkologe 13 (1980) 112–115.

Williams EA: Congenital absence of the vagina. A simple operation for its relief. J Obstet Gynaecol Br Comm 71 (1964) 511–516.

Hysteroskopie

28

INSTRUMENTARIUM FÜR DIE DIAGNOSTISCHE UND OPERATIVE HYSTEROSKOPIE

R. L. Campo und J. Hucke

1 Historische Aspekte

1.1 Die Frühgeschichte

Am 8. Juni 1805 beschrieb der Militärarzt Philippe Bozzini in dem „Journal der Praktischen Heilkunde" von Christoph Wilhelm Hufeland, daß über ein gerades Rohr das Innere von Körperhöhlen unserem Auge zugänglich gemacht werden könne, wenn man Licht von außen durch diese Röhre leitet. Bedingt durch die Rivalität zwischen der Medizinischen Akademie Wien und der Militärischen Akademie, der Bozzini angehörte, wurde die Erfindung als ein Spielzeug abgetan.
Fünfzig Jahre später entwickelte Désormeaux zusammen mit dem Pariser Instrumentenmacher Charrière das erste Zystoskop (Abb. 28-1). Als Vater der Endoskopie bezeichnet, benutzte er eine Gasogenlampe als Lichtquelle. Gasogen ist ein Gemisch aus Weingeist und Terpentin. Der Vorteil gegenüber der Kerze lag in der größeren Helligkeit und in der Transparenz der Flamme, die eine verstärkte Spiegelung ermöglichte. Charrière untersuchte die männliche Harnröhre und die Blase. Er postulierte, daß es möglich sei, im Uterus dieselbe Untersuchung durchzuführen.
Die **erste Hysteroskopie** wurde von D. Commander Pantaleoni am 14. Juli 1869 veröffentlicht. Er benutzte hierzu einen Metalltubus von 12 mm Durchmesser, den er in das Uteruskavum einführte. Über ein Spiegelsystem wurde Licht von einer Kerze eingestrahlt. Hierbei gelang es ihm, bei einer postmenopausalen Patientin mit Blutungen intrauterin eine polypöse Struktur darzustellen und mit Silbernitrat zu verätzen. Über den weiteren Verlauf ist allerdings nichts bekannt. Morris (1893) und Bumm (1895) veröffentlichten eher negative Einschätzungen der neuen Methode, da sie durch Blutungen bedingt nur schlechte Sichtverhältnisse erlangten.
1896 gaben Duplay und Clado das erste Handbuch über die Hysteroskopie heraus. David verbesserte 1908 die Technik, indem er das distale Ende des Endoskops mit einer Glasscheibe versiegelte, um hiermit den Abfluß von Blut in den Optikkanal zu verhindern. Als erster versuchte er, das Cavum uteri mit flüssigem Medium zu entfalten. 1925 schlug Rubin den Gebrauch von Kohlendioxidgas zur uterinen Distension vor. Aus technischen Gründen verließ er diese Methode jedoch bald wieder.

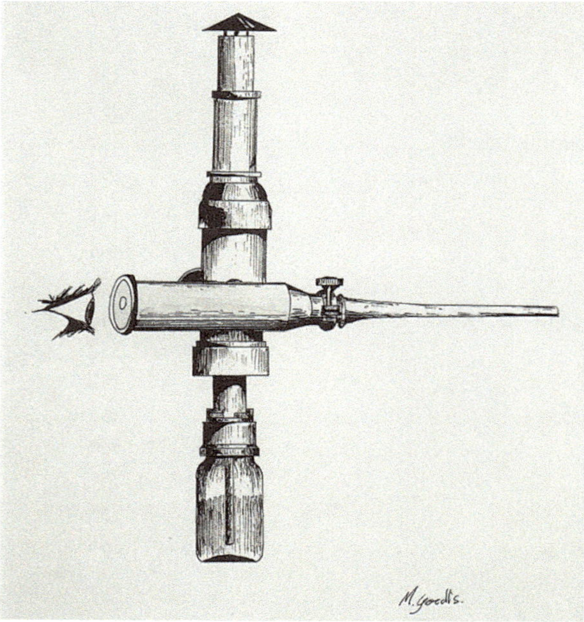

Abb. 28-1 Endoskop nach Désormeaux zur Untersuchung von Urethra und Harnblase.

1927 wurde von Mikulicz-Radecki und Freund das erste Instrument für optisch kontrollierte Gewebeentnahmen aus der Gebärmutterhöhle vorgestellt. Sie nannten es das „Kurettoskop". Das Spezielle an diesem Instrument sind die getrennten Zu- und Abflußkanäle, so daß es als das erste „double flow"-Hysteroskop bezeichnet werden kann.
Gauss publizierte 1928 erste hysteroskopische Aufnahmen. Segond verbesserte 1934 das Spülsystem, indem er den Durchmesser des Abfluß- gegenüber dem des Zuflußkanals erweiterte. Des weiteren entwickelte er eine Biopsiezange für das Hysteroskop. Carl Schroeder führte 1934 als erster intrauterine Druckmessungen durch und konnte zeigen, daß eine Entfaltung des Cavum uteri ab einem Druck von 25–30 mm Hg beginnt. Steigt der intrakavitäre Druck auf mehr als 55 mm Hg, so fließt Flüssigkeit über die Tuben in die freie Bauchhöhle ab.

In den 50er Jahren wurde das Konzept des Kaltlichts entwickelt, bei dem über einen optischen Leiter das Licht durch das Endoskop direkt in die Körperhöhle eingestrahlt wird, was eine erhebliche Verbesserung der Lichtverhältnisse bewirkt. Fourestier und Mitarbeiter (1952) benutzten hierzu als Lichtleiter zunächst Quarzfasern.
Weil das Problem der durch Blut und Mukuspartikel gestörten Sichtverhältnisse nicht gelöst war, wurde von Norment und Mitarbeitern (1957) eine neue Technik zur Distension des Uteruskavums entwickelt. Sie befestigten an der Hysteroskopspitze einen aufblasbaren durchsichtigen Gummiballon, der das Cavum uteri entfaltete und durch seinen Druck Endometriumblutungen verhindern sollte.
Silander modifizierte 1962 diese Methode, indem er den Ballon mit Flüssigkeit auffüllte, und berichtete über 40 Untersuchungen bei Frauen mit einem Endo-

metriumkarzinom. Durch die genaue Lokalisation des Tumors konnte seines Erachtens das Radium für die Strahlentherapie gezielter appliziert werden. Aber auch hier waren die technischen Schwierigkeiten Ursache dafür, daß die Methodik keine allgemeine Verbreitung und Akzeptanz finden konnte. Die Hysteroskopie blieb das exotische Spielzeug einiger Fachärzte.

1.2 Die jüngere Geschichte

1967 wurde von Fritz Menken ein Kinderzystoskop zum Hysteroskop umgebaut und eine hochkolloidale Lösung, Polyvinylpyrrolidon (Luviscol®), zur Distension der Uterushöhle verwendet. Ein elastischer Konus verhinderte den transzervikalen Verlust dieses transparenten Mediums, das den Vorteil hat, daß es sich nicht mit Blut mischt. Zur Beleuchtung wurde eine Kaltlichtquelle verwendet.

Damit endete die Frühgeschichte der Hysteroskopie. Die Basis für die Einführung dieser Technik in die Praxis war gelegt. Die jüngere Geschichte der Hysteroskopie ist dadurch charakterisiert, daß inzwischen durch eine intensive Zusammenarbeit zwischen medizintechnischer Industrie und verschiedenen Arbeitsgruppen ein Standard für diese diagnostische und operative endoskopische Methode festgelegt wurde. Obwohl die Hysteroskopie in den 70er und 80er Jahren noch durch unkritisch eingesetzte, nicht validierte Maßnahmen wie die hysteroskopische Tubensterilisation oder die Mikrokolpohysteroskopie teilweise in die Kritik geraten war, ist die Methode durch den Einsatz von wissenschaftlich interessierten Gruppen mittlerweile etabliert.

In den 70er Jahren veröffentlichten Lindemann und Mitarbeiter ihre experimentellen Befunde über den Einfluß von Kohlendioxidgas während der Hysteroskopie. Hier wurden zum ersten Mal nicht nur die Vorteile der neuen Methode angeführt, sondern auch die Gefahren der Gasinsufflation wissenschaftlich analysiert. Die Aufdehnung des Cavum uteri mit CO_2, die Rubin bereits in den 20er Jahren propagiert hatte, wurde so von Lindemann wieder aufgegriffen, weiterentwickelt und perfektioniert.

Cornier und Lin beschritten einen neuen Weg mit dem flexiblen Hysteroskop, einem dünnen flexiblen Instrument mit einem Arbeitskanal, durch den z. B. Laserfasern geführt werden können.

Der Einsatz des Neodym-YAG-Lasers zur Vernichtung des Endometriums bei Patientinnen mit therapieresistenten uterinen Blutungen hat 1981 neues, breites Interesse an der Methode geweckt. Mittlerweile war die Video-Endoskopie entstanden. Sie erleichtert die Zusammenarbeit zwischen Operateur und Assistent, ermöglicht Dokumentation und Archivierung von Bildmaterial und verbessert die Fortbildungsmöglichkeiten.

Ende der 80er Jahre wird das „continuous flow"-System, welches in den Grundzügen bereits 1927 von Mikulicz-Radecki und Freund entwickelt worden war, in technisch ausgereifter Ausführung wieder aufgegriffen. Hierdurch lassen sich in jeder Situation intrauterin klare Sichtverhältnisse schaffen.

Die Einführung der atraumatischen Technik, die neuen Minihysteroskope und die technisch ausgereiften Video-Dokumentationsmodalitäten bieten jetzt die Voraussetzung dafür, daß sich die Hysteroskopie im großen Umfang verbreitet.

Die Geschichte der Hysteroskopie zeigt, daß bis zur technischen Ausreifung ein sehr langer und schwieriger Weg zu gehen war. Organspezifische Probleme wie der zum Teil schwer zu passierende enge Zervikalkanal, die Empfindlichkeit des Endometriums, das bei mechanischer Verletzung sehr schnell mit Blutungen reagiert, was sofort die Sichtverhältnisse behindert, und die Notwendigkeit der Entfaltung der Gebärmutterhöhle mittels spezieller Distensionsmedien machen diese Methode für den Anfänger schwer zugänglich. Sobald die Technik beherrscht wird, erweist sich die Hysteroskopie jedoch als sicheres, einfaches und patientenfreundliches Untersuchungs- und Operationsverfahren. Anfang der 90er Jahre entwickelten wir ein intensives Ausbildungsprogramm mit Schulung am Tiermodell, das den Anfänger praxisnah in die Methode einführt. Speziell für die Hysteroskopie bieten diese Ausbildungsprogramme den besten Grundstein zum Erlernen der Methode.

■ Wie die Geschichte der Hysteroskopie zeigt, hat sie sich nur langsam etablieren können wegen:
1. organspezifischer Probleme:
   - der Zervikalkanal ist oft schwierig zu passieren
   - die Gebärmutterhöhle ist ein virtueller Hohlraum
   - die Schleimhaut ist sehr verletzlich
   - Resorption (Gefäße, Lymphbahnen, Peritoneum) und Verlust (Zervix, Tube) von Distensionsmedium
2. technikspezifischer Probleme:
   - der optischen Systeme (Bilddurchmesser, Helligkeit, Blickwinkel, Blickfeld, Auflösung, Instrumentendurchmesser, Videodokumentation)
   - des Distensionsmediums (Verträglichkeit, optische Qualität, Absorptionsgefahr)
   - der atraumatischen Technik
3. der langsamen Lernkurve

2 Instrumentarium für die ambulante diagnostische Hysteroskopie

Zielsetzung der ambulanten Hysteroskopie ist es, in der gynäkologischen Sprechstunde die Diagnostik durch eine direkte makroskopische Betrachtung der Gebärmutterhöhle erweitern zu können. Weil diese Untersuchung einfach und ohne jegliche Form von Anästhesie oder einer Spezialvorbereitung in der Praxis durchgeführt werden kann, die meisten Patientinnen dabei keine Schmerzen empfinden und kaum ein Risiko eingehen, ist zu erhoffen, daß die Hysteroskopie wie die Vaginalsonographie zu einem wesentlichen Bestandteil im diagnostischen Repertoire des niedergelassenen Gynäkologen wird. Das neue Instrumentarium ist ein grundlegender Beitrag zu diesem Ziel.

2.1 Basisinstrumentarium

2.1.1 Minihysteroskop

Die Qualitäten des optischen Systems werden durch die Helligkeit, das Blickfeld, die Auflösung und den Blickwinkel bestimmt. Der Gesamtdurchmesser des Instruments soll so klein sein, daß ein atraumatisches Vorgehen und das damit verbundene Wohlbefinden der Patientin gewährleistet sind. Grundsätzlich unterscheiden wir Stablinsensysteme und Fiberoptiken. Stablinsensysteme haben eine bessere optische Auflösung und bieten verschiedene Blickwinkel. Fiberoptiken haben den Vorteil eines geringeren Gesamtdurchmessers bei größerer Helligkeit.

Stablinsenoptik

Tabelle 28-1 gibt eine Übersicht über die Stablinsensysteme für die diagnostische Hysteroskopie.

Das traditionelle **starre diagnostische Hysteroskop** besteht aus einer 30-Grad-4-mm-Optik mit eingebauter Fiberglaslichtleitung und einem aufsetzbaren 5-mm-Außenschaft für die Zufuhr des Distensionsmediums. Eigene Beobachtungen bei über 5000 ambulanten Hysteroskopien haben gezeigt, daß der Instrumentendurchmesser von 5 mm besonders bei Nulligravidae und bei postmenopausalen Patientinnen Schwierigkeiten bereiten kann.

Die **modernen Minihysteroskope** haben eine 25- oder 30-Grad-Optik mit 2,7 bis 3 mm Durchmesser und eingebauter Fiberglaslichtleitung bei einem Schaftdurchmesser zwischen 3,5 und 4 mm (Abb. 28-2a bis c). Dies ermöglicht in fast allen Fällen ein direktes Einführen in das Cavum uteri und geht im Vergleich zum 5-mm-Instrument mit signifikant weniger Beschwerden einher. Wegen des kleineren Durchmessers der Optik sind bei diesen Instrumenten Blickausschnitt und Helligkeit geringer, was in einem großen, eingebluteten Cavum uteri gelegentlich Schwierigkeiten bereiten kann.
Einige Firmen bieten eine interessante Erweiterung dieser Instrumente in der Form an, daß ein zusätzlicher Schaft über den primären Schaft angebracht werden kann. So steht ein doppelläufiges Instrument zur Verfügung, mit dem eine aktive Spülung des Cavum uteri möglich ist (Abb. 28-3a bis d), z. B. bei eingeschränkten Sichtverhältnissen aufgrund eines eingebluteten Cavum uteri. Der gesamte Außendurchmesser erweitert sich dann allerdings auf 4,5 bis 5 mm.

Wenn man den diagnostischen mit einem kleinen ambulanten Eingriff wie der gezielten Probeentnahme, der Entfernung eines Polypen oder einer Spirale mit hochgeschlagenem Faden erweitern möchte, muß das dia-

Tab. 28-1 Stablinsensysteme für die diagnostische Hysteroskopie

	Durchmesser der Optik (mm)	Gesamtdurchmesser mit Schaft (mm)
Stablinsenoptik 30 Grad	4	5
Stablinsen-Kontaktoptik 30 Grad (Vergrößerung 1–150fach)	4	5
Stablinsen-Panorama- und Kontaktoptik (Vergrößerung 1–80fach)	2,9	3,7–5
Stablinsenoptik 25–30 Grad	2,7–3	3,5–4

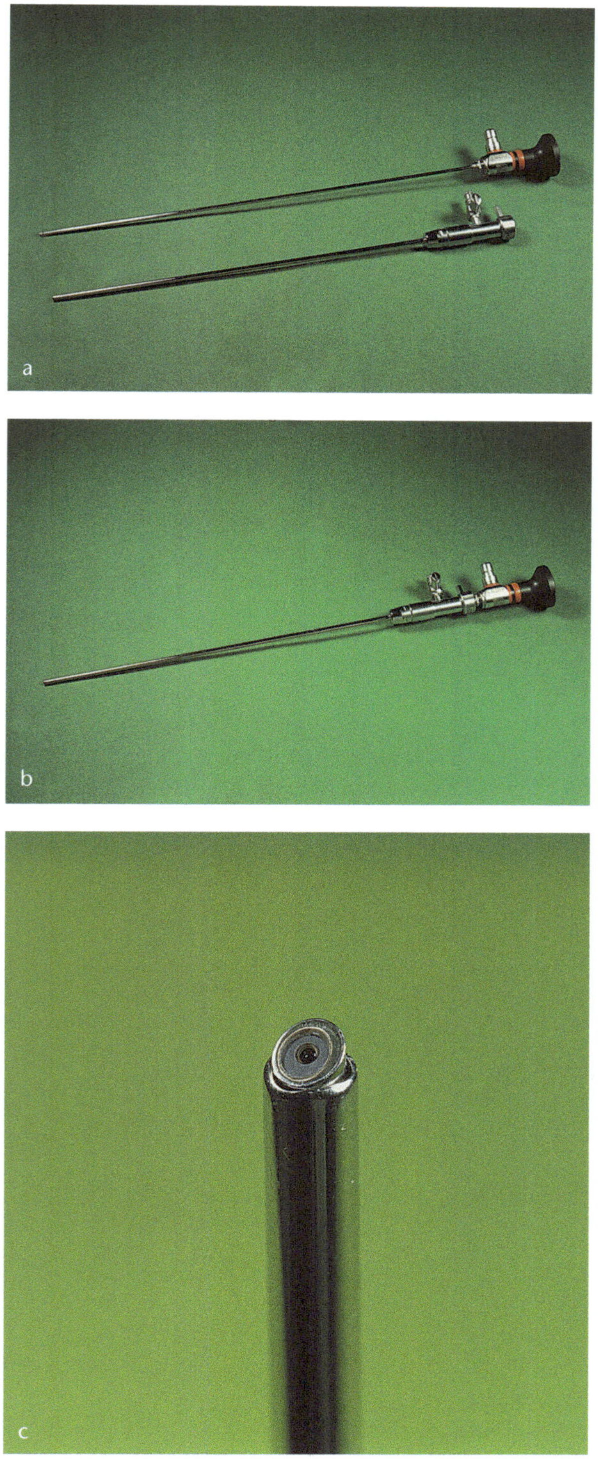

Abb. 28-2a bis c Hysteroskop der Fa. Wolf mit 2,7-mm-Linsenoptik und 3,5-mm-single-flow-Außenschaft:
a) Optik und Schaft
b) für die Untersuchung zusammengesetztes Instrument
c) Aufsicht auf die Instrumentenspitze (Durchmesser 3,5 mm)

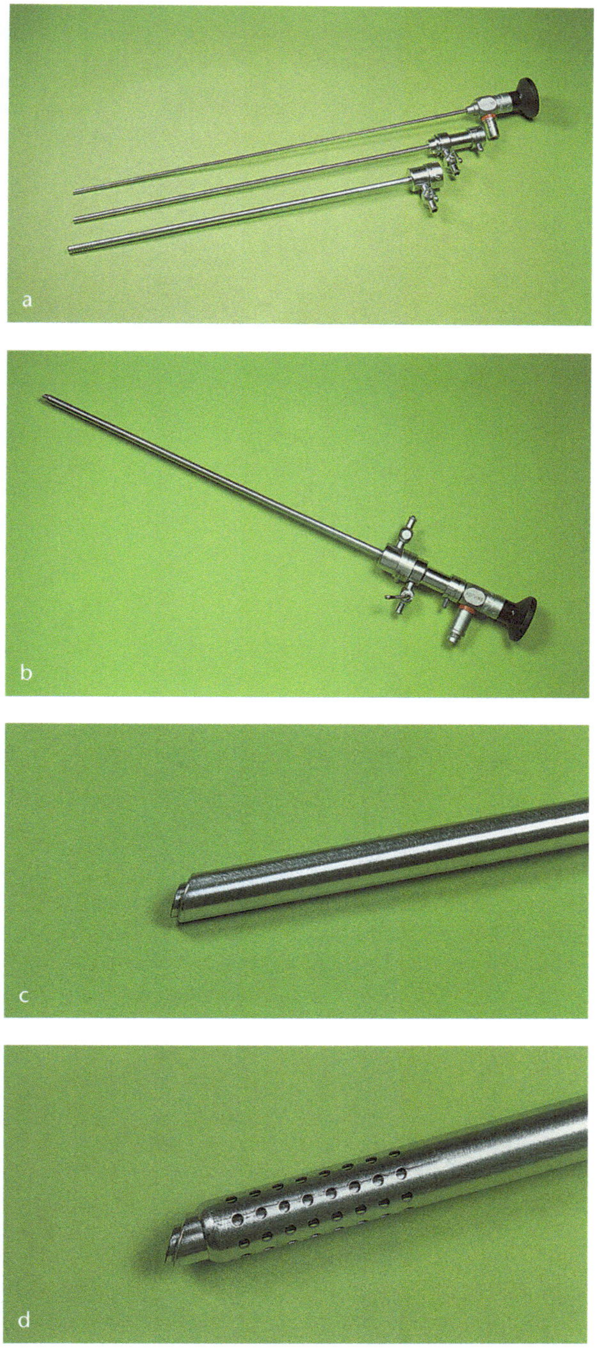

Abb. 28-3a bis d Hysteroskop der Fa. Storz, Typ Bettocchi mit 2,9-mm-Linsenoptik, 3,7-mm-single-flow-Schaft und Erweiterungsmöglichkeit zum Continuous-flow-Instrument mittels 5-mm-Außenschaft:
a) Optik und Schäfte
b) als 5-mm-Doppelflußinstrument zusammengesetztes Hysteroskop
c) Nahaufsicht mit 3,7-mm-Schaft
d) Nahaufsicht mit 3,7-mm- und 5-mm-Doppelschaftsystem

Tab. 28-2 Moderne Minihysteroskope mit Stablinsenoptik verschiedener Instrumentenhersteller

Hersteller	Optik (Durchmesser in mm)	Einzelschaft (Durchmesser in mm)	Doppelschaft (Durchmesser in mm)
Storz	2,9	3,7	5,0
Olympus	3,0	4,0	4,5 bis 6,5
Circon	2,7	3,5	–
Wolf	2,7	3,5	4,0

Tab. 28-3 Semirigide Minihysteroskope mit Faseroptik

Hersteller	Optik (Durchmesser in mm)	Einzelschaft (Durchmesser in mm)	Doppelschaft (Durchmesser in mm)	Arbeitsschaft (Durchmesser in mm)
Circon	–	2,4	3,0	2,4
Gynecare	1,6		3,2	5,2
Olympus	1,5	2,5		
Storz	2,0	3,3		4,5

gnostische Schaftsystem gegen einen Operationsschaft ausgewechselt werden.

■ Der Instrumentenwechsel verursacht meist endometriale Blutungen.

Der Operationsschaft sollte daher ein doppelläufiges Lumen haben, damit ein ausreichender Spülvorgang gewährleistet wird. Über den Arbeitskanal müssen mindestens Instrumente von 5–7 Charr appliziert werden können. Tabelle 28-2 listet moderne Minihysteroskope von verschiedenen Herstellern auf.

Fiberglasoptik

Eine für die ambulante Hysteroskopie interessante Neuentwicklung sind die **semirigiden Hysteroskope**. Da bei ihnen die Fiberglasoptik in einen Metallschaft inkorporiert ist, haben diese Instrumente zum Teil einen deutlich geringeren Gesamtdurchmesser als die starren Optiken. Mit dem Einsatz neuer Fiberglastechnologie ist die Bildqualität verbessert worden. Im Vergleich zu den flexiblen Hysteroskopen stellen der geringere Schaftdurchmesser, die besseren optischen Eigenschaften und die größere Rigidität deutliche Vorteile dar und machen die Instrumente für die ambulante Hysteroskopie äußerst interessant.

Das semirigide Hysteroskop der Fa. Circon hat als Single-flow-Instrument einen Gesamtdurchmesser von 2,4 mm, eine 12-Grad-Blickrichtung und aufsetzbare Schaftsysteme (3,0 mm continuous flow), so daß jede diagnostische Situation gemeistert werden kann. Durch seine Biegbarkeit kann man es in einen an der Spitze leicht deflektierten Schaft einführen, was die Blickrichtung durch einfaches Drehen erweitert (Abb. 28-4).

Das Microspanhysteroskop der Fa. Gynecare besteht aus einer 1,6-mm-Faseroptik, die in einen Schaft mit

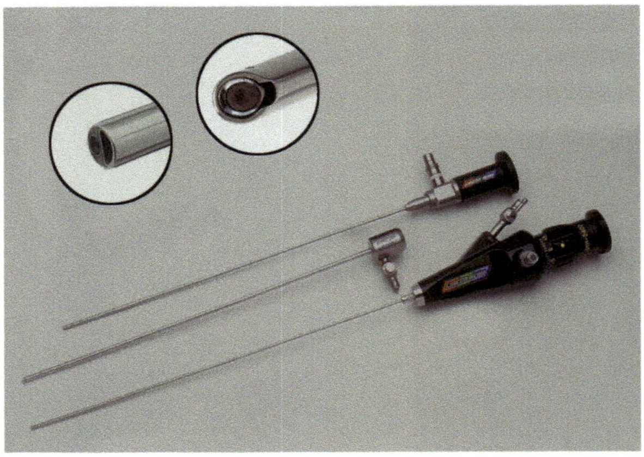

Abb. 28-4 Fa. Circon:
oben: 30-Grad-Linsenoptik, 2,7 mm,
unten: semirigides Hysteroskop, 2,4 mm, das durch einen 3-mm-Zusatzschaft (Mitte) zum Continuous-flow-Instrument erweitert werden kann.
Links oben im Bild die Spitze des semirigiden 2,4-mm-Hysteroskops und rechts daneben die Spitze des starren 3,5-mm-Hysteroskops (2,7-mm-Optik und 3,5-mm-Schaft)

einem Gesamtdurchmesser von 3,2 mm eingeführt wird. Der Schaft ist als Einmalinstrument konzipiert und hat die Besonderheit, daß auf seiner Außenseite eine Plastikhülse angebracht ist. Normalerweise wird diese zusätzliche Hülse durch den Druck der Zervix komprimiert. Bei Bedarf können hierüber Arbeitsinstrumente mit einem Durchmesser bis zu 2 mm (7 French) eingebracht werden, so daß der diagnostische Eingriff ohne Instrumentenwechsel sofort in einen kleinen operativen Eingriff umgewandelt werden kann (Abb. 28-5a bis d). Außerdem ist die Hülse des Arbeitskanals für die Flüssigkeitspassage bei Continuous-flow-Spülungen nutzbar. Tabelle 28-3 gibt eine Übersicht über semirigide Minihysteroskope mit Faseroptiken von verschiedenen Herstellern.

Die **flexiblen Hysteroskope** haben hauptsächlich in den 80er Jahren Verbreitung gekannt. Im Vergleich zur 30-Grad-Linsenoptik bleiben sie für die Hysteroskopie nur ein teures Zusatzinstrument, dessen bewegbare Spitze im kleinen Cavum uteri wenig Vorteile bietet. Nachteilig sind auch das ausgesprochene Rasterbild und die geringere Auflösung, so daß sie heute keine Bedeutung mehr haben. Ihr Durchmesser lag früher bei 3,6 mm, inzwischen sind sie auch mit einem Gesamtdurchmesser von 3,1 mm erhältlich (Fa. Olympus).

- Unterschieden werden starre Hysteroskope, semirigide Hysteroskope und flexible Hysteroskope. Starre Hysteroskope besitzen ein Stablinsensystem, semirigide und flexible Hysteroskope Faseroptiksysteme.
- Stablinsensysteme haben eine bessere optische Auflösung bei allerdings schlechterer Lichtintensität als Fiberoptiken.
- In Stablinsensystemen ist die Verkleinerbarkeit des Durchmessers begrenzt. Er beträgt bei den kleinsten für die Hysteroskopie erhältlichen Stablinsenoptiken 2,7 mm mit einem aufsetzbaren Schaft von 3,5 mm.
- Mit den neuen kleinen optischen Systemen ist eine anästhesie- und analgesiefreie diagnostische Hysteroskopie nahezu bei jeder Patientin möglich.

In Abbildung 28-6 sind verschiedene Hysteroskope so zusammengestellt, daß die Durchmesser verglichen werden können. Die Abbildung 28-7 a und b dient der Darstellung der unterschiedlichen optischen Qualität der Systeme.

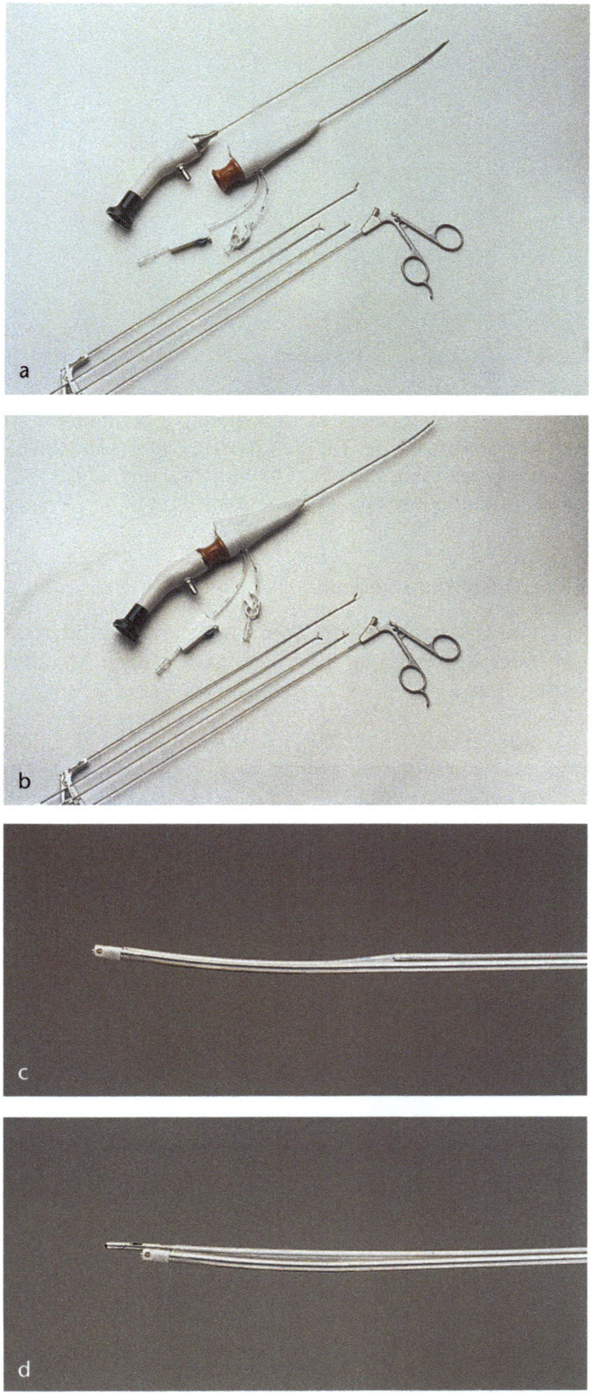

Abb. 28-5a bis d Microspanhysteroskop der Fa. Gynecare. Die 1,6-mm-Faseroptik (schwarzes Kopfteil) wird in einen leicht gebogenen 3,2-mm-Schaft (rotes Kopfteil) eingeführt (b). Der Schaft ist als Einmalinstrument konzipiert. Er hat an seiner Oberfläche eine Plastikschiene, über die zusätzlich mechanische Instrumente von 2 mm Durchmesser ohne Instrumentenwechsel vorsichtig eingeführt werden können (c, d).

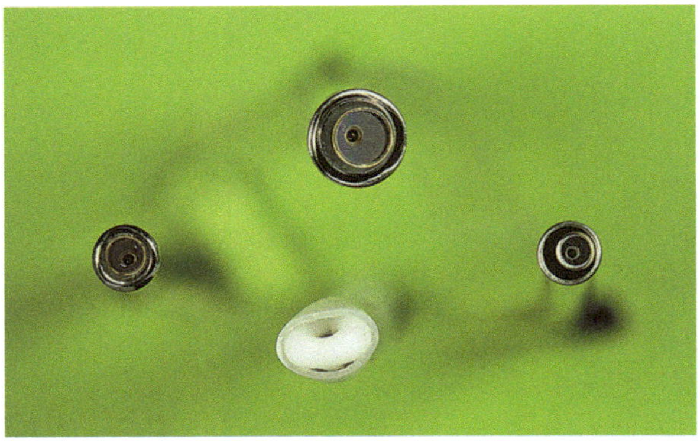

Abb. 28-6 Vergleich des Durchmessers eines starren 3,5-mm-Hysteroskops der Fa. Wolf (links), eines starren 5-mm-Hysteroskops der Fa. Wolf (oben), eines semirigiden 3,3-mm-Hysteroskops der Fa. Storz (rechts) und einer Gyne-T-Intrauterinspirale im Applikator (unten).

2.1.2 Distensionsmedium

Für die Distension der Gebärmutterhöhle kann man entweder ein flüssiges oder ein gasförmiges Medium verwenden.

Bei den **flüssigen Hilfsmitteln** unterscheidet man wäßrige Lösungen wie 5%ige Glukoselösung, physiologische Kochsalzlösung oder Ringer-(Lactat-)Lösung von niedrig viskösen Lösungen wie Sorbit-/Mannitlösung (Purisole) oder 1,5%ige Glycinlösung (Glykokol) und hoch viskösen Lösungen wie 32%igem Dextran (Hyskon®). Sorbit-/Mannit- und Glycinlösungen werden lediglich bei der operativen Hysteroskopie wegen ihres elektrolytfreien Charakters eingesetzt. Hyskon® fand eine Zeitlang vor allem in den Vereinigten Staaten Anwendung, sollte aber wegen seines Risikoprofils heute nicht mehr für die Hysteroskopie eingesetzt werden (Näheres s. Kap. 29 „Komplikationen der Hysteroskopie“). Flüssigkeiten führen durch ihren von Luft verschiedenen Brechungsindex (z.B. Kochsalz 1,33, Dextran 1,39) zu veränderten optischen Verhältnissen. Wäßrige Lösungen trüben durch Vermischung mit Blut und Mukus schneller ein als visköse Lösungen, was jedoch keinen Nachteil darstellt, solange ein Spülvorgang (über die Zervix, die Eileiter oder mit einem doppelläufigen Schaftsystem) möglich ist.

Für die ambulante diagnostische Hysteroskopie wird eine wäßrige isotonische Lösung wie 0,9%ige Koch-

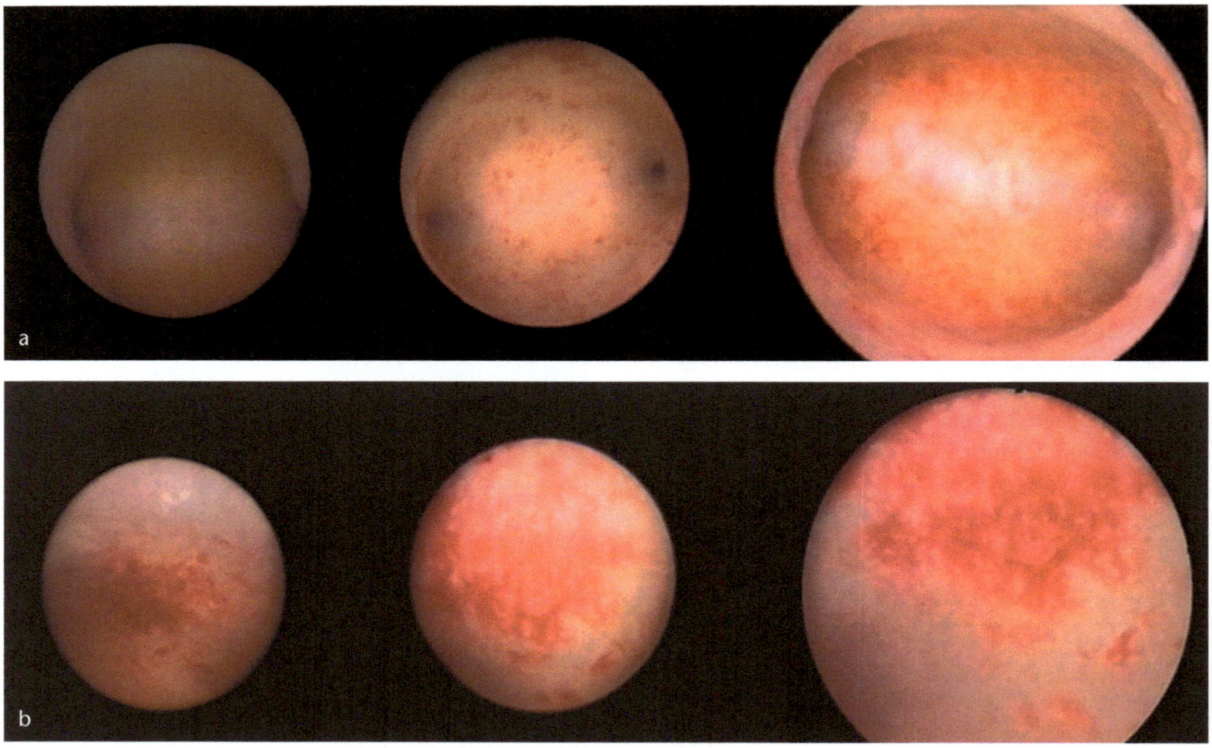

Abb. 28-7a und b Vergleich der Bildqualität einer Faseroptik eines semirigiden 2,4-mm-Hysteroskops (links), der 2,7-mm-Stablinsenoptik eines starren 3,5-mm-Hysteroskops (Mitte) und der 4-mm-Stablinsenoptik eines starren 5-mm-Hysteroskops (rechts).
a) bei der Übersicht über das Cavum uteri b) bei der Detailbetrachtung einer Endometriumveränderung

salz- oder Ringer-Lösung verwendet. Eine einfache, manuell zu bedienende Druckmanschette wird auf 80–120 mmHg aufgepumpt und liefert den für die Kavumdistension notwendigen Druck. Vorteile der Flüssigkeit im Vergleich zu Gas sind die einfache Anwendbarkeit, die gute Visualisierung von kleinen Läsionen, das Ausbleiben einer blinden Phase bei Eintreten in das Cavum uteri und keine Peritonealreizung wie bei CO_2, wenn Flüssigkeit über die Eileiter in die freie Bauchhöhle übertritt.

Als **gasförmiges Medium** wird Kohlendioxid angewandt. Es ist ein bei der Atmungskette im Körper selbst erzeugtes Gas mit sehr guten optischen Qualitäten und hat keinen Einfluß auf den Krankheitsverlauf im Fall von Entzündungen oder malignen Prozessen. Lindemann berichtet über eine Multicenterstudie mit 185000 CO_2-Hysteroskopien ohne ernsthafte Komplikationen. Um diese Sicherheit garantieren zu können, muß aber streng darauf geachtet werden, die Flußrate auf < 100 ml/min zu begrenzen. Bei seltenen Fallberichten über CO_2-Embolien war retrospektiv nie sicher zu klären, ob es sich wirklich um eine CO_2-Embolie oder eher um andere Phänomene wie z. B. eine Luftembolie gehandelt hat (s. a. Kap. 29, „Komplikationen der Hysteroskopie“). Bei nicht-narkotisierten Patientinnen wurde bisher keine CO_2-Embolie beschrieben.

2.1.3 Hysteroflator

Zur Applikation von CO_2 muß ein spezieller Hysteroflator eingesetzt werden (Abb. 28-8). Er arbeitet mit einem Druck von maximal 200 mmHg und einer Flußgeschwindigkeit von 100 ml/min. Wenn der vorgewählte Druck erreicht ist, hört die weitere Gaszufuhr automatisch auf. Die Verwendung eines Laparoflators für die Hysteroskopie ist streng untersagt, da er weitaus höhere Flußmengen zuläßt und so in kürzester Zeit eine letal verlaufende CO_2-Embolie auftreten könnte (s. a. Kap. 29 „Komplikationen der Hysteroskopie“).

2.1.4 Videosystem

Für die ambulante diagnostische Hysteroskopie ist eine Videokamera nicht grundsätzlich notwendig. Es ist aber sehr instruktiv, wenn die Patientin und das Pflegepersonal den diagnostischen Vorgang auf dem Bildschirm mitverfolgen können. Beim Einsatz von Minioptiken können wegen des kleinen Bildausschnitts Interpretationsschwierigkeiten auftreten, wenn nur mittels direkter Betrachtung durch das Endoskop gearbeitet wird. Bei zusätzlicher Verwendung eines Videoprinters oder Videoaufnahmegeräts können Befunde auch optisch dokumentiert werden.

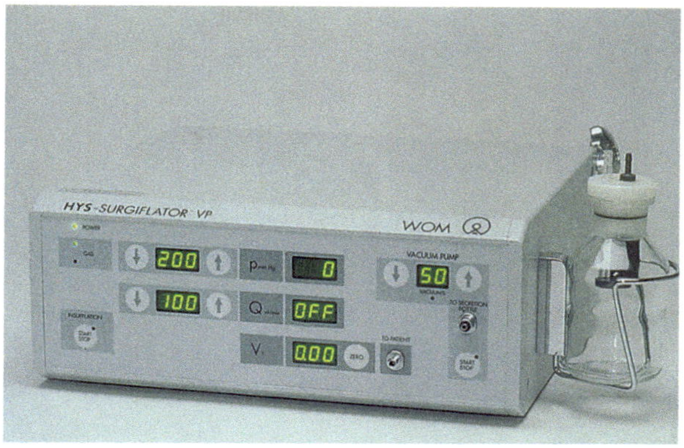

Abb. 28-8 Hysteroflator der Fa. WOM, Berlin. Auf der linken Seite des Bedienungspanels werden die eingestellten maximalen Sollwerte dargestellt (200 mm Distensionsdruck, 100 ml CO_2-flow), auf der rechten Seite die erreichten Istwerte. Unter „V“ kann das beim Untersuchungsvorgang verbrauchte CO_2-Volumen abgelesen werden. Das Gerät besitzt zusätzlich eine Vakuumpumpe (rechter Geräteanteil mit Glasflasche), die für die moderne Hysteroskopie entbehrlich ist, da Portioadapter nicht mehr benötigt werden.

2.1.5 Weitere Ausstattung

Das benötigte Instrumentarium umfaßt außerdem die Kaltlichtquelle, die bei Einsatz von Minioptiksystemen ausreichende Lichtstärke liefern muß (250–300 W Xenon), Lichtkabel sowie ein Schlauchsystem vom Hysteroflator oder von der Distensionsflasche zum Hysteroskop.

- Die diagnostische Hysteroskopie kann mit flüssigen physiologischen Medien wie 0,9%iger NaCl-Lösung oder CO_2 durchgeführt werden. Bei der anästhesiefreien Hysteroskopie und bei uterinen Blutungen hat sich ein flüssiges Distensionsmedium als vorteilhafter im Vergleich zu Gas erwiesen (bessere Darstellung des Zervikalkanals beim Einführen des Instruments, Spüleffekt, weniger Schmerzen bei intraperitonealem Übertritt).
- Bei Einsatz von CO_2 als Distensionsmedium ist die Verwendung eines Hysteroflators zwingend vorgeschrieben. Das Gerät muß eine Begrenzung des CO_2-Flusses auf maximal 100 ml/min aufweisen, da bei größeren Flußmengen eine CO_2-Embolie nicht auszuschließen ist.

Eine Zusammenstellung der Instrumente für eine diagnostische Hysteroskopie zeigt Abbildung 28-9.

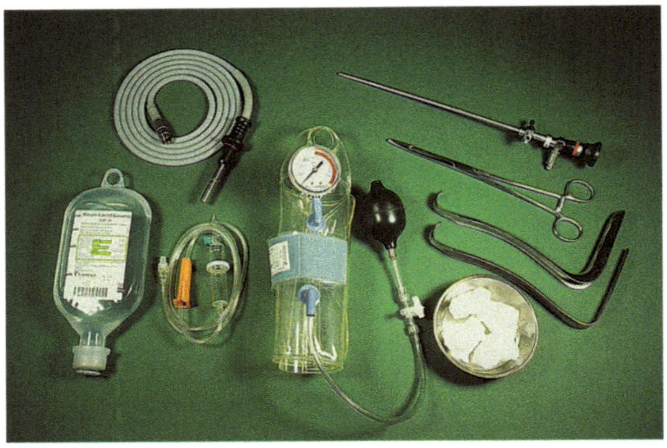

Abb. 28-9 Zusammenstellung des Instrumentariums für eine ambulante diagnostische Hysteroskopie: Hysteroskop, Lichtkabel, Distensionsflüssigkeit, einfache Druckmanschette, Desinfektionslösung, Tupfer, Tupferzange und Spekula.

2.2 Zusatzinstrumentarium

In Einzelfällen kann zusätzliches Instrumentarium für die diagnostische Hysteroskopie benötigt werden.

2.2.1 Kugelzange

Bei nicht-narkotisierten Patientinnen muß die Portio nur in seltenen Fällen angehakt werden. Bei Durchführung einer diagnostischen Hysteroskopie unter allgemeiner oder regionaler Anästhesie hingegen macht die Relaxation des Beckenbodens das Anhaken der Portio fast immer unumgänglich.

2.2.2 Hegarstifte

Im Fall einer Zervikalstenose kann es notwendig sein, eine vorsichtige Zervixdilatation (bis Hegar 4) vorzunehmen. Wir empfehlen jedoch die Verwendung dünnlumigerer Instrumente, wie des semirigiden Hysteroskops von 2,4 mm, um solche Situationen zu meistern.

2.2.3 Biopsie und kleine ambulante Eingriffe

Wird bei der diagnostischen Hysteroskopie ein auffälliger Befund erhoben, der eine histologische Abklärung erfordert oder in gleicher Sitzung einfach therapiert werden kann, sollte der Untersuchung ein kleiner intrauteriner Eingriff folgen. Zum Einsatz kommen hierbei folgende Instrumente: Pipelle de Cornier, eine 3-mm-Saugkürette mit signifikanter Probegewinnung, Schere, Faßzange, Biopsiezange von 5–7 Charr, Lasersonde, Unipolar- und Bipolarsonde.

■ Bei Verwendung von Unipolarstrom muß eine anionische Lösung eingesetzt werden.

2.3 Lokalanästhesie

Die Durchführung eines parazervikalen Blocks in der Praxis oder Ambulanz erscheint uns nicht sinnvoll. Wie eine prospektiv randomisierte Studie gezeigt hat, tragen weder parazervikaler Block noch Applikation von Prostaglandingel zur Erhöhung des Wohlbefindens der Patientin bei. Sie erhöhen statt dessen das Risikoprofil des Eingriffs und vermehren den Zeitaufwand.

Tabelle 28-4 zeigt, in welchem Rahmen etwa sich die Kosten bewegen, mit denen bei der Anschaffung eines

Tab. 28-4 Instrumentarium und geschätzte Anschaffungskosten für die ambulante Hysteroskopie

Instrumentarium	ungefähre Kosten (DM)
Mini-Optik	
• Basisinstrument 25–30 Grad; 3,5 bis 4 mm, starr, single flow	5000,–
• bei engen zervikalen Verhältnissen oder für kleinere Eingriffe 0–12 Grad; 2,4 bis 3,2 mm, semirigide Fiberoptik	10000,–
Xenon-Lichtquelle, 250–300 W, Lichtleitkabel	10000,–
Videokamera	18000,–
Monitor	2000,–
Videoprinter	3500,–
ungefährer Kostenrahmen:	**50000,–**

kompletten Basisinstrumentariums zur diagnostischen Hysteroskopie zu rechnen ist.

3 Instrumentarium für die operative Hysteroskopie

Im Gegensatz zur diagnostischen, in der Praxis durchführbaren Hysteroskopie wird die operative Hysteroskopie im Operationssaal vorgenommen. Der Eingriff kann sowohl in Allgemeinnarkose als auch unter Lokal-/Regionalanästhesie erfolgen. Er erfolgt ambulant oder mit kurzzeitiger stationärer Aufnahme.
Abhängig vom Energiemodus unterteilen wir die operativen Hysteroskopien in mechanische, laser- und elektrochirurgische Eingriffe mit entsprechendem Instrumentarium.

3.1 Mechanische Eingriffe

Bei dieser operativen Technik verwendet man einen über die Optik geschobenen Hysteroskopschaft, durch den neben dem Distensionsmedium kleine starre, semirigide oder flexible Instrumente eingeführt werden können (Abb. 28-10a bis c):

- Faßzange zum Entfernen von Polypen nach der Resektion
- Schere zum Zertrennen von Septum, Synechien oder der Basis von Polypen
- Biopsiezange zur optisch kontrollierten Biopsieentnahme

Die Fa. Wolf bietet ein Kompaktsystem an, das bei einem Außendurchmesser von 5 mm über eine 20-Grad-Linsenwinkeloptik, getrennten Zu- und Abflußkanal sowie einen Arbeitskanal von 5 Charr verfügt, durch den mechanischen Instrumente, Laserfaser oder bipolare bzw. monopolare Elektroden eingeführt werden können (Abb. 28-11 a und b).
Wegen des kleinen Durchmessers ist der Umfang, in dem mechanische Eingriffe ausgeführt werden können, allerdings äußerst gering.

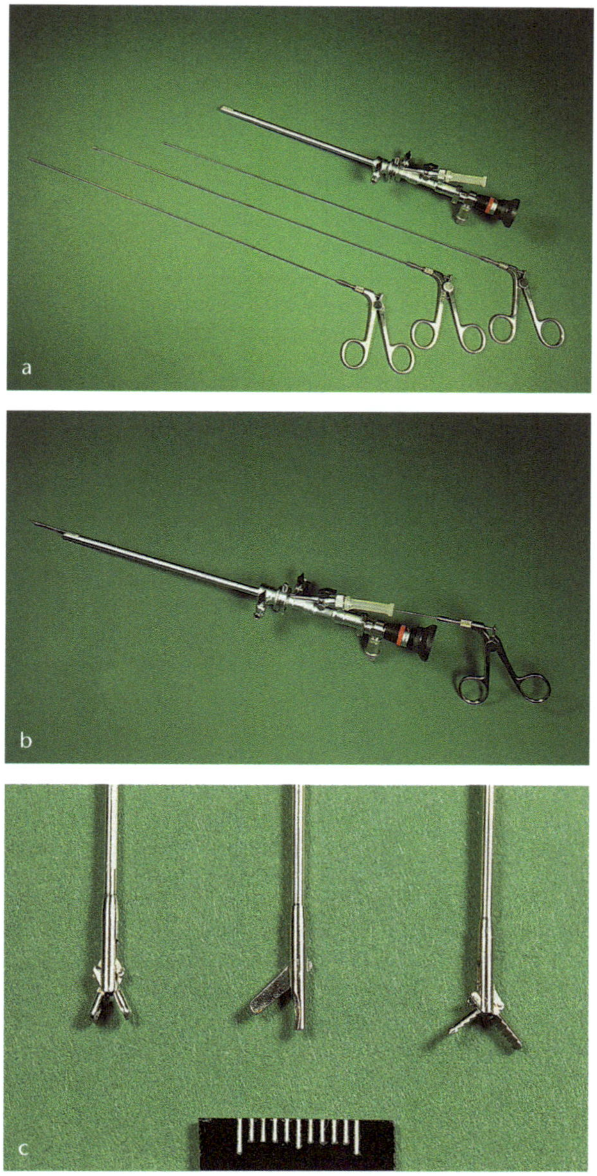

Abb. 28-10a bis c Instrumente für die mechanisch-operative Hysteroskopie: Hysteroskop der Fa. Olympus mit Biopsiezange, Schere und Faßzange.
a) Instrumente sowie Optik und Schaft
b) für die Untersuchung zusammengesetzt
c) Aufsicht auf die Instrumentenspitzen

3.2 Lasereingriffe

Bei der hysteroskopischen Laserchirurgie sind bisher Neodym-YAG-, KTP-532- und Argonlaser eingesetzt worden. Der Neodym-YAG-Laser findet am häufigsten Verwendung, hauptsächlich wegen seiner starken Koagulationskraft und tiefen Penetrationseigenschaften, durch die auch sehr derbe Gewebestrukturen bluttrocken destruiert werden können. Beim Neodym-YAG-Laser wird die Strahlungsenergie über eine 400–600 µm dicke teflonbeschichtete Quarzfaser geleitet. Dies hat den Vorteil, daß er über dünnlumige, eventuell auch flexible Instrumente eingesetzt werden kann. Bei der hysteroskopischen Laserchirurgie wird meist ein flüssiges Distensionsmedium benutzt, wobei es sich im Gegensatz zur Elektrochirurgie auch um elektrolythaltige Flüssigkeiten handeln kann. Hyskon® oder Glukose sollten wegen ihres Karamelisierungseffekts nicht

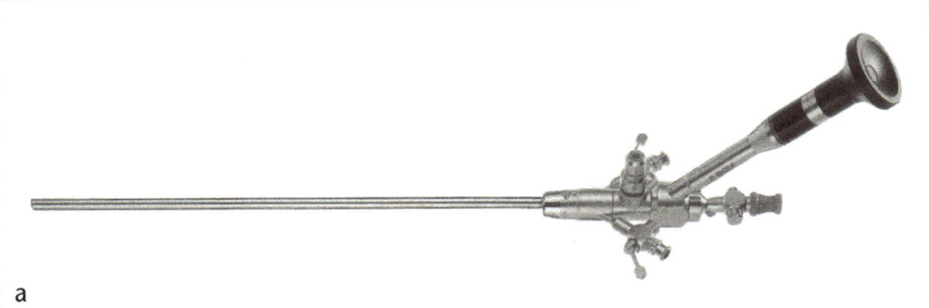

a

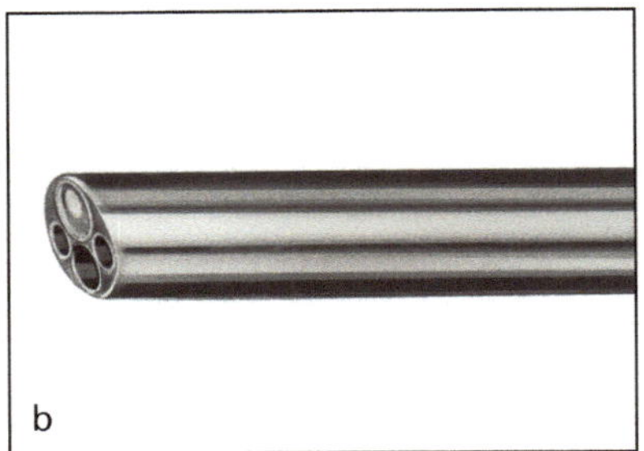

b

Abb. 28-11a und b Kompaktes „continuous flow"-Hysteroskop der Fa. Wolf, Typ Grochmal
a) 20-Grad-Linsenwinkeloptik, getrennte Kanäle für Zu- und Abfluß der Spülflüssigkeit, 5 Charr Arbeitskanal für mechanische Instrumente, Laserfaser oder monopolare bzw. bipolare Elektrode.
b) Blick auf die Instrumentenspitze

verwendet werden. Die Neodym-YAG-Laserfaser ruft bei Gewebekontakt eine tiefe Nekrose hervor, bei einem Nicht-Kontakt-Modus sorgt sie für eine oberflächliche Gewebevaporisation. Hohe Anschaffungskosten, die geringe Schneidekapazität des Instruments und die Wartungsintensität haben dazu geführt, daß die Lasertechnik nur geringe Verbreitung bei der operativen Hysteroskopie gefunden hat.

3.3 Elektrochirurgische Eingriffe

3.3.1 Unipolarsonde

Wie bei der Lasertechnik können flexible Monopolarsonden verwendet werden. Im Gegensatz zum Laser bieten die elektrochirurgischen Instrumente den Vorteil, Schneide- und Koagulationsmöglichkeiten in sich zu vereinen. Die Sonden sind mit unterschiedlicher Spitzenkonfiguration und einem Durchmesser ab 5 Charr erhältlich. Sie können über den Arbeitskanal eines für mechanisch-operative Zwecke verwendbaren Hysteroskops eingeführt werden und dienen zur Blutstillung bei mechanischen Eingriffen, zur Septumdissektion, zur Behandlung des T-förmigen Uterus und zur Therapie des Asherman-Syndroms.

3.3.2 Bipolarsonde

Durch die Fa. Gynecare, Johnson & Johnson wird das bipolare Versapoint-System vertrieben. Es handelt sich um eine semirigide, mit Hochfrequenzstrom arbeitende Elektrode, mit der Gewebe intrauterin vaporisiert werden kann. Dabei befindet sich die aktive Elektrode an der Spitze der Sonde, gefolgt von einem kurzen Stück einer sie umhüllenden Isolierschicht, an die sich die passive Elektrode anschließt, die ebenfalls in eine Isolationshüllschicht eingebettet ist. Auf diese Weise sind aktive und passive Elektrode wie auch bei anderen „bipolar" arbeitenden Systemen einander im Operationsfeld angenähert worden (s. a. Kap. 1, Abschnitt 3.2 „Bipolare Technik"). Bei Aktivierung des Systems mit Gewebekontakt fließt der Strom unter Vaporisierung des anliegenden Gewebes von der aktiven zur passiven Elektrode. Die Elektroden sind in verschiedenen Spitzenkonfigurationen erhältlich.
Das Versapoint-System wird in Verbindung mit normaler physiologischer Kochsalzlösung eingesetzt. Auf diese Weise wird das Risiko eines durch Elektrolytverschiebung bedingten TUR-Syndroms vermieden (s. Kap. 29 „Komplikationen der Hysteroskopie"). Zu beachten ist allerdings, daß bei lang dauernden Eingriffen auch die übermäßige Resorption physiologischer Lösungen zu ernsthaften Problemen in Form eines Lungenödems führen kann!
Der Vorteil des Systems liegt vor allem in dem geringen Durchmesser (5 Charr) der Arbeitselektroden. Es kann somit über den Arbeitskanal eines normalen mechanisch-operativen Hysteroskops eingesetzt werden. Von Nachteil ist allerdings die relativ gering ausgeprägte Gewebewirkung. So wird z. B. für die komplette Vaporisation mittelgroßer Myome eine deutlich längere Operationszeit als mit dem Resektoskop benötigt. Größere Myome von 4–6 cm, bei denen gerade durch Einsatz des Resektoskops das Risiko für die Entstehung des TUR-Syndroms steigt, sind nach unserer Einschätzung mit der Versapoint-Elektrode nicht therapierbar. Insofern verliert der postulierte protektive Effekt bezüglich eines TUR-Syndroms seine Bedeutung.
Auch die Endometriumablation läßt sich mit dem Versapoint-System kaum sinnvoll ausführen. Die Anwendung beschränkt sich somit auf die Therapie kongenitaler Septen, Synechien und kleinerer Polypen oder Myome. Besonders bei der Therapie des schweren Asherman-Syndroms hat sich das System bewährt. Es erscheint allerdings fragwürdig, ob sich für den begrenzten Anwendungsbereich die Anschaffung dieses Systems lohnt, das zwangsläufig den Erwerb des zuge-

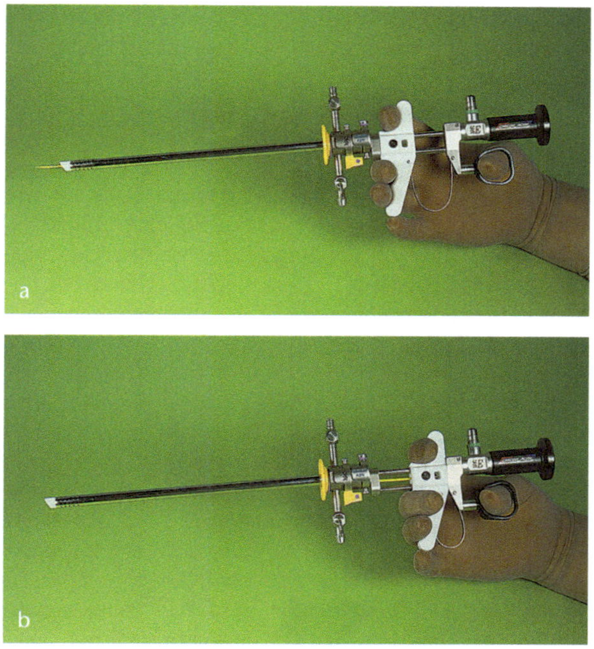

Abb. 28-12a und b Resektoskop, aktiver Handgriff Typ Baumrucker: In Ruhestellung ist das Arbeitselement ausgefahren (a) und wird zum Schneiden mit drei Fingern der Hand in den Schaft eingezogen (b).

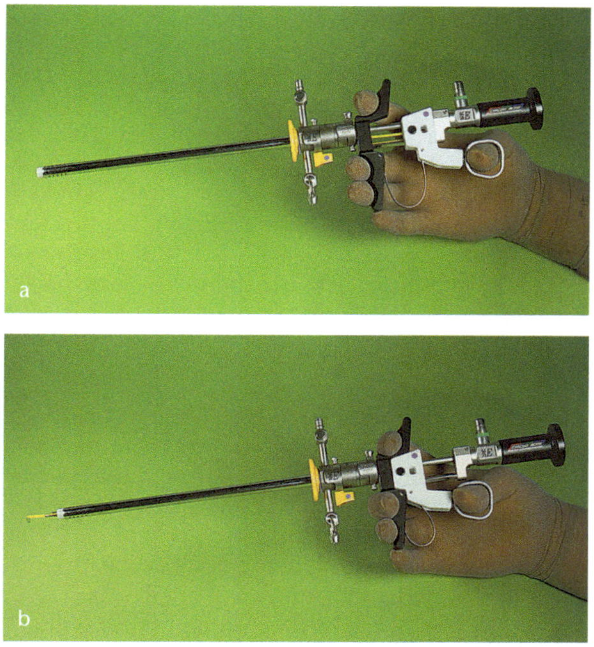

Abb. 28-13a und b Resektoskop, passiver Handgriff Typ Iglesias: In Ruhestellung ist das Arbeitselement innerhalb des Schaftes (a), es wird mit dem Daumen vorgeschoben (b) und zum Schneiden von Gewebe bei Loslassen des Daumens passiv durch die Rückholfeder in den Schaft wiedereingeführt (a).

hörigen Hochfrequenzgenerators und der als Einmalartikel ausgelegten Elektroden erforderlich macht.

3.3.3 Resektoskop

Das Resektoskop ist ein aus der Urologie übernommenes Instrument, das dort schon länger für die transurethrale Prostataresektion und die Entnahme von Probeexzisionen aus der Harnblasenwand eingesetzt wurde. Es besitzt eine 0-, 12- oder 30-Grad-Vorausblick-Linsenoptik mit eingebauter Fiberglaslichtleitung. Für operative Zwecke haben sich überwiegend Systeme mit 12-Grad-Optik bewährt, da sie einerseits ohne starke Seitwärtsbewegungen Einblick in die Tubenwinkel des Cavum uteri gewähren und andererseits das Arbeitselement beim Ausfahren immer im Gesichtsfeld des Operateurs bleibt. Bei manchen Systemen mit 30-Grad-Optik ist dies nicht der Fall, so daß beim maximalen Ausfahren des Arbeitselements die Gefahr der Geräteaktivierung ohne optische Kontrolle besteht.

Handgriffsysteme

Die Optik wird in einen Handgriff eingeführt, mit dem der Operateur das Arbeitselement vor- und zurückbewegen kann. Bei den Handgriffen gibt es zwei Systeme, den sog. aktiven Handgriff (Typ Baumrucker) und den passiven Handgriff (Typ Iglesias).

- Beim aktiven Handgriff ist die Arbeitselektrode durch einen Federwiderstand in Ruhestellung ausgefahren. Sie wird zum Schneiden durch Bewegung der auf dem langen Teil des Handgriffs ruhenden Finger II bis IV gegen den Widerstand in das Gerät hineingezogen und schiebt sich beim Loslassen automatisch wieder nach außen (Abb. 28-12a und b).
- Beim passiven Handgriff bleibt die Elektrode in Ruhestellung innerhalb des Schaftsystems. Durch Druck mit dem Daumen auf den kurzen Teil des Handgriffs wird sie gegen einen Federwiderstand ausgefahren. Das Schneiden erfolgt dann in Form einer passiven Rückwärtsbewegung durch langsames Loslassen des Daumens mit dem Widerstand (Abb. 28-13a und b).

Es wird oft argumentiert, daß der passive Handgriff mehr Sicherheit biete, da sich die Arbeitselektrode bei unkontrollierten Stromaktivierungen, z. B. durch unbeabsichtigten Tritt auf das Fußpedal des Hochfrequenzgeräts, innerhalb des Gerätes befinde und somit eine akzidentelle Uterusverletzung ausgeschlossen sei. Für die operative Hysteroskopie, bei der in der Regel – vielleicht mit Ausnahme der Septumdissektion – die Arbeitselektrode immer beim Rückzug aktiviert wird, erscheint aber das aktive Arbeiten mit drei Fingern physiologischer als das passive durch Loslassen des Daumens, so daß bei der Anschaffung des hysteroskopischen Instrumentariums eher der aktive Handgriff bevorzugt werden sollte. Beim Einführen des Resektoskops in das Cavum uteri muß dann die Resektionselektrode innerhalb des Schaftsystems festgehalten werden.

Schaftsystem

Auf den mit der Optik armierten Handgriff wird ein doppelläufiges Schaftsystem aufgesetzt, über das beim Operationsvorgang Spülflüssigkeit zu- und abgeleitet wird. Der Zufluß erfolgt hierbei über den Innenschaft und der Abfluß über den Außenschaft, so daß eine aktive, kontinuierliche Spülung des Cavum uteri bei gleichzeitiger Distension möglich ist.
Für gynäkologische Zwecke wurde das urologische Resektoskop derart modifiziert, daß am distalen Ende des Außenschafts zirkulär oder zumindest an Ober- und Unterseite (statt nur an der Oberseite) Bohrlöcher angebracht sind, über die die Spülflüssigkeit abfließen kann. Dies ist besonders wichtig für das Operieren an der Vorderwand des Uteruskavums, bei dem eine Instrumentendrehung um 180 Grad notwendig ist, damit Gasbläschen, die bei der Gewebeerhitzung immer entstehen und sich im Bereich der Vorderwand ansammeln, in jeder Positionierung des Instruments Abfluß finden können.

ERA-Schaft

Der Fa. Conceptus gelang es durch die Entwicklung des ERA-Schaftsystems, das monopolar arbeitende Resektoskop in ein bipolares System zu überführen. Das Konstruktionsprinzip ist das gleiche wie bei der Versapoint-Elektrode. Über ein normales Resektoskop wird außen der ERA-Schaft aufgesetzt, der aus drei Schichten besteht: einer inneren Isolierung, einer mittleren passiven Elektrode, die mit dem Neutralelektrodeneingang des Hochfrequenzgenerators verbunden wird, und einer äußeren Isolierschicht. Auf diese Weise wird quasi die Neutralelektrode vom Bein der Patientin direkt in das OP-Gebiet verlagert. Das Resektoskop wird in Verbindung mit normaler physiologischer Kochsalzlösung betrieben.
Der ERA-Schaft kann mit allen gängigen Resektoskopen verschiedener Hersteller kombiniert werden. Der Nachteil des Systems liegt darin, daß sich der Instrumentendurchmesser um 0,5 mm verbreitert, in seiner Konfiguration als Einmalartikel und besonders in der durch die Bewegung der aktiven Elektrode bedingt wechselhaften Leistungsintensität beim Schneiden von Gewebe. In der Praxis hat das System bisher kaum Verbreitung gefunden.

3.3.4 Arbeitselemente

Als Arbeitselemente sind verschiedene Einsätze wie Resektionsschlingen, Rollerkugeln, Rollerzylinder, Dissektionsnadeln und die Vaporisationselektroden verfügbar (Abb. 28-14a bis e). Die Schlinge wird bei der Myom-, der Polyp- und der Endometriumresektion eingesetzt. Rollerkugel und -zylinder finden Anwendung bei der Endometriumdestruktion mittels Koagulationstechnik. Bei der Vaporisationselektrode handelt es sich meist um eine walzenförmige Elektrode, die in gleichmäßigen Abständen 3–4 Einkerbungen mit geringerem Umfang aufweist. Sie wird mit Schneidestrom sehr hoher Leistung (≥200 W) betrieben und führt zur Gewebedestruktion mittels Vaporisation. Meist kommt sie bei der Behandlung von Myomen zum Einsatz, wobei das Gewebe so zerstört wird, daß keine Myomstreifen anfallen, wie bei der Resektionstechnik. Dies bietet den Vorteil permanent guter Sichtverhältnisse und weniger Blutungen. Von Nachteil ist die Behandlung im Myombett, da die Schichtabgrenzung zum umgebenden nativen Myometrium nicht so eindeutig zu erkennen ist wie bei Einsatz der Resektionsschlinge. Die der Vaporisationselektrode zugeschriebene Verkürzung der Operationszeit durch zügigeres Arbeiten konnte von uns bisher nicht bestätigt werden.

■ Zur Zeit liegen in der Gynäkologie nur begrenzte Erfahrungen mit dieser Vaporisationselektrode vor, weshalb keine generelle Anwendungsempfehlung gegeben werden kann!

Es ist zu bedenken, daß die der Patientin zugeführte Stromleistung um ein Vielfaches größer ist als bei der konventionellen operativen Hysteroskopie. Deshalb sollte die Vaporisationselektrode unbedingt nur bei kontinuierlicher Spülung des Uteruskavums eingesetzt werden, da bei Verschluß des Abflußsystems aufgrund der hohen Leistungsabgabe theoretisch eine derartige Überwärmung der Gebärmutter denkbar ist, daß eine Hitzeschädigung außen anliegender Strukturen wie z. B. des Darmes nicht gänzlich ausgeschlossen werden kann.

3.4 Hochfrequenzgenerator

Das Resektoskop wird mit monopolarem Strom betrieben, der von einem üblichen chirurgischen Hochfrequenzgenerator geliefert wird. Es besteht die Möglichkeit des elektrochirurgischen Schneidens und

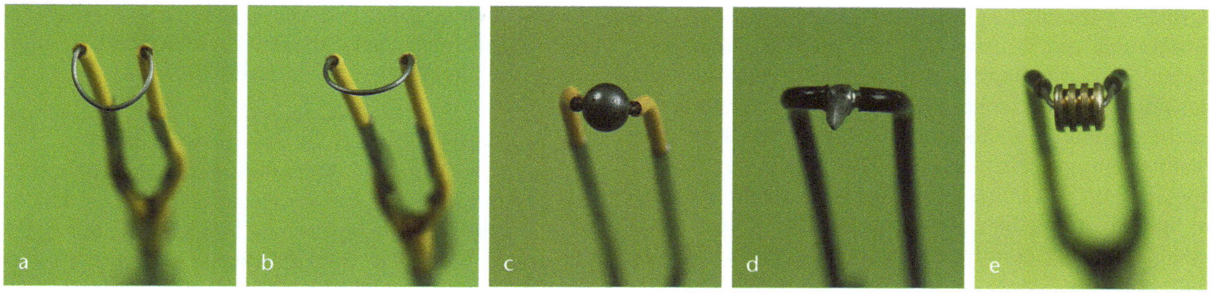

Abb. 28-14a bis e Resektoskop, Arbeitselemente:
a) Resektionsschlinge 90 Grad b) Resektionsschlinge 45 Grad c) Rollerball
d) Dissektionsnadel e) Vaporisationselektrode

Koagulierens. Aus der Frühphase der operativen Laparoskopie ist bekannt, daß es bei der monopolaren Tubensterilisation zur Verbrennung peripherer Organstrukturen durch ungewollt auftretende Stromverdichtungen kommen kann. Um diese Komplikation zu vermeiden, empfiehlt sich die Beschränkung auf die niedrigste notwendige Stromleistung. Günstig erscheint der Einsatz moderner Hochfrequenzgeneratoren mit automatischer Spannungsregelung, wie z. B. das Erbotom ICC 350, die unter fortlaufender Messung des Gewebewiderstands die Leistung ständig neu anpassen. Hierdurch wird bei konstanter Schnittqualität die Abgabe von überschüssiger Leistung vermieden (Abb. 28-15). Eigene Messungen bei Einsatz des ICC 350 in der operativen Hysteroskopie zeigten, daß bei einer vorgewählten Leistungsstufe von 100 W die effektiv notwendige und vom Gerät gelieferte Leistung meist im Bereich zwischen 50 und 60 W lag.

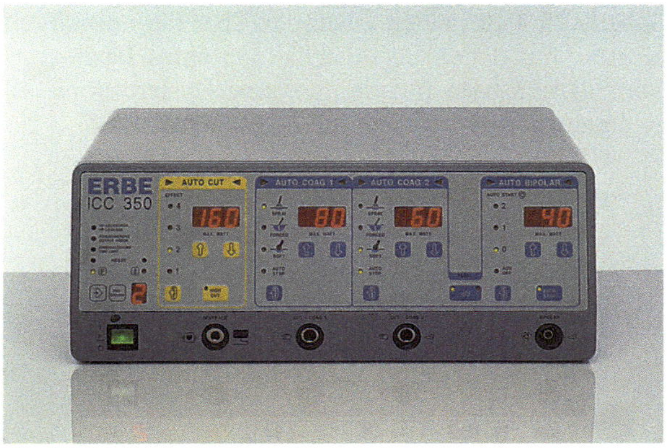

Abb. 28-15 Hochfrequenzgerät ICC 350 der Fa. Erbe mit automatischer Spannungsregelung.

3.5 Spüllösungen

Bei der Anwendung von monopolarem Strom muß als Distensionsmedium des Uterus eine elektrolytfreie Flüssigkeit gewählt werden, denn elektrolythaltige Medien führen zu einer diffusen Fortleitung des Stroms. Aufgrund der Diffusion käme es nicht zu einer Leistungsmaximierung an der aktiven Elektrode des Resektoskops, somit wäre auch kein Schneide- oder Koagulationseffekt zu erzielen. Es wird meistens mit einer Mannit-/Sorbitlösung (Purisole SM) oder mit Glycin 1,5% (Glykokol) gearbeitet. Von nur noch historischem Wert für die operative Hysteroskopie ist das 32%ige Dextran-70 (Hyskon®), da sein Risikoprofil aufgrund mehrerer potentieller Nebenwirkungen zu hoch ist. Die spezifischen Charakteristika und potentiellen Risiken dieser Spüllösungen werden im Kapitel 29 „Komplikationen der Hysteroskopie" beschrieben.

3.6 Pumpensysteme

Für intrauterine operative Eingriffe ist ein Distensionsdruck von 100–130 mmHg ratsam. Es bestehen drei Möglichkeiten, den Druck aufzubauen:

- hydrostatisch durch Hochhängen des zuführenden Flüssigkeitsbehälters
- Kompression des Flüssigkeitsbeutels durch eine Druckmanschette oder
- Einsatz einer fluß- und druckkontrollierten Rollenpumpe

Die beiden erstgenannten Varianten sind zwar preiswerter, aber eher unzuverlässig und bedienungsintensiv, da ihre Effektivität zum Teil von der (Rest-)Menge der noch vorhandenen Distensionsflüssigkeit abhängt. Die Rollenpumpe bietet den Vorteil der konstanten und sensiblen Reproduzierbarkeit des gewünschten

Drucks während des gesamten Eingriffs und ist beim intraoperativen Wechsel des zuführenden Flüssigkeitsbehälters bedienungsfreundlich. Der Ablauf des Distensionsmediums sollte passiv erfolgen, denn es ist nicht sinnvoll, die Flüssigkeit aus dem Uterus mit einer Vakuumpumpe abzusaugen. Messungen der Durchmesser von Zu- und Abfluß verschiedener Resektoskope haben ergeben, daß in vielen Fällen das Lumen des Abflusses größer ist als das des Zuflusses! Bei Einsatz des Resektoskops als Dauerspülinstrument mit geöffnetem Zu- und Abfluß kann daher das Problem auftreten, daß die Rollenpumpe es nicht schafft, den gewünschten intrauterinen Druck bei gleichzeitiger permanenter Spülung aufzubauen. Eine Vakuumabsaugung am Abfluß verschärft dieses Problem noch zusätzlich. Wir sind deshalb dazu übergegangen, durch eine kleine Düse im Abflußschlauch des Resektoskops das Lumen des Abflusses zu verkleinern.
Moderne, speziell für die operative Hysteroskopie entwickelte Rollenpumpensysteme können durch Bestimmen der Zuflußmenge (Zählen der Rollenumdrehungen bei definierter Kammerfüllung) und Messen der abfließenden Flüssigkeitsmenge (mittels einer elektronischen Waage oder Bestimmung des Höhenstandes der Flüssigkeit im Sammelbehälter) eine direkte, fortlaufende intraoperative Flüssigkeitsbilanzierung durchführen (Abb. 28-16) Über eine Schnittstelle lassen sich alle Daten auf den Videomonitor einblenden und sind so im direkten Blickfeld des Operateurs. Beträgt das Flüssigkeitsdefizit mehr als einen Liter, erfolgt automatisch eine akustische und optische Warnung.

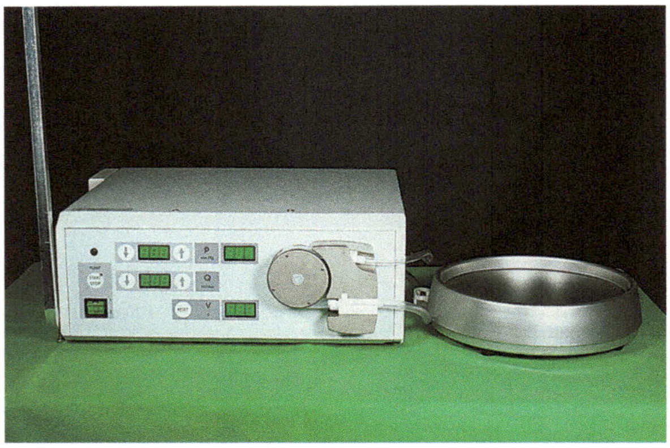

Abb. 28-16 Rollenpumpe der Fa. WOM, Berlin, mit integrierter fortlaufender Flüssigkeitsbilanzierung:
Die zugeführte Flüssigkeitsmenge wird über die Anzahl der Drehungen des Pumpenrads ermittelt. Die abfließende Flüssigkeit wird in einem Behälter, der auf einer elektronischen Waage (rechter Bildteil) plaziert ist, gesammelt. Über das Gewicht wird die Menge bestimmt. Auf der Frontplatte des Geräts kann fortlaufend die ermittelte Differenz zwischen Zu- und Abflußvolumen abgelesen werden.
Alle Werte lassen sich auf dem Videomonitor am Rand einblenden und sind so für den Operateur immer direkt erkennbar.

- Bei der operativen Hysteroskopie wird in der Regel mit flüssigen Distensionsmedien gearbeitet.
- Für mechanische, bipolar-elektrochirurgische und für laserchirurgische Eingriffe können physiologische Lösungen wie 0,9%ige NaCl-Lösung verwendet werden, für Eingriffe mit dem mit monopolarem Strom betriebenen Resektoskop sind anionische Lösungen wie Sorbit-/Mannit- (Purisole SM) oder Glycinlösung notwendig.
- Mit mechanischen Instrumenten können in der Regel nur sehr kleine hysteroskopische Eingriffe durchgeführt werden. Der Neodym–YAG-Laser hat sich für die intrauterine Chirurgie als nicht sehr geeignet erwiesen, so daß die meisten intrauterinen Eingriffe mit dem mit Hochfrequenzstrom arbeitenden Resektoskop erfolgen.
- Das Resektoskop ist mit aktivem oder passivem Griffsystem erhältlich. Unseres Erachtens sollte das aktive Griffsystem bevorzugt werden, da der Arbeitsablauf hiermit physiologischer ist. Es gibt allerdings auch durchaus erfahrene Untersucher, die die gegenteilige Meinung vertreten.
- Als Hochfrequenzgeneratoren sind moderne Geräte mit automatischer Spannungsregelung und Kontrolle der Sicherheitsfunktionen zu bevorzugen, da hiermit eine konstante Schnittqualität gewährleistet wird und Risiken der Elektrochirurgie minimiert werden können.
- Rollenpumpensysteme gewährleisten am besten eine konstante, reproduzierbare Kavumdistension mit individuell vorwählbaren Druck- und Flußwerten. Pumpen mit integrierter kontinuierlicher Flüssigkeitsbilanzierung sind zu bevorzugen.

Tabelle 28-5 gibt einen Überblick über die ungefähren Kosten, mit denen bei Anschaffung eines Basissatzes von Instrumenten für die operative Hysteroskopie zu rechnen ist.

Tab. 28-5 Basisinstrumentarium und geschätzte Anschaffungskosten für die operative Hysteroskopie

Instrumentarium	**ungefähre Kosten (DM)**
12-Grad-Optik 4 mm, rigide	5000,–
Resektoskop ■ aktiv = Baumrucker-Griff ■ doppelläufiger Schaft, 360 Grad rotierbar ■ 25 Charr mit verschiedenen Arbeitselementen (Schlinge, Nadel, Rollerball)	5000,–
elektrochirurgischer Hochfrequenzgenerator mit automatischer Spannungsregelung (z. B. ICC 350)	20000,–
Distensionsmedium ■ Purisole (Sorbit-/Mannitlösung) ■ Glycin bei Fruktose-Intoleranz	
fluß- und druckgesteuerte Rollenpumpe mit integrierter Bilanzierung	10000,–
Xenon-Lichtquelle, 250–300 W, Lichtleitkabel	10000,–
Videokamera	18000,–
Monitor	2000,–
Videoprinter	4500,–
ungefährer Kostenrahmen:	**80000,–**

Literatur

Baggish MS, Daniell JF: Catastrophic injury secondary to the use of coaxial gas-cooled fibers and artificial sapphire tips for intrauterine surgery: A report of five cases. Lasers Surg Med 9 (1989) 581.

Berstein RL, Rosenberg AD, Iada EY, Jaffe FF: A severe reaction to dextran despite hapten inhibition. Anaesthesiology 67 (1987) 567.

Bozzini P: Der Lichtleiter oder Beschreibung einer einfachen Vorrichtung und ihrer Anwendung zur Erleuchtung innerer Höhlen und Zwischenräume des lebenden animalischen Korpus. Landesindustrie-Comptoir, Weimar 1807.

Bumm E: Experimente und Erfahrungen mit der Hysteroskopie. Verh Dtsch Ges Gynäk 6 (1895) 524.

Clark S, Vonau B, MacDonald R: Topical anaesthesia in outpatient hysteroscopy. Gynaecol Endosc 5/3 (1996) 141–144.

Cornier E: Ambulatory hysterofibroscopic treatment of persistent metrorrhagias using the Nd:YAG laser. J Gynecol Obstet Biol Reprod (Paris) 15/5 (1986) 661–664.

Desormeaux AJ: De l'endoscope et de ses applications au diagnostic et au traitement des affections de l'urèthre et de la vessie. Baillière, Paris 1865.

Duplay S, Clado S: Traité de Hystéroscopie. Simon, Rennes 1898.

Ezeh UO, Vercellini P: Outpatient hysteroscopy – paracervical block. Fertil Steril 64/1 (1995) 221–222.

Fitzpatrick JM, Kasidas PP, Rose GA: Hyperoxaluria following glycine irrigation for transurethral prostatectomy. Br J Urol 53 (1981) 250–252.

Fourestier N, Gladu A, Vulmiere J: Perfectionnements de l'endoscope médicale. Presse Méd 60 (1952) 1292.

Gauss GJ: Hysteroskopie. Arch Gynäkol 133 (1928) 18.

Ghimouz A, Loisel B, Kheyar M, Fried D, Bouret JM: Carbon dioxide embolism with transient blindness associated with hysteroscopy. Ann Fr Anesth Reanim 15/2 (1996) 192–195.

Goldrath MH, Fuller TA, Segal S: Laserphotovaporisation of the endometrium for the treatment of menorrhagia. Am J Obstet Gynecol 140 (1981) 14–21.

Gribb JJ: Hysteroscopy, an aid in gynecologic diagnosis. Obstet Gynecol 15 (1960) 593.

Hucke J: Operative Hysteroskopie. Gynäkologe 5 (1997) 392.

Lin BL, Miyamoto N, Tomomatsu M, Horikoshi H, Nakamura H, Iwata Y: The development of a new flexible hysterofiberscope and its clinical applications. Nippon Sanka Fujinka Gakkai Zasshi 39/4 (1987) 649–654.

Lin BL, Iwata Y, Liu KH, Valle RF: The Fujinon diagnostic fiber optic hysteroscope. Experience with 1503 patients. J Reprod Med 35/7 (1990) 685–689.

Lindemann HJ, Gallinat A: Physikalische und physiologische Grundlagen der CO_2 Hysteroskopie. Geburtshilfe Frauenheilkd 36 (1976) 729.

Lindemann HJ, Mohr J, Gallinat A, Buros M: Der Einfluß von CO_2 Gas während der Hysteroskopie. Geburtshilfe Frauenheilkd 35 (1976) 153.

Lindemann HJ, Gallinat A, Lueken RR: Metromat - a new instrument for producing pneumometra. J Reprod Med 23 (1979) 73.

Menken FC: Fortschritte der gynäkologischen Endoskopie. In: Demling L, Ottenjann R (Hrsg.): Fortschritte der Endoskopie, Band I. Schattauer, Stuttgart 1967.

Mikulicz-Radecki F, Freund A: Ein neues Hysteroskop und seine praktische Anwendung in der Gynäkologie. Zentralbl Gynäkol 92 (1927) 13.

Morris RT: Endoscopic tubes for direct inspection of the interior of the bladder and uterus. Trans Am Ass Obstet Gynecol 6 (1893) 275.

Nagele F, Bournas N, O'Connor H, Broadbent M, Richardson R: Comparison of carbon dioxide and normal saline for uterine distension in outpatient hysteroscopy. Fertil Steril 65/2 (1996) 305–309.

Norment WB, Sikes CH, Berry FX, Bird I: Hysteroscopy. Surg Clin North Am 37 (1957) 1377.

Pantaleoni D: An endoscopic examination of the cavity of the womb. Med Press Circ 8 (1869) 26.

Rubin IC: Uterine endoscopy/endometrioscopy with the aid of uterine insufflation. Am J Obstet Gynecol 10 (1925) 313.

Ruiz JM, Neuwirth RS: The incidence of complications associated with the use of Hyskon during hysteroscopy. J Gynecol Surg 8/4 (1992) 219–224.

Schröder C: Über den Ausbau und die Leistungen der Hysteroskopie. Arch Gynäkol 156 (1934) 407.

Segond R: L'hystéroscopie. Bull Soc Obstet Gynecol 23 (1934) 709.

Silander T: Hysteroscopy through a transparent rubber ballon. Surg Gynecol Obstet 114 (1962) 125.

Still JA, Modell JH: Acute water intoxication during transurethral resection of the prostate, using glycine solution for irrigation. Anesthesiology 38 (1973) 98–99.

Van Den Bosch T, Vandendael A, Wranz PAB, Lombard CJ: Endopap® versus Pipelle®-sampling in the diagnosis of postmenopausal disease. Eur J Obstet Gynaecol Reprod Biol 64/1 (1996) 91–94.

29 Komplikationen der Hysteroskopie

J. Hucke

1 Diagnostische Hysteroskopie

1.1 Perforation

Die diagnostische Hysteroskopie ist ein äußerst komplikationsarmes Verfahren. Das Hysteroskop sollte immer als erstes Instrument und unter direkter visueller Kontrolle in das Cavum uteri eingeführt werden. Durch die Sichtkontrolle sind Perforationen äußerst selten. Während der primären Passage des inneren Muttermunds tritt allerdings, vor allem bei der CO_2-Hysteroskopie, durch das Anliegen der Zervixwand an der Instrumentenoptik eine kurze Blindphase mit weißer Überblendung des Bildes auf. In Einzelfällen kann, besonders bei stark anteflektiertem Uterus, engem Zervikalkanal oder senil-atrophischem Uterus, das Hysteroskop in die freie Bauchhöhle perforieren. Die Prädilektionsstelle ist in den meisten Fällen an der Rückseite des Uterus am zerviko-uterinen Übergang lokalisiert.

Vorstufe einer drohenden Perforation ist die Via falsa. Verdächtig auf eine Via falsa sind spinnennetzartige Gewebestrukturen in einem sehr engen Hohlraum bei Abwesenheit typischer zervikaler Krypten. Das Hysteroskop sollte in einer solchen Situation ganz langsam Millimeter für Millimeter zurückgezogen werden, wobei man dann bei genauer Inspektion meist eine kleine dunkle Öffnung, die sich eventuell unter dem Distensionsdruck rhythmisch öffnet und schließt, erkennen kann. Diese stellt dann den eigentlichen Verlauf des Zervikalkanals dar. In fast allen Fällen liegt er ventral der Via falsa. Unter maximalem Absenken des Hysteroskops bzw. Anheben der Hysteroskopspitze (Abweichungswinkel zur Horizontalen von 70 Grad!) kann vorsichtig versucht werden, in den echten Zervikalkanal zu gelangen. Häufig sind mehrere Versuche notwendig, da die Tendenz besteht, daß das Instrument immer wieder in die Via falsa vordringt.

Das typische Bild einer Uterusperforation ist gegeben, wenn bei plötzlich nachlassendem Widerstand das Hysteroskop weit nach kranial bewegt werden kann und gleichzeitig bei noch unübersichtlichem Bild gelbliche Gewebestrukturen (Fettanhängsel von Darmanteilen) auftauchen. Im Fall einer Perforation sollte das Hysteroskop vorsichtig zurückgezogen und die Perforationsstelle dargestellt werden. Dem erfahrenen Untersucher gelingt es eventuell sogar, trotz der Perforation den richtigen Verlauf des Zervikalkanals aufzusuchen und eine diagnostische Hysteroskopie durchzuführen. In den meisten Fällen wird der Untersuchungsvorgang allerdings abgebrochen werden müssen.

War eine kombinierte Hysteroskopie und Laparoskopie mit Chromopertubation im Rahmen einer Sterilitätsdiagnostik geplant, so sollte nach einer hysteroskopischen Uterusperforation der gesamte Eingriff besser abgebrochen, d.h. die Laparoskopie unterlassen und zu einem späteren Zeitpunkt nachgeholt werden, da infolge der Uterusperforation eine korrekte Überprüfung der Eileiterpassage meist nicht mehr möglich sein wird. Häufig läßt sich die Pertubationssonde nicht mehr richtig intrakavitär plazieren, oder die Pertubationsflüssigkeit tritt, dem geringsten Widerstand folgend, nur aus der uterinen Perforationsstelle aus, und die Frage nach der Eileiterdurchgängigkeit bleibt unbeantwortet. Falls es doch noch gelingt, das Hysteroskop sekundär korrekt intrakavitär zu plazieren, so kann versucht werden, die Chromopertubationsflüssigkeit mit Druck direkt über den Zuflußschaft des Hysteroskops zu injizieren. Wird auch hierbei keine Eileiterdurchgängigkeit nachgewiesen, ist keine sichere Aussage zur Eileiterpassage möglich.

Wegen des geringen Durchmessers der modernen Hysteroskope von 3–5 mm ist eine Blutungsproblematik nach Uterusperforation in der Regel nicht zu befürchten. Eine weitere invasive Diagnostik in Form einer Laparoskopie oder sogar einer explorativen Laparotomie ist daher primär nicht notwendig. Die Patientin sollte allerdings in den folgenden Stunden verstärkt überwacht werden. Bei Verdacht auf eine uterine Blutung in die freie Bauchhöhle muß eine Sonographie bzw. Laparoskopie zur Klärung durchgeführt werden. Eine antibiotische Prophylaxe wegen der Schaffung einer kurzfristigen direkten Verbindung zwischen Scheide und freier Bauchhöhle ist aufgrund des nur sehr geringen Durchmessers der Instrumente nicht notwendig. Sollten jedoch Unsicherheiten bestehen, kann eine einmalige intraoperative Prophylaxe mit einem Breitspektrumantibiotikum erwogen werden. Eine längerfristige antibiotische Behandlung ist in der Regel nicht angezeigt.

Lindemann berichtet über 6 Perforationen bei 5220 Hysteroskopien (0,1%), nach eigenen Untersuchungen traten 7 Perforationen bei 7500 diagnostischen Hysteroskopien (0,09%) auf. In keinem der Fälle war eine Spätkomplikation infolge der Uterusperforation zu verzeichnen.

1.2 Distensionsmedium als Ursache von Komplikationen

Eine potentielle Komplikationsquelle bei der diagnostischen Hysteroskopie ist das spezifisch eingesetzte Distensionsmedium. Anwendung finden Kohlendioxid als gasförmiges Medium, physiologische Lösungen wie NaCl-, Ringer- oder Ringer-Lactatlösung als niedrigvisköses bzw. 32%iges Dextran 70 (Hyskon®) als hochvisköses Medium.

Beim Einsatz von CO_2 dürfen nur speziell für die Hysteroskopie zugelassene Druckapplikatoren (Hysteroflatoren) eingesetzt werden. Sie weisen eine Begren-

zung der CO_2-Flußmenge auf maximal 100 ml/min auf. Hierdurch wird gewährleistet, daß nicht schlagartig eine zu große Menge CO_2 in den Körper der Patientin übertritt und eine Entgleisung des Säure-Basen-Haushalts hervorrufen bzw. als akutes Ereignis eine CO_2-Embolie verursachen kann. Die hysteroskopische Anwendung von Laparoflatoren mit ihrer bekannt hohen Flußleistung ist obsolet. CO_2 ist ein physiologisches Gas, das im Rahmen der Sauerstoffverbrennung im Körper selbst produziert wird und eine hohe Löslichkeit im Blut aufweist. Lindemann und Mitarbeiter konnten durch Versuche beim Hund zeigen, daß bis zu 400 ml CO_2/min – direkt in die V. femoralis eingeleitet – problemlos toleriert werden. In einem eigenen Überblick über 20000 diagnostische Hysteroskopien unter Einsatz von CO_2 fand sich kein Fall einer klinisch auffälligen CO_2-Embolie.
Es wird dennoch immer wieder über das Auftreten angeblicher CO_2-Embolien bei der einfachen diagnostischen Hysteroskopie berichtet. Möglicherweise spielen hierbei Geräteabweichungen oder andere Phänomene eine Rolle, die den Verdacht auf eine CO_2-Embolie nahelegen. Corson und Mitarbeiter wiesen darauf hin, daß transzervikal eintretende Raumluft Embolien auslösen kann. In ihrer Fallstudie brachten sie dieses Risiko in Verbindung mit der Eröffnung venöser uteriner Gefäße und einer Art Ansaugphänomen der V. cava (negativer systolischer Druckgradient), besonders bei ausgeprägter Kopftieflagerung der Patientin. Bemerkenswert ist, daß vier von zehn Ereignissen bei einer Kürettage ohne Zusammenhang mit einer Hysteroskopie oder vor Durchführung einer geplanten Hysteroskopie eintraten!

■ Beim Einsatz physiologischer, niedrigvisköser Lösungen (NaCl-, Ringer- oder Ringer-Lactatlösung) sind keine spezifischen intraoperativen Komplikationen bekannt.

32%iges Dextran 70 wurde bevorzugt in den Vereinigten Staaten im Rahmen der diagnostischen Hysteroskopie eingesetzt. In Europa hat es kaum Anwendung gefunden. Hyskon® bietet als hochvisköse Lösung den Vorteil, daß es sich nicht mit Blut mischt und daher nicht eintrübt. Statt dessen „schwimmen" endometriale Blutabsonderungen fadenförmig in der Flüssigkeit. Es wurde aus diesem Grund von einigen Untersuchern bevorzugt. Wie alle hochmolekularen Dextranpräparate birgt auch Hyskon® das Risiko dextraninduzierter anaphylaktischer Reaktionen. Vor seiner Anwendung muß daher eine intravenöse Prophylaxe mit einem niedermolekularen Dextran (Promit®) durchgeführt werden. In Einzelfällen sind beim Einsatz von Hyskon® schwere Komplikationen wie disseminierte intravasale Koagulopathie (DIC), Lungenödem mit akuter Ateminsuffizienz und pulmonale Blutungen beschrieben worden. Diese Effekte scheinen nicht mit der Menge des eingesetzten Hyskon® zu korrelieren, sondern es wird ein direkter toxischer Effekt im Bereich der pulmonalen Endstrombahn diskutiert.

■ Wegen des hohen Risikoprofils von Hyskon® im Vergleich zu anderen Medien ist von seiner weiteren Verwendung bei der Hysteroskopie abzuraten.

1.3 Verschleppung von Bakterien, Endometrium- oder Tumorzellen

Während der diagnostischen Hysteroskopie kommt es in vielen Fällen zum Übertritt von Distensionsmedium über die Eileiter in die freie Bauchhöhle. Dies wirft die Frage auf, ob auf diese Weise bei entzündlichen Prozessen in Vagina und/oder Uterus eine aszendierende Infektion, die Entstehung einer Endometriose oder auch die peritoneale Metastasierung eines Endometriumkarzinoms gefördert werden könnte.
Eine **aszendierende Genitalinfektion** nach einer diagnostischen Hysteroskopie ist extrem selten und im eigenen Patientengut mit mehreren tausend Hysteroskopien nicht bekannt. Es ist denkbar, daß das Kohlendioxidmilieu bei einer diagnostischen Hysteroskopie einen ungünstigen Einflußfaktor für entzündliche Prozesse darstellt, aber weder hierbei noch nach Hysteroskopien unter Einsatz flüssiger Medien wurde von uns eine aufsteigende Infektion beobachtet. Dennoch sollte bei bekannten vaginalen oder uterinen Infektionen die Indikation zur diagnostischen Hysteroskopie zurückhaltend gestellt und primär die Grundkrankheit behandelt werden; es sei denn, die Hysteroskopie selber wird aus ganz bestimmtem Grund zur Klärung eines entzündlichen Krankheitsbildes eingesetzt.
Zur Frage, ob die diagnostische Hysteroskopie die **Entstehung einer Endometriose** fördert, sind keine Daten bekannt. Es ist allerdings anzunehmen, daß die Ausbildung einer Endometriose anderen Regelmechanismen unterliegt. Es ist bekannt, daß zwar viele Frauen im Rahmen der Menstruation auch retrograde Blut- und Endometriumabsonderungen in der Bauchhöhle aufweisen, es aber nur bei einigen von ihnen zur Entwicklung einer Endometriose kommt (Autoimmundefektphänomen?).
Die Bedeutung einer **positiven Peritonealzytologie** beim Endometriumkarzinom ist generell unklar. Nach den meisten vorliegenden Untersuchungen scheint sie kein unabhängiger prognostischer Faktor zu sein, sondern vermehrt im Zusammenhang mit fortgeschritteneren Stadien bzw. aggressiveren Tumorformen aufzu-

treten. Im Stadium I und II nach FIGO hat sie vermutlich keine prognostische Bedeutung.
Bei einem Endometriumkarzinom ist nach zur Zeit vorliegenden Daten nicht damit zu rechnen, daß eine CO_2-Hysteroskopie die Ausbreitung der Krankheit, Rezidivhäufigkeit und langfristiges Überleben negativ beeinflußt. Für die mit Flüssigkeit durchgeführte Hysteroskopie ist allerdings zur Zeit noch keine umfangreiche Datensammlung vorhanden. Für die analoge Methode der Hysterosalpingographie ließ sich bei deren Einsatz im Rahmen der Endometriumkarzinomdiagnostik nach den vorliegenden Daten ebenfalls kein ungünstiger Einfluß auf das Krankheitsbild erkennen. Einschränkend muß aber auch angemerkt werden, daß es keine prospektiven randomisierten Studien zu dieser Thematik gibt.

1.4 Schmerzen

Bei der ambulant durchgeführten, anästhesie- und analgesiefreien Hysteroskopie können gelegentlich Schmerzen auftreten. Dies ist besonders bei jungen Patientinnen, bei denen zuvor noch kein intrauteriner Eingriff durchgeführt wurde und keine Schwangerschaft bestand, oder bei alten Patientinnen mit stenotischem Zervikalkanal der Fall. Der Schmerzreiz kann einen Vagusreiz mit Bradykardie, Schwitzen, Übelkeit und Erbrechen hervorrufen. Außerdem kann es durch die Aufregung und die Schmerzsymptomatik zu Hyperventilation mit Hypokalzämie (Pfötchenstellung) kommen. Beim Einsatz moderner dünnlumiger Hysteroskope mit einem Außendurchmesser von 3–4 mm sind Beschwerden stärkeren Ausmaßes allerdings ausgesprochen selten. Im Falle von Schmerzen sollte die Untersuchung frühzeitig abgebrochen und unter Narkosebedingungen wiederholt werden. Als Maßnahme gegen die Hyperventilation empfiehlt sich die Rückatmung über eine Plastiktüte, des weiteren sollte im Gespräch beruhigend auf die Patientin eingewirkt werden.

- Die diagnostische Hysteroskopie ist ein ausgesprochen komplikationsarmes Verfahren.
- Spinnennetzartige Strukturen, die sich beim Einführen des Hysteroskops zeigen, sind hochgradig verdächtig auf eine Via falsa. Das Hysteroskop sollte vorsichtig zurückgezogen werden, um abzuklären, ob der Zervikalkanal nicht weiter ventral verläuft.
- Eine Uterusperforation bei der diagnostischen Hysteroskopie bleibt in der Regel ohne Folgen.
- Die CO_2-Hysteroskopie darf nur unter Einsatz eines speziellen flußbegrenzten Hysteroflators (100 ml/min) durchgeführt werden. Einen Laparoflator bei der Hysteroskopie einzusetzen ist wegen des hohen Risikos einer Gasembolie streng kontraindiziert.
- Nach den vorliegenden Daten hat die CO_2-Hysteroskopie keinen negativen Einfluß auf das Krankheitsbild eines Endometriumkarzinoms. Für die Flüssigkeitshysteroskopie ist die Datenlage derzeit noch unbefriedigend. Man stützt sich daher auf ältere Untersuchungen zur Hysterosalpingographie, die keinen negativen Einfluß dieser diagnostischen Methode erkennen ließen.

2 Operative Hysteroskopie

Die mit Energieträgern wie dem Resektoskop oder Laser durchgeführte operative Hysteroskopie kann deutlich häufiger als die diagnostische Hysteroskopie von Komplikationen begleitet sein bzw. auch schwerste Komplikationen bis hin zum letalen Ausgang verursachen. Es ist zu unterscheiden zwischen intraoperativen Komplikationen, postoperativen Komplikationen innerhalb der ersten Stunden und Tage und verzögert postoperativ auftretenden Komplikationen bzw. Spätkomplikationen.
Die häufigsten **intraoperativen Komplikationen** sind die Uterusperforation, eventuell verbunden mit der Verletzung anliegender Organstrukturen wie Darm oder Blase, und die hypotone Hyperhydratation durch eine übermäßige intrakorporale Aufnahme von Spülflüssigkeit. Weitere mögliche intraoperative Komplikationen sind starke Blutung aufgrund der Verletzung eines Hauptasts der A. uterina, Verbrennungen an distalen Körperregionen in Verbindung mit dem Einsatz von Unipolarstrom und eine Luftembolie durch das Eindringen von Luftblasen über den Uterus in das Gefäßsystem.
Direkte postoperative Komplikationen können in Form einer Hyperhydratation, einer Entzündung oder einer vermehrten Nachblutung auftreten. Als **verzögerte bzw. Spätkomplikationen** gelten intrauterine Synechien, eine Sterilität nach aufsteigender Infektion, die Ausbildung einer Hämatometra, eine Uterusruptur in einer nachfolgenden Schwangerschaft, Plazentalösungsstörungen oder auch der Eintritt einer Schwangerschaft nach hysteroskopischer Endometriumablation.
Tabelle 29-1 zeigt eine Übersicht möglicher Komplikationen der operativen Hysteroskopie.

Tab. 29-1 Komplikationen der operativen Hysteroskopie

intraoperative Komplikationen
■ Uterusperforation, eventuell begleitet von Verletzung anliegender Organstrukturen
■ vermehrte Flüssigkeitsaufnahme mit hypotoner Hyperhydratation (TUR-Syndrom)
■ massive Blutung
■ Verbrennungen durch Unipolarstrom
■ Luftembolie
direkte postoperative Komplikationen
■ hypotone Hyperhydratation
■ Nachblutung
■ Entzündung
verzögerte bzw. Spätkomplikationen
■ intrauterine Synechienbildung
■ Sterilität nach aufsteigender Infektion
■ Uterusruptur in einer Schwangerschaft
■ Placenta increta/accreta
■ Hämatometra nach Endometriumablation
■ Schwangerschaft nach Endometriumablation

2.1 Intraoperative Komplikationen

2.1.1 Uterusperforation

Das Uteruskavum ist ein relativ kleiner Hohlraum, dessen Wände bei hysteroskopischen Eingriffen rasch verletzt werden können. Prädilektionsstellen einer Uterusperforation sind die Tubenwinkel (dünnste Stelle des Uterus) und der Fundus uteri. Die Gefahr einer Uterusverletzung besteht besonders bei der Resektion intramuraler Myomanteile oder bei einer zu weit nach kranial durchgeführten Septumdurchtrennung. Durch den Einsatz von Energieträgern kann es zusätzlich zu einer Verletzung von hinter dem Uterus liegenden Organen, besonders des Darmes, kommen. Die Darmverletzung manifestiert sich möglicherweise auch erst nach einigen Tagen in Form einer sekundären thermischen Nekrose der Darmwand.
Im Fall einer Uterusverletzung durch Resektoskop oder Laser sollte eine diagnostische Laparoskopie zum Ausschluß intraabdomineller Verletzungen durchgeführt werden. Darmverletzungen müssen adäquat chirurgisch versorgt werden, in den meisten Fällen über eine Laparotomie. Nur der laparoskopisch sehr Erfahrene darf die Darmläsion endoskopisch angehen. Zu beachten ist allerdings, daß das Ausmaß einer thermischen Darmläsion primär unterschätzt werden kann. Daher sollte, auch wenn keine weiteren Verletzungen in der Bauchhöhle zu sehen sind, eine intensivierte Beobachtung der Patientin in den nächsten Tagen erfolgen, um eine Darmläsion bzw. sekundäre Nekrose rechtzeitig zu erkennen.

Tritt eine Uterusperforation im Rahmen einer operativen Hysteroskopie ein, so ist eine perioperative antibiotische Prophylaxe zur Vorbeugung entzündlicher intraabdomineller Prozesse anzuraten. Bei anhaltenden postoperativen Schmerzen darf allerdings nicht der Fehler gemacht werden, diese lediglich auf eine aszendierende Infektion zurückzuführen und rein konservativ zu behandeln, sondern es muß durch invasive Diagnostik (Laparoskopie oder explorative Laparotomie) eine intestinale Verletzung ausgeschlossen werden!
Zur Vermeidung von Darmverletzungen bei der operativen Hysteroskopie kann es hilfreich sein, simultan eine kontrollierende Laparoskopie durchzuführen. In den meisten Fällen ist dabei allerdings die direkte Sicht auf den Uterus nicht gegeben, da der Uterus durch die Bewegung des Resektoskops nach kaudal unter Darmschlingen „verschwindet“. Meist läßt sich nur zeitweise während Resektionspausen durch Hervorluxieren des Uterus bzw. Beiseiteschieben von Darmschlingen ein direkter laparoskopischer Einblick gewinnen. Eine andere Kontrollmöglichkeit besteht in der Durchführung einer simultanen transabdominalen Sonographie nach Auffüllen der Harnblase. Auch dies verhindert jedoch nicht mit Sicherheit Uterusperforationen, zumal während der Aktivierung des Hochfrequenzgenerators häufig Störfrequenzen das sonographische Bild überlagern.
Grundsätzlich sollte zur Vermeidung einer Uterusperforation das Arbeitsinstrument nur bei eindeutiger und sicherer Orientierung innerhalb des Uteruskavums aktiviert werden. In zweifelhaften Fällen, besonders bei Sichtbehinderung durch Blutbeimengungen oder zu große Myomfragmente, sollte der hysteroskopische Vorgang abgebrochen und zu einem späteren Zeitpunkt wiederholt werden. Alternativ ist eine Laparotomie durchzuführen.
Blutungen aus der Uteruswand sind bei einer Verletzung im Bereich des Fundus oder der Tubenwinkel kaum in nennenswertem Umfang zu erwarten. Sie müssen daher in den meisten Fällen auch nicht chirurgisch versorgt werden. In Ausnahmefällen kann es notwendig sein, eine Blutung durch Umstechung oder Koagulation per Laparoskopie oder Laparotomie zum Stillstand zu bringen. Ein anderer Aspekt ist die Stabilität der Gebärmutter für eine eventuelle spätere Schwangerschaft (s. u.).

Die Statistiken der American Association of Gynecologic Laparoscopists (AAGL) zur Komplikationshäufigkeit der operativen Hysteroskopie von 1988 und 1991 weisen eine Rate von 1,3 bzw. 1,1 % Uterusperforatio-

nen auf. Nach der Statistik von 1988 war keine Laparotomie wegen Darm- oder Harntraktläsionen nötig geworden, 1991 trat dies in 8 Fällen (0,03%) ein. Eine Metaanalyse der Literatur zeigt bei 10000 operativen Hysteroskopien eine Perforationshäufigkeit von 0,8 bis 1,5%, zum Teil verbunden mit Darmläsionen.
Die englische MISTLETOE-Studie, in der landesweit prospektiv 10686 zwischen April 1993 und Oktober 1994 durchgeführte Endometriumablationen erfaßt wurden, berichtet über eine Häufigkeit der Uterusperforationen von 0,64 (Rollerballablation) bis 2,47% (Schlingenresektion). Verbrennungen am Darmtrakt traten nur bei Einsatz der Resektionsschlinge (allein oder in Kombination mit dem Rollerball) in einer Häufigkeit von 0,07% auf.

- Die Uterusperforation bei der operativen Hysteroskopie hat immer das zusätzliche Risiko einer Verletzung intraabdomineller Organe, besonders des Darmes. Im Fall einer Uterusperforation muß daher eine Darmverletzung ausgeschlossen bzw. bei postoperativen Beschwerden in die differentialdiagnostischen Überlegungen mit einbezogen werden.
- Simultane laparoskopische und sonographische Kontrollen können das Risiko einer Darmperforation senken, aber nicht ausschließen.
- Eine Aktivierung des Arbeitselements darf nur erfolgen, wenn sich der Operateur über die Lage des Instruments eindeutig im klaren ist.

2.1.2 Hypotone Hyperhydratation

Während jeder operativen Hysteroskopie ist damit zu rechnen, daß Distensionsflüssigkeit über Lymphgefäße und Venen in das Kreislaufsystem der Patientin gelangt. Die Menge der resorbierten Flüssigkeit hängt von der Höhe des angewandten intrauterinen Druckes und der Operationsdauer ab. Auch bei intaktem Endometrium wird schon Flüssigkeit resorbiert, nicht erst nach Beginn der Operation mit Eröffnung uteriner Venen. Man kann sich dies am Beispiel der Hysterosalpingographie vor Augen führen, mit der bei verstärkter Druckapplikation eine direkte radiologische Darstellung des Beckenvenensystems möglich ist.

Bei verstärkter intravasaler Flüssigkeitsaufnahme droht eine hypotone Hyperhydratation. In der urologischen Endoskopie ist dies bekannt als transurethrales Resektionssyndrom (TUR-Syndrom). Klinisch gekennzeichnet ist es zunächst durch Übelkeit, Erbrechen, Verwirrtheit, Sehstörungen bis hin zur reversiblen Amaurose, gefolgt von Krampfanfällen, Koma und Tod. Der arterielle und der zentralvenöse Druck steigen an. Es kommt zu Bradykardien und Arrhythmien. Im EKG treten anfänglich Verbreiterungen des QRS-Komplexes und anschließend T-Wellen-Negativierung auf. Laborchemisch sind Hämatokrit, Serumnatrium- und Serumkaliumwert erniedrigt. Bei schweren Verläufen können Lungen- und Hirnödem zum Tod führen.
Durch vermehrte intravasale Flüssigkeitsaufnahme werden zwei verschiedene Pathomechanismen hervorgerufen:

- Zum einen kann es durch relativ rasche, exzessive intravasale Flüssigkeitsaufnahme akut zur **kardialen Dekompensation mit Ausbildung eines Lungenödems** als Ausdruck einer Volumenüberlastung kommen. Gefährdet sind besonders kardial vorgeschädigte Patientinnen.
- Zum anderen setzt die übermäßige intravasale Aufnahme elektrolytfreier Flüssigkeit einen Regulationsmechanismus in Gang, der sich zerebral schädigend auswirken kann. Durch intravasalen Überschuß an freiem Wasser kommt es zunächst zu einer hypotonen Hyperhydratation. Wird die Flüssigkeit nicht rasch eliminiert, entsteht an der Blut-Hirn-Schranke ein osmotischer Gradient, da das Hirngewebe noch einen isotonen Wert aufweist. Daher wandert in den folgenden Stunden Flüssigkeit aus dem hypotonen intravasalen Milieu ins Hirngewebe ein und führt zur **Hirnschwellung** (Abb. 29-1a und b). Man schätzt, daß es etwa ab einer Hirnvolumenzunahme um 5% **zu Einquetschungserscheinungen im knöchernen Schädel** kommt, etwa 10% Volumenzunahme sind nicht mehr mit dem Leben vereinbar.

Zum überwiegenden Teil findet die Flüssigkeitsaufnahme direkt über das uterine Gefäß- und Lymphsystem statt. Der Übertritt über die Eileiter ist relativ gering. Selbst bei länger dauernden operativ-hysteroskopischen Eingriffen ist meist nur mit einer intraabdominalen Flüssigkeitsmenge von etwa 50–100 ml zu rechnen. Im Fall einer Uterusperforation kann allerdings relativ rasch ein größeres Volumen in die freie Bauchhöhle übertreten, aus der es sekundär über das Peritoneum resorbiert werden kann. Hierbei droht eventuell eine zeitlich verzögerte postoperative hypotone Hyperhydratation. Daher sollte in diesem Fall die Flüssigkeit laparoskopisch oder sonographisch kontrolliert aus der Bauchhöhle abgesaugt werden.

Intraoperative Maßnahmen

Zur Vermeidung einer Hyperhydratation empfiehlt es sich, den Distensionsdruck während des operativen Eingriffs so niedrig wie möglich und die Operationszeit so kurz wie möglich zu halten. Der Distensionsdruck sollte im Bereich zwischen 90 und 120 mmHg liegen. Es ist nicht sinnvoll, ihn niedriger einzustellen, da der operative Eingriff bei schlechten Sichtverhältnissen nur

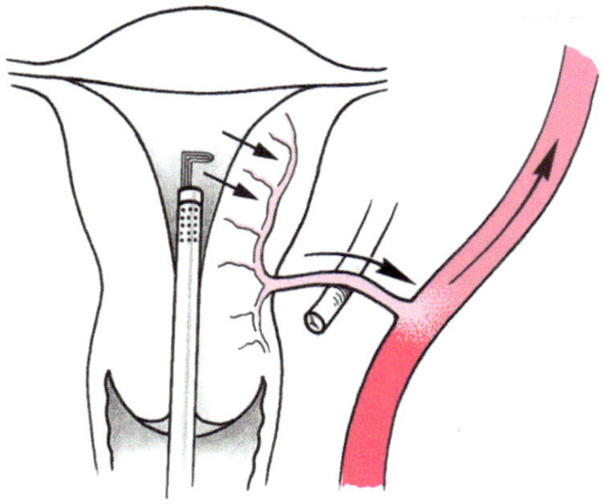
a

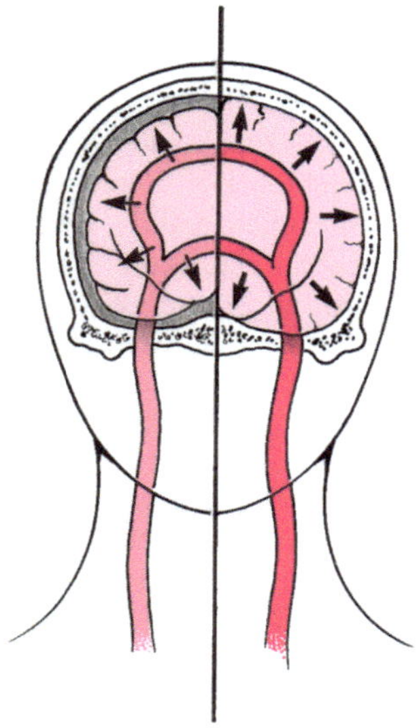
b

Abb. 29-1 a und b Flüssigkeitsverschiebungen zwischen Uterus, Gefäßsystem und zerebrospinalem Raum bei der Entstehung des TUR-Syndroms

a) Ausgangssituation: Anionische Flüssigkeit tritt vom Uterus in das Gefäßsystem über.
b) Aufgrund der intravasal hypotonen Situation und der zerebral noch isotonen Situation entsteht ein osmotischer Gradient an der Blut-Hirn-Schranke mit der Folge des Flüssigkeitseinstroms ins Gehirn (links). Übermäßige Volumenzunahme des Gehirns führt zum Hirnödem bis hin zu Einquetschungsphänomenen mit eventuell letalem Ausgang (rechts).

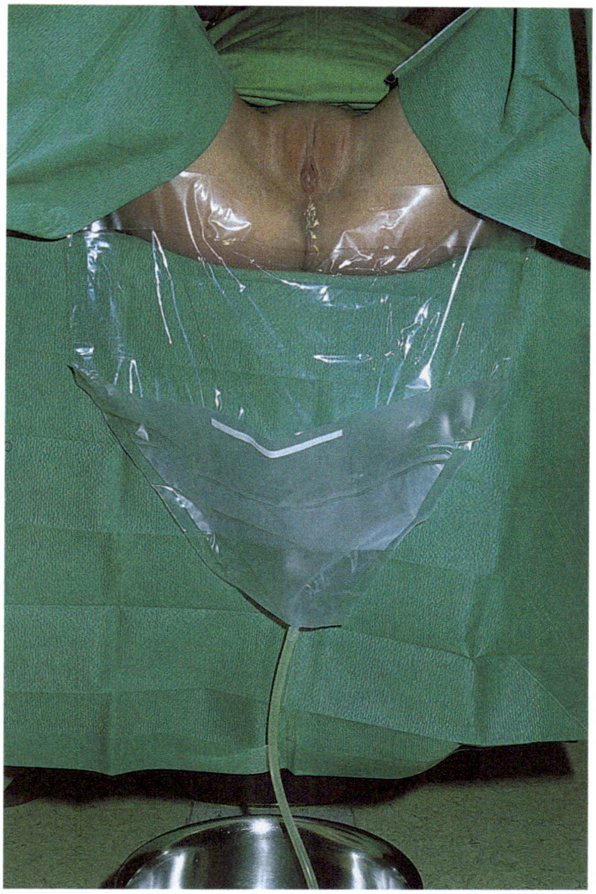

Abb. 29-2 Abklebendes Schürzensystem der Fa. 3 M unterhalb des Introitus vaginae zum Auffangen der transvaginal abfließenden Flüssigkeit mit Einleitung in ein Sammelgefäß, in das auch die vom Resektoskop zurückkommende Flüssigkeit eingeleitet wird.

länger dauert. Beim Einsatz anionischer Distensionslösungen sollte nach Darstellung des zu behebenden Befunds zügig mit der Operation begonnen und nicht eine unnötig lange Diagnostik- und Demonstrationsphase zwischengeschaltet werden.

Intraoperativ ist in 10- bis 15minütigen Abständen die Menge der zu- und abgeführten Distensionsflüssigkeit zu bestimmen. Als hilfreich erweist sich hierbei eine für die operative Hysteroskopie entwickelte Rollenpumpe mit integrierter fortlaufender Flüssigkeitsbilanzierung. Problematisch ist bei der Flüssigkeitsbilanzierung sicherlich immer der nicht meßbare Verlust von Spülflüssigkeit in die Operationstücher und eventuell auch auf den Boden unter dem Operationstisch. Es sollte daher möglichst darauf geachtet werden, durch den Einsatz spezieller, gut abklebender Schürzensysteme unterhalb des Introitus vaginae (z. B. Schürzen der Fa. 3 M) sämtliche von der Patientin abfließende Flüssigkeit in einem Gefäß zu sammeln und bei der Bilanzierung der Ausflußmenge zu berücksichtigen (Abb. 29-2).

Bei einer echten Verlustbilanz von 1000 ml sollten Serumnatriumkontrollen erfolgen. Ergeben sie eine

Hyponatriämie, sollte, ebenso wie bei einer Verlustbilanz von mehr als 1500 ml, der Eingriff je nach Operationslage zügig zu Ende geführt oder abgebrochen werden. Auch die individuelle Situation der Patientin ist zu beachten, denn eine ältere Patientin mit latenter Herzinsuffizienz verträgt nur eine geringere Volumenbelastung als eine junge, herzgesunde Frau.

Postoperative Maßnahmen

Bei manifester Hyperhydratation wird ein Harnblasenverweilkatheter zum Sammeln der ausgeschwemmten Flüssigkeit gelegt und die Diurese mit einem rasch wirkenden Schleifendiuretikum wie Furosemid (Lasix®) in einer Dosierung von 10–20 mg angeregt. Meist ist diese Maßnahme schon ausreichend. Die Gabe elektrolytfreier Infusionen wie z. B. Glukoselösung ist intra- und postoperativ streng kontraindiziert, da hierdurch dem Körper noch zusätzlich freies Wasser zugeführt wird. Bei schwerer Hyponatriämie sollte zur Kontrolle des Venendrucks und zur Applikation hypertoner Kochsalzlösung ein zentralvenöser Katheter gelegt werden. Über ihn werden 20–40 ml einer 20%igen oder alternativ 120–250 ml einer 3%igen Kochsalzlösung langsam über 1–2 Stunden infundiert. Intermittierend sollte der Serumnatriumwert kontrolliert werden. Die Substitution kann bei einem Wert von 130 mval/l beendet werden. Für schwerste Fälle muß eine intensivtherapeutische Betreuung gewährleistet sein.

Bei zu rascher Behebung einer über mehrere Tage bestehenden Hyponatriämie droht ein anderes schwerwiegendes neurologisches Phänomen, die zentrale pontine Myelinolyse. Ätiologisch liegen hier die folgenden Vorgänge zugrunde: Bei der akuten Hirnschwellung kommt es als Schutzmechanismus der Hirnzellen zur Abgabe von Natriumionen und freier Flüssigkeit in den Liquorraum. Persistiert die Hyponatriämie, werden in den ersten 24 Stunden auch intrazelluläres Kalium und freie Flüssigkeit abgegeben, über die folgenden Tage dann gelöste organische, osmotisch aktive Zellsubstanzen, so daß sich das Gehirn an den hyponatriämischen und hypoosmolaren Zustand adaptiert. Ein schnelles Anheben der intravasalen Natriumkonzentration und damit der Osmolarität erzeugt einen umgekehrten osmotischen Gradienten und führt darüber zum Flüssigkeitsentzug aus den Hirnzellen. Das Hirngewebe trocknet praktisch aus. Daher wird die zentrale pontine Myelinolyse auch als „osmotisches Demyelinisierungssyndrom“ bezeichnet. Die Demyelinisierung von Nervenmarkscheiden ist irreversibel. Die Rückkehr zu intrazellulären Normalwerten von Kalium und osmotisch aktiven Zellsubstanzen braucht Tage und geht langsamer vonstatten als die zuvorige Ausscheidung.

Bei der zentralen Demyelinisierung bessert sich der Zustand der Patienten zunächst nach Aufhebung der Hyponatriämie. Einige Tage später kommt es aber zum Auftreten einer zunehmenden neurologischen Pathologie, wobei sich die Symptomatik von der des akuten TUR-Syndroms unterscheiden kann. Das fortgeschrittene Bild manifestiert sich mit Paresen, Spastik, Bewegungsstörungen und/oder Verhaltensänderungen. Die zerebralen Läsionen lassen sich im Computertomogramm oder mit der Magnetresonanztomographie nach einigen Wochen bildlich darstellen.
Die zentrale pontine Myelinolyse spielt bei dem akuten Ereignis eines TUR-Syndroms und seiner direkt postoperativen Behebung keine Rolle.

Statistische Aussagen

In den Statistiken der AAGL von 1988 und 1991 wird für die zu hohe Flüssigkeitsresorption als Komplikation der operativen Hysteroskopie eine Häufigkeit von 0,14 bis 0,34% berichtet. Die Metaanalyse von 10000 operativen Hysteroskopien ergibt eine Häufigkeit von 3%. Zahlenangaben zur Häufigkeit des TUR-Syndroms sind allerdings kaum zu interpretieren, da die meisten Publikationen die Einschlußkriterien für das TUR-Syndrom (Größe des Volumendefizits/Hyponatriämie/klinische Symptomatik) nicht klar definieren. In der MISTLETOE-Studie wurde über ein Flüssigkeitsdefizit von >2 l in 1,0% (Rollerballkoagulation kombiniert mit Schlingenresektion) bis 5,1% (Laserkoagulation) der Fälle berichtet. Zu bedenken ist allerdings, daß beim Lasereinsatz nicht mit elektrolytfreier Flüssigkeit gearbeitet wird. Daher ist das Flüssigkeitsdefizit mit Ausnahme der kardialen Volumenbelastung nicht so entscheidend wie beim Resektoskopeinsatz.

Risikoprofil der gängigen Distensionsmedien

In der operativen Hysteroskopie finden heute überwiegend zwei Lösungen Anwendung:

- Sorbit-Mannit-Lösung (Purisole SM, Resektal)
- 1,5%ige Glycinlösung (Glykokol)

Sorbit und Mannit sind Zuckeralkohole. Die biologische Halbwertszeit von Mannit beträgt etwa 2 Stunden, es wird unmetabolisiert über die Niere ausgeschieden. Durch Steigerung des renalen Blutflusses und hiermit auch der glomerulären Filtrationsrate hat es einen diuresefördernden Effekt. Sorbit wird überwiegend in der Leber aufgenommen und verstoffwechselt. Seine Plasmahalbwertszeit beträgt etwa 30 Minuten, sie kann aber bei eingeschränkter Leberfunktion deutlich verlängert sein. Der renal ausgeschiedene Anteil ist gering. In Purisole SM werden beide Stoffe zu einer halbisoosmolaren Lösung von 178 mosmol/l vereinigt. Die Molarität der Lösung liegt über der Resistenzgrenze von Erythrozyten, so daß bei intravasaler Resorption keine Hämolyse auftreten kann. Sorbitlösungen dürfen im Fall einer hereditären Fructoseintoleranz, deren Häufigkeit auf 1:20000 geschätzt wird, keine Anwendung finden. Patienten mit dieser Stoffwechselstörung fehlt das Enzym Aldolase B in Leber, Dünndarmmukosa und Nebennierenmark. Hierdurch bedingt kommt es beim Sorbitabbau auf der Stufe des Fructose-1-phosphats durch den Enzymblock zur Akkumulation von Fructose und Fructose-1-phosphat, die dann weitere Enzyme hemmen. Da Glykolyse und Glukoneogenese blockiert werden, treten ein hypoglykämischer Zustand und eine Lactatazidose auf, die sich über Leber- und Nierenversagen bis hin zum letalen Ausgang entwickeln können. Komplikationen aufgrund einer Fructoseintoleranz sind für die operative Hysteroskopie bisher noch nicht berichtet worden, sondern nur im Zusammenhang mit der Verabreichung fructose- oder sorbithaltiger Infusionslösungen meist an Kinder oder Jugendliche bekanntgeworden, bei denen das Krankheitsbild der Fructoseintoleranz vorher noch nicht diagnostiziert worden war.

Purisole SM darf nur als verdünnte Lösung angewandt werden. In Deutschland wird es als gebrauchsfertige Lösung in Beuteln (1,5 oder 3 l) und in Kanistern (10 l) vertrieben. Daneben gab es das in 1-l-Gasflaschen gelieferte Konzentrat, das vom Anwender selbst zunächst mit sterilem Wasser im richtigen Mischungsverhältnis verdünnt werden mußte.

- Purisole SM darf auf keinen Fall unverdünnt bei der Patientin verwendet werden! In Deutschland sind durch Anwendung des aus Unkenntnis unverdünnten Purisolekonzentrats bei der operativen Hysteroskopie zwei Todesfälle eingetreten!

Inzwischen wurde das unverdünnt gelieferte Produkt aufgrund dieser Vorfälle in Deutschland vom Hersteller aus dem Handel genommen.
Glycin ist eine nichtessentielle Aminosäure mit einem physiologischen Serumspiegel von 120–155 μmol/l, die mit Wasser gemischt als hypoosmolare Spüllösung (200 mosmol/l) in der Endoskopie Anwendung findet. Es wird in der Leber unter anderem zu Ammoniak und Oxalsäure abgebaut. Bei vermehrter Flüssigkeitsaufnahme kann sich neben der hypotonen Hyperhydratation zusätzlich eine Ammoniakintoxikation mit neurologisch beeinträchtigender Symptomatik herausbilden. In seltenen Fällen mit schwerer Ammoniaktoxizität kann durch die Gabe von L-Arginin die Metabolisierung von Ammoniak im Harnstoffzyklus beschleunigt werden. Glycin selber zeigt in der Retina negativ inhibitorische Transmittereigenschaften, so daß bei Überdosierung reversible Sehstörungen auftreten können. Oxalsäureausfällungen können langfristig eine Steinbildung im harnableitenden System bedingen.
Die im Abschnitt 1 „Diagnostische Hysteroskopie" besprochene 32%ige Dextran-70-Lösung (Hyskon®) sollte wegen des deutlich erhöhten Risikoprofils zumindest bei der operativen Hysteroskopie heutzutage keine Anwendung mehr finden. Neben den erwähnten Risikofaktoren (allergene Potenz, direkt pulmonaltoxischer Effekt, DIC) ist besonders das hohe Molekulargewicht problembehaftet. Dextran-70 verbleibt lange intravaskulär, es wird nicht über die Niere ausgeschieden, sondern über mehrere Tage vom retikuloendothelialen System abgebaut. Durch das hohe Molekulargewicht hat es eine große onkotische Potenz: Da Dextran-70 etwa 20–30 ml Flüssigkeit aus dem Interstitium in das Gefäßsystem zieht, resultiert z. B. bei der Resorption von 100 ml Hyskon® zusätzlich eine Flüssigkeitsbelastung von 650–950 ml. Eine 60 kg schwere Patientin mit einem Plasmavolumen von ca. 3000 ml erfährt somit z. B. bei der intravasalen Aufnahme von 400 ml Hyskon® mehr als eine Verdopplung ihres Plasmavolumens! Die Flüssigkeitsintoxikation beim Einsatz von Dextran ist ein reines Volumenproblem und nicht wie bei den niedrigviskösen Lösungen ein Elektrolytimbalanceproblem.
Die Behandlung der Überwässerung durch Hyskon® kann ausgesprochen schwierig sein. Prinzipiell wird sie in Form einer Unterstützung der Atemfunktion und Förderung der Diurese durchgeführt. Da Dextran-70 allerdings nicht renal ausgeschieden wird, läßt sich durch eine forcierte Diurese das Grundproblem des zu hohen onkotischen Drucks nicht beseitigen. Zu seiner Eliminierung aus dem Gefäßraum kann eine Plasmapherese notwendig werden. Eine Dialyse ist uneffektiv in der Beseitigung hochmolekularer Dextrane.

- Bei der operativen Hysteroskopie ist immer damit zu rechnen, daß Distensionsflüssigkeit in das Kreislaufsystem der Patientin gelangt. Dies ist auch schon bei intaktem Endometrium der Fall.
- Purisole SM darf bei Patientinnen nur in verdünnter Form (Beutel, Container), niemals als Konzentrat angewandt werden. Das in Glasflaschen zu 1 l gelieferte Konzentrat muß vom Anwender selbst verdünnt werden. Allerdings ist Purisole in dieser Form inzwischen nicht mehr im Handel erhältlich.
- Zu große Flüssigkeitsaufnahme kann akut ein Volumenproblem (Folge: Lungenödem) und bei Einsatz elektrolytfreier Flüssigkeit verzögert eine Elektrolytentgleisung (Folge: Hirnödem) hervorrufen.
- Bei der operativen Hysteroskopie ist die fortlaufende Bilanzierung der zu- und abgeführten

Distensionsflüssigkeit obligat. Bei deutlichem Flüssigkeitsdefizit ist das Serumnatrium zu bestimmen, da bei Hyponatriämie der operative Eingriff beendet bzw. abgebrochen werden muß.
- Im Fall einer vermehrten Flüssigkeitsaufnahme mit Hyponatriämie wird ein Harnblasenkatheter gelegt und die Diurese mit 10–20 mg Lasix® angeregt. Der Erfolg sollte durch wiederholte Elektrolytkontrollen überprüft werden.
- Schwere Fälle eines TUR-Syndroms müssen intensivmedizinisch überwacht und behandelt werden. Neben Förderung der Diurese wird langsam hypertone NaCl-Lösung substituiert (20–40 ml einer 20%igen Lösung oder 120–240 ml einer 3%igen Lösung über 1–2 Stunden.

2.1.3 Blutung

Der Blutverlust während und nach einer operativen Hysteroskopie ist in der Regel ausgesprochen gering. Selbst bei Resektion großer Myome, sei sie komplett oder nur inkomplett ausführbar, oder auch bei einer Endometriumresektion ist normalerweise kein signifikanter Blutverlust zu verzeichnen. Bei intramuraler Schnittführung bedarf es allerdings besonderer Vorsicht im kaudal-lateralen Kavumbereich, da hier eine Verletzung von Ästen der A. uterina möglich ist. Pulsierende arterielle Gefäße werden während des Eingriffs koaguliert. Hierzu wird das Resektoskop relativ nah an die Blutungsquelle herangebracht und eventuell kurzfristig der Druck der Rollenpumpe erhöht, um die Blutung zu unterbinden, damit das eröffnete Gefäß gezielt koaguliert werden kann. Danach wird das Resektoskop zurückgeführt und der Druck wieder normalisiert. Durch Beobachtung des Gefäßes läßt sich der Erfolg des Vorgangs kontrollieren. Bei nicht erfolgreicher Koagulation wird das Ganze wiederholt.
Durch die Gabe von Oxytocin, Sekalealkaloiden (Methergin®) oder Prostaglandinen (z. B. Sulproston als synthetisches Derivat) zur Anregung von Kontraktionen des Uterus kann eine intraoperative Blutung vermindert werden.
Neben dieser medikamentösen Behandlung kann postoperativ bei verstärkten Blutungen als lokale Maßnahme ein mit 10–20 ml Flüssigkeit geblockter Foley-Katheter in das Uteruskavum eingelegt werden. Bei schwersten Blutungen, die konservativ nicht beherrschbar sind, darf nicht zu lange gezögert werden, eine Hysterektomie als Ultima ratio durchzuführen. Sobald sich eine Verbrauchskoagulopathie entwickelt, sind auch operative Interventionen zunehmend schwieriger durchführbar.

Bei eigenen operativ-hysteroskopischen Eingriffen war bisher keine der oben beschriebenen Maßnahmen notwendig. Die Statistiken der AAGL berichten von transfusionspflichtigen Blutungen im Rahmen der operativen Hysteroskopie in einer Größenordnung von 0,03 bis 0,1% sowie von Laparotomien zur Beherrschung einer Blutung, die in 0,05 bis 0,28% erforderlich wurden. Aus der Metaanalyse von 10000 operativen Hysteroskopien ergibt sich eine Häufigkeit verstärkter Blutungen von 0,8%. Die MISTLETOE-Studie beschreibt verstärkte Blutungen in 3,53% (Schlingenresektion) bis 0,97% (Rollerballkoagulation) der Fälle.

- Die operative Hysteroskopie ist in der Regel ein blutungsarmer Eingriff.
- Arterielle Blutungen werden direkt während der Operation gezielt koaguliert.
- Im Fall einer verstärkten postoperativen Blutung ist die systemische Gabe von Uterotonika oder eine lokale intrauterine Tamponade zu empfehlen.

2.1.4 Verbrennungen durch den Einsatz von monopolarem Strom

Die operative Hysteroskopie mit dem Resektoskop erfolgt unter Einsatz von Monopolarstrom. In der Frühphase der operativen Laparoskopie wurde mehrfach über Komplikationen bei der laparoskopischen Sterilisation berichtet, die darauf zurückgeführt wurden, daß Monopolarstrom durch Stromverdichtungen an nicht-kontrollierbaren, vom Operationsgebiet weit entfernten Stellen Hitzeschäden verursacht haben sollte. Retrospektiv erscheint es fraglich, ob es sich wirklich immer um unkontrollierbare Stromdichten gehandelt hat oder ob es nicht doch intraoperativ zu unbeabsichtigten Berührungen von Darmsegmenten mit dem erhitzten Gerät kam.

Im Bereich der Hochfrequenztechnik hat gerade in den letzten Jahren eine enorme Weiterentwicklung stattgefunden, wobei durch Einführung moderner Generatoren mit automatischer Spannungsregelung eine Minimierung der Leistungsabgabe erreicht werden konnte. Eigene Messungen haben ergeben, daß die bei einer operativen Hysteroskopie eingesetzte Geräteleistung der neuen Systeme meist im Bereich zwischen 30 und 60 W liegt. Wie die neuartigen elektrochirurgischen Vaporisationselektroden, bei denen mit hohen Spannungen gearbeitet wird und deren Leistungsabgabe die der konventionellen operativen Hysteroskopie um ein Vielfaches übertrifft, langfristig zu bewerten sind, ist dagegen noch unklar. Bisher liegen nur wenige Erfahrungsberichte und keine Dokumentation möglicher Komplikationen aus dem gynäkologischen Bereich vor.

Durch Einführung von Warnsystemen konnten potentielle Störeinflüsse ausgeschaltet werden. Wie bei jedem medizinischen Einsatz von Monopolarstrom ist darauf zu achten, daß die Neutralplatte in der Nähe des Operationsgebietes, möglichst am Oberschenkel der Patientin, plaziert wird. Sie sollte breitflächigen, festen Hautkontakt haben und mit der längeren Kante im rechten Winkel zum erwarteten Stromfluß liegen, also quer und nicht in Längsrichtung auf den Oberschenkel aufgeklebt werden. Ein Körperkontakt mit leitenden, geerdeten Teilen am und neben dem Operationstisch ist zu vermeiden. Bei den modernen Hochfrequenzgeneratoren helfen Sicherheitssysteme mit automatischer Kontrolle der zu- und abgeführten Stromleistung im Bereich der Neutralelektrode bzw. durch Registrierung von Leckströmen diese Komplikationen zu vermeiden. Sie sollten daher bevorzugt zur Anwendung kommen.

- Bei der Anwendung monopolarer Technik muß der Operateur die physiologischen Grundlagen kennen und die notwendigen Sicherheitsmaßnahmen ergreifen bzw. überwachen. Der Einsatz moderner Hochfrequenzgeneratoren mit Selbstkontrolle der Sicherheitsfunktionen ist zu empfehlen (s. a. Kap. 1).

2.1.5 Luftembolie

Entstehungsmechanismen

Operative Hysteroskopien werden in der Regel mit flüssigen Distensionsmedien durchgeführt. Das seltene Ereignis einer Luftembolie kann dennoch auf zwei Arten eintreten:

- Wenn sich Luft im Schlauchsystem befindet bzw. dort hineingelangt.
- Wenn der operative Vorgang zunächst unterbrochen und das Hysteroskop aus dem Zervikalkanal entfernt und wiedereingeführt wird, um z. B. Myomfragmente zu entfernen. Beim Wiedereinführen des Instruments kann eine kleine Luftsäule in das Cavum uteri gelangen und mit Einschalten des Pumpensystems durch die Distensionsflüssigkeit in das Gefäßsystem gepreßt bzw. in seltenen Fällen auch durch negativen Druck im venösen System aspiriert werden. Die Wahrscheinlichkeit einer klinisch relevanten Luftembolie erscheint hierbei um so größer, je häufiger das Resektoskop in die Gebärmutter ein- und ausgeführt wird.

Zur Vermeidung des erstgenannten Mechanismus ist zu Beginn jeder operativen Hysteroskopie das Schlauchsystem zunächst komplett mit Flüssigkeit zu füllen, bevor das Hysteroskop in die Gebärmutterhöhle eingebracht wird. Es sollten auch keine Systeme verwendet werden, die einen intraoperativen Lufteintritt zulassen. Das Prinzip der pneumatischen Kompression der Distensionsflüssigkeit – wie für einige laparoskopische Systeme üblich – darf bei hysteroskopischen Pumpensystemen nicht zum Einsatz kommen, da nach Entleerung des Flüssigkeitsspeichers die kompressionsausübende Luft in relativ kurzer Zeit und großer Menge in das System übertreten kann. Systeme dieser Art waren eine Zeit lang im Handel erhältlich und führten zu mindestens einem dokumentierten Todesfall. Es ist streng darauf zu achten, den Pumpvorgang bei Entleerung des zuführenden Flüssigkeitsbeutels sofort zu unterbrechen, damit nicht die – wenn auch nur geringe – Restluftmenge aus dem Beutel mit Druck in den Uterus gepreßt wird. Entsprechend muß beim Wechseln des Infusionsbehälters das Pumpensystem abgeschaltet sein, und es sollte darauf geachtet werden, daß keine Luft in das Schlauchsystem gelangt. Moderne hysteroskopische Pumpensysteme verfügen über einen Luftdetektor.

Über den zweiten Mechanismus kann eine Luftembolie bei Eingriffen auftreten, die mit wiederholtem Ein- und Ausführen des Resektoskops verbunden sind. Zu nennen ist hier besonders die hysteroskopische Myomresektion, eventuell auch die Endometriumresektion. Zur Vermeidung der Komplikation sollte das intraoperative Entfernen des Resektoskops auf ein Minimum beschränkt bleiben. Werden vor jedem Einführen des Instruments Flüssigkeitszufluß- und -abflußhahn geöffnet, baut sich der Druck im Cavum uteri nicht schlagartig auf, weil die Luft über den Abflußschaft entweichen kann.

Eine Kopftieflagerung in Trendelenburg-Position mit exponiert geöffneter Zervix sollte vermieden werden. Durch diese Lagerung kann es – möglicherweise über einen negativen Druckgradienten in der Vena cava während der Systole – zur Aspiration von Raumluft kommen (s. a. im 1. Teil „Komplikationen der diagnostischen Hysteroskopie“).

Symptome

Eine Luftembolie wird zuerst am **Abfall der endexspiratorischen CO_2-Sättigung** erkennbar (Abb. 29-3). Hervorgerufen wird dies durch die abnehmende Lungenperfusion aus Folge einer sich im rechten Herzen ansammelnden Luftblase, die zu frustranen Kontraktionen des Herzens mit Hin- und Herschwappen der Luftblase führt. Bei modernen Anästhesiegeräten erfolgt eine kontinuierliche Messung des endexspiratorischen CO_2. Daher sollte der Anästhesist jeden CO_2-Abfall im Rahmen von endoskopischen Eingriffen aufmerksam registrieren. Präkordial ist eventuell ein typisches „Mühlradgeräusch“ auskultierbar, das durch Bewegungen der intrakardialen Luftblase bei Kontrak-

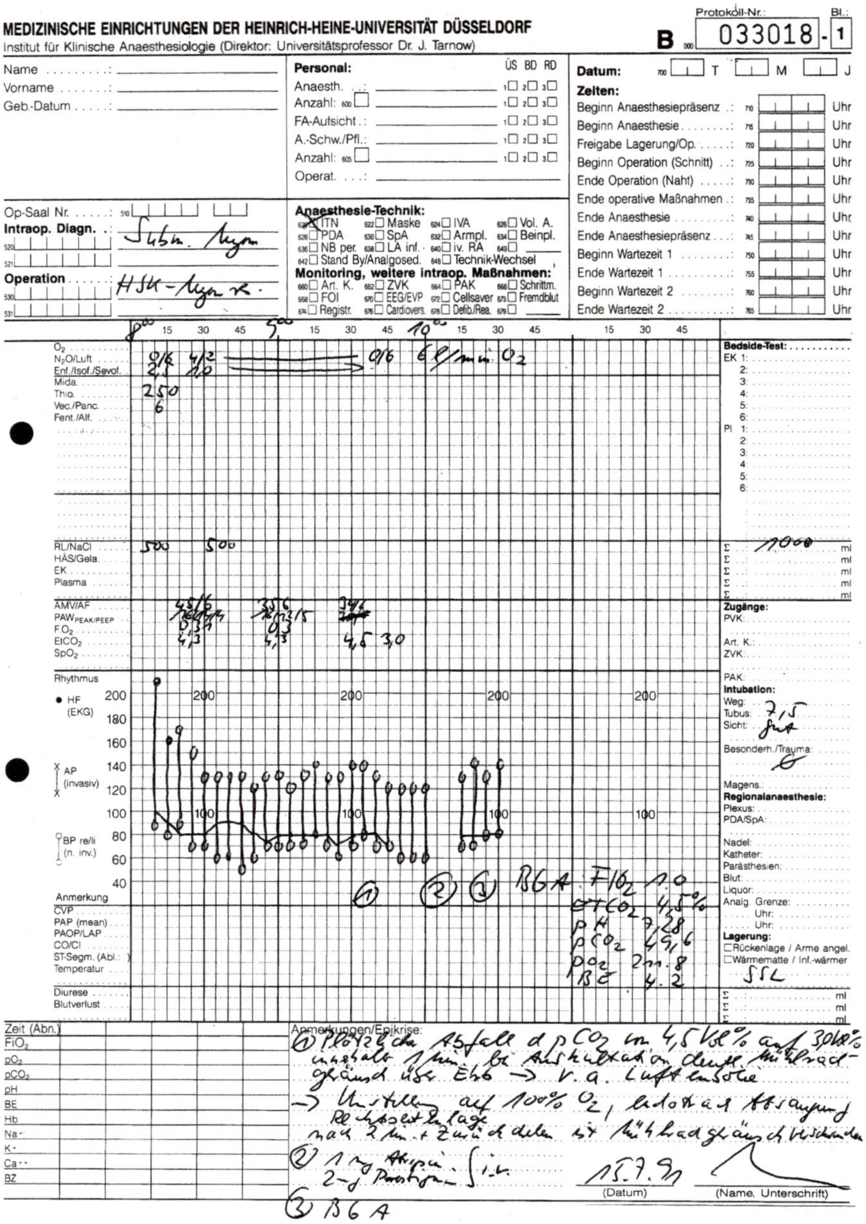

Abb. 29-3 Anästhesieprotokoll mit akutem endexspiratorischem CO_2-Abfall und klinisch nachgewiesener Luftembolie im Rahmen einer hysteroskopischen Myomresektion (blander Verlauf)
Das Resektoskop war bis zum Eintritt des Ereignisses zum gezielten Entfernen von Myomfragmenten (Fassen mit der Schlinge) bei intrazervikalem Belassen des äußeren Schaftes mehrfach ein- und ausgeführt worden.

tionen des Herzens hervorgerufen wird. Initial tritt eine Tachykardie auf, die von einer Bradykardie bis hin zur Asystolie gefolgt sein kann. Im Fall eines offenen Foramen ovale oder eines Septumdefekts kann es neben der luftbedingten Okklusion des Ausstroms der rechten Herzkammer auch zum Übertritt von Luft in die linke Herzhälfte mit Auslösung einer arteriellen zerebralen Luftembolie kommen.

Der operative Eingriff muß sofort abgebrochen werden. Die Zervix wird durch Einlage eines Hegarstifts gegenüber weiterer Luftzufuhr verschlossen, eventuell wird zusätzlich eine vaginale Tamponade gelegt. Spekula sind zu entfernen. Die Patientin sollte in Seitenlage oder steile Kopftieflage (cave: vorher Zervix verschließen!) gebracht werden, um die Luftblase aus dem Ausflußbereich des rechten Ventrikels zu entfernen. Versuchsweise kann über einen zentralvenösen Katheter Luft abgesaugt werden. Es sollte daran gedacht werden, die Spritzen für spätere Untersuchungen aus forensischen Gründen luftdicht zu verschließen und aufzubewahren. Die Patientin wird mit 100% Sauerstoff beatmet. Die hämodynamischen Veränderungen

werden symptomatisch therapiert, z. B. durch Katecholamine bei Blutdruckabfall. Reanimationsmaßnahmen müssen ohne Verzögerung eingeleitet werden.
Eine Luftembolie ist glücklicherweise ein extrem seltenes Ereignis. Sie stellt aber in ihrer fulminanten Form eine schwer zu beherrschende Komplikation dar, da die Ursachen des Kreislaufversagens von den behandelnden Ärzten in kürzester Zeit erkannt und adäquate therapeutische Maßnahmen eingeleitet werden müssen. Aufgrund einer Fehleinschätzung der unerwarteten Situation sind Todesfälle bei Luftembolie relativ häufig. Der exspiratorische CO_2-Abfall ist meist das erste wahrzunehmende Symptom. Daher sollte im Rahmen von operativen Hysteroskopien eine intraoperative Kapnographie zum Standard gehören.

Beim Neodym-YAG-Laser werden gelegentlich gasgekühlte Saphirspitzen eingesetzt. Für intrauterine Eingriffe ist dies kontraindiziert, da es aufgrund der hohen Gasflußraten zu Gasembolien kommen kann. Es wurde über Todesfälle im Zusammenhang mit der Anwendung dieser Technik bei hysteroskopischen Eingriffen berichtet.

- Die Luftembolie ist zwar ein seltenes Ereignis, aber bei jedem transzervikalen intrauterinen Eingriff möglich. Bei der operativen Hysteroskopie kann sie auftreten, wenn Luft in das Schlauchsystem der Rollenpumpe gelangt oder wenn das Hysteroskop häufig aus dem Uterus entfernt und wieder eingeführt wird.
- Ein erster Hinweis ist der Abfall der CO_2-Sättigung in der Exspirationsluft, so daß die intraoperative Kapnographie bei jeder operativen Hysteroskopie durchgeführt werden sollte.
- Im Fall einer Luftembolie muß der Eingriff sofort unterbrochen werden. Die Zervix wird verschlossen und die Patientin in Seitenlage gebracht. Es erfolgt eine Beatmung mit 100% Sauerstoff und eventuell die Einleitung weiterer Reanimationsmaßnahmen.
- Der Einsatz von gasgekühlten Saphirspitzen für den Neodym-YAG-Laser ist bei der operativen Hysteroskopie verboten.

2.2 Postoperative Komplikationen

2.2.1 Nachblutungen

Nachblutungen nach hysteroskopischen Eingriffen sind extrem selten. Bei der hysteroskopischen Septumdissektion und der Myomresektion dauert die postoperative vaginale Blutung im allgemeinen etwa 2–5 Tage, wobei sie am ersten Tag meist noch überperiodenstark ist, dann Periodenstärke annimmt und in leichtem Spotting endet. Nach hysteroskopischer Endometriumablation mit Koagulationstechniken kann ein diffuses intrakavitäres Verbrennungsödem auftreten und relativ langfristige postoperative Sekretabsonderungen über einen Zeitraum von bis zu 6 Wochen hervorrufen. Die Patientin sollte auf diese Möglichkeit hingewiesen werden. Derartige Blutungen sind in der Regel nicht mit Schmerzen verbunden. Bei Schmerzen ist die Patientin unbedingt zu untersuchen, und es sollte durch übliche Laborbestimmungen eine postoperative Entzündung ausgeschlossen werden.
In Einzelfällen kann es zu verstärkten postoperativen Blutungen kommen, die eine sekundäre Intervention erforderlich machen. Gefährdet sind am ehesten Patientinnen mit erworbenen oder therapeutischen Blutgerinnungsveränderungen. Bei verstärkten postoperativen Blutungen können die zuvor bei intraoperativen Blutungen beschriebenen Maßnahmen ergriffen werden (s. Abschnitt 2.1.3). Die Kontrolle der gerinnungsphysiologischen Parameter ist unabdingbar, um frühzeitig eine im Rahmen einer verstärkten Blutung auftretende Verbrauchskoagulopathie zu erkennen und adäquat (durch Gabe von Frischplasmapräparaten bzw. Ersatz von Gerinnungsfaktoren) behandeln zu können.

Patientinnen unter Cumarinbehandlung sind wegen der oft damit verbundenen Blutungsstörung häufig Kandidatinnen für eine hysteroskopische Endometriumablation als Alternative zur Hysterektomie. Es ist ratsam, die Endometriumablation erst nach Absetzen der Marcumar®-Therapie und Erreichen eines Quickwerts über 50% durchzuführen. Zur Vermeidung einer Thrombose sollten die Patientinnen alternativ zur Marcumar®-Behandlung perioperativ adäquat heparinisiert werden (Verlängerung von PTT und PTZ auf das Zwei- bis Dreifache).

- Vaginale Blutungen nach operativer Hysteroskopie haben in der Regel nur ein geringes Ausmaß und dauern nur wenige Tage an.
- Nach einer Endometriumablation unter Einsatz von Koagulationstechniken kann allerdings relativ lange eine uterine Sekretabsonderung als Ausdruck eines intrakavitären Verbrennungsödems auftreten.

2.2.2 Entzündungen

Transvaginale operative Eingriffe sind nie unter den gleichen sterilen Bedingungen durchführbar wie transabdominale Operationen. Es ist daher besonders bei jungen Patientinnen mit Kinderwunsch anzuraten, eine perioperative antibiotische Prophylaxe durchzuführen, um eine aufsteigende Infektion im Genitaltrakt infolge des transzervikalen Eingriffs zu vermeiden. Auch bei länger dauernden hysteroskopischen Eingriffen mit wiederholtem Ein- und Ausführen der Instrumente ist eine einmalige perioperative Prophylaxe mit einem Breitspektrumantibiotikum zu empfehlen. Vor dem Hintergrund von Fallberichten über eine kurzfristig postoperativ aufgetretene massive Sepsis mit Todesfolge bei zwei Patientinnen nach Endometriumablation sowie über Einzelfälle von Abszeßbildung (tuboovariell, parametran) nach operativer Hysteroskopie ist zu erwägen, ob nicht grundsätzlich bei jedem operativ-hysteroskopischen Eingriff eine antibiotische Prophylaxe durchgeführt werden sollte. Anzuraten ist eine gynäkologisch-vaginale Untersuchung mit Beurteilung des Nativabstrichs vor einem operativ-hysteroskopischen Eingriff.

- Eine einmalige perioperative antibiotische Prophylaxe ist nicht nur bei Kinderwunschpatientinnen anzuraten. Sie sollte bei jeder operativen Hysteroskopie in Erwägung gezogen werden.

2.3 Spätkomplikationen

Synechien

Operativ-hysteroskopische Eingriffe mit Freilegung des Myometriums tragen immer das Risiko postoperativer intrauteriner Synechienbildung in sich. Nach einer hysteroskopischen Endometriumablation tritt dies zwar häufiger auf, hat aber primär keinen negativen Effekt. Bei Patientinnen mit Kinderwunsch können Synechien allerdings die Fertilität negativ beeinflussen. Daher empfiehlt es sich, bei jungen Frauen etwa 2–3 Monate nach einem operativ-hysteroskopischen Eingriff eine Kontrollhysteroskopie zum Ausschluß bzw. zur Behebung von Synechien durchzuführen.
Nach einer hysteroskopischen Septumdissektion liegen sich uterine Wundflächen direkt gegenüber, trotzdem bilden sich postoperativ erstaunlicherweise nur sehr selten Synechien aus. Eine Kontrollhysteroskopie dient hier primär zur Beurteilung, ob die Septumdissektion weit genug nach kranial durchgeführt wurde oder ob eine Nachresektion notwendig ist.
Nach Myomresektion ist in etwa 10% der Fälle mit intrakavitären Synechien zu rechnen, wobei die Wahrscheinlichkeit der Synechienbildung um so größer ist, je ausgedehnter die Wundfläche war bzw. je mehr intrakavitäre Myome gleichzeitig entfernt wurden. Sehr problematisch ist die hysteroskopische Behandlung eines ausgeprägten Asherman-Syndroms mit kompletter Kavumobliteration, da es in den meisten Fällen trotz hysteroskopischer Durchtrennung der Synechien zu ihrer erneuten Ausbildung kommt.

Hämatometra nach Endometriumablation

Ziel der Endometriumablation ist, alle Schichten des Endometriums derart zu zerstören, daß keine zyklische Regeneration erfolgt. Die bisherigen Erfahrungen zeigen aber, daß in den meisten Fällen Endometriumreste verbleiben, die erneut proliferieren können. Dies zeigt sich unter anderem auch an der Rate postoperativ dauerhaft erzielter Amenorrhöen von nur etwa 20–40%.

Die ausgedehnte Zerstörung des Endometriums bei der Ablation begünstigt häufig eine intrauterine Synechienbildung. Möglicherweise bleiben Endometriuminseln kranial von Synechienstrukturen erhalten, die keinen Abfluß zur Zervix hin gewinnen. Durch Stauung der lokal auftretenden Menstruationsblutung kann sich langsam konsekutiv über mehrere Monate eine partielle oder komplette Hämatometra entwickeln, die sich durch zyklisch auftretende, meist zunehmende Schmerzen bemerkbar macht (Abb. 29-4). Kritische Zonen sind besonders die Tubenwinkel, da sie bei der Endometriumablation am schwierigsten zugänglich sind. Wird gleichzeitig mit der Endometriumablation eine Tubensterilisation durchgeführt, kommt es bei einigen Patientinnen mit Endometriumresten im Tubenwinkel mangels Abflußmöglichkeit nach kranial und kaudal zu einer zunehmend knotigen Auftreibung des verbliebenen Tubenstummels. Das Bild ist häufig mit einer zyklischen Schmerzsymptomatik verbunden und wird als „Postablationssyndrom" beschrieben.
Bei Okklusionen im Bereich des Zervikalkanals kann sich unter dem Bild einer scheinbaren Amenorrhö ein Unterbauchtumor in Form einer großen Hämatometra entwickeln. Das Beschwerdebild kann gelegentlich fehlinterpretiert werden als Appendizitis, Zystitis, Pyelonephritis oder Nephrolithiasis.
Eine Hämatometra wird primär durch transvaginale Sonographie nachgewiesen. Bei einer partiellen Häma-

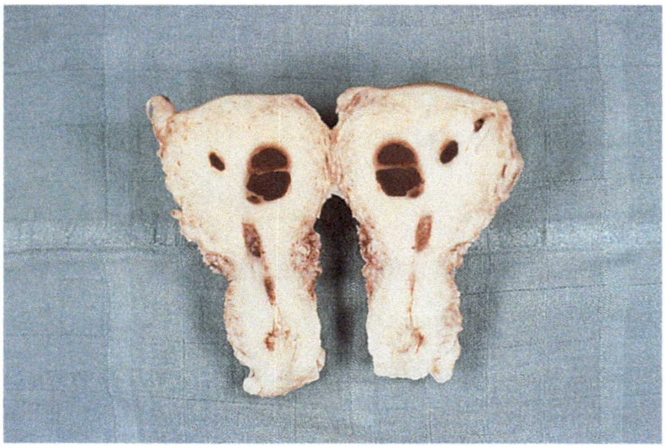

Abb. 29-4 Hysterektomiepräparat bei Hämatometra 1 Jahr nach hysteroskopischer Endometriumablation

tometra mit kleinen Endometriuminseln kann, ebenso wie bei einer Adenomyosis uteri, die sonographische Diagnose zum Teil äußerst schwierig zu stellen sein.

Nicht mit einer Hämatometra verwechselt werden sollte das sonographische Bild, das sich nach einer Endometriumablation mit dem Rollerball oder dem Neodym-YAG-Laser zeigt. Aufgrund ödematöser Veränderung der Gebärmutterhöhle kann bis zu 6 Monate nach der Operation eine vermehrte Flüssigkeitsfüllung sonographisch darstellbar sein, ohne daß dieser Befund pathologischen Charakter hat. Die Diagnose einer Hämatometra sollte daher nicht bereits bei einem auffälligen sonographischen Befund, sondern nur im Zusammenhang mit entsprechender klinischer Symptomatik gestellt werden.
Die Behandlung besteht in der gezielten hysteroskopischen Aufdehnung des Zervikalkanals bzw. der Synechiendurchtrennung mit Entleerung der Hämatometra. Es kann auch versucht werden, hysteroskopisch eine Nachresektion der betroffenen Endometriuminseln durchzuführen. Bei weit kranialem Sitz mit ausgeprägter Synechienbildung ist dies aber eventuell technisch nicht möglich. Es ist dann, wie auch bei einem Zweitrezidiv, eher eine Hysterektomie anzuraten.
Als vorbeugende Maßnahme gegen das „Postablationssyndrom“ kann – im Gegensatz zur sonstigen Sterilisationstechnik (s. Kap. 6 „Eileitersterilisation“) – laparoskopisch eine uterusnahe bipolare Koagulation des Eileiters vorgenommen werden, um auf diese Weise (von außen) möglichst viel Endometrium im Bereich des inneren Tubenostiums zu schädigen.

- Nach Endometriumablation können sich intrauterine Synechien und nachfolgend eine partielle oder komplette Hämatometra entwickeln.
- Zyklisch auftretende Unterbauchschmerzen nach Endometriumablation sind ein Hinweis auf die mögliche Entwicklung einer Hämatometra.
- Nach Koagulationstechniken kann relativ lange sonographisch intrauterine Flüssigkeit als Ausdruck eines Verbrennungsödems dargestellt werden. Bei fehlender Schmerzsymptomatik sollte der Befund jedoch nicht als Hämatometra fehlinterpretiert werden.

2.3.1 Schwangerschaft nach Endometriumablation

Voraussetzung für eine hysteroskopische Endometriumablation ist eine abgeschlossene Familienplanung. Die Endometriumablation kann zwar zur Amenorrhö führen, bietet aber keinen sicheren kontrazeptiven Schutz. So wurden immer wieder Einzelfälle beschrieben, in denen eine Schwangerschaft nach hysteroskopischer Endometriumablation eintrat, selbst wenn die Patientin amenorrhoisch war. In einem Fall kam es sogar mehrere Jahre nach einer Tubensterilisation zu einer intrauterinen Schwangerschaft, obwohl später eine hysteroskopische Endometriumablation durchgeführt worden war. Im 3-Jahres-Follow-up der MISTLETOE-Studie wurde über 27 Schwangerschaften (0,05 %) nach Endometriumablation berichtet.
Patientinnen mit Endometriumablation müssen daher auf die Notwendigkeit einer Kontrazeption hingewiesen werden. Ratsam ist eventuell die simultane laparoskopische Tubensterilisation oder die Vasektomie des Partners. Diese Maßnahme erscheint uns sinnvoll bei Frauen unter 45 Jahren, oberhalb dieses Alters ist die Wahrscheinlichkeit einer Schwangerschaft in Kombination mit einer Endometriumablation als äußerst gering einzuschätzen.

- Die hysteroskopische Endometriumablation bietet keinen sicheren kontrazeptiven Schutz, so daß zusätzliche schwangerschaftsverhütende Maßnahmen in Erwägung gezogen werden müssen.

2.3.2 Uterusruptur in der Schwangerschaft

Eingriffe, die die Wandstruktur des Uterus beeinträchtigen, können in einer späteren Schwangerschaft zu einer Uterusruptur führen. Dies ist bekannt für operative Eingriffe wie Sectio caesarea, Myomenukleation, Metroplastik oder Keilexzision aus der Uteruswand bei Tubargravidität. Auch nach hysteroskopischen Eingriffen wurden in Einzelfällen Uterusrupturen berichtet. Dies betrifft vor allem operative Hysteroskopien, bei denen es intraoperativ zu einer Uterusperforation gekommen war. Uterusrupturen können in seltenen Fällen auch nach hysteroskopischer Septumdurchtrennung, besonders unter Einsatz von Lasersystemen, auftreten, wobei hier der Pathomechanismus möglicherweise in einer Koagulationsnekrose der Uteruswand ohne Perforation bis zur Serosa hin zu sehen ist.
Im Fall einer Uterusperforation im Rahmen einer operativen Hysteroskopie sollte die Patientin auf das erhöhte Risiko einer Uterusruptur bei einer späteren Schwangerschaft hingewiesen werden. Dieses Risiko ist auch bei der Betreuung der Entbindung mit in Betracht zu ziehen. Bei deutlichen Uterusläsionen und Kinderwunsch ist daher eine Nahtversorgung per Laparotomie zu erwägen, auch wenn seitens der Blutungssituation keine Notwendigkeit dazu besteht.

■ In seltenen Fällen kann es nach Hysteroskopien (mit Eingriffen im Bereich der Uteruswand) in einer späteren Schwangerschaft zur Uterusruptur kommen, wobei in den meisten bekanntgewordenen Fällen während der operativen Hysteroskopie der Uterus perforiert worden war.

2.3.3 Plazentalösungsstörungen

Eingriffe, die mit einer lokalen Endometriumdenudierung verbunden sind, können bei einer späteren Schwangerschaft zur Ausbildung einer Placenta accreta oder increta führen. Nach hysteroskopischen Septumdissektionen ist mit einer vermehrten Rate von Plazentalösungsstörungen zu rechnen. Gleiches ist auch für hysteroskopische Myomenukleationen vorstellbar.

Tab. 29-2 Anzahl operativer Hysteroskopien (AAGL-Umfrage 1988 und 1991)

Art des Eingriffs	1988 (n)	1991 (n)
gezielte Biopsie	2891	6435
Endometriumablation	683	3507
Polypresektion	1356	3142
Myomresektion	407	1618
Synechiendurchtrennung	733	849
Septumdissektion	479	698
Tubenkanülierung	199	556
Fremdkörperentfernung	370	493
gesamt	**7118**	**17 298**

Eine Prophylaxe ist nicht bekannt. Dem die Entbindung betreuenden Arzt sollte dieses Risiko bekannt sein.

3 Häufigkeit von Komplikationen

Die American Association of Gynecologic Laparoscopists führt in regelmäßigen Abständen Befragungen ihrer Mitglieder über die Häufigkeit bestimmter endo-

Tab. 29-3 Anzahl der Komplikationen der operativen Hysteroskopie (Auswertung der AAGL-Umfragen 1988 und 1991)

Art der Komplikation	1988 (n)	1988 %	1991 (n)	1991 %
■ Uterusperforation	95	1,3	296	1,1
■ TUR-Syndrom	25	0,34	37	0,14
■ Wiederaufnahme in die Klinik	11	0,15	23	0,09
■ stationär > 72 h	13	0,18	–	–
■ stationär > 24 h	–	–	186	0,7
■ starke Blutungen	–	–	56	0,21
■ Bluttransfusion	7	0,1	9	0,03
■ Laparotomie wegen Blutungen	4	0,05	38	0,14
■ Nervenläsion (durch Lagerung)	3	0,04	3	0,01
■ Laparotomie wegen Darm- oder Harntraktläsion	–	–	8	0,03
■ CO_2-Embolie	–	–	3	0,01
■ Todesfälle	–	–	3	0,01

Tab. 29-4 Komplikationen bei 10 686 prospektiv erfaßten Endometriumablationen (MISTLETOE-Studie) (In Klammern %-Angaben)

Komplikation	Schlinge und Ball n = 4291	nur Schlinge n = 3776	Laser n = 1792	nur Rollerball n = 650	Menostat n = 140	Kryoablation n = 36	gesamt n = 10 686
Flüssigkeitsdefizit > 2 l	43 (1,0)	57 (1,5)	91 (5,1)	8 (1,2)	–	–	203 (1,9)
starke Blutung	99 (2,57)	129 (3,53)	20 (1,17)	6 (0,97)	–	–	254 (2,38)
Uterusperforation	52 (1,29)	88 (2,47)	11 (0,65)	4 (0,64)	3 (2,14)	–	158 (1,48)
kardiovaskulär-respiratorisch	22 (0,54)	20 (0,50)	8 (0,47)	3 (0,48)	–	–	53 (0,50)
Darmverbrennungen	3 (0,07)	3 (0,08)	–	–	–	–	9 (0,03)

skopischer Eingriffe und die Anzahl der dabei verursachten Komplikationen durch. Bei den Publikationen (von 1988 und 1991) zur operativen Hysteroskopie (Tab. 29-2 und 29-3) handelt es sich um retrospektive Untersuchungen. Dies ist bei der Interpretation der Zahlen ebenso zu bedenken wie die Tatsache, daß die Rücklaufquote der Fragebögen nur etwa 15–20% beträgt. Tabelle 29-4 zeigt die Ergebnisse der prospektiven MISTLETOE-Studie zu Komplikationen, die mit Endometriumablation verbunden sind.

Literatur

Amin-Hanjani S, Good JM: Pyometra after endometrial resection and ablation. Obstet Gynecol 85 (1995) 893.

Baggisch MS, Daniell JF: Catastrophic injury secondary to the use of coaxial gas-cooled fibers and artificial sapphire tips for intrauterine surgery: a report of five cases. Laser Surg Med 9 (1989) 581.

Baumann R, Owerdiek W, Reck C: Schwangerschaft nach Sterilisation und Endometriumablation. Geburtshilfe Frauenheilkd 54 (1994) 246.

Brandt RR, Dunn WF, Ory SJ: Dextran 70 embolization. Another cause of pulmonary hemorrhage, coagulopathy, and rhabdomyolysis. Chest 104 (1993) 631.

Brooks PG: Complications of operative hysteroscopy: how safe is it? Clin Obstet Gynecol 35 (1992) 256.

Corson SL, Brooks PG, Soderstrom RM: Gynecologic endoscopic gas embolism. Fertil Steril 65 (1996) 529.

Creinin M, Chen M: Uterine defect in a twin pregnancy with a history of hysteroscopic fundal perforation. Obstet Gynecol 79 (1992) 879.

Gannon MJ, Johnson N, Watters JK, Lilford RJ: Haematometra – endometrial resection – sterilization syndrome. Gynaecol Endosc 6 (1997) 45.

Golan A, Siedner M, Bahar M, Ron-El R, Herrmann A: High-output left ventricular failure after dextran use in an operative hysteroscopy. Fertil Steril 54 (1990) 939.

Halvorson LM, Asekoff RD, Oskowitz SP: Spontaneous uterine rupture after hysteroscopic metroplasty with uterine perforation. J Reprod Med 38 (1993) 236.

Hill DJ, Maher P: Pregnancy following endometrial ablation. Gynaecol Endosc 1 (1992) 47.

Hill DJ, Maher P, Wood C, Lawrence A, Downing B, Lolatgis N: Complications of operative hysteroscopy. Gynaecol Endosc 1 (1992) 185.

How RS: Third trimester uterine rupture following hysteroscopic uterine perforation. Obstet Gynecol 8 (1993) 827.

Hucke J, Campo R, De Bruyne F, Haag R: Documentation system of physical parameters during hysteroscopic surgery. Gynaecol Endosc 5 (1996) 107.

Hulka JF, Peterson HB, Phillips JM, Surrey MW: Operative hysteroscopy. American Association of Gynecologic Laparoscopists 1991 membership survey. J Reprod Med 38 (1993) 572.

Jedeikin R, Olsfanger D, Kessler J: Disseminated intravascular coagulopathy and adult respiratory distress syndrome: life-threatening complications of hysteroscopy. Am J Obstet Gynecol 162 (1990) 44.

Joelsson IS, Levine RU, Moberger G: Hysteroscopy as an adjunct in determining the extent of carcinoma of the endometrium. Am J Obstet Gynecol 111 (1971) 696.

Johnsson JE: Hysterography and diagnostic curettage in carcinoma of the uterine body. Acta Radiol 326 (1973) 1.

Jorgensen JC, Pelle J, Philipsen T: Fatal infection following transcervical fibroid resection. Gynaec Endosc 5 (1996) 245.

Levin H, Ben-David B: Transient blindness during hysteroscopy: a rare complication. Anaesth Anal 81 (1995) 880.

Lindemann H-J, Mohr JL, Gallinat A, Buros M: Der Einfluß von CO_2-Gas während der Hysteroskopie. Geburtshilfe Frauenheilkd 36 (1976) 153.

Lindemann H-J, Gallinat A, Lueken RP, Mohr J: Atlas der Hysteroskopie. Fischer, Stuttgart 1980.

Lobaugh ML, Bammel BM, Duke D, Webster BW: Uterine rupture during pregnancy in a patient with history of hysteroscopic metroplasty. Obstet Gynecol 83 (1994) 838.

Loffer FD: Contraindications and complications of hysteroscopy. Obstet Gynecol Clin North Am 22 (1995) 445.

McCausland VM, Fields GA, McCausland AM, Townsend DE: Tuboovarian abscess after operative hysteroscopy. J Reprod Med 38 (1993) 198.

Nachum Z, Cole S, Adia Y, Melamed Y: Massive air embolus, possible cause of death after operative hysteroscopy using a 32% dextrane 70 pump. Fertil Steril 58 (1992) 836.

Neis KJ, Brandner P, Keppeler U: Tumorzellverschleppung durch die Hysteroskopie? Geburtshilfe Frauenheilkd 54 (1994) 651.

Overton C, Wilson-Smith E, Hunt P, Hackman B: Air embolism during endoscopic resection of the endometrium: recommendations for a change in practice. Gynaecol Endosc 5 (1996) 357.

Overton C, Hargreaves J, Maresh M: A national survey of the complications of endometrial destruction for menstrual disorders: the MISTLETOE study. Br J Obstet Gynaecol (1997) 1351.

Parkin, RM: Fatal toxic shock syndrome following endometrial resection. Br J Obstet Gynaecol 102 (1995) 163.

Peterson HB, Hulka JF, Phillips JM: American Association of Gynecologic Laparoscopists 1988 membership survey on operative hysteroscopy. J Reprod Med 35 (1990) 590.

Römer T, Campo R, Hucke J: Hämatometra nach hysteroskopischer Endometriumablation. Zentralbl Gynäkol 5 (1995) 278.

Romero RM, Kreitzer JM, Gabrielson GV: Hyskon induced pulmonary hemorrhage. J Clin Anaesth 7 (1995) 323.

Rullo S, Boni T: Broad ligament abscess after operative hysteroscopy. Clin Exp Obstet Gynecol 22 (1995) 240.

Sagawa T, Yamada H, Sakuragie N, Fujimoto S: A comparison between the preoperative and operative findings of peritoneal cytology in patients with endometrial cancer. Asia Oceania J Obstet Gynaecol 20 (1994) 39.

Sullivan B, Kenney P, Seibel M: Hysteroscopic resection of a fibroid with thermal injury to sigmoid. Obstet Gynecol 80 (1992) 546.

Tanizawa O, Miyake A, Sugimoto O: Re-evaluation of hysteroscopy in the diagnosis of endometrial cancer. Nippon Sanka Fujinka Gakkai Zasshi 43 (1991) 622.

Townsend DE: Vasopressin pack for the treatment of bleeding after myoma resection. Am J Obstet Gynecol 165 (1991) 1405.

Trimbos-Kemper TCM, Veering BT: Anaphylactic shock

from intracavitary 32% dextran 70 during hysteroscopy. Fertil Steril 51 (1989) 1053.

Vercellini P, Rossi R, Pagnoni B, Fedele L: Hypervolemic pulmonary edema and severe coagulopathy after intrauterine dextran instillation. Obstet Gynecol 79 (1992) 838.

Wallwiener D, Rimbach S, Aydeniz B, Pape M, Posten J, Motazedi D, v. Fournier D, Bastert G: Operative Hysteroskopie. Komplikationen, Sicherheitsaspekte, Ausbildung und Training. Zentralbl Gynäkol 11 (1994) 599.

Witz CA, Silverberg KM, Burns WN, Schenken R, Olive DL: Complications associated with the absorption of hysteroscopic fluid media. Fertil Steril 60 (1993) 745.

Yaron Y, Shenhav M, Jaffa AJ, Lessing JB, Peyser MR: Uterine rupture at 33 weeks' gestation subsequent to hysteroscopic uterine perforation. Am J Obstet Gynecol 170 (1994) 786.

30 Diagnostische Hysteroskopie und kleine therapeutische Eingriffe

R. L. Campo, Y. Van Belle und J. Hucke

1 Bedeutung der ambulanten diagnostischen Hysteroskopie in der Gynäkologie

Die Hysteroskopie hat sich erst seit kurzem als ein fester Bestandteil der ambulanten Untersuchungsverfahren zur Diagnostik von Erkrankungen des weiblichen inneren Genitales etabliert. Sie ist einfach, sicher und die effizienteste Methode zum Erkennen und Beurteilen intrauteriner Veränderungen. Voraussetzung für eine erfolgreiche Anwendung ist, daß der Untersucher die organspezifischen und instrumententechnischen Probleme kennt. Das neue hysteroskopische Instrumentarium, eine atraumatische technische Durchführung und die heute vorhandenen praxisbezogenen Ausbildungsmöglichkeiten haben dazu beigetragen, daß diese Untersuchungsmethode inzwischen breite ambulante Anwendung findet.
Die diagnostische Hysteroskopie wird eingesetzt zur Abklärung uteriner Blutungsstörungen, im Rahmen der Sterilitätsdiagnostik, zur Abklärung von auffälligen Befunden, die bei anderen Untersuchungsverfahren wie Sonographie, Hysterosalpingographie (HSG) oder Magnetresonanztomographie (MRI) erhoben werden, sowie zur Lokalisation und Entfernung intrauteriner Fremdkörper. Ziel der Untersuchung ist die ambulant ausgeführte, sichere Unterscheidung eines normalen intrazervikalen und intrauterinen Situs von pathologischen Veränderungen. Die Patientinnen bewerten die Methode inzwischen sehr positiv, da durch die ambulante Hysteroskopie häufig narkosepflichtige Eingriffe umgangen werden können. Video- und Printdokumentation ermöglichen eine plakative Darstellung bei der Erörterung des Befundes mit der Patientin.

- Prinzip der diagnostischen Hysteroskopie:
  - ambulantes, sicheres, patientenfreundliches Untersuchungsverfahren zur Differenzierung zwischen normalem intrazervikalem und intrauterinem Situs und pathologischen Veränderungen
- Einsatzmöglichkeiten der diagnostischen Hysteroskopie:
  - uterine Blutungsstörungen
  - Sterilitäts- und Infertilitätsdiagnostik
  - unklare Befunde, erhoben bei anderen Untersuchungsverfahren wie klinische Untersuchung, blinde Biopsie, Sonographie, Hysterosalpingographie, MRI

1.1 Indikationen zur diagnostischen Hysteroskopie

1.1.1 Uterine Blutungsstörungen

Uterine Blutungsstörungen sind die häufigste Indikation zur diagnostischen Hysteroskopie. 2969 von 4204 ambulanten hysteroskopischen Untersuchungen, die zwischen 1982 und 1990 am St. Jan's Hospital in Brüssel durchgeführt wurden, wurden aufgrund dieser Indikation vorgenommen. Tabelle 30-1 zeigt die Indikationen zur Hysteroskopie bei diesen Patientinnen, wobei zum Teil mehrere Indikationen pro Patientin gegeben waren.

Das diagnostische Vorgehen bei abnormalen uterinen Blutungen wird nach gründlicher Anamnese und einer sorgfältigen klinischen und vaginalen Untersuchung entschieden. Meist werden anschließend eine Vaginalsonographie, Laboruntersuchungen inklusive Hormon-

Tab. 30-1 Indikationen zur ambulanten Hysteroskopie (St. Jan's Krankenhaus, Brüssel, 1982–1990)

	n	%
auffällige uterine Blutungen	**2969**	**67,9**
▪ prä-/perimenopausal	2506	57,4
▪ postmenopausal	463	10,5
Oligo-, Amenorrhö	**136**	**3,1**
Dysmenorrhö	**36**	**0,8**
Infertilität	**254**	**5,8**
Pathologie vermutet durch:	**976**	**22,4**
▪ klinische Untersuchung	384	8,8
▪ Hysterosalpingographie	79	1,8
▪ Ultraschall	200	4,6
▪ blinde Biopsie	313	7,2
gesamt		**100**

Tab. 30-2 Befunde bei der ambulanten CO_2-Hysteroskopie (St. Jan's Krankenhaus, Brüssel, 1982–1990)

	n	%
gesamt	4204	100
unauffälliger Befund	2492	59,3
nicht beurteilbar	101	2,4
auffälliger Befund	1611	38,3
▪ Cervix uteri	422	10
▪ kongenitale Kavumveränderungen	70	1,7
▪ Myom, Polyp	446	10,6
▪ Synechien	79	1,9
▪ endometriale Veränderungen	594	14,1

bestimmungen und eine ambulante Hysteroskopie durchgeführt; eventuell geht der Hysteroskopie eine hormonelle Probetherapie voraus. Nach Vorliegen der Ergebnisse wird das weitere Procedere festgelegt, wobei die sichere Information über den intrauterinen Situs, eventuell bereits mit histologischer Bestätigung, sehr wertvoll ist. In unserer Patientengruppe konnte bei 2492 (59,3%) Untersuchungen ein unauffälliger hysteroskopischer Befund erhoben und dadurch bei einer signifikanten Zahl von Patientinnen ein unnötiger narkosepflichtiger Eingriff und stationärer Aufenthalt vermieden werden (Tab. 30-2).

1.1.2 Sterilitäts- und Infertilitätsdiagnostik

Der zweite große Anwendungsbereich der Hysteroskopie ist die Sterilitäts- und Infertilitätsdiagnostik. Hierbei gilt es, sowohl **kongenitale oder erworbene Fehlbildungen des Uteruskavums** wie Septen, Synechien, Polypen oder Myome als auch **endometriale Veränderungen** zu erfassen. Die Inspektion der Eileiterostien kann Hinweise auf **pathologische tubare Veränderungen** geben. Im Rahmen der Sterilitätsdiagnostik bietet sich die Durchführung der Hysteroskopie und Laparoskopie, eventuell begleitet von einer laparoskopischen Salpingoskopie, als kombiniert durchgeführte, narkosepflichtige Untersuchung an. Die ambulante Hysteroskopie gewinnt jedoch auch hier an Bedeutung bei der Überwachung oder Diagnose von Veränderungen, die einen möglichen Einfluß auf die Nidation und/oder die Entwicklung des Fetus haben können.

Dicker und Mitarbeiter wiesen bereits 1992 auf die Bedeutung einer wiederholten hysteroskopischen Untersuchung bei Patientinnen mit erfolglosen In-vitro-Fertilisationszyklen hin. Sie untersuchten 110 Frauen mit 3 oder mehr erfolglosen IVF-Zyklen bei unauffälliger initialer Hysteroskopie. Bei diesen Patientinnen wurde eine zweite Hysteroskopie durchgeführt; bei 20 Patientinnen (18,2%) ergaben sich jetzt pathologische intrauterine Befunde. Dies waren in 7 Fällen Endometriumhyperplasien, in 5 Endometriumpolypen und in 3 submuköse Myome; dreimal handelte es sich um intrauterine Adhäsionen und zweimal um eine Endometritis.
Die Autoren ziehen daraus den Schluß, daß eine Wiederholung der hysteroskopischen Untersuchung nach mehrfach erfolglosen IVF-Zyklen notwendig ist und möglicherweise zu einer Verbesserung des IVF-Ergebnisses beitragen kann.

Eigene Beobachtungen bei 530 ambulanten Hysteroskopien bei Sterilitätspatientinnen ergaben in 28,5% der Fälle intrauterine Veränderungen, die einen negativen Einfluß auf die Fertilität haben könnten (Tab. 30-3).
Neben der Erfassung grober intrauteriner Veränderungen gilt das Augenmerk bei der Fertilitätshysteroskopie der Struktur des Endometriums. Fokale oder diffuse mukosale Vorwölbungen können Ausdruck hormoneller Störungen sein. Sie sollten durch Biopsie histologisch abgeklärt werden. Veränderungen der Gefäßstruktur des Endometriums treten bei großen (>2 cm) intrauterinen Myomen oder Polypen, bei hormonellen Dysfunktionen mit einem hypöstrogenen Zustand und bei der Endometritis auf (s. Tab. 30-3).

Tab. 30-3 Ergebnisse von 530 ambulanten Hysteroskopien bei Sterilitätspatientinnen

	n	%
gesamt	530	100
unauffälliger Befund	370	69,8
nicht beurteilbar	9	1,7
auffälliger Befund	151	28,5
kongenital	**70/530**	
■ septiertes Cavum	44	
■ Uterus infantilis	16	
■ DES-Uterus	7	
■ Uterus unicornis	3	
erworben	**81/530**	
■ Mukosaveränderung	33	
■ Hypervaskularisation	9	
■ Polyp, Myom	20	
■ Synechie	14	
■ nekrotisches Gewebe	4	
■ Asherman-Syndrom	1	

1.1.3 Unklare Befunde anderer Untersuchungsverfahren

Die Hysteroskopie bietet eine große Hilfe bei der Evaluierung von unklaren Befunden, die bei anderen Untersuchungsverfahren wie der Hysterosalpingographie, der blinden Biopsie, der Sonographie oder der MRI erhoben wurden.

1.2 Vergleich der Hysteroskopie mit anderen diagnostischen Methoden

1.2.1 Hysterographie

Die **Hysterographie** hat sich als ein wenig zuverlässiges Mittel zur intrauterinen Diagnostik erwiesen, da oft falsch-positive Befunde erhoben werden, oder auch, weil bestehende Veränderungen dennoch nicht nachweisbar sind.

Dies wurde schon 1958 von Sweeney anhand von 1000 präoperativ vor einer Hysterektomie durchgeführten Radiographien nachgewiesen. Es wurden 232 hysterographisch auffällige Diagnosen gestellt, von denen 128 (55%) später nicht bestätigt werden konnten. Edström und Fernström verglichen ihre hysterographisch und hysteroskopisch erhobenen Befunde. In 46% der Fälle erwies sich die hysterographische Diagnose als nicht korrekt. Siegler und Kenman fanden bei 72 von 206 Patientinnen (35%) mit hysterographischen Anomalien bei der Hysteroskopie ein unauffälliges Cavum uteri.

Trotz der zunehmenden Verbesserung der radiographischen Techniken bleibt eine falsche Diagnose in wenigstens einem Drittel der Fälle.

Die **Hysterosalpingographie** erscheint entbehrlich, da ihre Invasivität und Nebenwirkungshäufigkeit höher als die der modernen diagnostischen Hysteroskopie veranschlagt werden müssen. Durch die Umstellung von öl- auf wasserlösliche Kontrastmittel wurde zwar die Komplikation der Ölembolie bei der Hysterosalpingographie eliminiert. Fieber ist aber die wohl häufigste Komplikation. Es kann nach der Untersuchung zu gravierenden pelvinen Infektionen kommen, deren Häufigkeit mit 0,3 bis 2,9% angegeben wird, was insbesondere bei Sterilitätspatientinnen die Prognose weiter verschlechtert. Weitere Risiken sind allergische Reaktionen und die Strahlenbelastung der Ovarien. Im Rahmen der Fertilitätsabklärung bietet die Hysterosalpingographie zwar den Vorteil, daß die Eileiterdurchgängigkeit zusätzlich dargestellt bzw. geprüft werden kann. Die Untersuchung wird allerdings relativ oft als deutlich schmerzhaft empfunden und zeigt auch hierbei relativ viele falsch-positive Ergebnisse angeblicher, durch andere Verfahren nicht verifizierter Eileiterverschlüsse.

Die Hysterosalpingographie sollte nur noch in Ausnahmefällen angewandt werden und hat keinen Platz mehr in der Routinediagnostik der Sterilität.

1.2.2 Blinde Biopsie, fraktionierte Kürettage

Eine blinde Biopsie oder fraktionierte Kürettage ist zur Diagnostik intrauteriner Veränderungen nicht ausreichend. Word sprach schon 1958 von der „fallacy of simple uterine curettage“. Andere Untersucher haben gezeigt, daß das Endometrium bei der Kürettage nur in begrenztem Umfang entfernt wird. Intrauterine Prozesse wie Myome oder Polypen werden oft übersehen. Die diesbezüglich geringe Effizienz führt deshalb häufig zu wiederholten Eingriffen und Überbehandlung. Endometriumkarzinome im Frühstadium können bei der fraktionierten Abrasio durchaus der Diagnosestellung entgehen.

1.2.3 Ultraschalluntersuchung

Die Ultraschalluntersuchung ist von großem Wert für die Beurteilung der inneren Genitalorgane. Dennoch sind uterine Veränderungen sonographisch nicht immer ausreichend erkennbar.

In einer prospektiven Studie (Nicolini) wurde die Bedeutung der abdominellen Sonographie bezüglich des Screenings von uterinen Fehlbildungen untersucht. Der Ultraschall zeigte eine niedrige Sensitivität von 42,9%, aber eine Spezifität von 97,8%. Eine prospektive Vergleichsstudie von Kipersztok bei Patientinnen mit DES-bedingten Verände-

rungen des Uterus zeigte, daß es mit der transvaginalen Ultraschalluntersuchung nicht möglich ist, diese uterinen Abweichungen zu diagnostizieren.
Eigene prospektive Untersuchungen galten dem Vergleich der Hysteroskopie mit der Sonographie. Bei 30 Patientinnen mit septiertem Uterus wurde eine ultrasonographische Untersuchung ohne Kenntnis der hysteroskopischen Diagnose durchgeführt. Bei 21 Patientinnen wurde sonographisch der Verdacht auf ein Septum geäußert; bei 15 dieser Patientinnen bestand ein partielles, bei 6 ein komplettes Uterusseptum. Das Uteruskavum wurde 9 mal sonographisch fälschlich als unauffällig beurteilt; hier lag in 8 Fällen ein partielles und einmal ein komplettes Septum vor. Dies entspricht 30% falsch-negativen Diagnosen oder einer Sensitivität der Ultrasonographie zur Erfassung kongenitaler Fehlbildungen des Uterus von 70%. In einer zweiten Gruppe wurden 25 Patientinnen mit Z.n. rezidivierenden Aborten untersucht, bei denen die Hysteroskopie ein unauffälliges Uteruskavum zeigte. Die Ultraschalluntersuchung stimmte mit der Hysteroskopie in 23 Fällen überein, 2 mal wurde jedoch sonographisch der Verdacht auf ein Septum geäußert, der anschließend nicht bestätigt wurde. Somit ergibt sich eine Rate von 8% falsch-positiven Befunden.
In einer anderen Untersuchung bei 30 Patientinnen mit submukösen Myomen wurde vor der hysteroskopischen Resektion eine Ultraschalluntersuchung der Gebärmutter durchgeführt. In 4 Fällen fanden sich hysteroskopisch kleine bis mittlere Myome von 1–3 cm Durchmesser, die sonographisch nicht erkannt worden waren. Dies entspricht 13% falsch-negativen Befunden. In 26 Fällen wurden Myome erkannt, eine Zuordnung zum submukösen Sitz war allerdings schwierig; 12 mal wurden submuköse und 14 mal intramural gelegene Myome vermutet.

Das Problem der sonographischen Beurteilung intrakavitärer Myome ist durch die bei der Ultraschalluntersuchung kollabierte Form des Cavum uteri bedingt. Durch die Lage im Zentrum der Gebärmutter ist das Myom komplett von den echodichten Strukturen des Myometriums umgeben. Die Echodichte des Myoms ist nur geringfügig höher als die des Myometriums; eine Abgrenzung ist daher nur schwer möglich. Durch das Aneinanderliegen der Kavumwände sind submuköse Myome in diesem Zustand schwer zu lokalisieren bzw. gelegentlich nur schwer nachweisbar. Erst durch die Aufdehnung des Cavums bei der Kontrastsonographie oder Hysteroskopie weicht das umgebende Myometrium zurück und gibt die Sicht auf die intrakavitäre Komponente des Myoms frei. Bei der Hysteroskopie kann man dies durch Drosselung der Zufuhr des Distensionsmediums veranschaulichen: Das Cavum kollabiert, die Kavumwände legen sich dem Myom an, und dieses scheint im umgebenden Myometrium zu versinken. Eine ähnliche Beobachtung macht man häufig bei Endometriumpolypen, die sonographisch lediglich als ein hyperplastisches Endometrium dargestellt werden. Fibrosierte Polypen können gelegentlich bei der Sonographie ein Myom vortäuschen.

Randolph und Mitarbeiter fanden in einer vergleichenden Studie zwischen Hysterosalpingographie und Hysterokontrastsonographie eine gute Korrelation beider Methoden bei der Befundung von Uterusfehlbildungen. Beim Aufzeigen von Uterusabnormitäten war die Kontrastsonographie genauer (Sensitivität 98%, Spezifität 100%) als die Hysterosalpingographie (Sensitivität 98%, Spezifität 92%). Das gleiche trifft für die Beurteilung der Tubendurchgängigkeit zu. Sie empfehlen daher den Ultraschall mit Flüssigkeitsinstillation als Alternative zur Hysterosalpingographie für das Screening auf Uterusabnormitäten und Tubendurchgängigkeit.

Die transvaginale Ultraschalluntersuchung ist das in der Gynäkologie am häufigsten verwendete bildgebende Verfahren zur Diagnostik des inneren Genitales. Die Kontrastsonographie bietet eine interessante Erweiterung, kann aber kein Anlaß zu unkritischem Optimismus sein. Die Methode bleibt ein indirektes Verfahren ohne informativen Charakter bezüglich Farbe, Konsistenz, Vaskularisation und Beschaffenheit des Endometriums bzw. dargestellter Strukturen.
Sonographisch dargestellte Endometriumveränderungen bei mit Tamoxifen behandelten Patientinnen geben ein Beispiel für die Grenzen der Methode. Tamoxifen kann einen echogenen und sonoluzenten Effekt auf Höhe des endometrialen Stromas und des Myometriums hervorrufen, ohne daß hierbei eine organische Korrelation des Epithels vorliegt. So wird der häufig erhobene Befund eines echostarken Endometriums Anlaß geben für eine weitere diagnostische Abklärung, die dann histologisch meist nur atrophisches Endometrium ergibt. Andererseits ist ein sonographisch dargestelltes dünnes Endometrium bei mit Tamoxifen behandelten Patientinnen keine Garantie dafür, daß keine fokale Läsion wie eine atypische Hyperplasie oder ein kleiner Polyp vorliegt.

Die Hysteroskopie kann **präventiv** eingesetzt werden zur Überwachung einer hormonellen Substitutionstherapie oder beim Screening des Einflusses von Tamoxifen als adjuvanter Therapie beim Mammakarzinom. In einer prospektiven Studie zeigten Neven und Mitarbeiter, daß Tamoxifen häufig einen deutlichen Einfluß auf das Endometrium hat. Bei drei Viertel der mit Tamoxifen behandelten Patientinnen traten unter der Therapie Endometriumveränderungen auf. Viermal handelte es sich um endometriale Polypen, einmal wurde ein Adenokarzinom diagnostiziert, und bei sieben Patientinnen kam es von einer Atrophie des Endometriums zu einer leichten Proliferation der Mukosa.
Ausgehend von der Feststellung, daß Tamoxifen einen dosisgebundenen und signifikanten Einfluß auf die endometriale Mukosa ausübt, raten wir zu jährlichen hysteroskopischen Kontrollen bei allen Patientinnen unter Tamoxifentherapie.

2 Technik der diagnostischen Hysteroskopie

2.1 Instrumentarium für die ambulante diagnostische Hysteroskopie

2.1.1 Minioptik

Als Basisinstrument wird ein starres 3,5- oder 4-mm-Hysteroskop mit einfachem Schaftsystem und 25-Grad- oder 30-Grad-Vorausblickoptik eingesetzt. Bei engen zervikalen Verhältnissen oder für kleine Eingriffe ist ein semirigides 2,4- bis 3,2-mm-Fiberoptiksystem von 0 oder 12 Grad mit integrierbarem Arbeitsschaft zu empfehlen (s.a. Kap. 28 „Instrumentarium für die diagnostische und operative Hysteroskopie").

2.1.2 Distensionsmedium

Es wird mit einer ionischen, isotonischen Flüssigkeit wie z.B. Ringerlösung oder physiologischer Kochsalzlösung als Distensionsmedium gearbeitet. Eine einfache Druckmanschette, die auf 80–120 mmHg eingestellt ist, liefert den für die Kavumdistension notwendigen Druck.

2.1.3 Videosystem

- 250–300-Watt-Xenon-Lichtquelle, Lichtleitkabel
- Videokamera
- Monitor
- Videoprinter
- evtl. Videoaufnahmegerät

2.1.4 Zusatzinstrumentarium

- Tupfer und Tupferzange
- farblose, die Vaginalhaut nicht irritierende Desinfektionslösung

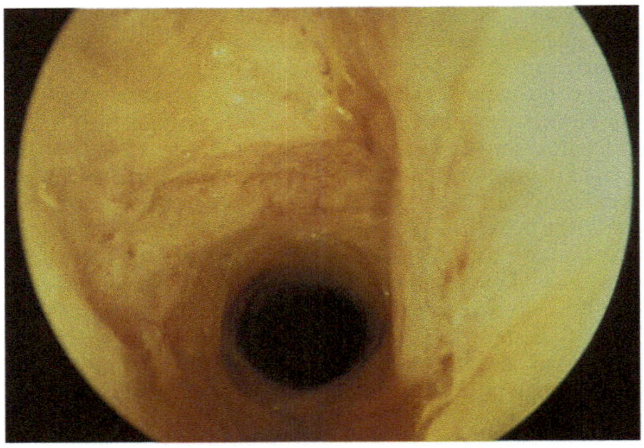

Abb. 30-1 Der Zervikalkanal stellt sich als kleine dunkle Öffnung dar, die ins Zentrum des Bildes gebracht werden muß.

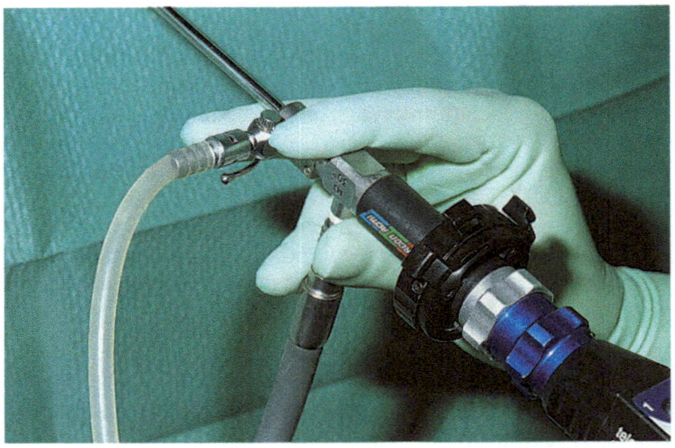

Abb. 30-2 Führung des Hysteroskops bei der Passage des inneren Muttermunds. Beachte die Fingerstellung der führenden Hand: Der Daumen liegt am Ansatz des Lichtkabels und übt Druck in Richtung Cavum uteri aus, Zeigefinger und Mittelfinger umgreifen den Schaft, wobei der Mittelfinger durch leichtes Hebeln nach ventral hilft, die „Stufe" des inneren Muttermunds zu überwinden.

2.2 Ablauf der Untersuchung

Die Patientin liegt auf dem gynäkologischen Untersuchungsstuhl. Sie hat keine Prämedikation oder sonstige Vorbereitung erhalten. Der Partner kann, falls die Patientin und er es wünschen, bei der Untersuchung mit anwesend sein.
Der Untersucher verwendet sterile Handschuhe.

Nach Zusammenstellung und Überprüfung des Instrumentariums wird der Zuflußschlauch von Luft entleert. Die Scheide wird mit einer farblosen Lösung desinfiziert, die Portio uteri durch Spekulumeinstellung dargestellt und das Hysteroskop vorsichtig in den äußeren Muttermund eingelegt. Die Portio wird in der Regel nicht angehakt. Nach Öffnen des Zuflußhahns wird der Verlauf des Zervikalkanals ersichtlich (Abb. 30-1).

Das Spekulum wird jetzt vorsichtig entfernt, da nur so eine atraumatische Führung des Instruments in allen Ebenen möglich ist. Langsam und unter Sicht wird das Instrument vorgeschoben. Im Fall von dichtem Wandkontakt mit weißer Überblendung des Bildes wird das Hysteroskop vorsichtig einige Millimeter zurückgezogen, damit der dunkel erscheinende Verlauf des Zervikalkanals erneut dargestellt und in das Zentrum des Bildes gebracht werden kann. Bei hyperanteflektiertem Uterus ist hierzu gelegentlich ein starkes Absenken des Instruments mit Abweichung um bis zu 70 Grad von der Horizontalen notwendig. Das Hysteroskop wird danach steil von unten in Richtung Decke vorgeschoben. Zur Passage des inneren Muttermunds kann es hilfreich sein, den Schaft des Hysteroskops mit dem

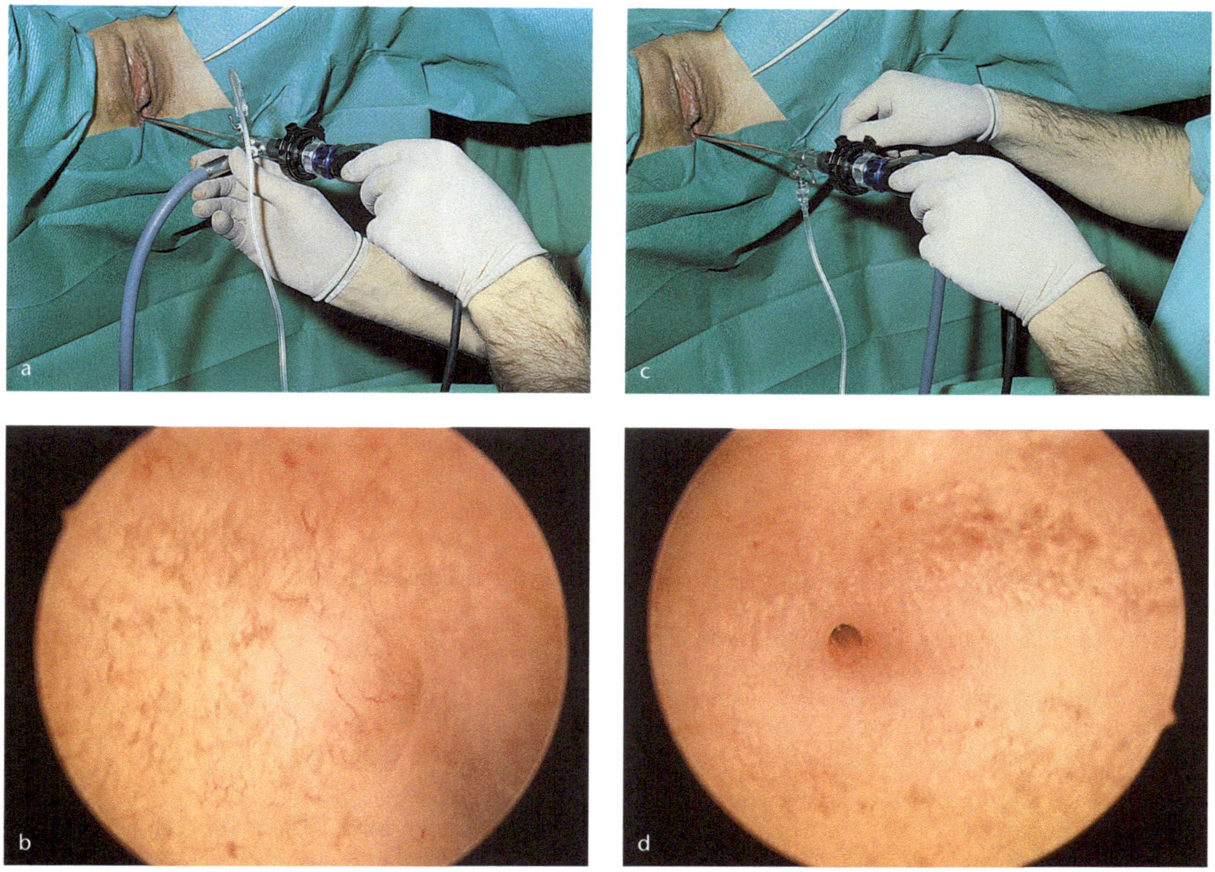

Abb. 30-3 a bis d Rotation des Hysteroskops um seine Achse zur Darstellung der Tubenwinkel. Die Blickrichtung geht immer in die Gegenrichtung des Lichtkabelansatzes.

a) Beurteilung des linken Tubenwinkels (äußeres Bild)
b) Beurteilung des linken Tubenwinkels (korrespondierendes endoskopisches Bild). Das Tubenostium wird lateral von einer kleinen Endometriumbrücke überdeckt.
c) Beurteilung des rechten Tubenwinkels (äußeres Bild)
d) Beurteilung des rechten Tubenwinkels (korrespondierendes endoskopisches Bild). Einblick in ein relativ kleines, durch den Distensionsdruck aufgedecktes Tubenostium.

Mittelfinger der Führungshand etwas anzuheben bei gleichzeitigem Druck mit dem Daumen am Ansatz des Lichtkabels in Richtung Cavum uteri (Abb. 30-2). Auf diese Weise wird das Instrument quasi über die Schwelle des Os cervicis internum „gehoben". Die Passage des Zervikalkanals und des inneren Muttermunds ist die technisch schwierigste Phase der Hysteroskopie. Nach Erreichen des Cavum uteri werden bei Gebrauch einer 30-Grad-Optik durch leichtes zirkuläres Drehen der Instrumentenachse zunächst die Tubenostien dargestellt (Abb. 30-3a bis d). Sie sind die Orientierungspunkte für eine korrekte intrauterine Lage des Hysteroskops. Falls mit einer Videokamera gearbeitet wird, so ist diese beim Drehen der Optik mit der anderen Hand in waagerechter Position zu fixieren, da ansonsten das Bild „auf den Kopf" wandert.

Es folgen eine Beurteilung der Form des Cavum uteri in der Übersicht vom inneren Muttermund (Abb. 30-4a und b) aus und danach eine sorgfältige und systematische Inspektion des Endometriums.

Zur Beurteilung der Höhe des Endometriums kann man vorsichtig die Instrumentenoptik in das Endometrium der Hinterwand vorschieben. Hierbei entsteht eine Spur, anhand deren Tiefe die Endometriumhöhe abgeschätzt werden kann. Der Zervikalkanal wird hauptsächlich beim langsamen Rückführen des Instruments inspiziert.

Der gesamte Untersuchungsvorgang nimmt im allgemeinen nicht mehr als 5 Minuten in Anspruch und ist ohne jegliche Form der Narkose oder Sedierung durchführbar. Die Befunddokumentation erfolgt auf 4 Bildern in einem Videoausdruck (Abb. 30-5a bis d). Nur

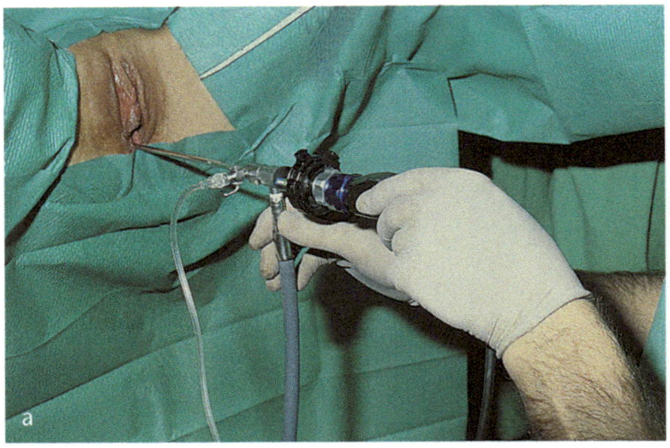

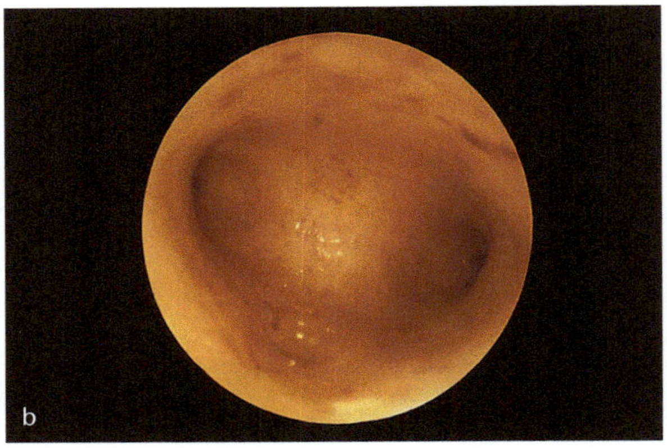

Abb. 30-4 a und b Kavumübersicht vom Os cervicis internum
a) Haltung des Instruments b) korrespondierendes endoskopisches Bild

selten wird eine Narkose für eine diagnostische Hysteroskopie notwendig. Dies ist der Fall, wenn eine ausgeprägte zervikale Stenose vorliegt oder wenn keine adäquate Befunderhebung durchgeführt werden konnte wegen Schmerzen der Patientin oder unzureichender Sichtverhältnisse z. B. bei uterinen Blutungen.

- Technik der diagnostischen Hysteroskopie:
  - keine Zervixdilatation
  - keine Sondierung
  - Die Portio wird nicht angehakt.
  - Das Instrument wird atraumatisch unter Sichtkontrolle eingeführt.
  - Die Beurteilung des Cavums erfolgt durch die Ausnützung der 30-Grad-Optik unter zirkulären Drehungen.
  - Die Tubenostien sind die Orientierungspunkte für eine korrekte intrauterine Lage.
  - Das Distensionsmedium ist eine ionische wässerige Lösung oder CO_2.
  - Es ist keine Anästhesie oder Analgesie notwendig.

2.3 Mögliche Ursachen für Schmerzen der Patientin

2.3.1 Wahl von ungeeignetem Instrumentarium

Der Gesamtdurchmesser des Hysteroskops ist bestimmend für eine atraumatische Untersuchung. Für die ambulante Hysteroskopie sind Instrumente zwischen 2,4 und 4 mm Schaftdurchmesser geeignet. Bei der Wahl von Instrumenten mit größerem Schaftdurchmesser wird die Untersuchung für die Patientin zunehmend schmerzhaft sein.

2.3.2 Distensionsmittel

CO_2-Gas kann Schmerzen und vagale Reaktionen durch peritoneale Reizung nach Passage über die Eileiter induzieren.

2.3.3 Schwierige anatomische Verhältnisse

Bei engen Zervikalverhältnissen und hohem Widerstand des Ostium cervicis internum, z. B. bei Nulligravidae oder Frauen in der Postmenopause, geht die Untersuchung eher mit Schmerzen einher.

2.3.4 Falsche Technik

- Anhaken der Portio: Nur ausnahmsweise muß die Portio bei nicht narkotisierter Patientin mit einer Kugelzange fixiert werden.
- Traumatisierende Instrumentenführung: Hektische und schnelle Bewegungen sowie die Bewegung des Instruments ohne Sicht verursachen häufig Verletzungen der Mukosa und dadurch Schmerzen.
- Der Druck, der zum Entfalten des Cavums notwendig ist, kann zu menstruationsähnlichen Schmerzen führen. Ein Druck >120 mm Hg ist in der Regel nicht notwendig. Ein plötzlich applizierter hoher Druck kann zu reflektorischen Schmerzen führen.
- Laterale Bewegungen gehen meist mit Schmerzen durch Zug an den Ligamenta lata einher. Es sollte daher immer eine 12- oder 30-Grad-Optik in einer zirkulären Drehbewegung um die Instrumentenachse geführt werden, um eine vollständige Übersicht über das Cavum zu erhalten.

Tabelle 30-4 gibt einen Überblick über eigene Vorgehensweisen zur Verbesserung des Wohlbefindens der Patientinnen.

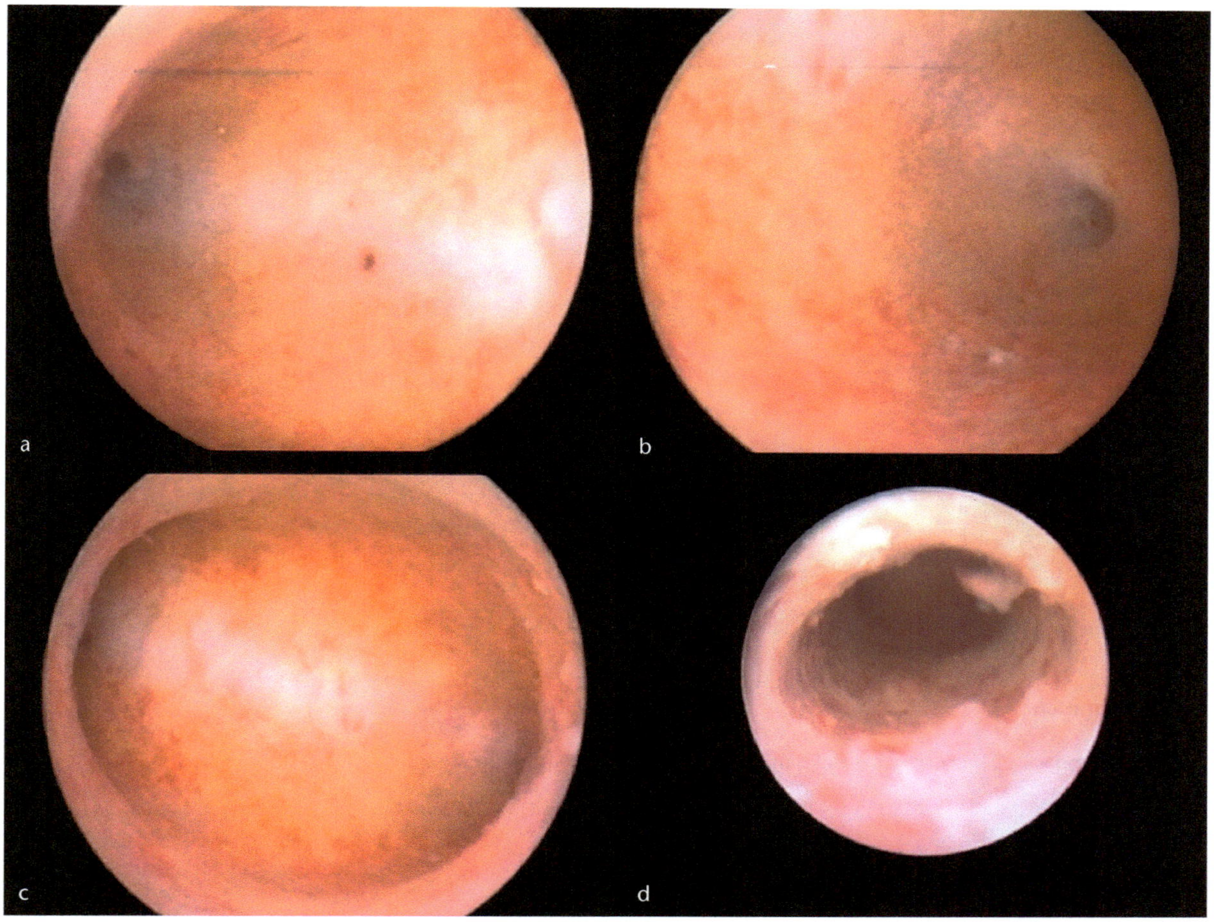

Abb. 30-5 a bis d Beispiel einer Videoprintdokumentation eines hysteroskopischen Normalbefundes mit Darstellung der Tubenwinkel (a, b), Übersicht über das Cavum uteri vom inneren Muttermund aus (c), und des Zervikalkanals (d).

3 Befunderhebung

Der Untersucher stützt seine Diagnostik auf die Beurteilung der Form des Cavum uteri und auf makroskopische Merkmale wie Farbe, Konsistenz, Vaskularisation und Beschaffenheit des Endometriums oder eines intrakavitären Prozesses. Die Hysteroskopie selbst liefert keine Histologie. Es sollte daher vermieden werden, die von der Histologie bekannte Terminologie für die hysteroskopische Befunderhebung zu verwenden.

3.1 Zervikalkanal

Befundung des Zervikalkanals:

- unauffällig
- Stenose: exozervikal, endozervikal
- Zervixverschlußinsuffizienz
- Synechien
- Zyste
- gut abgegrenzte gestielte oder sessile Tumoren (Polyp oder Myom)
- exophytisches Gewebe

„Äußere oder innere Stenose des Zervikalkanals“ sind häufig anzutreffende Befunde, deren Einstufung als normal oder pathologisch schwierig ist. Die Stenosen können meist durch den Einsatz dünnlumiger Instrumente überwunden werden.

Eine Zervixverschlußinsuffizienz kann hysteroskopisch nur dann vermutet werden, wenn sich das Ostium cervicis internum außergewöhnlich breit oder groß darstellt und wenn der Verlust von Distensionsflüssigkeit über die Zervix so groß ist, daß auch bei maximalem Fluß keine ausreichende Entfaltung des Cavum uteri zu erreichen ist.

Tab. 30-4 Eigene Vorgehensweisen bei Wahl des Instrumentariums und der Technik zur Verbesserung des Wohlbefindens der Patientinnen

Studienzeitraum	**1982–1990**	**1993–1995**	**ab 1997**
Untersuchungen (n)	4204	530	214
Hysteroskop	5 mm 30-Grad-Optik Single-flow-Schaftsystem	2,4 mm 12-Grad-Fiberoptik, semirigide Single-flow-Schaftsystem	3,5 mm starre 30-Grad-Optik Single-flow-Schaftsystem **oder** 2,4 mm 12-Grad-Fiberoptik, semirigide Single-flow-Schaftsystem mit Schaft der 2,7-mm-Optik als double-flow zu verwenden
Distensions-medium	CO_2 über den Hysteroflator	Ringer-Lactat 500 ml mit Druckbeutel 80–120 mm Hg	Ringer-Lactat 500 ml mit Druckbeutel 80–120 mm Hg
Patientinnen	allgemeine gynäkologische Ambulanz	nur Infertilitätspatientinnen	alle Patientinnen
Dokumentation	schriftlich	Video und Print, schriftlich	Video und Print, schriftlich
Registrierung	prospektive Dokumentation eines Erhebungsbogens	prospektive Dokumentation eines Erhebungsbogens und Photodokumentation	prospektiv randomisierte Multicenterstudie, variabel innerhalb einer Instrumentengruppe sind Erfahrungsgrad des Untersuchers und Parität der Patientin.
Ort	Klinikambulanz	niedergelassene Praxis	Klinikambulanz und Praxis
Befinden der Patientin bei der Untersuchung	79,3% ohne starke Schmerzen	97,7% ohne starke Schmerzen	97,8% ohne starke Schmerzen*
fehlgeschlagene Untersuchungen	5,2%	2,3%	4,5%**
Bemerkungen	■ schlechte Akzeptanz bei Nulligravidae und Patientinnen in der Postmenopause ■ keine Photodokumentation	■ exzellente Verbesserung der Verträglichkeit der Untersuchung ■ Tubenostien sind bei Einsatz der 12-Grad-Fiberoptik nicht immer beide darstellbar ■ die optische Auflösung der Fiberoptik ist unzureichend zur Beurteilung kleiner endometrialer Läsionen	■ ideale Verbindung zwischen dünnlumiger Fiberoptik und 30-Grad-Stablinsenoptik ■ Photodokumentation als Standardqualität

* starke Schmerzen definiert als > 75% auf der visuellen Analogskala
** bei 8/214 = 3,7% Untersuchung nicht durchführbar
bei 4/214 = 1,8% keine ausreichenden Sichtverhältnisse

Synechien, Zysten, exophytisches Gewebe oder ein zervikaler Tumor werden sofort nach Einsetzen des Hysteroskops sichtbar, wenn man vorher keine anderen Instrumente wie Hegarstifte oder eine Uterussonde eingeführt hat (Abb. 30-6). Die mikrohysteroskopische Begutachtung der Übergangszone vom Plattenepithel zum Zylinderepithel halten wir nicht für ein reproduzierbares Verfahren, das in der Praxis als Erweiterung der Kolposkopie eingesetzt werden kann.

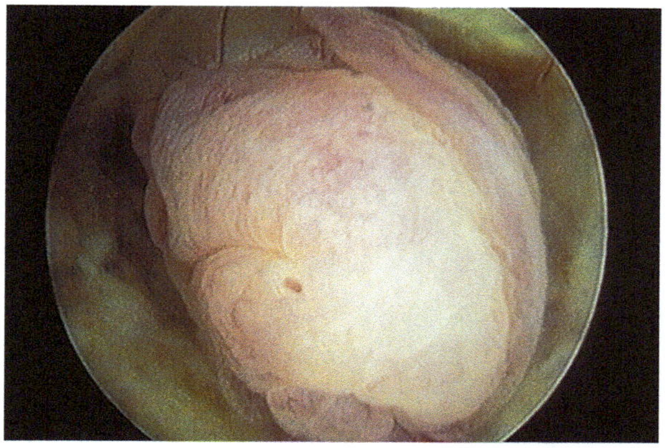

Abb. 30-6 Große endozervikale Struktur (Histologie: Zervikalpolyp)

3.2 Form des Cavum uteri

Tabelle 30-5 gibt eine Übersicht über die Veränderungen der Form des Cavum uteri.
Der **septierte Uterus** ist die häufigste und klinisch relevanteste Form der kongenitalen uterinen Fehlbildungen. Bei den in Tabelle 30-3 aufgeführten Fällen sind im Falle von Doppelfehlbildungen des Cavum uteri nur uterine Septen diagnostiziert worden; ein Uterus bicornis oder ein Uterus didelphys wurde nicht gefunden. Die Inzidenz der kongenitalen Uterusfehlbildungen ist in einem allgemeinen Patientengut deutlich niedriger (1,6%) als in einer Gruppe von Sterilitätspatientinnen (13,2%). Die symmetrische Zweiteilung der Gebärmutterhöhle erfordert eine Laparoskopie oder Kontrastsonographie zur Differentialdiagnose zwischen einem Uterus subseptus und einem Uterus bicornis.
Verformungen des Cavums können auch durch sekundäre Veränderungen wie Polypen, Myome oder Synechien bedingt sein.
Polypen erscheinen meist als weiche tumoröse Vorwölbung, die von normalem Endometrium überzogen wird (Abb. 30-7). Ihre Farbe ist der Umgebung ähnlich. Ein seniler Polyp wird von einer dünnen Mukosaschicht, die zystische Strukturen enthält, überzogen.
Submuköse Myome haben eine feste Konsistenz (Abb. 30-8). Je nach Ausprägung des intramuralen Anteiles ist ihre Abgrenzung zur Kavumwand unterschiedlich ausgeprägt; sie werden von einer nur sehr dünnen Mukosaschicht überzogen. Auf ihrer Oberfläche ist oft ein deutlich hervorgehobenes Gefäßmuster erkennbar. Polypen und submuköse Myome sind hysteroskopisch nicht immer einfach voneinander zu unterscheiden. Häufig findet man eine starke Vaskularisation des umgebenden Endometriums, was die mit intrakavitären Polypen oder Myomen verbundenen Blutungsstörungen erklären könnte (Abb. 30-9).
Intrauterine Verklebungen können aufgrund ihrer

Tab. 30-5 Veränderungen der Kavumform

Deformierung des Uteruskavums	gynäkologische Patientinnen allgemein (n = 4204)	Infertilitätspatientinnen (n = 530)
kongenital:	**70 (1,6%)**	**70 (13,2%)**
▪ Doppelfehlbildung DD: Uterus subseptus/septus/bicornis/didelphys		44
▪ nur 1 Horn sichtbar Uterus unicornis +/– rudimentäres Horn		3
▪ Uterus infantilis		16
▪ DES-Uterus, T-Uterus		7
erworben:	**455 (10,8%)**	**21 (4%)**
▪ gut abgegrenzte gestielte oder sessile Tumoren (Polyp oder Myom)	232 + 214	20
▪ Asherman-Syndrom (ausgedehnte Synechien)	9	1
▪ Fremdkörper, z.B. Spirale	0	0

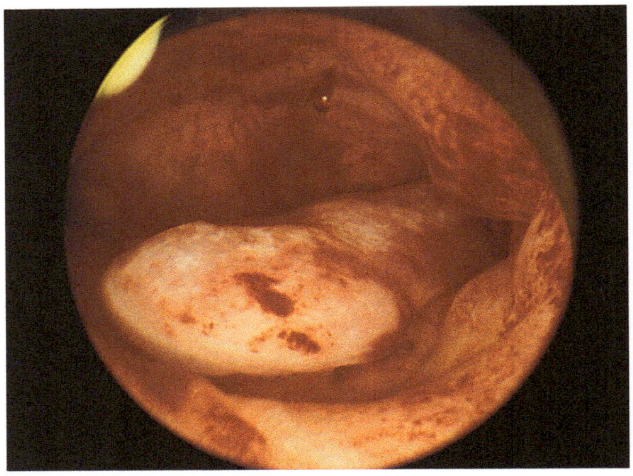

Abb. 30-7 62jährige Patientin mit Postmenopausenblutung.
Vaginalsonographie: Endometriumdicke 12 mm. Hysteroskopie: große, erhabene Struktur intrakavitär mit Basis im Bereich des linken Tubenwinkels. Histologie nach hysteroskopischer Entfernung: Endometriumpolyp

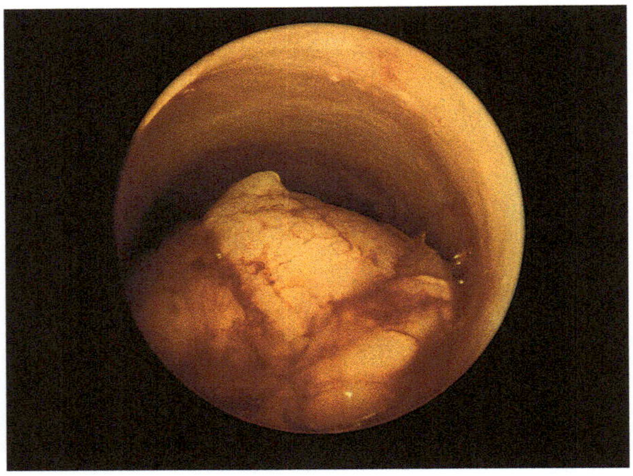

Abb. 30-8 42jährige Patientin mit massiven Menorrhagien. Große, erhabene Struktur intrakavitär, Basis an der Hinterwand. Histologie nach Entfernung mit dem Resektoskop: submuköses Leiomyom

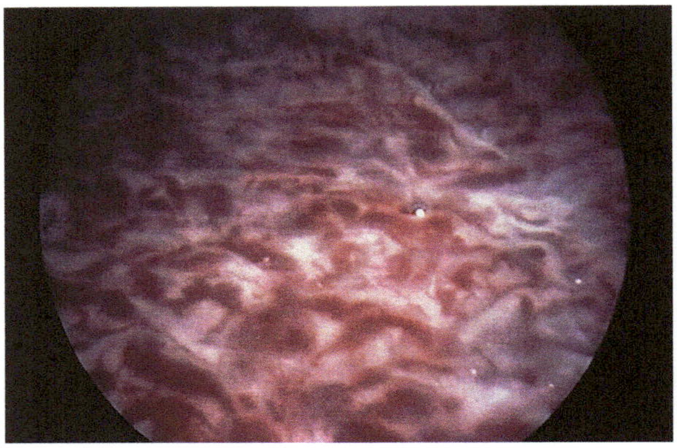

Abb. 30-9 Auffällige, stark ausgeprägte Vaskularisation des Endometriums an der einem submukösen Myom gegenüberliegenden Kavumwand

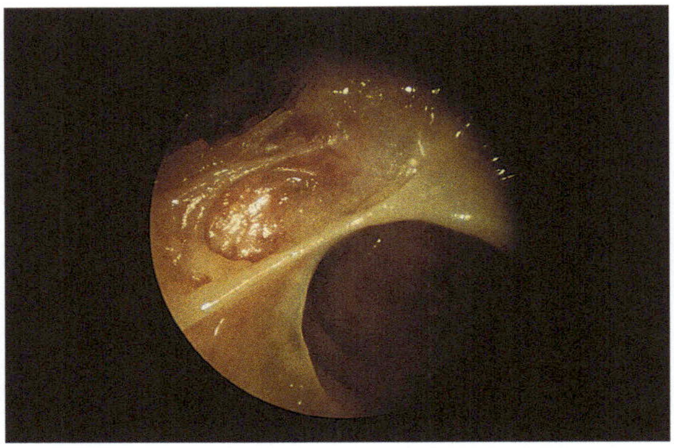

Abb. 30-10 28jährige Patientin mit sekundärer Hypomenorrhö seit Entbindung mit einer Kürettage post partum. Derbe myofibröse Synechie im Cavum uteri.

Festigkeit in endometriale, myofibröse und fibröse Synechien unterteilt werden (Abb. 30-10). Einfache endometriale Synechien können meist mit dem diagnostischen Hysteroskop stumpf durchtrennt werden. Bei ausgedehnten festen Synechien bis zur totalen Kavumobliteration muß zusätzlich zu der Hysteroskopie simultan eine Hysterokontrastsonographie durchgeführt werden, damit der Situs richtig beurteilt werden kann.

3.3 Veränderungen des Endometriums

In Tabelle 30-6 sind die Veränderungen des Endometriums bei den untersuchten Patientinnen aufgelistet.

3.3.1 Atrophes Endometrium

Das atrophe Endometrium zeigt ein blasses Erscheinungsbild. Seine Höhe erreicht nur etwa 1 mm. Es ist bei der Kavumdistension leicht verletzlich, so daß durch die Hysteroskopie kleine petechiale Blutungen erzeugt werden. Durch Vorschieben des Hysteroskops entlang der Hinterwand des Cavum uteri kann anhand der hierbei entstehenden Spur im Endometrium die Höhe der Schleimhaut bestimmt werden.

Tab. 30-6 Endometriumveränderungen

Deformierung des Uteruskavums	**gynäkologische Patientinnen allgemein** (n = 4204)	**Infertilitätspatientinnen** (n = 530)
auffällige Veränderungen des Endometriums (gesamt)	**664 (15,7%)**	**60 (11,3%)**
■ Hypervaskularisation	52	9
■ Erhebung der Mukosa	441	32
■ endometriale Synechie(n)	70	14
■ nekrotische Läsionen	28	4
■ exophytische Läsionen	13	0
■ diffuse polypartige Veränderungen	60	1

3.3.2 Weitere Veränderungen des Endometriums

Zur Unterscheidung zwischen unauffälliger Mukosa und pathologischen Veränderungen ist eine gründliche Inspektion des Endometriums mit besonderer Beachtung der Gefäßstruktur notwendig. Auffällige Mukosaveränderungen wie z. B. die Hypervaskularisation, fokal leichte oder deutliche Erhebungen, die Hyperplasie, eine diffuse Polyposis oder exophytisch nekrotische Läsionen sollten immer durch eine histologische Untersuchung abgeklärt werden (Abb. 30-11 bis 30-15 b).

Hysteroskopische Befunde wie irreguläre Einblutungen der Mukosa, Hypervaskularisation oder diffuse Rötungen mit multiplen weißen Punkten als Öffnungen der endometrialen Drüsen („Erdbeerbild") sind nicht beweisend für ein bestimmtes Krankheitsbild (Abb. 30-16). Bei diesen Befunden sollte an eine Endometritis gedacht und diese histologisch und mikrobiologisch verifiziert oder ausgeschlossen werden. Auch Polypen oder ein Myom können ähnliche Endometriumveränderungen hervorrufen. Bei Antreffen dieses hysteroskopischen Bildes und ansonsten unauffälligen Befunden empfiehlt es sich, eine endokrinologische Untersuchung und eventuelle Therapie durchzuführen. Nur durch hysteroskopische Kontrolluntersuchungen kann ein Therapieerfolg nachgewiesen werden.

Erhebungen der Mukosa können fokal oder diffus vorhanden sein. Ein pflastersteinartiger Aspekt der Mukosa erfordert eine intensive Suche nach aberranten oder netzartigen Gefäßstrukturen. Sollten solche Stellen gefunden werden, so muß hier eine gezielte Biopsie erfolgen.

Nekrotische Gewebsstrukturen können als Folge von Blutgerinnseln, Fibrinablagerungen oder Deziduaresten nach Abort oder Geburt vorgefunden werden. Exophytische Läsionen bedeuten meist ein Endometriumkarzi-

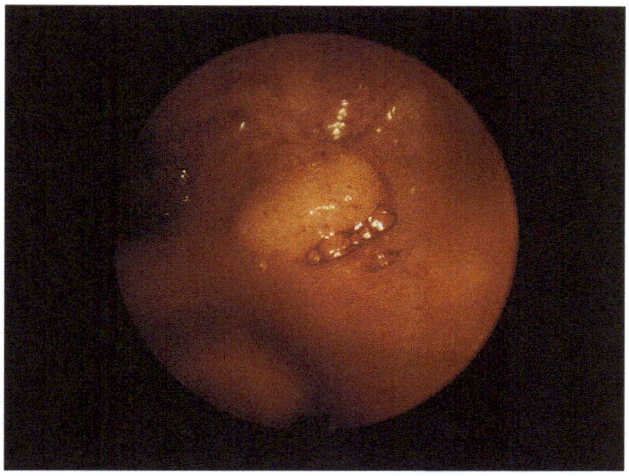

Abb. 30-11 Fokale leichte Erhebung des Endometriums. Histologie nach gezielter Biopsie: Endometriumpolyp.

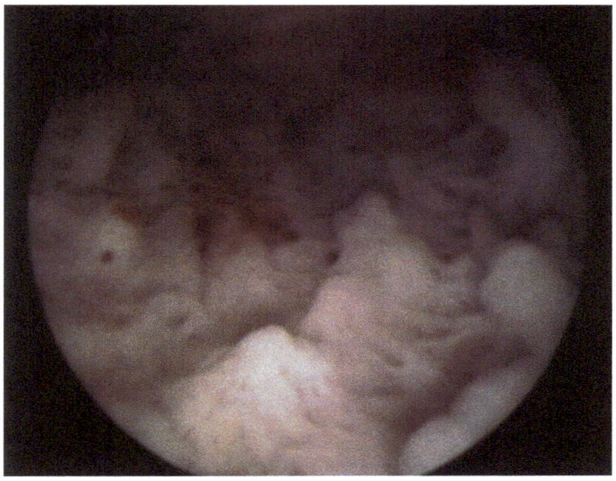

Abb. 30-12 35jährige Patientin mit Blutungsstörungen, Behandlung mit Gestagenpräparat, diffus polypöse Erhebungen des Endometriums. Histologie nach Kürettage: pseudodeziduale Reaktion des Endometriums.

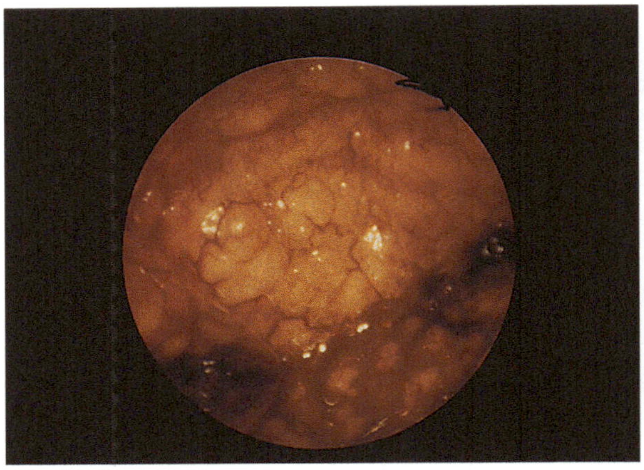

Abb. 30-13 48jährige Patientin mit Meno-Metrorrhagien. Hysteroskopie: pflastersteinartiges, diffus hyperplastisches Endometrium mit Einblutungen. Histologie nach Kürettage: adenomatöse Hyperplasie III.

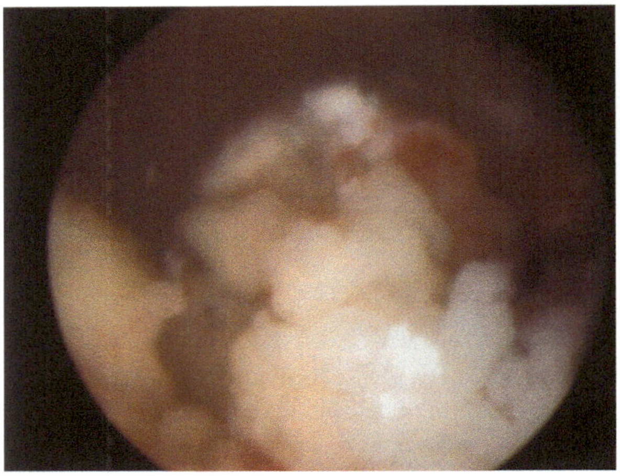

Abb. 30-14 71jährige Patientin mit Postmenopausenblutung. Hysteroskopie: exophytisch-nekrotisches Gewebe an der Kavumhinterwand. Histologie nach Kürettage: entdifferenziertes Adenokarzinom des Endometriums, G 3.

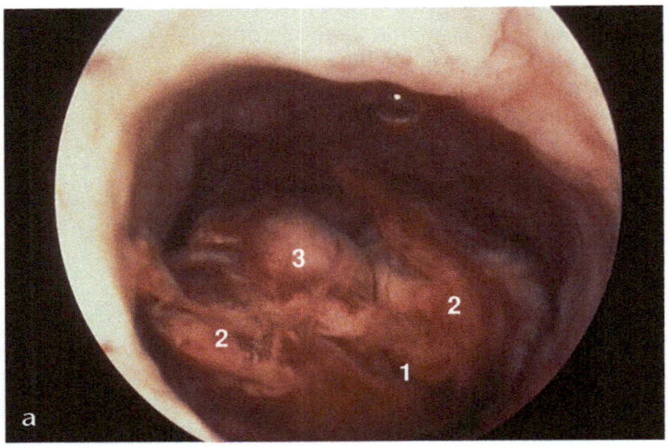

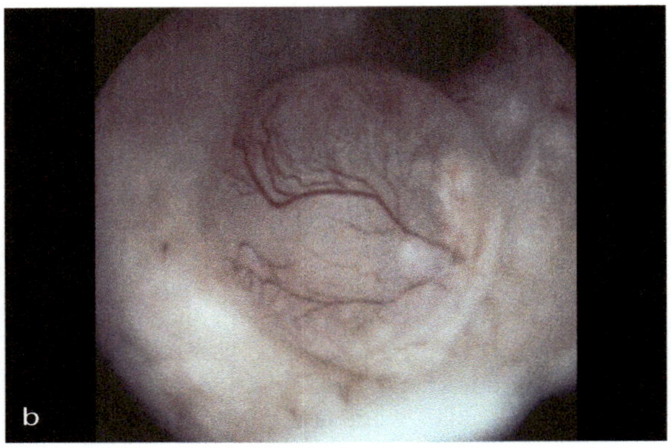

Abb. 30-15 a und b Tamoxifeninduzierte Endometriumveränderung.

a) Großer intrakavitärer Polyp (1) mit unregelmäßiger Oberfläche (2) und zystischen Einschlüssen (3). Histologie nach hysteroskopischer Abtragung: seniler Endometriumpolyp mit fokalen epithelialen Hyperplasien, kein Anhalt für Malignität.
b) Tamoxifeninduzierte Endometriumveränderung. Nahaufnahme einer kleinen zystischen Struktur. An der Basis hat sie eine Öffnung, in der zwei weitere kleine zystische Einschlüsse gesehen werden können. Histologie: atrophes Endometrium mit mikrozystischen Drüsenstrukturen.

nom. Bei Vorliegen eines Endometriumkarzinoms ist ein präoperatives Staging mittels Hysteroskopie möglich und bietet eine große Treffsicherheit.

Die **Frage der intraabdominalen Tumorzellverschleppung** über die Eileiter bei der Hysteroskopie mit möglicher Verschlechterung der Prognose des Krankheitsbildes wird immer wieder diskutiert. Generell ist es unklar, ob eine positive Peritonealzytologie beim Endometriumkarzinom eine prognostische Bedeutung hat. Statistische Daten sprechen dafür, daß eine positive Peritonealzytologie ohne zusätzliche andere negative Prognosefaktoren Rezidivhäufigkeit und Überleben der Patientin nicht beeinflußt. Wenn man von dieser Annahme ausgeht, dürften auch durch eine Hysteroskopie intraabdominell verstreute Endometriumzellen die Prognose nicht verschlechtern. Für die CO_2-Hysteroskopie konnte in einigen wenigen Studien gezeigt werden, daß kein negativer Einfluß der Methode besteht. Bei der Flüssigkeitshysteroskopie ist die Datenlage zur Zeit noch unbefriedigender. Man stützt sich auf alte Untersuchungen zur Hysterosalpingographie als analoger Technik, bei denen kein negativer Einfluß auf das Krankheitsbild nachgewiesen werden konnte. Einschränkend muß allerdings darauf hingewiesen werden, daß sämtliche Studien, die sich mit

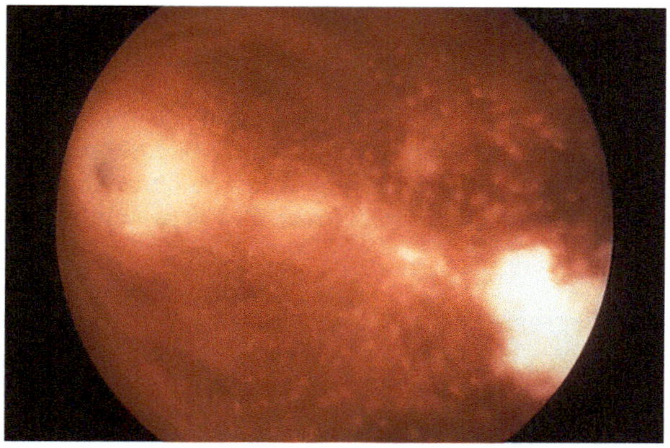

Abb. 30-16 „Erdbeerartige" Endometriumveränderungen: rechtes Tubenostium und Fundusregion, blasses Endometrium im Bereich des Tubenostiums und bandartige blasse Struktur im Fundus. Generalisierte Rötung der Mukosa mit multiplen weißen Punkten, die die Ausführungsgänge der Endometriumdrüsen repräsentieren.

dieser Fragestellung beschäftigen, lediglich retrospektiv vergleichende Studien sind.

3.3.3 Hysteroskopie versus Histologie bei Endometriumveränderungen

Eigene Beobachtungen zeigen, daß endometriale Vorwölbungen unspezifische Läsionen darstellen und mit fast jeder histologischen Diagnose übereinstimmen können. Exophytische Läsionen sind histologisch fast immer ein Endometriumkarzinom; dennoch sollte noch einmal betont werden, daß der hysteroskopische Befund der histologischen Sicherung bedarf.
Abbildung 30-17 zeigt eine Übersicht über die erhobenen Befunde und die histologische Auswertung.

4 Kleine intrauterine Eingriffe

Wird bei der diagnostischen Hysteroskopie ein auffälliger Befund erhoben, der den Erhalt einer Histologie notwendig macht oder der in gleicher Sitzung einfach zu therapieren ist, so sollte der Hysteroskopie ein kleiner intrauteriner Eingriff folgen.

Bei Vorliegen einer diffusen Erhebung der Mukosa kann mit der 3-mm-Saugkürette eine repräsentative Endometriumprobe gewonnen werden.

Optisch kontrollierte Eingriffe sind die gezielte Biopsie, die Polypabtragung, die Entfernung eines Fremdkörpers (Spirale mit hochgeschlagenem Faden, altes Abortgewebe) oder die Durchtrennung einer Synechie. Voraussetzung für die Durchführung während der Hysteroskopie ist, daß im eingesetzten Hysteroskop ein Arbeitskanal zum Einführen kleiner Instrumente vorhanden ist. Bei den meisten starren Hysteroskopen bedeutet dies, daß der Schaft des Hysteroskops gewechselt werden muß. Hierzu muß zunächst das diagnostische Hysteroskop aus dem Cavum entfernt werden, was den Nachteil hat, daß mit Nachlassen des intrauterinen Drucks normalerweise Endometriumblu-

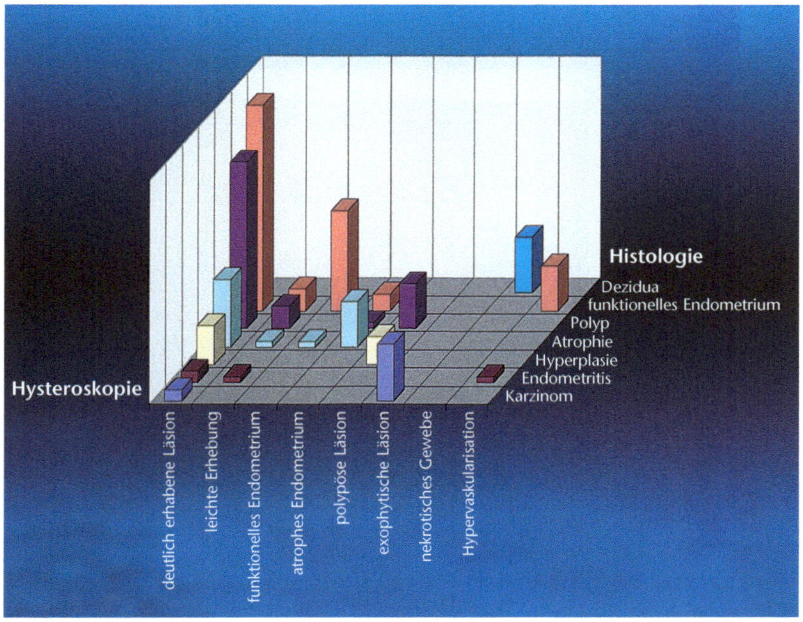

Abb. 30-17 Dreidimensionales Balkendiagramm: hysteroskopische Befunde und korrespondierende histologische Ergebnisse

tungen auftreten, die bei Wiedereinführen des Instruments zunächst die Sichtverhältnisse behindern.

Kleine, mechanisch auszuführende intrauterine Eingriffe sollten in einem flüssigen Distensionsmedium vorgenommen werden. Das Arbeitselement (Faß- oder Biopsiezange, Schere) wird über einen kleinen Seitenkanal des Hysteroskopschafts parallel zur Optik eingeführt, wobei das Einfädeln des Instruments von einer Hilfsperson übernommen werden sollte, während der Operateur das Hysteroskop so fixiert, daß der zu therapierende intrauterine Befund permanent in der Bildmitte bleibt. Der Arbeitskanal ist nach außen durch einen Gummistopfen abgedichtet, der allerdings in der Regel keine 100%ige Abdichtung ermöglicht. Beim Einsatz von CO_2 als uterinem Distensionsmedium führt dies sehr häufig dazu, daß der intrauterine Druck in dem Moment abfällt, in dem der Hebel des Arbeitskanals zum Durchschieben des Instruments geöffnet wird. CO_2 entweicht entlang der Achse des Instrumentenschafts, das Cavum kollabiert, und es kann sich Blut auf der Optik absetzen, so daß ein zuvor lokalisierter intrauteriner Befund nicht mehr erkennbar und schwierig wieder aufzufinden ist. Wird mit Flüssigkeit gearbeitet, so entweicht diese zwar ebenfalls häufig, so daß der Operateur naß werden kann; das Cavum kollabiert aber nicht, wenn gleichzeitig auf ausreichenden Zufluß geachtet wird, und es wird eher ein positiver Spüleffekt erzielt.

Bei einer optisch kontrollierten Biopsie wird das Gewebe gefaßt und dann in einem Zug durch den Arbeitskanal nach außen gebracht. Die so gewonnenen histologischen Proben sind allerdings sehr klein.
Zur Entfernung eines Polypen wird zunächst dessen Basis mit der Schere abgetragen. Bei Sitz im Fundus kann dies aufgrund der nur zweidimensionalen Beweglichkeit des Instruments sehr schwierig sein. Nach Absetzen des Polypen wird er gefaßt und in toto aus dem Cavum extrahiert. Hierzu wird er mit einer Faßzange in 1–2 cm Abstand von der Instrumentenspitze fixiert und dann das gesamte Hysteroskop aus dem Uterus herausgezogen (Abb. 30-18a bis c). Während dieses Vorgangs wird kontinuierlich optisch kontrolliert, ob der Polyp sich noch im Griff der Faßzange befindet. Bei der Extraktion einer Intrauterinspirale wird in gleicher Weise vorgegangen.
Probleme können entstehen, wenn der Durchmesser des Polypen größer ist als die Öffnung des Zervikalkanals, da der Polyp dann meist bei der Passage des inneren Muttermunds intrakavitär zurückbleibt. In diesem Fall ist eine Aufdehnung des Zervikalkanals mittels Hegarstiften notwendig, was ohne Anästhesie in der Regel nicht toleriert wird. Es ist daher anzuraten, größere Polypen unter Narkose zu entfernen, wobei das Entfernen mittels Resektoskop weitaus einfacher und schneller durchzuführen ist als das langwierige Abtragen mit der mechanischen Schere.

Bei Verwendung des semirigiden Hysteroskops sind kleine Eingriffe durchaus ambulant und ohne Anästhesie oder Analgesie durchführbar. Bei Verwendung von

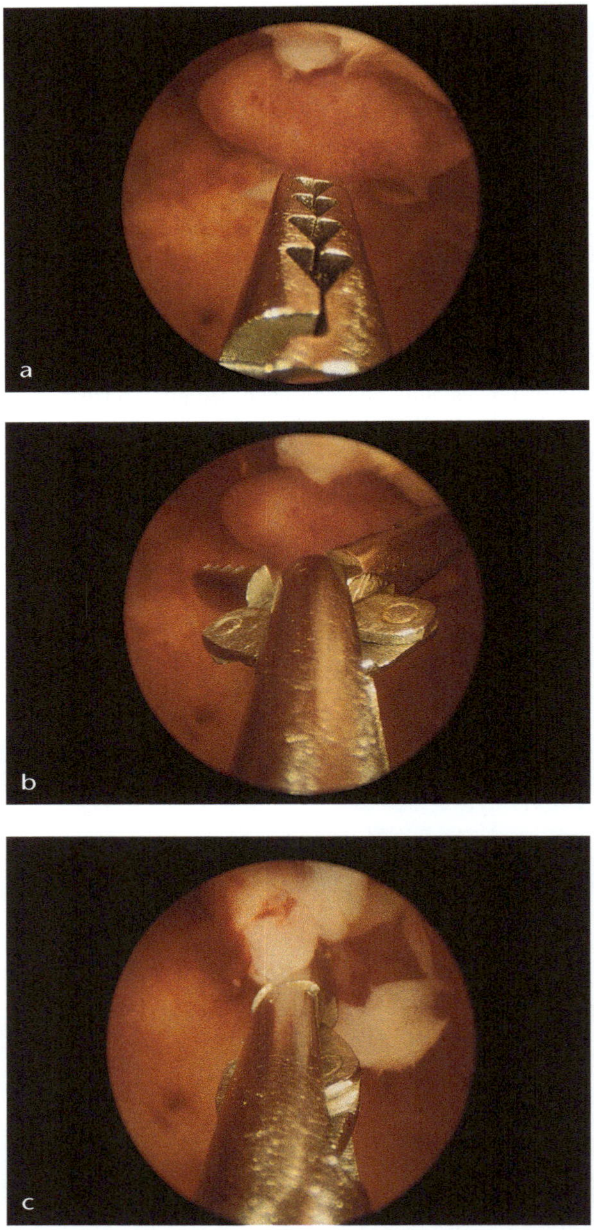

Abb. 30-18a bis c Fassen einer zuvor mit der Schere an ihrer Basis abgetragenen, fokal erhabenen Struktur (a, b) und Extraktion mit dem gesamten Hysteroskop aus dem Cavum uteri (c). Histologie: Endometriumpolyp.

starren Hysteroskopen wird der Gesamtdurchmesser des Instruments beim Einsetzen des Operationsschafts bei vielen Systemen 6 mm groß, was für die Patientin ohne Anästhesie meist nicht tolerabel ist. Ein hierfür allerdings interessantes Instrument ist das 5-mm-Kompakthysteroskop mit Winkeloptik der Fa. Wolf, das ein Dauerspülsystem und einen Arbeitskanal von 5 Charr bietet.

Die erfolgreiche Durchführung von Eingriffen in der Praxis bei nicht narkotisierter Patientin ist abhängig von der Erfahrung des Gynäkologen, dem zur Verfügung stehenden Instrumentarium und der Schmerzempfindlichkeit der Patientin.

- Kleine mechanische intrauterine Eingriffe sollten bevorzugt in einem flüssigen Distensionsmedium durchgeführt werden.
- Bei einer optisch kontrollierten Biopsie wird das Gewebe in einem Zug durch den Arbeitskanal des Hysteroskops extrahiert. Bei der Polyp- oder Spiralenentfernung wird das Gewebe bzw. die Spirale in toto zusammen mit dem gesamten Hysteroskop extrahiert.

Literatur

Brooks PG, Serden SP: Hysteroscopic findings after unsuccessful dilatation and curettage for abnormal uterine bleeding. Am J Obstet Gynecol 158/6 (1988) 1354–1357.

Campo R, Van Belle Y, Rombauts L, Gordts S: Office mini-hysteroscopy. Hum Reprod 5 (1999) 73.

Cronje HS, Deale CJC: Staging of endometrial cancer by hysteroscopy. S Afr Med J 73/12 (1988) 716–717.

De Muylder X, Neven, P, De Somer M, Van Belle Y, Vanderick G, De Muylder E: Endometrial lesions in patients undergoing tamoxifen therapy. Int J Gynecol Obstet 36/2 (1991) 127–130.

Dicker D., Ashkenazi J, Feldberg D, Farhi J, Shalev J, Ben-Rafael Z: The value of repeat hysteroscopic evaluation in patients with failed fertilization transfer cycles. Fertil Steril 58/4 (1992) 833–835.

Dijkhuizen FPHLJ, Brolmann HAM, Potters AE, Bongers MY, Heinz APM: The accuracy of transvaginal ultrasonography in the diagnosis of endometrial abnormalities. Obstet Gynecol 87/3 (1996) 345–349.

Edström K, Fernström I: The diagnostic possibilities of a modified hysteroscopic technique. Acta Obstet Gynaecol Scand 49 (1970) 327.

Gaglione R, Valentini AL, Pistilli E, Nuzzi NP: A comparison of hysteroscopy and hysterosalpingography. Int J Gynecol Obstet 52/2 (1996) 151–153.

Green LK, Harris RE: Uterine anomalies – frequency of diagnosis and associated obstetric complications. Obstet Gynecol 47 (1975) 427.

Heinonen PK, Saarikoski S, Pystynen PP: Reproductive performance of women with uterine anomalies. Acta Obstet Gynaecol Scand 61 (1982) 157.

Hucke J, De Bruyne F, Campo R, Abou Freika A: Hysteroscopic treatment of congenital uterine malformations causing hemihematometra. Fertil Steril 58 (1992) 823.

Hucke J: Untersuchungen zur diagnostischen Hysteroskopie und zum Stellenwert der transzervikalen intrauterinen Elektrochirurgie. Habilitationsschrift, Düsseldorf 1993.

Joelsson I, Levine RU, Moberger G: Hysteroscopy as an adjunct in determining the extent of carcinoma of the endometrium. Am J Obstet Gynecol 111/5 (1971) 696–702.

Kessler et al: Hysterography and hysteroscopy: a comparison. Fertil Steril 46 (1986) 709–710.

Kipersztok S, Javitt M, Hill MC, Stillman RJ: Comparison of magnetic resonance imaging and transvaginal ultrasonography with hysterosalpingography in the evaluation of women exposed to diethylstilbestrol. J Reprod Med 41 (1996) 347–351.

Kirsop R, Porter R, Torode H, Smith D, Saunders D: The role of hysteroscopy in patients having failed IVF/GIFT transfer cycles. Aust New Zealand J Obstet Gynaecol 31/3 (1991) 263–264.

Neis KJ, Brandner P, Keppeler U: Tumour cell spread via hysteroscopy? Geburtshilfe Frauenheilkd 54/12 (1994) 651–655.

Neven P, De Muylder X, Van Belle Y, Vanderick G, De Muylder E, Steward HJ, Knight GM, Cano A, Matallin P, Legua V, Tortajada M, Bonilla-Musoles F: Tamoxifen and the uterus and endometrium. Lancet 1 (1989) 375–376.

Neven P, De Muylder X, Van Belle Y, Vanderick G, De Muylder E: Hysteroscopic follow-up during Tamoxifen treatment. Eur J Obstet Gynaecol Reprod Biol 35/2–3 (1990) 235–238.

Neven P, De Muylder X, Van Belle Y, Campo R, Vanderick G: Tamoxifen and the uterus: Women given this drug need careful assessment. Br Med J 309 (1994) 1313– 1314.

Neven P: Tamoxifen: The need for a monitoring protocol. Breast 5/4 (1996) 330–331.

Nicolini U, Belloti M, Bonazzi B, Zamberletti D, Candiani GB: Can ultrasound be used to screen uterine malformations? Fertil Steril 47 (1987) 89–93.

Randolph JR Jr, Ying YK, Maier DB et al: Comparison of real-time ultrasonography, hysterosalpingography and laparoscopy/hysteroscopy in the evaluation of uterine abnormalities and tubal patency. Fertil Steril 46/5 (1986) 828–832.

Seneira et al: Hysteroscopy in an IVF-ET program. Acta Obstet Gynaecol Scand 67 (1988) 135–137.

Shamma et al: The role of office hysteroscopy in IVF. Fertil Steril 58 (1992) 1237–1239.

Siegler AM, Kemman E: Hysteroscopy. Obstet Gynecol Survey 30 (1975) 567.

Siegler et al: Hysteroscopic procedures in 257 patients. Fertil Steril 27 (1976) 1267–1273.

Sweeney WJ: Hysterosalpingography. Accuracy of preoperative hysterosalpingograms. Obstet Gynecol Survey 30 (1958) 567.

Valle RF: Hysteroscopic evaluation of patients with abnormal uterine bleeding. Surg Gynecol Obstet 153 (1981) 521.

Van Herendael BJ, Stevens MJ, Flakiewicz-Kula A, Hansch C: Dating of the endometrium by microhysteroscopy. Gynecol Obstet Invest 24 (1987) 114–118.

Word B., Gravlee LC, Widemann GL: The fallacy of simple uterine curettage. Obstet Gynecol 12 (1958) 642.

31

Intrauterine Synechien

J. Hucke und R. L. Campo

Bereits 1894 berichtete Heinrich Fritsch von einer 24jährigen Patientin, die nach einer 3 Wochen post partum durchgeführten Kürettage des Uterus eine sekundäre Amenorrhö infolge intrauteriner Synechien entwickelte. Asherman beschäftigte sich in den 40er Jahren des 20. Jahrhunderts ausgiebig mit der Ätiologie, den klinischen Erscheinungsformen, hysterosalpingographischen Befunden und Möglichkeiten der Therapie bei diesem Krankheitsbild, weshalb es seitdem im internationalen Sprachgebrauch als „Asherman-Syndrom" bezeichnet wird.

1 Ätiologie

In den meisten Fällen entstehen intrauterine Synechien nach einer Kürettage im Rahmen einer Schwangerschaft, wie z. B. nach Interruptio, Abortkürettage oder Kürettage post partum. Auch nach Kaiserschnittentbindungen können Synechien vorkommen, allerdings meist in geringerem Umfang und oft nur auf das untere Uterinsegment im Bereich der Uterusinzision beschränkt.

Synechien nach operativen Eingriffen am Uterus, z. B. nach Myomenukleation, abdominaler Metroplastik und operativ-hysteroskopischen Eingriffen, spielen mit einer Inzidenz von nur etwa 5% aller intrauterinen Synechien eine geringe Rolle. Nach therapeutisch-hysteroskopischen Eingriffen mit Endometriumablation treten fast regelmäßig intrauterine Synechien auf, sind dann allerdings nicht als pathologisch zu werten und tragen möglicherweise auch zu der erwünschten Amenorrhö bzw. Hypomenorrhö bei (Abb. 31-1). Nach hysteroskopischen Myomresektionen werden in bis zu 10% der Fälle Synechien gefunden, während sie nach Septumdissektion erstaunlich selten, bei weniger als 5% der Patientinnen, vorkommen.

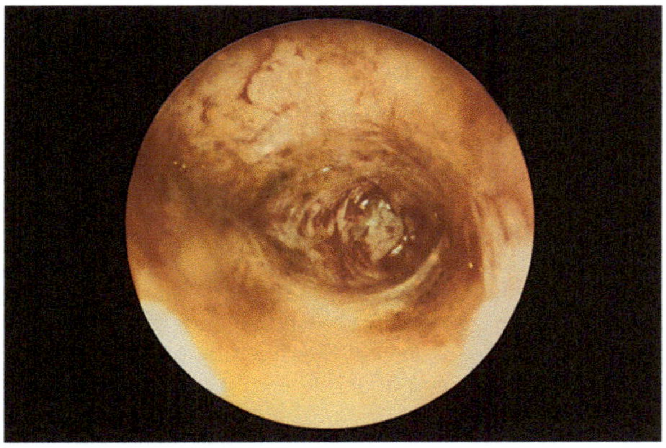

Abb. 31-1 Blick vom Zervikalkanal auf ein komplett okkludiertes Cavum uteri 1 Jahr nach hysteroskopischer Endometriumablation (Patientin amenorrhoisch)

Synechien als Folge einer Genitaltuberkulose wurden beschrieben, sind allerdings unter anderem vor dem Hintergrund der Seltenheit des Krankheitsbildes bei uns nahezu unbekannt.

Die Entstehung von Synechien ist also fast immer mit einem therapeutischen Eingriff am Uterus verbunden. Das spontane Auftreten einer Synechienbildung nach Endometritis ist außer bei Z. n. Genitaltuberkulose nicht bekannt. Es ist daher z. B. nicht sinnvoll, bei sekundär amenorrhoischen Patientinnen, die die Amenorrhö spontan ohne Eingriff am Uterus entwickelt haben, primär das Cavum uteri zu untersuchen. Zunächst sollte vielmehr die hormonelle Situation der Patientin abgeklärt werden. Umgekehrt sollten Patientinnen, die eine sekundäre Amenorrhö nach intrauterinen Eingriffen im Zusammenhang mit einer Schwangerschaft entwickelt haben, primär hysteroskopiert werden und nicht unnötigen Hormonanalysen und Hormonfunktionstests unterworfen werden.

Der Pathomechanismus der Synechienentstehung dürfte darin liegen, daß es bei der Kürettage eines durch die Schwangerschaft aufgelockerten Uterus eher vorkommt, daß nicht nur die oberflächliche Schicht der Lamina functionalis, sondern auch die Lamina basalis entfernt wird und auf diese Weise denudierte Myometriumschichten mit den gegenüberliegenden Kavumanteilen verkleben können. Inwiefern ein hypöstrogener Zustand und eventuell eine begleitende Endometritis Kofaktoren darstellen, ist nicht bekannt.

Angaben über die Inzidenz intrauteriner Synechien variieren stark und sind abhängig von der Art der Untersuchungstechnik, der Interpretation der bei der Untersuchung erhobenen Befunde und der Selektionierung der Patientinnen. Nach eigenen Erfahrungen sind intrauterine Synechien bei unselektionierten Patientinnen im Rahmen hysteroskopischer Screening-Untersuchungen mit einer Häufigkeit von nur 1–2% anzutreffen.

- Die intrauterine Synechienbildung tritt fast ausschließlich als Folge intrauteriner Eingriffe am schwangeren Uterus auf.
- Die Inzidenz intrauteriner Synechien ist in Europa gering.
- Bei Patientinnen mit spontan eingetretener sekundärer Amenorrhö sollten primär Hormonuntersuchungen, bei Patientinnen mit sekundärer Amenorrhö nach intrauterinen Eingriffen in Verbindung mit einer Schwangerschaft (besonders: Kürettage post partum) sollte primär eine Hysteroskopie durchgeführt werden.

2 Symptomatik

Das primäre Symptom ist die sekundäre Hypomenorrhö oder Amenorrhö nach einem intrauterinen Eingriff. Bei einem Teil der Patientinnen kann das klinische Bild von zyklisch auftretenden Unterbauchschmerzen begleitet sein. Diese sind bedingt durch die Retention von endometrialen Blutabsonderungen, die von kranial im Uterus liegenden Endometriuminseln produziert werden und aufgrund von weiter kaudal sitzenden Synechien keinen Abfluß finden. Das histologische und klinische Bild ähnelt somit dem einer Adenomyosis uteri. Die Ausprägung der Veränderung des Blutungsschemas ist abhängig von der Ausdehnung der Synechien im Uteruskavum.
Neben Zyklusstörungen kommt es bei vielen Patientinnen zur sekundären Sterilität. Tritt dennoch eine Schwangerschaft ein, so wird eine gehäufte Zahl von Aborten, Mangelentwicklungen und Plazentalösungsstörungen post partum beobachtet.

- Leitsymptome intrauteriner Synechien sind die sekundäre Hypo- oder Amenorrhö nach intrauterinem Eingriff in Verbindung mit einer Schwangerschaft und die sekundäre Sterilität.

3 Diagnostik

In den meisten Fällen ist die **Vaginalsonographie** das primär eingesetzte bildgebende Verfahren. Falls aufgrund noch vorhandener Blutungen bzw. periodisch auftretender Schmerzsymptomatik ein Monatszyklus erkennbar ist, ist es ratsam, die Untersuchung in der Zyklusmitte bzw. in der sekretorischen Phase durchzuführen. Aufgrund des dann zu erwartenden hoch aufgebauten Endometriums gelingt eine optische Darstellung am besten. Abflachungen der Endometriumstruktur oder Abbrüche in der Kontinuität bzw. eventuell das Fehlen eines typischen Endometriumsignalechos, verbunden mit dem klinischen Bild der sekundären Hypo- oder Amenorrhö, sind hochgradig verdächtig auf das Vorliegen intrauteriner Synechien.

Ein noch genaueres, wenn auch deutlich teureres bildgebendes Verfahren ist die **Magnetresonanztomographie** (MRI), mit der die Abgrenzung vom Endometrium zum Myometrium besonders gut gelingt. Auch hier ist, wie bei der Vaginalsonographie, die zweite Zyklushälfte, falls erkennbar, als Untersuchungszeitpunkt zu wählen.

Hormonuntersuchungen bzw. Funktionstests bei nach intrauterinen Eingriffen sekundär amenorrhoischen Patientinnen sind entbehrlich bzw. stünden erst an zweiter Stelle in der Diagnostik, falls durch abklärende Maßnahmen (Vaginalsonographie, MRI) keine Erklärung für das Beschwerdebild gefunden würde.

Die **Hysterosalpingographie** war lange Zeit die primäre invasive intrauterine Untersuchungstechnik. Hierbei sind bei Vorliegen von Synechien Füllungsdefekte bzw. teilweise bizarre Veränderungen der ursprünglichen Kavumform zu erwarten. Im Rahmen der HSG können allerdings möglicherweise auch Befunde fehlinterpretiert und sowohl falsch-positive als auch falsch-negative Befunde erhoben werden.

Als gering invasive Untersuchungsmethode der ersten Wahl ist heute die **Hysteroskopie** zu nennen. Mit ihr kann am besten eine quantitative Abschätzung der Ausdehnung intrauteriner Synechien erfaßt und kommentiert werden. Zur hysteroskopischen Klassifikation von intrauterinen Adhäsionen gibt es das Schema der Europäischen Gesellschaft für Hysteroskopie (Tab. 31-1).
Diese Klassifikation ist allerdings für den Gebrauch relativ umständlich, so daß wir selbst eher eine prozentuale Abschätzung des von Synechien betroffenen Kavumanteils vornehmen. Dieses Vorgehen ähnelt der Klassifizierung von March und Mitarbeitern, bei der lediglich die Grade „leicht“, „mittelgradig“ und „schwer“ unterschieden werden (Tab. 31-2).
Eine diagnostische Hysteroskopie bei Verdacht auf eher geringgradig ausgeprägte Synechien läßt sich ähn-

Tab. 31-1 Intrauterine Adhäsionen – Klassifikation der Europäischen Gesellschaft für Hysteroskopie 1990

I	dünne oder zarte Adhäsionen ■ leicht durchtrennbar (mit dem Hysteroskopschaft) ■ kornualer Bereich normal
II	einzelne stärkere Adhäsionen ■ verbinden Uteruswände, aber Tubenostien sind einsehbar ■ mit dem Hysteroskopschaft nicht durchtrennbar
IIa	nur Adhäsionen im Bereich des inneren Muttermundes, sonst Kavum normal
III	mehrere stärkere Adhäsionen ■ verbinden Uteruswände ■ Verschluß eines Tubenostienbereiches
IIIa	ausgedehnte Narben der Uteruswände mit Amenorrhö oder deutlicher Hypomenorrhö
IIIb	Kombination von III und IIIa
IV	ausgedehnte starke Adhäsionen mit Verklebung der Uteruswände ■ zumindest beide Tubenostien sind mit einbezogen

lich wie andere diagnostische Hysteroskopien ambulant und ohne Anästhesie durchführen. Besteht allerdings der Verdacht auf einen ausgeprägteren Befund, so ist es ratsam, die Untersuchung primär in Narkose durchzuführen, da der Eingriff meist mit vermehrten intrauterinen Manipulationen verbunden ist und von der Patientin ohne Anästhesie oder Analgesie nicht toleriert wird.
Als Distensionsmedium bei Verdacht auf Synechien ist ein elektrolythaltiges flüssiges Medium unter hoher Druckapplikation zu empfehlen. Mit der CO_2-Hysteroskopie können Synechienstrukturen häufig nicht so gut dargestellt werden wie in Flüssigkeit: Teilweise werden auch einfache Endometriumbrücken als Synechien fehlgedeutet. Im Fall eines schweren Asherman-Syndroms gelingt es mit der CO_2-Hysteroskopie meist nicht, eine ausreichende Orientierung zu erreichen.

Bei der hysteroskopischen Untersuchung gilt es, falls möglich, beide Tubenostien zu identifizieren, um sich über die Lokalisation des Hysteroskops im Kavum klarzuwerden. Einfache, frei im Kavum stehende Synechien können eventuell direkt nach Diagnosestellung durch Schwenken des Hysteroskopschafts gegen den Widerstand der Synechie stumpf durchtrennt werden. Bei Obliterationen im unteren Uterinsegment ist in Einzelfällen nach Passage des Zervikalkanals eine milchglasartige Struktur mit darüber befindlichem dunklem Sekret zu erkennen, die mit dem Hysteroskop stumpf durchstoßen werden kann. Dadurch kann dann das eigentliche Uteruskavum erreicht werden. Bei schweren Formen eines Asherman-Syndroms mit kompletter Obliteration des Kavums ist u. U. eine rein diagnostische Hysteroskopie nicht möglich.
Gelegentlich kann es besonders dem Anfänger passieren, daß er das Hysteroskop unter das Endometrium schiebt und meint, ein komplett okkludiertes Kavum vor sich zu haben. Ein solcher Befund kommt bei einer normal menstruierenden Patientin nicht vor. Der Untersucher sollte daher das Hysteroskop vorsichtig zurückziehen und sich vom inneren Muttermund aus noch einmal orientieren, ob er nicht lediglich eine Via falsa produziert hat und sein Hysteroskop wenige Winkelgrade in eine andere Richtung dirigieren muß.

Tab. 31-2 Hysteroskopische Klassifikation des Asherman-Syndroms nach March

leicht	■ weniger als ein Viertel des unteren Kavums betroffen ■ dünne schleierartige Adhäsionen ■ Tubenostien und oberer Fundusbereich minimal involviert
mittelgradig	■ ein Viertel bis drei Viertel des uterinen Kavums betroffen ■ keine Verklebung der Wände miteinander – nur Synechien ■ Tubenostien und oberer Fundusbereich nur partiell verschlossen
schwer	■ mehr als drei Viertel des Kavums betroffen ■ Verklebung der Wände miteinander oder Ausbildung fester derber Synechien ■ Tubenostien und oberes Kavum verschlossen

4 Therapie

4.1 Therapeutisches Vorgehen

Intrakavitäre Synechien sind generell kaum bzw. gar nicht vaskularisiert, so daß bei ihrer Durchtrennung praktisch keine oder nur minimale Blutungen zu erwarten sind (Abb. 31-2 und 31-3).

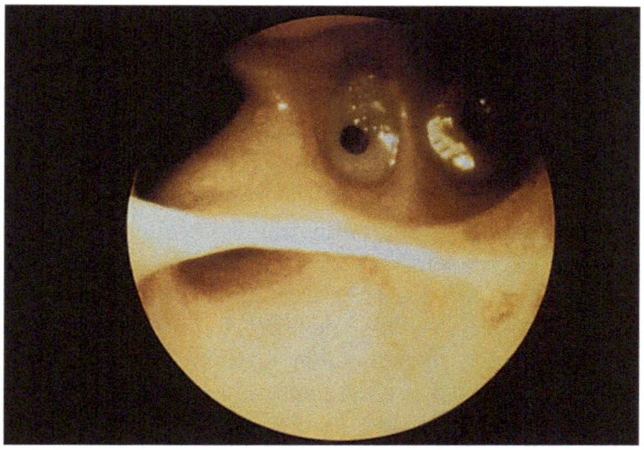

Abb. 31-2 Freistehende, multiple weiche Synechien

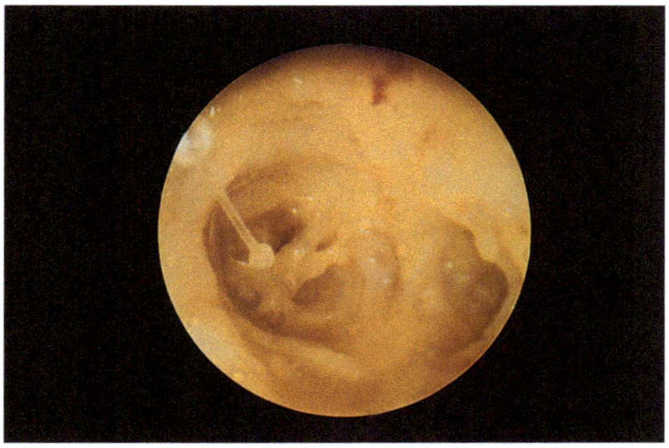

Abb. 31-3 Derbe, myofibröse Synechien

Einfache freistehende Synechien können schon im Rahmen einer diagnostischen Hysteroskopie mit dem Hysteroskopschaft stumpf durchtrennt werden. Derbe, myofibröse Synechien sollten bevorzugt mechanisch mit der kleinen hysteroskopischen Schere durchtrennt werden. Besonders beim Versuch einer Freipräparation des obliterierten Cavum uteri bei schwerem Asherman-Syndrom besteht aufgrund der Unübersichtlichkeit des Situs eine hohe Perforationsgefahr. Beim Einsatz von Energieträgern wie Resektoskop oder Laser ist das zusätzliche Risiko einer Verbrennungsläsion intraabdomineller Organstrukturen zu bedenken. Durch Gewebekarbonisation wird der Situs außerdem während der Präparation zusätzlich unübersichtlich, so daß der Eingriff eher erschwert wird. Als vorteilhaft für die Präparation bei schwerem Asherman-Syndrom hat sich allerdings die bipolare Versapoint-Elektrode erwiesen (s. Kap. 28 „Instrumentarium für die diagnostische und operative Hysteroskopie").

Als Distensionsmedium bei der mechanisch-operativen Hysteroskopie muß in der Regel eine elektrolythaltige Flüssigkeitslösung eingesetzt werden, da es mit der CO_2-Hysteroskopie nicht gelingt, einen ausreichenden Überblick zu bewahren. Der Gebrauch von doppelläufigen Hysteroskopsystemen mit der Möglichkeit der Spülung ist anzuraten.

Die **hysteroskopische Behandlung des schweren Asherman-Syndroms** mit fehlender Identifizierbarkeit eines oder beider Tubenostien sollte bevorzugt unter transabdominal sonographischer Kontrolle ausgeführt werden. Hierzu wird zunächst die Harnblase aufgefüllt. Ein zweiter Untersucher versucht, dem Operateur sonographisch den Weg zu kranial im Uteruskavum eventuell noch vorhandenen Endometriuminseln zu weisen. Durch die sonographische Kontrolle ist es gleichzeitig möglich, die verbliebene Wanddicke abzuschätzen und damit einer Uterusperforation vorzubeugen. Eine simultane Laparoskopie zur Kontrolle bei der hysteroskopischen Durchtrennung ausgeprägter intrauteriner Synechien kann zwar ebenfalls eine Uterusperforation vermeiden helfen, ist aber weniger aussagekräftig bezüglich der Richtung, in welche die hysteroskopische Präparation geführt werden soll.

4.2 Postoperative Nachbehandlung

Postoperativ wird allgemein eine unterstützende Östrogenbehandlung für mindestens 3 Monate empfohlen. Die Einlage eines intrauterinen Fremdkörpers, z. B. einer Intrauterinspirale, ist unterschiedlich zu bewerten. Nach Lösen freistehender intrauteriner Synechien von geringerem Ausmaß ist dies nicht notwendig.

Nach hysteroskopischer Behandlung des schweren Asherman-Syndroms kommt es sehr häufig trotz der Einlage einer Intrauterinspirale wiederholt zur Synechienneubildung. Die Prognose ist bei diesen Patientinnen ohnehin als sehr schlecht zu bezeichnen. Sollte es im Rahmen der hysteroskopischen Präparation nicht gelingen, Endometriuminseln aufzufinden, so ist mit hoher Wahrscheinlichkeit von einem Mißerfolg aller therapeutischen Maßnahmen auszugehen.

Es wurde schon mit verschiedenen Methoden versucht, ein nach schwerem Asherman-Syndrom therapiertes Uteruskavum offenzuhalten. Die Therapieversuche reichten von Endometriumtransplantationen über Einpflanzungen des Eileiters in den Uterus bis hin zur Transplantation fetaler Eihäute. Die gebräuchlichste Methode ist sicherlich die IUD-Einlage. Alternativ wurde das Einlegen eines intrauterinen Foley-Katheters versucht. Dieser wurde postoperativ mehrere Tage belassen und täglich gefüllt und abgelassen. Ein solches Vorgehen erfordert allerdings eine antibiotische Abschirmung und eine sorgfältige Kontrolle der Entzündungsparameter, da in Einzelfällen durch den intrauterinen Fremdkörper und die wiederholten Manipulationen septische Komplikationen auftreten.

5 Prognose

Die Prognose ist im wesentlichen abhängig von der Ausprägung des Krankheitsbildes. Bei einfachen und mittelgradigen Synechien kann in der Regel eine Restitutio ad integrum mit Monatsblutungen und normaler Fertilität erreicht werden, während schwere Fälle in der Mehrzahl therapieresistent bleiben.

Bei Schwangerschaften nach der Behandlung intrauteriner Synechien kommt es häufiger zu Komplikationen wie Abort, Frühgeburt, intrauterinem Fruchttod oder Plazentalösungsstörungen. Spontane Uterusrupturen wurden ebenfalls beschrieben.

Der Geburtshelfer sollte darauf vorbereitet sein, daß bei einer Geburt nach behandeltem Asherman-Syndrom z. T. schwerwiegende Komplikationen auftreten können, die in Einzelfällen eine Hysterektomie notwendig machen können. Eine Entbindung in einem geburtshilflichen Zentrum mit entsprechender logistischer Vorbereitung (Verfügbarkeit von Blutkonserven) ist anzuraten.

- Die Behandlung intrauteriner Synechien sollte bevorzugt mit der mechanischen Schere oder der Versapoint-Elektrode erfolgen. Dies gilt besonders beim schweren Asherman-Syndrom.
- Als Distensionsmedium ist eine elektrolythaltige Flüssigkeit zu empfehlen.

- Die Prognose ist abhängig vom Ausprägungsgrad der intrauterinen Synechien. Sind keine Endometriumreste mehr aufzufinden, so führen operative Bemühungen nur in seltenen Fällen zum Erfolg.
- Schwangerschaftsverläufe bei behandeltem Asherman-Syndrom zeigen vermehrt Komplikationen. Während der Leitung der Entbindung sollte der Geburtshelfer darauf vorbereitet sein, daß z. T. gravierende Schwierigkeiten wie Uterusruptur oder Placenta increta auftreten können, so daß sich u. U. die Notwendigkeit einer Hysterektomie post partum ergibt.

Literatur

Asherman JG: Amenorrhea traumatica (atretica). J Obstet Gynaecol Br Emp 55 (1948) 23.

Asherman JG: Traumatic intrauterine adhesions. J Obstet Gynaecol Br Emp 57 (1950) 892.

Campo RL, De Bruyne F, Hucke J: Neue diagnostische und therapeutische Verfahren in der Reproduktionsmedizin: Salpingoskopie und operative Hysteroskopie. Gynäkologe 23 (1990) 214.

Deaton JL, Maier D, Andreoli J: Spontaneous uterine rupture during pregnancy after treatment of Asherman's syndrome. Am J Obstet Gynecol 160 (1989) 1053.

Fayez JA, Mutie G, Schneider PJ: The diagnostic value of hysterosalpingography and hysteroscopy in infertility investigation. Am J Obstet Gynecol 156 (1987) 558.

Fritsch H: Ein Fall von völligem Schwund der Gebärmutterhöhle nach Auskratzung. Zentralbl Gynäkol 18 (1894) 1337.

Lancet M, Kessler I: A review of Asherman's syndrome, and results of modern treatment. Int J Fertil 33 (1988) 14.

March CM, Israel R, March A: Hysteroscopic management of intrauterine adhesions. Am J Obstet Gynecol 130 (1978) 653.

Oelsner G, David A, Insler V, Serr DM: Outcome of pregnancy after treatment of intrauterine adhesions. Obstet Gynecol 44 (1974) 341.

Römer T: Intrauterine Adhäsionen – Ätiologie, Diagnostik, Therapie und Präventionsmöglichkeiten. Zentralbl Gynäkol 116 (1994) 311.

Schenker JG, Margalioth EJ: Intrauterine adhesions: an updated appraisal. Fertil Steril 37 (1992) 593.

Sugimoto O: Diagnostik and therapeutic hysteroscopy for traumatic intrauterine adhesions. Am J Obstet Gynecol 131 (1978) 539.

Valle RF, Sciarra JJ: Intrauterine adhesions: Hysteroscopic diagnosis, classification, treatment and reproductive outcome. Am J Obstet Gynecol 158 (1988) 1459.

Wamsteker K: ESH Classification of intrauterine adhesions. In: European Society of Hysteroscopy – Membership Directory (1990–1991) p. 60.

32

Hysteroskopische Resektion submuköser Myome

K. Wamsteker und M.-H. Emanuel
übersetzt und
nachbearbeitet von J. Hucke

1 Einführung

Leiomyome sind häufig vorkommende Tumoren der Gebärmutter und stellen die gängigste Indikation zur Hysterektomie dar. Etwa 20–25% aller Frauen über 35 Jahre haben myomatöse Veränderungen der Gebärmutter. Der Uterus myomatosus ist eine typische Erkrankung bei Frauen im 4. und 5. Lebensjahrzehnt, kann aber auch ernsthafte Blutungsstörungen und Fertilitätsprobleme bei jüngeren Frauen verursachen. In Abbildung 32-1 ist die Lokalisation der Uterusmyome dargestellt. Entsprechend ihrer Lokalisation werden Myome des Uterus in 3 Gruppen eingeteilt:

- submuköse Myome, die sich direkt unterhalb des Endometriums entwickeln und die gestielt oder breitflächig im Cavum uteri liegen
- interstitielle oder intramurale Myome, die in der Muskelschicht der Gebärmutter lokalisiert sind
- subseröse Myome, die sich direkt unterhalb der Serosa entwickeln und ebenfalls in gestielter oder breitflächiger Form vorkommen

Dieses Kapitel behandelt die transzervikale hysteroskopische Resektion von submukösen Myomen.

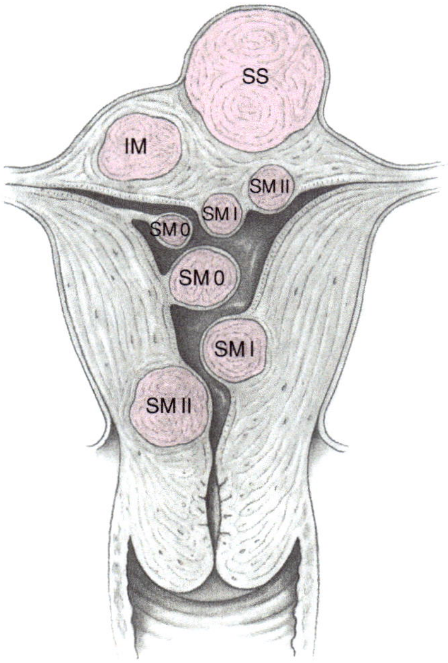

Abb. 32-1 Lokalisation der Uterusmyome: SM = submukös, IM = intramural, SS = subserös

2 Klinische Symptome und Abklärung

Submuköse Myome können massive Blutungsstörungen hervorrufen und sind mit „blinden" diagnostischen Maßnahmen wie der Kürettage oder der bimanuellen Tastuntersuchung nur schwer zu erkennen. In der Ära vor der Entwicklung operativ-hysteroskopischer Techniken wurden sie häufig mittels Hysterektomie, seltener durch abdominale Myomenukleation behandelt. Sie können folgende klinische Symptome hervorrufen:

- Blutungsstörungen in Form von Meno- und Metrorrhagien, möglicherweise begleitet von einer Anämie
- Dysmenorrhö und/oder Unterbauchschmerzen oder Rückenschmerzen
- Fertilitätsstörungen
- Abortinduktion oder vorzeitige Wehentätigkeit während einer Schwangerschaft

In Abhängigkeit von ihrer Lokalisation und Größe können uterine Myome auch asymptomatisch sein und werden eventuell lediglich durch die gynäkologisch-klinische Untersuchung, durch Ultraschall oder durch Hysterosalpingographie erkannt.
Bei der transvaginalen Ultraschalluntersuchung oder bei der Hysterographie kann der Verdacht auf intrakavitär liegende submuköse Myome gestellt und durch die diagnostische Hysteroskopie verifiziert werden. Bei „blinden" Maßnahmen wie der Kürettage des Uterus entgehen sie häufig der Diagnosestellung. Zur definitiven Diagnostik und Bestimmung von Typus, Lokalisation und Ausdehnung des Myoms ist die Hysteroskopie obligat.

- Leiomyome sind die häufigsten Tumoren der Gebärmutter und bei 1/4 der Frauen über 35 Jahren anzutreffen.
- Man unterscheidet die submuköse, die intramurale und die subseröse Lokalisation.
- Myome können Ursache von Butungsstörungen, Unterbauchschmerzen und/oder Fertilitätsproblemen sein.
- Submuköse Myome werden bei der einfachen Kürettage meist nicht erkannt. Bei klinischem oder ultrasonographischem Verdacht auf das Vorliegen eines submukösen Myoms muß der Befund durch eine diagnostische Hysteroskopie abgeklärt werden.

3 Präoperative Diagnostik und Klassifikation der submukösen Myome

Vor einer hysteroskopischen Myomresektion muß durch eine diagnostische Hysteroskopie geklärt werden, ob die Voraussetzungen für eine erfolgreiche endoskopische Behandlung gegeben sind.
Bei der Befunderhebung müssen Art und Größe, Anzahl, Lokalisation und das Ausmaß der intramuralen Ausdehnung des Myoms bzw. der Myome beschrieben werden. Bei partiell intramuralen submukösen Myomen wird hysteroskopisch der intramurale Anteil durch Beobachtung des Winkels zwischen Myom und Wand des Cavum uteri abgeschätzt: Je größer die intramurale Komponente ist, um so größer ist der Winkel zwischen Kavumwand und intrakavitärer Myomoberfläche. Es sollte allerdings beachtet werden, daß der Übergang des Endometriums von der Myomoberfläche zum Endometrium des normalen uterinen Kavums in vielen Fällen den realen Winkel optisch etwas abflacht.

Zur Abschätzung der Möglichkeit einer hysteroskopischen Myomresektion und zum internationalen Vergleich der Ergebnisse hysteroskopisch-operativer Maßnahmen haben wir eine Klassifikation für submuköse Myome eingeführt, die von der European Society of Hysteroscopy (ESH) übernommen wurde (Tab. 32-1, s. a. Abb. 32-1). Ein Beispiel für ein intrakavitäres Myom vom Typ 0 zeigt die Abbildung 32-2. Zu sehen ist ein gestieltes, intrakavitäres Myom ohne intramurale Komponente.
Im Fall einer tief intramuralen Ausdehnung oder primär intramuralen Lokalisation muß eine ultrasonographische Untersuchung durchgeführt werden, um abzuklären, ob die Möglichkeit einer hysteroskopischen Behandlung besteht oder ob besser eine andere Operationstechnik – und wenn ja, welche – eingesetzt werden sollte.

Tab. 32-1 ESH-Klassifikation submuköser Myome
Myome vom Typ I und Typ II sind sog. sessile Myome

Typ 0	gestieltes intrakavitäres Myom ohne intramurale Komponente (Abb. 32-2)
Typ I	Myom mit intramuraler Ausdehnung ≤ 50% seiner Größe
Typ II	Myom mit intramuraler Ausdehnung > 50% seiner Größe

4 Hysteroskopische Resektion

Der Idealfall für die transzervikale hysteroskopische Entfernung eines Myoms ist das gestielte, intrakavitär liegende submuköse Myom. Bei einer intramuralen Ausdehnung eines submukösen Myoms müssen spezielle endoskopische Operationstechniken eingesetzt werden; manchmal kann es notwendig werden, die komplette Entfernung eines submukösen Myoms bei zwei oder mehr zeitlich getrennten hysteroskopischen Eingriffen vorzunehmen. Es ist für den Anfänger nicht ratsam, überwiegend intramural lokalisierte Myome hysteroskopisch zu resezieren.

Neuwirth und Amin beschrieben 1976 erstmals die hysteroskopische Entfernung von submukösen Myomen mit konventionell hysteroskopischem Intrumentarium bei 5 Patientinnen. 1979 führte Neuwirth die elektrochirurgische Resektion von submukösen Myomen unter Einsatz von Hyskon® als Distensionsmedium ein. Hallez und Mitarbeiter beschrieben 1987 den Einsatz des Dauerspülresektoskops unter Anwendung von Glycin 1,5% als Distensionsmedium für die Hysteroskopie des Uterus.
Die hysteroskopische Operationstechnik mit Einsatz des Dauerspülresektoskops und Anwendung von niedrig-viskösen Distensionsmedien ist inzwischen etabliert und die Methode der ersten Wahl zur transzervikalen Resektion von submukösen Myomen.

4.1 Instrumentarium

Für die elektrische Resektion wird ein gynäkologisches Dauerspülresektoskop eingesetzt. Als Arbeitselement dient üblicherweise eine an der Spitze um 90 Grad abgewinkelte Schlingenelektrode. Bei der Resektion von im Fundus uteri lokalisierten Myomen kann es von Vorteil sein, eine um 45 Grad abgewinkelte Schlin-

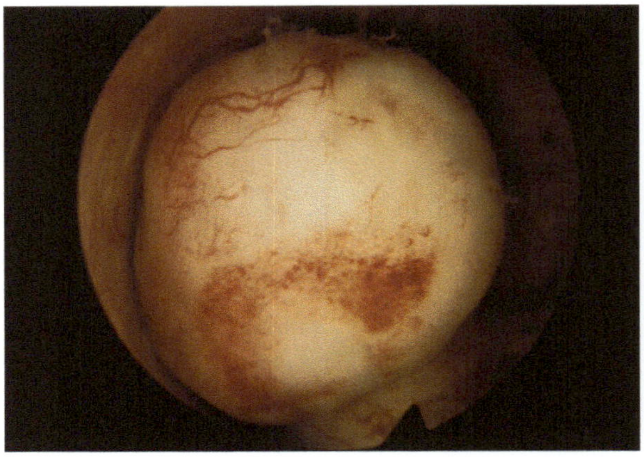

Abb. 32-2 Intrakavitäres Myom Typ 0

genelektrode einzusetzen (Abb. 32-3). Hierbei muß allerdings größte Sorgfalt darauf verwandt werden, eine Perforation zu vermeiden, da die Schlingenelektrode beim Schneidevorgang sehr leicht in die Uteruswand eindringt.
Meist findet ein 9-mm-Resektoskop Anwendung. Bei kleinen Myomen im Bereich der Tubenwinkel kann es von Vorteil sein, ein spezielles 8-mm-Resektoskop mit integrierter 3-mm-Optik einzusetzen.
Wir bevorzugen eine Leistung des monopolaren Schneidestroms von 80–120 W und des Koagulationsstroms von 30–60 W. Zur Flüssigkeitsdistension des Cavum uteri wird der Uteromat (Fa. Olympus, Hamburg) eingesetzt, der eine permanente intraoperative Bilanzierung der zu- und abgeführten Spülflüssigkeit vornimmt.

4.2 Medikamentöse Vorbehandlung

Hysteroskopische Myomresektionen sollten in der frühen Proliferationsphase des Menstruationszyklus oder unter einer präoperativen hormonellen Behandlung durchgeführt werden. Die präoperative Therapie kann in der Verordnung eines niedrig dosierten Ovulationshemmers oder eines GnRH-Analogons bestehen. Bei Myomen > 4 cm oder Myomen mit deutlich intramuraler Ausdehnung ist die präoperative Vorbehandlung mit einem GnRH-Agonisten anzuraten, da hierdurch die Blutungsneigung bei der Operation reduziert und durch die eventuelle Verringerung der Myomgröße der Eingriff abgekürzt wird. Bei myombedingter schwerer Blutungsanämie ist ebenfalls die präoperative Gabe von GnRH-Analoga sinnvoll, da die Patientin durch die hiermit erzielte sekundäre Amenorrhö durch körpereigene Regeneration die Anämie ausgleichen kann. Die Gabe von Blutkonserven kann so meist vermieden werden. Die Vorbehandlung mit GnRH-Agonisten sollte in der Regel nur zwei bis drei Monate dauern, ein längerer Zeitraum ist nicht sinnvoll.

Wegen des transvaginalen Zugangs ist eine einmalige präoperative antibiotische Prophylaxe anzuraten, wobei wir die kombinierte Gabe von 1,5 g Cefuroxim (Zinacef®) und 500 mg Metronidazol (Clont®) bevorzugen.

4.3 Operationstechnik

Die hysteroskopische Resektion eines submukösen Myoms wird üblicherweise in regionaler Anästhesie oder Vollnarkose durchgeführt.
Bei der Operationstechnik ist zwischen der Behandlung gestielter und breitflächig aufsitzender Myome zu unterscheiden.

4.3.1 Gestielte submuköse Myome

Nach Dilatation des Zervikalkanals auf Größe Hegar 9,5–10 wird das Resektoskop unter Sicht in das Cavum uteri eingeführt. Hierbei sollte der Abflußhahn des Resektoskops grundsätzlich schon primär geöffnet sein, da es bei Verschluß des Abflusses durch Einpressen der vorgeschobenen Luftsäule in das Gefäßsystem der Patientin möglicherweise zu einer leichten Luftembolie kommen kann.
Das Cavum uteri wird zunächst mit Distensionsmedium gespült, bis eine klare Übersicht erreicht wird.

Vor Beginn des Resektionsvorgangs können zunächst größere, oberflächliche Gefäße des Myoms oder Gefäße am Myomstiel mit der Schlingenelektrode koaguliert werden. Zur Resektion wird die Schlingenelektrode hinter das Myom gebracht (Abb. 32-4). Anschließend wird das Myom durch leichten Anzug auf die Elektrode „aufgeladen" und die Resektionsschlinge unter Aktivierung des Schneidestroms zum Resektoskop gezogen (Abb. 32-5), bis ein Myomstreifen vollständig vom Myom abgeschnitten ist.

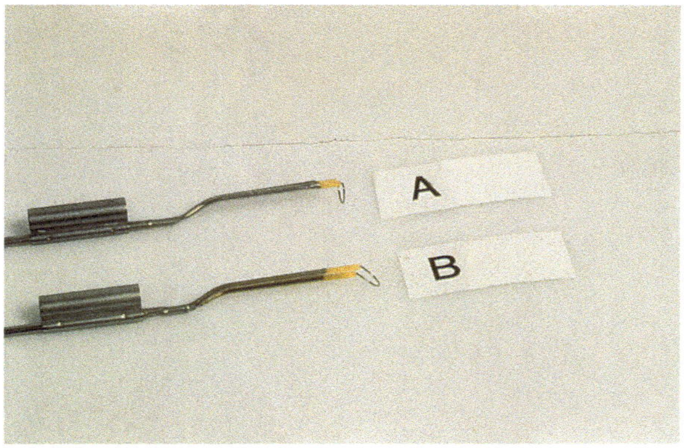

Abb. 32-3 90 und 45 Grad abgewinkelte Schneideschlingen (Resektoskop der Fa. Olympus)

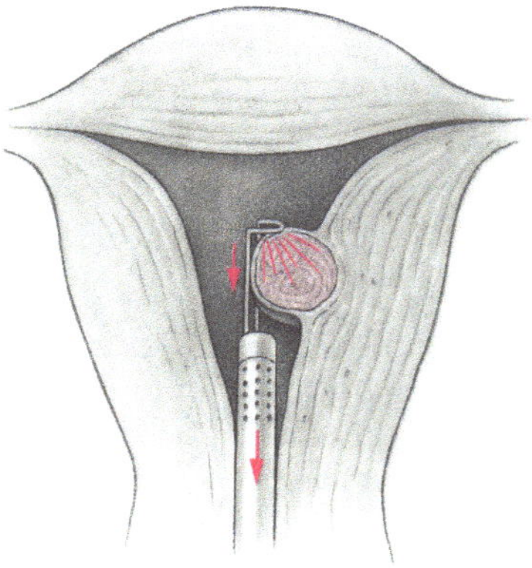

Abb. 32-4 Anlegen der Resektionsschlinge hinter dem Myom

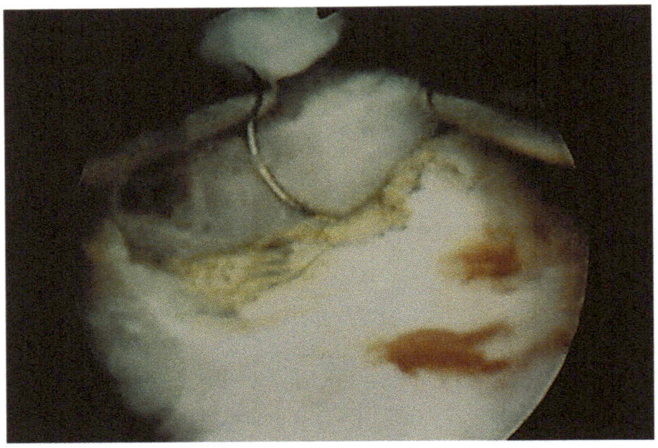

Abb. 32-5 Fortführen der Myomresektion

Nach unserer Erfahrung ist der Einsatz von gemischtem Koagulations-/Schneidestrom nicht ratsam, da hierdurch das Kleben der Myomstreifen an der Schlingenelektrode eher gefördert wird. Beim Abschneiden eines Myomstreifens sollte die Schneideschlinge grundsätzlich nicht komplett in den Schaft des Resektoskops hineingezogen werden. Statt dessen sollte das Resektoskop selbst simultan mit der Bewegung des Handgriffs etwas zurückgezogen werden, so daß die Schlinge beim Abschneiden des unteren Streifenanteils vom Myom ein wenig außerhalb des Resektoskops verbleibt. Auf diese Weise kann die räumliche Beziehung des Myoms zur Uteruswand optisch besser dargestellt werden, und es wird vermieden, unbeabsichtigt in die Wand des Uterus hinein zu resezieren oder den inneren Muttermund zu verletzen. Außerdem kommt es bei Aktivierung der Schlingenelektrode direkt vor der Optik durch die beim Schneiden erzeugte Wärme gelegentlich zum Absetzen eines Niederschlags auf der Optik, was ein Herausziehen aus dem Uterus zur Reinigung der Optik notwendig macht.
Die Basis des Myomstiels sollte sehr vorsichtig reseziert werden, um das umgebende Endometrium nicht unnötig zu verletzen. Falls nach Abtrennen des Stiels Blutungen persistieren, kann die Basis mit Koagulationsstrom behandelt werden.

Die Entfernung der resezierten Myomfragmente aus dem Cavum uteri kann auf verschiedene Weise erfolgen:

- durch optisch kontrolliertes Fassen mit der Schlingenelektrode entweder unter Zurückziehen des gesamten Resektoskops oder unter Herausziehen des inneren Schafts aus dem äußeren Schaft nach Entriegeln des Instruments
- durch blindes Fassen mit einer Abortfaßzange
- durch Kürettage mit einer Vakuumkürette oder mit einer stumpfen Kürette

4.3.2 Sessile submuköse Myome

Bei der Behandlung sessiler submuköser Myome wird die Resektion des intramuralen Anteils mit der gleichen Technik durchgeführt wie bei der Behandlung gestielter intrakavitärer Myome. Für die Resektion des intramuralen Anteils muß die Trennlinie zwischen dem Myom und seiner Kapsel, die das komprimierte umgebende normale Myom darstellt, identifiziert werden (Abb. 32-6). Das Gewebe des Myoms hat eine eher weißliche Farbe und ist homogener als das mehr graurötliche, faserige Kapselgewebe.
Es ist notwendig, sämtliches Myomgewebe komplett zu entfernen, damit nicht durch erneutes Wachstum ein frühzeitiges Rezidiv induziert wird. Nur selten werden kleine Myomreste sekundär durch Gewebsnekrose von selbst resorbiert. Durch uterine Kontraktionen wird häufig der intramural verbliebene Myomanteil sekundär in das Cavum uteri hineingedrückt. Dies kann z. T. schon während des Operationsvorgangs beobachtet werden: Nach innerer Druckentlastung des Cavum uteri im Rahmen einer intraoperativen Kürettage können bei Wiedereingehen mit dem Resektoskop in das Kavum zuvor intramural lokalisierte Myomkomponenten nun eindeutig intrakavitär gefunden und reseziert werden. Dies kann nach abgebrochener hysteroskopischer Myomresektion die Komplettierung der Resektion beim Zweiteingriff erleichtern (sog. Zwei-Schritt-Technik).

Die beschriebene Technik kann bei allen Typ-I-Myomen und Typ-II-Myomen von begrenzter Größe angewandt werden. Die Behandlung tief intramural lokalisierter submuköser Myome sollte vorzugsweise unter transabdominal sonographischer oder laparoskopischer Kontrolle erfolgen. Beträgt die intramurale Aus-

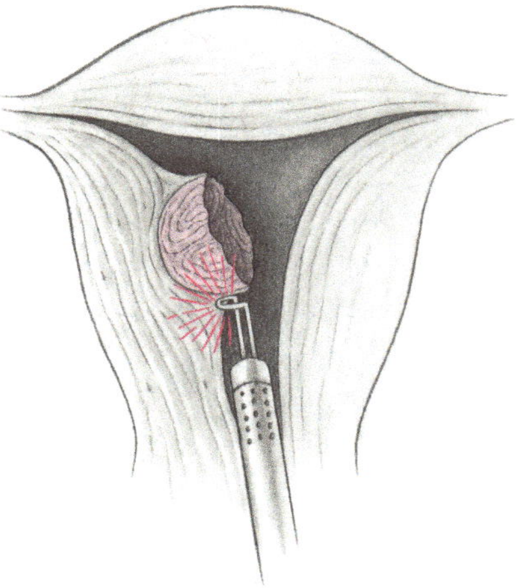

Abb. 32-6 Markierung des Übergangs Myom–Myomkapsel

dehnung eines Myoms mehr als 50% (Typ II), hängt die Möglichkeit einer endoskopischen Behandlung von seiner Größe und seiner Nähe zur Serosa des Uterus ab. Diese Kriterien sollten präoperativ durch sorgfältige Sonographie oder eventuell durch Magnetresonanztomographie (MRI) abgeklärt werden. Erfahrung und technische Fähigkeiten des Operateurs sind ebenfalls entscheidend bei der Frage, ob ein Typ-II-Myom hysteroskopisch behandelt werden kann. Bei einer Myomgröße von > 4 cm ist die Notwendigkeit eines sekundären Eingriffs zur Komplettierung der Myomresektion eher wahrscheinlich. Typ-II-Myome mit einer Größe von > 5 cm sollten nicht hysteroskopisch reseziert werden, da die Wahrscheinlichkeit sehr groß ist, daß mehr als zwei hysteroskopische Eingriffe notwendig werden. Je tiefer und größer die intramurale Ausdehnung eines Myoms ist, um so mehr steigt mit zunehmender Operationsdauer das Risiko einer vermehrten intravasalen Flüssigkeitsaufnahme während der endoskopischen Resektion an. Diese vermehrte intravasale Flüssigkeitsaufnahme ist grundsätzlich der zeitlich limitierende Faktor des Eingriffs.

Da Leiomyosarkome makroskopisch nicht von Leiomyomen unterschieden werden können, müssen die gewonnenen Myomfragmente grundsätzlich zur histologischen Untersuchung eingesandt werden.

- Die hysteroskopische Myomresektion ist technisch um so einfacher, je kleiner das Myom ist und je größer seine intrakavitäre Komponente ist. Myome mit einer intramuralen Komponente von > 50% sollten nur nach sorgfältiger präoperativer sonographischer oder durch MRI erhobener Abklärung ihrer Tiefenausdehnung und räumlichen Beziehung zur Uterusserosa von einem hysteroskopisch erfahrenen Operateur reseziert werden. Eine simultane sonographische oder laparoskopische Kontrolle ist in diesen Fällen ratsam. Typ-II-Myome > 5 cm sollten besser transabdominal per Laparotomie operiert werden.
- Die Schnittechnik wird immer von kranial nach kaudal ausgeführt, um eine Perforation des Uterusfundus zu vermeiden. Hierbei sollten Schlinge und Resektoskop simultan bewegt werden, damit beim Abschneiden des Myoms die Basis der Schnittführung beurteilt werden kann.
- Intramurale Myomanteile prolabieren nach Resektion der oberflächlichen Myomanteile häufig sekundär in das Cavum uteri, wenn der Distensionsdruck der Rollenpumpe während der Hysteroskopie – wie z. B. bei der Kürettage – abgestellt wird.
- Eine histologische Aufarbeitung der gewonnenen Fragmente ist obligat.

4.4 Postoperative Nachbehandlung

Im Fall einer verstärkten postoperativen Blutung, die nach Myomresektion allerdings selten auftritt, kann die intrakavitäre Einlage eines geblockten 16- oder 18-Charr-Foley-Katheters für 6 bis 18 Stunden hilfreich sein.

Nach der Resektion einfacher gestielter Myome ist eine postoperative medikamentöse Nachbehandlung nicht notwendig. Das Endometrium heilt rasch und adäquat ohne die Zufuhr exogener Hormone ab. Falls bei der Resektion einander gegenüberliegende denudierte Operationsflächen geschaffen wurden, ist es ratsam, im ersten oder zweiten postoperativen Zyklus eine Kontrollhysteroskopie durchzuführen, um sich eventuell ausbildende Synechien beseitigen zu können.

Falls der intramurale Anteil eines Myoms nicht komplett reseziert werden konnte, kann eine postoperative GnRH-Analogon-Gabe in Erwägung gezogen werden, um eine medikamentöse Nekrose des restlichen Myomgewebes zu induzieren. Im Fall einer inkompletten Resektion eines intramuralen Myomanteils sollte allerdings grundsätzlich zwei Monate postoperativ eine Kontrollhysteroskopie durchgeführt werden, um die Notwendigkeit eines zweiten operativen Eingriffs abzuklären. Wir empfehlen allerdings auch grundsätzlich die Durchführung einer ambulanten Kontrollhysteroskopie nach zwei Monaten, um die Integrität des Cavum uteri und eine adäquate Endometriumregeneration bestätigen zu können.

- Eine präoperative Behandlung mit GnRH-Analoga ist nicht obligat, sondern lediglich bei Myomen > 4 cm oder deutlich intramuraler Komponente zu empfehlen.
- Für eine Vorbehandlung mit GnRH-Analoga genügen in der Regel 2–3 Monate.

4.5 Komplikationen

Komplikationen der hysteroskopischen Endometriumresektion können durch den eigentlichen Operationsvorgang und durch den Einsatz des Distensionsmediums hervorgerufen werden.
Bei der Resektion kann es zu einer Perforation der Uteruswand kommen, die möglicherweise mit einer Darmverletzung verbunden ist. Die Schlingenelektrode sollte daher niemals ohne eindeutige intrakavitäre Sichtverhältnisse aktiviert werden.

Die häufigste und ernsthafteste Komplikation bei der hysteroskopischen Myomresektion stellt die übermäßige Aufnahme des Distensionsmediums dar, die zu Lungen- und Hirnödem führen kann. Eine kontinuierliche und sorgfältige intraoperative Flüssigkeitsbilanzierung ist daher eine grundlegende Voraussetzung. Die Vorbehandlung mit GnRH-Agonisten und die intraoperative Applikation vasokonstriktiver Substanzen kann die vermehrte intravasale Flüssigkeitsaufnahme verringern.

5 Zusammenfassung

Die elektrochirurgische hysteroskopische Myomresektion ist ein sehr elegantes, schonendes Verfahren und Behandlungsmethode der ersten Wahl zur Entfernung von submukösen Myomen Typ 0 und Typ I. Solange die Grenzen der Methode bei der präoperativen Abschätzung bedacht werden, bietet die komplette Myomentfernung exzellente Langzeitresultate. Vor einem eventuellen chirurgischen Eingriff müssen Größe, Anzahl, Lokalisation und intramurale Ausdehnung der Myome durch Hysteroskopie und Sonographie abgeschätzt werden, um die Möglichkeit eines endoskopischen Vorgehens einzugrenzen. Große Typ-II-Myome können hysteroskopisch nur schwer komplett behandelt werden. In den meisten dieser Fälle ist der transabdominale Zugang weiterhin zu bevorzugen.

Literatur

Barisic D, Wamsteker K, Strelec M, Cvrk L, Babic D: The effect of sorbitol-mannitol absorption on serum sodium concentration during hysteroscopic surgery. Gynaecol Endosc 5 (1996) 323.

Brooks PG, Loffer FD, Serden SP: Resectoscopic removal of symptomatic intrauterine lesions. J Reprod Med 34 (1989) 435.

De Blok S, Wamsteker K: Hysteroscopic surgery: possibilities, limitations and future. Reprod Med Rev 4 (1995) 101.

Derman SG, Rehnstrom J, Neuwirth RS: The long-term effectiveness of hysteroscopic treatment of menorrhagia and leiomyomas. Obstet Gynecol 77 (1991) 591.

Donnez J, Gillerot S, Bourgonjon D, Clerckx F, Nisolle M: Neodynium:YAG laser hysteroscopy in large submucous fibroids. Fertil Steril 54 (1990) 999.

Emanuel MH, Wamsteker K, Eastham WN, Kroeks MVAM: Leiomyosarcoma or cellular leiomyoma diagnosed after hysteroscopical transcervical resection of a presumed leiomyoma. Gynaecol Endosc 1 (1992) 161.

Hallez JP, Netter A, Cartier R: Methodical intrauterine resection. Am J Obstet Gynecol 156 (1987) 1080.

Loffer FD: Removal of large symptomatic intrauterine growths by the hysteroscopic resectoscope. Obstet Gynecol 76 (1990) 836.

Neuwirth RS, Amin HK: Excision of submucous fibroids with hysteroscopic control. Am J Obstet Gynecol 126 (1976) 95.

Neuwirth RS: A new technique for and additional experience with hysteroscopic resection of submucous fibroids. Am J Obstet Gynecol 131 (1978) 91.

Novak ER, Woodruff JD: Novak's Gynecologic and Obstetric Pathology, Ch. 13. 8th ed. WB Saunders, Philadelphia 1979.

Smith CJ: Hysterectomy for benign pelvic conditions. Am J Obstet Gynecol 64 (1952) 1211.

Wamsteker K, de Blok S: Resection of intrauterine fibroids. In: Lewis BV, Magos AL (eds): Endometrial Ablation. Churchill Livingstone, Edinburgh 1993.

Wamsteker K, Emanuel MH, de Kruif JH: Transcervical hysteroscopic resection of submucous fibroids for abnormal uterine bleeding: results regarding the degree of intramural extension. Obstet Gynecol 82 (1993) 736.

33 Hysteroskopische Septumdissektion

J. Hucke und F. De Bruyne

1 Einführung

Der überwiegende Teil des weiblichen inneren Genitales (Tuben, Uterus und obere zwei Drittel der Scheide) wird entwicklungsgeschichtlich von den Müllerschen Gängen (Ductus paranephritici) gebildet. Der kaudale Scheidenanteil entstammt dem Sinus urogenitalis. Im Verlauf der **Embryonalentwicklung** nähern sich die parallelen unteren Abschnitte der Müllerschen Gänge einander an und verschmelzen zum Uterovaginalkanal. Dieser Prozeß kann in jedem Entwicklungsstadium vorzeitig unterbrochen werden, wobei hieraus verschiedene Formen der Fehlbildung von Vagina und Uterus resultieren können. Ursachen für diese Fehlentwicklungen sind nicht bekannt. Bei einem frühen Entwicklungsstopp resultieren aus einer Fusionsstörung die äußerlich gedoppelten Uterusfehlanlagen wie Uterus didelphys, Uterus unicornis oder Uterus bicornis. Findet der Entwicklungsstillstand zu einem späteren Zeitpunkt statt, zu dem die äußere Fusion schon vollzogen, aber die mediane Resorption noch nicht erfolgt ist, so resultieren die Fehlformen des Uterus septus (komplettes Septum) oder subseptus (partielles Septum). Alle Uterusfehlbildungen können von einem sagittalen vaginalen Septum begleitet sein, das meist in Kombination mit einem Uterus septus oder einem Uterus didelphys vorkommt.

Die **Häufigkeit** der kongenitalen Uterusfehlbildungen wird zwischen 0,2 und 8% angegeben, wobei wahrscheinlich Patientinnenselektionierung und subjektive Beurteilung von Grenzbefunden die unterschiedlichen Zahlen bedingen. Eigene hysteroskopische Erhebungen liegen im oberen Prävalenzbereich. Bei Patientinnen mit einer Anamnese von habituellen Aborten werden kongenitale uterine Fehlbildungen in einer Größenordnung von 5 bis 50% berichtet. Innerhalb der uterinen Fehlbildungen stellt die Form des septierten Uterus mit etwa 90 bis 95% die weitaus häufigste Variante dar. Uterus unicornis, bicornis oder didelphys dagegen sind Raritäten.

2 Klassifikation der kongenitalen uterinen Fehlbildungen

Zur Einteilung der kongenitalen uterinen Fehlbildungen wurden verschiedene Klassifikationen verwandt. Ein einfaches Konzept stellt das der American Fertility Society (neu: American Society for Reproductive Medicine) dar, welches auf den Vorarbeiten von Buttram und Gibbons beruht: Es werden hierbei unter dem Gesichtspunkt des Abweichens von der Norm und der reproduktiven Kapazität sieben Untergruppen gebildet (Abb. 33-1). In der Gruppe 5 sind Uterus septus und Uterus subseptus zusammengefaßt; neben dem Uterus arcuatus stellen sie die häufigste Fehlbildung dar. Sie sind im Gegensatz zum Uterus bicornis idealerweise endoskopisch-hysteroskopisch behandelbar. Die Gruppe 6 des Uterus arcuatus stellt wahrscheinlich lediglich eine Normvariante dar, deren pathologische Bedeutung fraglich ist. In der 7. Gruppe sind die durch Diethylstilbestrol, also medikamentös induzierten Fehlbildungen des Uterus mit eingeführt worden.

3 Pathogenität der kongenitalen uterinen Fehlbildungen

Die angeborenen Fehlbildungen des Uterus beeinträchtigen häufig die reproduktive Kapazität. Patientinnen mit dieser Anlagestörung haben signifikant vermehrt Fehl- und Frühgeburten, fetale Lageanomalien, Wachstumsretardierungen und Dystokien. Des weiteren sollen vermehrt Fälle von Zervixverschlußinsuffizienz in der Schwangerschaft auftreten, und die Rate an primärer Dysmenorrhö soll erhöht sein. Eine kausale Beziehung zwischen uteriner Fehlbildung und primärer Sterilität ist nicht gesichert, wird aber zuweilen diskutiert.

Innerhalb der Untergruppen von Patientinnen mit uterinen Fehlbildungen weisen Patientinnen mit Uterus subseptus und Uterus septus die höchste Rate an **Schwangerschaftsverlusten** auf. Bei etwa vier Fünftel der Aborte handelt es sich um Aborte im I. Trimenon. Die Ursache für die frühen Aborte wird darin gesehen, daß sich Schwangerschaften häufig auf dem Septum implantieren sollen und dort aufgrund einer mangelhaften Vaskularisation mit der Folge einer unzureichenden plazentaren Versorgung frühzeitig zugrunde gehen. Ob und warum die Implantation tatsächlich vermehrt auf dem uterinen Septum stattfindet, ist ungeklärt. Zu beachten ist auch, daß ein ungeklärter Anteil von Patientinnen mit septiertem Uterus keine Beeinträchtigung des Schwangerschaftsverlaufs erfährt.

- Uterus subseptus (partielles Septum) und Uterus septus (komplettes Septum) sind die häufigsten angeborenen Fehlbildungen des inneren Genitales und beruhen auf einem frühzeitigen Sistieren der Resorption des Septums während der Embryonalentwicklung.
- Der septierte Uterus zeigt nach retrospektiven Untersuchungen die ungünstigste reproduktive Kapazität aller uterinen Fehlbildungen.
- Bei Patientinnen mit septiertem Uterus kommen Frühaborte sehr häufig vor.

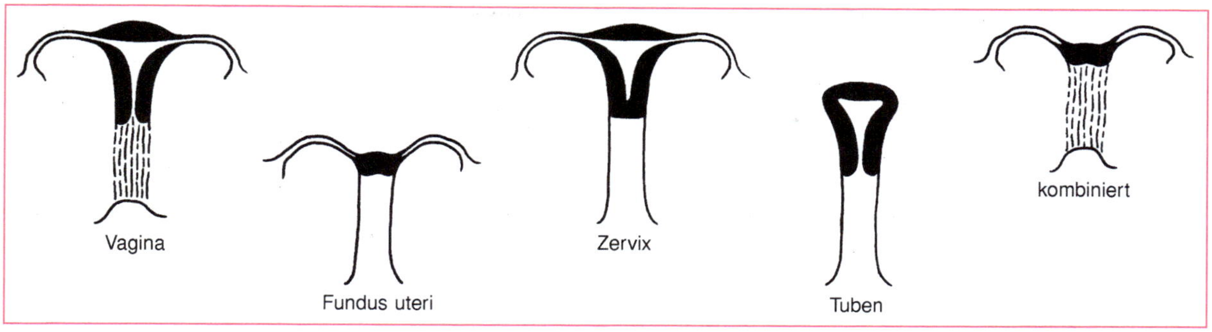

Gruppe 1: partielle Agenesie oder Hypoplasie der Müllerschen Gänge

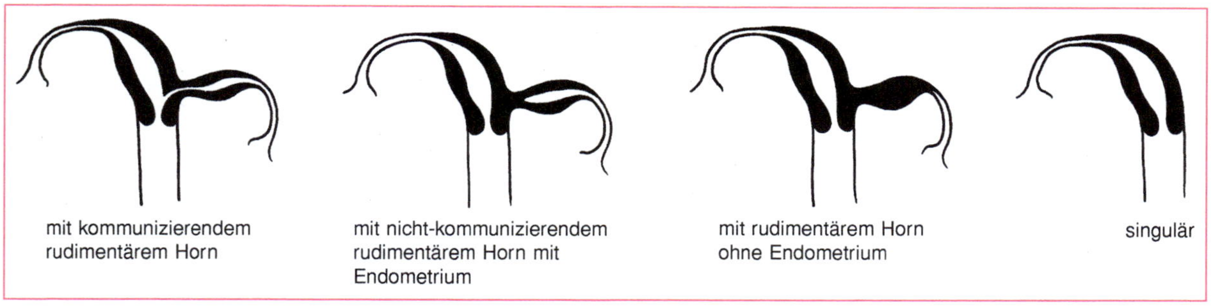

Gruppe 2: Uterus unicornis mit bzw. ohne rudimentäre kontralaterale Hornbildung

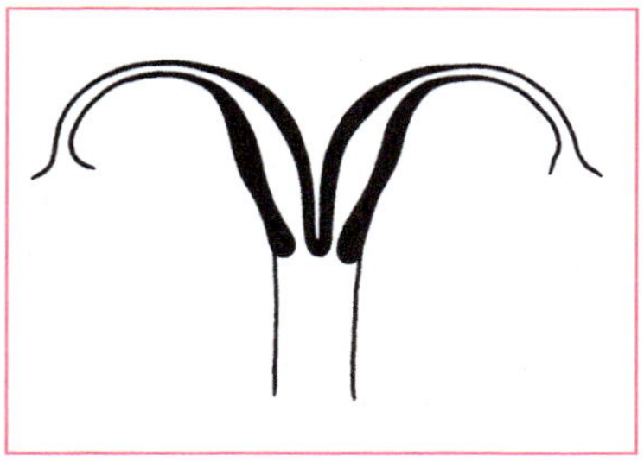

Gruppe 3: Uterus didelphys

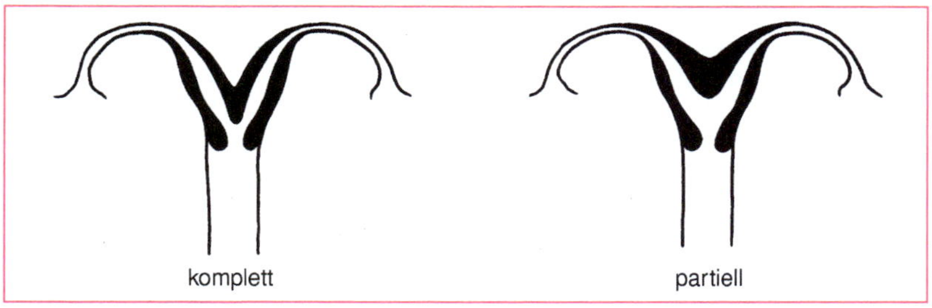

Gruppe 4: Uterus bicornis

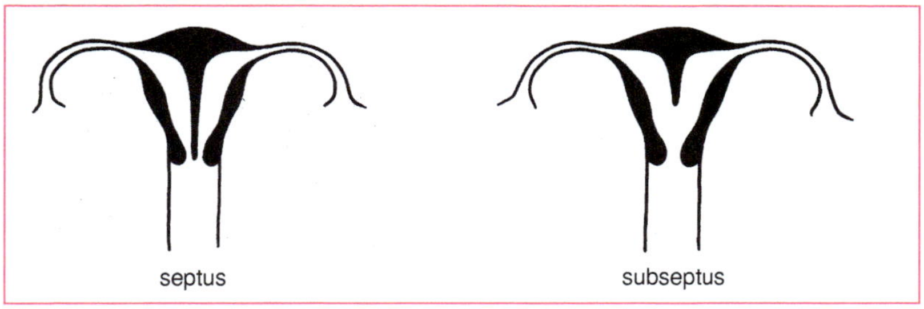

Gruppe 5: Uterus (sub)septus

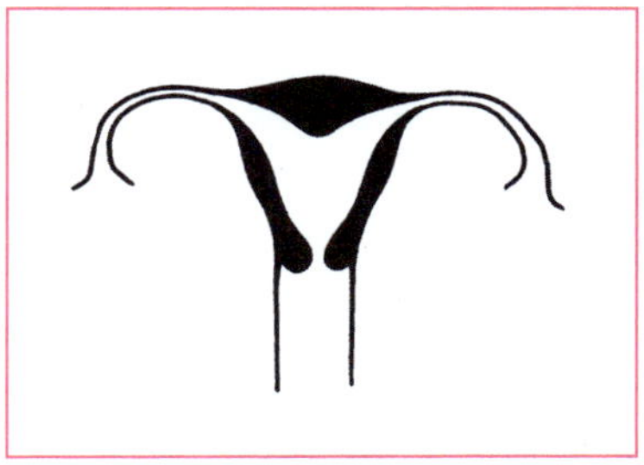

Gruppe 6: Uterus arcuatus

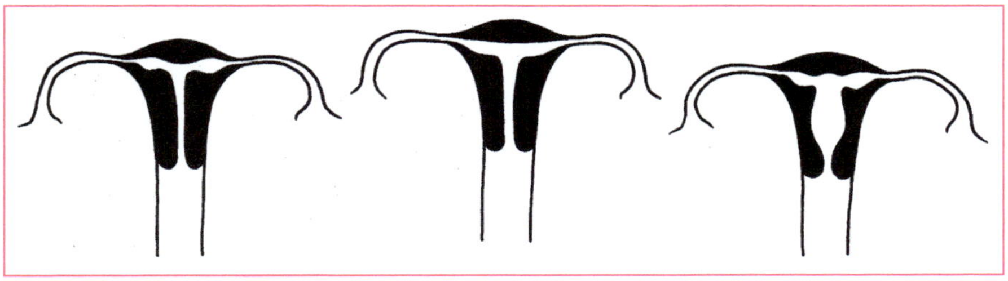

Gruppe 7: DES-bedingte Fehlbildungen

Abb. 33-1 Klassifikation der kongenitalen Uterusfehlbildungen nach der American Fertility Society

4 Diagnostik

Die einfachste, nichtinvasive Form der Diagnostik ist die **Sonographie**. Hierbei kann bei Vorliegen eines intrauterinen Septums ein gedoppeltes Endometriumecho dargestellt werden (Abb. 33-2). Schwierig ist allerdings das Erkennen kleiner Septumformationen. Die native Sonographie kann durch die **Hysterokontrastsonographie** ergänzt werden, bei der eine Darstellung der Gebärmutterhöhle mittels Flüssigkeitsfüllung (physiologische Lösungen oder spezielles Kontrastmittel, wie z. B. Echovist®) erzielt wird.

Die **Hysterosalpingographie** war lange Zeit die Domäne angeborener oder erworbener intrauteriner Veränderungen. Sie wird heute zunehmend von der Hysteroskopie abgelöst.

Die **diagnostische Hysteroskopie** ermöglicht als direkte visuelle Methode am besten die Identifikation eines uterinen Septums (Abb. 33-3).

Zur eindeutigen **Orientierung** innerhalb des Uteruskavums müssen beide Tubenostien dargestellt werden. Bei schmaler, länglicher Form des Kavums, bei der nur ein Tubenostium zentral am Ende des Kavums dargestellt werden kann, ist der Verdacht auf ein komplettes uterines Septum gegeben. Es kann aber auch ein Uterus didelphys oder ein Uterus unicornis vorliegen (Abb. 33-4).

Differentialdiagnostisch müssen intrakavitäre Synechien oder eine (noch) nicht intrakavitäre Lage des Hysteroskops in Betracht gezogen werden. Synechien entstehen in der Regel fast ausschließlich nach intrauterinen Eingriffen, die im Zusammenhang mit einer Schwangerschaft stehen (Abortkürettage, Kürettage post partum, Sectio caesarea), bzw. in seltenen Fällen nach einer Genitaltuberkulose (s. Kap. 18). Sie weisen meist nicht die symmetrisch-mittelständige Form wie ein Uterusseptum auf.

Der hysteroskopisch noch wenig erfahrene Untersucher kann gelegentlich bei **Lage des Hysteroskops innerhalb des Zervikalkanals** den inneren Muttermund mit einem Tubenostium verwechseln. Hinweise

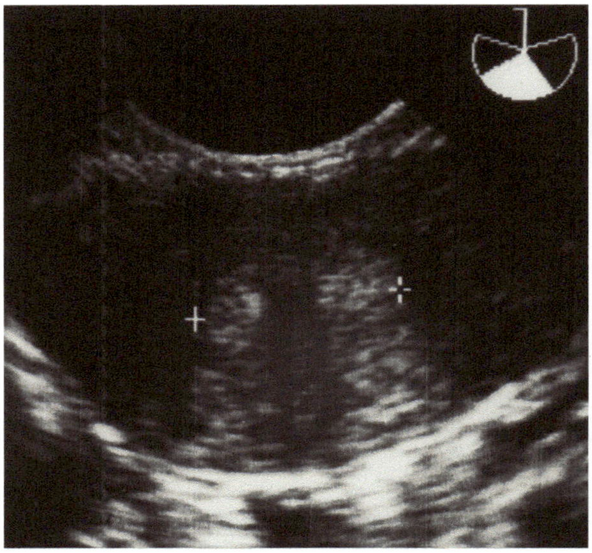

Abb. 33-2 Ultrasonographische Darstellung zweier getrennter Endometriumechostrukturen bei einem Uterus subseptus

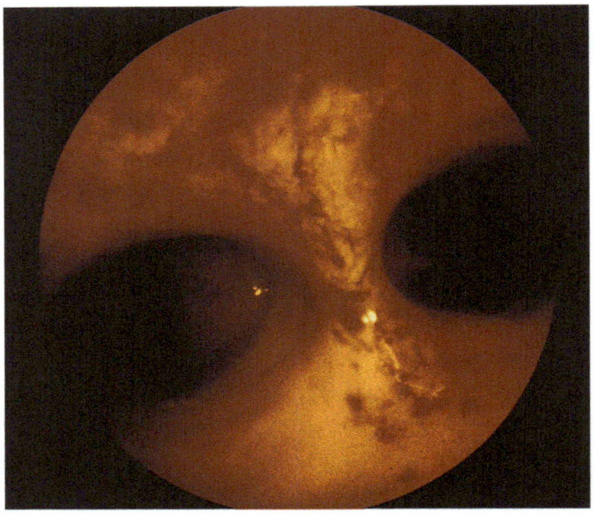

Abb. 33-3 Hysteroskopisches Bild eines Uterus subseptus

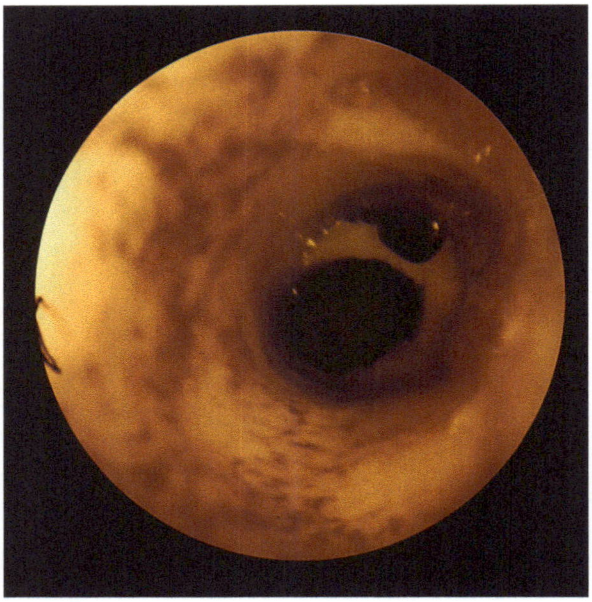

Abb. 33-4 Hysteroskopisches Bild eines Uterus septus. DD: Uterus didelphys, Uterus unicornis

für die Lage im Zervikalkanal sind ein nur wenig vorgeschobenes Hysteroskop, der deutlich hörbare Rückstrom von Gas bei der CO_2-Hysteroskopie oder das Erkennen kryptenartiger Strukturen bei der Flüssigkeitshysteroskopie bzw. das Fehlen eines typischen endometrialen Bildes. Beim Erkennen multipler fibrillenartiger Strukturen und fehlender Identifikation eines Eileiterostiums ist **äußerste Vorsicht** geboten, da meist das Hysteroskop in einer Via falsa liegt und die Uterusperforation kurz bevorsteht!

Zur Unterscheidung eines Uterus bicornis von einem Uterus subseptus wird eine **diagnostische Laparoskopie** durchgeführt. Hierbei findet man häufig auch bei der septierten Form des Uterus eine Verbreiterung des Fundus uteri mit einem dezenten zentralen Sulkus (Abb. 33-5). Eventuell läßt sich dieser Sulkus nur durch Abtasten der äußeren Uterusform darstellen.

Eine Alternative zur Laparoskopie bietet die **Magnetresonanztomographie**, bei der die äußere Uteruskontur nichtinvasiv dargestellt werden kann. Die Sonographie vermag häufig nicht mit ausreichender Sicherheit zwischen Uterus bicornis und Uterus subseptus zu unterscheiden.

5 Therapie

5.1 Vorgehen beim Uterus subseptus

Bei der hysteroskopischen Behandlung uteriner Septen ist es das Ziel, das Septum komplett von kaudal nach kranial bis zur Ebene der normalerweise zu erwartenden inneren Funduskontur zu durchtrennen. Hierzu reichen dissezierende Instrumente aus. Eine Resektion des Septums mit einer Schneideschlinge, wie sie für die Myomresektion eingesetzt wird, ist nicht sinnvoll, da hierdurch uterines Gewebe entfernt wird und gerade im kranialen Septumbereich die Wandstärke unnötig ausgedünnt wird. Möglicherweise steigt hiermit das Risiko einer Uterusruptur im Falle einer späteren Schwangerschaft. Die Septumdissektion dient der Beseitigung des Septums als potentiellem Nidationsort und weniger der Vergrößerung des Uteruskavums.

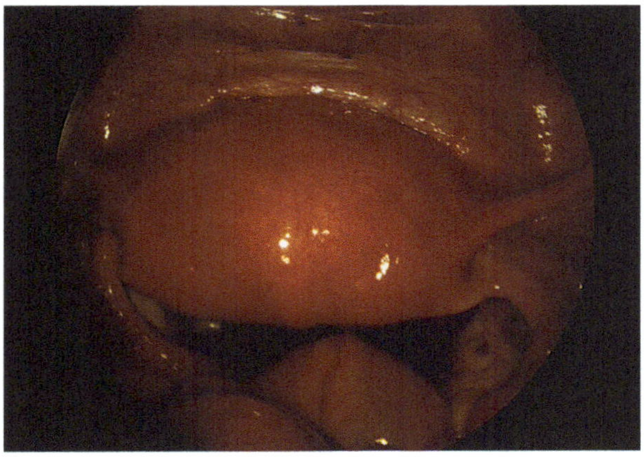

Abb. 33-5 Laparoskopisches Bild eines Uterus septus mit breit ausladendem Corpus uteri

Instrumente und Methoden: Eine einfache hysteroskopische Behandlung ist die Durchtrennung mit der **mechanischen Schere**. Wegen des nur sehr kleinen Instrumentendurchmessers handelt es sich allerdings um einen relativ mühseligen und zeitaufwendigen Vorgang, der durch Blutungen erschwert werden kann.
Eher zu empfehlen ist die Durchtrennung mit der **elektrochirurgischen Nadelelektrode**. Dieses rechtwinklig bzw. um 45 Grad nach vorne gebogene Arbeitselement wird am kaudalen Pol des Septums angesetzt und schrittweise von der einen zur anderen Kavumhälfte geführt, so daß die zwischen den beiden Kavumhälften liegenden Septumanteile durchschnitten werden (Abb. 33-6 a bis d). Bei sehr weit nach kaudal reichenden Septen ist der Beginn der Septumdissektion schwierig. Der Schaft des Resektoskops liegt dann meist noch komplett innerhalb des Zervikalkanals, was einen Verschluß der Ablaufkanäle des Resektoskops bedingt. Eine aktive Spülung des Uteruskavums ist somit zunächst noch nicht möglich. Bei schlechten Sichtverhältnissen ist in dieser Situation die kurzfristige Erhöhung der vorgewählten Druckwerte der Distensionspumpe auf 150 bis 200 mmHg anzuraten. Nach Dissektion des unteren Septumanteils mit Vorschieben des Resektoskopschafts in den unteren Teil des Kavums ist eine aktive Spülung zur Besserung der optischen Verhältnisse möglich. Der Distensionsdruck muß jetzt unbedingt wieder auf 90 bis 130 mmHg reduziert werden, um einer vermehrten Flüssigkeitsaufnahme vorzubeugen.
Je weiter von kaudal nach kranial disseziert wird, desto breiter wird die zu durchtrennende Basis des Septums. Während des operativen Vorgangs müssen immer wieder **beide Tubenostien eindeutig dargestellt** werden, damit die Dissektionsebene gewahrt bleibt und nicht irrtümlich in die Hinterwand (anteflektierter Uterus) oder Vorderwand (retroflektierter Uterus) hineinpräpariert wird. Die Aktivierung des Resektoskops sollte immer nur mit nach innen, auf das Septum hin gerichteter Spitze des Arbeitselements erfolgen, um eine Verletzung der Gebärmutterwand zu vermeiden (Abb. 33-7 a und b). Die Darstellung der Eileiterostien geschieht über leichten Rückzug des Resektoskops und Rotation des Instruments um 180 Grad, da in der Regel nicht beide Ostien gleichzeitig im endoskopischen Bild abgebildet werden können.

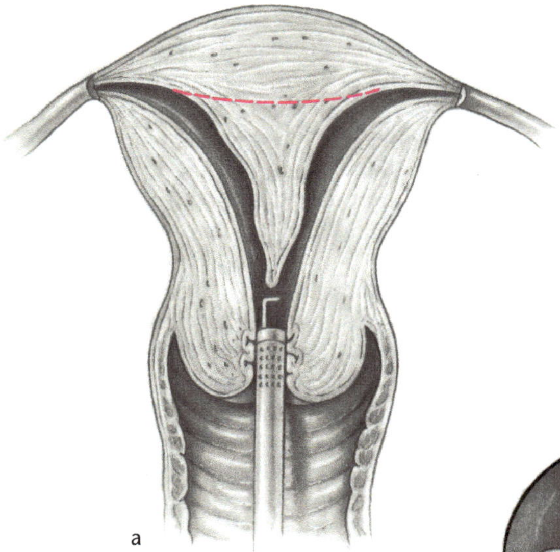

a

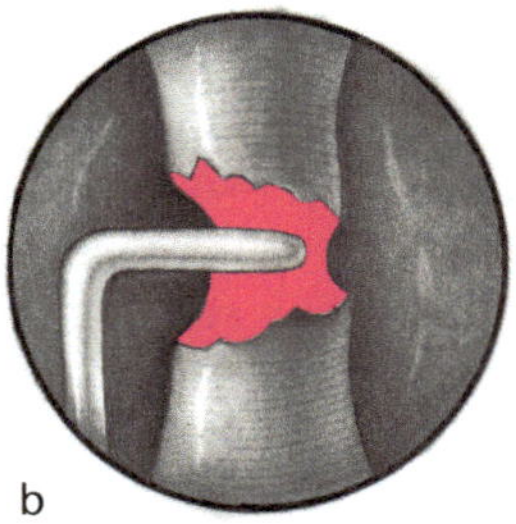

b

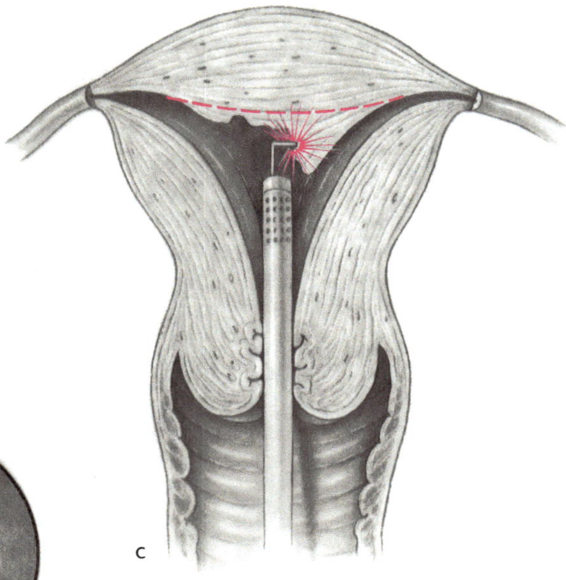

c

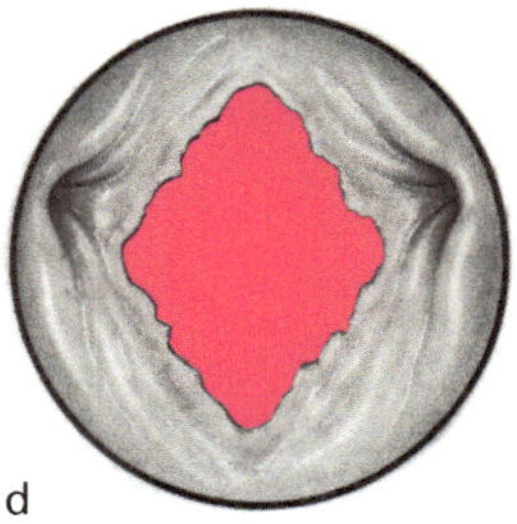

d

Abb. 33-6 a bis d
Hysteroskopische Septumdissektion
a) Beginn der Dissektion
b) endoskopische Ansicht während der Dissektion
c) Fortführen der Dissektion; die Dissektionsnadel weist immer nach medial zum Septum
d) endoskopische Ansicht bei Ende der Dissektion

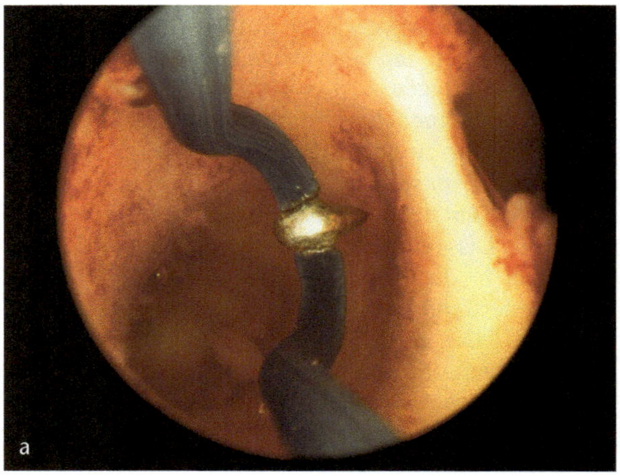

a

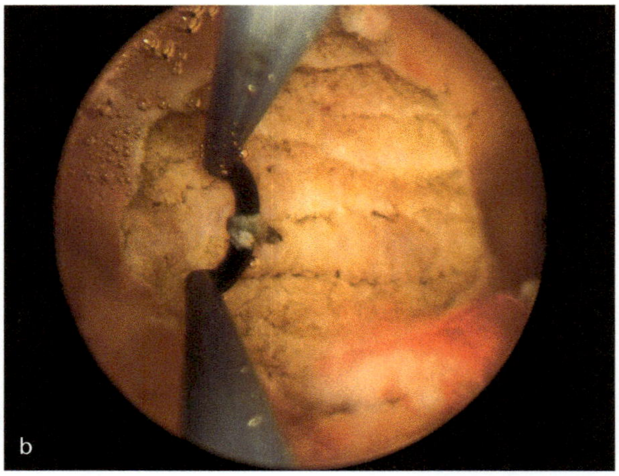

b

Abb. 33-7 a und b Hysteroskopische Bilder einer Septumdissektion

Das Septum ist ausreichend durchtrennt, wenn der **Abstand** in der Sagittallinie zwischen Tubenostien und zentral tiefstem Septumpunkt etwa 5 mm beträgt. Wird die Septumdissektion unter simultaner laparoskopischer Kontrolle durchgeführt, so läßt sich die adäquat durchgeführte Dissektion am besten durch **Transillumination** des uterinen Fundus kontrollieren: Das laparoskopisch eingestrahlte Licht wird reduziert und per Laparoskop eine gleichmäßige hysteroskopische Durchleuchtung des Fundus uteri erkannt. Der Operateur bewegt hierbei das Resektoskop langsam vom einen zum anderen Tubenwinkel. Bei komplettem Abblenden des laparoskopischen Lichts muß die optische Kontrolle durch direkte Betrachtung nach Entfernen der endoskopischen Kamera erfolgen, da die Lichtsensibilität der Kamerasysteme in der Regel nicht ausreichend ist. Alternativ wird das Laparoskop unter maximaler Lichtintensität dicht an den uterinen Fundus gebracht und langsam von einem Tubenwinkel zum gegenüberliegenden Tubenwinkel geführt. Hysteroskopisch muß hierbei eine wandernde, gleichmäßige Durchleuchtung des uterinen Fundus erkennbar sein. Abgedunkelte Bezirke zeigen die Notwendigkeit einer weiter nach kranial auszuführenden Dissektion an.
Die hysteroskopische Septumdissektion kann bei sicher bekannter äußerer Form des Uterus auch unter **transabdominaler sonographischer Kontrolle** durchgeführt werden. Hierfür ist ein Auffüllen der Harnblase notwendig. Die Dicke der Uteruswand sollte abschließend im zentralen Fundusbereich gleichmäßig 1 cm betragen.
Ein **Warnsymptom** bei der hysteroskopischen Septumdissektion ist das Auftreten pulsierend-arterieller Blutungen. Dies zeigt an, daß das originäre Myometrium erreicht worden ist und die weitere Dissektion abgebrochen werden muß. Ist hysteroskopisch ein milchglasartiges Bild des Fundus erkennbar, so muß der Eingriff unbedingt abgebrochen werden, da man sich wahrscheinlich sehr dicht unterhalb der Serosa befindet und eine Perforation des Uterusfundus kurz bevorsteht!
Vor Verlassen des Uteruskavums erfolgt vom Bereich des inneren Muttermunds aus eine **abschließende Panoramaübersicht.** Der Zufluß der Distensionsflüssigkeit wird unterbrochen. Hierdurch kommt es zum Absinken des Distensionsdrucks, und das uterine Kavum kollabiert langsam, was optisch gut zu erkennen ist. Pulsierende arterielle Blutungen, die vorher eventuell durch den Distensionsdruck unterbunden wurden, werden jetzt erkennbar und sollten nach erneutem Spülen des Kavums exakt lokalisiert und koaguliert werden. Diffuse venöse Sickerblutungen können in der Regel belassen werden, da sie von selbst sistieren. Meist treten Blutungen aus dem Bereich des umliegenden Endometriums und weniger aus dem Bereich des dissezierten Wundgebiets auf.

Eine **Alternative** zum Resektoskopeinsatz mit der starren Nadelelektrode ist die **Anwendung eines operativen Hysteroskops mit Arbeitskanal,** über den eine monopolare elektrische Faserelektrode oder die bipolare Versapoint-Elektrode eingeführt wird. Mit dieser wird in analoger Technik das Septum durchtrennt. Der Vorteil liegt in der Möglichkeit, ein dünnlumigeres Instrument einzusetzen. Es ist ratsam, auch hierbei ein Doppelschaftsystem zu verwenden, damit eine aktive Spülung des Kavums möglich ist.
Neben elektrochirurgischen Techniken findet z.T. auch der **Nd:YAG-Laser** Anwendung. Für die Septumdissektion ist er zwar einsetzbar, aber als Instrument mit mehr koagulierenden als schneidenden Fähigkeiten nicht ideal. Die Operationsschnitte sind mühseliger als beim Resektoskop, und die Operationszeit wird etwa verdoppelt. Zusätzlich sind nach Nd:YAG-Laser-Einsatz vereinzelt Fälle von uterinen Rupturen in der Schwangerschaft berichtet worden, was möglicherweise auf die destruktive Tiefenwirkung des Nd:YAG-Lasers mit zusätzlicher Schädigung des Myometriums zurückzuführen ist.
Wie auch bei anderen transzervikalen intrauterinen Eingriffen, ist gerade bei Kinderwunschpatientinnen eine **einmalige perioperative antibiotische Prophylaxe** zur Vermeidung postoperativer entzündlicher Komplikationen anzuraten.
Septumdurchtrennungen sollten **nur bei flachem Endometrium** durchgeführt werden. Eine hormonelle Vorbehandlung ist allerdings gewöhnlich nicht notwendig, sondern es reicht aus, den Eingriff kurz nach Abklingen der Periodenblutung durchzuführen. Bei hohem Endometrium in der sekretorischen Phase sind die Sichtverhältnisse oft sehr behindert. Dies wirkt sich meist besonders im Bereich des Tubenwinkel ungünstig aus, die beim septierten Uterus relativ schmal ausgebildet sind. Durch Endometriumüberlagerungen sind die Tubenostien optisch nicht darstellbar, und es kann schwierig zu entscheiden sein, wie weit nach kranial die hysteroskopische Dissektion noch fortgeführt werden kann und muß.

- Bei der hysteroskopischen Behandlung wird das uterine Septum nur durchtrennt, nicht reseziert.
- Die hysteroskopische Septumdissektion sollte in der frühen Proliferationsphase durchgeführt werden.
- Die ausreichende Durchführung der Septumdissektion wird durch Diaphanoskopie des uterinen Fundus bei der Laparoskopie oder mittels Ultraschallmessungen der verbliebenen Myometriumdicke überprüft.

5.2 Vorgehen beim kompletten utero-zerviko-vaginalen Septum

Liegt neben der Uterusfehlbildung ein vaginales Septum vor, so sollte im ersten Schritt das Scheidenseptum abgetragen werden. Hierbei wird durch exakte Einstellung (mit zwei Assistenten wie bei der vaginalen Hysterektomie!) mit drei Spekula zunächst der gesamte Verlauf des Septums dargestellt. Die Urethra wird durch einen Einmalkatheter markiert.
Das **Scheidenseptum** kann mit einer einfachen Schere im Niveau der Scheidenvorder- und -hinterwand bis zum kranialen Scheidenende hin abgetragen werden. Die Scheidenwundränder werden danach durch fortlaufende, resorbierbare Nähte (Fadenstärke 2–0) adaptiert. Alternativ bietet sich die Durchtrennung mit einem langen elektrischen Messer an, was etwas geringere Blutungen verursacht, durch Rauchentwicklung in der Vagina aber zeitweise unübersichtliche Verhältnisse schaffen kann. Es muß unbedingt darauf geachtet werden, an der Scheidenvorderwand nicht zu weit nach ventral abzuweichen, um nicht versehentlich die Harnröhre zu verletzen!
Erst nach Durchtrennung des Vaginalseptums ist eine exakte **Darstellung der Portioverhältnisse** möglich. In den meisten Fällen findet man eine kleine Portio mit zwei Zervikalkanalöffnungen oder – seltener – zwei isolierte Cervices (Abb. 33-8). Es kann aber auch in seltenen Fällen nur eine Portio mit einem singulären Zervikalkanal am Ende des Scheidenseptums vorhanden sein.

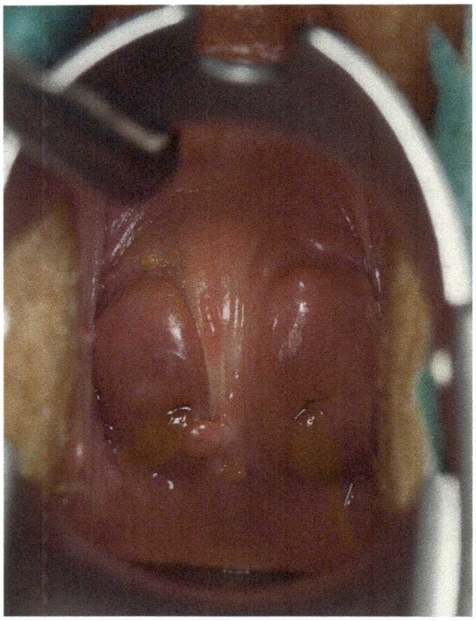

Abb. 33-8 Doppelter Zervikalkanal bei Uterus septus

Durch diagnostische Hysteroskopie sollten dann **die beiden Kavumhälften isoliert dargestellt** werden, wobei beim Rückzug des Hysteroskops durch gründliche Inspektion der medialen Wand geklärt werden muß, ob nicht eventuell kleine Defekte im uterinen oder zervikalen Anteil des Septums eine Verbindung von der einen zur anderen Seite schaffen. Ist dies nicht der Fall, so liegt ein komplettes uterines Septum vor.
Die **hysteroskopische Dissektion** beginnt primär blind von der einen zur anderen Seite. Es erscheint ratsam, den zervikalen Anteil des Septums zu belassen, um nicht durch eine Durchtrennung möglicherweise die Grundlage für eine Zervixverschlußinsuffizienz in einer späteren Schwangerschaft zu schaffen. Mit der hysteroskopischen Septumdissektion sollte im unteren Kavumdrittel begonnen werden. Zur Erleichterung des operativen Vorgehens kann die kontralaterale Höhle zuvor mit Methylenblaulösung markiert oder ein mit 5 bis 10 ml Kochsalzlösung geblockter Foley-Katheter eingelegt werden. Das Erreichen der kontralateralen Kavumhälfte wird hierdurch für den Operateur sofort erkennbar. Es ist unbedingt darauf zu achten, bei der Dissektion in der Mitte der Wand zu bleiben, da beim Abweichen nach ventral oder dorsal eine Präparation parallel zum eigentlichen kontralateralen Kavum mit eventueller Uterusperforation möglich ist. Eine simultane kontrollierende Laparoskopie ist grundsätzlich anzuraten. Ist die erste Verbindung von der einen zur anderen Seite geschaffen, so ist die weitere Dissektion des Septums nach kranial relativ einfach und wird in gleicher Weise wie beim Uterus subseptus durchgeführt. Die Patientin muß über das Belassen des zervikalen Septumanteils informiert werden, da es bei einer späteren vaginalen Entbindung notwendig werden kann, diesen unter der Geburt zu durchtrennen.

6 Nachbehandlung

Die postoperative Einlage einer Intrauterinspirale hat sich als nicht notwendig erwiesen. Es kommt erstaunlicherweise in der Regel nicht zur Ausbildung von Synechien zwischen den direkt gegenüberliegenden Wundflächen der Vorder- und Hinterwand des Kavums und lediglich in Einzelfällen zu geringen randständigen Synechien im oberen Dissektionsanteil am Übergang zum uterinen Fundus.
Das Wundgebiet des dissezierten Septumbereichs wird von den Seiten her mit normalem Endometrium epithelialisiert. Dieser Prozeß ist in der Regel nach etwa drei Monaten abgeschlossen (Abb. 33-9 a und b). Die endometriale Regeneration kann möglicherweise durch die Gabe eines östrogenbetonten Sequenzpräparats für die Phase der Wundheilung gefördert werden.

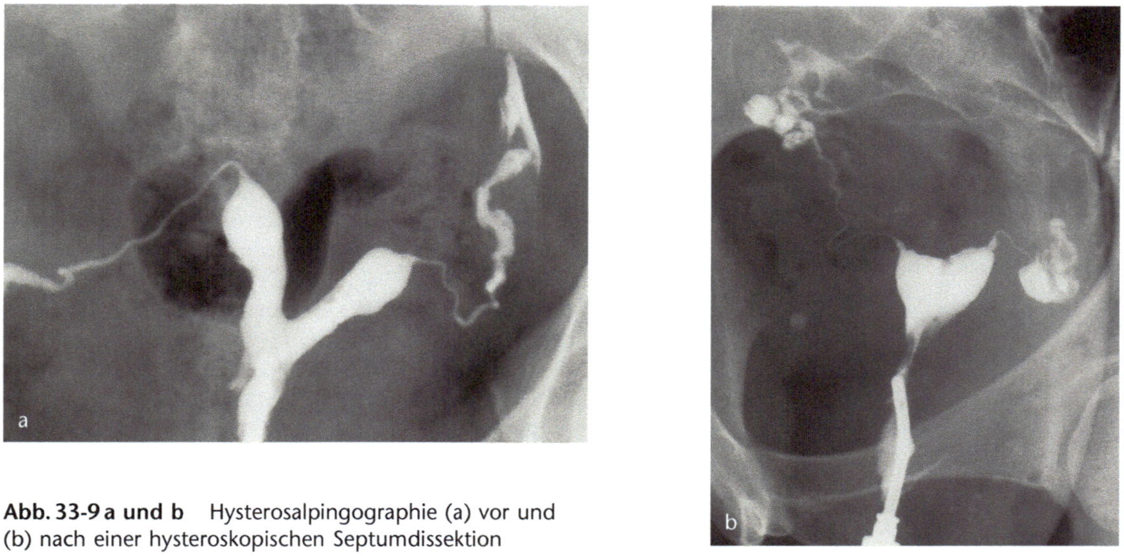

Abb. 33-9 a und b Hysterosalpingographie (a) vor und (b) nach einer hysteroskopischen Septumdissektion

Die Patientin sollte innerhalb der ersten drei postoperativen Monate noch keine Schwangerschaft anstreben. Wir selbst führen drei Monate postoperativ eine ambulante Kontrollhysteroskopie durch, um uns über die Situation im Cavum uteri im Anschluß an den Eingriff zu informieren (Abb. 33-10). In Einzelfällen wurde hierbei noch einmal eine Nachdissektion im oberen Septumbereich vorgenommen, wenn die Kavumform noch nicht optimal erschien.

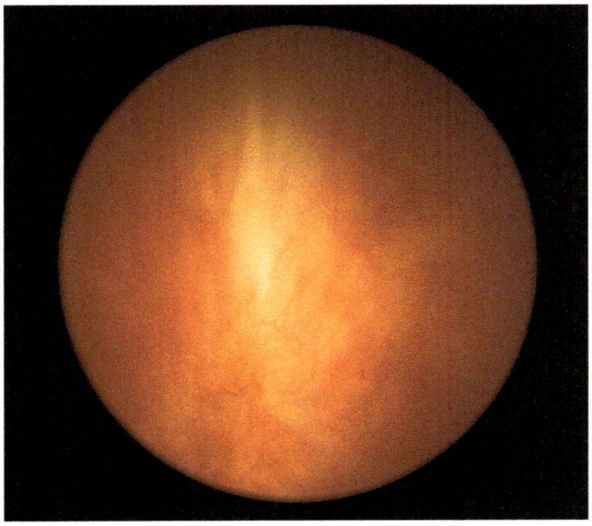

Abb. 33-10 Hysteroskopisches Bild einer kleinen zentralen Narbe im Fundus uteri drei Monate nach Septumdissektion

7 Ergebnisse

Die **Erfolge** der hysteroskopischen Septumdurchtrennung entsprechen denen der herkömmlichen transabdominal ausgeführten Techniken der Metroplastik. Patientinnen mit habituellen Aborten mit einer präoperativen Abortrate von etwa 90% erfahren eine postoperative Lebendgeburtenrate von etwa 80%. Das Verfahren ist somit bezüglich der Schwangerschaftsergebnisse nicht grundsätzlich besser als die herkömmliche transabdominale Technik der Metroplastik. Der bedeutend geringere Aufwand des endoskopischen Vorgehens, verbunden mit geringerer operationsbedingter Morbidität und Belastung der Patientin, spricht aber eindeutig für das neue endoskopische Vorgehen.

Eine **Entbindung** nach hysteroskopischer Septumdissektion kann wie jede andere Entbindung geleitet werden. Eine Indikation zur primären Schnittentbindung ist nicht gegeben. Der Geburtshelfer sollte allerdings über in der Fachliteratur berichtete Einzelfälle von Uterusrupturen nach Septumdurchtrennung informiert sein und diese seltene Komplikationsmöglichkeit berücksichtigen. Bei belassenem zervikalem Septum kann es im Einzelfall notwendig werden, das Septum unter der Geburt zu durchtrennen, falls Probleme mit der Muttermundseröffnung auftreten. Postpartal treten nach Septumbehandlung Plazentalösungsstörungen häufiger auf als bei Patientinnen ohne einen intrauterinen Eingriff in der Vorgeschichte.

- Präoperative Abortraten von bis zu 90% aller eingetretenen Schwangerschaften bei Patientinnen mit septiertem Uterus können mittels hysteroskopischer Septumdurchtrennung auf postoperative Abortraten um 20% gesenkt werden.
- Nach hysteroskopischen Septumdissektionen wurde bei Entbindungen in Einzelfällen über Uterusrupturen berichtet; Plazentalösungsstörungen wurden etwas häufiger beobachtet. Dies bedeutet allerdings nicht, daß eine primäre Schnittentbindung nach Septumdissektion als Entbindungsmodus gewählt werden muß.

8 Seltene Sonderformen uteriner Fehlbildungen

Komplettes uterines Septum mit Verschluß einer Höhle

In äußerst seltenen Fällen kann ein komplettes Uterusseptum vorliegen, welches eine Kavumhälfte kaudal verschließt, d.h., das Kavum hat einseitig keine Verbindung zur Cervix uteri. Mit der Menarche tritt eine primäre Dysmenorrhö auf, die sich in den folgenden Monaten zunehmend steigert. Durch menstruellen Reflux über den Eileiter kommt es meist zu einer Endometriose im kleinen Becken, bevorzugt auf der betroffenen Seite. In der verschlossenen Uterushälfte bildet sich eine Hämatometra.

Aufgrund der über die geöffnete Uterushälfte gegebenen Monatsblutungen ist das Erkennen dieser Fehlbildungsform auch vor dem Hintergrund ihrer Seltenheit oft über viele Jahre verzögert. Die Patientinnen haben z.T. mehrfache Laparoskopien hinter sich, bei denen Endometrioseherde gefunden und für die Beschwerdesymptomatik verantwortlich gemacht wurden. Erst die diagnostische Hysteroskopie mit Erkennen eines unikornisartigen Kavums in Kombination mit einer Laparoskopie, bei der ein äußerlich normaler Uterus mit symmetrischen Abgängen von Ligg. rotunda und Tuben zu sehen ist, läßt die zugrundeliegende Pathologie erkennen. Im Falle einer solchen Hemi-Hämatometra kann die Sonographie über die Darstellung intrauteriner Flüssigkeitsansammlungen wertvolle Hinweise liefern.

Die **Behandlung** eines kompletten uterinen Septums mit Verschluß einer Höhle besteht in Analogie zur zuvor beschriebenen Septumbehandlung in der hysteroskopischen Eröffnung dieser Höhle unter laparoskopischer oder transabdominal-sonographischer Kontrolle. Die geschaffene Öffnung sollte möglichst breit angelegt werden, um eine Re-Okklusion zu verhindern. In Fällen asymmetrischer Fehlbildungen mit nur sehr kleiner zweiter Höhle kann eine hysteroskopische Endometriumdestruktion in dieser Höhle mit der Rollerkugel in Erwägung gezogen werden.

Uterus unicornis mit rudimentärem, von Endometrium ausgekleidetem Horn, Vagina septa mit einseitigem kaudalem Verschluß

Als weitere ähnliche und seltene kongenitale Fehlbildungsvarianten gibt es den Uterus unicornis mit zweitem rudimentärem Uterushorn mit endometrialer Auskleidung oder die Vagina septa mit kaudal-komplettem Verschluß einer Hälfte mit der Folge eines Hämatokolpos. In beiden Fällen kommt es nach Eintreten der Menarche zur langsamen Ausbildung eines Unterbauchtumors. Im Falle des rudimentären, von Endometrium ausgekleideten Uterushorns ist meist begleitend eine heftige Dysmenorrhö vorhanden, während beim Hämatokolpos oft keine oder nur geringe Schmerzen bestehen bzw. erst verspätet eintreten, wenn es über einen weiteren Rückstau zur Ausbildung einer Hämatometra und eventuell zu einer Hämatosalpinx kommt.

Behandlung: Bei **rudimentärem Uterushorn** mit Endometriumauskleidung sollte dieses Horn entfernt werden, je nach endoskopischen Fähigkeiten laparoskopisch oder per Laparotomie. Eine präoperative radiologische Diagnostik der harnableitenden Wege ist obligat, da in Kombination mit den genannten uterinen Veränderungen gehäuft auch Fehlbildungen des Harntrakts auftreten (Nierenagenesie, Beckenniere, Ureterdoppelungen). Intraoperativ ist bei der Präparation besonders auf den Ureterverlauf zu achten. In den meisten Fällen eines Uterus unicornis mit rudimentärem Horn liegt allerdings lediglich eine rein muskuläre zweite kleine Uterusknospe ohne Endometriumauskleidung vor, die belassen werden kann.

Im Falle einer **einseitig verschlossenen Vagina septa** genügt die vaginale Exzision des Scheidenseptums. Zur besseren Orientierung und zur Erleichterung der Diagnosestellung wird zu Beginn des Eingriffs der meist paravaginal zu tastende, fluktuierende Prozeß mit einer großlumigen Kanüle punktiert und das dunkle Sekret aspiriert.

9 Schlußbetrachtung

Die einfache Handhabung der Septumdissektion wirft die Frage auf, wie bei Patientinnen mit primärer Sterilität und septiertem Uterus zu verfahren ist. Das Septum kann zwar nicht als Sterilitätsursache angeführt werden; dennoch wäre es sicherlich für die Patientin äußerst bedauerlich, wenn z.B. eine nach aufwendiger Sterilitätsbehandlung erzielte Schwangerschaft mit einem Abort endet und das vorhandene Septum möglicherweise die Ursache hierfür darstellt.

Wegen der geringen operativen Belastung der Patientin und dem risikoarmen Charakter des Eingriffs sind wir dazu übergegangen, bei Patientinnen mit deutlich erkennbarem Septum ($\geq 1/3$ der Kavumlänge) und anstehender Sterilitätsbehandlung eine hysteroskopische Septumdurchtrennung anzuraten. Desgleichen raten wir auch allen Frauen, bei denen ein komplettes Septum gefunden wird, vor Anstreben einer Schwangerschaft eine Septumdurchtrennung vornehmen zu lassen, da beim kompletten Septum selbst bei weiter fortschreitenden Schwangerschaften häufig komplizierte Schwangerschaftsverläufe mit vorzeitiger Wehentätigkeit, fetaler Mangelentwicklung, Frühgeburtlichkeit oder Lageanomalien zu erwarten sind.
Mit diesem Konzept wurden bisher an unserer Klinik 210 hysteroskopische Septumdurchtrennungen durchgeführt, wobei es uns durchaus bewußt ist, daß dies wahrscheinlich in manchen Fällen eine operative Übertherapie darstellt. Das Dilemma liegt darin, daß keine Voraussage möglich ist, bei welcher Patientin eine Schwangerschaft bei uterinem Septum unkompliziert verlaufen wird und in welchen Fällen ein Septum zu einem Abort führen wird bzw. ob im Falle eines Aborts das Septum wirklich die eigentliche Ursache darstellt.

Literatur

American Fertility Society: The American Fertility Society classification of adnexal adhesions, distal tubal occlusion, tubal occlusion secondary to tubal ligation, tubal pregnancy, Müllerian anomalies and intrauterine adhesions. Fertil Steril 49 (1988) 944.

Bret AJ, Guillet B: Hystéroplastie reconstructive sans résection musculaire dans les malformations utérines cause d'avortements à répétition. Presse Méd 67 (1959) 394.

Buttram VC: Müllerian duct anomalies and their management. Fertil Steril 40 (1983) 159.

Buttram VC, Gibbons WE: Müllerian anomalies: a proposed classification (an analysis of 144 cases). Fertil Steril 32 (1979) 40.

Candiani GB, Vercellini P, Fedele L et al: Repair of the uterine cavity after hysteroscopic septal incision. Fertil Steril 54 (1990) 991.

Choe KJ, Baggish MS: Hysteroscopic treatment of septate uterus with Neodymium-YAG laser. Fertil Steril 57 (1992) 81.

Creinin M, Chen M: Uterine defect in a twin pregnancy with a history of hysteroscopic fundal perforation. Obstet Gynecol 79 (1992) 879.

Daly DC, Walters CA, Soto-Albers CE, Riddick DH: Hysteroscopic metroplasty: surgical technique and obstetric outcome. Fertil Steril 39 (1983) 623.

De Cherney AH, Polan ML: Hysteroscopic management of intrauterine lesions and intractable uterine bleeding. Obstet Gynecol 61 (1983) 392.

De Cherney AH, Russel JB, Graebe RA, Polan ML: Resectoscopic management of Müllerian fusion defects. Fertil Steril 45 (1986) 726.

Edström KGB: Intra-uterine surgical procedures during hysteroscopy. Endoscopy 6 (1974) 175.

Fayez JA: Comparison between abdominal and hysteroscopic metroplasty. Obstet Gynecol 68 (1986) 399.

Halvorson LM, Asekoff RD, Oskowitz SP: Spontaneous uterine rupture after hysteroscopic metroplasty with uterine perforation. J Reprod Med 38 (1993) 236.

How RS: Third trimester uterine rupture following hysteroscopic uterine perforation. Obstet Gynecol 8 (1993) 827.

Hucke J, De Bruyne F, Campo R, Abou-Freikha A: Hysteroscopic treatment of congenital uterine malformations causing hemihematometra. Fertil Steril 58 (1992) 823.

Jones HWE, Jones GES: Double uterus as an etiological factor in repeated abortion: indications for surgical repair. Am J Obstet Gynecol 65 (1953) 325.

Lobaugh ML, Bammel BM, Duke D, Webster BW: Uterine rupture during pregnancy in a patient with history of hysteroscopic metroplasty. Obstet Gynecol 83 (1994) 838.

Palmer MR: Le traitement chirurgical des avortements récidiants par bifidité utérine. Fed Soc Gynecol Obstet Bull 14 (1962) 107.

Strassmann P: Die operative Vereinigung eines doppelten Uterus. Zentralbl Gynäkol 43 (1907) 1322.

Tompkins P: Comments on the bicornuate uterus and twinning. Surg Clin North Am 42 (1962) 1049.

34

Endometriumresektion

A. Magos und H. O'Connor
übersetzt und nachbearbeitet von J. Hucke

1 Vorbemerkung

Die transzervikale Endometriumresektion ist eine Alternative zur Hysterektomie bei der Behandlung therapieresistenter Blutungsstörungen. Adäquate Auswahl und Beratung der Patientinnen sowie die souveräne Beherrschung der chirurgischen Technik sind Voraussetzungen für den Erfolg dieser Methode (s. a. Kap. 35).

2 Vorbehandlung des Endometriums

Die Höhe des Endometriums nimmt während des Zyklus zu und erreicht ihr Maximum gegen Ende der Sekretionsphase. Für koagulative Techniken, wie die Rollerballablation oder die Nd:YAG-Laserablation, ist eine medikamentöse Vorbehandlung unabdingbare Voraussetzung. Aber auch für die Endometriumresektion ist ein flaches Endometrium von Vorteil. Die Schneideschlinge hat eine begrenzte Eindringtiefe, und so kann es bei in der zweiten Zyklushälfte durchgeführten Resektionen notwendig werden, zwei Schnittlinien übereinander durchzuführen, bis das Endometrium im gesamten Umfang entfernt worden ist. Eine medikamentöse Vorbehandlung reduziert die Höhe und Vaskularisation des Endometriums. Hierdurch fällt bei der Operation weniger Gewebe an, und auch die Schlingenresektion wird erleichtert.

Die für die Endometriumvorbehandlung am häufigsten eingesetzten Präparate sind das Danazol® in einer Dosierung von 200 mg/Tag über einen Zeitraum von 4–6 Wochen oder die Gabe eines GnRH-Analogon-Depotpräparates für ein oder zwei Monate. Wegen befürchteter Nebenwirkungen kann die Compliance seitens der Patienten besonders bei der oralen Medikation niedrig sein, was bei der parenteralen Applikation der GnRH-Analoga keine Rolle spielt.
Die pharmakologische Vorbehandlung ist teuer. Zwei mögliche Alternativen sind die mechanische Vorbehandlung des Endometriums direkt vor dem Eingriff oder die Planung des Eingriffs während oder direkt nach der Menstruationsblutung. Zur mechanischen Vorbehandlung wird eine einfache Kürettage der Gebärmutterhöhle mit einer scharfen Kürette oder einer Saugkürette durchgeführt. Vorteile dieser Methode sind die geringeren Kosten und die reduzierten Nebenwirkungen für die Patientin. Von Nachteil kann allerdings sein, daß mit der Kürettage meist ein relativ großer Teil des Endometriums nicht entfernt wird und daß gerade Patientinnen mit chronischer Blutungsproblematik häufig schon zu Beginn des Zyklus ein relativ hohes Endometrium aufweisen.

Die Resorption von Spülflüssigkeit ist geringer, wenn der hysteroskopische Eingriff während der Menstruation durchgeführt wird. Bei nicht hormonell vorbehandelten Patientinnen ist es daher ratsam, den Eingriff für diese Zyklusphase zu planen.

Unsere Langzeitergebnisse zeigen allerdings, daß Patientinnen mit medikamentös vorbehandeltem Endometrium weniger operative Komplikationen aufweisen und bessere Ergebnisse zeigen als nicht vorbehandelte Patientinnen. Der Unterschied ist jedoch statistisch nicht signifikant.

- Eine hormonelle Vorbehandlung zum Erreichen eines flachen Endometriums ist auch für die Durchführung einer Endometriumresektion von Vorteil.

3 Operationsvorbereitung

Patientin und Arzt bestimmen gemeinsam die Art der Anästhesie. Es ist ratsam, lokale oder regionale Anästhesietechniken erst dann einzusetzen, wenn man ausreichende Erfahrung mit der Methode gesammelt hat, und zu Anfang nur bei einfachen Fällen zu wählen.
Alle Patientinnen erhalten eine einmalige perioperative antibiotische Prophylaxe (z. B. Augmentan® 1,2 g intravenös) und vor dem Eingriff ein nichtsteroidales, antiinflammatorisches Analgetikum, z. B. Diclofenac (Voltaren®), als Suppositorium.

4 Operationstechnik

4.1 Durchführung der Resektion

Die Patientin wird in Steinschnittlagerung positioniert.
Unter optimalen Umständen überwacht ein Assistent die Flüssigkeitsbilanz und kann mit der Kontrolle der Einflußmenge und des intrauterinen Drucks einerseits für optimale Sichtverhältnisse sorgen und andererseits das Risiko einer zu großen Flüssigkeitsaufnahme gering halten.
Die Cervix uteri wird bis Hegar 9,5 bis 10 dilatiert und das Resektoskop unter direkter optischer Kontrolle in die Gebärmutterhöhle eingeführt. Das gesamte Uteruskavum wird zunächst inspiziert, bevor mit der Resektion begonnen wird. Es ist ausgesprochen wichtig, beide Eileiterostien eindeutig zu identifizieren. In Einzelfällen kann eine relativ lange oder weite Zervix für Verwirrung sorgen und Unklarheit über die korrekte Posi-

tion des Resektoskops bewirken. Die Resektionsschlinge sollte immer innerhalb des Resektoskopschaftes gehalten werden, solange sie nicht in Benutzung ist.

Grundsätzlich gibt es zwei Resektionstechniken. Unabhängig davon, welche von beiden verwandt wird, ist es notwendig, daß die **Resektion in systematischer Weise durchgeführt** wird, da ansonsten die Gefahr besteht, daß einzelne Bezirke des Endometriums unbehandelt bleiben.

Bei der von uns eingesetzten Resektionstechnik werden zunächst die Tubenwinkel und dann der Fundus uteri entweder mit einem 2-mm-Rollerball (s.a. Kap. 35) oder mit einer nach vorne gebogenen Schlingenelektrode behandelt. Das zuerst behandelte Gebiet im Fundus uteri wird nach allen Seiten erweitert und dient dann als Depot für die zu resezierenden Endometriumstreifen. Im Anschluß wird der obere Anteil der Hinterwand des Cavum uteri ausgehend von 9 nach 3 Uhr hin in Streifen reseziert, in der Form, daß gerade jeweils ein Streifen der Länge abgeschnitten wird, wie er beim einmaligen Ausfahren der Schneideschlinge erzielt wird. Hierbei wird zunächst das zu resezierende Gewebe inspiziert, die ausgefahrene Schlinge in das Endometrium hineingedrückt und dann der monopolare Resektionsstrom aktiviert, während die Schlinge in den Schaft des Resektoskops hineingezogen wird. Im letzten Moment, bevor die Schlinge in den Schaft hineinkommt, wird das Resektoskop kurz leicht angehoben, um ein komplettes Abschneiden des Endometriumstreifens zu erzielen. Die Schlinge schneidet ausschließlich unter Stromfluß und muß daher aktiviert bleiben, bis sie in den Schaft hineingezogen wird, da ansonsten „Pseudopolypen" erzeugt werden, die an der Basis noch im Cavum uteri verankert sind. Bei der Resektion wird die Schnittbewegung immer nur in Richtung des Resektoskopschaftes ausgeführt und niemals in der entgegengesetzten Richtung. Die Resektionstiefe muß derart sein, daß Myometriumfasern sichtbar sind. Gelegentlich können drüsige Strukturen in der Tiefe des Myometriums erkannt werden. Eine tiefe Biopsie ergibt dann eventuell eine Adenomyosis uteri.

Die resezierten Streifen werden im Fundus uteri plaziert, wobei darauf geachtet werden sollte, die dort bereits deponierten Chips nicht in Bewegung zu bringen, damit sie nicht durch Herumwirbeln im Cavum uteri die Sichtverhältnisse für die weitere Resektion behindern. Häufig bleiben die Chips an der Schlinge hängen. Durch rasches Vor- und Zurückbewegen der Schlinge oder durch Entlangstreifen an der Wand des Cavum uteri können sie entfernt werden.

Dieser Vorgang wird nun zunächst an den Seitenwänden und der Vorderwand kranial und anschließend in gleicher Reihenfolge weiter kaudal im Kavum wiederholt, so daß das Endometrium systematisch in der gesamten Gebärmutterhöhle reseziert wird (Abb. 34-1a und b bis 34-3). Das Endometrium wird bis zum inneren Muttermund entfernt. Das Belassen eines kleinen Streifens von Endometriumgewebe oberhalb des inneren Muttermundes verhindert die Ausbildung einer Hämatometra nicht, sondern bewirkt lediglich eine erhöhte Versagerrate.

Im Anschluß an die Resektion werden die gewonnenen Endometriumstreifen durch Kürettage entfernt, die Gebärmutterhöhle danach noch einmal hysteroskopisch

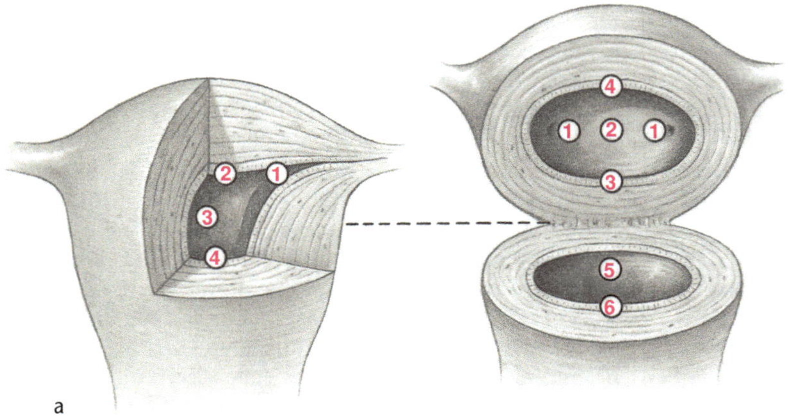

a

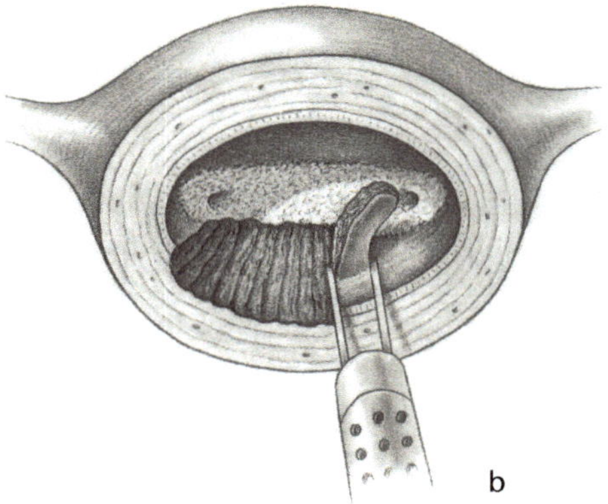
b

Abb. 34-1 a und b Systematisches Vorgehen bei der Endometriumresektion: Zunächst wird der obere Anteil des Kavums (Tubenwinkel und Fundus) mit dem Rollerball koaguliert, dann wird die Schlinge eingesetzt, mit der nacheinander das Endometrium an der Hinterwand und der Vorderwand erst kranial, dann kaudal reseziert wird.

inspiziert und eventuell vorhandene Endometriumreste reseziert. Anhaltende Blutungsquellen können hierbei koaguliert werden.

Es ist zu beachten, daß die Wände der Gebärmutterhöhle nicht gerade, sondern – bedingt durch den Distensionsdruck – bogenförmig verlaufen, so daß der Operateur während des Resektionsvorgangs die Achse des Resektoskops bewegen muß, um die Schlinge innerhalb des Endometriums zu halten. Für den Anfänger ist es hilfreich, diese Resektionsbewegung zunächst ohne Stromaktivierung zu üben.

Bei der sogenannten langen Streifentechnik wird das gesamte Resektoskop mit konstant etwa 1 cm ausgefahrener Schlinge vom Fundus uteri bis zum inneren Muttermund hinabgezogen, bevor der Endometriumstreifen abgeschnitten wird (Abb. 34-4). Jeder so gewonnene Streifen wird direkt im Anschluß daran entfernt. Als Vorteil dieser Technik wird angeführt, daß sie ein geringeres Risiko einer vermehrten Flüssigkeitsbelastung habe und daß die Sicht nicht durch frei flottierende Endometriumstreifen behindert werde. Theoretisch ist die Technik allerdings langsamer, und das wiederholte Ein- und Ausführen des Instruments kann möglicherweise das Entstehen einer Luftembolie fördern (s.a. Kap. 29 „Komplikationen der Hysteroskopie").

Tabelle 34-1 gibt einen Überblick über allgemeine Probleme bei der Durchführung der Endometriumresektion und entsprechende Lösungsvorschläge.

- Auch bei Resektionstechnik der Endometriumablation ist es ratsam, Fundus und Tubenwinkelbereich wegen der schwierigen Zugänglichkeit, die mit erhöhter Perforationsgefahr verbunden ist, mit dem Rollerball zu behandeln.
- Bei der Endometriumresektion wird die Schlinge immer nur während der Bewegung zum Instrument aktiviert und niemals beim Vorschieben von kaudal nach kranial!

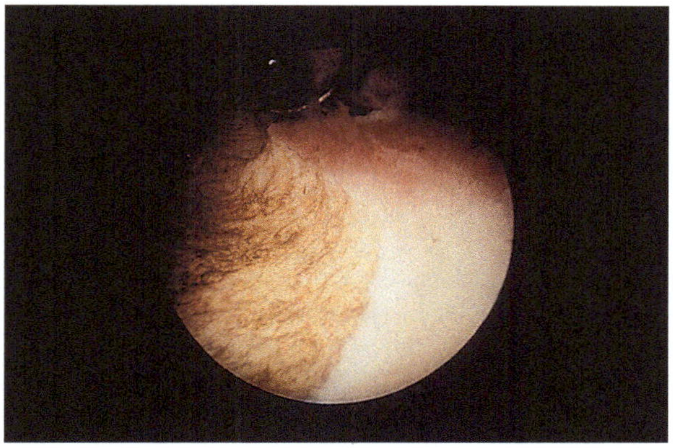

Abb. 34-2 Endometriumresektion – faseriges, freiliegendes Myometrium und natives, noch nicht reseziertes Endometrium

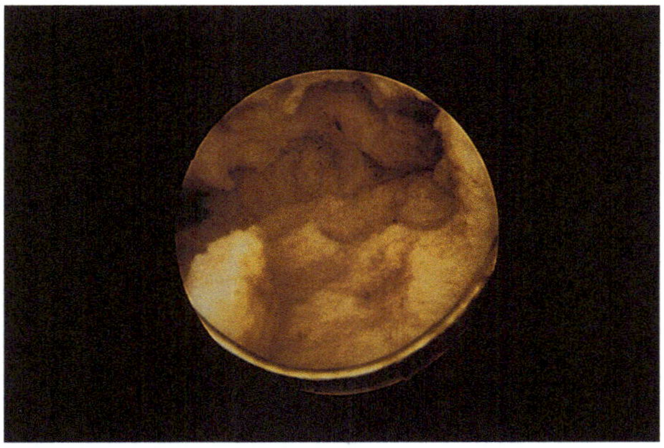

Abb. 34-3 Blick in das Cavum uteri am Ende der Endometriumresektion

4.2 Behandlung der Tubenostien

Die Behandlung der Eileiterostien bedarf spezieller Erwähnung. Das Myometrium ist in dieser Region relativ dünn und das Risiko einer Uterusperforation daher erhöht. Endometriumreste im Tubenwinkel können allerdings zum „Postablationssyndrom" mit partieller Hämatometrabildung führen, so daß es sehr wichtig ist, diesen Bezirk ausreichend und sicher zu behandeln. Die Verwendung des 2-mm-Rollerballs ist wahrscheinlich die sicherste Methode zur Behandlung des Be-

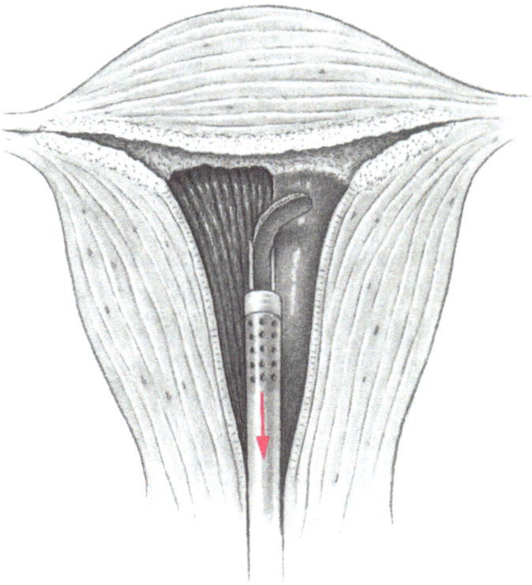

Abb. 34-4 „Technik des langen Streifens": Durch Führung des Resektoskops vom Fundus uteri bis zum inneren Muttermund wird ein langer Endometriumstreifen neben dem anderen reseziert

Tab. 34-1 Probleme bei der Endometriumresektion und Lösungsvorschläge

Problem	Ursache	Lösung
schlechte Kavumdistension	■ geringer Distensionsdruck	→ Distensionsdruck erhöhen
	■ Uterusperforation	→ Resektion beenden und Gebärmutterhöhle inspizieren
	■ Zervixverschlußinsuffizienz	→ Zervixnaht oder Abklemmen mit Kugelzange
eingetrübte Sichtverhältnisse	■ blockierter Abfluß	→ Resektoskopschaft säubern Abflußschlauch durchspülen Resektoskop vom Zervikalkanal in das Kavum hineinschieben
allgemein schlechte Sicht	■ resezierte Partikel stören die Sicht	→ Partikel entfernen
	■ Luftblasen an der Vorderwand	→ Resektoskopschaft in die Luftblase halten, evtl. Durchflußmenge erhöhen
	■ bei Myomen	→ hysteroskopische Myomresektion
ineffizienter Schnitt	■ Stromkabel nicht angeschlossen	→ Stromkabel anschließen
	■ Stromkabel defekt	→ Stromkabel auswechseln
	■ Neutralplatte nicht angeschlossen	→ Neutralplatte anbringen
	■ Leistung zu niedrig	→ Leistung erhöhen
	■ Schlinge gebrochen	→ neue Schlinge einsetzen
	■ Schlinge in Ruhestellung nicht im Schaft	→ Schlinge vorsichtig biegen
rasche Flüssigkeitsabsorption	■ Distensionsdruck zu hoch	→ Druck reduzieren
	■ Uterusperforation	→ Eingriff unterbrechen und Kavum überprüfen
starke Blutung während der Resektion	■ niedriger Distensionsdruck	→ Druck erhöhen
	■ insuffiziente Koagulation	→ Stromkreis überprüfen, eventuell Koagulationsleistung erhöhen
	■ zu tiefe Resektion	→ Gefäße koagulieren, weniger tief resezieren
	■ bei Myomen	→ Gefäße der Pseudokapsel koagulieren
starke Blutung nach dem Eingriff	■ zu tief reseziert	→ Tamponade mit Foley-Katheter, Antibiotika
	■ Entzündung	→ Kürettage, Antibiotika
	■ resezierte Partikel stauen sich im Cavum uteri	→ Kürettage, Antibiotika

reichs der Tubenostien. Der Rollerball wird in das Ostium hineingeführt und langsam unter Aktivierung des Koagulationsstroms in den Schaft des Resektoskops zurückgezogen. Als Alternative zum Rollerball kann eine nach vorne gebogene Resektionsschlinge eingesetzt werden, wobei mit jedem Schnitt nur kleine Gewebeanteile entfernt werden.

4.3 Entfernen der Endometriumfragmente

Nach der Resektion werden die erzeugten Endometriumstreifen mit einer Spülkürette entfernt. Alternativ ist es auch möglich, eine einfache Kürette oder eine Abortfaßzange einzusetzen. Werden lange Streifen des Endometriums reseziert, so werden diese direkt nach dem Abschneiden durch Herausziehen des gesamten Resektoskops entfernt. Die gewonnenen Endometriumstreifen sollten histologisch untersucht werden.
Derzeit werden Resektoskope mit einem zentralen Kanal entwickelt, über den das Gewebe gleichzeitig morcelliert und entfernt werden kann.

4.4 Vermeiden der Ausbildung einer Hämatometra

Es muß unbedingt versucht werden, die Entstehung einer postoperativen Hämatometra zu vermeiden. Der wichtigste Faktor hierbei ist eine korrekt ausgeführte

chirurgische Technik. Es wurde versucht, postoperativ einen Foley-Katheter oder eine Intrauterinspirale in das Cavum uteri einzulegen, um dadurch die Gebärmutterhöhle offenzuhalten und eine Zervikalstenose zu vermeiden. Dieses Vorgehen hat sich aber nicht als effektiv erwiesen.
Wir selbst bevorzugen die Dilatation des Zervikalkanals auf Hegar 16–18 im Anschluß an den hysteroskopischen Eingriff. Nach unseren Erfahrungen ist trotz regelmäßig auftretender Verkürzung der Gebärmutterhöhle, bedingt durch postoperative Synechien, in keinem dieser Fälle bisher eine Hämatometrabildung aufgetreten.

5 Komplikationen

Bei der Endometriumresektion besteht die größte Gefahr in einer **Perforation des Uterus**. Sie ist abhängig von der Erfahrung des Operateurs mit der Methode. Das Myometrium ist im Bereich der Tubenwinkel am dünnsten, so daß dieser Bezirk besonders vorsichtig behandelt werden muß. Der hysteroskopische Anfänger sollte lediglich Patientinnen mit hormonell vorbehandeltem Endometrium und mit normal großem Uterus behandeln, wobei er Fundus und Tubenwinkel mit dem Rollerball koagulieren sollte. Obwohl Rollerballmethode und Laserkoagulation theoretisch sicherere Methoden als die Resektionstechnik sind, kommt auch bei ihnen die Uterusperforation vor. Bei einer perforierenden Koagulation der Gebärmutterwand können auch **innere Organe thermisch verletzt** werden.
Neuere technologische Entwicklungen könnten in der Inkorporation einer Ultraschall- und/oder Dopplersonde in der Spitze des Resektoskops liegen, so daß während des Operationsvorgangs eine simultane Tiefenausmessung vorgenommen werden könnte.
Die **vermehrte Flüssigkeitsbelastung** tritt wegen des langsameren Operationsvorgangs häufiger beim Laser als bei der Resektionstechnik auf. Diese Komplikation kann durch genaue Flüssigkeitsbilanzierung vermieden werden. Bei der Lasertechnik können allerdings physiologische, elektrolythaltige Lösungen eingesetzt werden (s. Kap. 36).

6 Fertilität

Vor einer hysteroskopischen Endometriumresektion sollte die Patientin sorgfältig über eine eventuelle Eileitersterilisation beraten werden. Es wurden Schwangerschaften im Anschluß an eine Endometriumresektion beschrieben, wobei das Risiko bei Frauen, die postoperativ menstruieren, erhöht zu sein scheint. Frauen, die postoperativ dauerhaft amenorrhoisch bleiben und nicht sterilisiert worden sind, fühlen sich möglicherweise veranlaßt, wiederholt Schwangerschaftstests durchzuführen. Falls keine Sterilisation vorgenommen wird, sollten Barrieremethoden zur Kontrazeption angeraten werden. Von unseren Patientinnen waren 32% schon vor der Endometriumresektion sterilisiert worden, bei 20% wurde eine Vasektomie beim Partner vorgenommen, und 7% ließen eine Sterilisation zusammen mit der Endometriumresektion vornehmen.
Clipmethoden, Ringmethoden oder eine Salpingektomie können als Sterilisationsmaßnahme nach einer Endometriumresektion durchgeführt werden. In Verbindung mit einer Eileitersterilisation wurde das „Postablationssyndrom" beschrieben, bei dem eine chronische Schwellung der Tube aufgrund einer lokalen Hämatometra/Hämatosalpinx zu einer zunehmenden, chronischen Schmerzsymptomatik führt. Die Behandlung besteht in einer laparoskopischen Salpingektomie.

- Die Endometriumresektion schützt nicht sicher vor einer Konzeption.
- Nach der Kombination von Endometriumresektion und Eileitersterilisation kann das „Postablationssyndrom" in Form von zunehmenden monatlichen Schmerzen auftreten. Ursache ist wahrscheinlich die nicht ausreichende Endometriumdestruktion im Tubenwinkelbereich, was zu einer Blutansammlung im proximalen Tubensegment mit schmerzhafter Schwellung führen kann. Die Behandlung besteht in der Salpingektomie.

7 Ergebnisse

7.1 Menstruation

Mindestens 60% der behandelten Frauen menstruieren im Anschluß an eine Endometriumresektion zwar weiterhin, aber 96% dieser Frauen berichten über eine Verminderung der Menstruationsstärke. Beide Zahlen werden allerdings im Laufe der Zeit geringer, da ein Teil der Patientinnen in die Menopause kommt und andererseits die Versagerquote bei den weiter blutenden zunimmt. Patientinnen, die nicht zufrieden sind, lassen meist einen weiteren chirurgischen Eingriff durchführen. Die Rate an Patientinnenzufriedenheit nach Endometriumresektion liegt durchgängig über 80%, kann aber von Jahr zu Jahr schwanken und korreliert nicht immer mit einer Verbesserung der Blutungsproblematik.

7.2 Langzeitergebnisse

Die transzervikale Endometriumresektion ist keine definitive Behandlungsform wie die Hysterektomie; es besteht eine Versagerrate, die definiert ist als die Notwendigkeit einer weiteren gynäkologisch-chirurgischen Behandlung. Diese Versagerrate nimmt während der ersten zwei Jahre zu, fällt danach aber wieder ab: 80% der Wiederholungseingriffe sind innerhalb der ersten beiden Jahre nach Endometriumresektion notwendig. Unsere auf der statistischen Methode der Life-table-Analyse basierenden Ergebnisse zeigen, daß sich innerhalb der ersten 5 Jahre bei 91% der Patientinnen, bei denen eine Endometriumresektion durchgeführt wurde, eine Hysterektomie und bei 80% eine weitere gynäkologisch-operative Behandlung vermeiden ließ. Die Wahrscheinlichkeit, daß eine Resektion erfolgreich ist, ist bei einem Ersteingriff höher als bei einem Wiederholungseingriff (Abb. 34-5). Patientinnen mit dysfunktionellen uterinen Blutungsstörungen haben bessere Ergebnisse als Patientinnen, bei denen zusätzlich Myome des Uterus vorliegen. Zunehmende Uterusgröße, nicht durchgeführte hormonelle Vorbehandlung des Endometriums und niedrigeres Alter der Patientin haben einen negativen Effekt auf die Ergebnisse.

Obwohl die Ergebnisse bei Patientinnen mit ausschließlich dysfunktionellen Blutungsstörungen ohne weitere uterine Pathologie die besten sind, sind auch die Resultate bei Myompatientinnen und Frauen mit vergrößertem Uterus immer noch ausgezeichnet; und die Mehrheit dieser Patientinnen wird keiner weiteren chirurgischen Behandlung bedürfen.

Vorläufige Ergebnisse der MISTLETOE-Studie (Minimally Invasive Surgical Techniques Laser, Endo Thermal Or Endoresection) deuten an, daß die Endometriumresektion Vorteile gegenüber anderen Ablationsmethoden aufweist.

- Eine dauerhafte Amenorrhö nach Endometriumresektion tritt nur bei einer Minderzahl der Patientinnen ein, eine Reduzierung der Blutungsmenge wird allerdings bei der großen Mehrheit der Patientinnen erzielt.
- Falls die Notwendigkeit eines wiederholten operativen Eingriffs (Re-Ablation, Hysterektomie) wegen erneuter Blutungsproblematik entsteht, so ist dies zu 80% in den ersten beiden Jahren nach primärem Eingriff zu erwarten.

Ist die Therapie erfolglos, kommt es zu Menstruationsschmerzen und Rezidivmenorrhagien bzw. einer Kombination von beiden. Patientinnen mit Schmerzsymptomatik neigen eher dazu, eine Hysterektomie zu wünschen als eine erneute Resektion. Die wiederholte Resektion ist dennoch eine bedenkenswerte Alternative mit einer 74%-Wahrscheinlichkeit, eine Hysterektomie vermeiden zu können. Sie ist besonders dann zu erwägen, wenn die Beschwerden lediglich in Form wiederholter Menorrhagien bestehen. Falls Schmerzen im Vordergrund stehen, sollte besonders in den Fällen, in denen keine Hämatometra vorliegt, die wiederholte Resektion in Kombination mit einer Laparoskopie vorgenommen werden. Auf diese Weise können eventuell bestehende intraabdominelle pathologische Veränderungen behandelt werden. Möglicherweise kann die laparoskopische Durchtrennung der Ligamenta sacrouterina mit Zerstörung uteriner Nervenfasern die Schmerzsymptomatik beseitigen, unabhängig davon, ob ein sichtbarer pathologischer Prozeß vorliegt oder nicht. Diese Prozedur kann eventuell schon im Rahmen einer primären Endometriumresektion bei Patientinnen, bei denen Schmerzen ein Teil des Symptomenkomplexes sind, durchgeführt werden. Es muß allerdings darauf verwiesen werden, daß die Effektivität der Methode nicht durch klinische Studien belegt ist.

Adäquate Auswahl der Patientinnen und exakte chirurgische Technik sind die Schlüssel zum Erfolg der Endometriumresektion. Die Methode kann zwar bei verschiedenen Diagnosen eingesetzt werden; die optimalen Resultate bietet sie aber bei Frauen, die lediglich dysfunktionelle uterine Blutungsstörungen haben und die im Vorfeld adäquat über die zu erwartenden postoperativen Ergebnisse beraten wurden.

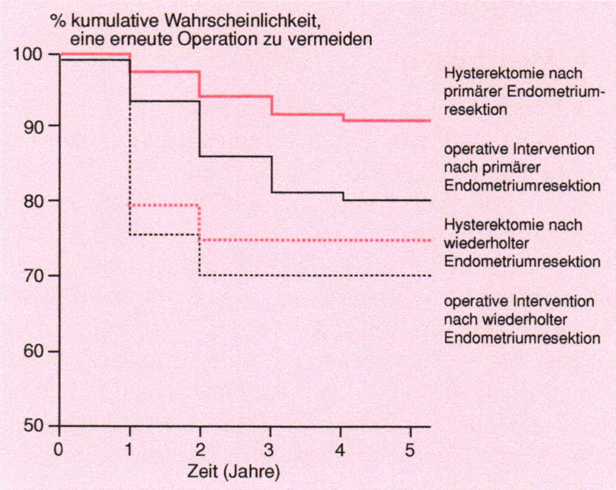

Abb. 34-5 Notwendigkeit eines erneuten operativen Eingriffs nach primärer und nach wiederholter Endometriumresektion

Literatur

Gimpelson RJ, Kaigh J: Mechanical preparation of the endometrium prior to endometrial ablation. J Reprod Med 37 (1992) 691–694.

Magos AL: Endometrial resection: technique. In: Lewis BV, Magos AL (eds): Endometrial Ablation, pp 104–115. Churchill Livingstone, Edinburgh 1993.

Magos AL, Baumann R, Cheung K, Turnbull AC: Intra-uterine surgery under intravenous sedation: an outpatient alternative to hysterectomy. Lancet ii (1989) 925–926.

Maresh M, Overton C, McPherson K: MISTLETOE update, Royal College of Obstetricians and Gynaecologists 1994.

O'Connor H, Broadbent JAM, Magos AL: TCRE, the results at 5 years using life table analysis. Gynaecol Endosc 3 (1994) 55.

Whitelaw NL, Garry R, Sutton CJG: Pregnancy following endometrial ablation: 2 case reports. Gynaecol Endosc 1 (1992) 47–49.

35

Endometriumablation: Rollerball-Methode

R. L. Campo und J. Hucke

1 Einleitung

Abnormale uterine Blutungen im Sinne von Meno- und Metrorrhagien sind ein häufiges und nicht immer einfach zu behebendes Problem bei Frauen in der Perimenopause. Bei einem Viertel der Patientinnen kann aufgrund des erhöhten Blutverlustes eine Anämie nachgewiesen werden. In der Mehrzahl der Fälle sind keine lokalen (intrauterinen) oder allgemeinen Ursachen zur Erklärung der vermehrten Blutungstendenz zu finden. Bei idiopathischen, dysfunktionellen Blutungsanomalien wird in erster Linie eine Hormontherapie eingesetzt. Bei einer signifikanten Zahl der Fälle jedoch bringt die Behandlung keine Verbesserung der Symptomatik. Aufgrund dieses Therapieversagens oder weil die Hormonbehandlung mit zu vielen Nebenwirkungen einhergeht bzw. von der Patientin nicht toleriert wird, wird oft zur Hysterektomie geraten.

Seit Jahrzehnten wurde versucht, durch intrauterine Applikation von unterschiedlichsten Substanzen den Menstruationsfluß zu beeinflussen. Die ersten optimistischen Veröffentlichungen zur hysteroskopischen Endometriumablation erschienen Anfang der 80er Jahre. Zunächst wurde das Endometrium mit dem Nd:YAG-Laser ablatiert. Später konnten gleichwertige Ergebnisse mit dem Hysteroresektoskop erzielt werden. Die Ablation des Endometriums ist nach wie vor ein vielfach kontrovers diskutiertes Thema.

Die **transzervikale elektrochirurgische Ablation des Endometriums** ist zweifellos eine minimal invasive Operationsmethode, die eine geringe Belastung für die Patientin darstellt und, wenn sie von einem erfahrenen Operateur durchgeführt wird, nur mit geringen Risiken einhergeht.
Wahrscheinlich wegen der relativ einfach erscheinenden Durchführbarkeit und der guten Akzeptanz durch die Patientinnen ist die Methode aber in vielen europäischen Ländern und in den USA viel zu früh und wahllos eingesetzt worden. Tatsache ist, daß die Behandlungsmethode verwendet wird, ohne daß vernünftige experimentelle Vorarbeit geleistet wurde und ohne daß gut kontrollierte Studien die Risiken und Langzeitergebnisse dieser Methode aufzeigen konnten. Weiterhin muß festgestellt werden, daß sowohl die diagnostische als auch die operative Hysteroskopie eine noch nicht allgemein erlernte Methode darstellen. Die Operationsmethode wurde nichtgeübten Praktikern teilweise geradezu aufgedrängt, was bereits tödliche Zwischenfälle zur Folge hatte.
Im folgenden wird die **Rollerball-Methode als Behandlungsverfahren zur thermischen Destruktion des Endometriums** bei Patientinnen mit uterinen Blutungsstörungen, bei denen keine lokale oder allgemeine Ursache gefunden werden kann, beschrieben und kritisch bewertet.

2 Indikationsstellung

Patientinnen mit therapieresistenten Meno- und Metrorrhagien ohne erkennbare Ursache, bei denen die Indikation für eine Hysterektomie gestellt wurde, können alternativ mit dieser neuen Methode behandelt werden. Die Hysteroskopie und die Kürettage, die präoperativ durchgeführt werden, sollten histologisch ein Endometrium ohne maligne oder prämaligne Veränderungen ergeben. Bei einer adenomatösen Hyperplasie sollte eine Endometriumablation nicht durchgeführt werden. Das Uteruskavum sollte frei sein von pathologischen Veränderungen wie Polypen oder Myomen, da in diesen Fällen die alleinige hysteroskopische Behandlung der intrauterinen Pathologie ausreicht und eine Endometriumablation überflüssig macht.
Bei Patientinnen mit übermäßiger Adipositas wird eine abdominale Hysterektomie wegen des erhöhten Operationsrisikos nur ungern durchgeführt. Ob diese Patientinnen einer Endometriumablation zugeführt werden sollten, ist fraglich, da sie eine Risikogruppe für die Entwicklung eines Endometriumkarzinoms darstellen. Die vaginale Hysterektomie oder laparoskopisch assistierte Techniken der Hysterektomie sollten hier eher bevorzugt werden.
Die Familienplanung der Patientinnen muß abgeschlossen sein; je nach individueller Situation wird im Rahmen der Endometriumablation eine simultane laparoskopische Tubensterilisation durchgeführt.

- Die Endometriumablation mit dem Rollerball wird bei therapieresistenten Blutungsstörungen ohne erkennbare intrauterine Pathologie eingesetzt.
- Maligne oder prämaligne Veränderungen des Uterus müssen sicher ausgeschlossen sein.
- Ausgeprägt adipöse Patientinnen scheinen vor dem Hintergrund der Zugehörigkeit zur Risikogruppe für die Entwicklung eines Endometriumkarzinoms eher nicht für die Endometriumablation geeignet zu sein.

3 Theoretischer Hintergrund der Rollerball-Koagulationstechnik

Der Effekt von Wärme auf das Gewebe ist von der Intensität der Wärme abhängig. So kann man Gewebe mit sehr hoher Energie trennen oder schneiden. Bei Applikation relativ niedriger Wärmeenergie entsteht ein Koagulationseffekt. Auf Zellniveau bewirkt eine niedrige Energiequelle eine Erwärmung der Zellflüssigkeit. Dadurch steigert sich der Druck innerhalb der Zelle, und die Zellwand wird aufgerissen. Zum Teil verdampft die intrazelluläre Flüssigkeit, zum Teil fließt sie aus der Zelle in das umgebende Gewebe. Hierbei schrumpft die Zelle und trocknet aus. Die verbleibenden Proteine gerinnen und kleben zusammen, wodurch der gefäßabdichtende Effekt der Gewebekoagulation entsteht. Die durch die geronnenen Proteine hervorgerufene typische weiße Farbe des Gewebes ist das visuelle Ergebnis einer korrekt ausgeführten Koagulation.

Durch Applikation einer niedrigen Wärmequelle über einen relativ langen Zeitraum erreicht man die besten Koagulationsresultate mit guter Tiefenwirkung. Bei Steigerung der Wärmeenergie wird man kein besseres Koagulationsergebnis bekommen. Größere Wärme hat einen oberflächlichen Effekt und beschleunigt nur die Karbonisation und die Verklebung von Gewebe und Koagulationsinstrument. Hierdurch entsteht eine Isolationsschicht an der Gewebeoberfläche ohne ausreichende Eindringtiefe.

In-vitro-Untersuchungen haben ergeben, daß die Zone der thermischen Nekrose bei einer Applikation des Rollerballs auf eine Gewebestelle über einen Zeitraum von 1 Sekunde bei $2{,}97 \pm 0{,}66$ mm, bei 2 Sekunden bei $3{,}24 \pm 0{,}87$ mm und bei 5 Sekunden bei $3{,}60 \pm 0{,}72$ mm liegt.

Ziel der Rollerball-Endometriumkoagulation ist die Zerstörung der basalen Zellschicht des Endometriums. Dies wird am besten bei einem präoperativ flachen Endometrium erreicht. Eine hormonelle Vorbehandlung ist obligat, da bei Frauen in der geschlechtsreifen Phase selbst kurz nach der Menstruation das Endometrium für koagulierende Operationstechniken zu hoch aufgebaut ist.

4 Hormonelle Vorbehandlung

Es gibt zwei Möglichkeiten einer effizienten hormonellen Vorbereitung zur Rollerball-Endometriumkoagulation:

Die eine ist die orale Vorbehandlung mit Danazol (Winobanin®) in einer Dosierung von 600 mg täglich über einen Zeitraum von 3 Wochen, beginnend am ersten Zyklustag.

Die andere ist die Applikation eines GnRH-Analogons in Depotform oder in Form eines Nasensprays mit täglicher Applikation. Wegen der initial gesteigerten Östrogenausschüttung (Flare-up-Effekt) erfolgt die Injektion eines Depotpräparats in der Sekretionsphase zwischen dem 20. und 25. Zyklustag. Die Patientin wird hiernach noch eine Regelblutung bekommen. Bei Anwendung des wirkungsintensivsten Decapeptyls (Decapeptyl Gyn, Fa. Ferring) reicht die einmalige Gabe aus, und die Ablation erfolgt 4 Wochen nach der darauffolgenden Regelblutung. Bei Gebrauch von Goserelinacetat (Zoladex®, Fa. Zeneca) oder Leuprorelinacetat (Enantone®, Fa. Takeda) ist eher eine zweimalige Gabe mit Durchführung der Ablation 4–5 Wochen nach der zweiten Injektion zu empfehlen. Alternativ kann auch das nasal applizierte Nafarelinacetat (Synarela®, Fa. Heumann) 4–5 Wochen, beginnend wie bei den parenteral applizierten Präparaten, verwendet werden. In Zukunft können wahrscheinlich GnRH-Antagonisten mit kürzerer Applikationsdauer eingesetzt werden, da bei diesen die blockierende Wirkung der Hypophyse sofort ohne den Flare-up-Effekt einsetzt.

- Bei der Rollerball-Technik muß mit niedriger Leistung, gutem Gewebekontakt und langsamer Instrumentenführung gearbeitet werden, um eine ausreichende Eindringtiefe des Koagulationsstroms zu erreichen.
- Eine hormonell-suppressive Behandlung mit Danazol oder GnRH-Analoga vor der Rollerballablation ist obligat.

5 Operationstechnik

5.1 Rollerballkoagulation

Die Rollerballkoagulation wird im Bereich des Fundus uteri begonnen. Mit einer Probekoagulation wird überprüft, ob der Hochfrequenzgenerator die richtige Stromintensität liefert. Die Einstellung des Geräts sollte bei einer Energiestufe von 60–80 Watt liegen. Die weiß-gelbliche Verfärbung des Endometriums ist das visuelle Korrelat einer korrekt durchgeführten Koagulation. Bei schwarzer Gewebeverfärbung muß die Leistung des Hochfrequenzgenerators reduziert werden.

Zunächst werden systematisch die beiden Tubenwinkel und der Fundus uteri behandelt (Abb. 35-1 a). Anschließend werden lange, sich überlappende, parallele Koagulationsbahnen an Vorderwand, Seitenwänden und Hinterwand von kranial nach kaudal bis an die Grenze des inneren Muttermunds gezogen (Abb. 35-1 b). Hierbei wird gleichzeitig sowohl das gesamte Resektoskop zurückgezogen als auch der Rollerball mit dem aktiven Handgriff in das Instrument hineingezogen, um möglichst in einer Bahn die gesamte Länge des Cavum uteri zu erfassen. Der Einzug des Rollerballs sollte allerdings nicht vollständig bis in Maximalstellung erfolgen, sondern etwa 0,5–1 cm vorher beendet werden. Bei Aktivierung des Rollerballs in geringer

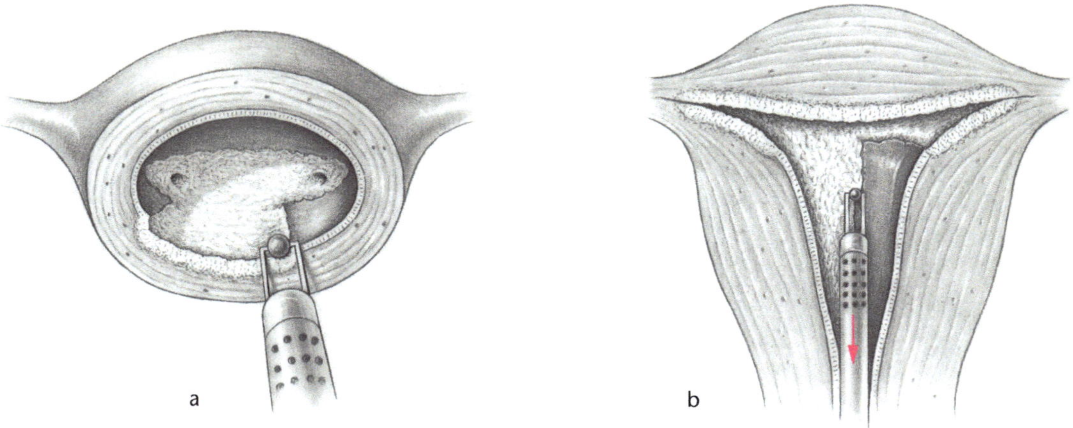

Abb. 35-1 a und b Rollerballkoagulation des Endometriums: Die Rollerkugel wird in parallelen, sich überlappenden Bahnen unter konstantem Andruck **langsam** über das Endometrium gezogen.

Entfernung von der Instrumentenoptik können nämlich durch Erhitzung der Distensionsflüssigkeit Beschläge auf der Optik auftreten, die ein lästiges Herausziehen des Instruments zum Abwischen der Optik notwendig machen.
Es ist ratsam, die Behandlung zunächst an der Vorderwand des Cavum uteri zu beginnen, da beim Arbeiten mit Koagulationsstrom relativ viele Luftblasen entstehen, die sich an der Vorderwand sammeln und mit zunehmender Operationsdauer gerade hier die Sichtkontrolle auf den Rollerball behindern können. Beim Auftreten dieses Problems ist es hilfreich, die Spitze des Resektoskops, die die Bohrlöcher des Abflußschafts trägt, ohne Aktivierung des Rollerballs in die Luftblase hineinzubringen, um einen möglichst großen Teil der Luft abfließen zu lassen. Als weitere Maßnahme kann eine Führung des Resektoskops mit konstant nur wenig ausgefahrenem Rollerball und alleiniger Bewegung des Instruments selbst oder der konstante transabdominale Druck auf den Uterus durch einen Assistenten hilfreich sein.
Es sollte beachtet werden, daß die anatomische Sicherheitsgrenze im Bereich der Tubenwinkel und kaudal über der A. uterina nur 0,5 bis 0,7 cm betragen kann und daher in diesen Gebieten besondere Vorsicht geboten ist. Der Eingriff kann in Spinalanästhesie oder Vollnarkose durchgeführt werden.

5.2 Endometriumablation mit der Vaporisationselektrode

Neben dem Rollerball wird in jüngster Zeit von einigen Operateuren die Vaporisationselektrode zur Endometriumablation eingesetzt. Die technische Ausführung gleicht der bei der Rollerballkoagulation, d. h., es wird mit dem Resektoskop eine Bahn nach der anderen überlappend über das Endometrium gezogen.
Der Vorteil beim Einsatz der Vaporisationselektrode gegenüber der Rollerball-Technik ist die Möglichkeit der schnelleren Instrumentenführung. Bedenklich erscheint zumindest vom theoretischen Standpunkt der hohe Energietransfer auf die Patientin: Es wird mit Schneidestrom >200 Watt gearbeitet! Daher sollte beim Arbeiten mit der Vaporisationselektrode der **Zu- und Abfluß des Resektoskops unbedingt immer offen** sein, damit durch die Dauerspülung eine ausreichende Kühlung des Kavums gewährleistet ist. Bei geschlossenem System wäre sonst eine Überhitzung des Uterus eventuell sogar mit thermischer Schädigung anliegender Darmschlingen denkbar. Weiterhin ist zu beachten, daß die Vaporisationselektrode ohne großen Widerstand in die Wand des Uterus einschneiden kann. Die Perforationsgefahr ist daher deutlich größer als beim Einsatz des Rollerballs.
Eigene Erfahrungen mit dem Einsatz der Vaporisationselektrode zur Endometriumablation liegen zur Zeit nur in sehr begrenztem Umfang vor, so daß wir uns einer Anwendungsempfehlung enthalten möchten.

- Der Hochfrequenzgenerator sollte bei der Rollerballkoagulation auf 60–80 Watt eingestellt werden.
- Die Koagulation sollte nach der Behandlung des Fundus uteri und der Tubenwinkel zunächst an der Vorderwand des Cavum uteri durchgeführt werden.
- Ein zu nahes Heranführen des stromaktivierten Rollerballs an die Instrumentenoptik kann zu störenden Beschlägen der Optik führen.

- Mit der elektrisch betriebenen Vaporisationselektrode bestehen zur Zeit erst geringe Erfahrungen bei der Endometriumablation, ihre Anwendung kann daher noch nicht allgemein empfohlen werden. Sie wird mit Schneidestrom > 200 Watt betrieben. Die Perforationsgefahr des Uterus ist deutlich höher und eine thermische Schädigung nicht ausgeschlossen. Vorteil ist die schnellere Operationstechnik im Vergleich zum Rollerball.

6 Ergebnisse

Zielsetzung der Behandlung ist die Steigerung der Lebensqualität durch Verminderung der pathologisch verstärkten Monatsblutung. Wie überhaupt die Bewertung der Regelstärke individuell sehr unterschiedlich ist, so ist auch die Bewertung des „Operationserfolgs" letztendlich von der Einschätzung der jeweiligen Patientin abhängig. Die Parameter, nach denen eine Behandlung bewertet werden muß, sind die Effektivität, die Sicherheit, die Kosten und das Wohlbefinden der Patientin.

6.1 Effektivität

Beeinflussung der Menstruation durch die Art der Operationstechnik und die Erfahrung des Operateurs: Bei den ersten 81 behandelten Patientinnen konnten wir bei der Kontrolle nach 6 Monaten zwei Gruppen unterscheiden (Tab. 35-1):

- Bei den ersten 17 Patientinnen, bei denen der Rollerball eher schnell über das Endometrium geführt worden war, fanden wir nach 6 Monaten in keinem Fall eine Amenorrhö, und nur in 53% der Fälle ergab sich eine Hypomenorrhö.
- Bei den nächsten 64 Patientinnen wurde eine langsame, zeitkontrollierte Ablation ausgeführt, um eine bessere Eindringtiefe des Koagulationsstroms zu erreichen. Die Kontrolle 6 Monate nach dem Eingriff zeigte eine deutliche Verbesserung der Ergebnisse mit einer Amenorrhöhäufigkeit von 34% und eine Hypomenorrhörate von 44%.

Tab. 35-1 Rollerballablation, initiale Erfahrungen: Ergebnisse 6 Monate nach dem Eingriff

	schnelle Koagulation (n Pat.)	%	langsame Koagulation (n Pat.)	%
Amenorrhö	0	–	22	34
Hypomenorrhö	9	53	28	44
Eumenorrhö	5	29	10	16
Mißerfolg	3	18	4	6
gesamt	17	100	64	100

6.2 Wohlbefinden der Patientin

Der Einfluß der korrekt durchgeführten Rollerballablation auf die Menstruation und die Zufriedenheit der Patientinnen wurde in einer prospektiven Untersuchung bei 31 Patientinnen mit 12 Monaten Beobachtung ermittelt und ist in den Tabellen 35-2, 35-3 und 35-4 dargestellt.

6.3 Langzeitergebnisse

Die Langzeitergebnisse bei 64 konsekutiv behandelten Patientinnen mit Rollerballablation sind in Tabelle 35-5 aufgeführt. Diese Tabelle vergleicht die Ergebnisse einer zeitkontrollierten Rollerballablation bei 64 Patientinnen 6 Monate nach dem Eingriff und bei der letzten Befragung, die zwischen 12 und 72 Monaten postoperativ lag.

Es ist eine Abnahme der Amenorrhörate von 34% auf 25% zu beobachten und eine Steigerung der Mißerfol-

Tab. 35-2 Anzahl der Blutungstage pro Monat

Zeitpunkt	Tage
vor der Rollerballablation	11,3
nach 2 Monaten	1,3
nach 12 Monaten	2,9

(paired Friedman test 37.3, $p < 0{,}0001$)

Tab. 35-3 Anzahl der Vorlagen am Tag der stärksten Menstruationsblutung

Zeitpunkt	Vorlagen
vor der Rollerballablation	11
nach 2 Monaten	1
nach 12 Monaten	1

(paired Friedman test 42.3, $p < 0{,}0001$)

Die Gesamtzahl der benötigten Vorlagen pro Regelblutung wurde nicht erfaßt, aber alle Frauen, die präoperativ nachts die Vorlagen wechseln mußten und tagsüber doppelte Vorlagen verwenden mußten, brauchten dies postoperativ nicht mehr.

ge auf 17%. Jede Situation, bei der keine Verbesserung der präoperativen Beschwerden erzielt werden konnte oder bei der zusätzliche Medikation oder ein erneuter operativer Eingriff notwendig war, wurde als Mißerfolg betrachtet. Bei nur 3 von 11 „Mißerfolgen" handelt es sich um das erneute Auftreten von abnormalen Blutungen. Bei 7 Patientinnen traten 1–1,5 Jahre nach dem Eingriff zyklisch rezidivierende, krampfartige Unterbauchschmerzen auf, die sofort relativ intensiv oder progredient intensiv waren. Vier Patientinnen wurden hysterektomiert, wobei im Hysterektomiepräparat Obliterationen des Uteruskavums mit verschiedenen, gut abgegrenzten, blutgefüllten Hohlräumen nachweisbar waren. Eine Verbindung dieser Höhlen zu den Eileitern war nicht nachweisbar. Nach der Hysterektomie waren die Patientinnen symptomfrei. Bei einer Patientin wurde eine hysteroskopische Nachresektion einer solchen Höhle vorgenommen, wonach sich Beschwerdefreiheit einstellte. Bei 2 Patientinnen konnten mit intermittierender Analgetikaverabreichung die Schmerzsymptome mit einem akzeptablen Ergebnis behandelt werden. Eine Patientin wurde wegen subjektiver Angst vor einem Karzinom sekundär hysterektomiert, obwohl sich die Regelblutungen normalisiert hatten.

Tab. 35-4 Zufriedenheit der Patientinnen

a) mit dem direkten postoperativen Verlauf	
25%	sehr zufrieden
42%	zufrieden
21%	einigermaßen zufrieden
8%	nicht zufrieden
0%	sehr unzufrieden
b) mit der Menstruation 12 Monate postoperativ	
83%	hoch zufrieden mit dem erzielten Ergebnis
17%	zufrieden mit dem erzielten Ergebnis

Tab. 35-5 Rollerballablation: langfristige Ergebnisse

	6 Monate (n Pat.)	%	12–72 Monate (n Pat.)	%
Amenorrhö	22	34	16	25
Hypomenorrhö	28	44	28	44
Eumenorrhö	10	16	9	14
Mißerfolg	4	6	11	17
gesamt	64	100	64	100

Patientinnen mit einer Nachsorge von mehr als einem Jahr wurden nach ihrer Zufriedenheit mit der Behandlung befragt: 52 von 64 (81%) der Patientinnen gaben an, sie seien „zufrieden bis sehr zufrieden" mit dem Behandlungsverlauf; 12 von 64 (19%) Patientinnen waren „eher unzufrieden bis enttäuscht" über das Ergebnis ihrer Behandlung.

7 Sicherheit

Bei keiner der 105 durchgeführten Rollerballablationen traten intraoperative Komplikationen auf.

In den ersten 6 Monaten nach dem Eingriff zeigten sich 6 Komplikationen. Nach einem der ersten Eingriffe kam es anschließend zu einer intrauterinen Schwangerschaft, die die Patientin abbrechen ließ. Bei 3 Patientinnen traten einmalig starke, krampfartige Unterbauchschmerzen auf. Zwei Patientinnen wurden wegen Verdacht auf postoperative Endometritis antibiotisch nachbehandelt.

Sieben Fälle von zyklisch rezidivierenden Unterbauchschmerzen im Zeitraum von 1–1,5 Jahren nach dem Eingriff wurden bereits beschrieben.

8 Kosten- und Nutzenbewertung

8.1 Hysterektomie als alternative operative Behandlungsmethode

Die Effektivität einer Hysterektomie zur Behandlung von dysfunktionellen Blutungsstörungen steht außer Frage. Die meisten Untersuchungen zur Hysterektomie beschreiben einen hohen Grad an Zufriedenheit der Patientinnen trotz der Tatsache, daß die körperliche Beeinträchtigung nach einer Hysterektomie zunächst relativ groß ist. Wenn Faktoren wie Bluttransfusion, Harnblasenentzündungen, Hämatom, Fieber, Wundinfektion und zeitweiliger Harnverhalt als Komplikationen summiert werden, so liegt die Komplikationsrate nach abdominaler Hysterektomie bei 43–47% und nach vaginaler Hysterektomie bei 24% (Dicker et al., 1982; Dwyer et al., 1993). Nach einer US-amerikanischen Untersuchung hat die Hysterektomie bei benignen uterinen Veränderungen bei Patientinnen unter 54 Jahren immer noch eine signifikante Mortalität von 6/10000 (Wingo et al., 1985).

Gannon und Mitarbeiter berechneten in einer prospektiven, randomisierten Studie über die Behandlung von Patientinnen mit therapieresistenten Blutungen durch Endometriumresektion oder abdominale Hysterektomie die entstehenden Kosten (Tab. 35-6). Die Kosten für eine Endometriumablation betrugen mit 407 £ ein Drittel der Kosten einer Hysterektomie mit 1270 £.

Tab. 35-6 Vergleichende Studie: Endometriumresektion vs. abdominale Hysterektomie zur Behandlung von Menorrhagien (Gannon et al., 1991)

	Endometriumresektion 25 Patientinnen	**abdominale Hysterektomie** 26 Patientinnen
Operationszeit	30 Min.	50 Min.
Hospitalisationsdauer	1 Tag	7 Tage
Rekonvaleszenz	16 Tage	58 Tage
Komplikationen	–	12
schmerzstillende Mittel	4	26
Wiederaufnahme der Berufstätigkeit	nach 14 Tagen	nach 64 Tagen
Kosten	407 £	1270 £

8.2 Rollerballablation

In unserem Patientenkollektiv fanden wir eine signifikante Abnahme der Regelblutungsstärke nach 6 Monaten. Bei weiterer Nachsorge ging allerdings die Zahl der effizient behandelten Patientinnen auf 53 von 64 (83%) zurück. 52 Patientinnen waren zufrieden mit der Behandlung, wobei sich keine Korrelation zwischen dem Grad der Zufriedenheit und dem Maß der Abnahme der Regelblutungsstärke herausstellte.
Die Rollerballablation ist ein sicheres Verfahren in der Hand des geübten Operateurs. Wir mußten bei 105 Ablationen während des Eingriffs keine einzige Komplikation verzeichnen. In der Literatur findet sich nur ein Bericht über eine ernsthafte Komplikation mit dem Rollerball (Kivnick und Kauter, 1992). Ungünstig bei der Rollerballablation ist ohne Zweifel das gelegentliche verspätete Auftreten von Schmerzsyndromen aufgrund einer partiellen Kavumobliteration. Diese Tatsache weckt auch unsere Besorgnis, weil die Gefahr besteht, daß in diesem Zusammenhang die Diagnose eines späteren Endometriumkarzinoms verschleppt werden könnte.

9 Fazit

Der Rollerball ist ein sicheres und effizientes Instrument zur thermischen Destruktion des Endometriums. Die Endometriumablation bietet Patientinnen mit dysfunktionellen Blutungen ein Behandlungsverfahren, das in einem hohen Maß akzeptiert wird. Die Behandlung kann als Alternative zur herkömmlichen Hysterektomie angeboten werden, sie stellt eine kostengünstige und patientenfreundliche Therapie dar. Die Patientinnen müssen aber unmißverständlich darüber aufgeklärt werden, daß der Behandlungserfolg mit der Zeit nachlassen kann, daß verspätete Komplikationen auftreten können und daß infolge von Kavumobliterationen später die Diagnose einer endometrialen Pathologie erschwert sein kann.

Literatur

Campo R, Hucke J, De Bruyne F: Neue diagnostische und therapeutische Verfahren in der Reproduktionsmedizin: Salpingoskopie und operative Hysteroskopie. Gynäkologe 23 (1990) 214–221.

De Cherney A, Polan ML: Hysteroscopic management of intrauterine lesions and intractable uterine bleeding. Obstet Gynecol 61 (1983) 392.

Dicker RC, Greenspan JR, Strauss LT: Complications of abdominal and vaginal hysterectomy among women of reproductive age in the United States. Am J Obstet Gynecol 144 (1982) 841–848.

Duffy S, Reid PC, Smith JHF, Sharp F: In vitro studies of uterine electrosurgery. Obstet Gynecol 78 (1991) 213.

Dwyer N, Hutton J, Gordon M: Randomised controlled trial comparing endometrial resection with abdominal hysterectomy for surgical treatment of menorrhagia. Br J Obstet Gynaecol 100 (1993) 237–243.

Gannon MJ, Holt EM, Fairbank J, Fitzgerald M, Milne MA, Crystal AM, Greenhalf JO: A randomised trial comparing endometrial resection and abdominal hysterectomy for the treatment of menorrhagia. Br Med J 303 (1991) 1362–1364.

Grainger DA: Hysteroscopic management of uterine bleeding. Baillière's Clin Obstet Gynecol 3 (1989) 415.

Kivnick S, Kanter MH: Bowel injury from rollerball ablation of the endometrium. Obstet Gynecol 5 (1992) 833–835.

Lindemann HJ, Mohr J: CO_2-hysteroscopy, diagnosis and treatment. Am J Obstet Gynecol 124 (1976) 129.

Magos AL, Baumann R, Turnbull AC: Transcervical resection of endometrium in women with menorrhagia. Br Med J 298 (1989) 1209.

Neuwirth RS: Hysteroscopic management of symptomatic submucous fibroids. Obstet Gynecol 62 (1983) 505.

Vancaillie T: Electrocoagulation of the endometrium with the ball-end resectoscope. Obstet Gynecol 74 (1989) 425.

Vercellini P: Vaporisation of the endometrium. 1st International Symposium on Gynaecological Endoscopy. Greifswald 20.–22. 3. 1997.

Wingo PA, Huezo CM, Rubin GL, Ory HW, Peterson HB: The mortality risk associated with hysterectomy. Am J Obstet Gynecol 152 (1985) 803–808.

36

Endometriumablation: Laser

R. Garry
übersetzt von A. Probst-Dimpfl
nachbearbeitet von J. Hucke

1 Vorbemerkung

Das Endometrium besitzt eine erstaunliche Regenerationsfähigkeit. Der Ursprung dieses physiologischen Reparaturmechanismus liegt in den tief gelegenen Drüsen der basalen Schicht des Endometriums. Jede Technik der Endometriumablation muß, um effektiv zu sein, durchgehend Gewebe unterhalb dieser Drüsen erfassen.

Der Neodym-YAG-Laser erfüllt dieses Kriterium, da der Laser konstant in eine Tiefe von 5 mm eindringt und das Gewebe zerstört (Abb. 36-1). Zugleich wird dieser Laser auch deswegen bevorzugt, weil seine Strahlen nicht von Wasser absorbiert werden und er somit auch in einem flüssigkeitsgefüllten Uteruskavum eingesetzt werden kann. Mit einem flexiblen Glasfaserkabel wird er bequem durch ein Hysteroskop in das Uteruskavum geleitet.

2 Vorbehandlung des Endometriums

Aufgrund der zwar konstanten, aber dennoch begrenzten Gewebedurchdringung des Neodym-YAG-Lasers empfiehlt es sich, präoperativ die Endometriumdicke zu reduzieren. Diese Maßnahme soll sicherstellen, daß sich das Endometrium in einem vorhersehbaren atrophen Zustand befindet. Üblicherweise werden 600 bis 800 mg/d Danazol, beginnend ab dem 1. Zyklustag, präoperativ über einen Zeitraum von 4–8 Wochen verabreicht. Nebenwirkungen wie Übelkeit oder Gewichtszunahme stellen nur gelegentlich ein Problem dar.

Neuerdings werden GnRH-Analoga wie Goserelin, Triptorelin oder Leuprorelinacetat verwendet.

In der 3. Zykluswoche wird subkutan oder intramuskulär eine Depotinjektion verabreicht. Eventuell wird 4–5 Wochen später eine 2. Injektion gegeben und der operative Eingriff dann 4 Wochen nach dieser Gabe durchgeführt. Diese Form der Vorbehandlung des Endometriums ist höchst wirkungsvoll und wird gut toleriert.

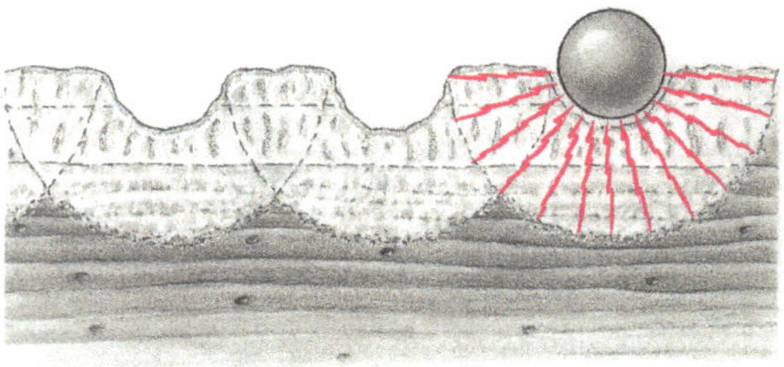

Abb. 36-1 Tiefenwirkung der Laserfaser bis in die oberflächlichen Schichten des Myometriums

3 Instrumentarium

3.1 Hysteroskop

Für eine sichere hysteroskopische Chirurgie ist es grundlegend wichtig, während des Operationsvorgangs für klare Sichtverhältnisse zu sorgen. Um sicherzustellen, daß Luftblasen, Gewebestücke und kleine Partikel, die bei der Laserablation entstehen, fortlaufend aus dem Uteruskavum entfernt werden, ist es notwendig, mit einem Continuous-flow-Operationshysteroskop zu arbeiten. Es sollte mit einzelnen, voneinander getrennten Kanälen für den Flüssigkeitszu- und -ablauf und gleichzeitig einem separaten Schaft für die Lasersonde ausgestattet sein (Abb. 36-2). Die Spitze der Lasersonde wird von einem HeNe-Laser erhellt und leuchtet rot. Ein Nachteil im Vergleich zur Endometriumentfernung mit dem Resektoskop ist die teurere und störanfälligere Gerätetechnik.

3.2 Distensionsmedium

Ein besonderer Vorteil des Neodym-YAG-Lasers bei der Endometriumablation ist, daß jede Art von klarer Flüssigkeit zur Aufdehnung des Uteruskavums verwendet werden kann. Es ist nicht erforderlich, elektrolytfreie Lösungen zu benützen, wie es unabdingbar ist, wenn monopolar-elektrische Methoden zur Ablation angewandt werden. So können sichere und besser geeignete physiologische Flüssigkeiten wie Kochsalzlösung oder Hartmannsche Lösung gewählt werden. Solche Flüssigkeiten verursachen keine Hyponatriämie und werden nicht zu toxischen Produkten metabolisiert. Sie sind daher bei der Anwendung im intrauterinen Milieu sicherer.

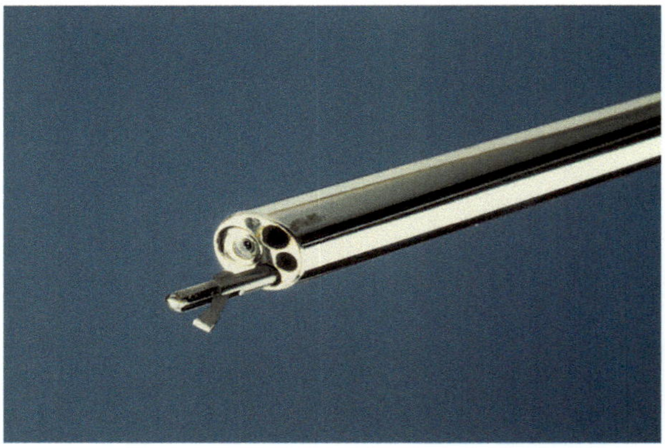

Abb. 36-2 Doppelflußhysteroskop mit optischem Kanal, Lichtleiter, getrenntem Zu- und Abfluß sowie kleinem Arbeitskanal, in dem in diesem Fall eine Biopsiezange eingeführt ist, ansonsten alternativ die Laserfaser eingeführt werden kann.

4 Operationstechnik

Die erste Endometriumablation mittels Laser wurde von Milton Goldrath beschrieben. Er verwendete eine „ziehende“ Technik mit Gewebekontakt, wobei die Lasersonde auf die Endometriumoberfläche aufgesetzt und in einer Reihe von parallelen Strichen in Richtung des Operateurs geführt wird (Abb. 36-3).
Üblicherweise werden zuerst die Gebiete um die Tubenostien ablatiert (Abb. 36-4). An dieser Stelle wird ein weiterer Vorteil des Vorgehens mit dem Laser offensichtlich. Eine signifikante Anzahl von Patientinnen hat weit ausladende Uterushörner. Unter solchen Gegebenheiten ist es schwierig, die Schlinge des Resektoskops oder den Rollerball in einen entsprechenden Kontakt mit dem Endometrium zu bringen. Die schmale Lasersonde von 600 µ kann sogar in den schlecht zugänglichen Arealen des Kavums leicht plaziert werden und so eine vollständige Ablation sicherstellen.
Sobald die Bereiche rund um die Eileiterostien ablatiert sind, wird der Rest der Uterushöhle systematisch behandelt, indem man am Fundus beginnt, anschließend die seitliche, dann die vordere und zuletzt die hintere Wand entlangzieht und das Endometrium bis auf die Höhe des inneren Muttermunds destruiert.

Der unbezweifelbare Vorteil der Ablation des Endometriums gegenüber der Exzision besteht darin, daß mit der ablativen Technik die Operation ohne Unterbrechung durchgeführt werden kann. Die Sicht wird nicht durch große Endometriumfetzen behindert, und es ist nicht notwendig, immer wieder das Hysteroskop zu entfernen, um Gewebe auszuräumen. Gleichzeitig kann der Druck im Kavum auf einem konstanten Niveau gehalten werden. Dies ist von großem praktischem Wert, weil bei jedem hysteroskopischen Eingriff unvermeidbar zahlreiche subendometriale Gefäße verletzt werden. Fällt der Druck im Uteruskavum, kommt es zu Blutungen. Die Sichtverhältnisse werden dadurch sofort und so lange verschlechtert, bis der Druck wieder angestiegen ist und die eröffneten Gefäße hinreichend tamponiert sind. Unter konstantem intrauterinem Druck sollte es zu keiner Blutung während der Ablation kommen.

Es gibt **vier goldene Regeln,** die es während der Laserablation des Endometriums zu beachten gilt. Sie sollen sicherstellen, daß die Zerstörung des Gewebes auf die vorgesehenen Bezirke begrenzt bleibt und das Risiko einer Perforation des Uterus vermieden wird:

- **1. Regel:** Der Laser sollte nur aktiviert werden, wenn die rot leuchtende Spitze klar erkannt werden kann. – Wird dies beachtet, so muß sich die Spitze des Lasers bei Aktivierung immer im Kavum befinden.
- **2. Regel:** Der Laser sollte immer nur dann aktiviert werden, wenn er aus dem Kavum heraus in Richtung des Operateurs gezogen wird, und nie dann, wenn er in Richtung des Fundus geschoben wird. – So kann die Sonde niemals den Uterus perforieren, während sie aktiviert ist.
- **3. Regel:** Der Laser sollte nur aktiviert werden, wenn die Sonde bewegt wird. – Wenn man die aktivierte Sonde in einer Position beläßt, resultiert daraus eine immer tiefer reichende Verbrennung mit dem Folgerisiko eines äußeren Schadens.

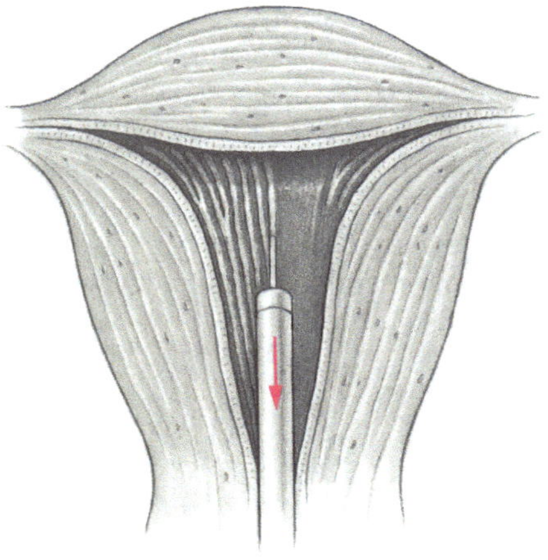

Abb. 36-3 Führen der Laserfaser über das Endometrium in parallelen Bahnen.

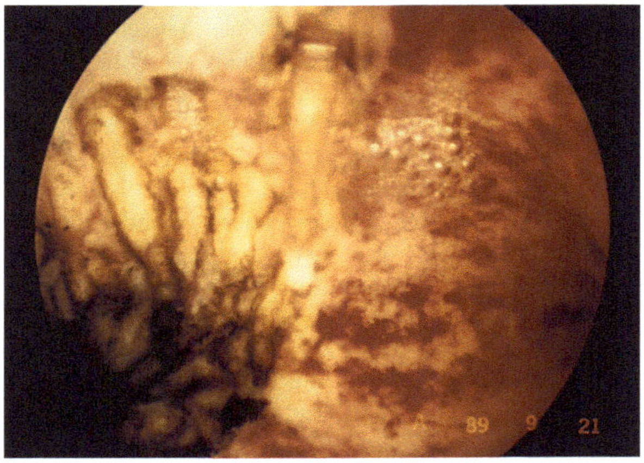

Abb. 36-4 Beginn des Eingriffs im Bereich der Tubenwinkel – das native Endometrium ist leicht eingeblutet, das behandelte Endometrium zeigt eine weiße Verfärbung.

- **4. Regel:** Der auf die Sonde ausgeübte Druck sowie die Geschwindigkeit, mit der sie zurückgezogen wird, müssen dergestalt angeglichen werden, daß mit Sicherheit eine ausreichende Furche entsteht. – Der Effekt auf das Gewebe ist ein Produkt aus der Watt-Leistung des Lasers, der Größe der Sondenspitze, dem Applikationsdruck und der Anwendungszeit an jeder Stelle.

Der Operateur muß lernen, die Sonde fortlaufend mit der rechten Hand zurückzuziehen, während er mit der linken Hand simultan das Hysteroskop bewegt, um die Sonde in ständigem Kontakt mit der konkaven Oberfläche des Endometriums zu halten. Diese doppelte Bewegung ist anfangs verwirrend, wird mit etwas Übung jedoch leicht gemeistert.

5 Ergebnisse

Mehr als 1200 eigene Endometriumablationen mit dem Laser verliefen ohne einen Zwischenfall größerer perioperativer Morbidität. Weder eine Uterusperforation mit dem aktivierten Laser oder dem Hysteroskop noch primäre oder sekundäre verstärkte Blutungen traten auf. Nie waren Bluttransfusion, akute Laparoskopie, Laparotomie oder sofortige Hysterektomie notwendig. Alle Eingriffe werden jetzt in der Tagesklinik durchgeführt, üblicherweise unter Vollnarkose, gelegentlich aber in regionaler oder lokaler Anästhesie.

Die ersten 600 an 524 Frauen durchgeführten Ablationen wurden über einen durchschnittlichen Zeitraum von 15 Monaten (6–42 Monate) nachuntersucht. Das mittlere Alter der Patientinnen zum Zeitpunkt der Nachuntersuchung betrug 43 Jahre (20–57 Jahre).
79 Patientinnen wurden einer zweiten und eine Patientin einer dritten Operation unterzogen. Wegen persistierender Blutungsproblematik wurden 29 Patientinnen (5,5%) hysterektomiert. Die Daten von 28 Patientinnen standen für die Nachuntersuchung nicht zur Verfügung. Von den übrigen 467 Frauen entwickelten 135 (28,9%) eine vollständige Amenorrhö und weitere 309 (66,2%) berichteten über eine zufriedenstellende und anhaltende Reduktion der Periodenstärke. Folglich führte die Laserablation des Endometriums zu einer weitgehenden Verminderung bzw. Normalisierung der Menstruationsblutung bei 90% der behandelten Patientinnen.
Wie auch immer zeigten sich nicht alle Patientinnen der Gruppe von dem klinischen Ergebnis überzeugt, denn nur 418 Frauen (83,4%) gaben an, mit dem endgültigen Resultat zufrieden zu sein. Ein Teil der Frauen mit einer zufriedenstellenden Verminderung der Periodenstärke litt dennoch weiterhin unter Menstruationsschmerzen oder anderen damit verknüpften Symptomen.

Dieses Resultat bestätigt die Notwendigkeit, Patientinnen, die für dieses Verfahren geeignet erscheinen, präoperativ sorgfältig auszusuchen und zu beraten. Es ist eine Behandlungsmethode für die vielen Patientinnen mit dysfunktionellen uterinen Monatsblutungen. Patientinnen mit erheblicher Symptomatik wie Unterbauchschmerz oder Dyspareunie und Frauen mit stark ausgeprägten prämenstruellen Symptomen werden wahrscheinlich von dieser Therapie weniger profitieren. Auch das Alter der Patientin korreliert mit dem Therapieerfolg. Je jünger die Patientin, um so größer ist das langfristige Risiko des Versagens der Behandlung.

6 Fazit

Die Endometriumablation mit Laser erfordert den Einsatz eines teuren Neodym-YAG-Lasers. Der beachtliche finanzielle Aufwand ist der wesentliche Grund dafür, von dem Gebrauch dieser Technik abzusehen. Dennoch hat die Laserablation eine Anzahl von Vorteilen, die gegenüber den elektrochirurgischen Techniken durchaus Beachtung verdienen. Sie kann blutungsfrei und kontinuierlich mit dem niedrigstmöglichen Risiko einer Perforationsgefahr oder Blutungskomplikation durchgeführt werden. Verwendet werden physiologische Distensionsmedien, die die Gefahr einer Hyponatriämie oder metabolische Probleme verhindern.
Die bisher veröffentlichten Ergebnisse sind mindestens so gut wie die anderer Techniken. Die Neodym-YAG-Laserablation ist eine wirkungsvolle und sichere endoskopische Methode der Endometriumablation.

- Der Neodym-YAG-Laser ist ein in flüssigen Medien arbeitendes Instrument mit hoher Koagulationskraft und guter Tiefenwirkung, daher für die Endometriumablation gut geeignet.
- Die Vorteile des Neodym-YAG-Lasers gegenüber dem Resektoskop: die Möglichkeit des Einsatzes physiologischer, elektrolythaltiger Distensionsmedien und die Verwendbarkeit über ein dünnlumigeres Hysteroskop.

Literatur

Baggish MS, Baltoyannis P: New techniques for laser ablation of the endometrium in high-risk patients. Am J Obstet Gynecol 159 (1988) 287.
Baggish MS: New laser hysteroscope for neodymium-YAG laser endometrial ablation. Lasers in Surg Med 8 (1988) 99.

Bend AE, Ostergard DR: Endometrial ablation with the neodymium:YAG laser. Obstet Gynecol 75 (1990) 923.

Cutner A, Erian J: Endometrial laser ablation: does formal apprenticeship lead to a safer learning process. Gynaecol Endosc 4 (1995) 217.

Davis JA: Hysteroscopic endometrial ablation with the neodymium-YAG laser. Br J Obstet Gynaecol 96 (1989) 928.

Donnez J, Nisolle M, Gillerot S, Clerckx F: Hysteroscopic surgery with the Nd:YAG laser. Gynaecol Endosc 2 (1993) 121.

Garry R: Safety of hysteroscopic laser surgery. Lancet 336 (1990) 1013.

Garry R, Erian J, Grochmal SA: A multi-centre collaborative study into the treatment of menorrhagia by Nd-YAG laser ablation of the endometrium. Br J Obstet Gynaecol 98 (1991) 357.

Garry R, Mooney P, Hasham F, Kokri M: A uterine distension system to prevent fluid absorption during Nd-YAG laser endometrial ablation. Gynaecol Endosc 1 (1992) 23.

Goldrath MH, Fuller TA, Segal SR: Laser photovaporisation of endometrium for the treatment of menorrhagia. Obstet Gynecol 16 (1981) 833 und Am J Obstet Gynecol 140 (1981) 14.

Indman PD: High power Nd-YAG laser ablation of the endometrium. J Reprod Med 36 (1991) 501.

Loffer FD: Hysteroscopic endometrial ablation with the Nd-YAG laser using a non-contact technique. Obstet Gynecol 69 (1988) 679.

Lomano JM: Photocoagulation of the endometrium with the Nd-YAG laser for the treatment of menorrhagia. J Reprod Med 31 (1988) 148.

Lomano JM: Dragging versus blanching technique for endometrial ablation with Nd-YAG laser in the treatment of chronic menorrhagia. Am J Obstet Gynecol 159 (1988) 152.

Morrison LMM, Davis J, Sumner D: Absorption of irrigating fluid during laser photocoagulation of the endometrium in the treatment of menorrhagia. Br J Obstet Gynaecol 96 (1989) 346.

37

ALTERNATIVE METHODEN DER ENDOMETRIUMABLATION

J. Hucke

1 Vorbemerkung

Es gab immer wieder Versuche, dysfunktionelle uterine Blutungen in weniger eingreifender Form als durch eine Hysterektomie zu behandeln. So wurden ganz unterschiedliche Substanzen wie z. B. Quinacrin, Methylcyanoacrylat, Oxalsäure, Formalin, Silikon und erhitzter Wasserdampf intrauterin appliziert. Außerdem wurden eine Radiomenolyse durch die intrauterine Einlage von Radium und die Kryokoagulation des Endometriums durchgeführt. Doch keine der Methoden fand größere Verbreitung oder allgemeine Akzeptanz. Wegen ihrer Toxizität, Nebenwirkungen und Komplikationen, der häufigen Unkontrollierbarkeit der Anwendung bzw. auch wegen Erfolglosigkeit wurden sie nach gewisser Zeit wieder aufgegeben.
Mit zunehmender Popularität der hysteroskopischen Endometriumablation entwickelte sich erneut ein Interesse an alternativen Techniken. Meist steht dahinter die Absicht, die für viele schwierig zu erlernenden hysteroskopischen Techniken zu umgehen.

2 Radiofrequenzsystem „Menostat"

Relativ frühzeitig wurde parallel zur hysteroskopischen Endometriumablation in England der „Menostat" entwickelt und erprobt. Dabei handelt es sich um eine Sonde, die in das Cavum uteri eingeführt wird, und eine Art großer Neutralelektrode, die man wie einen Gürtel um die Patientin legt. Mit hochfrequenten Wellen (27,12 MHz) wird dann ein elektrisches Feld zwischen intrauteriner Elektrode und Gürtelelektrode erzeugt, um eine lokale Erwärmung des Endometriums auf 60–65 °C zu erreichen.
In Abständen von 60 Sekunden wird die intrauterine Sonde schrittweise zirkulär weiterbewegt und soll so eine thermische Zerstörung des Endometriums bewirken. Der Eingriff dauert etwa 15–20 Minuten.

In einer Multicenter-Studie zu 1280 mit dieser Methode behandelten Patientinnen wiesen 944 eine Nachbeobachtungszeit von 6–58 Monaten auf. Die Rate von Patientinnen mit postoperativer Amenorrhö bzw. Hypomenorrhö wird mit 78,5% angegeben. Als gravierende Komplikation entwickelte sich in fünf Fällen eine Blasen-Scheidenfistel als Spätfolge einer thermischen Schädigung des kranialen Scheidenpols. Zwei dieser Fälle traten in der experimentellen Frühphase auf. Später wurde daraufhin ein spezielles, Blase und Rektum schützendes Spekulum zusammen mit diesem System angewendet.

Die hohen Kosten des Gerätes, das sich ausschließlich für die Endometriumablation einsetzen läßt, ein altmodisch erscheinendes Gerätedesign und vor allem die Nutzbarmachung von physikalischen Phänomenen, die während des Eingriffs in ihrer Wirkung kaum durch den Operateur kontrolliert werden können, haben wahrscheinlich dazu geführt, daß es keine nennenswerte Verbreitung gefunden hat. Inzwischen scheint die mit der Entwicklung befaßte Firma weitere Arbeiten an dem Projekt eingestellt zu haben.

3 Ballonmethoden

3.1 „Therma-Choice-System"

Das „Therma-Choice-System" wurde in den Vereinigten Staaten entwickelt (Fa. Gynecare). Dabei handelt es sich um einen Latexballon, der in zusammengefaltetem Zustand in das Uteruskavum eingeführt wird. Er wird dann durch Flüssigkeit mit einem Druck von 160–180 mm Hg aufgebläht, anschließend wird die Flüssigkeit mit einem elektrischen Heizelement auf 87 °C erhitzt. Während einer Einwirkzeit von 8 Minuten soll auf diese Weise bei einer Eindringtiefe von 5 mm eine thermische Destruktion des Endometriums erzielt werden. Kontrollmechanismen sorgen dafür, daß bei einer Abweichung von den angestrebten Zielgrößen eine Sicherheitsabschaltung des Systems erfolgt.

Nach ersten Veröffentlichungen war die Behandlung mit dieser Methode bei 87% von 350 Patientinnen erfolgreich, wobei Amenorrhö, Hypomenorrhö und Eumenorrhö nach diesem Eingriff als Erfolg gewertet wurden. Das Follow-up war mit 3–34 Monaten allerdings noch sehr kurz. Intraoperativ traten keine nennenswerten Komplikationen auf. In drei Fällen kam es zu einer Hämatometra in den ersten Wochen nach dem Eingriff. Des weiteren wurde über vier Fälle mit postoperativem Fieber, einen mit Zystitis und eine Patientin, die wegen starker krampfartiger Schmerzen postoperativ stationär überwacht werden mußte, berichtet, wobei die Symptomatik spontan rückläufig war.

3.2 „Cavaterm-Ballon"

Ein ähnliches System wie Therma-Choice wurde in der Schweiz entwickelt und in ersten Studien in Schweden eingesetzt, der „Cavaterm-Ballon" (Fa. Wallsten Medical). Hierbei besteht das in einen Silikonballon integrierte Thermoelement aus einem speziellen supraleitenden Keramikmaterial, dessen elektrische Leitfähigkeit sich bei Temperaturschwankungen ändert. Bei der Herstellung wird es so bearbeitet, daß am Thermoelement nur eine Temperatur von 80 °C entstehen kann und damit nur etwa 75 °C im Ballonmedium erzielt werden. Zusätzlich bewirkt eine kleine Pumpe eine rasche Flüssigkeitszirkulation innerhalb des Ballons, so daß sich eine homogene Temperaturverteilung erreichen läßt. Der Ballon wird auf einen Druck von 180 mm Hg aufgepumpt, um zu verhindern, daß durch die intramurale Blutzirkulation ein Kühleffekt eintritt, und dann 15–30 Minuten in situ belassen.

Erste Ergebnisse bei 44 Patientinnen in einem Beobachtungszeitraum von 1 Jahr zeigten eine Amenorrhö in 28%, Hypo- und Eumenorrhö in 61% und eine Versagerrate von 11%. Die Ergebnisse sind mit denen der hysteroskopischen Endometriumablation vergleichbar. Drei Patientinnen wurden innerhalb des ersten Jahres nach der Ballonablation hysterektomiert. In zwei Fällen waren persistierende Blutungsstörungen der Grund, und einmal wurde die Hysterektomie wegen prämaligner Endometriumzellveränderungen veranlaßt, die erst durch eine direkt vor der Ballonbehandlung durchgeführte Kürettage erkannt worden waren. Bei den beiden Versagerfällen lag einmal ein submuköses Myom und einmal ein uterines Septum vor; beide Befunde waren nicht erkannt worden. Eine präoperative diagnostische Hysteroskopie war in der Pilotstudie nicht vorgesehen.

Eine andere Cavaterm-Studie erfaßte prospektiv 50 Patientinnen mit Blutungsstörungen. In dieser Untersuchung wurden präoperativ durch Hysteroskopie, Endometriumbiopsie und Zervixzytologie Veränderungen der Kavumform und prämaligne oder maligne uterine Atypien ausgeschlossen. Bei einer Nachbeobachtungszeit von 6–36 Monaten (im Mittel 16 Monate) wurde über Raten von 66% Amenorrhö, 22% Hypomenorrhö, 4% Eumenorrhö und eine Versagerrate von 4% berichtet.

3.3 „MenoTreat"

Ein weiteres Ballonsystem wurde in Skandinavien entwickelt, der „MenoTreat". Bisher liegen kaum publizierte Ergebnisse für dieses System vor.

3.4 Einschränkungen der Anwendbarkeit

Die Heißwasserballons sind sehr dünnwandig und dehnbar, damit sie sich der normalen Form des Cavum uteri anpassen können. Allerdings ist fraglich, ob bei der Variabilität individueller Befunde eine einzige Systemgröße wirklich ausreichend ist. Schon ein kleines uterines Septum kann dazu führen, daß sich die Ballons eventuell nicht adäquat entfalten. Der Bereich der Tubenwinkel ist auch bei der hysteroskopischen Endometriumablation am schwierigsten zu erreichen und wird möglicherweise nicht ausreichend behandelt. Falls es postoperativ zu Synechien des Uteruskavums kommt, kann ein Blutstau im Bereich der Tubenwinkel zunehmende Schmerzen bereiten und eine Hysterektomie notwendig werden (Postablationssyndrom). Für Ballonsysteme sind die Tubenecken wahrscheinlich noch schwieriger zugänglich als für die Hysteroskopie.

4 Hydrothermablator

Eine weitere alternative Entwicklung versucht, das Problem einer potentiell unzulänglichen Erreichbarkeit der Tubenwinkel mit Flüssigkeitsballons zu umgehen, indem erhitzte Flüssigkeit frei ins Cavum uteri appliziert wird. Beim „Hydrothermablator" (Fa. Bei Medical Systems) wird über einen transzervikalen Katheter zugeführte physiologische Kochsalzlösung auf 85 °C erhitzt und zirkuliert dann unter konstant niedrigem Druck (maximal 50 mm Hg) innerhalb eines geschlossenen Systems über 12 Minuten durch die zentrale Steuereinheit und frei durch das Cavum uteri. Innerhalb des Applikationsschafts wird zusätzlich eine Hysteroskopieoptik eingeführt, um die Prozedur kontinuierlich optisch überwachen zu können. Der niedrige Druck von 50 mm Hg soll garantieren, daß keine Flüssigkeit über die Eileiter austritt und Verbrennungen der Bauchhöhle hervorruft. Die Konstanz der in diesem geschlossenen System enthaltenen Flüssigkeitsmenge wird kontinuierlich überwacht. Bei Flüssigkeitsverlust von mehr als 10 ml, was Ausdruck einer Uterusperforation oder Leakage über Tuben oder Zervix sein könnte, schaltet sich das System sofort ab.

Auch mit dem Hydrothermablator sind die Erfahrungen weltweit zur Zeit noch begrenzt. Anscheinend lassen sich ähnliche Raten für Amenorrhö, Hypomenorrhö und Eumenorrhö erzielen wie mit den hysteroskopischen Methoden. Das Hauptproblem der Methode ist offensichtlich die Schwierigkeit, eine sichere Abdichtung des Zervikalkanals zu erreichen, da in Einzelfällen über vaginale und perianale Verbrennungen berichtet wurde.

5 Elektrokoagulationssysteme

5.1 „Vestadub-System"

Eine Verbindung zwischen Ballonmethode und elektrochirurgischer Koagulationstechnik schuf die Firma Vesta mit der Entwicklung des Vesta-Blate- oder jetzt Vestadub-Systems. Das Produkt wird inzwischen von der Firma Valleylab (Pfizer) vertrieben.
Es handelt sich um einen dreizipfligen Ballonkatheter, der in das Cavum uteri eingeführt wird und sich dann, nach Luftauffüllung mit einer Spritze, an die Kavum-

wände drückt. Die Oberfläche des Ballons ist mit zwölf Elektroden beschichtet. Über eine zentrale Steuerungseinheit erfolgt nach einer Aufwärmphase von etwa 1 Minute über 4 Minuten eine flächenhafte Koagulation mit einer Leistung von 40–45 Watt. Dabei werden an der Oberfläche Temperaturen zwischen 70 und 75 °C erzielt. Für den Bereich der Tubenwinkel ist aus Sicherheitsgründen ein niedriger Wert von 71 °C einzustellen. Die zentrale Steuerungseinheit erhält von Wärmefühlern, die im Zentrum jeder der zwölf Kupferelektroden eingebaut sind, kontinuierlich Informationen über die Oberflächentemperatur. Außerdem werden Änderungen des Gewebewiderstands und die Energieabgabe an die einzelnen Elektroden fortlaufend registriert. Das Gerät aktiviert die einzelnen Elektroden jeweils so, daß die Temperatur konstant bleibt. Jeder Ballon muß allerdings in mehrstündiger Handarbeit gefertigt werden, das erklärt u.a. die hohen Materialkosten.

Auch mit diesem System liegen bisher nur in begrenztem Umfang Erfahrungen vor. Für die ersten 43 behandelten Patientinnen mit einem Follow-up von mindestens drei Monaten gibt es Berichte über eine Amenorrhörate von 40%, eine Hypomenorrhörate von 49%, eine Eumenorrhörate von 9% und eine Versagerrate von 2% (1 Patientin mit relativ großem Cavum uteri bei Uterus myomatosus). Weitere Publikationen geben für 132 bzw. 124 behandelte Patientinnen Amenorrhöraten von 31% bzw. 54% und Gesamterfolgsraten um 90% an.

5.2 „Novasure-System"

Das Novasure-System der Firma Novacept besteht aus einem dreizipfligen Metallgitternetz, das innerhalb des Cavum uteri entfaltet wird. Im Gegensatz zum Vesta-System und zu den Flüssigkeitsballons beruht sein Prinzip nicht auf Andrücken der Wand durch Expansion, sondern darauf, daß mit Sog die Kavumwände dem Netz angenähert werden. Vorderwand und Rückwand des Novasure-Systems sind voneinander elektrisch isoliert und in jeweils zwei unterschiedlich geladene Hälften aufgeteilt. Es handelt sich somit um ein dreidimensionales bipolares Koagulationssystem, bei dem der elektrische Strom von einer Gitternetzhälfte zur anderen fließt. Da er hierbei den Weg durch das Endometrium und die inneren Myometriumschichten nimmt, kommt es zu einer Endometriumkoagulation. Die Behandlungsphase dauert nur etwa 1 Minute und wird durch die Änderung des Gewebewiderstands bei der Koagulation bestimmt. Nach ersten vorläufigen Ergebnissen läßt sich eine sehr hohe Amenorrhörate um die 80% erzielen.

6 Mikrowellenstab

Ein weiteres System arbeitet mit Mikrowellentechnik: der Mikrowellenstab der Firma Microsulis, England. Das Instrument wird wie eine Kürette frei von Hand in das Cavum uteri eingeführt. Dort bewirkt es bei einer Frequenz von 9,2 GHz und 30 Watt Leistung eine Erhitzung des Gewebes auf 90–95 °C, die eine Tiefennekrose von 4–6 mm erzielen soll. Die Behandlung dauert etwa 3 Minuten. Der Mikrowellenapplikator läßt sich für 30 Behandlungen einsetzen, bevor er ausgetauscht werden muß.

Es gibt eine Publikation über 244 mit dieser Methode behandelte Patientinnen und einer Nachbeobachtungszeit von 6–48 Monaten, die ähnliche Ergebnisse, wie sie mit der hysteroskopischen Endometriumablation erzielt werden, berichtet.

Bedenklich ist, daß bei diesem System eine optische Kontrollierbarkeit des intrauterinen Geschehens bei freier manueller Führung des Mikrowellenstabes nicht gegeben ist. Es stellt sich die Frage, ob eine Uterusperforation wirklich rasch erkannt werden kann und ob in solch einem Fall nicht massive intraabdominelle Verletzungen möglich wären.

7 „ELITT-System"

Das in Belgien entwickelte ELITT-System (Endometrial Laser Intrauterine Thermo-Therapy) besteht aus einem Diodenlaser, der bei einer Wellenlänge von 830 mm mit 21 Watt Leistung arbeitet. Drei innerhalb eines Applikators parallel angeordnete Laserlichtleiter werden im Cavum uteri in eine Dreiecksform gebracht und über 7 Minuten aktiviert. Hierdurch soll sich eine homogene Destruktion des Endometriums bei einer myometranen Eindringtiefe von 1–3,5 mm erzielen lassen.

In einer Multicenter-Studie wurden 204 Patientinnen behandelt. Dabei scheinen nach ersten Berichten die Ergebnisse ähnlich wie bei der hysteroskopischen Endometriumablation zu sein.

8 Bewertung

Die Vielzahl neuer Verfahren der Endometriumablation (Tab. 37-1) zeigt, daß die medizintechnische Industrie in diesem Therapiebereich einen großen Absatzmarkt für ihre Produkte vermutet. Bislang lieferte aber wohl auch noch keines der neuen Produkte dermaßen überzeugende Ergebnisse, daß es seine Mitbewerber

Tab. 37-1 Alternative Methoden der Endometriumablation

- Radiofrequenzsystem Menostat (Fa. Rocket, England) 27,12 MHz
- Flüssigkeitsballons
  Therma-Choice (Fa. Gynecare, USA)
  Cavaterm (Fa. Wallsten, Schweiz)
  MenoTreat (Schweden)
- Freie Flüssigkeit, Niedrigdrucksystem unter hysteroskopischer Kontrolle, Hydrothermablator (Fa. Bei Medical Systems, USA)
- Elektroballon, System Vestadub (Fa. Valleylab [Pfizer], USA)
- Bipolares Elektrogitternetz, System Novasure (Fa. Novacept, USA)
- Mikrowellenstab (Fa. Microsulis, England) 9,2 GHz
- Diodenlaser, ELITT-System (Fa. ESC/Sharplan, USA)

deutlich zurückdrängen konnte. Die Endometriumablation ist mit den meisten der oben beschriebenen Systeme einfacher, schneller und wahrscheinlich risikoärmer durchzuführen als mittels der operativen Hysteroskopie. Es muß allerdings noch abgewartet werden, ob sich langfristig gleichwertige oder größere Erfolge erzielen lassen, da Langzeitergebnisse meist noch nicht vorliegen.

Die (im Abschnitt 3.2) erwähnte Studie zur Anwendung des Cavaterm-Ballons weist deutlich auf eine mögliche **Problematik der** meist **optisch nicht kontrollierten Verfahren** hin: In drei Fällen wurde eine intrauterine Pathologie nicht erkannt (submuköses Myom, Uterus subseptus, prämaligne Pathologie) und somit falsch behandelt, da keine suffiziente präoperative Diagnostik durchgeführt worden war. Bei dieser Art des Vorgehens handelt es sich um einen Rückschritt in die Ära der blinden Kürettage des Uterus, eine Form der Behandlung, die man eigentlich durch die Verbreitung der Hysteroskopie als überwunden betrachten konnte. Wahrscheinlich werden aber gerade jene Ärzte zu den scheinbar einfachen Methoden greifen, die keine oder nur geringe hysteroskopische Erfahrung haben. Hierdurch ist eine Vielzahl unkritischer oder falsch indizierter Behandlungsversuche zu befürchten. Es ist daher dringend zu fordern, daß auch beim Einsatz der oben beschriebenen Techniken zumindest eine sorgfältige intrauterine Diagnostik in Form einer Hysteroskopie mit Gewinnung von histologisch auswertbarem Material durchgeführt wird.
Ein anderer negativer Aspekt der Methoden sind die meist **hohen Kosten,** die durch die Anschaffung der Geräte und die Notwendigkeit der Verwendung von Einmalmaterial entstehen. Sie liegen zur Zeit je nach System zwischen 800,– und 1200,– DM pro Behandlungsfall. Da bei der operativen Hysteroskopie kaum Einzelfallkosten durch Materialverbrauch auftreten, ließe sich schon durch die Behandlung einiger weniger Patienten das notwendige hysteroskopische Instrumentarium amortisieren.

Die hysteroskopische Endometriumablation ist im wesentlichen kein komplikationsträchtiger Eingriff. Eine klinisch relevante Hyperhydratation ist normalerweise kaum zu erwarten, und bei einem geübten Operateur ist eine Uterusperforation selten. Daher ist für die überwiegende Zahl der Patientinnen kein zwingender Grund erkennbar, aus dem auf die oben beschriebenen Methoden ausgewichen werden muß. Letztendlich bleibt abzuwarten, ob eines oder mehrere der neuen Verfahren langfristig bessere Ergebnisse gewährleisten als die hysteroskopische Endometriumablation.

Literatur

Abott J, Hawe JA, Phillips G, Erian J, Garry R: Endometrial Ablation with the Cavaterm Thermal Balloon. 8. Congress of the European Society for Gynaecological Endoscopy, Abstr 1999, p. 69.

Amso NN, Stabinsky SA, McFaul P, Blanc B, Pendley L, Neuwirth R: Uterine thermal balloon therapy for the treatment of menorrhagia: the first 300 patients from a multicentre study. Br J Obstet Gynaecol 105 (1998) 517.

Donnez J, Polet R, Mathieu P-E, Konwitz E, Nisolle M: Endometrial laser interstitial hyperthermy: a potential modality for endometrial ablation. Obstet Gynecol 87 (1996) 459.

Donnez J, Polet R, Nisolle M, Rabinovitz R: Endometrial laser intrauterine thermo-therapy (ELITT) – a new approach to the treatment of menorrhagia. 8. Congress of the European Society for Gynaecological Endoscopy, Abstr 1999, p. 54.

Ellard MA, Sharp NC: Microwave endometrial ablation: four years experience. 8. Congress of the European Society for Gynaecological Endoscopy, Abstr 1999, p. 72.

Fulop T, Rakoczi I, Barna I: Our results with NOVASURE endometrial ablation system. 8. Congress of the European Society for Gynaecological Endoscopy, Abstr 1999, p. 86.

Friberg B, Wallsten H, Henriksson P et al: A new, simple, safe, and efficient device for the treatment of menorrhagia. J Gynecol Techn 2 (1996) 103.

Friberg B, Persson BRR, Willén R, Ahlgren M: Endometrial destruction by thermal coagulation: evaluation of a new form of treatment for menorrhagia. Gynaecol Endoscopy 7 (1998) 73.

Gallinat A, Cosgriff N: Prospective analysis of 124 cases of endometrial ablation using the VESTA System. 8. Congress of the European Society for Gynaecological Endoscopy, Abstr 1999, p. 111.

Hawe JA, Phillips G, Chien PFW, Erian J, Garry R: Cavaterm thermal balloon ablation for the treatment of menorrhagia. Br J Obstet Gynaecol 106 (1999) 1143.

Hodgson DA, Feldberg IB, Sharp N, Cronin N, Evans M, Hirschowitz L: Microwave endometrial ablation: development, clinical trials and outcome at three years. Br J Obstet Gynaecol 106 (1999) 684.

Jones KD, Sutton CJG: A multicentre prospective randomised controlled trial of endometrial ablation using the VESTA-System compared with resection. 8. Congress of the European Society for Gynaecological Endoscopy, Abstr 1999, p. 70.

Radestad A, Carstensen H, Falconer C: The safety and efficacy of MenoTreat, a new balloon-device for endometrial ablation. 8. Congress of the European Society for Gynaecological Endoscopy, Abstr 1999, p. 68.

Römer Th, Müller J, Dewitt E, Lobodasch K, Bartzke G: Treatment of recurrent menorrhagia by hydrothermablation – results of the prospective German multicentre study. 8. Congress of the European Society for Gynaecological Endoscopy, Abstr 1999, p. 68.

Soderstrom RM, Brooks PG, Corson SL et al: Endometrial ablation using a distensible multielectrode balloon. J Am Ass Gynecol Laparos 3 (1996) 403.

Thijssen RFA: Radiofrequency induced endometrial ablation: an update. Br J Obstet Gynaecol 104 (1997) 608.

Neue Wege in der Gynäkologischen Endoskopie

38

Transvaginale Hydrolaparoskopie

Ein ambulantes Untersuchungsverfahren des inneren Genitales bei Infertilitätspatientinnen

R. L. Campo, I. Brosens, L. Rombauts und S. Gordts

1 Einleitung

Es wird im allgemeinen angenommen, daß die diagnostische Laparoskopie, eventuell kombiniert mit der translaparoskopischen Salpingoskopie und der Hysteroskopie, das umfassendste diagnostische Untersuchungsverfahren zur Begutachtung des uterinen, tubaren, tubo-ovariellen und peritonealen Sterilitätsfaktors darstellt. Dies ist immer ein narkosepflichtiger Eingriff, der mit einem gewissen Komplikationsrisiko und postoperativen Beschwerden einhergeht. Wegen der Invasivität wird bei Sterilitätspatientinnen, bei denen kein Verdacht auf eine mechanische oder peritoneale Störung vorliegt, häufig die Laparoskopie hinausgezögert und manchmal erst nach verschiedenen Versuchen der hormonellen Stimulationsbehandlung durchgeführt. Wiederholte laparoskopische Untersuchungen zur Evaluation der Entwicklung bestimmter Krankheitsbilder oder zur Überprüfung therapeutischer Maßnahmen werden nicht routinemäßig vorgenommen.
Auch die Minilaparoskopie bietet keine echte Alternative. Sie verwendet das peritoneal reizende CO_2 als Distensionsmedium und bietet im Zugang vom Nabel her nicht den idealen optischen Winkel zur Inspektion von Tube und Ovar. Zur vollständigen Inspektion der Ovaroberfläche und der Fossa ovarica sind mehrere Hilfsmaßnahmen notwendig, wie die Lagerung in gekippter Trendelenburg-Position, die Distension der Bauchhöhle und meist das Einführen eines zweiten Trokars.

Weder die Hysterosalpingographie noch die Vaginalsonographie, auch in Kombination mit einer Kontrastsonographie, können die diagnostische Zuverlässigkeit eines direkten optischen Verfahrens ersetzen. Sie sind wenig geeignet für die Diagnostik einer nur leicht ausgeprägten Endometriose, von Adhäsionen oder postentzündlichen Prozessen.

In den 70er Jahren wurde die Kuldoskopie durch die Laparoskopie abgelöst, da diese eine bessere Übersicht über das kleine Becken ermöglichte und sich bei der Eileitersterilisation von Vorteil erwies. Die Schwierigkeiten und Komplikationen der kuldoskopischen Tubensterilisation waren allerdings mehr bedingt durch die Probleme, den Eileiter zu erkennen und vaginal hervorluxieren zu können.
Die Vorteile der Kuldoskopie bei der Sterilitätsdiagnostik sind bereits in der französischen und amerikanischen Literatur in den 70er Jahren betont worden. Während sich die Technik der transumbilikalen Laparoskopie kontinuierlich weiterentwickelte, wurde die Kuldoskopie seit den 60er Jahren nicht mehr wesentlich verändert.

Aus den Erfahrungen in der In-vitro-Fertilisation wissen wir, daß die transvaginale Nadelpunktion des Douglas-Raumes nur mit geringen Risiken einhergeht. Durch die deutliche Verbesserung des optischen Instrumentariums verfügen wir jetzt über dünnlumige Instrumente mit hervorragender Bildqualität. Wir haben ein neues Konzept entwickelt, das es ermöglicht, eine **ambulante, anästhesiefreie, umfassende endoskopische Sterilitätsdiagnostik** vorzunehmen. Wir bezeichnen die Methode als „transvaginale Hydrolaparoskopie". Es handelt sich um ein Untersuchungsverfahren, bei dem unter Verwendung von dünnlumigen optischen Systemen transvaginal intraperitoneal eingegangen wird und innerhalb einer Distension mittels körperwarmer Ringer-Lactatlösung das innere Genitale hervorragend beurteilt werden kann.

2 Technik der transvaginalen Hydrolaparoskopie

Die transvaginale Hydrolaparoskopie wurde bisher mit Ausnahme der Anfangsphase, in der die Methodik noch etabliert und verifiziert werden mußte, ambulant in der Praxis des Instituts für Fertilitätsdiagnostik und -behandlung in Leuven, Belgien, durchgeführt.

Vorgehen. Die Patientin wird in der normalen gynäkologischen Lithotomieposition gelagert. Nach Desinfektion der Scheide mit einer wässerigen, nicht reizenden Lösung wird das hintere Scheidengewölbe mit 1,8 ml Alphacain N (Articain-HCl 40 mg und Epinephrin-HCl 0,006 mg/ml) infiltriert. Mit einer Allis-Klemme oder Kugelzange wird die hintere Muttermundslippe gefaßt und vorsichtig fixiert.
Das transvaginale Punktionsbesteck (Fa. Circon/St. Barbara, USA) besteht aus einer 25 cm langen Hohlnadel, die in eine Dilatationskanüle und einen äußeren Trokar eingesetzt wird. Die Punktionsnadel überragt die Spitze der Dilatationskanüle um 1,5 cm. Das System wird ungefähr 1,5 cm unterhalb der Zervix angesetzt. Mit der Dilatationsspitze wird Druck ausgeübt, so daß sich das Peritoneum über der Scheidenhaut spannt. Dann wird die Punktionsnadel ruckartig in den Douglas-Raum eingestochen (Abb. 38-1 a bis d). Der Durchstich durch das Peritoneum kann bei der Patientin eine kurze, geringe Schmerzempfindung hervorrufen, die allerdings in der Regel problemlos toleriert wird.
Die korrekte intraabdominale Lage der Punktionsnadel wird daran erkennbar, daß ein freier Fluß des Distensionsmediums über die Hohlnadel in die Bauchhöhle erfolgt. Die Dilatationskanüle und der Trokar werden über die Punktionsnadel in die Bauchhöhle eingeschoben. Danach werden Nadel und Dilatationskanüle entfernt und eine 30-Grad-Linsenoptik von 2,7 mm Durch-

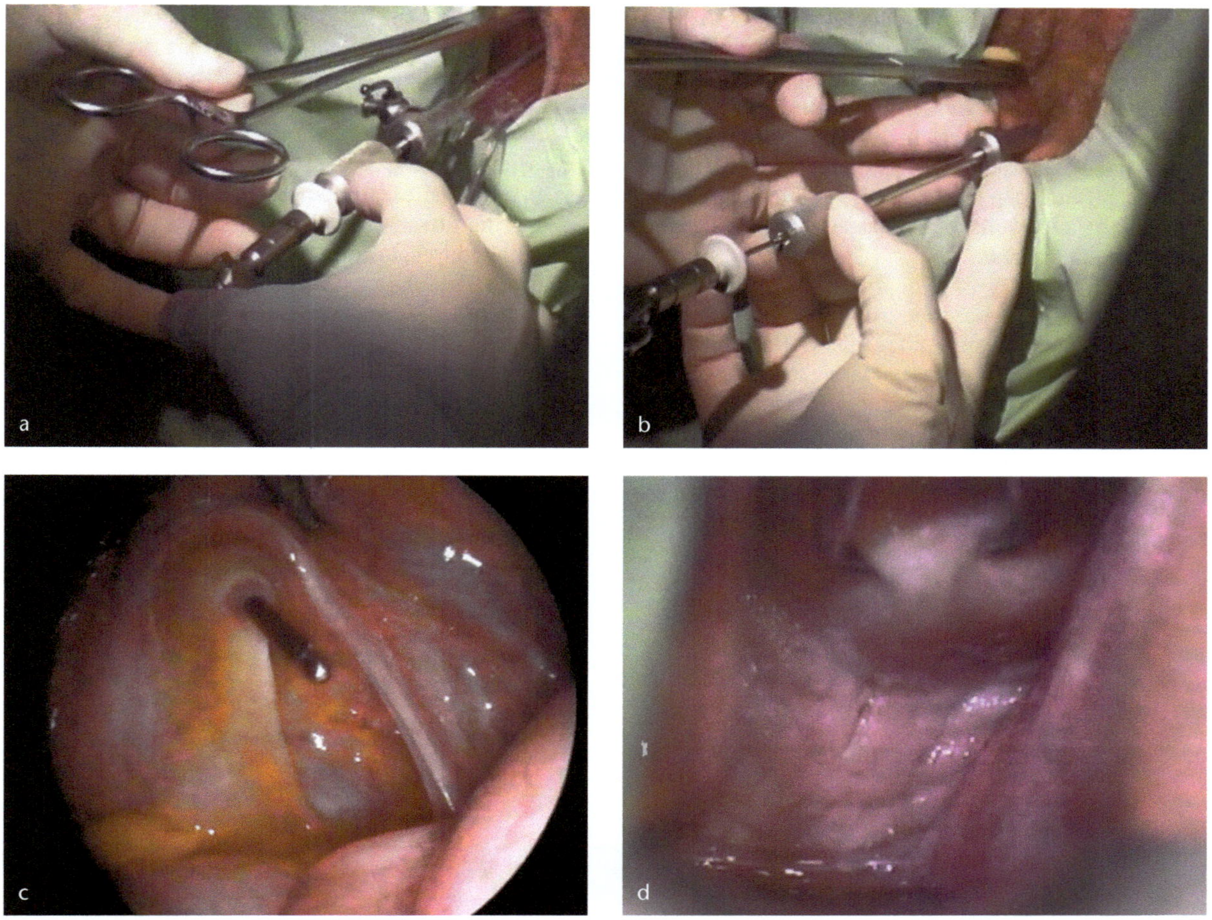

Abb. 38-1 a bis d Technische Durchführung der transvaginalen Hydrolaparoskopie
a) Trokarsystem der Fa. Circon in situ, die Punktionsnadel wird ruckartig in den Douglas-Raum eingestochen
b) Vorschieben des Dilatationstrokars in den Douglas-Raum über die Punktionsnadel
c) konventionelles laparoskopisches Bild nach Einführen der Punktionsnadel in den Douglas-Raum
d) Einstichstelle für das Trokarsystem im hinteren Scheidengewölbe nach Entfernen der Instrumente

messer mit 3,5-mm-Single-flow-Schaft (Fa. Circon) durch den Trokar in die Bauchhöhle vorgeschoben. Die richtige Lage wird durch Identifikation der typischen gelben Fettanhängsel des Darms bestätigt. Zur Distension werden 100 ml körperwarme physiologische Kochsalzlösung oder Ringer-Lactatlösung verwendet. Die endoskopische Darstellung erfolgt über eine 3-Chip-Videokamera, so daß die Patientin und ihr Partner das ganze Vorgehen auf dem Bildschirm mitverfolgen können und eine Dokumentation auf Band oder als Ausdruck möglich ist.

Der ungewohnte Zugang und das Fehlen eines Panoramablicks können am Anfang Schwierigkeiten bereiten. Daher sollte eine strikte Systematik beim Untersuchungsvorgang eingehalten werden. Zur anatomischen Orientierung wird zunächst die dorsale Uteruswand aufgesucht und dann ein Ovar als weiterer Orientierungspunkt verwandt. Bei der nichtnarkotisierten Patientin behindern zu Beginn der Untersuchung oft die Darmschlingen die Übersicht.

Nach Auffinden des Lig. ovarii proprium werden die Fossa ovarica, die Rückseite des Ovars, die mediale Seite und die Vorderseite inspiziert. Dann wird die Tube aufgesucht und der ampulläre Tubenanteil, der Fimbrientrichter und die tubo-ovariellen Verhältnisse beurteilt. Falls indiziert, wird versucht, das ampulläre Ostium mit der Optik zu sondieren und eine Salpingoskopie durchzuführen. Anschließend wird das gleiche Vorgehen in derselben Reihenfolge auf der kontralateralen Seite durchgeführt. Danach erfolgt eine transzervikale Chromopertubation über einen pädiatrischen Ballonkatheter, der in das Cavum uteri eingelegt wird.

Während des ganzen Untersuchungsvorgangs wird über den Schaft der Optik eine Irrigation vorgenommen, so daß Darm und tubo-ovarielle Strukturen innerhalb von Flüssigkeit dargestellt werden können. Je nach Untersuchungsdauer werden zwischen 300 und 500 ml Distensionsflüssigkeit verbraucht. Am Ende der Untersuchung wird nach Entfernen der Optik die Flüssigkeit über den Trokar möglichst vollständig abgelassen. Die Inzisionsstelle verheilt spontan.

Die Patientin wird darüber informiert, daß zunächst noch Flüssigkeitsabgang über die Scheide auftreten kann. Zur Vermeidung dieses Flüssigkeitsabgangs oder bei Blutungen aus der Inzisionsstelle kann die Inzision auch mit einer Einzelknopfnaht verschlossen werden. Wir empfehlen der Patientin anschließend, zunächst keine Scheidentampons zu verwenden und in den folgenden drei Tagen keinen Geschlechtsverkehr zu haben.

3 Patientinnenselektion und Ziel der Untersuchung

Bei Patientinnen, bei denen kein absoluter Sterilitätsfaktor vorliegt und die Vorgeschichte, die klinisch-gynäkologische Untersuchung und die Ultraschalluntersuchung keinen Verdacht auf eine intraabdominelle Pathologie ergeben, kann man die transvaginale Hydrolaparoskopie zur Abklärung der tubo-ovariellen Relation und der peritonealen Diagnostik anbieten.

Die Untersuchung wird ab dem 7. Zyklustag durchgeführt. Ziel ist es, Endometrioseimplantate auszuschließen, tubo-ovarielle Adhäsionen zu erkennen und eine Tubendurchgängigkeit darzustellen. Falls möglich, sollte mittels Salpingoskopie eine Diagnostik des ampullären Tubenanteils durchgeführt werden.
Zu Beginn des Eingriffs wird in der Regel eine diagnostische Hysteroskopie durchgeführt, für die das gleiche optische Instrumentarium verwendet werden kann (s. a. Kap. 30, „Diagnostische Hysteroskopie und kleine therapeutische Eingriffe").

4 Normalbefund

Die transvaginale Hydrolaparoskopie ermöglicht es, das innere Genitale in einer natürlichen Position zu untersuchen (Abb. 38-2). Es ist eine wissenschaftlich interessante, jedoch noch unbeantwortete Frage, inwieweit diese Methode einen Beitrag in der Diagnostik von Ovulationsstörungen liefern kann (Abb. 38-3). Bei der

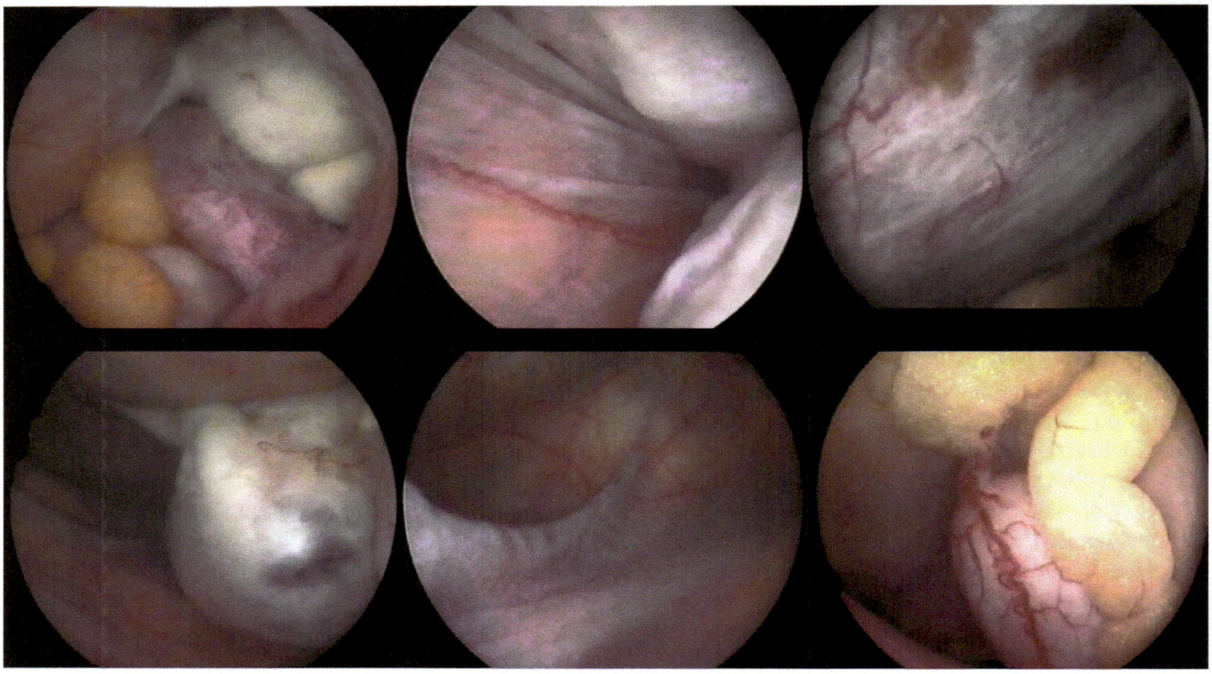

Abb. 38-2 Normaler Situs
obere Reihe: 1. linke Adnexe
2. Fossa ovarica
3. Uterushinterwand
untere Reihe: 1. linkes Ovar
2. Lig. sacrouterinum rechts
3. Appendix vermiformis des Darmes

Inspektion der ovariellen Vorderseite wird die Tube identifiziert, und man sucht über den ampullären Tubenanteil die Fimbrien auf. So sichtet man die sich in der Flüssigkeit bewegenden Fimbrienanteile der Tuben, die sich um das Ovar herumlegen. Durch Bewegung der Optik kann man ganz detailliert das Schleimhautfaltenmuster der Fimbrien inspizieren, und durch die kontinuierliche Irrigation ist es möglich, die Optik in das abdominale Tubenostium vorzuschieben und eine Salpingoskopie durchzuführen (Abb. 38-4). Manchmal ist es schwierig, das Tubenostium darzustellen. Dann kann die Durchführung einer gleichzeitigen transzervikalen Methylenblau-Injektion sehr hilfreich sein.

5 Diagnose von minimalen Veränderungen

Eine von uns durchgeführte prospektive Studie, bei der zwei unabhängige Untersucher bei der gleichen Patientin die transvaginale Hydrolaparoskopie und die konventionelle Laparoskopie durchgeführt haben, konnte zeigen, daß die transvaginale Hydrolaparoskopie im Vergleich zur konventionellen Laparoskopie beim Erkennen minimaler Läsionen einen höheren diagnostischen Stellenwert hat. Gründe sind der einfachere Zugang zur Fossa ovarica und die Verwendung eines flüs-

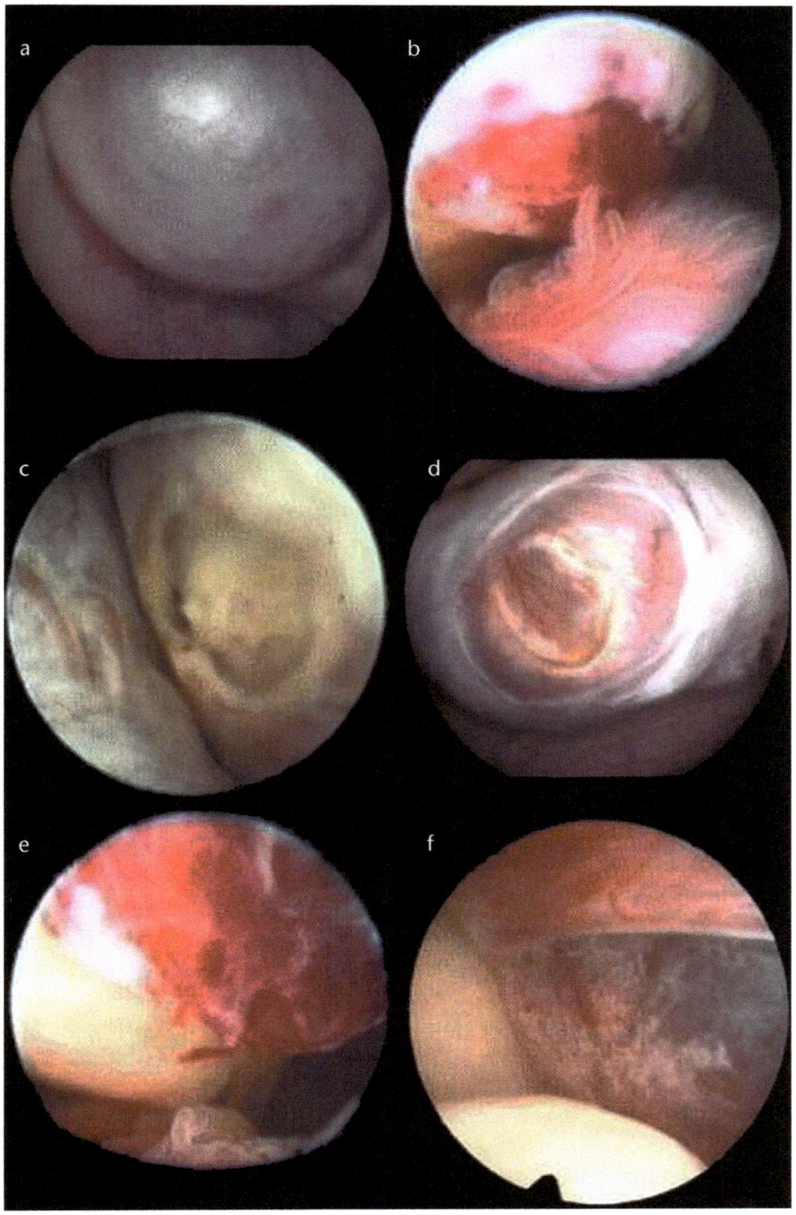

Abb. 38-3 a bis f Ovar und Ovulation
a) reifer Tertiärfollikel
b) Annäherung des Fimbrientrichters an den sprungbereiten Follikel während der Ovulation
c) frisches Corpus rubrum
d) organisiertes Corpus luteum
e) Ovulation
f) luteinisierter nicht-rupturierter Follikel (LUF-Syndrom)

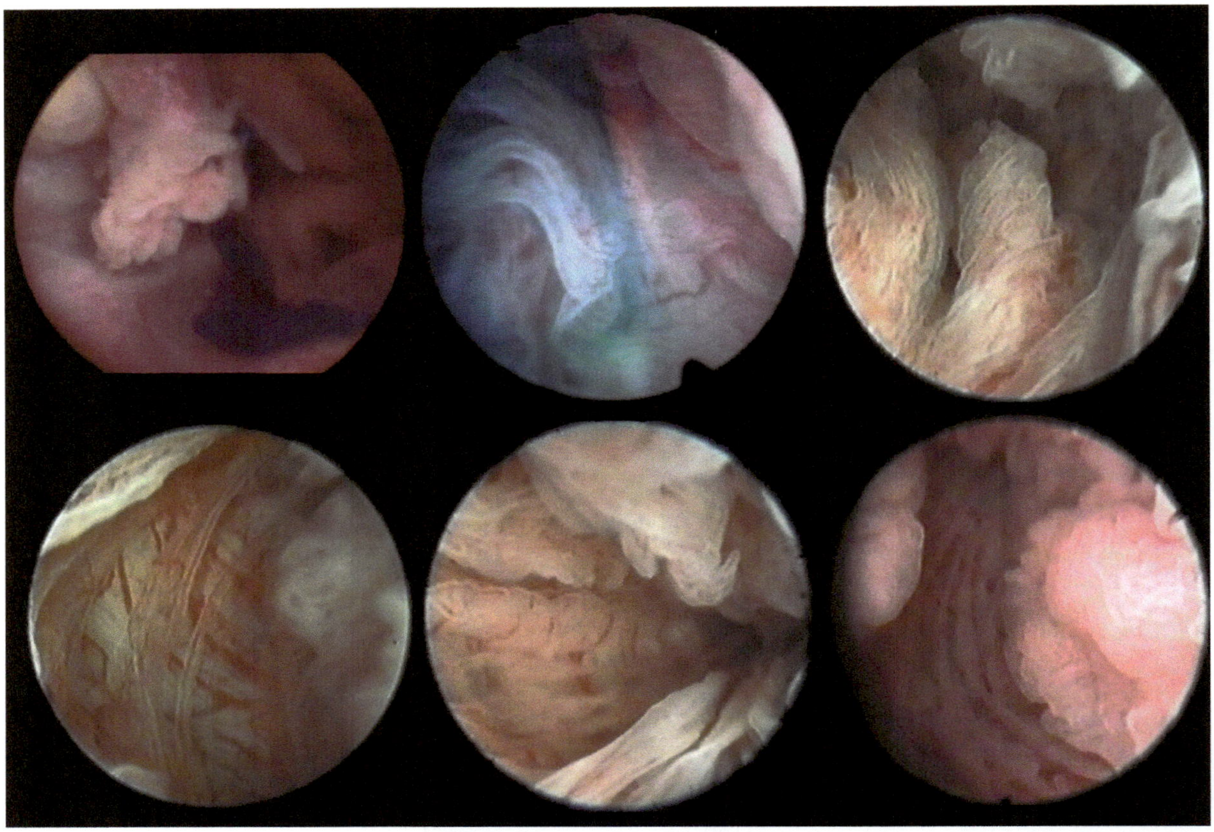

Abb. 38-4 Annähern der Optik an den Fimbrientrichter, anschließend Durchführung einer Salpingoskopie der Tubenampulle ohne weiteres Zusatzinstrumentarium. Normales Faltenrelief des Eileiters

sigen Mediums, in dem frei flottierende Strukturen besser erkannt werden. Wie bei der Hysteroskopie ist beim Einsatz einer wäßrigen Lösung die Verträglichkeit für die Patientin größer.

Als Beispiel ist in Abbildung 38-5 eine aktive rötliche Endometrioseläsion in der Fossa ovarica mit einer begleitenden Neovaskularisation bei der gleichen Patientin dargestellt, einmal bei der konventionellen Laparoskopie und einmal bei der transvaginalen Hydrolaparoskopie (THL). Der Unterschied bedarf an Deutlichkeit keines Kommentars und unterstützt die Meinung, daß die THL interessante neue Möglichkeiten in der Beobachtung von minimalen Endometrioseherden bietet. So ist es denkbar, den Einfluß von medikamentösen Behandlungen auf die Entwicklung der Herde zu untersuchen und eventuell der Frage nachzugehen, wie sich die verschiedenen Erscheinungsformen der Endometriose zueinander verhalten und welche die Fertilität beeinflussen. Weitere typische Veränderungen bei Endometriose sind in Abbildung 38-6 zusammengestellt.

Auch die detaillierte und systematische Untersuchung der ovariellen Oberfläche mittels der THL scheint zuverlässig minimale Veränderungen darstellen zu können (Abb. 38-7). Möglicherweise ergibt sich hier eine Methodik zur frühzeitigen Erfassung maligner Veränderungen des Ovars.

6 Erfahrungen und Komplikationen

In der ersten Phase haben wir bei 20 Patientinnen unter Vollnarkose die transvaginale Hydrolaparoskopie zusammen mit einer konventionellen Laparoskopie durchgeführt. Bei 10 dieser Patientinnen wurden in einer prospektiven Vergleichsstudie beide Untersuchungen nacheinander durchgeführt. Die Ergebnisse zeigen, daß die transvaginale Hydrolaparoskopie sowohl eine größere Genauigkeit wie auch eine geringere Abweichung in der Befunderhebung zwischen zwei Untersuchern im Vergleich zur konventionellen Laparoskopie erbringt.

In dieser Anfangsphase haben wir eine Komplikation erleben müssen in Form der Anpunktion des Rektums und intrarektaler Applikation des Trokars. Die anschlie-

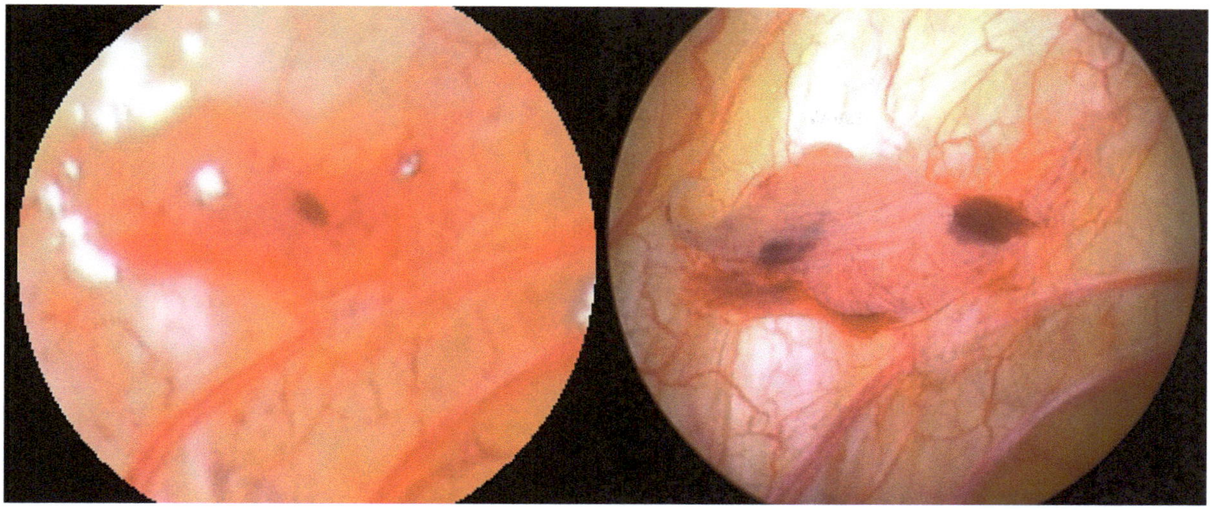

Abb. 38-5 Vergleich der optischen Situation einer konventionellen Laparoskopie und der transvaginalen Hydrolaparoskopie:
Endometrioseimplantat: 1. bei der CO_2-Laparoskopie
2. bei der THL

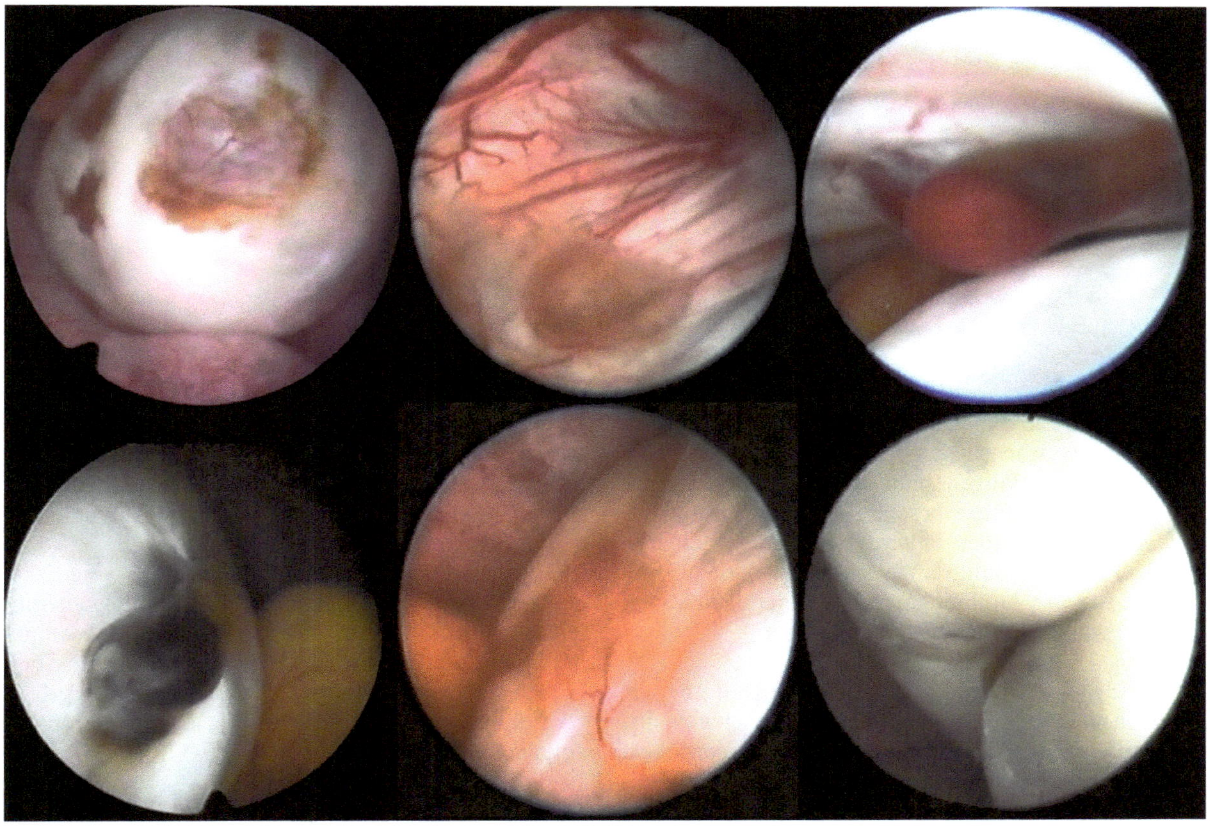

Abb. 38-6 Endometriose
obere Reihe: 1. helle Blase auf der Ovaroberfläche
2. braune Vesikel in der Fossa ovarica
3. rote Vesikel

untere Reihe: 1. schwarze Vesikel
2. Belag auf der Ovaroberfläche
3. ovarielle Invagination

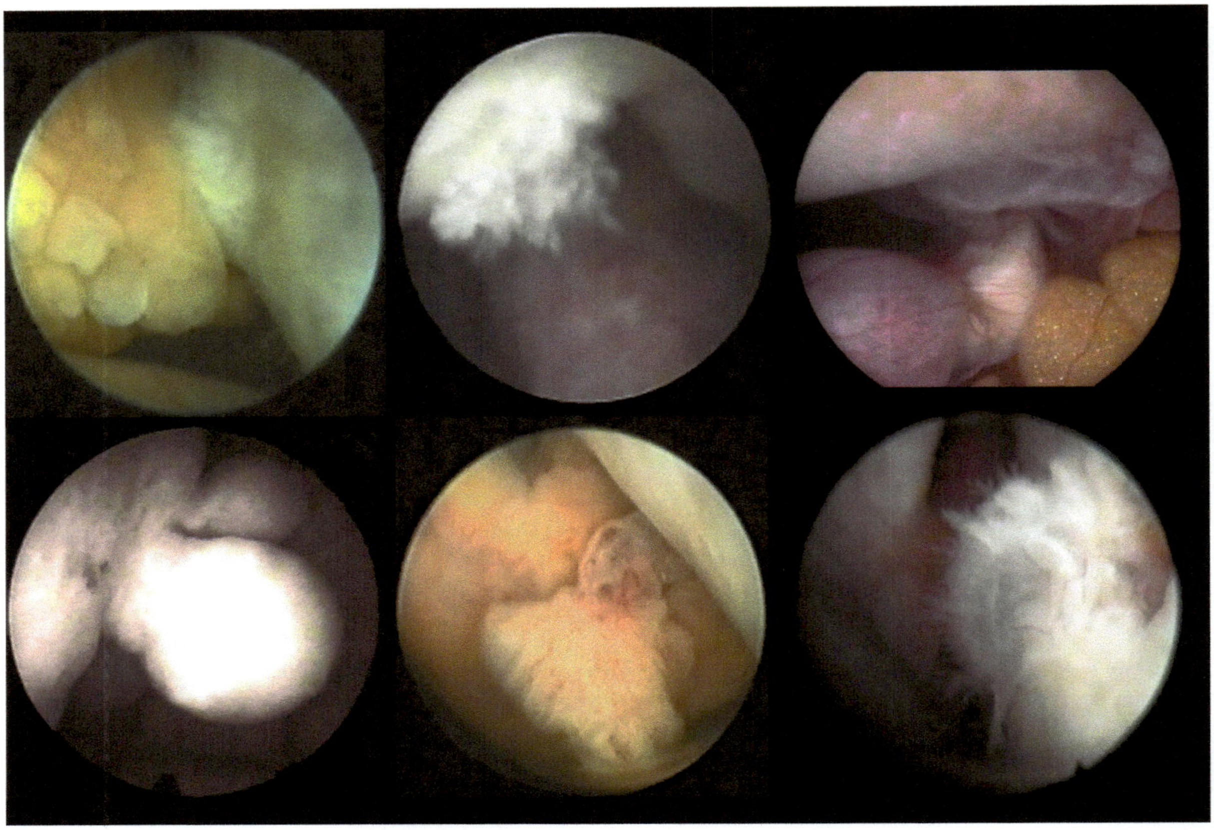

Abb. 38-7 Pathologische Veränderungen der Adnexe
obere Reihe: 1. Histologie nach Entfernung: papilläres Zystadenom
2. unscharf begrenzte Verwachsungssegel auf dem Ovar
3. Verwachsungssegel auf dem Ovar, Eileiter bei Zustand nach Ringsterilisation

untere Reihe: 1. Histologie nach Entfernung: Ovarialfibrom
2. Nebentrichter des Eileiters
3. unscharf begrenzte Verwachsungssegel auf dem Ovar

ßende Laparoskopie zeigte, daß der Douglas-Raum durch Darmverwachsungen obliteriert war, obwohl eine frühere auswärtig vorgenommene Laparoskopie normale Douglas-Verhältnisse beschrieben hatte. Die Darmverwachsungen wurden laparoskopisch nicht tangiert, und die Patientin konnte am folgenden Tag beschwerdefrei unter oraler Antibiotikaprophylaxe entlassen werden. Der weitere Verlauf war unauffällig.

Aufgrund des geringen Instrumentendurchmessers erscheinen entzündliche Komplikationen eher unwahrscheinlich, solange eine Darmverletzung extraperitoneal lokalisiert bleibt. Dennoch sollte eine präoperative klinische und vaginalsonographische Untersuchung zum Ausschluß retrouteriner Veränderungen obligat sein.

Von der Oozytenpunktion im Rahmen der IVF ist eine Rate entzündlicher Komplikationen von 0,4% bekannt. Wir glauben, daß das allgemeine Risiko entzündlicher Komplikationen bei korrekter Ausführung der THL sehr gering ist. Dennoch erscheint uns zur Zeit noch eine perioperative antibiotische Prophylaxe als zusätzliche Vorsichtsmaßnahme sinnvoll.
Die in der früheren Ärea der Kuldoskopie beschriebenen, ernsthaften entzündlichen Komplikationen beruhten auf weitaus ausgedehnteren transvaginalen Manipulationen wie z. B. der transvaginalen Tubensterilisation mit Hervorluxieren der Tube in die Scheide bzw. größerer Eröffnung des Douglas-Raumes, als bei der von uns vorgenommenen Nadelpunktion.

In der Praxis in Leuven wurden bisher 157 aufeinanderfolgende ambulante, anästhesiefreie transvaginale Hydrolaparoskopien kombiniert mit Hysteroskopie und transzervikaler Chromopertubation durchgeführt. In 6 von 157 Untersuchungen (3,8 %) konnte der Tro-

kar nicht intraperitoneal appliziert werden (Tab. 38-1). In einem Fall trat ein retroperitoneales Hämatom auf, das postoperativ Beschwerden verursachte, aber nicht operativ revidiert werden mußte. Ursache dieser Probleme war der Einsatz einer noch nicht suffizienten Trokartechnik in der Anfangsphase. Mit dem oben beschriebenen THL-System der Firma Circon erscheint uns die Applikation einfacher und bei minimalem Blutungsrisiko sicherer.
Andere Komplikationen oder weitere mißlungene Untersuchungen traten nicht ein.
Bei 133 von 149 Untersuchungen (89,3 %) konnten beide Adnexbereiche eingesehen werden, in 13 Fällen (8,7 %) war nur ein Adnexbereich suffizient zu beurteilen, und in 3 Fällen (2 %) konnte keine ausreichende Darstellung der Adnexe erreicht werden (Tab. 38-2). 87 Fälle (58,5 %) wurden als normal bewertet, eine Endometriose war in 25 Fällen (16,5 %) und Adhäsionen in 26 Fällen (17,5 %) vorhanden. Zusätzliche geringfügig auffällige Befunde wurden in 11 Fällen (7,5 %) erhoben (Tab. 38-3).

60 Patientinnen wurden gebeten, nach der Untersuchung auf einer visuellen Analogskala (1–100) ihre Einschätzung der mit dem Verfahren verbundenen Schmerzintensität einzutragen. 53 (79,5 %) bewerteten das Verfahren als schmerzfrei bis schmerzarm (Tab. 38-4).

7 Fazit

Die transvaginale Hydrolaparoskopie ist ein minimalinvasives Verfahren, das die Patientin in äußerst geringem Maße belastet. Die Untersuchung kann vollkommen anästhesiefrei bei lediglich lokaler Betäubung des hinteren Scheidengewölbes durchgeführt werden.
Für die Patientin und ihren Partner ist es möglich, den gesamten Untersuchungsvorgang am Videobildschirm selbst mitzuverfolgen. Die erhobenen Befunde können direkt erklärt und hierdurch eine hohe Motivation und Verständnis für die gegebene anatomische Situation und die empfohlenen Maßnahmen erreicht werden.

Tab. 38-1 Ambulante anästhesiefreie Durchführbarkeit der transvaginalen Hydrolaparoskopie bei 157 Patientinnen

Untersuchung erfolgreich ausgeführt	149 (95 %)
Untersuchung nach Punktion abgebrochen	2 (1,2 %)
Punktion mißlungen	6 (3,8 %)

Tab. 38-2 Darstellbarkeit der Adnexe bei 149 Patientinnen

bilaterale Beurteilbarkeit	133 (89,3%)
unilaterale Beurteilbarkeit	13 (8,7%)
keine Beurteilbarkeit	3 (2%)

Tab. 38-3 Befunderhebung bei der transvaginalen Hydrolaparoskopie bei 149 Patientinnen

Normalbefund	87 (58,5 %)
Endometriose	25 (16,5 %)
Adhäsionen	26 (17,5 %)
andere geringfügig pathologische Befunde	11 (7,5 %)

Tab. 38-4 Beurteilung der Schmerzintensität der transvaginalen Hydrolaparoskopie durch 60 Patientinnen (visuelle Analogskala 0–100)

0–30	40 (60 %)*
30–49	13 (19,5 %)*
≥ 50	14 (20,5 %)**

* Mittelwert 22 (± 13,4 Standardabweichung)
** Mittelwert 50 (± 9,06 Standardabweichung)

Tab. 38-5 Eigenschaften der traditionellen Kuldoskopie, der transvaginalen Hydrolaparoskopie und der normalen Laparoskopie

	Kuldoskopie	THL	LSK
Patientinnenlagerung	Knie–Ellenbogen	Rückenlage	Rückenlage
Zugang	transvaginal	transvaginal	transumbilikal
Distensionsmedium	Luft	physiologische Flüssigkeit	CO_2
Darstellbarkeit der Beckenwand	keine	vorhanden	vorhanden

Der Untersucher hat allerdings nicht den Panoramaüberblick wie bei der konventionellen Laparoskopie. Deshalb ist zunächst eine Gewöhnung an den neuen Blickwinkel und die etwas andere Darstellung der Strukturen notwendig.

Durch den transvaginalen Zugang kann man die Adnexe und die tubo-ovarielle Relation in ihrem physiologischen Zustand ohne Manipulation betrachten. In dieser natürlichen Position gelingt es sehr häufig, die Tube mit der Optik zu sondieren und eine direkte Salpingoskopie durchzuführen. Wenn die Untersuchung mit einer Hysteroskopie und einer Chromopertubation verbunden wird, hat man eine vollständige endoskopische Abklärung des inneren Genitales erreicht, die aufgrund ihrer geringen Invasivität mit am Anfang der Sterilitätsdiagnostik stehen kann.
Es entfallen die von der transumbilikalen Laparoskopie her bekannten Risiken der Verletzung großer Gefäße wie Aorta, Vena cava oder iliakaler Gefäße. Der Patientin wird ein nicht zwingend indizierter narkosepflichtiger Eingriff erspart.
Die Laparoskopie veranlaßt aufgrund ihrer Invasivität den Operateur bei Antreffen eines pathologischen Befundes häufig, in gleicher Sitzung eine operative Intervention durchzuführen. Wir denken, daß es besser ist, Diagnostik und Therapie zu trennen, wenn dies durch ein die Patientin wenig belastendes diagnostisches Verfahren wie die THL möglich ist. Auf diese Weise ist die Planung des Vorgehens in gemeinsamer Besprechung mit der Patientin besser, so daß präoperativ optimale zeitliche und personelle Gegebenheiten geschaffen werden können.

Für die Zukunft ist es denkbar, daß die transvaginale Hydrolaparoskopie eventuell als ein Screening-Verfahren für ovarielle und peritoneale Veränderungen eingesetzt wird. Sie könnte als ambulantes Verfahren bei Patientinnen mit chronischen Unterbauchbeschwerden und als Beurteilung des Therapieerfolgs (z. B. medikamentöse Behandlung der Endometriose) Bedeutung erlangen. Außerdem bietet sie interessante Perspektiven für die Beobachtung normaler physiologischer Abläufe wie z. B. der Ovulation.
Die von uns beschriebene Technik der transvaginalen Hydrolaparoskopie soll noch weiter auf ihre Qualität, Invasivität und ihre Vorteile hin untersucht werden, um die Frage zu beantworten, ob sie in Zukunft als das erste Basisuntersuchungsverfahren in der gynäkologischen Ambulanz Akzeptanz finden kann.

Literatur

Brosens I, Campo R, Gordts S: Office hydrolaparoscopy for the diagnosis of endometriosis and tubal infertility. Curr Opin Obstet Gynaecol 11 (1999).

Campo R. Gordts S, Rombauts L, Brosens I: Diagnostic accuracy of transvaginal hydrolaparoscopy in infertility. Fertil Steril 71 (1999) 1157.

Gordts S, Campo R, Rombauts L, Brosens I: Transvaginal hydrolaparoscopy as an outpatient procedure for infertility investigation. Hum Reprod 13 (1998) 99.

Gordts S, Campo R, Rombauts L, Brosens I: Endoscopic visualization of the process of fimbrial ovum retrieval in the human. Hum Reprod 13 (1998) 1425.

39

Endoskopische Axilladissektion

F. Suzanne und C. Emering

1 Einleitung

Die axilläre Lymphknotenentnahme ist äußerst wichtig für die individualisierte Behandlung und Prognose des Mammakarzinoms. Sie wird aus Staging- und Radikalitätsgründen durchgeführt. Der Lymphknotenstatus bestimmt die adjuvante Behandlung, insbesondere die Chemotherapie. Auch wenn die axilläre Lymphknotendissektion das Überleben der Patientin nicht verändert, so schränkt sie doch das Lokalrezidivrisiko ein.

Die klassische chirurgische Axilladissektion entfernt Fettgewebe und Lymphknoten der drei Etagen nach Berg. Die Entnahme der Lymphknoten mit Lymphgefäßen, Arterien, Venen und sensiblen axillären Nerven erklärt die hohe Folgemorbidität. Frühzeitige Auswirkungen sind Lymphorrhö, Lymphozelen, Schmerzen, Schulterbewegungsprobleme und Gefühlsstörungen.
Späte Folgen sind irreversible Gefühlsstörungen, Schulterbewegungsstörungen, Armödeme und schlußendlich eine bleibende Armschwellung.
Diese Folgemorbidität veranlaßt uns, zwei kontroverse Überlegungen anzustellen. Erstens: soll die axilläre Lymphknotenentnahme in jenen Fällen durchgeführt werden, bei denen der Wert der Lymphknotenausräumung sowohl prognostisch wie auch therapeutisch fraglich ist? Es sind dies:

- verbreitetes In-situ-Karzinom (ca. 15% aller neu diagnostizierten Mammakarzinome)
- invasive Karzinome von 5–9 mm Durchmesser
- Karzinome, die eine neoadjuvante Chemotherapie erfordern, mit der Gefahr eines möglichen Lokalrezidivs

Zweitens: Stellenwert des Ausmaßes der Axilladissektion:

- beschränkt bis auf die zweite Etage nach Berg
- Aufgabe der Monoblock-Technik zugunsten einer funktionelleren Entleerung mit mehr Dissektion und vermehrter Erhaltung von Strukturen
- Inanspruchnahme der Sentinel-Lymphknoten-Technik mit präoperativer Markierung

Eine moderne axilläre Lymphknotendissektion ist nicht nur obligater Bestandteil einer Therapie von mittleren und fortgeschrittenen Mammakarzinomen. Immer kleinere Karzinome, die mit den verbesserten Früherkennungsmaßnahmen entdeckt werden, müssen risikoadaptiert gemanagt werden. Bei diesen kleineren Karzinomen sind meist in weniger als 15% der Fälle Lymphknoten befallen. Die Anpassung der axillären Dissektion an den erhobenen Befund soll also die frühe, besonders aber auch die späte Folgemorbidität einschränken. Nachdem heute etwa 70% aller Patientinnen brusterhaltend behandelt werden können, muß die Axilladissektion dieser Behandlungsstrategie Folge leisten.

2 Ein neues Konzept für die Ausräumung der axillären Lymphknoten

Ziel ist es, die klassische axilläre Lymphonodektomie zu unterlassen, die selbst in ihrer funktionalen Form aggressiv bleibt. Betrachtet man die Statistik, so tritt bei Ausräumung der Axilla ein Lymphödem mit einer Häufigkeit von 8,3% auf. Bei Bestrahlung und chirurgischer Behandlung werden Lymphödeme in 9,1% der Fälle bemerkt.
Mit der neuen Strategie der endoskopischen Axilladissektion sollen möglichst viele Strukturen (Arterien, Venen, Nerven und soviel als möglich Lymphgefäße) geschont und möglichst nur die Lymphknoten und das Fettgewebe entfernt werden. Aus diesem Grund wurde die axilläre Liposuction entwickelt, die eine konsekutive anatomische Lymphknotenentfernung möglich macht. Das Prinzip ist, daß unter endoskopischer Sicht die Lymphknoten geortet und ausgeräumt werden.

3 Ziel der endoskopischen Axilladissektion

Grundsätzlich soll eine spezifische Lymphknotenentnahme mit einer gleichen Anzahl von Knoten durchgeführt werden wie bei der klassisch-chirurgischen axillären Lymphknotendissektion. Ziel ist es außerdem, daß das endoskopische Vorgehen bei geringerer Folgemorbidität in gleicher Qualität Daten für die Erstellung eines therapierelevanten Prognoseprofils liefert.

4 Instrumentarium

Neben Instrumenten für die Brusttumorchirurgie benötigt man das spezifische Instrumentarium für die Liposuction und für die Endoskopie.

4.1 Instrumentarium für die Liposuction

Infiltration

Man benötigt ein Gefäß mit einem Fassungsvermögen von 500 ml, 2 Spritzen von 20 ml mit 21-G-Nadeln. Die einzuspritzende Lösung besteht aus 200 ml Kochsalzlösung 0,9%ig, 200 ml entmineralisiertem Wasser, 40 ml Xylocain® 1%ig und 0,5 mg Adrenalin. Die Mischung ist hypoton und verursacht die Lipolyse. Adrenalin führt zu einer Vasokonstriktion der kleinen Blutgefäße und mindert die Blutungsneigung.

Absaugung

Ein Sauggerät, dessen Vakuum 700 bis 1000 mbar erreichen kann, wird benötigt. Den besten Sog für die Liposuction erhält man zwischen 800 und 900 mbar. Bereitgelegt werden zudem durchsichtige gekrümmte Plastikkanülen mit rundem Ende von 6–8 mm Durchmesser (z. B. Karman-Kanülen für Schwangerschaftsunterbrechungen). Auch gekrümmte Metallkanülen können benützt werden, wenn sie der Axillakrümmung angepaßt sind.
Die Kanüle wird durch einen Griff mit dem Saugschlauch verbunden.

4.2 Instrumentarium für die Endoskopie

Das Instrumentarium wurde speziell für die Endoskopie der Axilla und die Entfernung der Lymphknoten angefertigt:

- drei kurze, schraubbare Trokare: ein 10-mm-Trokar für die Optik, zwei 5-mm-Trokare für die Schere und die Pinzette (beide 5-mm-Trokare sind aus Plastik)
- eine Lichtquelle
- zwei Optiken: eine mit 10 mm Durchmesser und 0 Grad für die Dissektion, eine mit 5 mm und 0 Grad, um die Lymphknoten am Ende zu entnehmen
- eine Kamera
- ein Fernsehschirm
- Instrumente zur Dissektion mit 23 cm Länge: eine monopolare Schere, drehbar mit 8-mm-Branchen, eine „Mäusezähne"-Pinzette mit Fenster, eine bipolare Pinzette und eine Babcock-Pinzette zur Entnahme der Lymphknoten am Ende der Operation

5 Technik der endoskopischen Axilladissektion

5.1 Lagerung

Die Patientin liegt flach in Rückenlage. Der entsprechende Arm wird 90 Grad vom Körper weggestreckt, damit die Axilla freiliegt. Der Operateur muß die ganze Axilla einsehen können (Abb. 39-1).

5.2 Infiltration

Die weiter oben beschriebene Mischung wird am Anfang der Operation eingespritzt. Diese Lösung soll das Fett zum Absaugen vorbereiten und muß deshalb 15–20 Minuten einwirken. Die Infiltration erfolgt innerhalb der Grenzen der Axilla zwischen dem hinteren Rand des M. pectoralis major, dem äußeren Rand des M. latissimus dorsi und den axillären Blutgefäßen.

Vorgehen. Man geht vorsichtig ein und kontrolliert durch Aspiration, daß die Nadel nicht intravaskulär liegt.
Ungefähr 180–250 ml werden infiltriert. Die Infiltration ist zu Ende, wenn die Axilla sich wölbt und die Haut gespannt ist (Abb. 39-2). Während der Lipolyse wird der Mammatumor entfernt. Die Liposuction wird erst begonnen, wenn die Tumordiagnose mittels Gefrierschnitt bestätigt ist.

5.3 Axilläre Liposuction

Man führt einen Einschnitt von 5–7 mm an der Axillabasis, ungefähr 1 cm unter der vorgewölbten Zone der unteren Axillagrenze durch (Abb. 39-3). Die sorgfältige Plazierung dieses Zugangs ist sehr wichtig für eine erfolgreiche Liposuction und für die optimale Positionierung des Trokars und der Optik.
Mit der Schere eröffnet man zuerst einen Kanal in die Axilla, dann führt man die Kanüle ein. Die Liposuction beginnt unter der Haut, um eine Ablösung von Axilla-

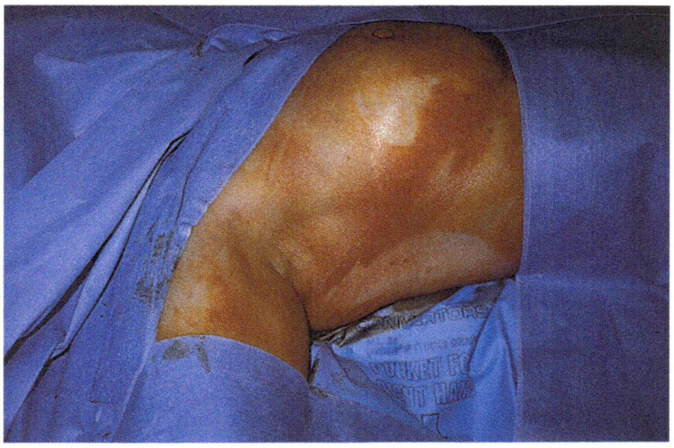

Abb. 39-1 Lagerung der Patientin mit abduziertem Arm

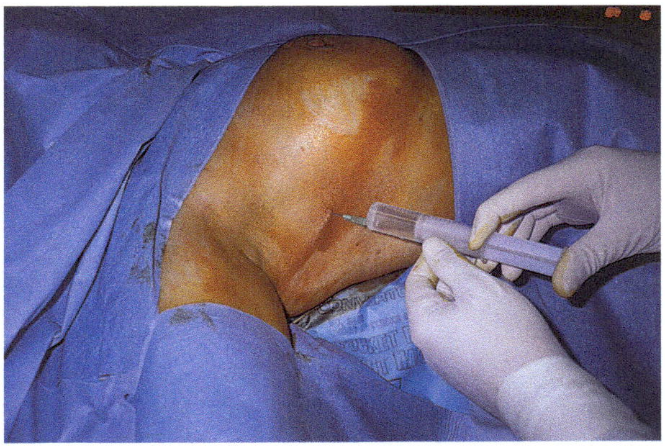

Abb. 39-2 Infiltration der hypotonen Lösung zur Vorbereitung der Liposuction

fett und Haut zu bewirken. Die Saugkraft muß zwischen 800 und 900 mbar liegen (unter 700 mbar ist es sehr schwierig, das Fett abzusaugen; über 950 mbar kann man Nerven oder Blutgefäße verletzen).
Die Kanüle kann jetzt tiefer in die Axilla eindringen und dem Brustkorb folgen (Abb. 39-4). Das Bewegen der Saugkanüle soll vorsichtig erfolgen, bis man unter den M. pectoralis major gelangt.

- Grundsatz der Liposuction ist es, sehr schonend zu sein.
- Die Kanüle nicht mit Gewalt vorstoßen, wenn das Gewebe Resistenz zeigt. Eine neue Saugrichtung muß dann gewählt werden.
- Die durchsichtige Kanüle und der Schlauch ermöglichen gleichzeitig eine Kontrolle des gelben Fettes (das Fett wird rötlicher mit dem Fortschreiten der Liposuction).

Wenn unter dem M. pectoralis alles Fett abgesaugt ist, bewegt sich die Kanüle zwischen M. latissimus dorsi und M. serratus anterior, dann vor den M. latissimus. Jede Schicht der Axilla wird abgesaugt.

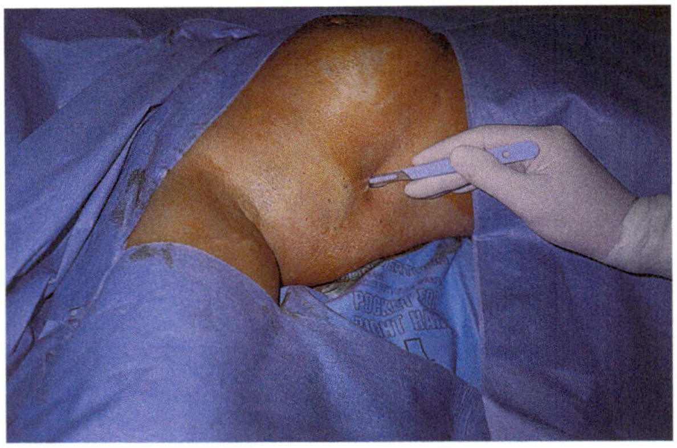

Abb. 39-3 Inzision mit dem Skalpell knapp unter der vorgewölbten infiltrierten Axilla

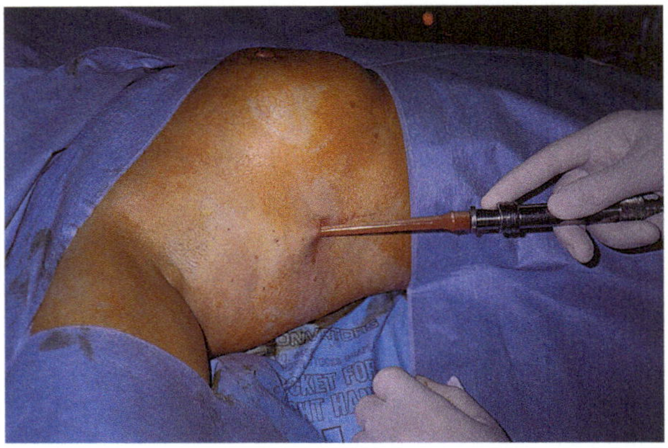

Abb. 39-4 Liposuction mit gekrümmter Plastikkanüle

Die Liposuction ist abgeschlossen, wenn im Schlauch nur noch Schaum abgesaugt wird. Die Dauer der Liposuction beträgt durchschnittlich 12 Minuten.
Anschließend tastet man mit den Fingern die Axilla ab und überprüft, daß sie von Fett entleert ist. Insgesamt werden zwischen 150 und 500 ml Fett abgesaugt (abhängig von der Korpulenz der Patientin). Das Fett wird abgesiebt und zum Pathologen geschickt. Er entnimmt die Lymphknoten zur Analyse und ermittelt die Gesamtzahl.

5.4 Endoskopie der Axilla

Der Schnitt an der Axillabasis wird ein wenig vergrößert, um den 10-mm-Trokar (mit stumpfem Ende, um die Blutgefäße nicht zu verletzen) einzuführen. Der Trokar wird festgenäht. CO_2-Gas wird eingepumpt, um die Axillahöhle zu entfalten.
Eine 10-mm-Optik mit Kamera wird eingebracht, man erlangt eine erste Übersicht (Abb. 39-5). Zuerst kontrolliert man, ob der Trokar richtig am unteren Rand der Fascia clavipectoralis sitzt. Der erste Überblick stellt sicher, ob alles Fett abgesaugt wurde und ob viel Bindegewebe die Sicht auf die Lymphknoten erschwert. Jetzt sucht man den idealen Punkt zum Einführen der 5-mm-Trokare.
Unter Sichtkontrolle führt man einen 5-mm-Trokar in der vorderen Axillarlinie ein. Die Dissektion beginnt mit der monopolaren Schere an fibrösem Gewebe und kleinen Blutgefäßen. Die Blut- und Lymphgefäße werden alle zuerst koaguliert und dann durchtrennt. Nach dieser ersten orientierenden Dissektion führt man den zweiten 5-mm-Trokar an der hinteren Axillarlinie ein, so daß die drei Trokare ein Dreieck bilden. Über den dorsalen Trokar wird die „Grip"-Pinzette eingeführt, und die fibrösen Strukturen können präsentiert werden, bevor man sie durchtrennt (Abb. 39-6).

5.5 Lymphknotendissektion

Die „Grip"-Pinzette faßt nun einen oder eine Gruppe von Lymphknoten und hält sie unter Zug. Die Lymphgefäße werden koaguliert und dann durchtrennt. Die Koagulation erfolgt monopolar. Der Plastiktrokar verhindert Brandwunden auf der Haut und eine Ausbreitung der Hitze um die Schere. Man durchtrennt nichts, ohne es vorher koaguliert zu haben. Schritt für Schritt werden die Lymphknoten vom Bindegewebe und den Lymphgefäßen getrennt und komplett freipräpariert (Abb. 39-7).
Wenn die Knoten kleiner als 7 mm sind, können sie durch den 5-mm-Trokar mit der Pinzette entfernt wer-

den. Die größeren Knoten und die Lymphknotenpakete werden zwischen M. latissimus dorsi und M. serratus anterior gelagert und am Ende entnommen. Man legt die Lymphknoten ihrer Etage entsprechend ab.

Progressiv werden alle Lymphknoten disseziert und gesammelt. Man disseziert nur die Knoten, schont Nerven, Arterien und Venen. Die Dissektion erstreckt sich bis zur zweiten Etage nach Berg. Hier erkennt man sehr gut die Lymphknoten zwischen M. pectoralis minor und Brustkorb, direkt über der Axillarvene. Diese Knoten sind meist klein und werden deshalb gleich entnommen. Sie werden getrennt zum Pathologen gesandt.

Wenn die Dissektion beendet ist, erfolgt ein Rundumblick zur Übersicht. Lymphknoten der dritten Etage nach Berg, die oft sehr klein sind, werden absichtlich belassen, außer sie erscheinen verdächtig (Abb. 39-8).

Entnahme der Lymphknoten

Nach diesem letzten Überblick werden die gesammelten Lymphknoten entnommen. Man führt dazu eine 5-mm-Optik durch den vorderen 5-mm-Trokar. Die Babcock-Pinzette wird durch den 10-mm-Trokar eingebracht. So kann man unter Sicht die Lymphknoten und -pakete entfernen und sie anschließend der histologischen Untersuchung zuführen.

Abschluß des Eingriffs

Nachdem alle Lymphknoten entnommen wurden, kontrolliert man mit der 10-mm-Optik auf Bluttrockenheit. Erst jetzt entfernt man die Trokare unter Sicht.

Unserer Erfahrung nach wird keine Drainage der Axilla benötigt, außer es hat vermehrt geblutet. Die drei kleinen Einschnitte werden mit resorbierbaren Fäden und intrakutaner Naht versorgt. Über die Axillahöhle wird ein Kompressionsverband angelegt. Abbildung

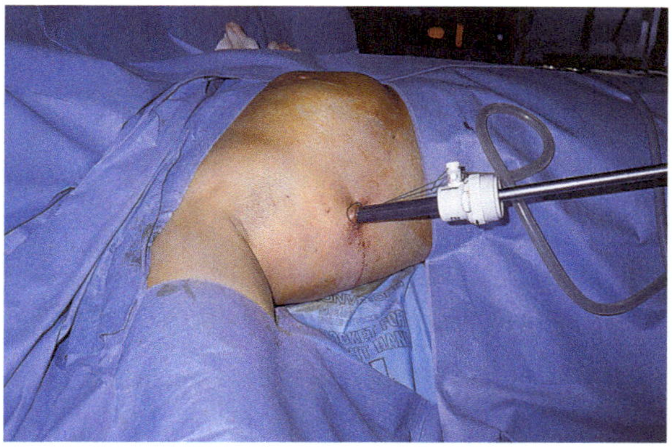

Abb. 39-5 Einführen der Optik über den 10-mm-Trokar

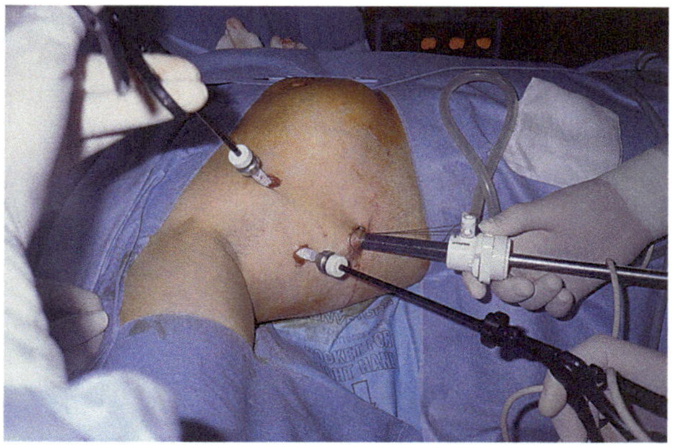

Abb. 39-6 Positionierung der Trokare. Sie bilden ein Dreieck.

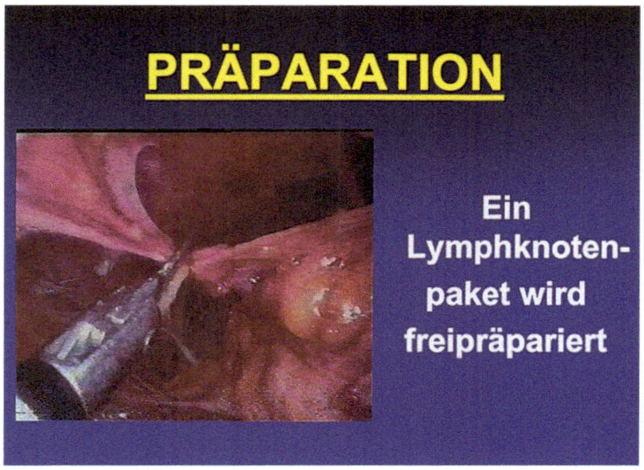

Abb. 39-7 Präparation eines Lymphknotenpakets mit der monopolaren Schere

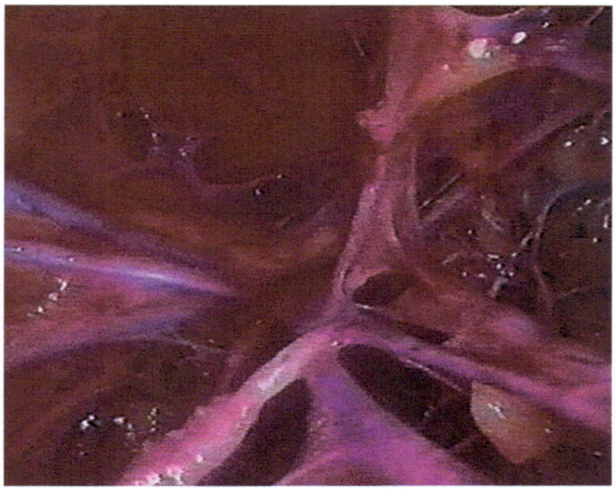

Abb. 39-8 Endsitus nach Liposuction und Entfernung der Lymphknoten

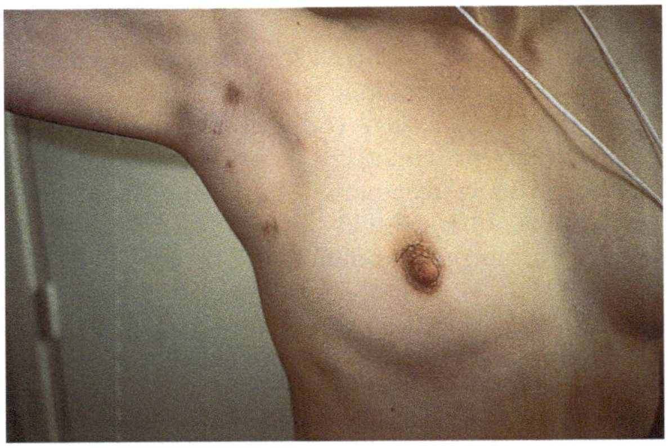

Abb. 39-9 Zustand 8 Wochen nach endoskopischer Axilladissektion

39-9 zeigt die Axilla 8 Wochen nach endoskopischer Axilladissektion.

5.6 Dauer der Endoskopie

Die Dauer hängt von den Schwierigkeiten bei der Durchführung ab:

- 50% der Dissektionen werden in 45–50 Minuten durchgeführt
- 25% sind sehr einfach und dauern 30–35 Minuten
- 25% der Dissektionen sind wegen einer ausgeprägten Fibrose oder zuviel Axillarfett erschwert, sie dauern 60–90 Minuten

6 Ergebnisse

Seit der Einführung der Endoskopie zur axillären Lymphknotendissektion haben wir mehr als 150 Patientinnen operiert. Die Endoskopie ermöglicht eine sehr präzise Ausräumung der Lymphknoten der zwei ersten Etagen nach Berg, man kann bis zur dritten Etage übersichtlich präparieren. In der dritten Etage wird die Dissektion nur bei verdächtigen Lymphknoten durchgeführt.
Im Durchschnitt werden 15 Lymphknoten (Summe der abgesaugten und endoskopisch entnommenen Knoten) entnommen. Dies entspricht der Zahl bei normaler chirurgischer Lymphknotendissektion. Seit Einführung der Endoskopie entfällt die systematische Drainage der Axilla.
Der Krankenhausaufenthalt der Patientinnen ist kürzer (um 1–2 Tage).
Die wenigen frühen Komplikationen, die wir in unserer Serie feststellten, sind in Tabelle 39-1 aufgeführt. Tabelle 39-2 zeigt die Komplikationen 18 Monate nach dem Eingriff.

Tab. 39-1 Frühe Komplikationen nach endoskopischer Axilladissektion (n = 150)

Komplikationen	%
Entzündungen	0
permanente Ödeme	0
Hämatome (die keine Drainage benötigen)	2
Lymphergüsse (durch einfache Punktion zu beseitigen)	2,5
vorübergehende Ödeme bei der Arbeit	3
Hypästhesien	5,3
Schmerzen (hauptsächlich in der Schulter)	9,8

Tab. 39-2 Komplikationen 18 Monate nach endoskopischer Axilladissektion

Komplikationen	%
Lymphödeme	0
Armschwellungen	0
Hypästhesien	1,9
Schulterschmerzen mit Bewegungsschwierigkeiten	5,3

Wir überblicken jetzt 5 Jahre der endoskopischen Axilladissektion und haben weder Implantationsmetastasen in der Haut festgestellt noch Lokalrezidive in der Axilla gesehen.
Für die definitive onkologische Bewertung des endoskopischen Vorgehens müssen jedoch noch einige Jahre abgewartet werden. Bis jetzt scheinen aber nicht mehr onkologische Probleme zu resultieren als bei der klassischen chirurgischen Lymphknotendissektion der Axilla, sofern die Indikationsstellung genau beachtet wird.

7 Schlußbetrachtung

Die neue Technik der Axilladissektion bietet viele Vorteile für die Patientinnen.

- Die Behandlung ist für Schulter und Brust wirklich schonend.
- Die geringe Folgemorbidität und der kurze Krankenhausaufenthalt erlauben eine schnelle Aktivitätsaufnahme.
- Psychologische Vorteile: wenige Narben und keine Formveränderung der Axilla. Die betroffene Frau hat die Dissektion nach einigen Monaten fast vergessen.

Alle beschriebenen Vorzüge der endoskopischen Axilladissektion empfehlen sie als Standardvorgehen bei kleinen Mammakarzinomen einzuführen. Sie erlaubt eine minimal-invasive Axillabehandlung mit einer Verminderung der Folgewirkungen.

Voraussetzungen sind ein gutes Training und ein angepaßtes Instrumentarium. Damit steht es allen chirurgisch Tätigen offen, diese neue Technik der endoskopischen Axilladissektion mit Erfolg bei ihren Patientinnen einzusetzen.

Literatur

Avrill A et al: Le curage axillaire conservateur dans le traitement des cancers du sein opérables. J Chir 124 (1987) 667–671.

Berg JW: The significance of axillary node levels in the study of breast carcinoma. Cancer 8 (1955) 776–778.

Cox CE, Bass SS, Ku NN, Berman C, Slows AR et al: Sentinel lymphadenectomy: a safe answer to less axillary surgery? Rec Results Cancer Res 152 (1998) 170–179.

Dufour P, Laurent JC, Depadt G, Demaille A: Cancer du sein. Peut-on se limiter aux étages 1 et 2 de Berg, lors du curage axillaire? Etude à propos de 895 cas. Gynecol Obstet Biol Reprod 20/1 (1991) 171–177.

Fischer B, Baver M, Wickerham L, Fischer ER: Relation of number of positive axillary nodes to the prognosis of patients with primary breast cancer – an N.S.A.B.P. update. Cancer 52 (1983) 15–17.

Garnier JM, Hamy A, Classe JM, Laborde O, Sagot Lopes P, Boog G, Drianno JC, Guillard Y: Une nouvelle approche du creux axillaire. Lymphadenectomie axillaire fonctionelle et capitonnage. Gynecol Obstet Biol Reprod 22/3 (1993) 2377.

Graversen HP, Blichert-Toft M, Andersen JA, Zedeler K: Breast cancer: risk of axillary recurrence in node-negative patients following partial dissection of the axilla. Eur J Surg Oncol 14/5 (1988) 407–412.

Hohenberger P, Reuhl T, Markwardt J, Schlag PM: Sentinel node detection in breast carcinoma. Chirurg 1998 69/7 (1998) 708–716.

Jeffrey S, Goodson N, Ikeda D et al: Axillary lymphadenectomy for breast cancer without axillary drainage. Arch Surg 130 (1995) 909–913.

Maibenco DC, Weiss LK, Pawlish KS, Severson RK: Axillary lymph node metastases in T1a und T1b breast malignancies. An analysis of a population-based series of 12950 cases. Breast Cancer Res Treat 46 (1997) 33 (Abstr 114).

Moore MP, Kinne DW: Axillary lymphadenectomy: a diagnostic and therapeutic procedure. J Surg Oncol 66/1 (1977) 2–6.

Petrek JA, Blackwood MM: Axillary dissection: current practice and technique. Curr Problems Surg 32/4 (1995) 257–323.

Reynaud P, Abbey-Toby S, Albuisson E, Wattiez A, Suzanne F, Dechelotte P: Comparaison histologique entre curage axillaire endoscopique après lipo-aspiration et technique chirurgicale classique. Annales de Pathologie (1999).

Senofsky GM, Moffat FL, Davis K, Masri MM, Clark KC, Robinson DS et al: Total axillary lymphadenectomy in the management of breast cancer. Arch Surg 126 (1991) 1336–1342.

Suzanne F, Anton MC, Ducroz B, Wattiez A, Fatton B, Jacquetin B: Le curage axillaire par aspiration graisseuse et ganglionnaire: à propos de 57 cas. Ref Gyn Obstet 2 (1994) 255–266.

Suzanne F, Emering C, Wattiez A, Bournazeau JA, Bruhat MA, Jacquetin B: Endoscopic axillary lymphadenectomy (E.A.L.) in breast cancer treatment (about 103 cases). 6th World Congress of Endoscopic Surgery, Rome, Italy, June 3–6, 1998.

Suzanne F, Emering C, Wattiez A, Bournazeau JA, Bruhat MA, Jacquetin B: Le curage axillaire par lipo-aspiration et prélèvement endoscopique. A propos de 72 cas. Chir 122 (1997) 138–143 (Masson, Paris).

Suzanne F, Emering C, Wattiez A, Bruhat MA: Endoscopic axillary lymphadenectomy after liposuction. Minimal access surgery. Surgical Technology VI, pp. 133–138. Universal Medical Press, San Francisco 1997.

Suzanne F, Wattiez A, Emering C: Le curage axillaire par endoscopie dans le cancer du sein. Encycl Méd Chir, Techniques chirurgicales – Gynécologie, FA 41–970. Elsevier, Paris 1997.

Suzanne F, Finkeltin F, Lemery D, Emering C: New non traumatic technique about axillary lymphadenectomy using fat and lymph nodes suction aspiration. A study of thirty cases. Breast Cancer Res Treat 27 (1993) 188 (Abstr 231).

Suzanne F, Gallot D, Wattiez A: Le curage endoscopique préparé par lipoaspiration pour remplacer le curage axillaire traditionnel. La Lettre du Sénologue 4 (1999) 19–20.

Suzanne F, Jeffrey S: Endoscopic axillary lymphadenectomy (a new way in conservative breast cancer treatment about 150 cases). Breast Cancer Res Treat (Suppl) (1998) Abstr 455.

Veronesi U, Luini A, Galimberti V et al: Extent of metastatic axillary involvement in 1446 cases of breast cancer. Eur J Surg Oncol 16 (1990) 126–133.

40

GALAKTOSKOPIE

J. Keckstein

1 Einleitung

Die pathologische Sekretion aus den Milchgängen ist neben der Mastopathie eines der häufigsten Symptome bei Brusterkrankungen. In der Literatur wird die Häufigkeit der nicht-physiologischen Galaktorrhö zwischen 1 und 33% angegeben, wobei die Schwankungsbreite durch die unterschiedliche Definition der pathologischen Sekretion zu erklären ist. Zur Abklärung einer sezernierenden Mamille steht nach der Erhebung der Anamnese eine Großzahl von diagnostischen Verfahren zur Verfügung:

- Zytologie
- Galaktographie
- Mammographie
- Sonographie
- MRI
- CT u. a.

Zur Abklärung von intraduktalen Prozessen wird die Galaktographie oder diagnostisch-therapeutisch die chirurgische Resektion des verdächtigen Areals eingesetzt.
Die **Galaktographie** gilt als die Methode in der Frühdiagnostik benigner, prämaligner und maligner intrakanalikulärer Proliferationen. Durch dieses Verfahren kann jedoch in 5–15% der Fälle keine eindeutige Läsion identifiziert und lokalisiert werden.
Die Möglichkeit, mit der **Galaktoskopie** nun den Milchgang optisch zu explorieren, dient der Verbesserung der komplementären Diagnostik. Diese unblutige Methode ermöglicht die Visualisierung eines intraduktal gelegenen Befundes. Eine damit eventuell vermiedene Galaktographie reduziert die Strahlenbelastung der Patientin. Durch Ausschluß oder exakte Darstellung einer Proliferation kann der operative Eingriff entweder vermieden oder ggf. sehr klein gehalten werden.

2 Instrumentarium

Das Galaktoskop ist ein Mini-Endoskop mit einem Außendurchmesser von 0,8 mm (Abb. 40-1). Das starre Endoskop besteht aus einer Faseroptik mit entsprechendem Linsensystem und Lichtfasern. Zusätzlich verfügt das Endoskop über einen schmalen Spülkanal.
Das optische System ist mit einem flexiblen Kabel an der Videokamera fixiert. Als Lichtquelle dient eine Kaltlichtfontäne.
Zur Auffindung des betroffenen Milchgangsystems und Dilatation des distalen Anteils werden Tränengangsonden in aufsteigender Stärke benötigt.

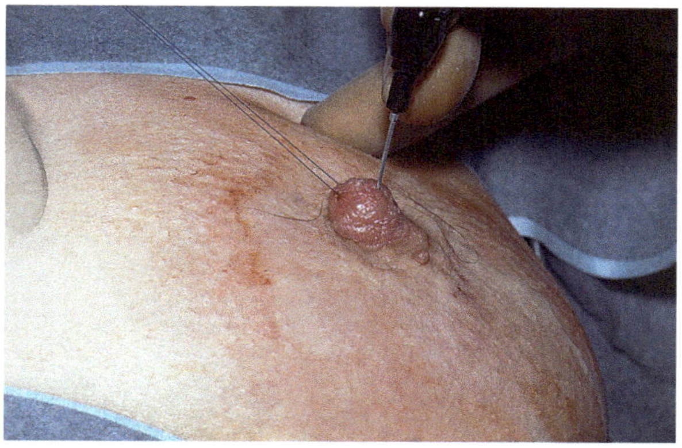

Abb. 40-1 Das Galaktoskop ist in die Mamille eingeführt. Die Mamille wurde mit einem Haltefaden fixiert, um das Vorschieben des optischen Systems zu vereinfachen.

3 Technik

3.1 Ablauf der Untersuchung

Die Galaktoskopie kann entweder in Lokalanästhesie (Unterspritzung der Areola bzw. Mamille mit Lokalanästhetikum, z. B. 20 ml Meaverin® 1%ig) oder in Vollnarkose durchgeführt werden.
Der sezernierende Milchgang wird intraoperativ durch Druck und Exprimieren von Sekret identifiziert. Die Mamille wird entweder zwischen zwei Fingern oder besser durch zwei an der Mamillenspitze angebrachte Haltefäden fixiert. Nach Aufsuchen des Ostiums des betroffenen Milchgangsystems (ggf. unter Benützung einer Lupe) wird eine Tränengangsonde eingeführt. Das Ostium bzw. der distale Anteil des Milchgangsystems wird anschließend (falls notwendig) mit Tränengangsonden größeren Kalibers bis auf einen Durchmesser von 1,0 bis 1,2 mm gedehnt.

Das Galaktoskop wird dann vorsichtig in das aufgedehnte Ostium eingeführt. Das Vorschieben des Endoskops erfolgt unter permanenter Kontrolle des korrekten Sitzes über einen Videomonitor. Durch den im Gerät vorhandenen Spülkanal wird physiologische Kochsalzlösung (ca. 5–10 Tropfen pro Minute) in das Gangsystem gespült (Abb. 40-2). Dadurch wird die Endoskopspitze von Gewebepartikelchen bzw. trübem Sekret freigespült und die Einsicht in das Gangsystem erleichtert (Abb. 40-3). Durch leichten Zug an den Haltefäden wird der Milchgang gestreckt und das weitere Vorschieben des Endoskops erleichtert.
Nach ca. 1–2 cm sind bereits die ersten Aufzweigungen des Milchgangsystems darstellbar, und das Endoskop kann ggf. in den entsprechenden Gängen weiter vorgeschoben werden. Da es sich um ein starres Endoskop handelt, muß gelegentlich die Optik als Ganzes

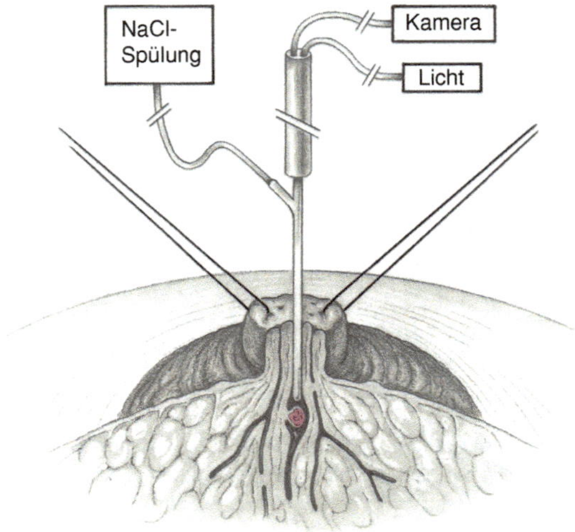

Abb. 40-2 Schematische Darstellung der Galaktoskopie. Zwei Haltefäden halten die Mamille in Streckstellung. Das Endoskop ist in einen Milchgang eingeführt und kurz vor dem Papillom plaziert. Intraduktal folgt eine Spülung mit NaCl-Lösung.

gekippt bzw. die Drüse von außen komprimiert werden, um ein weiteres Vorschieben zu ermöglichen.
Ist ein intraduktaler Befund lokalisiert, sollte an diesem vorbeigegangen und das übrige Gangsystem so weit wie möglich exploriert werden (Abb. 40-4). Durch Zurückziehen der Optik wird die exakte Lokalisation der erhobenen Befunde nochmals dokumentiert (bzw. ausgemessen als Abstand von der Milchgangsöffnung).

3.2 Gleichzeitiges therapeutisches Vorgehen

Soll im Rahmen dieser operativen Exploration gleichzeitig die Therapie durchgeführt werden, gibt es verschiedene Möglichkeiten:

- Ist der Befund mamillennahe, wird die Optik im Gangsystem belassen. Durch Längsspalten der Mamille entlang dem Optikschaft und Auseinanderklappen der beiden Mamillenhälften gelangt man direkt an den pathologischen Befund, der dann in toto reseziert werden kann (Abb. 40-5). Vorteile sind, daß das operative Trauma sehr gering gehalten werden kann und nach Abheilen der Operationswunde nahezu keine Narben zu sehen sind. Der Verschluß der Inzision wird mit 4×0- oder 5×0-Prolene®-Einzelknopfnähten durchgeführt.
- Sitzt der Befund sehr tief oder betrifft er größere Anteile des Milchgangsystems, ist der klassische Zugangsweg über einen Periareolarschnitt zu wählen. Hier kann das optische System direkt bei dem pathologischen Befund liegengelassen werden, um ihn dann bei der Präparation von lateral (vom

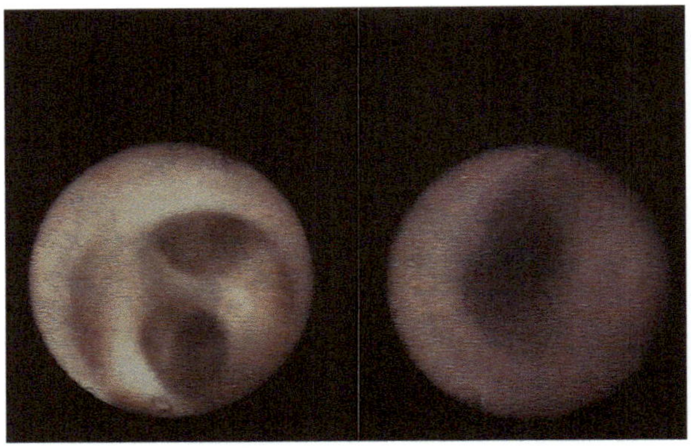

Abb. 40-3 Endoskopische Bilder aus einem dilatierten Milchgangsystem (Duktektasie):
links: Milchgangsbereich 5 mm vom Ostium entfernt
rechts: Aufzweigung der weit dilatierten Milchgänge ohne auffälliges Endothel

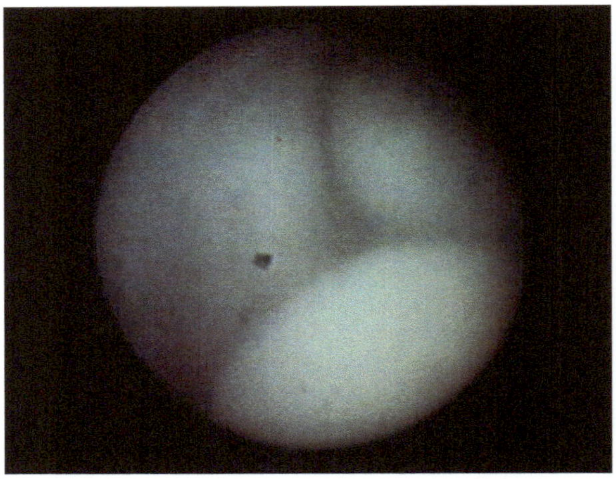

Abb. 40-4 Endoskopische Darstellung von intraluminalen rundlichen Strukturen (Papillomen)

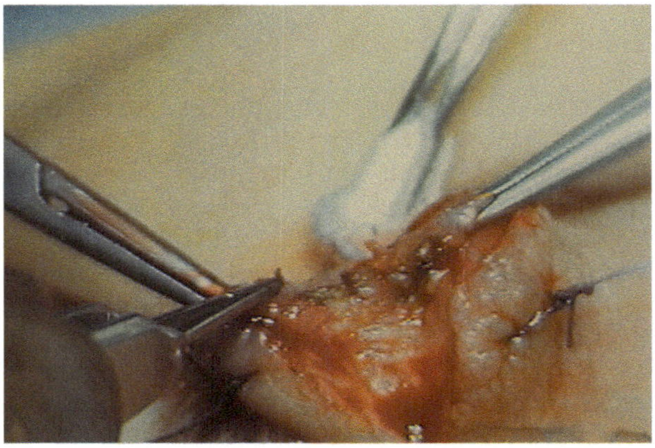

Abb. 40-5 Resektion eines ostiumnahen Papilloms durch Längsspalten der Mamille

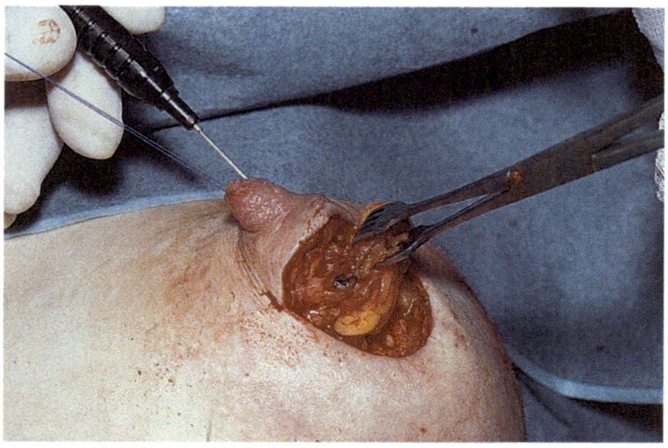

Abb. 40–6 Diagnostische Exstirpation eines Milchgangpapilloms:
Das optische System wird im Milchgang belassen, um die exakte Lokalisation des Papilloms darzustellen und die Präparation zu vereinfachen.

Areolarand in Richtung Milchgangsystem) besser auffinden zu können (Abb. 40-6). Auch hier besteht der Vorteil darin, daß das Trauma reduziert wird. Zudem ist das Auffinden des pathologischen Befunds (bzw. dessen Resektion) deutlich erleichtert.

4 Probleme und Risiken

Die endoskopische Exploration des Milchgangsystems ist sehr vom Instrumentarium und den vorzufindenden anatomischen Gegebenheiten abhängig.
Bei sehr dünnen Milchgängen gelingt die Sondierung bzw. Exploration gelegentlich nicht.

> Das Vorschieben des optischen Systems muß immer sehr vorsichtig vorgenommen werden, um eine Perforation des Milchgangs zu vermeiden.

Bei ausgeprägter Mastopathie und starker Verfärbung des Sekrets kann die Exploration aufgrund von schlechten Sichtverhältnissen stark beeinträchtigt oder unmöglich sein.

5 Zusammenfassung

Die Galaktoskopie stellt ein neues diagnostisches Verfahren zur Abklärung einer sezernierenden Mamille dar. Es ist als zusätzliches Verfahren anzusehen. Der Einsatz dieser Methode ist bei einseitiger pathologischer Sekretion sowie bei einem suspekten oder nicht beurteilbaren Galaktographiebefund sinnvoll.
Durch die Einfachheit des Eingriffs und die Möglichkeit der Durchführung desselben in Lokalanästhesie stellt die Galaktoskopie eine Bereicherung der endoskopischen Möglichkeiten dar.

Sachverzeichnis

A

B

F

I

J

K

L

M

R

S

T

U

V